DE LA GLYCOSURIE

OU

DIABÈTE SUCRÉ

SON TRAITEMENT HYGIÉNIQUE

Te 96

OUVRAGES DU MÊME AUTEUR.

Annuaires de thérapeutique, de matière médicale, de pharmacie et de toxicologie de 1841 à 1873, contenant le résumé des travaux thérapeutiques et toxicologiques publiés de 1840 à 1872, et les formules des médicaments nouveaux, suivi de Mémoires divers, 33 vol. in-32. Prix de chacun.................................... 1 fr. 25
Années 1874 et 1875, chacune.................................... 1 fr. 50

Suppléments aux annuaires de thérapeutique, 1846, 1856 et 1861, 3 volumes in-32. Prix de chacun.................................... 1 fr. 25

Nouveau formulaire magistral, précédé d'une notice sur les hôpitaux de Paris, de généralités sur l'art de formuler, suivi d'un précis sur les eaux minérales naturelles et artificielles, d'un mémorial thérapeutique, de notions sur l'emploi des contre-poisons, et sur les secours à donner aux empoisonnés et aux asphyxiés. 1875, 19ᵉ édition, revue, corrigée d'après le *Codex*, augmentée de quatre notices sur les usages thérapeutiques du lait, du vin, sur les cures de petit-lait, de raisin et de formules nouvelles. 1 vol. in-18........... 3 fr. 50

Manuel de matière médicale, de thérapeutique comparée et de pharmacie. 1873, 2 vol. gr. in-18. 5ᵉ édition.. 16 fr.

Formulaire vétérinaire, contenant le mode d'action, l'emploi et les doses des médicaments simples et composés prescrits aux animaux domestiques par les médecins vétérinaires français et étrangers, et suivi d'un mémorial thérapeutique. 1862, 2ᵉ édition, 1 vol. in-8. 4 fr. 50

Physique, avec ses principales applications. 1851, 1 vol. gr. in-18 de 540 pages, avec 230 figures dans le texte. 3ᵉ édition.................................... 2 fr.

Histoire naturelle, contenant la zoologie, la botanique, la minéralogie et la géologie, 1844, 2 vol. gr. in-18, avec 308 figures.................................... 2 fr.

Opuscules d'économie rurale, contenant les engrais, la betterave, les tubercules de dahlia, les vignes et les vins, le lait, le pain, les boissons, l'alucite, la digestion et les maladies des vers à soie, les sucres, l'influence des eaux potables sur le goître, etc. 1 vol. in-8. 3 fr. 50

Traité des maladies de la vigne. 1853, 1 vol. in-8..................... 3 fr. 50

Le travail, son influence sur la santé (conférences faites aux ouvriers). 1863, 1 vol. in-18.. 2 fr. 50

BOUCHARDAT ET H. JUNOD. **L'eau-de-vie et ses dangers,** conférences populaires, 1 vol. in-18.. 1 fr.

BOUCHARDAT ET QUEVENNE. **Du lait,** 1ᵉʳ fascicule, instruction sur l'essai et l'analyse du lait ; 2ᵉ fascicule, des laits de femme, d'ânesse, de chèvre, de brebis, de vache. 1857, 1 vol. in-8.. 6 fr.
On vend séparément l'*instruction* pour l'essai et l'analyse du lait. 1856, in-8, br. 1 fr. 25

BOUCHARDAT ET DELONDRE. **Quinologie.** Des quinquinas et des questions qui, dans l'état présent de la science et du commerce, s'y rattachent avec le plus d'actualité. 1854, 1 vol. gr. in-4, avec 23 pl. coloriées et 2 cartes............................ 40 fr.

PARIS. — IMPRIMERIE DE E. MARTINET, RUE MIGNON, 2

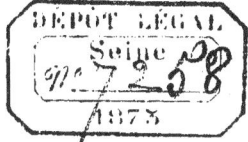

DE LA GLYCOSURIE

OU

DIABÈTE SUCRÉ

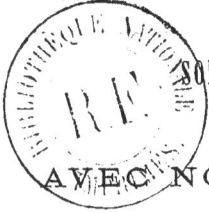

SON TRAITEMENT HYGIÉNIQUE

AVEC NOTES ET DOCUMENTS

SUR LA NATURE ET LE TRAITEMENT DE LA GOUTTE

LA GRAVELLE URIQUE; SUR L'OLIGURIE, LE DIABÈTE INSIPIDE AVEC EXCÈS D'URÉE

L'HIPPURIE, LA PIMÉLORRHÉE, ETC.

PAR

A. BOUCHARDAT

Professeur d'hygiène à la Faculté de médecine de Paris.

PARIS

LIBRAIRIE GERMER BAILLIÈRE

Rue de l'École-de-Médecine, 17

1875

PRÉFACE

Depuis plusieurs années j'avais pris la résolution de réunir en un volume mes différentes publications sur le traitement de la glycosurie, en les coordonnant, en les complétant par les faits que l'observation journalière des malades me fait ou découvrir ou confirmer. A l'œuvre, je me suis bientôt aperçu de la difficulté de ma tâche.

En suivant cette voie plus facile de rééditer et d'annoter mes anciens Mémoires, je m'exposais à de trop nombreuses répétitions, et sur beaucoup de points importants mon œuvre restait incomplète ; je me suis donc décidé à adopter l'ordre monographique que j'avais suivi dans le travail imprimé dans mon annuaire de thérapeutique de 1841 (1). Je ne me dissimule pas que, tout en rapportant et en discutant les belles et nombreuses recherches des différents auteurs qui, depuis moi, se sont occupés du même sujet, je ne me sois fait de beaucoup la place la plus large. C'est un écueil qu'on peut difficilement éviter quand, depuis près de quarante ans,

(1) J'ai rassemblé à la fin du volume, sous le titre «notes et documents», plusieurs de mes publications antérieures qui se rattachent à la grande question de la glycosurie. J'y ai également joint des travaux empruntés à différents auteurs qui peuvent servir à éclairer, à préciser les problèmes si variés de pratique et de théorie que j'ai dû aborder. J'ai reproduit dans une de ces notes les observations que j'avais publiées dans le supplément à mon annuaire de 1846 ; elles se rapportent pour plusieurs d'entre elles, à des malades arrivant épuisés dans les hopitaux. Depuis ce temps aussi, j'ai modifié le traitement dans plusieurs de ses parties les plus essentielles. Les observations qui sont rapportées dans le cours de l'ouvrage, et surtout à l'article de l'exercice, témoignent de l'utilité de ces modifications.

on est occupé sans relâche d'un même sujet et que l'on croit avoir suivi une voie utile.

Je demande également pardon à mes lecteurs pour les répétitions que je n'ai pu écarter, j'ai cru souvent convenable de reproduire le texte de mes premiers mémoires pour m'assurer la priorité de faits qui sont entrés, peu à peu, dans le domaine commun.

Peut-être aurais-je dû me borner à exposer les résultats de mes observations et de mes expériences se rapportant à l'étiologie et surtout au traitement de la glycosurie. J'ai en effet répété dans mes publications successives que tous mes efforts s'étaient concentrés vers un but : *guérir une maladie jugée incurable par tous les bons observateurs* qui avaient patiemment suivi leurs malades.

Je dois reconnaître que, lors de mes premiers travaux, j'ai partagé les illusions de beaucoup de mes devanciers et que j'ai cru que mes efforts avaient été couronnés d'un succès complet.

Sans aucun doute ce fut un grand pas dans la question du traitement de la glycosurie que d'avoir expérimentalement démontré le *rôle des aliments glycogéniques, féculents, sucrés, etc., et d'en avoir réglé l'usage*; mais combien n'a-t-il pas fallu d'études pour combler sans inconvénients le vide que laisse dans le régime la privation ou la diminution des aliments les plus usuels.

Je crois aussi avoir fait une chose utile en démontrant par de nombreuses observations que chaque glycosurique a son *équation personnelle*, que pour quelques-uns d'entre eux de légères modifications dans le régime suffisaient avec l'exercice pour consolider la guérison, que pour d'autres de constants efforts sont nécessaires.

Par le soin que j'ai mis à suivre mes malades pendant un grand nombre d'années, j'ai acquis la conviction que, si l'on n'y prend garde, la glycosurie reparaît d'une manière insidieuse, et qu'il devient de plus en plus difficile de faire disparaître de fâcheuses habitudes morbides. C'est pour régler convenablement le régime pour toutes les individualités, c'est pour éviter ces retours de la maladie que j'ai insisté sur la nécessité d'essais des urines fréquemment renouvelés. Je ne cesse de répéter: *on ne guérit qu'à la condition de ne se croire jamais guéri*. J'ai démontré par des observations journellement renouvelées, l'importance de rétablir l'intégrité et l'énergie de toutes les fonctions de la peau, par les vêtements de flanelle, les bains, les douches, les pratiques de l'hydrothérapie, les frictions sèches, le massage etc., et surtout par l'*exercice*.

C'est par l'exercice de tous les jours, de toute la vie, que le glycosurique peu non-seulement se guérir, mais gagner des forces, posséder plus de vigueur, une santé plus résistante qu'avant sa maladie; on comprend combien je tiens à avoir le premier cliniquement démontré la toute-puissance de l'exercice forcé dans la glycosurie.

Dans mon mémoire imprimé dans le supplément de mon Annuaire de 1846, je disais ce que je ne saurais trop répéter: « Je supplie les médecins qui adopteront le traitement de la glycosurie que j'ai institué de lire avec la plus grande attention tout ce qui dans ce volume s'y rapporte; de ne pas adopter certaines parties en laissant les autres de côté. C'est par l'ensemble qu'on réussit : Rien n'est plus funeste à la vérité que ces demi-approbations; rien n'est plus défavorable pour une méthode nouvelle que ces essais incomplets et mal suivis. C'est pour des cas pareils qu'on peut dire avec raison : *Mieux vaut un sage ennemi qu'un imprudent ami.* »

On le voit, il y a bientôt trente ans, j'insistais déjà sur la nécessité de bien connaître tous les détails du traitement hygiénique, et de les appliquer avec autant de suite que d'intelligence pour obtenir des *guérisons durables*. Tout ce que j'ai observé depuis a confirmé cette indication.

Paris, 23 juillet 1875.

GLYCOSURIE

OU

DIABÈTE SUCRÉ

SON TRAITEMENT HYGIÉNIQUE

SYNONYMIE.

Urinæ nimium profusio, Celse; *Polyuria*, Seïdel; *diabetes angli-cus*, Mead, Sauvage; *diabetes mellitus*, Cullen; *diabetes saccharinus*, Hufeland; *phthisurie sucrée*, Nicolas et Gneudeville; *diabété, diabétès sucré*, Pinel, *glucosurie*, N. J'ai adopté le mot de *glycosurie* depuis que Trousseau a substitué le mot de glycose à celui de glucose.

DÉFINITION ET DIVISION.

Ce n'est pas une chose facile que de bien définir une maladie et de la distinguer nettement des affections voisines. Avant que l'analyse chimique fût venue démontrer le caractère essentiel du diabète, la définition ne reposait que sur des considérations peu importantes, sur des circon-stances morbides aussi inconstantes qu'incertaines. Les anciens ne tenaient pour ainsi dire compte que de la quantité considérable d'urine qu'éva-cuaient les malades. Galien définit le diabète, une diarrhée urineuse (*liber de Crisis*); Arétée, une consomption urineuse (*de causis et sign. morb. diut.*, lib. II, cap. 11); Celse, une maladie dans laquelle la quantité d'urine évacuée égale la masse totale des liquides introduits dans l'estomac (*de Med.* lib. IV, cap. xx).

Sauvage, ayant égard à quelques phénomènes symptomatologiques liés ordinairement à la maladie principale, appelle le diabète *une émis-*

1

sion d'une grande quantité d'urine aussitôt après la boisson, accompagnée d'une soif considérable.

Cullen avait déjà constaté le caractère anormal de l'urine; il se contentait de dire : *c'est une évacuation considérable d'urine souvent viciée.* Boerhaave approche davantage de la vérité; il s'exprime ainsi : *diabetes est crebrior quam pro naturali more egestio urinæ non acris neque salsæ, sed dulcis albæ crassæ, chili præ se ferentis speciem.* Mais ce fut Cauley, en 1778, qui constata l'existence d'une matière sucrée dans l'urine diabétique; existence, qui avait déjà été entrevue par Pool et Dobson, en 1775, qui fut confirmée par Franck, en 1791, et rigoureusement appréciée par Nicolas et Guendeville, en 1803; enfin, ce fut M. Chevreul qui, en 1815, démontra que le sucre de diabète était identique avec le sucre de raisin mammeloné.

On avait admis, d'après une observation de Thénard et Dupuytren, l'existence dans certaines conditions spéciales, d'un sucre urinaire insipide; moi-même, dans mon premier Mémoire (1), je pensais avoir confirmé cette découverte; mais bientôt après (2) je démontrai que le sucre urinaire insipide consistait en un mélange d'urée, de lactate de soude et de glycose (voyez *Appendice*, note IIIe). Je prouve également, dans ce Mémoire, la non existence du sucre urinaire liquide que quelques médecins assuraient avoir obtenu.

Plusieurs auteurs de nos jours, refusant encore à cette grande découverte de la présence du sucre dans l'urine toute son importance, définissent encore le diabète « une maladie dont le principal symptôme est un écoulement d'urine beaucoup plus considérable que dans l'état normal », mais cette définition est évidemment vicieuse, car on réunit ainsi un grand nombre de maladies essentiellement distinctes par des caractères de premier ordre. On pare, il est vrai, aux plus grands inconvénients de cette division, en admettant un diabète sucré et un diabète insipide; mais sous cette dernière dénomination on confond encore des affections très-dissemblables; je reviendrai ailleurs sur quelques points de cet important sujet. Pour moi, je définis le diabète :

« Une maladie dans laquelle l'urine contient continuellement *une proportion notable* de sucre de fécule (3). »

Occupons-nous à examiner les objections les plus fondées que cette définition peut soulever. La plus importante est celle-ci : le docteur

---

(1) Bouchardat, *Sur la nature du diabète sucré et son traitement* (*Revue médicale*, 1838).

(2) Bouchardat, *Monographie du diabète sucré* (*Annuaire de thérapeutique*, 1841).

(3) Je crois avoir constaté dans l'urine d'une jeune femme présentant tous les symptômes de la glycosurie, l'existence de la lactose qui remplaçait la glycose. Soumise au traitement hygiénique, la lactose disparut des urines du jour au lendemain.

Prout, qui a si bien étudié cette maladie, dit que l'existence du sucre dans l'urine n'est pas un caractère propre au diabète, et qu'il n'est point rare d'en rencontrer dans plusieurs formes de dyspepsie, surtout chez les sujets âgés et goutteux (*London medical Gazette*, 25 juin 1831, pag. 185). A cela je répondrai, malgré la grande autorité de Prout, que ces sujets sont diabétiques et que la dyspepsie et la goutte ne sont que des maladies accessoires, à moins que la proportion de glycose ne soit très-faible ou son émission passagère. Nous reviendrons sur ces questions à l'article ÉTIOLOGIE. Doit-on confondre avec le diabète ces autres modifications de l'urine désignées communément sous le nom de *diabète laiteux, diabète chyleux, diabète avec excès d'urée ?* Ces états divers donnent lieu à un appareil symptomatique tellement semblable qu'il est quelquefois difficile de re- connaître *à priori* à quelle altération de l'urine on a affaire ; mais l'analyse est là pour nous éclairer, et puis une observation attentive ne tarde pas à nous révéler des différences essentielles dans la nature et la marche de la maladie. Ces affections sont, je l'avoue encore, peu étudiées ; mais ce n'est pas une raison pour les confondre avec le diabète sucré. Je donne dans les notes les recherches que j'ai exécutées sur ce sujet depuis que ceci a été écrit. (Voyez *Appendice*, note II⁰ : *Pimélurie* (diabète laiteux du Brésil), et note VIII⁰ : *Diabète insipide avec excès d'urée* (note X de l'*Hippurie*).

Une des objections les plus spécieuses est la suivante. Si l'on examine l'urine de certains diabétiques à différentes époques de la journée, quelque temps après le repas ou le matin longtemps après qu'ils n'ont rien pris, ces urines pourront différer complétement : les unes contenir une très-forte proportion de sucre, les autres, au contraire, n'en plus présenter de traces. Sous l'influence du régime on peut encore faire disparaître le sucre de l'urine, le malade ne sera donc plus diabétique ? Si, il le sera encore, car en lui faisant manger du pain, le sucre apparaîtra de nouveau immédiatement dans les urines. Maintenant, si nous considérons que le mot diabète a été appliqué à des maladies les plus diverses, et qu'étymo- logiquement il n'exprime qu'un fait de peu d'importance, je crois qu'on pourrait proposer de lui substituer la dénomination beaucoup plus ex- pressive de *glycosurie*. On sait, en effet, que c'est du sucre de fécule que contient toujours l'urine diabétique, et que M. Dumas a assigné le nom de *glycose* à cette variété de sucre.

En restreignant, comme nous l'avons fait, le diabète ou glycosurie à la maladie dans laquelle l'urine contient du sucre de fécule en proportion notable, il est beaucoup moins important d'indiquer les divisions établies par les auteurs ; nous pensons cependant faire une chose utile en men- tionnant les principales.

Cullen établit un diabète idiopathique, subdivisé en diabètes mielleux et insipide, et un diabète symptomatique, subdivisé en diabètes hystérique, arthritique et artificiel ou produit par la ligature des vaisseaux de la rate, ainsi que Malpighi l'a constaté sur un chien qu'il soumit à cette expérience (*Cullen, Élém. de méd. pratiq.*, tom. III, trad. par Delens).

Sauvage différencia jusqu'à sept espèces de diabètes : le légitime, le mielleux, l'hystérique, l'artificiel, le veineux, l'arthritique et le fébrile. Truka avait admis un diabète continu, périodique et colliquatif. Dessault lui-même, en 1791, reconnaissait un diabète par défaut d'assimilation, par relâchement des reins et par irritation de ces organes ; mais généralement on n'admet plus aujourd'hui que le diabète vrai et le diabète faux, ou le diabète sucré et non sucré. Nous l'avons dit, nous ne nous occuperons ici que du premier.

Une division plus importante serait celle de glycosurie continue et de glycosurie intermittente. Nous reviendrons plus loin sur toutes ces distinctions.

Je veux cependant dire quelques mots des maladies qui ont été ou qui peuvent être rapprochées de la glycosurie par la quantité d'urine plus élevée, évacuée et qui certainement ont été confondues sous le nom de diabète.

Je citerai en première ligne la polydipsie et la polyurie (voy. *Appendice*, note IVe) certaines formes d'albuminurie chronique que je rapprocherai de l'hippurie, et la benzurie (voy. *Appendice*, note X^e); il faut encore noter la pimelurie et l'inositurie (voy. *Appendice*, notes IIe et XIIIe).

Je reviendrai sur ces faux diabètes en traitant des principes immédiats qu'on trouve dans les urines des glycosuriques.

La glycosurie peut se présenter chez certains animaux. Je l'ai observée chez un singe. Ses urines contenaient une proportion élevée de glycose. Soumis au régime, la glycose disparut de ses urines, pour y reparaître, quand on l'abandonna. Il périt tuberculeux.

PREMIÈRE PARTIE

SÉMIOLOGIE — SYMPTOMES — COMPLICATIONS—ANATOMIE PATHOLOGIQUE
DURÉE.

CHAPITRE PREMIER

SYMPTOMES

Le diabète débute le plus ordinairement d'une manière lente et insidieuse ; mais comme il n'est souvent reconnu que lorsque la quantité des urines s'est notablement accrue, plusieurs auteurs ont pensé que son apparition était brusque, parce que ses prodromes et ses commencements avaient été rattachés à une autre affection, ou qu'ils n'avaient point attiré l'attention ni du malade ni du médecin.

Nous allons examiner successivement la série des symptômes qui constituent le diabète.

Ce qui attire le plus souvent l'attention du médecin et du malade dans la glycosurie, c'est la sécheresse de la bouche, la soif anormale et la grande quantité d'urine excrétée ; mais le caractère fondamental, c'est la présence habituelle d'une *quantité notable de glycose dans les urines* (1) dérivant d'un excès de ce principe immédiat dans le sang.

I. — EXAMEN DES URINES.

Un des phénomènes qui attirent le plus tôt l'attention du malade, c'est l'augmentation progressive des urines ; mais ce n'est pas là un caractère

---

(1) Je dis présence habituelle, parce que dans certaines conditions il peut apparaître passagèrement de la glycose dans les urines ; je dis en quantité notable : 10 grammes au moins en vingt-quatre heures, parce que dans certaines conditions physiologiques la quantité de sucre normal qu'on peut évaluer à 30 centigrammes, peut s'élever à 2 ou 3 grammes comme dans la grossesse et la lactation (Blot).

aussi important qu'on se l'imagine communément; elle peut ne pas excéder la *quantité d'urine rendue en l'état de santé*, comme l'ont vu Watt, Prout et Coplaud, et comme je l'ai observé moi-même plusieurs fois. Je vais rapporter, d'après les auteurs, les exemples les plus remarquables pour l'énorme quantité d'urine; j'observerai cependant que je serais loin de pouvoir affirmer qu'il s'agissait du vrai diabète sucré, le contraire me paraît beaucoup plus probable. Ces malades excrétant des quantités énormes d'urines étaient des polydipsiques et non des glycosuriques.

Faut-il mentionner le cas par trop miraculeux rapporté par Foncera, d'une jeune religieuse qui rendait 100 kilogrammes d'urine en vingt-quatre heures, et celui observé par Baume qui assure que son malade évacuait 83 kilogrammes d'urine sucrée par jour? (Ancien journal de médecine, tome 56.) Franck dit avoir observé un malade qui rendait habituellement 20 kilogrammes d'urine. Dodonœus arrive à la même évaluation. (Obs. méd., c. XLII.) Savonarola porte cette quantité à 24 kilogr. (*Pract* tract. VI, cap. XIX.) Pour mon compte, j'ai observé des malades qui rendaient 10 à 16 kilogrammes d'urine par jour; mais ces faits sont rares, la quantité d'urine sécrétée dans le diabète est de 4 à 6 kilogr., et je dois dire que s'il s'agit de malades qui séjournent depuis longtemps dans les hôpitaux, qui ont abandonné leurs occupations, leur exercice et leur nourriture habituelle, cette quantité se fixe à 3 ou 4 kilogrammes et descend même plus bas, ce qui pourrait faire croire à une fausse guérison; mais dans ces cas, elle n'est vraiment qu'apparente, et cette diminution indique souvent que la maladie touche à son terme fatal.

Une opinion beaucoup plus controversée est celle qui consiste à établir le rapport qui existe entre la quantité d'urine rendue et la quantité de boisson. Fortergill prétend avoir vu les urines excrétées être aux boissons de 4 à 3. P. Franck de 5 à 3, Berndt de 7 à 4, et Puchelt de 21 à 9. Cardanus assure avoir vu un malade qui ne buvait que 7 litres de liquide dans les vingt-quatre heures et qui cependant rendait 36 litres d'urine; mais je dois dire que ces cas sont exceptionnels ou mal observés et qu'ils se rapportent plutôt à de faux diabètes qu'à de vraies glycosuries; ils n'en sont pas moins très-curieux. On a cru pouvoir expliquer cette disproportion par la déperdition considérable qu'éprouvaient toutes les parties du corps. Le docteur J. A. Bardsley a montré (*Medical reports and experiments*, 1807) par des expériences concluantes, que cette explication ne pouvait être fondée; il resterait à admettre que le surplus d'eau est puisé dans l'atmosphère ou par les poumons, contrairement à ce qu'on observe ordinairement. Mais, je le répète, ces cas sont douteux, exceptionnels, et ne constituent pas la règle comme un assez grand nombre de médecins le pensent encore. Déjà

Dupuytren et Thénard (*Bull. de la Faculté de médecine*, t. I, p. 37) ont trouvé la somme des boissons et des urines à peu près équivalente ; pour mon compte, le plus souvent je les ai observées un peu inférieures, quelquefois supérieures, mais *ne dépassant jamais la somme des ingesta.*

Puisque j'en suis à parler de la quantité d'urine dans la glycosurie, je dois dire qu'il existe une affection que j'ai désignée sous le nom d'oly-gurie dans laquelle la quantité d'urine rendue dans les vingt-quatre heures descend à un chiffre incroyablement bas (voy. *Appendice*, note IVe).

CARACTÈRES PHYSIQUES ET CHIMIQUES DE L'URINE DIABÉTIQUE. — Les urines diabétiques sont faciles à distinguer aux caractères suivants : *couleur*, elles sont en général beaucoup moins colorées que les urines normales ; il en est, lorsque la maladie est intense, qui sont presque aussi *pâles que de l'eau*, comme dans les cas de polydipsie ; mais il ne faudrait pas cependant attribuer trop de valeur à ce caractère ; j'ai vu assez fréquemment des urines glycosuriques qui étaient ambrées comme des urines normales ; j'en ai vu qui étaient très-colorées parce qu'elles renfermaient en forte proportion des matières colorantes de la bile ; il est enfin certains glycosuriques dont les urines prennent avec une remarquable généralité la couleur de certaines des boissons qu'ils ont ingérées ; il en est enfin qui se colorent par la conservation.

Ce caractère de coloration après l'émission dépend de l'action de l'air sur certains principes immédiats qui sont éliminés par les reins et qui se colorent sous l'influence de l'oxygène, et peut-être aussi dans certains cas de l'ammoniaque. Ces glycosuriques éliminent ces matières colorantes par les reins, autrement et avec plus de persistance que les personnes en santé, ou parce qu'elles ne sont pas, ou, incomplétement modifiées dans le sang, ou parce que le pouvoir excrétoire du rein devient anomal.

Densité. — On a beaucoup abusé dans les hôpitaux, il y a une tren-taine d'années, du densimètre pour reconnaître la glycosurie.

Au premier abord, on serait tenté de n'accorder aucune valeur au carac-tère de la densité de l'urine pour établir le diagnostic de la glycosurie, puisque nous voyons des urines dont la densité présente les différences entre 1,006 et 1,074, nombres les plus bas et les plus hauts que m'aient offerts des urines sucrées. Je dois dire que l'urine des glycosuriques non soumis au régime offrent le plus souvent des densités oscillant entre 1,030 et 1,040. Les densités aussi basses et aussi élevées que celles que j'ai citées sont *tout à fait exceptionnelles.*

Voici deux conditions dans lesquelles le caractère de densité reprend toute sa valeur : 1° quand elle dépasse 1,040 ; 2° quand elle dépasse 1,025 et que la quantité d'urine rendue en vingt-quatre heures est supérieure à 4 litres.

On pourrait aussi affirmer qu'une urine très-pâle dont la densité est supérieure à 1,035 est une urine glycosurique, les exceptions à cette règle sont infiniment rares.

Quand il s'agira de déterminer quantitativement la glycose contenue dans l'urine, nous reviendrons sur l'emploi du densimètre.

Saveur. — La saveur sucrée de l'urine est un caractère important et facile quand il est constaté, et il peut l'être lorsque l'urine contient une proportion notable de sucre et qu'elle est excrétée avec abondance ; mais, lorsque l'urine ne dépasse pas la quantité normale, la saveur sucrée peut disparaître ; elle est masquée par celle de l'urée et des sels de l'urine.

Taches sur du drap. — Lorsqu'on imprègne un morceau de drap noir avec de l'urine glycosurique, en se desséchant il se recouvre d'une tache blanche. Ce caractère m'a été souvent utile pour remonter sinon à l'origine, au moins à la période active d'anciennes glycosuries. Je demandais au malade depuis combien de temps il remarquait au bas de ses pantalons noirs des taches blanches que la brosse et la benzine n'enlevaient pas et qui disparaissaient bien vite avec de l'eau.

Il y a quelques jours, un garçon d'un hôtel garni de Paris a fait découvrir la glycosurie chez un voyageur descendu à l'hôtel. « Vos pantalons portent, lui a-t-il dit, sur les jambes, des taches que la brosse n'enlève pas et que l'eau fait disparaître. Vous êtes, dit-il, diabétique. » Le garçon d'hôtel ne s'était pas trompé.

Odeur. — Dans les cas de *glycosurie* parvenue à un haut degré, l'odeur de l'urine offre un caractère remarquable et qui, selon moi, est en relation avec d'importants phénomènes. Cette odeur ne conserve plus rien pour ainsi dire, de normal ; on l'a comparée à l'odeur du petit-lait aigri, mais cette comparaison est insuffisante ; elle se rapproche plutôt de l'odeur caractéristique qu'offrent les *glycosuriques intenses* et que reconnaissent les personnes habituées lorsque ces glycosuriques fortement atteints entrent dans un appartement. Cette odeur est due à l'acétone que l'urine renferme dans ces conditions en proportion notable, à l'aldéhyde et à de l'alcool non modifié, quand ces malades dépassent la mesure d'alcooliques qu'ils peuvent utiliser.

La présence de ces matières volatiles dans les urines des glycosuriques démontre l'insuffisance des fonctions respiratoires et la non-destruction des principes immédiats les plus faciles à détruire dans l'économie vivante et accompagne presque toujours l'existence de la tuberculisation au premier degré.

Acidité. — Les urines des glycosuriques fortement atteints présentent habituellement une acidité très-prononcée; j'ai journellement l'occasion de constater ce remarquable caractère. Employant l'ébullition avec un excès de chaux vive pour m'assurer de l'existence de la glycose dans les urines, comme ma chaux est habituellement conservée depuis longtemps sans être suffisamment préservée du contact de l'air elle se carbonatise; il se produit alors une vive effervescence dans les urines, et la quantité de gaz acide carbonique dégagé représente l'acide existant ou formé dans l'urine. Quand l'urine a été conservée quelque temps, l'excès d'acidité peut provenir de la *fermentation lactique* qui s'est produite aux dépens d'une portion de glycose; il se forme également de l'acide acétique. Je reviendrai plus loin sur les acides des urines glycosuriques.

Je ne puis cependant quitter ce sujet des urines glycosuriques ayant une réaction acide très-prononcée, sans dire dès à présent que ce caractère est lié à l'usage habituel du pain ou d'autres aliments glycogéniques. Je le constate le premier jour que mes malades viennent me consulter, mais après un jour ou deux de régime bien conduit et de gymnastique, ce caractère disparaît et les urines reprennent leur acidité normale. La chaux mi-carbonatée ne détermine plus d'effervescence.

Moisissures. — Les urines des glycosuriques conservées pendant plusieurs jours gardent leur acidité avec une remarquable persistance, et les infusoires qui s'y développent sont très-différents de ceux qu'on voit apparaître dans les urines ordinaires; le *Penicilium glaucum* y domine communément; elles se recouvrent souvent d'une couche de moisissures verdâtres; c'est à ce développement cryptogamique spécial qu'il faut attribuer, comme nous le verrons plus tard ces démangeaisons des parties sexuelles qui tourmentent à un si haut point la plupart des femmes glycosuriques. Dans certaines urines glycosuriques, il se produit assez promptement du ferment de la bière en proportion suffisante pour y déterminer une vive fermentation alcoolique. Ces urines moussent alors comme du champagne quand on les a conservées un jour ou deux dans une bouteille bien fermée, surtout pendant l'été.

Ébullition. — Les urines des glycosuriques qu'on porte à l'ébullition dans un petit matras d'essayeur, le plus ordinairement moussent fortement; cette mousse persistante est due souvent à la présence d'un excès d'une matière albuminoïde qui n'est pas de l'albumine, mais qui s'en rapproche. Cette matière, lorsqu'on la précipite par l'alcool de l'urine nouvellement rendue réagit souvent sur la gelée d'amidon comme la diastase, mais avec moins de puissance. Dans d'autres conditions, elle ne possède pas de pouvoir fluidifiant. Cette propriété d'urine fortement mousseuse à l'ébullition s'observe surtout chez les glycosuriques affectés depuis plusieurs années, et dans bien des cas j'ai été porté à la rattacher à une légère irritation des reins ; les malades accusant de la douleur dans cette région. Ce caractère d'urine mousseuse persiste assez longtemps, même après la disparition du sucre, surtout lorsqu'elle contient un excès d'acide urique, comme il arrive si fréquemment chez les glycosuriques trop fortement nourris.

ANALYSE QUALITATIVE POUR RECONNAITRE LA GLYCOSE.— Bien des moyens ont été indiqués pour reconnaître la présence de la glycose dans les urines ; je dois faire connaître les principaux. Mais, avant cela, je vais reproduire un extrait de mon travail imprimé dans le tome XVI des *Mémoires de l'Académie de médecine* ; je le ferai suivre de quelques remarques nouvelles. Je dois rappeler que les caractères tirés de la saveur, de la densité, de l'odeur, etc., ainsi que nous venons de le voir, offrent déjà de précieux indices.

« Dans mes premières expériences sur la glycosurie, lorsque je voulais reconnaître la présence du sucre de fécule dans les urines et en doser la proportion, voici comment j'opérais :

» Pour en *reconnaître la présence*, je faisais bouillir l'urine à examiner avec un excès de chaux ; si les urines se coloraient, elles contenaient du sucre urinaire. Ce moyen qualitatif, sur lequel je vais revenir plus bas, est encore celui que j'emploie. *Pour en déterminer la proportion*, j'évaporais à une très-douce chaleur un litre d'urine, je laissais cristalliser, je lavais les cristaux avec de l'alcool, je les faisais redissoudre dans l'eau, je filtrais et soumettais à une nouvelle cristallisation après une évaporation ménagée.

» Ce moyen était long et entraînait des causes d'erreur. Pour les déterminations quantitatives, j'ai eu recours à l'appareil de M. Biot, qui a singulièrement facilité mes études sur la glycosurie. C'est la seule méthode qu'on doit employer aujourd'hui pour exécuter des observations rigoureuses.

» *Aréométrie.* — Il y a quelques années, les médecins employaient pour ainsi dire exclusivement l'aréomètre pour chercher la présence du sucre dans les urines. Cette méthode est tout à fait vicieuse. Cependant, lorsqu'on prend en considération la quantité d'urine rendue dans les vingt-quatre heures, et les aliments pris dans le même espace de temps, la détermination de la densité peut donner commodément quelques renseignements approximatifs ; mais il ne faut jamais se prononcer d'après l'aréomètre seul (1). J'ai vu des urines d'une densité de 1,035 ne conte-

_____

(1) On verra plus loin comment j'ai pu approcher de la précision à l'aide de ce moyen.

nant pas de sucre, et par contre, j'en ai trouvé dans une urine qui n'avait qu'une densité de 1,009 (Depuis, comme je l'ai dit plus haut, j'ai trouvé de la glycose dans une urine d'une densité de 1,006). Toutes les urines ayant une densité supérieure à 1,040 que j'ai examinées renfermaient du sucre.

» *Recherche du sucre dans l'urine à l'aide de la chaux.* — On sait que, lorsqu'on fait bouillir du sucre de fécule du commerce ou du sucre de diabète, ce qui est la même chose, avec une dissolution de potasse de soude ou du lait de chaux, le mélange brunit et prend une couleur d'autant plus foncée qu'il contient une proportion plus forte de sucre de fécule (glycose). Le sucre de canne ne produit point cet effet. J'ai un des premiers (*Journal de pharmacie*, 1835, *Mémoire sur les sucres*) insisté sur cette différence et sur ce caractère de la glycose, élégant et facile à constater. On décèle ainsi la présence d'un décigramme de glycoes dans un litre d'urine, par un essai qui est terminé dans quelques minutes et qui ne donne aucun embarras; il suffit, en effet, d'introduire dans un matras d'essayeur parties égales de lait de chaux et de l'urine qu'on veut examiner. Contient-elle du sucre de fécule, elle brunit, et d'après l'intensité de la coloration on peut déjà juger, lorsqu'on a l'habitude de ces essais, de la proportion approximative du sucre de fécule contenue dans l'urine examinée.

» J'ai donné la préférence au lait de chaux sur la solution de potasse, pour deux raisons : la première, c'est que les praticiens des campagnes peuvent se procurer de la chaux partout, et qu'il suffit pour préparer le lait de chaux de réduire en poudre, à l'aide d'un peu d'eau, 50 grammes de pierre à chaux vive et de la délayer exactement dans un litre d'eau. On bouche bien et l'on agite avant de verser dans le matras. La seconde raison qui m'a fait préférer le lait de chaux à la solution de potasse, c'est que plusieurs matières extractives de l'urine (1) se colorent par la potasse, ce qui n'arrive pas avec le lait de chaux.

» Tous les malades affectés de glycosurie qui suivent mes prescriptions essaient chaque matin leurs urines par le procédé que je viens de décrire, et ils peuvent ainsi suivre avec la plus grande facilité les progrès de leur traitement, surtout quand ils ont la précaution de mesurer la quantité d'urine rendue dans les vingt-quatre heures.

» Je ne saurais trop recommander aux médecins de soumettre à cet essai si simple les urines de tous leurs malades qui dépérissent sans cause apparente; ils pourront ainsi découvrir et traiter facilement à son origine une maladie qui est si grave lorsqu'elle est depuis longtemps enracinée

(1) Surtout celles qui se fixent sur l'acide urique lorsqu'il se dépose dans les urines.

dans l'économie. On peut, à l'aide du lait de chaux, par l'observation des teintes, arriver à une détermination très-approximative de la quantité de glycose contenu dans une urine. »

Depuis longtemps, au lieu de lait de chaux, j'emploie la *chaux vive éteinte*. J'en mets une forte cuillerée à café dans un matras à essayeur, rempli aux deux tiers d'urine, et je porte à l'ébullition à l'aide d'une lampe à alcool (Note ajoutée).

» *Du procédé de Trommherz pour découvrir des traces de sucre dans les urines.* — Le réactif de Trommherz est d'une exquise sensibilité ; voici comme on le prépare. On dissout dans l'eau parties égales de sulfate de cuivre et de tartrate de potasse, on mêle les deux dissolutions, et l'on y ajoute de la potasse caustique en quantité suffisante pour dissoudre en grande partie le précipité. On a ainsi une liqueur d'une belle couleur bleue. Il suffit, pour procéder à l'essai de l'urine, d'y ajouter quelques gouttes du réactif, en quantité suffisante pour donner à l'urine une faible réaction alcaline. On porte à l'ébullition : si l'urine ne contient pas de sucre de fécule, la liqueur reste bleue ; si elle en contient, le sel de cuivre est réduit, la liqueur se colore en jaune rougeâtre, et il se forme bientôt un dépôt de protoxyde de cuivre rouge.

» J'ai beaucoup employé le réactif de Trommherz ; sa sensibilité ne laisse rien à désirer. Il arrive même que les urines qui ne contiennent pas de glycose changent de couleur à l'ébullition ; ce sont d'autres matières organiques qui peuvent se rencontrer dans l'urine, et qui ont aussi un pouvoir réducteur (1). Voilà ce qui m'a empêché de m'arrêter au réactif de Trommherz ; mais, je dois le dire, ce n'est que pour les cas douteux qu'il peut y avoir de l'embarras ; quand il existe une proportion notable de glycose dans l'urine, la réduction du sel de cuivre et le dépôt d'oxyde de cuivre sont en telle quantité qu'on ne peut conserver aucun doute.

» M. Barreswil, en se servant de liqueurs titrées, d'éprouvette et de tube gradués, a donné à ce procédé beaucoup de précision : on peut ainsi déterminer la proportion de glycose contenue dans un litre d'urine ; Felhing, Mayet, ont ajouté d'utiles détails pratiques à cet élégant moyen d'analyse quantitative. Nous les indiquerons dans l'appendice, note VIe.

(1) L'acide urique, l'hypoxanthine, le mucus, etc., produisent également à chaud la réver-lion du bioxyde de cuivre avec séparation de protoxyde rouge. Il faut, en outre, bien faire attention que quelques substances, si elles sont présentes, empêchent la séparation du protoxyde de cuivre ; ainsi, par exemple, les substances albumineuses, notamment la peptone, la créatine, la créatinine, la pepsine, la triméthylamine et l'ammoniaque ou les corps qui donnent de l'ammoniaque lorsqu'on les chauffe avec de la potasse.

» *De l'application de l'appareil de polarisation de M. Biot, pour constater dans une urine la présence du sucre diabétique, et pour en déterminer la quantité.* — Je ne décrirai point ici l'appareil de M. Biot, et je renvoie tous mes lecteurs à l'instruction spéciale qu'a publiée cet illustre savant (1) ; je me contenterai de dire ici que c'est le procédé que j'emploie exclusivement depuis 1841 pour déterminer la quantité de sucre contenue dans les urines diabétiques et pour suivre avec facilité les progrès du traitement que j'ai institué. Je donnerai aussi dans l'appendice, note VI⁵, les détails nécessaires pour l'essai de l'urine par le réactif de cuivre et par le saccharimètre de Soleil ; cet instrument se distingue par une modification introduite dans l'appareil de Biot ; je reproduirai également la formule que m'a communiquée M. Biot pour trouver le poids absolu de sucre de diabète pur qui est contenu dans un litre d'urine. »

Sous-nitrate de bismuth. — Pour essayer si une urine renferme du sucre, on la verse, d'après *Bottger*, dans un tube d'essai, on y ajoute un égal volume d'une solution de carbonate de soude (3 parties d'eau, 1 partie NaO,CO^2 cristallisé), puis une pincée d'azotate de bismuth basique, et l'on chauffe le tout à l'ébullition. La moindre coloration en noir ou en gris, qui se produit sur le sel de bismuth blanc de neige, indique de la manière la plus certaine la présence du sucre de diabète, parce que, d'après *Bottger*, aucun autre élément de l'urine n'exerce une action réductrice sur ce sel de bismuth. L'urine doit cependant être absolument dépourvue d'albumine, parce que sans cela il se forme facilement du sulfure de bismuth noir, qui peut donner lieu à des erreurs grossières.

La réaction réussit aussi très-bien avec une solution alcaline d'oxyde de bismuth que l'on obtient en précipitant une solution azotique de bismuth avec un grand excès de lessive de soude, et ajoutant, en ayant soin de chauffer doucement, une solution d'acide tartrique, jusqu'à ce que le précipité formé se redissolve.

J'ai reproduit l'article de C. Neubauer sur le *réactif de Bottger*, parce que je n'ai pas eu occasion de l'employer.

Fermentation alcoolique. — J'ai eu souvent recours au procédé de la fermentation alcoolique, pour découvrir la présence de *petites quantités* de glycose dans l'urine ou dans d'autres liquides de l'économie. Voici comment on opère : On remplit un tube gradué avec du mercure. On le retourne dans une petite cuvette à mercure. A l'aide d'une pipette munie d'un bec recourbé, on introduit dans le tube de l'urine ou autre liquide

---

(1) *Instructions pratiques* sur l'observation et la mesure des propriétés optiques appelées *rotatoires*, avec l'exposé succinct de leur application à la chimie médicale, scientifique, industrielle. 1845, in-4.

à examiner, on a eu soin d'y mêler de la levûre de bière active et bien lavée en quantité suffisante; puis on abandonne le tout au repos à une température de 20 à 30 degrés centigrades. On mesure le gaz dégagé après quarante-huit heures. On l'absorbe avec un peu de potasse liquide. *Il est indispensable,* pour être assuré, que le gaz acide carbonique ne provient pas de la levûre, de faire une *expérience témoin,* en ajoutant dans une expérience marchant en même temps une égale quantité d'eau ou d'urine, avec autant de levûre de bière.

SUCRE NORMAL. — Existe-t-il normalement du sucre dans les urines? Je suis convaincu qu'*accidentellement* il peut s'en trouver de très-petites quantités variant de 30 à 50 centigrammes pour vingt-quatre heures (1); j'en ai constaté l'existence à l'aide de la fermentation alcoolique, du réactif de cuivre et de la chaux. Mais sans pousser plus loin ces études, je vais, dans l'appendice (note V^e), reproduire un passage de l'ouvrage de M. C. Neubauer, relatif à la recherche du sucre normal.

ANALYSE QUANTITATIVE D'UNE URINE GLYCOSURIQUE (DÉTERMINATION DE LA GLYCOSE). *Évaporation.* — Beaucoup de procédés ont été donnés pour déterminer quantitativement la proportion de glycose contenue dans l'urine des diabétiques; je décrirai en détail les plus exacts et les plus employés d'entre eux dans l'appendice (note VI). Je vais me contenter d'indiquer ici les principes sur lesquels reposent les modes de détermination les plus usuels.

On peut, comme je l'ai fait d'abord, évaporer l'urine après l'avoir précipitée avec un sel de plomb, laisser cristalliser le résidu, purifier et peser la glycose; mais cette méthode est longue et exige, pour approcher de la rigueur, de minutieuses précautions.

Fermentation alcoolique. — On peut conclure assez rigoureusement la quantité de glycose d'après la quantité d'acide carbonique produit par une fermentation bien conduite d'une urine glycosurique.

M. Chatin, directeur de l'École de pharmacie, a régularisé ce procédé et l'a employé avec beaucoup d'avantages.

Réactif de Tromherz, de Barreswil, Fehling, etc. — A l'aide de ce réactif, on peut obtenir de bonnes déterminations quantitatives. (Voy. l'appendice, note VIe.)

(1) Nous avons, Sandras et moi, dans notre Mémoire sur la digestion des matières féculentes et sucrées (*Supplément à l'Annuaire de thérapeutique,* 1846), démontré que la glycose apparaissant dans l'urine sous l'influence continuée d'une alimentation sucrée excessive (voyez Appendice, note XXIe), elle y apparaît encore sous l'influence de la grossesse, de la lactation et souvent après l'évacuation spermatique.

Appareil de Biot. — Donne des résultats très-satisfaisants. (Voyez note VI⁰ à l'appendice.).

Uromètre. — Quand on a égard à la quantité d'urine de vingt-quatre heures, à l'âge, au sexe, à la force et aux aliments ou médicaments pris dans le même espace de temps, on arrive à l'aide de l'uromètre à des résultats qui suffisent pour diriger convenablement le traitement hygiénique d'un glycosurique.

Je donne dans l'appendice (note VI⁰) l'instruction détaillée sur l'emploi de l'uromètre. Voici, pour servir de modèle, une application de cette méthode quantitative telle que je l'emploie journellement.

La quantité d'urine rendue par M. X... dans les vingt-quatre heures est de 3ˡ 61.

Le degré densimétrique, ramené à la température de 15 degrés centigrades, est de 35.

Comme chaque degré densimétrique correspond, pour cette température, à 2 grammes environ de matières fixes par litre d'urine glycosurique, nous multiplions 35 par 2; nous obtenons 70.

Nous multiplions ce nombre par 3,61 (quantité d'urine rendue en vingt-quatre heures), et nous avons 252 ᵍʳ,70.

La proportion des matières fixes des urines de vingt-quatre heures d'un homme en santé étant en moyenne de 60 grammes (1), il convient de retrancher ce nombre des 252 obtenus, il nous reste 190 de glycose ou sucre de fécule rendu en vingt-quatre heures.

Ce résultat est confirmé par l'ébullition de l'urine avec un excès de chaux vive, la coloration est très-manifeste.

Cette dernière vérification est indispensable, quand on arrive à des nombres inférieurs à 100 grammes pour les matériaux fixes dans les urines de vingt-quatre heures. Des causes très-diverses peuvent élever, faire varier exceptionnellement ce chiffre de 60. Mais j'ai presque toujours constaté l'existence du sucre dans les urines, quand le résidu fixe des urines s'élevait à 70 gr. Ce n'est que dans les cas excessivement rares d'augmentation d'urée (voyez Appendice, note VIII⁰ : *Diabète insipide*) qu'on arrive à des nombres supérieurs à 100 gr., sans qu'il y ait de glycose (2).

_____

(1) Ce nombre est un peu élevé, il est normalement en moyenne d'environ 50 grammes. Mais comme l'alimentation des glycosuriques est fortement azotée, j'ai trouvé pour eux le nombre moyen de 60 grammes plus voisin de la vérité et celui de 45 grammes pour la femme.

(2) Je viens d'indiquer sommairement les causes d'incertitudes et d'erreurs que comporte l'emploi du densimètre pour la détermination quantitative de sucre ; mais quand on contrôle le résultat obtenu par le caractère de la coloration après ébullition de l'urine avec la chaux, on obtient des résultats suffisants pour la pratique courante.

DES AUTRES PRINCIPES CONTENUS OU NORMALEMENT OU ACCIDENTELLEMENT DANS L'URINE DES GLYCOSURIQUES. — Je ne m'occuperai pas ici de tous les principes immédiats qui peuvent se rencontrer dans l'urine des glycosuriques ; je ne parlerai que de ceux qui, après la glycose, doivent fixer notre attention, et parmi eux je citerai l'urée, les acides urique, hippurique, acétique, lactique, l'albumine et l'albuminose, la diastase, le ferment de la bière, l'inosite, la créatine, l'alcool, l'acétone, l'aldéhyde, etc.

Urée. — Je me suis, à plusieurs reprises, occupé de la question de l'urée dans les urines des glycosuriques. Je crois avoir démontré, *contrairement à ce que l'on croyait avant moi, que non-seulement l'urine des glycosuriques renfermait de l'urée, mais qu'elle en contenait une proportion souvent beaucoup plus élevée que dans l'état normal.*

Je donne dans l'appendice (note VIIe et VIIIe) tout ce que j'ai fait sur ces questions importantes, et qui se trouvent dans mon premier mémoire publié en 1838, p. 10, dans mon Annuaire de 1841, p. 182, et dans mon Annuaire de 1869, p. 225. J'y joins une note de mon fils, G. Bouchardat, sur un procédé aussi élégant que commode pour doser l'urée, et sur les moyens de dosage rapides et sûrs qui ont été nouvellement mis en usage. Je traite, dans la note VIIIe, du diabète insipide avec excès d'urée ; j'y renvoie ainsi qu'à la thèse de M. Lancereaux : *De la Polyurie.* Paris, 1869.

Acide urique. — *L'acide urique existe en général en plus grande quantité dans les urines des glycosuriques que dans les urines des personnes en santé.* Voilà une vérité que j'ai pressentie dès mes premiers travaux et que j'ai depuis constatée un grand nombre de fois. M. Marchal a également insisté avec beaucoup de force, dans son remarquable ouvrage (1), sur l'excès de l'acide urique dans les urines des glycosuriques. M. Durand-Fardel, par sa longue et attentive pratique, a confirmé ces observations (2). J'ai vu des glycosuriques qui, au lieu de 50 centigrammes, excrétaient plus de 3 grammes d'acide urique dans les vingt-quatre heures. Comme pour la goutte et la gravelle urique, je rattache la glycosurie à la polyurie. (Voyez *Annuaire* 1870, p. 223, et pour les documents sur cette question l'Appendice, note IXe.)

Acide hippurique. — Voici le passage que j'extrais de mon Annuaire de 1841 : « *L'acide hippurique*, ou, ce qui revient à peu près au même, l'acide benzoïque, a été signalé dans l'urine par quelques observateurs. Le plus grand nombre des analystes n'en font pas mention. Mais il se peut qu'ils ne l'aient pas recherché. Schindler en a constaté l'existence (*Ruzt's Mag.*, bd. XXXII, hft. 2).

_____

(1) Marchal de Calvi, *Recherches sur les accidents diabétiques*, p. 635.
(2) Durand-Fardel, *Traité clinique et thérapeutique du diabète*, p. 78.

M. Lehmann, de Leipsig (*Journ. für prakt. Chemie*, vol. 6), annonce également avoir extrait cet acide d'une urine diabétique qui était devenue spontanément acide.

Pour mon compte, je dois dire que, depuis la lecture de ce dernier travail, j'ai recherché avec un grand soin l'acide hippurique dans quelques urines diabétiques que j'ai analysées, et que si d'abord je ne l'avais pas signalé, c'est que je ne l'avais pas bien isolé ; depuis j'ai été plus expérimenté. Je l'ai trouvé en très-notable proportion dans une urine qui ne contenait pas de sucre. Sa présence m'a paru tellement caractéristique que j'ai donné à cette maladie le nom d'*hippurie* (Voy. App., note X°).

Acide lactique. — Si cet acide n'existe pas dans l'urine normale, je l'ai trouvé en très-notable proportion dans l'urine des glycosuriques. Voici dans quelles conditions : 1° Chez les glycosuriques fortement atteints non soumis au régime ; 2° chez des vieillards glycosuriques dont la vessie se vidait imparfaitement ; 3° quand l'urine glycosurique est conservée depuis quelque temps (Voy. App., note XI°).

Acide butyrique. — J'ai trouvé cet acide dans quelques urines glycosuriques. Il peut contribuer à leur odeur spéciale, mais il se forme aussi par la fermentation des urines glycosuriques avec la craie, comme Scherer l'a montré.

Acide acétique. — J'ai dans plusieurs occasions constaté l'existence de l'acide acétique dans des urines de glycosuriques ; mais je pense que cet acide s'était produit aux dépens de la glycose, car c'est dans des urines conservées durant plusieurs jours et surtout pendant l'été que j'en ai constaté la présence.

Albumine. —*Albuminose. Diastase.*— Voici ce que j'ai écrit dans mon Annuaire de 1841, sur la présence de l'albumine dans les urines des glycosuriques.

« Il n'est pas rare de rencontrer une petite proportion d'albumine dans les urines diabétiques. La présence de ce principe coïncide assez souvent avec la diminution d'urine, d'où Dupuytren et Thénard avaient tiré la conclusion que sa présence annonçait une guérison prochaine ; mais l'observation ne justifie pas cette donnée. Prout prétend même que la forme la plus grave du diabète est celle dans laquelle l'urine est albumineuse. Ce qui est vrai, c'est que quand le diabète se complique de tubercules, et que l'issue funeste est imminente, la proportion de l'urine diminue et elle devient quelquefois albumineuse. »

Je suis revenu, dans mon mémoire de 1852, sur la présence de l'albumine dans les urines des glycosuriques ; je reproduirai ce que j'en ai dit quand j'arriverai au chapitre des complications.

Recherche de l'albumine. — Toutes les fois qu'une urine glycosurique se trouble lorsqu'on la chauffe à l'ébullition dans un matras d'essayeur, qu'elle donne des flocons, et qu'un autre échantillon précipite par l'acide nitrique, on peut être assuré qu'elle contient de l'albumine. Voici ce que j'ai dit de ces deux réactions dans différentes publications.

Il est très-utile de faire chauffer les urines d'un malade lorsqu'on y soupçonne l'existence de l'albumine, qui s'y rencontre bien plus souvent qu'on ne le croit généralement. Un peu avant la température de 100 degrés, l'urine se trouble, l'albumine se sépare sous forme de caillots ou de flocons.

Toute urine qui se trouble par la chaleur n'est pas nécessairement albumineuse : quelques urines alcalines laissent déposer, comme M. Rayer l'a déjà dit, à la température de 100 degrés, des phosphates terreux, qu'avec un peu d'habitude on distingue facilement, quand ils sont déposés, des flocons albumineux.

J'ai remarqué que les urines de la seconde émission du matin, avant le repas, se troublent souvent par la chaleur, chez les personnes en santé ; ces urines ont une réaction acide très-faible ; par l'ébullition le phosphate de chaux devient insoluble et entraîne le mucus.

Les urines chargées de mucus moussent à l'ébullition et sont souvent projetées violemment hors du matras.

Pour faire bouillir les urines, j'emploie avec succès un petit matras d'essayeur chauffé par l'esprit-de-vin.

En versant avec précaution de l'acide nitrique dans des urines albumineuses, elles se troublent immédiatement et laissent déposer bientôt des flocons albumineux. L'acide nitrique est un bon réactif pour l'albumine ; il faut observer seulement que, lorsqu'on en verse un excès, il peut redissoudre le précipité formé. Le précipité produit par l'acide nitrique n'est pas nécessairement de l'albumine : les urines qui contiennent des urates en grande quantité précipitent par l'acide nitrique. Mais on peut être sûr que des urines qui se troublent par la chaleur et qui précipitent par l'acide nitrique contiennent de l'albumine : ces deux caractères réunis sont décisifs (1).

Lorsqu'on fait bouillir avec un excès de chaux vive des urines des glycosuriques qui contiennent de l'albumine, il se forme d'abondants flocons blancs.

_____

(1) Les urines qui renferment du pus ou du sang contiennent aussi de l'albumine, mais dans ces cas, il faut laisser déposer l'urine et examiner le dépôt à l'aide du microscope.

Les urines des glycosuriques renferment habituellement peu d'albumine, le plus généralement depuis 1/2 à 2 millièmes ; je donne dans l'appendice les moyens généralement employés pour la doser (voy. Appendice, note XIIe).

Albuminose. — Les urines des glycosuriques moussent le plus souvent à l'ébullition beaucoup plus que les urines normales ; je ne manque jamais de noter ce caractère depuis un grand nombre d'années ; car, comme je l'ai dit, il me donne de précieux indices sur l'ancienneté de la maladie et l'état des reins. Cette propriété de mousser, l'urine la doit à plusieurs principes immédiats, mais surtout à celui que j'ai désigné en 1842 sous le nom d'*albuminose ;* elle n'est précipitée ni par la chaleur ni par les acides, ni par les alcalis, mais elle l'est par le tannin et par plusieurs sels métalliques.

Diastase. — En précipitant par l'alcool certaines urines glycosuriques, j'ai obtenu un précipité floconneux qui comme la diastase, mais à un degré beaucoup moindre qu'elle, fluidifiait la gelée d'amidon ; je n'ai pas poussé plus loin ces recherches et j'ai admis que ce précipité, outre des sels insolubles dans l'eau alcoolisée et l'albuminose, contenait de la diastase qui se trouvait en excès dans le sang et qui était éliminée par les reins. (Voyez plus loin l'article ÉTIOLOGIE). M. Béchamp, qui a obtenu cette substance à un plus grand état de pureté, lui a donné le nom de *néphrozymose*.

Ferments. — Il se produit dans les urines glycosuriques conservées, des ferments lactique et butyrique ; mais, ce qui est beaucoup plus facile à constater, du *ferment alcoolique* que Quevenne le premier y a étudié à l'aide du microscope. Je reçois bien souvent des urines qui repoussent vivement le bouchon par suite de fermentation alcoolique. J'ai remarqué que la présence du ferment alcoolique coïncidait soit avec une ancienne maladie, soit avec la présence de traces d'albumine, ou d'une plus forte proportion d'albuminose, soit avec l'usage habituel de la bière.

Il est difficile d'admettre que les germes du ferment alcoolique aient été amenés du dehors, car ce phénomène de la fermentation alcoolique des urines glycosuriques ne s'offre que de temps à autre et accidentellement. Quoiqu'il soit relativement rare, il continue à se montrer chez le même malade pendant un temps indéterminé. C'est bien une disposition individuelle qui le produit et non pas un ensemencement dû au hasard. Faut-il admettre que chez les buveurs de bière des gemmules d'une ténuité prodigieuse puissent être absorbées et éliminées par les reins ? Je regarde cette supposition comme inadmissible. Ou plutôt l'urine renfermant les principes favorables au développement d'un ferment alcoolique, les cellules contenues dans l'urine se transformeraient en ferment alcoolique, car les observations si belles de M. Pasteur ne m'ont point encore convaincu. Je suis persuadé que si cet illustre ami avait vérifié les expériences et les observations qui sont exposées dans mon Mémoire sur les ferments alcooliques (*Suppl. à l'Annuaire thérapeutique* 1846), il admettrait avec moi et avec M. Béchamp la pluralité des ferments alcooliques.

Ferment lactique. — Les urines des glycosuriques subissent fréquemment la fermentation lactique, très-rarement l'ammoniacale.

Inosite. — Ce principe immédiat si voisin des sucres qu'on a isolé d'abord de la chair musculaire, a été signalé dans certaines urines par Cloetta, mais c'est à Gallois que l'on doit le travail le plus complet sur ce sujet.

J'ai trouvé de l'inosite dans plusieurs urines de glycosuriques ; mais dans les cas que j'ai observés, son accroissement, qui ne dépassait pas quelques grammes, m'a paru causé par une alimentation en viande trop abondante. Je ne pouvais dans ces cas considérer la présence de ce principe immédiat comme constituant une complication fâcheuse de la glycosurie. Une diminution dans la quantité de viande ingérée et un accroissement d'exercice m'ont paru les indications les plus rationnelles (je donne dans l'appendice, note XIIIᵉ, le procédé recommandé par Cooper Lave pour isoler l'inosite des urines).

Créatine et Créatinine. — Ces deux bases organiques se trouvent en plus grande proportion dans les urines des glycosuriques qui consomment beaucoup de viande ; mais, quoi qu'il en soit, la proportion en est encore assez faible.

Alcool. Aldéhyde. Acétone. — J'ai dit précédemment (page 8) que l'odeur de l'urine des glycosuriques fortement atteints était très-différente de l'odeur de l'urine normale. Quand les glycosuriques usent trop largement des alcooliques, on peut facilement par la distillation extraire de l'alcool de leurs urines; mais cet alcool n'est pas pur, j'y ai, dans quelques cas, pu constater la présence de l'aldéhyde et beaucoup plus fréquemment celle de l'acétone, comme cela a été annoncé par M. Kaulich (voy. Appendice, note XIVᵉ).

Cette particularité est mauvaise, les glycosuriques qui exhalent ces produits volatils par leurs poumons et par leurs reins sont ordinairement tuberculeux, il faut les surveiller attentivement au double point de vue l'alimentation et de l'exercice.

ANALYSE D'UNE URINE GLYCOSURIQUE. — On voit d'après ce qui précède combien sont nombreux les principes immédiats qui peuvent se rencontrer dans l'urine des glycosuriques, j'en ai cependant omis un grand nombre non-seulement de normaux mais aussi d'anormaux ; c'est assez dire que l'analyse d'une urine glycosurique, que j'extrais de mon Mémoire de 1838, est incomplète à bien des titres ; je ne la cite que pour montrer que dès cette époque j'avais nettement démontré que les glycosuriques pouvaient produire, dans vingt-quatre heures, plus d'urée que les hommes en santé. Je reproduis cet extrait de mon premier Mémoire.

« J'ai analysé quantitativement un grand nombre de fois des urines diabétiques. Je me contente de donner ici les résultats d'une de ces analyses, parmi les plus riches en sucre. C'était un malade que M. Chomel m'avait adressé. Il rendait 4 litres environ d'urine en vingt-quatre heures.

Eau..	835,33
Sucre de raisin.................................	134,42
Urée..	8,27
Albumine..	1,40
Mucus...	0,24
Acide lactique, urique................................	
Lactate d'ammoniaque..........................	6,38
Matière extractive de l'urine, soluble dans l'alcool......	
Matière extractive de l'urine, soluble dans l'alcool, insoluble dans l'eau.................................	5,27
Sels..	8,69
	1000,00

» Mais je ne saurais trop le répéter, rien n'est plus variable que la nature de l'urine, particulièrement dans le diabète. C'est là surtout que l'influence de la nourriture sur les urines est évidente. Nous verrons plus tard comment on peut faire varier à volonté la quantité de sucre ou d'urée en apportant des modifications dans le régime. »

II. — SYMPTÔMES DU CÔTÉ DE L'APPAREIL GÉNITO-URINAIRE.

Il est des symptômes d'une grande importance qui pourraient être traités à propos de l'appareil génito-urinaire : 1° les démangeaisons chez la femme et la frigidité, l'impuissance chez l'homme ; mais j'en parlerai plus loin dans le chapitre des Complications.

Je ne saurais cependant omettre de dire ici que très-souvent j'ai reconnu des glycosuries existant depuis longtemps et méconnues chez les hommes par le symptôme de l'*impuissance*, et chez les femmes par les *déman-geaisons des parties sexuelles*. Les glycosuriques se plaignent souvent de douleurs dans la région des reins; je reviendrai sur ce caractère en parlant de l'état des reins et de la complication de l'albuminurie.

MENSTRUATION. FÉCONDITÉ. — Avant de quitter ce qui se rapporte à l'appareil génito-urinaire, je dois dire un mot de la menstruation et de la fécondité.

La menstruation est quelquefois régulière pendant quelque temps chez les glycosuriques, ou elle le devient lorsqu'elles sont soumises à un traitement convenable; mais le plus habituellement les glycosuriques éprouvent des irrégularités, des retards, et, dans les cas graves, la menstruation se supprime.

La fécondité des femmes glycosuriques me paraît très-compromise, je connais infiniment peu d'exemples de femmes glycosuriques qui soient devenues mères, et je dois dire *que je n'en connais pas qui aient conçu pendant que leurs urines renfermaient une proportion notable de sucre.* Pour atténuer la valeur de cette conclusion, je dois ajouter que la glycosurie devient plus commune pendant et après la ménopause. Je dois ajouter encore que presque toutes les glycosuriques menstruées que j'ai pu observer, étaient déjà affaiblies par l'ancienneté de la maladie.

Les glycosuriques qui restent puissants ou ceux qui reprennent leur état primitif sous l'influence d'un traitement approprié, sont féconds.

III. — SYMPTÔMES FOURNIS PAR L'APPAREIL DIGESTIF.

BOUCHE. — L'état de la bouche m'a fait très-souvent reconnaître la glycosurie chez des personnes qui ne soupçonnaient pas être atteintes de cette affection. Les *lèvres* sont fréquemment blanches, sèches, fendillées; la *bouche* est sèche, la *langue* est souvent beaucoup plus grosse qu'à l'état normal, ses papilles sont développées outre mesure, elle est rouge, quelquefois cette nuance est très-vive, souvent elle est noire à sa partie moyenne, surtout chez les fumeurs et les buveurs. Les matières colorantes des aliments se fixent sur les papilles; elle est quelquefois fendillée sur ses bords; elle colle au palais surtout pendant la nuit et au réveil; cela tient à la viscosité de la salive mixte, elle se recouvre alors d'un enduit blanchâtre où pullulent les algues microscopiques.

Les *dents* des glycosuriques sont souvent en mauvais état, elles offrent divers genres d'altération, ou elles s'ébranlent par la mollesse des gencives, par l'envahissement d'algues microscopiques, tombent souvent sans douleur ou elles s'incrustent de tartre, ou elles se carient; j'ai surtout remarqué ce mode d'altération des dents chez les glycosuriques fortement atteints, chez ceux qui présentent la complication redoutable de la tuberculose. Je vois assez fréquemment des glycosuriques âgés et atteints depuis quelques années perdre leurs dents par suite de gingivite expulsive (1).

L'altération des dents des glycosuriques dépend en grande partie de l'altération de la salive mixte, qui a presque toujours chez eux une réaction acide et qui offre une condition favorable au développement des infusoires.

Salive. — Voici ce que j'écrivais sur la salive des glycosuriques dans mon Mémoire de 1838.

« On a examiné la salive des diabétiques dans le but de s'assurer si elle contenait du sucre : Mac-Gregor affirme en avoir constaté l'existence, mais il est un point de l'histoire de la salive des diabétiques de la plus grande importance sur lequel l'attention des expérimentateurs ne s'est point encore portée. Sous quel état est la salive des diabétiques ? est-elle alcaline ? est-elle acide ? M. Dumas a pressenti qu'elle devait être acide : en effet, dit-il, la sécrétion acide de la peau est complétement supprimée chez les diabétiques. Cette sécrétion acide doit être remplacée ; la bouche des diabétiques est sèche, aride, précisément comme chez les malades qui ont accidentellement la salive acide. Eh bien, ces prévisions se sont réalisées : j'ai observé l'état de salive chez trois diabétiques, et chez tous la salive est acide. On comprend sans peine quelle lumière cette observation pourra répandre sur la nature et le traitement du diabétisme. »

Tout ce que j'ai vu depuis confirme le fait de l'acidité de la *salive mixte* des glycosuriques fortement atteints, mais la salive fournie par les glandes salivaires, à l'époque des repas ou sous l'influence d'un excitant comme la racine du pyrèthre, possède, comme M. Andral l'a démontré le premier, une réaction alcaline.

Les glandes salivaires comme les glandes gastriques ne fonctionnent guère chez les glycosuriques que pendant l'ingestion des aliments ; c'est une des raisons pour lesquelles je leur recommande toujours une *masti-cation longue et attentive*, et que je leur prescris de mâcher à plusieurs reprises dans la journée, soit des olives, soit des graines de cacao torréfiés ou de café. Je leur conseille aussi, pour provoquer la salivation, un mé-lange de 2 grammes de chlorate de potasse, 3 grammes de bi-car-bonate de soude pour un litre d'eau, à boire dans la journée. Sous l'influence de cette médication, et du traitement hygiénique bien suivi, j'ai vu un glycosurique atteint d'une salivation excessive que j'ai rapportée

---

(1) Plusieurs dentistes très-habiles, parmi lesquels je citerai au premier rang M. le docteur Magitot, reconnaissent sûrement la glycosurie par l'examen attentif des dents.

aussi à la quantité trop élevée de vin : un litre et demi dans les vingt-quatre heures.

ESTOMAC. — Le glycosurique mange vite, sans mâcher et souvent énormément, son estomac est développé outre mesure, on peut s'en assurer par la percussion après un repas abondant, surtout chez les glycosuriques maigres. Nous reviendrons sur l'état de l'estomac et des sécrétions stomacales, à l'article consacré à l'Anatomie pathologique et à celui où je traite de l'Étiologie ; c'est alors que je parlerai de la diastase diabétique.

INTESTINS. — Les intestins des glycosuriques sont souvent paresseux ; ils vont irrégulièrement à la selle, la constipation s'observe assez fréquemment ; cependant plusieurs d'entre eux offrent le phénomène des débâcles suivies de diarrhée avec prostration. Chez le plus grand nombre, les selles sont régulières.

FÈCES. — Les matières fécales sont habituellement dures, *noires*, mal liées, elles sont quelquefois modifiées dans leur odeur, elles participent de l'odeur spéciale qu'exhalent les urines, la sueur et l'haleine, ce qui indique une grande intensité dans la maladie. Mac-Gregor en a extrait de la glycose des matières fécales des diabétiques ; je n'en ai obtenu qu'une très-petite proportion, à peine 1 pour 100. Ce résultat a été confirmé par Zabel. Chez les glycosuriques au régime, les matières fécales sont quelquefois très-fétides.

J'ai extrait des matières grasses, en très-forte proportion, des selles de glycosuriques (voy. l'Appendice, note XV°).

La couleur noire des matières fécales des glycosuriques peut tenir à l'alimentation, mais elle peut dépendre également de la destruction trop rapide des globules du sang, qui engendre un état d'anémie qui accompagne souvent la glycosurie. C'est pour combattre cette anémie que je leur prescris de temps à autre des ferrugineux et du phosphate de chaux.

LA FAIM. — La faim est un des traits les plus caractéristiques du diabète. Les glycosuriques ont ordinairement un appétit irrégulier, vorace, porté quelquefois jusqu'à la boulimie. La plupart, parmi ceux des hôpitaux fortement atteints, ont un goût prononcé pour le pain et pour les aliments féculents. Le diabétique qui fournit le sujet des observations de MM. Thénard et Dupuytren, introduisait tous les jours dans son estomac une masse de substance égale, dit-on, au tiers du poids de son corps.

Cette voracité des glycosuriques s'observe surtout dans les hôpitaux, les malades riches accusent en général un très-bon appétit ; quelques jours de régime bien conduit le modère sans qu'il soit nécessaire de recourir aux opiacés, que j'emploie cependant quelquefois pour atteindre ce but. Vers la fin de la maladie, surtout lorsqu'il survient des complications, l'appétit baisse, devient capricieux, irrégulier. Quand un glycosurique vient me consulter, je suis plus satisfait de lui voir un grand appétit que de l'inappétence. Je reviendrai plus tard sur cette question.

Je m'explique bien le désaccord entre Trousseau et Durand-Fardel, à propos de la boulimie : le premier a observé surtout dans les hôpitaux, et le second à Vichy chez des riches. Dans la première phase de ma vie à l'Hôtel-Dieu, je notais la boulimie. Aujourd'hui chez mes consultants, je note l'irrégularité des fonctions digestives. Voici en quels termes s'exprime Requin (*Pathologie médicale*) à propos de l'appétit des glycosuriques :

« *Surcroît de faim.* — Phénomène qui ne manque guère de se produire, une fois la maladie bien déclarée, si tant est même qu'il ne se soit développé plus tôt et à titre de phénomène prodromique ; voracité de plus en plus croissante, et portée par le progrès de la maladie jusqu'à une véritable boulimie, en sorte qu'on se demande avec un profond étonnement, et qu'on ne conçoit qu'à grand'peine comment les malheureux diabétiques peuvent digérer de si énormes quantités d'aliments. Suivant la remarque de M. Bouchardat (*Monographie du diabète*, p. 216), remarque, je dois le dire, parfaitement conforme à ce que j'ai eu moi-même occasion d'observer dans ma pratique, c'est surtout pour le sucre, pour le pain et les autres aliments féculents que les diabétiques auraient un goût prononcé. Quoi qu'il en soit, lorsqu'enfin les digestions se troublent, que l'épuisement de l'économie tourne au marasme, que la tuberculisation pulmonaire vient, selon la règle ordinaire, se greffer sur le diabète, alors la voracité des infortunés diabétiques s'évanouit peu à peu pour faire place à un appétit naturel, ou même à l'inappétence. »

La soif. — Voici ce que j'ai écrit sur ce symptôme si remarquable et si caractéristique dans mes premiers travaux.

« La soif du diabétique est plus énergique encore que la faim, c'est un des symptômes sur lesquels presque tous les auteurs ont particulièrement insisté et qui un des premiers attire l'attention et du malade et du médecin. Faut-il tenir compte de ces quelques exceptions, où l'on a vu la soif naturelle ; il s'agissait évidemment de malades très-peu diabétiques, ou l'on confondait une autre affection avec la glycosurie. Un auteur a même cité un cas tout exceptionnel dans lequel un diabétique avait horreur de l'eau (*Tenka de diabete comment.*, page 24). Ce fait est par trop extraordinaire pour être accepté sans réserve ; mais voici ce qui est plus généralement vrai et que j'ai ainsi énoncé : La soif des diabétiques est en raison directe de la quantité de pain ou de substances sucrées ou féculentes qu'ils mangent. Pour une quantité de pain représentant 500 grammes de fécule

ils boivent environ 3500 d'eau; c'est à peu près la quantité d'eau nécessaire pour que la transformation de la fécule en sucre sous l'influence de
la diastase soit complète. Voici en quels termes Requin parle de la soif des
glycosuriques :

« Déjà remarquable, pour un individu attentif à sa santé, dans ce qui
peut être appelé le prodrome de la maladie; déjà préludant à ses futurs
excès, à ses futures avidités, dans cette sécheresse habituelle de la bouche
et de la gorge, qui est une des circonstances immanquables du prodrome,
si prodrome il y a; devenant de plus en plus vive et impérieuse par les
progrès du diabète; quelquefois, enfin, inextinguible, insatiable, irrésistible, à telles enseignes que les malades sont en vain avertis de ne pas
trop boire sous peine d'augmenter l'intensité de leur diabète et leur soif
elle-même, ils ne peuvent s'empêcher de se gorger de boissons, et surtout
de boissons froides. Bien entendu que la soif diminue, quand la maladie
vient à s'amender et tend à la guérison; mais elle diminue aussi aux ap-
proches de la terminaison fatale, par la raison même qu'on voit alors
diminuer le vice chimique et la supersécrétion des urines. »

LA DIGESTION est ordinairement assez bonne chez les diabétiques,
cependant quelques-uns se plaignent de chaleur et de pesanteur à l'estomac, de renvois acides; mais il n'est pas moins très-remarquable de voir
ainsi engloutir et digérer des masses si considérables d'aliments sans
troubles bien sensibles. Les glycosuriques non soignés deviennent souvent
dyspeptiques lorsque leur état s'est aggravé par quelque complication.

Je dois dire que le plus grand nombre des glycosuriques que j'ai interrogés depuis que ceci est écrit, se louent de leur estomac.

IV. — SYMPTÔMES FOURNIS PAR L'APPAREIL CIRCULATOIRE.

Nous aborderons successivement les questions principales qui se rapportent à l'appareil circulatoire dans la glycosurie.

FIÈVRE. — La glycosurie est une maladie non fébrile, mais la fièvre
peut se déclarer par le fait d'une maladie incidente.

Il arrive bien souvent que chez des malades, la glycose disparaît des
urines quand la fièvre éclate par la complication d'une maladie s'accompagnant de fièvre. La diminution ou la disparition de la glycose peut
dépendre de deux causes, ou de la diète imposée par la fièvre ou des phénomènes fébriles eux-mêmes. Quoi qu'il en soit, je vais reproduire dans les
documents l'article que j'ai écrit sur ce sujet dans mon Mémoire de 1852
(Voy. Documents, note XV°).

SANG; COMPOSITION. — La question la plus importante qui se rapporte
à la présence de la glycose en proportion notable dans le sang des glycosuriques était fort controversée; elle ne l'est plus depuis la publication
de mon premier Mémoire imprimé en 1838.

Je vais reproduire l'article de mon Mémoire de 1852, consacré à ce sujet.

« DU SANG CHEZ LES MALADES AFFECTÉS DE GLUCOSURIE. — *Présence du
glucose.* — La question la plus intéressante qui se rapporte au sang des
malades affectés de glucosurie est celle qui a trait à l'existence du glucose
dans le sang.

» Existe-t-il du sucre de fécule dans le sang des diabétiques? Si, pour
répondre, à cette question, on interrogeait ce que disent les auteurs à cet
égard, on pourrait rester dans le doute; car, à côté des savants qui en ont
trouvé, beaucoup d'éminents chimistes y ont en vain recherché ce principe, et d'autres personnes en ont indiqué des quantités si évidemment
exagérées, que leur opinion doit paraître favorable à ceux qui concluent
pour la négative.

» Je crois avoir donné dans mon premier Mémoire des expériences et des
raisonnements qui tranchent définitivement cette question; je vais les
reproduire ici, et j'y joindrai le résultat de mes nouvelles recherches.

» La présence du sucre dans le sang des diabétiques est une question
encore controversée aujourd'hui. Les auteurs ont obtenu à cet égard les
résultats les plus opposés. Ainsi, le docteur Rollo (1) annonce que le sang
des diabétiques renferme une certaine quantité de sucre. Cette assertion
est confirmée par F. Ambrosianini, par Maitland (2), par Mac-Grégor (3)
et par les expériences de M. Guibourt (4); d'un autre côté, ce fait est contredit par les expériences de Nicolas et Gueudeville (5), par Vauquelin et
Ségalas (6), par Soubeiran et Henry (7), par d'Arcet, Vollaston,
Marcet, etc. Je pense que ces résultats contradictoires peuvent être expli-
qués par les conditions différentes dans lesquelles les expérimentateurs
se sont placés. Je vais m'expliquer. Chez les diabétiques admis dans les
hôpitaux, par l'effet du changement d'habitudes, l'appétit et la soif diminuent, et par suite la quantité de sucre diminue dans les urines, et doit
décroître dans le sang dans la même proportion. Suivant que les expériences auront été faites dans un temps ou dans un autre, on aura bien

(1) *Traité du diabète*, traduit par Alyon. Paris, 1798.
(2) *Journal de chimie médicale*, 1836.
(3) *London medical Gazette*, 33.
(4) *Presse médicale*, 65.
(5) *Annales de chimie*, t. XLIV.
(6) *Journal de chimie médicale*, t. I.
(7) *Journal de pharmacie*, t. XVI.

pu arriver à des résultats différents. La seconde raison de divergence que je vais exposer est beaucoup plus importante. Si l'on fractionne les urines successivement rendues par un diabétique pendant les vingt-quatre heures, voici ce qu'on observe. Une heure ou deux après le repas, les urines commencent à couler abondamment. Elles contiennent alors une proportion considérable de sucre, elles en renferment des quantités qui décroissent successivement pendant douze à quinze heures; passé ce terme, si le malade s'est abstenu de toute nourriture, elles ne contiennent souvent plus de sucre, ou elles n'en renferment que des traces. Or on saigne ordinairement les malades le matin, à l'époque la plus éloignée des repas, et si alors les urines ne contiennent déjà plus que des traces de sucre, à plus forte raison le sang ne doit plus en accuser, à moins d'un examen immédiat et très-rigoureux. Voilà la vraie cause des dissidences : elle m'a été révélée par deux analyses comparatives effectuées dans des conditions différentes. Dans la première, il s'agissait d'un malade saigné à neuf heures du matin, et qui n'avait pas mangé depuis les cinq heures du soir. Dans ce cas, je n'ai pu découvrir la moindre quantité de sucre dans le sang. Dans la seconde, il s'agissait d'un malade qui a été saigné deux heures après un déjeuner léger, et là j'ai pu obtenir des signes non équivoques de la présence du sucre dans le sang. Voici comment j'ai opéré : 300 grammes de sang furent évaporés en consistance solide au bain-marie. Les parties solides furent traitées à plusieurs reprises par de l'alcool à 80 degrés, les colatures alcooliques furent évaporées, le résidu fut repris par l'eau, les liqueurs filtrées. Je conduisais une opération parallèle sur la même quantité de sang provenant d'un homme sain. J'ajoutai dans les deux cas la même quantité de ferment : la fermentation s'établit d'une manière très-sensible dans le sang provenant du diabétique, et je n'en eus aucun indice dans le sang d'un homme sain. Cependant je dois dire que, comme M. Guibourt, je ne pus obtenir une quantité appréciable d'alcool. Mais on ne doit pas oublier que la quantité de sang sur laquelle j'opérais était faible, et que le malade n'avait pris qu'un repas très-léger. Ainsi, pour moi, c'est une question décidée : le rein n'est qu'un organe d'élimination; son rôle dans le diabétisme se borne à éliminer le sucre du sang, comme dans l'état de santé il élimine l'urée. »

» Il est encore une raison très-importante, et qui a pu induire en erreur les observateurs qui se sont occupés de rechercher le sucre dans le sang des diabétiques, et qui n'en ont pas trouvé.

» Le plus souvent, les médecins qui envoient aux chimistes le sang pour l'analyser attendent vingt-quatre heures pour laisser se former le caillot, afin de déterminer ses propriétés physiques; pendant ce temps, le glucose existant dans le sang peut disparaître complétement et se convertir en acide lactique. J'ai pu vérifier l'influence de cette condition, sur laquelle les observateurs n'ont point insisté. J'ai séparé en deux parties du sang diabétique : la première moitié, analysée immédiatement, m'a donné des traces de glucose; la seconde moitié ne m'en a plus donné le moindre indice après vingt-quatre heures.

» Les occasions où il est utile de saigner les malades affectés de gluco-surie sont très-rares, selon moi : cependant cette maladie s'observe quelquefois chez les sujets pléthoriques qui sont tourmentés par les congestions sanguines du côté de l'encéphale; l'indication d'une saignée est alors évidente. Je n'ai point perdu une seule occasion d'analyser ce sang. Voici comment je m'y prends aujourd'hui pour rechercher le sucre.

» Je reçois le sang au sortir de la veine dans un flacon gradué, contenant déjà quatre fois plus d'alcool rectifié que je dois recueillir de sang. Quand les matières solides du sang sont précipitées, je décante le liquide surnageant, j'exprime le dépôt, je filtre, et après avoir enlevé l'alcool par distillation, j'achève l'évaporation du liquide au bain-marie; je reprends le résidu par de l'eau distillée, je filtre, et j'évapore aussitôt jusqu'à consistance sirupeuse.

» Quelles que soient les précautions que j'ai prises, je n'ai jamais pu extraire du sang du glucose cristallisé. Dans le liquide aqueux, décoloré au noir, j'ai cherché, à l'aide de l'appareil de M. Biot, le caractère rotatoire, et je n'ai jamais pu le constater (1). Il ne faut pas conclure de ces deux caractères négatifs à l'absence du glucose. Voici comment j'en ai constaté l'existence dans ma dernière recherche.

» Il s'agissait d'un diabétique de cinquante-deux ans, pléthorique, et tourmenté par une congestion sanguine. Il avait mangé, trois heures avant, environ 200 grammes de pain, 200 grammes de bœuf grillé. On pratiqua une saignée de 250 grammes, et la moitié du sang fut traitée comme je l'ai dit ci-dessus. Le résidu sirupeux fut redissous dans 20 grammes d'eau distillée, 10 grammes furent essayés avec le liquide Trommherz; la réduction fut considérable, et la présence d'une proportion notable de glucose fut évidente. J'ajoutai une petite quantité de levûre dans les 10 autres grammes. La fermentation s'établit aussitôt, et le liquide fermenté, distillé après vingt-quatre heures, me donna des traces d'alcool. Je fus plus heureux en cela que je ne l'avais été précé-

_____

(1) Cette absence du pouvoir moléculaire rotatoire pouvait dépendre de deux causes, ou de la faible proportion de glycose, ou de la présence simultanée d'une matière protéique ayant une rotation contraire. Je n'ai pas déterminé la proportion de glycose contenue dans le sang des glycosuriques. De Becker pense que 1 de glycose pour 200 de sang rend la glycosurie nécessaire. Je regarde cette proportion de glycose comme exagérée; je reviendrai sur cette question dans le chapitre consacré à l'Étiologie.

demment et que ne l'avait été M. Guibourt. Il faut ajouter que je conduisais une expérience pareille, sur le sang d'un homme à jeun qui n'était pas affecté de glucosurie, et que dans ce cas, où j'employais la même levûre, je n'observai aucun indice de fermentation.

» DE L'ALCALINITÉ DU SANG DES MALADES ATTEINTS DE GLUCOSURIE. — Le sang des malades affectés de glucosurie a-t-il une réaction alcaline moins prononcée que celui du sang des personnes en santé ? La solution expérimentale de cette question présente des difficultés ; en effet, ce n'est guère que sur le sérum qu'on peut entreprendre cette recherche comparative.

» Je viens d'établir que le sang de ces malades peut contenir du glucose, et que ce glucose, mêlé au sang, peut se convertir en acide lactique. Or, si l'on opère sur du sérum vingt-quatre heures après que le sang est sorti de la veine, on comprend sans peine que la réaction alcaline aura diminué par suite de la formation de l'acide lactique aux dépens du glucose. Voici comment je m'y suis pris pour éloigner cette chance d'erreur. J'ai saigné un diabétique à jeun ; j'ai recueilli son sang au sortir de la veine dans une capsule de porcelaine, que j'ai placée aussitôt dans un bain de glace pilée. Aussitôt que le caillot a été formé, j'ai séparé le sérum. Je recueillais comparativement avec les mêmes précautions le sérum du sang d'un homme en santé, également à jeun. Le sang du diabétique avait une réaction alcaline comme le sang d'un homme en santé, et, à poids égal, il a fallu la même proportion d'acide chlorhydrique extrêmement étendu pour le faire changer. Mes expériences ne sont pas favorables à l'opinion qui voulait que le sang des malades affectés de glucosurie eût une réaction alcaline moins prononcée que celui des personnes en santé (1)».

DE LA COMPOSITION DU SANG DES MALADES AFFECTÉS DE GLUCOSURIE. — Voici ce que j'ai écrit dans mon *Annuaire de thérapeutique* de 1841, sur la composition du sang des malades affectés de glucosurie : « Il est un autre point sur lequel les observateurs sont beaucoup plus d'accord : il résulte, en effet, des expériences de Nicolas et Gueudeville, de MM. Soubeiran et Henry, que le sang des diabétiques fournit plus de sérum, moins de caillot et moins de fibrine que le sang à l'état normal. Mes expériences ont confirmé ces résultats. Voici, en effet, les nombres que j'ai obtenus dans l'analyse d'un sang de diabétique.

Albumine	62,54
Fibrine	1,95
Globules	118,23
Sels, matières extractives, corps gras	8,52
Eau	808,76

(1) Ceci est extrait de mon Mémoire de 1852. J'ai vu depuis que chez les glycosuriques fortement atteints et *non soumis au régime*, la réaction alcaline du sang était moins prononcée.

» Le résultat que j'ai annoncé n'est point aussi général que je pensais ; il peut être vrai pour les malades épuisés qu'on trouve dans les hôpitaux, mais il n'est pas exact pour les diabétiques vigoureux qui ont une nourriture animale et alcoolique suffisante. Sauf la présence de quantités notables de glucose, leur sang ne diffère pas de celui du sang normal, comme le prouve la dernière analyse que j'ai exécutée dans ces conditions, et dont voici les résultats :

Albumine...............................	67,12
Fibrine................................	2,83
Globules...............................	127,22
Sels, matières extractives, corps gras, glycose........	11,22
Eau...................................	794·60

» Ces résultats se rapprochent beaucoup de ceux fournis par l'analyse du sang veineux de l'homme adulte en santé (1). »

Depuis que j'ai quitté l'Hôtel-Dieu, je n'ai pas eu l'occasion d'analyser du sang de glycosurique, je n'ai donc rien à ajouter à ce qui précède. Il me reste à indiquer deux faits qui se rattachent à la question du sang chez les glycosuriques et sur lesquels j'aurai à revenir au chapitre des complications. Plus que tous autres, les glycosuriques sont sujets aux furoncles, aux volumineux anthrax ; cette prédisposition, acquise par le fait de la glycosurie, me paraît être sous la dépendance de la composition du sang ; j'en dirai autant de la gangrène glycosurique.

Il se pourrait que l'existence de quelques principes anormaux insolubles dans le sang favorisât cette gangrène. Parmi ces principes anormaux, on peut penser à l'urate sodique, à l'oxalate de chaux, dont il faut éviter l'excès de production et surveiller l'élimination. Je reviendrai aussi sur la présence dans le sang d'une trop grande quantité de glycose.

GLYCOSE DANS LES AUTRES LIQUIDES. — La glycose existe non-seulement dans le sang et dans l'urine, mais encore dans plusieurs sécrétions et excrétions. J'en ai constaté l'existence, comme je le dirai plus loin, dans les liquides des vomissements, dans la sueur. On en a démontré la présence dans les expectorations bronchiques. M. Cl. Bernard n'en a trouvé ni dans les larmes ni dans la salive.

V. — SYMPTÔMES FOURNIS PAR LA FONCTION DE CALORIFICATION.

Dès mes premiers travaux sur la glycosurie, j'ai constaté un abaissement

(1) *Études chimiques sur le sang*, par M. Lecanu. Paris, 1837. Ouvrage classique auquel il faut toujours recourir lorsqu'on analyse le sang.

dans le chiffre normal de la température chez les glycosuriques fortement atteints. Je vais commencer par reproduire ici le passage de mon Mémoire de 1852 qui se rapporte à ce phénomène.

« Je disais dans le supplément à mon *Annuaire* de 1846 : « Il est plusieurs raisons qui rendent plus difficile la destruction du glucose dans le sang des glucosuriques. On pourrait penser qu'un abaissement de température de 1 ou 2 degrés, dont j'ai constaté l'existence chez ces malades, n'est pas étranger à cet effet. Cet abaissement de température s'explique 1° par les boissons froides ingérées par ces malades en proportion plus élevée ; 2° par la production de chaleur moindre, le principal aliment de calorification étant perdu.

» La réalité de l'abaissement de la température chez les glucosuriques fortement atteints m'a été confirmée par de nouvelles observations. Je ne doute pas que ce ne soit une des conditions qui rendent la destruction du sucre plus lente et plus incomplète dans l'appareil circulatoire. »

Ainsi voilà deux phénomènes qui sont sous une dépendance réciproque. Dans la glycosurie intense établie, il y a moins de chaleur produite parce que le principal aliment de la calorification n'est pas utilisé, et l'abaissement de la température diminue l'énergie de la destruction de la glycose dans l'économie.

Cette diminution de la température chez les glycosuriques a été vérifiée par plusieurs observateurs, lorsqu'il n'existe aucune complication fébrile. Griesinger, Rosenstein et Lomnitz ont vu la température de plusieurs malades osciller entre 35 et 36 degrés, Rogel a trouvé à plusieurs reprises le chiffre de 34. Je dois dire que ces chiffres *minima* s'observent chez les glycosuriques très-fortement atteints, mal soignés, et surtout chez les maigres. L'insuffisance de l'exercice est encore une condition qui contribue à diminuer la dépense des aliments de la calorification.

Les glycosuriques deviennent frileux ; cela se comprend, ils produisent moins de chaleur.

Il est une condition qui est sous la dépendance de la diminution de la température propre des glycosuriques, c'est l'insuffisance ou plutôt l'irrégularité de la *réaction* après les *refroidissements* ; j'aurai occasion de revenir plus loin sur ce sujet important.

En parlant dans un instant des fonctions de la peau et de celles de l'appareil respiratoire, j'insisterai sur la diminution de la sueur, sur la diminution de la production d'acide carbonique ; phénomènes qui se lient à l'insuffisance de la calorification.

VI. — Symptômes fournis par l'appareil respiratoire.

Les symptômes fournis par l'observation attentive des fonctions de l'appareil respiratoire ont une grande importance dans la glycosurie ; ils se rapportent surtout à l'insuffisance du *mécanisme de la respiration*, à une diminution dans la *quantité d'eau et d'acide carbonique* expirés. Il faut insister encore sur l'*odeur* spéciale de l'haleine.

Mécanisme de la respiration. — La poitrine n'est pas autrement conformée dans la glycosurie que dans l'état normal, la percussion ne fournit aucun signe, mais il n'en est pas de même de l'auscultation attentive. On note dans presque tous les cas de la faiblesse dans le murmure respiratoire, cette faiblesse s'accentue davantage au sommet des poumons ; il semblerait que les cellules pulmonaires ne se dilatent qu'incomplétement.

La *diminution dans la quantité d'acide carbonique* expiré est un des phénomènes les plus constants et des plus remarquables chez les glycosuriques fortement atteints. La diminution dans la quantité de vapeur d'eau fournie par les poumons s'observe également, mais à un moindre degré. Il y a longtemps que j'ai insisté sur cette diminution de l'acide carbonique expiré et d'oxygène utilisé par les glycosuriques.

L'*odeur* de l'haleine des glycosuriques fortement atteints est tellement caractéristique que les personnes qui reçoivent les glycosuriques qui viennent me consulter les reconnaissent à ce signe. Quoique très-bien doué sous le rapport du sens de l'odorat, j'avoue que je suis moins impressionné par ce caractère que les personnes que je viens de citer et que celles qui vivent avec ces malades. Cette odeur pénétrante et désagréable de l'haleine s'observe chez les malades fortement atteints et qui ne se soignent pas ou se soignent mal ; elle est due surtout à des vapeurs d'alcool, d'acétone, d'aldédhyde, etc., et aussi à une respiration incomplète tenant souvent à un mauvais état des poumons.

VII. — Symptômes fournis par la peau.

Dans mes premiers Mémoires, j'ai insisté sur les troubles qu'on observe dans les fonctions de la peau chez les glycosuriques.

Je vais d'abord reproduire sur ce sujet deux extraits des Mémoires publiés dans mes *Annuaires* de 1841, page 194, et de 1842, page 269 :

« La peau subit des altérations remarquables lorsque le diabète est parvenu à un haut degré, elle devient alors extrêmement sèche, rugueuse, écailleuse ; dans quelques cas, elle se couvre d'éruptions de différentes

natures (lichen, impétigo, prurigo, psoriasis). Le plus souvent sa sensibilité diminue; on prétend même que quelquefois elle peut s'effacer
complétement. Naumann a pu arracher les poils qui recouvrent certaines
parties du corps sans que les malades éprouvassent aucune douleur. La
transpiration cutanée est complétement ou presque complétement anéantie
quand le diabète a atteint une grande intensité; quand, sous l'influence du
régime que j'exposerai plus loin, la maladie a beaucoup diminué, les sueurs
peuvent reparaître : on les a également remarquées et quelquefois assez
abondantes lorsque la terminaison fatale approche. Lattam a avancé que
la sueur avait une odeur de foin (*Facts and opin. concern. diab.*).

» Autenrieth prétend avoir observé des cristaux de sucre au périnée
provenant de l'évaporation de la sueur. Mac-Gregor a isolé le sucre contenu dans la sueur. » (*Annuaire*, 1841.)

Voici en quels termes j'appréciais, dans mon *Annuaire de thérapeutique* de 1842, l'importance, dans le diabète, des fonctions de la peau :

« La seconde question que je cherchais à aborder offrait des difficultés
beaucoup plus sérieuses; en effet, pour rétablir l'économie diabétique
dans l'état normal, il faut, ou une de ces heureuses inspirations qu'on a
bien rarement, ou une connaissance exacte de la nature de la maladie.
Dans ce cas particulier, cette connaissance peut suffire, car il ne s'agit
point ici de ces affections qui entraînent à leur suite des lésions irréparables : aucun organe essentiel à la vie n'est primitivement affecté; c'est
plutôt une aberration de fonctions, mais une aberration rebelle; les lésions
d'organes, les tubercules pulmonaires, par exemple, sont consécutifs;
l'affection primitive doit guérir. Si l'on n'a pas réussi jusqu'à présent,
c'est que la vraie cause de la maladie a échappé à nos investigations.

» Voici les considérations qui m'ont guidé : la sécrétion acide de la
peau est subitement et complétement interrompue dans le diabétès; voilà
une cause profonde de perturbation; les muqueuses et les glandes de
l'appareil digestif fournissent des liquides dont la composition chimique
se trouve modifiée par suite de cette suppression; la production alcaline
se trouve presque complétement remplacée par la production acide. Peut-
on conclure de là que ces acides, qui se trouvent en quantités plus considérables dans l'appareil digestif, réagissent sur la fécule pour la transformer en sucre? Évidemment non; car j'ai vérifié, il y a déjà longtemps,
que les acides ou minéraux ou organiques n'avaient aucune influence
pour transformer la fécule en sucre à la température où la digestion
s'effectue. Mais il est une remarque qui ne doit point nous échapper : Souvent quand ces acides organiques existent en proportion notable, on rencontre à côté cette modification de l'albumine qui agit en transformant
la fécule en sucre; voilà ce qui s'observe dans la maturation de tous les

fruits. La même coïncidence doit se présenter dans l'économie diabétique, et le point de départ de la maladie serait la suppression de la sueur et la perversion de sécrétion des muqueuses et des glandes de l'appareil digestif.

» Si l'on admet cette hypothèse, et l'observation, conjointement avec l'expérience, m'a nettement démontré cette perversion de sécrétion, il s'agira donc de diriger tous les efforts du traitement rationnel vers le rétablissement des fonctions de la peau. Je dois l'avouer, bien des tentatives infructueuses ont été faites dans cette direction : ainsi les bains de vapeur, vantés par Oribase, Bardsley et tant d'autres, ne m'ont jamais paru avoir une influence curative bien évidente; il en est de même des bains sulfureux, conseillés par Altomore et beaucoup d'autres médecins, et de l'hydrosulfate d'ammoniaque, préconisé par Rollo, dont la pratique a eu beaucoup d'imitateurs. Les ammoniacaux administrés à l'intérieur ont été vantés par Durr et Neumann. M. Barlow témoignait nouvellement de leurs heureux effets. Mais toutes les tentatives qui avaient été faites en France, et que j'avais moi-même répétées, avaient été infructueuses. Voici les moyens de rétablir les fonctions de la peau qui m'ont paru efficaces dans la glucosurie : 1° les vêtements de laine en quantité suffisante, pour provoquer une diaphorèse constante; 2° l'administration à l'intérieur d'agents sudorifiques, tels que les ammoniacaux et les opiacés; 3° l'exercice en rapport avec les forces.

» Je dois ajouter, et j'insiste sur ce point, que ces moyens ne réussissent que lorsqu'ils sont employés simultanément. On verra plus loin que si on les isole, ils peuvent déterminer des effets inverses de ceux qu'on est en droit d'attendre. »

Je reviendrai sur ces questions dans le chapitre du traitement, je rapporterai également les quatre observations qui confirment ces données; mais je dois rectifier et compléter ces premières remarques sur les fonctions de la peau chez les glycosuriques, c'est ce que je n'ai pas manqué de faire dans mes cours d'hygiène depuis 1852.

Je persiste plus que jamais dans la pensée que les fonctions de la peau ne sont point à l'état normal dans la glycosurie, et je suis porté à croire que ces modifications sont souvent très-voisines du début de la maladie, mais j'ai changé les moyens que j'avais d'abord mis en usage. Aux sudorifiques j'ai substitué l'exercice gradué, les douches, les frictions, le massage. Je ne dissimulerai pas que j'attache beaucoup moins d'importance aux idées théoriques que j'ai développées sur ce sujet; je les ai reproduites pour montrer la voie que j'ai suivie avant d'atteindre le but.

Les modifications dans les fonctions de la peau se rapportent aux excrétions grasses, épidermoïdales, à la sueur, à la calorification, aux manifestations secondaires.

Il existe des différences très-tranchées entre les meilleurs auteurs dans l'expression de l'état de la peau chez les glycosuriques. Ces différences tiennent à ce que les observations n'ont pas été recueillies dans les mêmes conditions. Ce qui est vrai chez la plupart des glycosuriques pauvres ne l'est plus chez les glycosuriques obèses et riches; surtout lorsqu'ils ont suivi souvent même imparfaitement le traitement hygiénique 'que j'ai prescrit. Je conçois très-bien, d'après cela, comment M. Durand-Fardel n'est pas arrivé sur ce point aux mêmes conclusions que les médecins qui ont observé dans les hôpitaux. Dans la première partie de ma vie médicale, suivant surtout les malades à l'Hôtel-Dieu, j'étais d'accord avec eux. Aujourd'hui que mon personnel consultant s'est modifié, mes résultats sont plus conformes à ceux annoncés par M. Durand-Fardel.

Les *excrétions grasses* de la peau m'ont paru diminuées dans la grande majorité des cas de glycosurie; dans quelques-uns, elles sont considérablement réduites; quand, par exemple, l'épiderme se détache abondamment en écailles ou en poussière.

Les *excrétions épidermoïdales* paraissent au contraire ou normales ou accrues, le système pileux ne participe pas à l'exagération de production. J'ai quelques malades dont les cheveux tombent partiellement ou croissent très-lentement. J'administre dans ces cas les ferrugineux et l'huile de foie de morue.

La *calorification de la peau* est assez souvent modifiée dans la glycosurie, le plus communément la peau est plus froide, surtout aux extrémités, que dans l'état normal; mais il est des cas où l'on observe une exagération apparente, au moins de ce côté. Quelques rares glycosuriques ne peuvent supporter la moindre couverture; ils se lèvent ou se découvrent au milieu de la nuit afin d'éprouver la sensation du frais.

Sueur. — Les plus grandes variations s'observent chez les glycosuriques au point de vue de la quantité de la sueur et de la facilité avec laquelle elle se produit. Chez les glycosuriques épuisés, tels qu'on les voyait arriver habituellement dans les hôpitaux avant la vulgarisation du traitement hygiénique, on constatait le plus souvent ou la suppression ou l'amoindrissement de la propriété sécrétante de la peau; on trouvait la peau sèche et imperspirable, suivant l'expression de W. Prout (1); M. Contour (2), Trousseau (3), Niemeyer (4), tous ceux enfin qui ont observé dans les hôpitaux reconnaissent que la peau des diabétiques est

(1) W. Prout, *Traité de la gravelle*, 1822, p. 92.
(2) Contour, *Du diabète sucré*. Thèse de Paris, 1844.
(3) Trousseau, *Clinique médicale*, 1862, t. II.
(4) Niemeyer, *Éléments de pathologie interne*, etc., t. II.

n général sèche et rude ; j'ajouterai que dans ces cas j'ai éprouvé souvent uelques difficultés à la faire capituler par le régime, la gymnastique et es douches froides, mais enfin j'y arrive presque toujours avec un peu e persévérance.

A côté de ces cas, on en trouve d'autres où la peau conserve son acti- ité normale ; il est même des glycosuriques qui sont inondés de sueur our le moindre effort, c'est pour eux une préoccupation continuelle de e défendre des refroidissements qui suivent ces sueurs.

J'ai observé, il y a quelque temps, une malade âgée de cinquante ans nviron dont la peau présentait cette disposition d'être inondée de sueur u degré le plus prononcé ; ce n'était pas la seule condition exceptionnelle qu'offrait cette malade. Son embonpoint était extrême, la marche, le moindre effort provoquaient des sueurs abondantes. Pendant la nuit, ses draps, sa couverture étaient baignés de sueur. Malgré une vigilance de chaque instant, il lui arrivait de subir des refroidissements suivis de bronchite. Son appétit était modéré, et la quantité d'aliments ingérés dans les vingt-quatre heures était au-dessous de la moyenne, son régime était surveillé et réglé d'après l'état des urines par des aides aussi dévoués qu'intelligents, et malgré tout la glycose persistait en petite quantité dans les urines, non pas toujours, mais à certains temps, surtout pendant les périodes d'activité de ces bronchites que les refroidissements provo- quaient. De l'albumine s'était montrée dans les urines et avait disparu sans qu'il soit possible d'en bien démêler la cause. Malgré la gravité légi- time du diagnostic, grâce au régime, aux soins assidus, au séjour à la campagne, la santé générale depuis quatre ans s'est plutôt améliorée qu'amoindrie, et j'espère que la glycosurie avec le t. '' .ment hygiénique qu'elle impose, sera pour cette malade une condition de longévité.

M. Durand-Fardel s'exprime ainsi dans son précieux article sur les fonctions de la peau (1) :

« L'amoindrissement de l'activité cutanée ne saurait donc être consi- déré comme un des éléments essentiels de la production du diabète. Faut-il admettre d'un autre côté que la perspiration cutanée s'abaisse en raison de l'augmentation des urines, comme le pense Niemeyer ? Je crois pouvoir en douter. Cependant, c'est là un fait qui reste encore à vérifier, car je n'ai pas cherché à établir la relation précise qui pouvait exister entre l'amoindrissement des urines, et l'existence de la polyurie.

» Il est digne de remarque que la suppression de la sueur se rencontre surtout dans les cas récents, et les sueurs abondantes et profuses dans des cas d'une durée beaucoup plus longue. En effet, sur 19 cas de sueurs

---

(1) Durand-Fardel, *Traité clinique et thérapeutique du diabète*, p. 36.

abolies, plus de la moitié (11) n'avaient pas dépassé un an ; et sur 48 cas de sueurs abondantes et profuses, 16 seulement dataient de moins d'un an, et 32 avaient dépassé cette durée, parmi lesquels une quinzaine se trouvaient entre cinq et quinze ans.

» Les cas les plus tranchés de sécheresse de la peau ne dataient que de quelques mois. Si nous remarquons que plusieurs fois nous avons vu les sueurs, supprimées d'abord, reparaître au bout de peu de temps, et même très-actives, nous devrons reconnaître que la sécheresse de la peau appartient plutôt aux périodes initiales qu'aux périodes avancées de la maladie. Il faut tenir grand compte ici de l'action favorable exercée par le régime et le traitement, alors même que l'amélioration de la santé n'avait été qu'incomplète, et que le diabète persistait, bien qu'à des degrés divers. »

Si pour M. Durand l'amoindrissement des fonctions cutanées n'a pas été la règle chez les glycosuriques qu'il a observés, c'est qu'en général les malades qu'il voit sont dans l'aisance et que leur état a été modifié par un commencement de traitement hygiénique ; c'est par suite des modifications imprimées par ce traitement que M. Durand-Fardel trouve plus fréquemment la sécheresse aux périodes initiales de la maladie, quand elle était abandonnée à elle-même.

Si la sueur conserve son caractère d'acidité, si même ce caractère se prononce davantage dans la glycosurie, sous d'autres rapports sa composition s'éloigne de la composition normale. Chez les glycosuriques fortement atteints, son odeur qu'on a comparée à celle du foin l'en éloigne déjà. Je suis porté à croire que cette odeur lui est communiquée par des acides gras volatils, par de l'acétone et dans certaines conditions par de l'alcool et par des aldéhydes.

Glycose dans la sueur. — J'ai constaté comme plusieurs autres observateurs la présence de la glycose dans la sueur des glycosuriques fortement atteints ou qui ne sont pas encore soumis au régime, mais je crois qu'on s'exagère la quantité qui peut être excrétée par cette voie. Du lessivage de draps, de linges baignés à plusieurs reprises de sueur, je n'ai pu extraire que quelques grammes de glycose mamelonnée.

MANIFESTATIONS MORBIDES DU CÔTÉ DE LA PEAU. — Une des meilleures preuves des modifications des fonctions de la peau dans la glycosurie, c'est la fréquence des modifications morbides de ce côté. Dans le chapitre des complications, nous reviendrons sur la question des anthrax et des dermatoses, dues au développement des parasites végétaux ; je me borne ici à noter la fréquence des éruptions de diverses natures de taches rouges ou brunes que j'ai observées sur tout le corps, mais plus particulièrement sur les cuisses et les jambes des glycosuriques. La durée de ces taches témoigne de l'alanguissement de la circulation capillaire à la périphérie.

VIII. — MOTILITÉ.

Voici ce que j'ai écrit sur ce point dans mon *Annuaire* de 1841 :

« Le diabétique en proie depuis longtemps à sa cruelle maladie perd ses forces et son énergie physique et morale. Sa marche et ses mouvements sont lents, pénibles. »

Je suis revenu à bien des reprises sur cette grande question de l'exercice ; c'est dans la partie consacrée au Traitement que je reproduirai les passages qui se rapportent à la dépression des forces musculaires chez les glycosuriques.

Il est un point sur lequel je dois insister, c'est l'amoindrissement relatif des muscles chez certains glycosuriques. Cet amoindrissement s'observe surtout aux membres qui sont grêles comparés au reste du corps. J'ai vu cependant des glycosuriques, à la vérité peu fortement ou peu anciennement atteints, chez lesquels le système musculaire parfaitement développé n'avait rien perdu de sa puissance et qui supportaient immédiatement sans fatigue un exercice suffisant ; mais ces cas sont exceptionnels.

M. Durand-Fardel (1) est complétement d'accord avec moi sur ce point, je vais citer textuellement les pages de son livre qui se rapportent à l'état des forces dans la glycosurie :

« L'innervation est troublée d'une manière superficielle et à peine saisissable chez quelques diabétiques, mais d'une manière profonde chez la plupart d'entre eux. C'est là un des sujets qui ont été le plus négligés par les auteurs qui ont décrit le diabète.

» La faiblesse, ou mieux l'atonie musculaire, en est le caractère le plus constant. C'est en même temps un des premiers effets du diabète. On la trouve cependant à peine indiquée par MM. Contour, Abeille, Trousseau, Niemeyer, etc.

» Il arrive souvent que la soif est modérée et ne frappe pas l'attention ; l'amaigrissement est insensible ; la santé ne paraît pas précisément altérée : mais les forces s'amoindrissent. Les exercices, la marche habituelle, fatiguent d'une manière prématurée. Tantôt les forces fournissent simplement une moindre carrière, tantôt c'est une fatigue douloureuse, de la courbature. Comme le diabète se manifeste le plus souvent passé quarante ans, on en accuse les progrès de l'âge, et cet amoindrissement des forces ne préoccupe pas outre mesure.

(1) Durand-Fardel, *loc. cit.*, p. 50.

» Mais lorsque le sucre existe en grande proportion dans l'urine, en même temps que les autres symptômes du diabète se caractérisent davantage, la perte des forces s'accentue. On n'est plus bon à rien. Les exercices un peu violents deviennent absolument impossibles. On cherche en vain à se retremper par une activité autrefois salutaire, la chasse, l'escrime, la gymnastique, l'équitation, la marche même : plus on y apporte d'énergie et de persévérance, plus on s'épuise en efforts vains, et il faut bien reconnaître qu'aucun artifice n'est capable de rendre à l'action musculaire un ressort qu'elle perd chaque jour davantage. C'est en vain également que l'on cherche, par une alimentation réparatrice, à compenser cette langueur qui vous envahit; les repas, loin de ranimer les forces qui s'éteignent, ne font qu'apporter un degré de plus de fatigue et d'impuissance. Je parle ici du diabète livré à lui-même et méconnu. Car si, comme nous le verrons plus loin, l'exercice représente un des termes les plus importants du traitement du diabète, c'est à la condition que la maladie ait été préalablement enrayée par l'intervention d'un régime et d'autres moyens appropriés. Dans le cas contraire, il ne fait qu'ajouter à l'épuisement, et les efforts que l'on cherche à opposer à la torpeur et à la faiblesse dont on se sent envahi ne peuvent qu'être nuisibles.

» Il importe de remarquer que cette atonie, cet énervement, portent exclusivement sur le système musculaire, en même temps que sur les facultés viriles; en effet, les facultés intellectuelles conservent, en général au moins, toute leur énergie, les digestions s'effectuent avec régularité; l'appétit garde toute son activité, si même il n'a acquis des proportions inusitées. Seul, le système musculaire ne répond plus qu'imparfaitement aux incitations qu'il reçoit; il ne peut plus fournir qu'une somme d'action très-inférieure à ce qu'on en obtenait auparavant.

» Tout ceci, bien entendu, existe à des degrés divers. Depuis une fatigue légère, mais inusitée, jusqu'aux courbatures les plus pénibles, depuis un simple amoindrissement dans les forces habituelles, jusqu'à une extrême réduction dans l'action musculaire, tous les degrés s'observent.

» On remarquera qu'il ne s'agit pas ici d'une faiblesse radicale. Car, alors même que celle-ci a atteint un degré considérable et qu'elle a persisté pendant un temps très-long, des mois ou même des années; il peut suffire de la suppression des aliments nuisibles pour ramener les forces, au moins en grande partie. »

Voici en quels termes Requin caractérise la dégradation de la motilité chez les glycosuriques :

« *Affaiblissement musculaire* : se faisant remarquer dès le début du mal, et puis empirant d'une façon pour ainsi dire parallèle à l'amaigrissement. Le diabétique se sent paresseux; il est courbatu après les marches et les travaux qu'il avait l'habitude de faire journellement; puis, à la longue, il devient même incapable de se tenir longtemps debout, et se trouve obligé de demeurer assis ou couché la plus grande partie de la journée, voire même de s'aliter pour ne plus se lever du tout, ou que fort peu d'instants à peine. »

Je ne saurais trop insister sur ce point, parce qu'il constitue une des particularités les plus remarquables de mes travaux. C'est la rapidité avec laquelle s'élève le niveau des forces musculaires des glycosuriques quand leur régime est bien conduit et que leur exercice journalier s'accroît avec leurs forces. Dans le livre consacré au Traitement et dans les observations je reviendrai sur ce sujet. Mais je dois dire, dès à présent, 1° que la fatigue est souvent plus grande au lever qu'après avoir fait une promenade; 2° qu'elle augmente ainsi que l'accablement après un repas trop copieux; 3° que je commence par relever les forces par le régime pour les utiliser par un exercice gradué, progressif.

On ne dira pas, pour cette condition spéciale, que notre instinct est toujours un bon conseiller. Voilà un malade auquel tout mouvement est insupportable et pour lequel, cependant, quand ses forces seront relevées par une alimentation bien dirigée, l'exercice est l'ancre de salut.

IX. — AMAIGRISSEMENT GÉNÉRAL. — APPAUVRISSEMENT DE L'ÉCONOMIE. — ANÉMIE GLYCOSURIQUE.

L'amaigrissement du glycosurique ne se borne pas dans certains cas à l'amoindrissement des muscles des membres, il s'étend à tous ceux de l'économie, aux muscles peauciers et à la peau elle-même. Certains glycosuriques reconnaissent cet amaigrissement général en essayant les chapeaux qu'ils portaient avant leur maladie; comme toutes les autres parties du vêtement, ils ont trop d'ampleur pour leur tête. Cet état d'amoindrissement persiste dans quelques cas et s'accroît même malgré un régime sévère. Les meilleurs moyens de le faire cesser c'est une gymnastique journalière et modérée, *surtout celle des bras*, puis l'abandon graduel du régime rigoureux, quand la glycose a disparu des urines. L'huile de foie de morue rend également des services dans ces cas.

Il est de nombreux glycosuriques qui ont et conservent de l'embonpoint et même en excès. Nous reviendrons sur ces cas.

Après la diète prolongée, il est peu d'états pathologiques qui conduisent plus sûrement à l'appauvrissement général de l'économie ou misère physiologique, que la glycosurie intense ou ancienne. Bien des raisons rendent compte de ce résultat. La première est la perte du premier des aliments de calorification. Il est certain que l'élimination de la glycose n'est pas la seule perte qui conduise à cet appauvrissement, plusieurs autres aliments inorganiques sont excrétés et se trouvent dans les urines. Si la réparation n'est pas en rapport avec l'excrétion, le glycosurique se trouve dans une des conditions d'alimentation insuffisante, c'est alors que survient cet état chronique que les auteurs qui se contentent de mots désignent sous le nom de *cachexie*. Le nom d'*anémie glycosurique* serait peut-être plus convenable. On comprend sans peine que le fer seul (1) ne peut suffire pour combattre cette anémie. Nous reviendrons sur cette question, en traitant de l'utilité des matériaux inorganiques dans la glycosurie.

X. — Appareils des sens. — Innervation.

Vision. — Pour tout observateur attentif qui a vu un grand nombre de glycosuriques, il est incontestable que les modifications du côté des appareils des sens sont plus fréquentes chez ces malades que dans les conditions normales de la vie. C'est surtout chez ceux qui sont atteints depuis longtemps ou à un haut degré que ces signes s'observent. La *sensibilité tactile de la peau* est amoindrie. Sur certaines parties de cet organe, on remarque un véritable *état anesthésique*. La *surdité*, quoique peu accusée, me semble' plus fréquente que chez le commun des hommes. Feu mon ami Ménière, médecin de l'hospice des Sourds-Muets, m'a adressé un certain nombre de glycosuriques. Malgré tout, je crois que la fonction de l'audition est le plus ménagée. Je n'oserais affirmer que le *goût* et l'*odorat* sont plus affectés. Ce sont les sens qui résistent le plus dans la vieillesse.

Comme les glycosuriques vieillissent vite, c'est l'appareil qui reçoit les premières atteintes de l'âge qui doit être le plus éprouvé chez eux. C'est, en effet, ce que l'observation démontre. La vision est si fréquemment affectée dans la glycosurie ancienne ou intense qu'avec l'impuissance chez les hommes, ce sont les deux thermo-mètres (cela soit dit sans trop de métaphore) que j'interroge le plus fré-quemment, pour reconnaître l'intensité et l'ancienneté de la glycosurie.

Voici ce que dit à ce sujet mon ami M. Durand-Fardel (2) :

« M. Fauconneau-Dufresne avait noté des troubles de la vision vingt fois sur cent soixante-deux cas de diabète ; M. Bouchardat huit fois sur trente-

---

(1) Il faut penser au chlorure de potassium nécessaire aux muscles, au chlorure de sodium indispensable au sang, au phosphate de chaux, etc.

(2) Durand-Fardel, *loc. cit.*, p. 38.

deux. Je les ai rencontrés, en négligeant un certain nombre de mes observations qui ne m'ont pas paru suffisamment explicites à ce point de vue, à peu près dans la même proportion qu'a signalée M. Bouchardat ; mais je pense que la réalité dépasse les chiffres que j'indique, parce que les résultats négatifs de mes observations exigeraient peut-être une vérification qu'il ne m'est pas possible de réaliser. En outre, des troubles ultérieurs de la vision auront pu survenir chez un certain nombre des malades dont il est question.

» J'ai rencontré trois cas de cataracte, ce qui réduit à soixante-quatre le nombre des amblyopies que j'ai observées. Ce terme d'amblyopie comprend d'une manière générale des troubles variés de la vision, depuis un affaiblissement léger et passager, mais toujours incomplet, car je ne connais pas d'exemple de cécité absolue (je ne parle pas des cataractes), que l'on ait pu attribuer au diabète. »

Je suis de l'avis de M. Durand-Fardel, les cas d'amblyopie glycosurique sont plus fréquents. Voici les trois causes qui expliquent cette différence entre ce que j'ai écrit et ce qui est : 1° je n'ai noté l'état des yeux que dans des cas très-accentués ; 2° à l'âge de la fréquence de la glycosurie chez les personnes âgées, la vue s'amoindrit normalement ; on attribue aux années ce qui devrait en partie être sous la dépendance glycosurique ; 3° chez les myopes, l'affaiblissement de la vue est moins apparent.

Dans le chapitre des Complications, je reviens sur l'amblyopie et la cataracte glycosuriques. Je dois répéter ici que les yeux des glycosuriques sont voilés, leur expression n'est pas en harmonie avec l'âge du malade. Ce seul caractère me fait reconnaître souvent la glycosurie chez des personnes qui viennent me consulter.

INNERVATION. — Les troubles divers de l'innervation sont des plus fréquents dans la glycosurie. J'ai insisté sur ce point dans ma monographie imprimée, dans mon Annuaire 1841 et dans mon Mémoire in-4° de 1852.

Anesthésie partielle. — J'ai dit déjà que j'avais observé de l'anesthésie partielle chez les glycosuriques. Je reconnais que mon attention ne s'est pas toujours convenablement portée de ce côté. Je crois que bien des cas me sont échappés, et que cette anesthésie que j'ai observée sur les membres inférieurs, sur le thorax, sur la face, est plus fréquente qu'on ne le croit.

L'*hyperesthésie cutanée* se découvre plus facilement, mais elle est plus rare ; je ne l'ai rencontrée qu'exceptionnellement.

Crampes. — Voilà un des symptômes les plus fréquents de la glycosurie intense ayant amené l'appauvrissement général de l'économie.

Ces crampes, qui tourmentent si fort les malades, surtout pendant la nuit, siégent en général aux membres inférieurs. Je les observais beaucoup plus fréquemment avant mes premières publications ; elles sont les compagnes de l'anémie glycosurique. Elles cèdent en général au régime et à un travail bien conduit.

Insomnie. — « Voilà bien », dit Requin, « un des premiers et des plus constants inconvénients du diabète ; car c'est un effet lié inévitablement à la nécessité d'une miction fréquente. A peine le diabétique s'est-il mis au lit, à peine commence-t-il à s'assoupir, qu'il éprouve de pressantes micturitions, qui répondent au besoin trop réel de vider la vessie ; force lui est d'y obéir, puis, à peine recouché, à peine rendormi, il est de nouveau réveillé pour recommencer vingt fois le même manége. Ce n'est, d'ordinaire, que vers le matin qu'il peut goûter quelques heures de sommeil, sans doute parce qu'alors, à si grande distance du dernier repas, si longtemps après les boissons prises dans la soirée, la supersécrétion urinaire est à son minimum d'intensité. »

Le régime, en réduisant considérablement la quantité des urines, supprime une cause d'insomnie. Il faut, pour procurer un bon sommeil, insister sur l'exercice et mettre un intervalle de quatre à cinq heures entre le dernier repas et le coucher.

Douleurs. — Beaucoup de glycosuriques se plaignent de douleurs dans la région des reins, quelquefois dans la région dorsale, plus rarement dans les membres inférieurs et les articulations. Quelquefois ils éprouvent encore des engourdissements dans les membres inférieurs, des refroidissements ou le sentiment d'une chaleur brûlante aux extrémités.

Nous reviendrons au chapitre des complications sur les paralysies qui me paraissent être rangées non parmi les symptômes, mais parmi les complications de la glycosurie.

Mémoire. — Il est étonnant que les monographes n'aient pas insisté jusqu'ici sur les modifications qu'éprouve la mémoire dans la glycosurie ancienne. C'est un des symptômes qui manquent le moins fréquemment chez les glycosuriques arrivés au versant occidental de la vie. Si la mémoire s'affaiblit, comme 1 avec les années à l'état normal, dans la glycosurie elle s'affaiblit comme 10 ; en un mot, tous les coups qui sont frappés par les ans à l'organisme humain sont beaucoup plus manifestes chez les glycosuriques que chez tous autres malades. Mais ce qui est remarquable, c'est la rapidité avec laquelle tous ces phénomènes fâcheux de vieillesse disparaissent sous l'influence d'un traitement hygiénique bien conduit. La plupart de ces malades rajeunissent à vue d'œil (pour l'impuissance, ces rajeunissements ne sont pas toujours aussi certains; de ce côté, à tous les points de vue, il faut toujours beaucoup de réserve).

L'affaiblissement de la mémoire ne va pas chez le glycosurique jusqu'à la perte pathologique. J'ai vu cependant, il y a peu de mois, un glycosurique chez lequel ce symptôme était si prononcé, qu'il avait fait penser à un ramollissement cérébral. Dans ce cas grave, la mémoire n'est encore revenue que lentement et partiellement, malgré un traitement conduit avec la vigilance la plus attentive, qui a amené la disparition de la glycose.

Aptitude au travail. — Les glycosuriques deviennent, avec les progrès de la maladie, indolents; ils redoutent tout travail intellectuel, et ils sont de moins en moins propres (sauf quelques exceptions) à accomplir une tâche de labeur cérébral; mais toute l'activité intellectuelle revient vite chez ceux qui sont bien dirigés.

Chez un grand nombre, l'insouciance est vraiment des plus étonnantes, quoi qu'on fasse pour animer le sentiment si naturel de la conservation.

La *tendance irrésistible* au sommeil après les repas persiste souvent.

Colère. — La glycosurie prédispose à l'irascibilité; il faut un excellent naturel, une bonne éducation pour rompre ce penchant que la glycosurie développe. C'est un cercle vicieux, comme nous le verrons plus loin, car un accès de colère fait paraître ou augmente la quantité de glycose contenue dans les urines. J'ai surtout noté cette disposition à la colère chez les glycosuriques hommes; j'ai mémoire d'un juif, qui, pendant ma consultation, a eu, contre sa femme qui l'accompagnait, deux ou trois accès de colère des plus violents et des moins justifiés.

Mélancolie et hypochondrie glycosurique. — Les glycosuriques anciens, surtout les hommes, sont abattus, découragés, tristes. C'est de l'hypochondrie dans ses plus faibles degrés.

Trois causes peuvent amener ces résultats : la première l'habitude du désœuvrement que la glycosurie amène souvent à sa suite; la seconde c'est cette impuissance prématurée qui désole sourdement le glycosurique inoccupé; la troisième c'est d'être atteint d'une maladie qu'on regardait comme incurable. Cette terreur était si grande dans le monde, que beaucoup de familles me demandaient de ne point faire connaître au malade le nom de sa maladie. Je m'y refuse aujourd'hui obstinément. On ne peut obtenir de guérison qu'avec la *volonté du malade.*

Puis les effets du traitement sont si nets, si rapides, si faciles à constater. Et l'on est si heureux de rajeunir !

CHAPITRE II

I. — Début.

D'après ce que j'ai vu, je pense que la glycosurie débute le plus souvent d'une manière insidieuse; j'ai interrogé sous ce rapport un grand nombre de malades, et plusieurs pensaient pouvoir faire remonter nettement leur affection soit à un refroidissement, soit à une grande émotion morale; mais il est si difficile de soupçonner la présence d'une petite quantité de sucre dans les urines que, dans bien des cas, la maladie a pu exister sans qu'on s'en doute et qu'on prenne une aggravation pour un début. Voici ce que j'ai écrit dans mon Mémoire de 1851, page 37, *sur la fréquence de la glycosurie et sur la nécessité d'essayer les urines des personnes qui maigrissent en conservant l'intégrité de leur appétit* :

« La glucosurie est une maladie beaucoup plus commune qu'on ne le croit généralement; la plupart des cas qui se rencontrent dans la pratique sont méconnus ; ce n'est, si je puis m'exprimer ainsi, qu'exceptionnellement que la maladie est découverte à temps. Le plus souvent, lorsqu'elle est abandonnée à elle-même, elle se complique d'affections diverses, c'est alors seulement que les malades consultent leurs médecins, et comme à cette phase de la maladie les accidents de la glucosurie sont notablement diminués, ils passent inaperçus ; s'il survient une pneumonie, la glucosurie disparaît, le malade meurt, on accuse seulement l'affection du poumon sans remonter à la cause première.

« J'ai vu plusieurs médecins habiles, qui avaient ainsi méconnu soit leur propre état, soit celui de leurs plus proches, et qui ne découvraient qu'après plusieurs années d'invasion une affection qui avait compromis fortement l'existence de ceux qui en étaient atteints. Cette inadvertance, cet oubli, cette fausse sécurité s'expliquent parfaitement. La plupart des hommes, surtout parmi ceux qui ont une vie très-occupée, ne pensent qu'à regret à leur santé, et ne consultent que lorsqu'ils sont fortement avertis par des accidents ou des douleurs insolites. Or dans la glucosurie on ne souffre pas; on a un appétit excellent (ce signe si ordinaire de la santé); on digère le plus souvent très-bien.

» Je ne saurais trop insister sur la nécessité d'essayer les urines lorsqu'avec un bon appétit, convenablement satisfait, les forces diminuent et l'embonpoint décroît, et surtout lorsqu'à cela se joint une soif vive, des urines abondantes.

» Rien de mieux alors que d'examiner les urines, à l'aide de l'appareil de polarisation de M. Biot ; si elles contiennent du sucre, il y aura déviation vers la droite, proportionnelle à la longueur du tube et à la quantité de sucre qu'elles contiennent.

» Si vous n'avez pas d'appareil de M. Biot, il suffit de faire bouillir l'urine avec un excès de chaux. Si elles se colorent en brun, il y aura du sucre de fécule en proportion d'autant plus élevée que la coloration sera plus foncée. J'ai donné, note VI de l'Appendice et page 14 de cet ouvrage, des détails sur les moyens employés pour reconnaître et mesurer la quantité de sucre contenue dans une urine. »

M. Marchal (de Calvi) partage mon opinion sur ce sujet, et d'une manière encore plus exclusive.

« L'époque, dit-il (1), de la *manifestation* du diabète n'est pas du tout celle de sa *production*, et la maladie existe souvent pendant très-longtemps sans donner lieu à des symptômes *caractéristiques*, symptômes qui peuvent, un jour, éclater tout à coup, soit, par exemple, à l'occasion d'un violent chagrin, soit par suite d'un accident intercurrent, par exemple, une lésion cérébrale. En pareil cas, l'accident cérébral aurait ainsi dégagé les symptômes du diabète, ce qui fait croire qu'il l'a produit. Encore une fois, les faits fourmillent, dans lesquels les symptômes caractéristiques du diabète avaient manqué (diabète latent) ou n'avaient pas attiré l'attention du malade. »

M. Durand-Fardel ne croit pas à la fréquence de la glycosurie latente ou méconnue. Voici l'argument principal sur lequel il appuie sa négation :

« Une démonstration (2) que le diabète latent doit être d'une grande rareté est la suivante : Pour être purement négative, elle n'en a pas moins de signification.

» On sait avec quelle attention on se livre, depuis un certain nombre d'années, à l'examen des urines. Dans les hôpitaux en particulier, où ces sortes de vérifications sont si faciles, il est beaucoup de services où les urines de tous les malades sont analysées indistinctement. On devrait, si les manifestations du diabète demeuraient souvent silencieuses, rencon-

(1) Marchal, *loc. cit.*, p. 359.
(2) Durand-Fardel, *loc. cit.*, p. 87.

trer de temps en temps des glycosuries inattendues. J'ai interrogé à ce sujet un certain nombre de médecins des hôpitaux, et tous m'ont affirmé qu'ils n'avaient jamais rencontré de glycosuries diabétiques, en l'absence de manifestations symptomatiques caractéristiques. Je fais faire pour mon compte, chaque année, un nombre considérable d'analyses d'urines, en particulier chez des malades affectés de gravelle ou de maladies du foie ou de dyspepsies de formes diverses, et je n'ai pas encore rencontré de glycosuries inattendues, c'est-à-dire auxquelles ne répondissent pas des symptômes effectifs. »

L'argument tiré de l'examen des urines dans les hôpitaux n'a pas la valeur que lui attribue M. Durand-Fardel. La glycosurie est très-rare dans la clientèle des établissements de l'Assistance publique, je dirai plus loin pourquoi. Il n'est pas étonnant alors qu'on n'y découvre pas de glycosurie latente ou méconnue.

Dans certains cas de commotions ou de lésions de l'encéphale, la glycosurie débute d'une manière précise ; dans quelques-uns de ces cas, elle disparaît spontanément quand sont guéris les accidents que la commotion ou les lésions encéphaliques ont fait naître.

II. — DURÉE ET MARCHE DE LA GLYCOSURIE.

La glycosurie non traumatique, abandonnée à elle-même, dure toute la vie.

On a cité des cas de glycosurie intermittente ; j'en ai vu moi-même qui pouvaient passer pour tels ; il s'agissait de glycosuries peu intenses, qui apparaissaient pendant la saison des fruits, et surtout des raisins, dont les malades faisaient un très-copieux usage ; la glycosurie disparaissait ou plutôt semblait disparaître, quand l'alimentation devenait à peu près normale.

Griesinger a établi, d'après 225 cas de glycosurie, que la durée moyenne de la maladie était de deux ou trois ans. Cela peut être vrai pour des malades abandonnés à eux-mêmes ou mal soignés, mais *cela n'est en aucune façon exact pour les glycosuriques bien dirigés.*

Quand il n'existe pas d'irrémédiables complications et qu'un glycosurique sait se soigner et veut ouvrir les yeux, je suis convaincu qu'*il a autant de chances de vivre longtemps qu'un homme en bonne santé.* L'excellente hygiène qui lui est imposée rétablit pour lui les conditions d'égalité.

Guérit-on de la glycosurie? Oui, quand il n'existe pas de complications irrémédiables et qu'on *sait vouloir*. J'ai suivi plusieurs malades pendant un grand nombre d'années, et le sucre ne reparaît plus dans leurs urines, malgré un régime presque normal, mais en conservant dans les habitudes de la vie une alimentation modérée et un *exercice énergique*.

J'ai hâte d'ajouter qu'il n'est pas de maladie plus sujette à récidive que la glycosurie. J'ai vu, il y a quelque temps, un de mes malades, âgé de près de quatre-vingts ans, qui, après plus de dix ans de disparition de glycose, l'a vue revenir dans ses urines (1).

Aussi, pour imposer une vigilance continuelle, je ne saurais trop répéter cette phrase d'un de mes premiers Mémoires :

Vous ne guérirez qu'à la condition de ne vous croire jamais guéri.

III. — Terminaison.

Avant l'institution du traitement rationnel de la glycosurie, tous les bons observateurs disaient, et avec raison : *La glycosurie est une maladie mortelle et incurable.*

Je vais sembler soutenir un paradoxe en avançant que par elle-même *cette maladie n'entraîne pas la mort* et que les malades succombent presque toujours aux complications qui viennent à sa suite.

Ces complications sont nombreuses, quelques-unes redoutables; il importe donc de les connaître et surtout de les éviter, en écartant la glycosurie sur laquelle elles se greffent.

(1) Quelques jours de régime l'ont fait disparaître.

CHAPITRE III

On a voulu distinguer les accidents et les complications de la glycosurie ; au premier abord, cela paraît aussi facile que rationnel, mais on
rencontre de sérieuses difficultés à établir la ligne de séparation par la
sévère comparaison des faits. Les complications spécifiques ne sont vraiment
pas purement fortuites comme les accidents, elles se rattachent par une
intime filiation à la maladie principale. Aussi dans ce qui va suivre je
confondrai ce qu'on a appelé accidents et complications de la glycosurie.
Je traiterai d'abord de ces accidents ou complications qui déterminent le
plus souvent la mort dans la glycosurie et qui constituent le véritable chapitre de la terminaison. Je serai moins assuré et moins personnel dans
cette partie de mon ouvrage, par la raison que ce n'est point de ce côté
que se sont particulièrement dirigés mes efforts. Je dois dire que les complications redoutables que je pouvais observer souvent pendant la première
période de ma vie d'observateur, durant mon séjour à l'Hôtel-Dieu, je n'ai
plus les mêmes occasions de les voir chez des malades qui suivent mes
conseils, qui ont toujours pour but de leur éviter ces complications. Pour
ceux qui voudront compléter cette étude, je ne puis mieux faire que de
renvoyer au traité vraiment magistral de M. Marchal (de Calvi), à l'excellente thèse de M. Bauchet et à un beau mémoire de M. Lécorché. Je dois
également une mention à la thèse de M. C.-A. Costes, soutenue en 1872
sous ma présidence.

Avant d'aborder les détails du sujet, il est un point sur lequel je désire
appeler l'attention des observateurs.

Toutes les fois qu'un glycosurique m'apporte une urine qui renferme
des traces d'albumine ou qui, sans donner des flocons par l'acide azotique
ou par la chaleur, mousse beaucoup à l'ébullition, je trouve une complication, ou je soupçonne une imminence morbide qui doit y conduire prochainement. Voilà pourquoi j'attache tant d'importance à ramener les
urines à leur condition normale, par le régime, la sobriété et l'exercice.

I. — Phthisie pulmonaire.

Je mets toujours la phthisie pulmonaire en tête des complications redoutables de la glycosurie ; je vais reproduire ici les passages de mes écrits
successifs sur cette question. Je chercherai ensuite à rendre compte des
modifications que.mes premiers jugements ont subies et à expliquer les
contradictions des auteurs.

Je vais extraire d'une Note sur la phthisie (supplément de mon
Annuaire à l'année 1846, p. 323) tout ce qui se rapporte à la complication
de cette maladie avec la glycosurie :

« J'ai parlé, dans tous mes travaux sur la glycosurie, de la complication
tuberculeuse, sur laquelle plusieurs auteurs ont insisté avec bien de la
raison. Chez tous les glycosuriques dont l'autopsie a pu être faite et qui
n'ont pas succombé par suite d'un accident intercurrent, des tubercules
ont été trouvés dans les poumons.

» Je suis convaincu qu'une glycosurie peu intense et méconnue a été le
point de départ de beaucoup d'affections tuberculeuses ; je ne saurais trop
engager les médecins à examiner soigneusement les urines des malades
menacés de phthisie. En se dirigeant d'après les principes que j'ai posés
dans le paragraphe intitulé : *Sur les moyens de constater la présence
du sucre de fécule dans l'urine, et d'en mesurer la quantité* (voyez Appendice, note VIe, et p. 10 de l'ouvrage), ils pourront, dans bien des cas,
prévenir ou entraver une affection dont on se rend si difficilement maître
quand elle est déclarée. Je ne veux point quitter cette belle question de
l'affinité de la glycosurie et de l'affection tuberculeuse, sans présenter
quelques réflexions qui doivent avoir de l'avenir dans la pratique.

» Dans la plupart des cas, l'étiologie vraiment positive de la phthisie pulmonaire est encore entourée de beaucoup d'obscurité. Depuis plusieurs
années on a fait des recherches très-précises, qui ont eu pour résultat
d'établir avec une grande certitude l'existence des tubercules, lorsqu'il s'en
trouve dans les poumons. L'École de Paris a poussé la perfection des
méthodes de percussion et d'auscultation jusque dans ses dernières limites.
On peut en quelque sorte prédire les altérations que l'autopsie viendra
démontrer. Cette partie de la science dont les résultats agissent sur l'esprit
des élèves a été cultivée avec une ardeur telle, qu'on a pour elle oublié
peut-être un peu trop l'*étiologie physiologique*, qui seule doit conduire à
une thérapeutique rationnelle et sûrement heureuse. Il est bon sans doute,
à l'aide d'instruments ou de sens perfectionnés, d'apercevoir des lésions

qui échapperaient à une oreille moins exercée ; mais il est plus beau encore de prévenir ces lésions et d'en arrêter, si on le peut, les progrès.

» L'excellent esprit d'un grand nombre de médecins célèbres de notre temps les a conduits à laisser de côté les données incertaines de nos devanciers, et à introduire dans la médecine les méthodes positives des autres sciences d'observation. On s'est attaché, et cela avec une grande persévérance, non-seulement à déterminer les altérations physiques des organes ou des tissus malades, mais encore à deviner ces altérations cachées à l'aide d'un diagnostic sévère ; mais, ne pouvant introduire cette précision dans la recherche des *vraies* causes, on a répété à l'envi que c'était une chose peu utile que d'étudier la nature des maladies, et l'on a négligé des recherches qui, selon moi, peuvent seules conduire à une thérapeutique satisfaisante. Je sais bien que ces recherches sont difficiles, que dans cette direction on a fait plus d'un faux pas ; mais la physique et la chimie ont fait depuis cinquante ans assez de progrès pour qu'on puisse entrevoir le temps où elles nous permettront de soulever le voile de beaucoup de phénomènes de l'organisme qui passaient pour impénétrables. La médecine ne prendra un caractère vraiment scientifique, vraiment exact, que lorsque, aidée par la physique et la chimie, elle pourra posséder des connaissances positives sur la nature des maladies.

» Essayons actuellement d'aborder le sujet si difficile de l'étiologie physiologique de l'affection tuberculeuse. Procédons, comme on le fait dans les sciences exactes, du connu à l'inconnu. Nous partons du principe suivant, qu'on pourrait regarder comme une loi de pathologie :

« Quand un malade jeune affecté de glucosurie succombe lentement, sans autre accident que les progrès incessants de sa maladie, toujours à l'autopsie on trouve des tubercules dans ses poumons. »

» Voilà donc des individus dont les poumons étaient sains, et où le développement des tubercules peut être prévu. Or, comme aujourd'hui nous connaissons la nature de la glucosurie, nous pouvons, pour ce cas déterminé, arriver à une étiologie positive de l'affection tuberculeuse.

» En quoi diffère principalement un glucosurique d'un homme en santé ? En ceci surtout, que chez l'homme en santé les aliments féculents dissous dans l'appareil digestif, transportés lentement dans l'appareil de la circulation, y sont complétement consommés, et ne se retrouvent ni dans les fèces ni dans les urines. Chez le glucosurique, au contraire, les féculents, convertis rapidement en glucose dans l'estomac, sont immédiatement absorbés ; mais ce glucose, se trouvant en proportion trop forte dans le sang, pour y être normalement détruit, est éliminé par les reins. Ainsi voilà trois circonstances importantes qui différencient le glucosurique de l'homme en santé : 1° perversion des fonctions de l'estomac, d'où dissolution rapide des féculents ; 2° existence du glucose en proportion notable dans le sang ; 3° travail considérable de l'appareil sécréteur de l'urine chargé d'éliminer le glucose. Or des conséquences importantes découlent de ces différences. Les forces vives de l'appareil digestif et de l'appareil sécréteur de l'urine sont employées en pure perte pour l'entretien ou la réparation de l'économie animale. La présence dans le sang du glucose en proportion notable modifie la nature des transformations que subit continuellement le liquide nourricier. Les aliments dissous par l'appareil digestif n'étant plus utilement employés, le malade s'entretient aux dépens de lui-même, d'où l'amaigrissement, le dépérissement avec toutes ses conséquences... Or la suite nécessaire de tout cet état anomal, c'est la production spontanée et la localisation dans le poumon de dépôts de tubercules qui finissent, par leur agglomération successive, par envahir cet organe et empêcher ses importantes fonctions.

» Les voilà nettement posées les causes de l'évolution spontanée des tubercules pour cette condition déterminée :

» 1° Perversion dans la digestion des féculents ;

» 2° Présence dans le sang du glucose en proportion anomale ;

» 3° Élimination du glucose par les reins ;

» 4° Remplacement du glucose éliminé par la destruction lente des principes fondamentaux du sang, des muscles et des autres organes.

» Or des circonstances analogues ne peuvent-elles pas se rencontrer dans les conditions diverses où les tubercules se développent dans les poumons ou dans d'autres organes ?

» Faisons abstraction, pour le moment, des cas où ces tubercules se sont développés par suite de la perversion dans la digestion des féculents. Ne comprend-on pas facilement que d'autres perversions dans le grand acte de la nutrition puissent amener le développement de l'affection tuberculeuse ? J'espère, quand notre grand travail sur la digestion sera terminé, pouvoir revenir sur la nature de ces perversions, que, d'après ce que nous avons publié, on peut déjà pressentir.

» Je crois que, d'après cela, il serait de la plus grande importance de faire des recherches exactes sur la manière dont s'exécutent la digestion et l'assimilation des divers aliments chez les personnes atteintes d'un commencement de phthisie ou menacées de cette affection. On devrait alors établir, comme je l'ai fait pour la glucosurie, une équation ; les aliments et les boissons en formeraient le premier terme, et les principes contenus dans les fèces, les urines et les autres produits d'excrétions ou autres dont on pourrait apprécier la nature et la quantité, formeraient l'autre terme. Ces recherches conduiraient à des résultats aussi précis que ceux que j'ai obtenus pour la glucosurie.

» Résumons les faits contenus dans ce paragraphe dans les propositions suivantes :

» 1° C'est un défaut de nutrition et d'assimilation qui, chez le glucosurique, est la cause du développement des tubercules dans ses poumons.

» 2° L'affection tuberculeuse a pour point de départ, beaucoup plus souvent qu'on ne le pense, un défaut de nutrition et d'assimilation qu'on ne peut connaître, et auquel on ne peut remédier qu'en établissant une balance exacte entre les *ingesta* et les *excreta*.

» 3° Elle a pour point de départ aussi des déperditions exagérées, continues et non réparées, de liquides essentiels de l'économie.

» 4° Quand un malade maigrit, il est important de déterminer au plus tôt la cause de l'amaigrissement et d'y porter remède ; on changera ainsi les conditions qui donnent naissance à l'évolution spontanée des dépôts tuberculeux.

» Je dois ajouter que lorsque la glucosurie est compliquée de phthisie, le traitement hygiénique de la glucosurie exerce souvent une influence très-favorable sur la marche de la phthisie, qui, lorsque les autres circonstances ne sont pas défavorables, peut être ainsi enrayée pendant de nombreuses années. »

Voici maintenant un extrait que j'emprunte à mon Mémoire de 1861, sur l'étiologie et la prophylaxie de la tuberculisation pulmonaire (1).

« Tous les médecins qui ont pu s'occuper avec persévérance du diabète sucré (glycosurie), je citerai parmi les plus illustres le célèbre médecin chimiste anglais Prout, et parmi nous Rayer, tous, dis-je, ont remarqué que les malades qui arrivaient épuisés dans les hôpitaux et qui succombaient à cette période de marasme propre aux diabétiques, offraient des tubercules dans les poumons. Pour mon compte, j'ai assisté à l'autopsie de 19 malades présentant ces caractères, et dans ces 19 cas des tubercules ont été observés dans les poumons.

» La phthisie pulmonaire des glycosuriques passe souvent inaperçue du vivant des malades. Voici les raisons principales qui, selon moi, peuvent expliquer ce diagnostic incomplet.

» 1° Les glycosuriques succombent presque toujours durant la première période de la phthisie admise par Laennec et par Louis, c'est-à-dire à l'époque antérieure au ramollissement et à l'évacuation de la matière tuberculeuse par les bronches, par suite d'une bronchite capillaire ou d'une pneumonie *spéciale;* 2° les symptômes principaux de la phthisie de la première, et surtout ceux de la seconde période manquent le plus souvent chez les glycosuriques phthisiques.

(1) Bouchardat, *Supplément à l'Annuaire de thérapeutique pour* 1861, p. 4.

» Pour ne pas interrompre la filiation de mes idées, je parlerai ailleurs des symptômes différentiels chez les phthisiques par causes diverses, et chez les phthisiques par suite de glycosurie. Insistons sur ce fait : chez les malades exténués par la glycosurie, *toujours* des tubercules se développent dans les poumons.

» Il est deux conditions indispensables pour que ce résultat fatal arrive ; j'exprime ces conditions par deux mots : *quantité, continuité.*

» Je ne connais aucun exemple, cité par les auteurs ni observé par moi, dans lequel la tuberculisation pulmonaire ait précédé la glycosurie, toujours c'est la glycosurie qui conduit à la tuberculisation ; ce n'est pas dans le début de l'affection première qu'apparaît la complication, elle ne survient souvent que plus d'une année après l'invasion de la première maladie (1).

» Cette continuité dans l'action de la même cause est indispensable à la production du phénomène. En avançant dans notre sujet nous trouverons un grand nombre de faits concordants. Si nous voulons en rechercher une explication anticipée, nous dirons : les tubercules n'apparaissent que lorsque les ressources de calorification sont bien près d'être épuisées par la glycosurie, et que, par suite de cet épuisement, les fonctions du poumon et de l'ensemble des appareils de calorification sont notablement ralenties.

» Si aux aliments tels que les sucres, les féculents qui sont si facilement et pour ainsi dire si entièrement convertis en glycose dans l'organisme vivant, on substitue partiellement ou en totalité des aliments de calorification tels que les corps gras, les alcooliques qui n'éprouvent plus la transformation glycosique, deux cas peuvent alors se présenter : ou la glycose disparaît des urines, ou la quantité éliminée dans les vingt-quatre heures diminue considérablement. Dans ces deux cas, si les tubercules n'existaient pas dans les poumons, ils ne s'y développent que dans des conditions exceptionnelles (2). J'ai suivi pendant bien des années des malades affectés de glycosurie, non-seulement en France, mais dans les contrées les plus diverses pour le climat, en Danemarck, en Angleterre, en Italie, en Algérie, aux Indes. Quand la nutrition était suffisante et que la quantité de glycose éliminée dans les vingt-quatre heures ne dépassait pas 100 grammes, les tubercules ne se développaient plus dans les poumons. Voici donc en quels termes je formule aujourd'hui la loi de coïncidence de la glycosurie et de la tuberculisation pulmonaire.

» Des tubercules apparaissent toujours dans les poumons des glycosuri-

(1) J'admets aujourd'hui que, dans certains cas, la phthisie puisse précéder la glycosurie (voy. page 60).

(2) Parmi ces conditions exceptionnelles vient au premier rang l'âge de la puberté, qui s'accompagne si souvent de troubles nerveux, de chlorose, de goûts dépravés, d'anorexie, qui con-

ques, quand l'élimination de la glycose a lieu en proportion considérable
pendant un temps assez long.

» Examinons maintenant le phénomène principal de la glycosurie, et de
cette étude découlera le principe qui nous servira de guide dans toute la
discussion à laquelle nous allons nous livrer. Il est bien évident que le fait
le plus considérable dans la santé d'un glycosurique est cette élimination
de glycose qui, dans quelques conditions, peut s'élever à un kilogramme
par jour ; cette formation et cette élimination s'effectuent par suite de la
non-utilisation de la masse principale des aliments et des réserves de
l'économie. Le rôle du principe éliminé est bien évidemment, à l'état
physiologique, de pourvoir aux besoins de la calorification. Or, un glycosurique est donc, en définitive, dans une condition telle, qu'il élimine
sans l'utiliser une quantité considérable du principal aliment de la calorification. Bornons-nous à constater ici que lorsque cette élimination s'est
continuée pendant un long espace de temps en quantité considérable, des
tubercules apparaissent toujours dans les poumons.

» Recherchons actuellement si dans certaines conditions où se trouvent
placés quelques-uns de nos animaux domestiques, nous ne verrions pas se
réaliser un phénomène présentant la plus grande analogie physiologique
avec l'élimination de la glycose par le malade affecté de glycosurie, et ce
qu'il surviendra dans la santé de ces animaux.

» Ces expériences ont été exécutées sur une grande échelle par les nour-
risseurs des environs de Paris, avant l'établissement des chemins de fer.
J'ai suivi dans tous ses détails une de ces exploitations ; je vais donner ici
un résumé des observations que j'ai recueillies à cette époque.

» Un homme intelligent allait chaque année choisir, d'après les principes
de Guenon, un troupeau de vaches flamandes bonnes laitières. Comme le
lait avait à cette époque, à Paris, une valeur plus considérable qu'il n'en
a aujourd'hui qu'on peut s'approvisionner sur un rayon si étendu de cette
denrée alimentaire, il s'agissait d'en faire produire à un animal le plus
longtemps et le plus possible ; on était arrivé par une observation empirique à des résultats vraiment extraordinaires.

» Les vaches étaient entassées dans des étables d'où elles ne sortaient
pas : là pas d'exercice, une température élevée et par conséquent la dépense
des aliments de la calorification réduite à son *minimum*. Toute l'attention
du nourrisseur se dirigeait du côté de l'alimentation.

» On leur donnait, à mesure de l'accroissement de l'appétit, des aliments
à discrétion, ils consistaient essentiellement en fourrages sucrés, tels que

duisent à l'alimentation insuffisante ; la glycosurie s'ajoutant alors à ces causes de tuberculisation
dont plus tard j'apprécierai la puissance, cette dernière affection peut alors apparaître avec un
régime bien réglé et une élimination modérée de glycose.

le trèfle sec; en racines féculentes et sucrées, telles que pommes de terre et betteraves; en résidus de graines farineuses, tels que son, recoupe, drèche; on assaisonnait leur repas avec du sel.

» Sous l'influence de ce régime bien gradué, leur appétit croissait rapidement et la somme des boissons et des aliments ingérés dépassait bien vite ce qu'on observait dans les conditions ordinaires de la santé. Deux choses se présentaient alors, ou les vaches engraissaient rapidement en produisant peu de lait, elles étaient alors livrées au boucher, ou, c'était la grande majorité quand elles avaient été bien choisies, elles étaient converties en véritables *machines à fabriquer du lait*; et ne croyons pas qu'il était de qualité inférieure, il était plus riche en lactine et aussi riche en beurre, que le lait des vaches nourries dans les meilleurs pâturages de la Normandie. On arrivait à leur faire produire après un an ou dix-huit mois de vêlage, 18 à 20 litres de lait, au lieu de 7 litres que donne au *maximum* une vache dans les conditions ordinaires et à cette époque éloignée du part.

» Comme les glycosuriques, ces vaches étaient en proie à une soif très-vive et à une faim insatiable.

» Comparons maintenant une vache à lactation forcée et une vache à lactation normale sous le rapport des pertes effectuées en vingt-quatre heures, en n'ayant égard qu'aux deux principaux aliments de calorification contenus dans le lait, le beurre et la lactine.

» Dans les observations que j'ai recueillies pour ce but spécial, j'ai trouvé qu'une *vache excellente*, dans des conditions normales d'alimentation, donnait en moyenne, en vingt-quatre heures, 7 litres de lait, contenant 261 grammes de beurre et 411 grammes de lactine. Chez nos vaches, soumises au régime exceptionnel que nous avons indiqué, nous avons trouvé en moyenne 18^{lit}, 3 pour la quantité de lait fournie en vingt-quatre heures, ces 18^{lit},3, contenant 640,50 de beurre et 1080,85 de lactine.

» Il est facile d'apercevoir là les deux conditions essentielles de la santé des glycosuriques fortement atteints : perte considérable des aliments de la calorification, continuité dans cette perte.

» Qu'arrive-t-il aux vaches soumises à ce régime? Précisément ce qu'il advient aux glycosuriques : toujours (1) des tubercules se développent dans leurs poumons. Si l'on ne se hâte de les livrer au boucher, elles maigrissent, ou sont enlevées en vingt-quatre heures, par une pneumonie foudroyante, comparable à celle qu'on observe si souvent chez les glycosuri-

(1) Dans des conditions spéciales, soit d'alimentation, soit de castration, la loi ne se vérifie pas toujours. On comprend les causes de ces exceptions, que je n'ai pas été à même d'étudier convenablement.

ques fortement atteints (1). De la comparaison et de l'interprétation de ces faits, nous pouvons déduire la première formule générale de l'étiologie de la tuberculisation, que nous exprimons ainsi :

« La continuité, dans la perte des aliments, de la calorification, en proportion considérable, conduit, les conditions d'âge étant favorables, à la tuberculisation pulmonaire. »

Si je m'en rapportais à ce que j'observe depuis 16 ans, c'est-à-dire depuis que j'ai quitté l'Hôtel-Dieu, je serais loin d'être aussi affirmatif sur la nécessité de la terminaison de la glycosurie par tuberculisation pulmonaire. Depuis que je ne vois plus de malades que ceux dont je dirige le traitement, j'observe assez rarement des glycosuriques tuberculeux. Cette terminaison qui est la règle dans les hôpitaux, en ville n'est à peu près constante que chez les très-jeunes sujets.

Les médecins qui ont surtout suivi les glycosuriques dans les hôpitaux, W. Prout, Copland, Bradsley, M. Contour, ont insisté sur l'extrême fréquence de la coïncidence ; les relevés de Griesinger montrent que cette cause entre pour 43 pour 100 dans la mortalité des glycosuriques (2).

(1) Il y a déjà longtemps qu'on a signalé la fréquence de la tuberculisation pulmonaire chez les vaches laitières des environs de Paris :

Mémoire sur la péripneumonie chronique ou phthisie pulmonaire, qui affecte les vaches laitières de Paris et des environs. (J.-B. Huzard, an VIII, in-8°.)

Rapport à M. le préfet de police sur la pommelière ou phthisie pulmonaire des vaches laitières de Paris et des environs, par M. Huzard fils (*Annales d'hygiène,* t. XI, p. 446).

Delafond, *Mémoire sur la pommelière de l'espèce bovine* (*Mémoire couronné* à Angers, 1844).

Bouchardat, *Phthisie des vaches laitières* (*Opuscules d'économie rurale*).

Quand la lactation chez la femme se rapproche de ces conditions, elle devient une cause de phthisie pulmonaire.

« J'ai vu », dit Rayer, dans son beau Mémoire intitulé : *Études comparatives de la phthisie pulmonaire chez les hommes et chez les animaux* (*Archives de médecine comparée,* 1843), « des nourrices devenir phthisiques lorsqu'elles allaitaient deux enfants à la fois, le leur et celui qui leur était confié, ou bien encore lorsqu'elles continuaient l'allaitement au delà d'une certaine durée disproportionnée avec leurs forces. »

(2) MM. Vilkes et Pavy n'admettent pas la tuberculisation liée à la glycosurie. M. Pavy pense que l'on prend pour des phthisies, chez les glycosuriques, des inflammations chroniques des poumons.

« La forme », dit-il, « de la maladie pulmonaire qui se montre si souvent associée avec le diabète est généralement rapportée à la phthisie. Mais, bien qu'elle suive la même marche, et présente les mêmes symptômes que la phthisie tuberculeuse, cependant elle semble en réalité constituer un résultat d'une simple inflammation chronique, avec désorganisation du tissu pulmonaire et formation de cavités, sans avoir été précédée ou accompagnée d'aucun dépôt strumeux ou tuberculeux. A moins, ajoute-t-il, que l'induration grise qui entoure ces cavités, et que beaucoup considèrent comme le produit d'une inflammation simple ne soit envisagée comme de nature tuberculeuse, il n'y a rien de tuberculeux dans cette affection. » (Pavy, *Researches of the nature and Treatment of Diabetes,* p. 223.)

D'après ce que j'ai vu, je ne saurais partager l'opinion de mes éminents confrères.

Les médecins qui, comme moi depuis vingt ans, comme M. Pavy, comme M. Durand-Fardel, ne voient que des glycosuriques voulant et pouvant se soigner, et en général des adultes arrivés au versant occidental de la vie, chez lesquels la complication pulmonaire n'est point déclarée ; ces malades l'évitent presque toujours, grâce au traitement que j'ai institué. Voici comment s'exprime avec beaucoup de sens pratique sur ce sujet M. Durand-Fardel (p. 241) :

« Il est un fait qui me paraît dominer la question de la part qui revient à la phthisie pulmonaire dans l'évolution du diabète : c'est que la phthisie ne se développe que très-exceptionnellement chez des diabétiques soumis à un traitement rationnel. M. Pavy a émis une opinion analogue.

» Aussi, à mesure que le nombre des diabétiques abandonnés à eux-mêmes diminue, par suite des progrès accomplis dans les moyens de diagnostic et dans l'efficacité des méthodes thérapeutiques, on voit diminuer le nombre des *phthisuries sucrées*. Il est clair que je ne parle pas des diabètes guéris, mais des cas où la maladie persiste et revêt les allures d'une affection diathésique.

» Cependant, il y a une réserve à faire à propos des jeunes sujets. Lorsque le diabète apparaît pendant l'évolution de la puberté, surtout chez les jeunes filles, je l'ai toujours vu précéder la phthisie, ou peut-être accompagner la phthisie commençante. Il n'en est pas de même chez les adultes, et surtout à une époque plus avancée de la vie.

» On s'explique aisément comment on a dû être induit en erreur, relativement à la fréquence de la phthisie chez les diabétiques.

» A l'époque, encore peu éloignée, où la plupart des diabétiques échappaient à l'observation, le plus grand nombre devaient succomber à des accidents transitoires dont la liaison, avec un tel état constitutionnel, était nécessairement méconnue, ainsi à des pneumonies, à des accidents cérébraux, à des gangrènes ou à des phlegmons, et sans doute à d'autres états pathologiques auxquels les conditions particulières du sang et des tissus, qu'aucune intervention salutaire n'était venue modifier, apportaient une gravité toute particulière. Les diabétiques phthisiques se prêtaient à une observation plus rapprochée ; et, comme l'attention se trouvait moins exclusivement absorbée par des accidents rapides, on reconnaissait plus facilement le diabète. Mais, comme on ne le reconnaissait guère que dans de pareilles circonstances, il était naturel que l'on fût porté à identifier le diabète avec la phthisie.

» Aujourd'hui encore, les diabètes longtemps méconnus, s'ils existent chez des individus placés dans des conditions favorables à la phthisie, aboutissent à la tuberculisation pulmonaire et les conduisent dans les hôpitaux. C'est ainsi qu'il faut s'expliquer les assertions de Copland, et celles cependant plus récentes de Griesinger. On peut affirmer que les résultats exprimés par ces auteurs dépendent très-particulièrement des conditions spéciales d'observation où ils se sont trouvés placés. »

Il y a longtemps que j'ai constaté l'extrême fréquence de la complication pour ainsi dire fatale de la phthisie pulmonaire succédant à la glycosurie chez les sujets âgés de moins de quinze ans. M. Durand-Fardel a vu surtout les tubercules se déclarer chez les jeunes filles glycosuriques, je puis dire qu'elles sont autant à redouter chez les jeunes garçons. Je serais porté à croire que chez eux l'évolution des tubercules miliaires devance la glycosurie. Je reviendrai sur cette importante particularité dans la suite de ce travail.

Quand des tubercules existent dans les poumons, la glycosurie prend quelquefois une marche si intense, que le régime le plus sévère, l'exercice le mieux conduit, ne parviennent plus à faire disparaître la glycose des urines. Ces fâcheux résultats s'expliquent très-bien, comme nous le verrons, par l'insuffisance de la fonction respiratoire, et c'est cette insuffisance qui, chez les jeunes sujets, favorise la glycosurie.

Parmi les faits malheureux se rapportant à la persistance de la glycose dans les urines, malgré un traitement hygiénique bien conduit, un de ceux qui m'a le plus vivement impressionné, est celui d'un jeune professeur de trente-trois ans, glycosurique depuis plusieurs années et *également tuberculeux* depuis longtemps, très-maigre et très-faible. Au moment où je le vis pour la première fois, il ne suivait pas de régime, il rendait en vingt-quatre heures 320 grammes de glycose. Après sa première visite, il suivit le régime alimentaire avec beaucoup de volonté et d'intelligence ; il usa de ses forces au gymnase avec énergie ; les urines examinées après huit jours de traitement ne renfermaient plus de glycose. Il reprit de l'énergie, des forces ; mais quoique nous n'ayons gagné en six mois qu'un kilogramme en poids, malgré l'usage presque continu de l'huile de foie morue, je commençais à espérer, lorsqu'il fut pris d'une bronchite et d'une pneumonie qui l'enlevèrent en vingt-quatre heures.

Quoique les tubercules pulmonaires soient une des plus fâcheuses complications de la glycosurie, cependant j'ai conservé longtemps plusieurs glycosuriques tuberculeux. Cet état stationnaire, et même rétrograde de la tuberculisation, s'observe surtout chez les glycosuriques qui ont passé l'âge de quarante ans.

II. — PNEUMONIE.

Voici en quels termes je m'exprimais sur la complication de la pneumonie dans mon Mémoire de 1851 :

« J'ai dit que les malades affectés de glucosurie mouraient quelquefois subitement. Je n'ai vu ces morts subites atteindre que ceux qui étaient fortement glucosuriques et qui mangeaient une proportion considérable de féculents. Ces accidents terribles ne menacent point les malades qui sont soumis à un régime convenable. On conçoit très-bien, et ce fait n'est pas particulier à la glucosurie, que chez des malades dont la constitution est délabrée par un vice grave de nutrition, dont le sang est modifié, soit par la présence d'un corps étranger, soit par une altération permanente quelconque, de légers accidents puissent devenir funestes. Ces malades meurent ordinairement subitement, soit par un épanchement de sérosité dans les ventricules du cerveau, soit par une pneumonie foudroyante. Par un refroidissement ou par une autre cause, une congestion sanguine vers le poumon se déclare, la réaction est impuissante, et les malades succombent asphyxiés dans l'espace de quelques heures. »

Voici l'opinion de M. Durand-Fardel sur la complication de la pneumonie :

« M. Bouchardat (1) considère la *pneumonie* comme un des accidents auxquels succombent le plus ordinairement les diabétiques qui meurent rapidement, de même que la phthisie est, chez eux, la forme habituelle des morts lentes. Il attribue en outre à cette pneumonie des diabétiques une gravité toute particulière. « Si une pneumonie se déclare chez un glycosurique, dit-il, dont les urines contiennent actuellement du sucre, cette maladie, quoique avec un début peu grave en apparence, entraîne toujours la mort, et souvent dans les vingt-quatre heures. »

» Il est en effet probable que les conditions dans lesquelles nous pouvons supposer les humeurs et les tissus des diabétiques doivent imprimer une gravité particulière aux accidents pathologiques qui surviennent chez eux, et en particulier à des accidents de cette nature. Cependant on ne saurait accepter dans toute sa rigueur le pronostic porté par M. Bouchardat. Il faudrait de nouvelles observations pour apprécier plus sûrement le degré de fréquence de la pneumonie chez les diabétiques et surtout son degré absolu de gravité. Mais ces observations devraient être prises en dehors des hôpitaux où les diabétiques que l'on y rencontre se présentent dans des conditions particulièrement défavorables, à cause de l'impuissance où la plupart se sont trouvés de suivre le traitement nécessaire. »

Ces remarques de M. Durand-Fardel sont très-justes. Lors de mes premières études, observant dans les hôpitaux des malades épuisés, et ne suivant pas le traitement convenable, ces morts subites étaient la règle ; elles sont aujourd'hui très-rares pour moi, et le pronostic de ces complica-

(1) Durand-Fardel, *loc. cit.*, p. 250.

tions est moins grave. J'ai vu plusieurs de ces malades se rétablir après avoir été atteints de pneumonies qui me donnaient les plus vives inquiétudes au début. Depuis trois ans j'ai eu l'occasion de suivre une femme glycosurique très-obèse et toujours en sueur lorsqu'elle se livre au moindre effort corporel. Dans ces conditions, les refroidissements sont fort à redouter ; plusieurs fois ces refroidissements ont été suivis de bronchite et même de pneumonie avec crachats rouillés, dyspnée intense ; les applications de sangsues, la diète conjuraient ces accidents. Je dois ajouter que cette malade observait le régime avec une scrupuleuse exactitude.

Voici l'observation d'un cas de pneumonie terminé heureusement, que j'emprunte à l'ouvrage de M. Marchal (de Calvi) :

« Un diabétique ayant bonne apparence, vivant, sauf le régime, de la vie de tout le monde, très-actif, fut pris d'une forte fièvre, avec oppression, toux rare et sèche, céphalalgie atroce et face vultueuse.

» Appelé aussitôt, je constatai, à la base de la poitrine en arrière et à gauche, un râle crépitant avec diminution de la sonorité à la percussion, sans souffle. J'avoue que j'en éprouvai une grande appréhension, connaissant l'effroyable gravité de la pneumonie diabétique. Non moins pénétré de l'idée de l'hyposthénie diabétique, je craignais extrêmement les évacuations sanguines et le tartre stibié. D'ailleurs, le pouls, à 112, était mou et peu développé, nullement pneumonique. Je fis mettre une sangsue aux malléoles, à chaque membre, et on laissa saigner les piqûres pendant une heure seulement ; je fis appliquer de larges sinapismes sur les cuisses, et je donnai de trois heures en trois heures deux gouttes de teinture d'aconit dans une grande cuillerée d'eau. Je me disposais à faire appliquer, le lendemain, un vésicatoire sur la poitrine, mais l'amélioration fut si prompte et si accusée que je n'eus pas besoin de recourir à ce moyen. La guérison était complète au bout de huit jours, et presque aussitôt le sujet reprit ses occupations. J'ajoute que, trois ans après, le même individu, ayant soulevé un fardeau, qui pourtant n'avait rien d'extraordinaire, fut pris d'une douleur violente dans la région coccygienne ; il poussait des cris, je ne dirai pas au moindre mouvement, mais à la plus légère contraction involontaire, et ce fut pour lui un véritable supplice que de changer de position afin de permettre l'examen de la partie et deux applications de cinq sangsues en deux jours. Le soulagement fut complet après la seconde, et le malade supporta admirablement la perte de sang, qui fut assez abondante : d'où je conclus qu'on peut rabattre quelque chose des craintes qu'inspire l'hyposthénie diabétique, lorsque le malade suit le régime depuis longtemps.

» Il faut convenir, dit M. Marchal, que, dans cet exemple, la pneumonie n'offrait pas la brusque et formidable gravité et, pour tout dire, le caractère foudroyant des cas de M. Bouchardat. » Je tiens à dire ici que je redoute beaucoup moins aujourd'hui, pour les glycosuriques, les émissions sanguines. Au début de mes recherches, j'étais, à cet égard, très-timoré ; maintenant j'aurais recours, sans crainte, à la saignée, aux applications de sangsues dans les cas de pneumonie et de congestion cérébrale.

J'emprunte encore à l'ouvrage de M. Marchal une observation de pneumonie glycosurique heureusement guérie (observation de M. le docteur James) :

« M. X... est petit, trapu, bien musclé, sanguin, avec un cou de taureau. Il a soixante-deux ans. Je l'ai soigné, il y a une vingtaine d'années, pour une pneumonie qui exigea trois saignées. J'ignore s'il était diabétique dès lors ; chacun sait combien il est difficile d'être renseigné sur l'invasion du diabète. Ce fut seulement il y a une dizaine d'années que, le voyant dépérir sans cause appréciable, et apercevant quelques taches suspectes sur son pantalon, j'eus l'idée qu'il pouvait être diabétique. Je soumis ses urines à l'action de la potasse, et elles devinrent noires. M. Mialhe y trouva 63 grammes de glycose par litre. Le régime spécial et deux ou trois saisons à Vichy firent tomber le sucre à une moyenne de 5 à 8 grammes. Du reste, le malade observait fidèlement le régime. Vers le milieu de décembre dernier, il me fit appeler. Je le trouvai au lit, le le pouls plein, le visage animé, couché sur le côté droit, se plaignant d'une douleur vive dans tout le côté gauche de la poitrine, qui lui coupait la respiration. Je l'auscultai avec le plus grand soin et ne notai aucun râle, aucune bulle pouvant faire croire à une pneumonie. Comme le sujet est habituellement rhumatisant, je crus à une pleurodynie, et je prescrivis un vésicatoire volant à panser avec la morphine.

» Le lendemain, le malade était beaucoup plus mal. La nuit avait été très-mauvaise : fièvre ; un peu de délire ; suffocation ; anxiété inexprimable ; idée de la mort. J'auscultai de nouveau, et cette fois, j'entendis un râle crépitant type dans tout le tiers inférieur du poumon gauche. Je l'aurais saigné immédiatement, mais comme il avait pris un bol de consommé, je remis la saignée à l'après-midi. Quand je revins vers les cinq heures, la crépitation occupait les deux-tiers inférieurs du poumon gauche ; peut-être empiétait-elle déjà sur le tiers supérieur. Je fis une saignée de quatre bonnes palettes. Le sang était comme carbonisé ; mais tout le temps il coula en jet. Je revis notre homme le soir. Le sang était coagulé dans une bonne moitié de son volume. Le caillot était recouvert d'une couenne verdâtre, livide, dont la résistance et l'épaisseur dépassaient tout ce que j'avais vu. Je soulevai le caillot par le bord du godet qu'il formait, sans qu'il se déchirât.

» Je m'attendais à être obligé de revenir à la saignée et j'augurais assez

mal de cette pneumonie. Eh bien ! les choses marchèrent tout autrement,
A dater de la saignée, non-seulement l'engorgement pulmonaire n'a pas
fait de progrès, mais peu à peu la résolution s'est opérée. La fièvre a
diminué graduellement ; les forces n'ont jamais été déprimées, le malade
ayant continué à se lever tous les jours pour qu'on fît son lit ; sauf deux
jours où la fièvre était vive, et où il buvait de l'eau simple, je lui faisais
boire de l'eau rougie : un verre de vin pour trois quarts d'eau. Vers le
huitième jour, pour hâter le dégorgement du poumon, je lui ai fait appliquer un grand vésicatoire sur le côté gauche, lequel, après avoir suppuré
beaucoup pendant trois jours, s'est séché tout seul ; enfin, le quatorzième
jour, le malade ou plutôt le guéri est allé se promener en voiture, et depuis ce temps il se porte infiniment mieux qu'auparavant.

» J'ignore ce qu'est devenu le diabète pendant tout cet épisode. Quand
le malade s'est senti tout à fait rétabli, j'ai examiné ses urines qui pesaient
1024. Du reste, aucune trace d'albumine, et seulement un peu de coloration sucre d'orge par la potasse et la chaleur.

» Ce prompt succès prouve que quand les diabétiques s'astreignent depuis longtemps au régime spécial, et quand la glycosurie ou mieux la
glycohémie est réduite à de faibles proportions, la pneumonie n'a pas toute
la gravité que je lui avais attribuée, et peut être attaquée résolûment par
les déplétions sanguines. Seulement, et malgré le beau résultat obtenu
par M. James, je préférerais encore la saignée locale au moyen des ventouses. La haute gravité de la pneumonie diabétique s'est révélée ici par
l'extrême promptitude avec laquelle l'inflammation s'était étendue. »

C'est surtout, comme je l'ai dit, alors que les glycosuriques nous arrivent
épuisés par des pertes continues et considérables de glycose, lorsque des
tubercules existent dans leurs poumons, que ces complications du côté des
poumons, si promptement mortelles sont à redouter. Comme je n'ai plus
d'occasion de voir de pareils malades et surtout d'en faire les autopsies,
je vais rapporter une observation recueillie dans le service de M. Féréol
par M. Carrière et publiée dans la *Gazette des hôpitaux*, n°ˢ des 15 et
17 mars 1870 :

« Le nommé X..., âgé de vingt-six ans, entre le 3 octobre 1867, à l'hôpital Saint-Louis, salle Napoléon, n° 2, pour se faire soigner d'un diabète.
Il nous fournit les renseignements suivants sur ses antécédents :

» Les parents se sont mariés, l'un à vingt et un ans, l'autre à seize ans.
Le père est du Nord, et a succombé à une maladie de poitrine à l'âge de
quarante-deux ans, après quatre ans de maladie. La mère est du midi de
la France ; elle est morte en couches en donnant le jour à notre malade.
Il a eu deux sœurs, mortes jeunes de maladie de poitrine. Élevé dans le

Nord, il était fort et robuste, et avait toujours habité la campagne jusqu'à l'âge de dix ans, époque à laquelle il vint demeurer à Paris.

» En pension jusqu'à l'âge de seize ans, il n'a été malade qu'une seule fois, d'une fluxion de poitrine, dit-il. A seize ans, il embrasse l'état de menuisier en voiture, vit à son aise, ne faisant aucun excès et jouissant d'une bonne santé. En janvier 1866, il s'aperçoit que ses désirs génési-ques ont diminué, qu'il se fatigue plus vite qu'auparavant; cependant il peut continuer son travail. Au milieu de juin 1866, il remarque que, sans cause connue, son appétit et sa soif sont augmentés, qu'il urine davantage, que les érections sont plus espacées, de moins longue durée et moins complètes ; il se fatigue plus rapidement. Il attribue tous ces phénomènes à de l'affaiblissement et n'en continue pas moins à travailler.

» En février 1867, diarrhée abondante pendant une quinzaine de jours, avec conservation et même plutôt augmentation de l'appétit et de la soif. Les selles étaient claires comme de l'eau et n'étaient accompagnées ni de coliques ni de ténesme. La faiblesse augmente au point de l'obliger à interrompre son travail, puis il est pris, sans cause appréciable, d'un violent accès de fièvre pendant la nuit (sentiment de fièvre, chaleur brûlante pendant plusieurs instants, puis sueur profuse pendant une heure et demie). A la suite de cet accès, il est pris d'une soif très-vive, se lève de son lit et absorbe plusieurs litres d'eau froide ; peu d'instants après, il urine en quantité considérable. Les jours suivants, il prend beaucoup d'aliments et de boissons, pour satisfaire à ses besoins qui ont augmenté d'une façon remarquable. Ses besoins deviennent tels, que ses ressources pécuniaires ne lui permettent plus d'y subvenir.

» Le 16 avril, à bout de ressources, il entre à l'hôpital du Midi, dans le service de M. le docteur Simonnet. Là on constate l'existence du sucre dans son urine; il est soumis à un régime azoté et traité par le bicarbo-nate de soude, sous forme de solution de Vichy (*deux* grammes par jour). Il sort le 25 juillet, ayant le même appétit et la même soif, mais ses forces sont revenues. Du 25 juillet au 1er septembre, il séjourne à la campagne dans sa famille ; là, il mange de tout ce qu'il trouve, surtout du lard et du jambon, et boit beaucoup de bière. D'après le conseil de M. Simonnet, il fait beaucoup d'exercice. Malgré cela, l'affaiblissement survient de nou-veau.

» Le 1er septembre, il revient à Paris afin de se faire soigner, car il urine en si grande abondance et si souvent que son sommeil en est em-pêché. Le 10 septembre, il va voir M. le professeur Bouchardat, qui dose son urine et y trouve 86 pour 1000 de sucre. La quantité d'urine excrétée est de 15 à 16 litres par jour? Une fois même il a uriné 22 litres? après s'être rempli d'eau à une fontaine publique. Le traitement prescrit était à

5

dix grammes de bicarbonate de soude par jour, manger à son appétit et faire de l'exercice. Le 20 septembre, trouvant qu'il n'y avait pas d'amélioration dans son état, il cesse l'usage du bicarbonate de soude. Le 5 octobre, il entre à l'hôpital Saint-Louis, à bout de ressources. Le 8 octobre, on constate les faits suivants :

» Le malade est un jeune homme de taille moyenne, à tempérament lymphatique, paraissant avoir de l'embonpoint, mais celui-ci est plus apparent que réel ; en effet, en l'examinant avec attention, on constate un tremblottement de la partie inférieure de la face, occasionné évidemment par de la sérosité infiltrée. La paupière supérieure est légèrement boursouflée ; l'abdomen est distendu non-seulement par une certaine quantité de sérosité épanchée, mais encore par la dilatation de l'estomac, ainsi que nous le fait remarquer M. le docteur Féréol. La paroi abdominale ne présente pas d'infiltration, ni les organes génitaux, ni les membres inférieurs. La peau, naturellement blanche, a conservé sa sensibilité et sa température, ne paraît pas altérée au toucher. Elle est le siége d'une sécheresse bien marquée ; mais on constate sur le cuir chevelu, dans les aisselles, aux plis de l'aine et dans la rainure interfessière, une moiteur manifeste. Le malade nous dit que lorsqu'il transpire, c'est à ces régions que la sueur s'écoule, mais qu'elle n'est jamais abondante. Les cheveux sont clair-semés ; depuis deux mois, il en a beaucoup perdu, ce qu'il attribue à la transpiration qui les maintient constamment dans un certain degré d'humidité. Les yeux sont larmoyants ; le liquide qui s'en écoule rougit le papier de tournesol et a une saveur sucrée. Les pupilles sont habituellement dilatées, la vue est un peu affaiblie. L'examen ophthalmoscopique, fait par M. Bouisseau, interne de M. le docteur Foucher, ne révèle aucune altération des milieux, mais simplement un peu d'anémie ; du côté gauche, il existe une légère excavation de la papille, mais elle paraît être physiologique.

» La muqueuse buccale est d'un rouge prononcé, surtout au niveau de la sertissure des dents et à la face interne des joues ; la langue est large, rouge, sans enduit, présentant à la loupe de la desquamation et des papilles saillantes ; la sensibilité au tact est augmentée. La paroi postérieure du pharynx participe à la rougeur générale ; il existe quelques granulations.

» A l'auscultation de la poitrine, on constate une expiration prolongée au sommet droit et en avant ; l'inspiration y est saccadée. Au sommet gauche, il n'y a qu'un peu de rudesse de la respiration. La percussion révèle l'existence d'une matité légère au niveau de la région sous-claviculaire droite. Pas de toux, ni d'expectoration. Il y a dix-huit inspirations par minute. Le cœur paraît sain ; il n'y a pas de souffle dans les vaisseaux du cou. Le pouls est à 88, et la température prise dans l'aisselle est de 37°,4.

» Le pénis présente, au niveau du méat urinaire, une rougeur que le malade nous dit être plus marquée par moments, et être le siége de démangeaisons. La chemise présente en avant des taches empesées, dues à l'urine; le pantalon présente aussi des taches, qui paraissent formées par une poussière blanchâtre. La quantité d'urine excrétée dans les vingt-quatre heures depuis la veille est de 16 litres? Elle est limpide, décolorée, mousseuse et a un goût sucré. Elle donne, par la réaction avec la potasse, une coloration brun foncé très-marquée. On constate encore la présence du sucre au moyen du carbonate de potasse, du sous-nitrate de bismuth et de la liqueur de Barreswill. M. Lutz trouve au saccharimètre 68 p. 1000 de sucre. Le malade a ingéré 8 litres de boisson. Il ne peut pas dormir la nuit, étant obligé de se lever à chaque instant pour uriner et pour boire; il boit en effet souvent et beaucoup à la fois. Il a remarqué que l'eau et le vin calment plus sa soif que la tisane de réglisse. Une autre cause d'insomnie, sont des agacements dans les jambes ainsi qu'un sentiment désagréable de chaleur sur tout le corps, particulièrement aux pieds. Aussi a-t-il toujours refusé de se couvrir dans le lit et de mettre des chaussettes.

» *Traitement.* — Régime azoté (pain de gluten, viandes rôties) et vin.

» 9 octobre. — Le malade a mangé 1 kilo et demi de viande bouillie et rôtie, a bu 8 litres, dont 2 litres de vin. Il a uriné 12 litres. Température : 37°,4.

» 10 octobre. — Symptômes d'embarras gastrique. Le pouls est à 88. Le malade n'a bu que 5 litres et des bouillons. Il a uriné 6 litres.

» 11 octobre. — Même état, 5 litres de boisson, 5 litres d'urine.

» M. Lutz trouve 45 p. 1000 de sucre. On prescrit *deux* grammes de bicarbonate de soude.

» 12 octobre. — L'appétit revient. Pouls à 84; température 37°,4; 9 litres de boissons; 6 litres d'urine.

» 13 octobre. — Le malade se sent tout à fait bien; il a beaucoup mangé, comme d'habitude. Il se sent pris de dégoût pour le pain de gluten.

	Liquide ingéré.	Urine excrétée.	Sucre.
13 octobre.	10 litres.	13 litres.	»
14 —	8 —	10 —	»
15 —	8 —	13 —	»

Le malade ne peut plus prendre de pain de gluten. Le soir, œdème généralisé sans cause appréciable. Refroidissement probable. Un peu de tristesse. On l'engage à faire beaucoup d'exercice. Température 36°,8.

	Liquide ingéré.	Urine excrétée.	Sucre.
16 octobre.	6 litres.	10 litres.	»

» Température 37°,4.

	Liquide ingéré.	Urine excrétée.	Sucre.
17 octobre.	5 litres.	10 litres.	»
18 —	5 —	10 —	»
19 —	5 —	8 —	»
20 —	5 —	8 —	76 p. 1000

» L'œdème a complétement disparu.

	Liquide ingéré.	Urine excrétée.	Sucre.
21 octobre.	6 litres.	10 litres.	»

» Traitement par l'eau salée (*vingt* grammes de chlorure de sodium dans *deux* litres d'eau); même régime (1/2 kilogramme de viande).

	Liquide ingéré.	Urine excrétée.	Sucre.
22 octobre.	8 litres.	13 litres.	»
23 —	8 —	8 —	»
24 —	8 —	8 —	56 p. 1000
25 —	8 —	8 —	»

» 26 octobre.— Le malade urine moins souvent; il peut dormir la nuit. Ses forces lui paraissent augmentées.

» 31 octobre. — Depuis le 26 octobre, même quantité de liquide ingéré (8 litres), et d'urine excrétée (8 litres). — Sucre, 48 p. 1000.

» 1er novembre.— Le malade mange un peu moins. Il se dégoûte de la viande bouillie qu'on lui donne souvent. Il sort beaucoup.

» 5 novembre. — Même quantité de boisson et d'urine (8 litres de chaque).

» 6 novembre.—On suspend le chlorure de sodium. La peau est chaude; il y a de la fièvre. A l'auscultation, on constate que la respiration est prolongée, et qu'il y a quelques craquements. Boisson, 7 litres; urine, 8 litres.

» 7 novembre.—Respiration accélérée, craquements plus nombreux et mêlés de souffle; on entend quelques râles crépitants. Le malade n'a pas mangé; il a bu 4 litres et uriné 6 litres.

» 8 novembre. — Même état. Boisson, 4 litres; urine, 6 litres.

» 9 novembre.— Le matin, on trouve le malade en proie à une dyspnée extrême, 48 inspirations par minute. Pouls fréquent, 116 pulsations. La peau est brûlante, très-sèche; l'appétit est complétement perdu; la cavité buccale est d'une sécheresse excessive. Maigreur contrastant avec l'état bouffi des jours précédents. Le malade a froid. Temp. 39°. Boisson, 4 litres; urine, 2 litres.

» Le soir, dyspnée excessive et cyanose qui augmentent jusqu'à cinq heures du matin, le 10 novembre, moment auquel le malade est mort.

» *Autopsie.* — L'autopsie a eu lieu trente et une heures après la mort, par un temps sec.

» Le cerveau est congestionné. Rien d'appréciable dans le quatrième ventricule, ni à l'œil nu ni à l'examen microscopique fait par M. Cornil.

» *Poumons.*— Pneumonie, au troisième degré, des lobes supérieurs du poumon droit. Cette pneumonie s'est développée autour de masses caséeuses ramollies et de deux petites excavations au sommet droit.

» L'examen microscopique de ces organes donne les résultats suivants :

» Il existe tous les signes d'une hépatisation grise. Par la pression, on fait sortir un liquide tout à fait analogue, par ses propriétés, au pus. Les alvéoles pulmonaires sont remplis de globules de pus. Les cloisons des alvéoles sont généralement épaissies et infiltrées de pigment noir, surtout autour des gros vaisseaux, comme cela a lieu dans les pneumonies interstitielles et chroniques, quelles que soient d'ailleurs leurs causes.

» Le *cœur* et ses vaisseaux sont intacts.

» *Abdomen.* — Sérosité en certaine quantité dans la cavité abdominale. Le foie est congestionné et volumineux et présente un commencement de dégénérescence graisseuse. Les reins ont conservé leur forme, leur volume, leur couleur et leur consistance habituels. La membrane propre s'enlève facilement. A la coupe, décoloration de la substance corticale, qui est un peu plus saillante, d'aspect légèrement tomenteux, tandis que la substance médullaire est plus foncée. Celle-ci est comme comprimée par la substance corticale.

» Au microscope, M. Cornil trouve que la surface de section de la substance corticale a une couleur grisâtre opaque. Les tubes urinifères étaient tous remplis de cellules présentant des granulations graisseuses assez grosses, de 0mm,2 à 0mm,3 de diamètre. Les glomérules de Malpighi étaient normaux, ainsi que les vaisseaux. Cet état gras du rein représente le 2e degré de Frerichs.

» En résumé, nous avons eu affaire à un malade qui, né d'un père mort probablement phthisique, et ayant eu deux sœurs mortes aussi d'affections de poitrine, s'est néanmoins très-bien porté, à part une fluxion de poitrine, jusqu'à l'âge de vingt-cinq ans environ, époque à laquelle il paraît avoir subi, sans cause appréciable, les premières atteintes de la maladie qui devait le conduire au tombeau. Elles se montrèrent vingt-deux mois avant la mort et consistèrent en une perte de forces qui se manifesta par de la fatigue survenant facilement et rapidement, et en une diminution des désirs génésiques. Cinq mois après, encore sans cause appréciable, surviennent des symptômes caractérisés par : augmentation de la faim et de la soif, fréquence de la miction. Cet état reste à peu près stationnaire pendant huit mois environ, lorsque se montre une aggravation des divers symptômes à la suite de diarrhée et d'un violent accès de fièvre. Cette aggravation devient telle qu'il est obligé d'entrer à l'hôpital, deux mois après l'accès de fièvre, près de seize mois après l'apparition des premiers accidents. On constate alors, pour la première fois, la présence du sucre dans son urine. Après un séjour d'un peu plus de trois mois à l'hôpital, il en sort amélioré, à la suite d'un traitement par le régime azoté et le bicarbonate de soude. Cette amélioration dure tout au plus un mois, pendant lequel il habite la campagne, faisant beaucoup d'exercice et mangeant de tout, mais surtout du lard et du jambon et buvant beaucoup de bière. Il revient à Paris le 1.er septembre pour se faire soigner de nouveau. Vers cette époque, quinze mois à peu près après l'apparition de la polyurie et de la polidypsie, on dose son urine et l'on y trouve 86 p. 1000 de sucre. Il urinait de 15 à 16 litres environ. Il est soumis de nouveau au traitement par les alcalins, mais ne tarde pas à l'abandonner, et rentre pour la seconde fois à l'hôpital, le 3 octobre, vingt et un mois après l'apparition des premiers accidents, présentant, en outre des symptômes du diabète confirmé, ceux d'une lésion pulmonaire chronique, ainsi que de l'ascite et de l'œdème de la face. Cinq jours après sa rentrée, survient un embarras gastrique qui paraît enrayer la marche du diabète ; mais cette amélioration ne persiste pas. Un mois après sa rentrée, après des alternatives d'amélioration et d'aggravation dans son état, il est pris d'une pneumonie à marche très-rapide, qui l'emporte quatre jours après, le 10 novembre à cinq heures du matin. Dans l'intervalle de son séjour à l'hôpital, il avait été soumis consécutivement au régime azoté et au traitement par le bicarbonate de soude, puis par le chlorure de sodium.

» L'autopsie montra une hépatisation grise, développée autour de masses caséeuses ramollies et d'excavations accompagnant les lésions caractéristiques d'une pneumonie chronique, une congestion avec augmentation de volume du foie qui présentait aussi un commencement de dégénérescence graisseuse ; cette dégénérescence occupait aussi le rein.

» Tel est le résumé de cette observation, qui nous a paru intéressante sous plusieurs rapports, sur lesquels nous désirons attirer l'attention.

» Les causes sont très-obscures, comme du reste l'étiologie du diabète en général. Nous ne trouvons rien au point de vue de l'alimentation, de l'habitation ou de l'hérédité, qui puisse expliquer la maladie chez notre sujet. Nous devons faire remarquer pourtant que la maladie probable du père et des deux sœurs a été la phthisie pulmonaire. Y a-t-il eu diabète méconnu, au moins chez le père ? On comprend qu'en l'absence de renseignements plus précis, nous devions rester dans le doute, aussi posons-nous la question sans la résoudre

» Le malade avait vingt-cinq ans au début de son affection ; il n'était donc pas dans la période décennale, qui est indiquée comme étant la plus fréquente, par Griesinger et M. Contour ; cette période étant de trente à quarante ans. Il se trouvait dans celle qui, d'après Griesinger, occupe le deuxième rang par ordre de fréquence, de vingt à trente ans.

» La marche de l'affection au début a été très-lente ; en effet, les premières atteintes de la maladie paraissent remonter à janvier 1866 et consistent en perte des forces et diminution des désirs génésiques. Cinq mois après paraissent la polyphagie, la polydipsie et la polyurie, mais à un faible degré. Ce n'est que huit mois après, treize mois par conséquent après le début des accidents, que se montrent, à la suite d'un violent accès de fièvre, des phénomènes bien tranchés. Faut-il attribuer au refroidissement que le malade a dû subir en se levant pour aller boire, le corps étant probablement en sueur, l'aggravation ou même la production des symptômes caractéristiques du diabète ? Nous ne le croyons pas ; en effet, le refroidissement, s'il a lieu, n'est survenu qu'à l'occasion de la polydipsie, et il est probable que dès ce moment le malade faisait du sucre, quoique ce fait n'ait été constaté que deux mois plus tard par M. le docteur Simonnet.

» Une fois la maladie confirmée, nous trouvons le tableau complet des symptômes du diabète : glycosurie, polyurie, polyphagie et autophagie. La maigreur, dépendant de l'autophagie, est peu marquée d'abord ou au moins masquée par de l'ascite et de l'œdème de la face.

» Indépendamment du sucre dans l'urine, on en trouve encore dans la salive, la sueur et les larmes. La salive est sucrée au goût et acide à la réaction du papier de tournesol, ce qui serait dû, d'après plusieurs auteurs, à la formation d'acide lactique, par suite de la décomposition du sucre. C'est cette acidité de la salive qui paraît avoir amené la rougeur de la cavité buccale et la desquamation de la langue. A la présence du sucre dans la sueur doivent se rattacher l'irritation de la peau et la sensation de chaleur, si gênante pour le malade. A la présence du sucre dans l'urine doivent être rapportés la rougeur et le prurit au niveau du méat. Ce dernier phénomène augmentait avec la quantité de sucre contenu dans l'urine. A la polyurie se rapporte la sécheresse de la peau ; nous devons faire remarquer que cette sécheresse n'était pas générale, et que quelques parties du corps étaient le siége de sueurs, parfois assez abondantes ; fait assez peu usuel chez les diabétiques.

» Le rapport entre la quantité du liquide ingéré et la quantité d'urine excrétée a été en énéral assez constant ; plus le malade buvait, plus il urinait, plus aussi il y avait de sucre dans l'urine. Pourtant, pendant la période de dix jours qui suivit son embarras gastrique, on remarque une différence assez notable entre le liquide ingéré et l'urine excrétée, diffé-rence qui a varié du tiers à la moitié en plus, en faveur de l'urine excrétée. A cette même période, il y a eu augmentation dans la quantité du sucre, malgré la petite quantité relative de liquide ingéré. Néanmoins, pendant une assez longue période, les deux quantités de liquide ingéré et de liquide excrété ont exactement correspondu, fait qui vient à l'appui de l'opinion de Nasse, Griesinger et Vogel, que ces deux quantités correspondent ordinairement, et que le désaccord entre les deux quantités est accompa-gné de diminution du corps et même d'accidents graves, et quelquefois même mortels, contrairement à ce qui était admis autrefois, en particu-lier par J.-P. Franck et Christison.

» La plus grande quantité de sucre éliminée qu'on ait constatée, pendant le séjour du malade à l'hôpital, a été de 76 grammes pour 1000, à une époque où il urinait 8 litres par jour ; il a donc éliminé jusqu'à 608 gram-mes de sucre dans les vingt-quatre heures ; à sa rentrée, on avait trouvé 68 pour 1000 de sucre pour une quantité de 16 litres excrétée, ce qui donnerait une perte de sucre de 1088 grammes dans les vingt-quatre heures, et même d'après les renseignements fournis par le malade, M. Bouchardat aurait trouvé 86 pour 1000 de sucre, à une époque où il urinait de 15 à 16 litres par jour, ce qui ferait monter la quantité de sucre éliminée, à un moment donné, dans les vingt-quatre heures jusqu'à 1376 grammes. Nous donnons ce chiffre énorme sous toutes réserves, car il se peut que la mémoire du malade ait été infidèle (1).

» La température du corps, prise dans l'aisselle, s'est maintenue à 37°,4 d'une façon assez constante, ce qui est en opposition avec l'opinion de Griesinger, de Rosenstein et de Lomnitz, qui la fixent à 36° et au-dessous. L'impuissance a été un des premiers effets de la maladie ; pourtant le ma-lade a eu une érection suivie d'éjaculation dans le cours de l'affection. Les troubles de la vue ont été peu marqués, il n'y a eu qu'un certain degré d'affaiblissement.

(1) Je pense que ce malade a exagéré la quantité d'urine rendue, comme le font souvent les malades interrogés dans les hôpitanx. Ce malade ne m'avait pas indiqué cette quantité. Je l'ai trouvé, autant que je puis me le rappeler, dépourvu d'intelligence et de volonté.

» La marche de la maladie a présenté comme phénomène saillant la diminution de la glycosurie, de la polyurie et de la polyphagie lors de l'apparition de deux affections aiguës intercurrentes, l'embarras gastrique et la
pneumonie. Cette pneumonie est arrivée très-rapidement au troisième
degré et a amené la terminaison fatale, ainsi que cela arrive assez fréquemment chez les diabétiques. Le nôtre présentait, en outre, tous les
symptômes de la phthisie pulmonaire, qui, d'après Griesinger, emporte
près de la moitié de ces malades et devait tôt ou tard amener cette terminaison fâcheuse. Notons aussi un œdème généralisé qui survint après
l'embarras gastrique et disparut complétement cinq jours après.

» Aucune des lésions trouvées à l'autopsie n'appartient en propre au
diabète. Sous l'influence de la théorie de M. Claude Bernard sur la pathologie de cette maladie, on avait été porté à rechercher une altération caractéristique dans le foie, mais on ne l'a pas trouvé, et Griesinger a établi
par l'examen de 64 autopsies de diabétiques dans lesquelles on n'a trouvé
que 2 ou 3 cas de congestion du foie, que cette lésion ne pouvait pas être
attribuée au diabète, ainsi qu'on avait été disposé à le faire. Ces résultats ont
contribué à diminuer singulièrement la valeur de la théorie de M. Claude
Bernard. Du reste, ainsi que le fait remarquer M. Jaccoud dans son travail sur l'humorisme et dans ses leçons de clinique sur le diabète sucré,
les divers troubles qui caractérisent le diabète « démontrent la perturbation du processus nutritif dans son ensemble, et non pas le trouble d'un
seul organe ». Aussi ne croyons-nous pas que la congestion avec augmentation de volume du foie, qui a été trouvée dans notre cas, puisse être
rapportée au diabète; elle doit plutôt être attribuée à l'asphyxie considérable à laquelle a succombé la malade, par suite de sa pneumonie.

» Les poumons présentaient une hépatisation grise qui s'était développée
autour de masses caséeuses ramollies et d'excavations; on y trouvait, en
outre, des lésions propres à la pneumonie chronique. Ce dernier ensemble
de lésions, pneumonie, masses caséeuses et excavations, appartient,
comme on le sait, d'après les idées qui commencent à avoir cours, à une
des formes de la phthisie pulmonaire. Il y avait, en outre, une dégénérescence graisseuse du foie et des reins. Notons enfin l'intégrité du plancher
du quatrième ventricule.

» Le traitement a consisté d'abord dans un régime azoté et l'administration du bicarbonate de soude; il a paru avoir un bon résultat au début,
mais plus tard ce résultat devint nul. Du reste, le malade s'est facilement
dégoûté du régime azoté. On essaya aussi du chlorure de sodium, mais
sans aucun effet. »

J'ai reproduit cette longue observation parce qu'elle renferme des
détails intéressants.

Je dois ajouter que ce malade était âgé de moins de 20 ans quand il est devenu glycosurique, qu'il s'est toujours très-imparfaitement soigné et que dans l'examen des poumons tout indique que ces organes étaient depuis longtemps altérés.

Quoi qu'il en soit, il est un axiome de prophylaxie que je répète dans toutes mes consultations dans le but d'éviter la complication de la pneumonie ou de la bronchite : *Éviter avec le plus grand soin toutes les chances de refroidissements non suivis de réaction.*

Soins spéciaux dans les cas de pneumonie foudroyante. — « Lorsque la pneumonie diabétique est foudroyante, les moyens à employer, dit M. Marchal (de Calvi), pendant le peu de temps qu'elle laisse, ne peuvent avoir d'autre résultat que de soutenir le moral du malade et des proches. Si la lutte est possible, on doit tirer un peu de sang par les sangsues ou les ventouses, en tâtant l'organisme; donner l'aconit à petites doses rapprochées, le kermès, l'ipéca, mais non l'émétique, qui pourrait déprimer irrémédiablement la résistance vitale; appliquer des révulsifs sur les extrémités inférieures, au besoin un vésicatoire sur la poitrine; administrer le calomel pour exciter la sécrétion biliaire et vider l'intestin. Je me suis bien trouvé, dans un cas de pneumonie chez un grand buveur, de l'usage de l'acétate d'ammoniaque et de l'opium, après une application de sangsues; or, il existe le plus grand rapport, quant à l'affaiblissement de la vitalité, entre les *alcoolisés* et les diabétiques. J'ai donné aussi l'acétate d'ammoniaque uni à l'opium, avec un succès marqué, dans un cas de pneumonie typhoïde primitive. »

J'ai aussi employé avec succès, dans un de ces cas désespérés, une potion avec 4 grammes d'ammoniaque liquide concentrée pour 120 grammes de potion gommeuse à administrer par cuillerées toutes les cinq, dix ou vingt minutes selon l'effet. M. Hervez de Chégoin m'a assuré aussi avoir prescrit avec succès le même moyen dans un de ces cas de grave complication de pneumonie.

Aujourd'hui je serais moins réservé pour l'emploi des émissions sanguines.

Dans toutes ces conditions, il faut agir promptement, énergiquement, faire des efforts pour animer la respiration. Dans tous ces cas si graves où le poumon devient inhabile à remplir ses fonctions, l'emploi de l'électricité (voyez à l'article Traitement : FARADISATION) doit être tenté.

J'ai donné le nom de pneumonie à cette redoutable complication. Il est évident que c'est une *pneumonie toute spéciale.*

III. — BRONCHITE, CATARRHE PULMONAIRE.

Les glycosuriques sont souvent atteints de bronchite ou de catarrhe pulmonaire, et chez quelques-uns d'entre eux cette complication présente de la ténacité; je la redoute pour plusieurs motifs. Le premier, c'est qu'elle diminue l'ampleur de la respiration, le second qu'elle abaisse le niveau des forces et par conséquent diminue l'exercice; la conséquence est une augmentation de glycose dans les urines, toutes choses étant égales pour l'alimentation; le troisième motif c'est la tendance qu'ont ces malades et ceux qui les entourent de leur prescrire alors des tisanes sucrées, je me borne à leur donner des infusions de violettes, de thé, de fleurs d'oranger, sans sucre, additionnées de quelques cuillerées de crème pour chaque tasse; je leur ordonne volontiers 1 à 3 centigrammes d'extrait d'opium, en se couchant, ou une pilule de cynoglosse de 20 centigrammes.

SECTION IV. — ACCIDENTS GANGRÉNEUX DE LA GLYCOSURIE.

Les accidents gangréneux de la glycosurie constituent aujourd'hui un des chapitres les plus intéressants, et, grâce aux travaux de M. Marchal (de Calvi), les plus complets de l'histoire du diabète sucré.

Ces accidents comprennent les *anthrax*, les *furoncles* et les *gangrènes proprement dites*. Il est arrivé pour ces complications ce qui s'est déjà présenté pour d'autres; à peine mentionnés avant les fortes études de M. Marchal (de Calvi), on a depuis été conduit à en exagérer la fréquence et l'importance. Deux raisons principales expliquent le désaccord qui semble se montrer entre M. Marchal et moi sur cette question de fréquence; la première c'est qu'il est chirurgien et que je ne suis que médecin; les personnes qui éprouvent les atteintes de ces accidents gangréneux s'adressent plutôt à lui qu'à moi; la seconde c'est qu'on doit éprouver une prédilection bien naturelle pour l'œuvre qu'on a fondée.

Il est deux faits sur lesquels je tiens à appeler l'attention sans pouvoir cependant les affirmer : le premier c'est que ces accidents graves de la gangrène (anthrax, gangrène) se montrent surtout chez les malades atteints depuis longtemps de glycosurie; le second c'est qu'à l'encontre de la pneumonie ces accidents sont presque autant à redouter pour les glycosuriques au régime dont les urines ne contiennent que peu de glycose que pour ceux dont les urines en renferment beaucoup. Mais ces malades font des repas trop abondants et trop succulents. Ils produisent trop d'acide urique. Les meilleurs moyens prophylactiques sont l'exercice et la sobriété. Dans le régime, plus de salades que d'œufs et de viandes. Les accidents gangréneux de la glycosurie sont, dit-on, communs dans les pays chauds.

J'ai appris, il y a quelque temps, par M. Becquerel, la mort d'un de nos jeunes confrères qui, fortement atteint de glycosurie, avait vu, grâce au traitement hygiénique, la glycose disparaître de ses urines et ses forces revenir. Il succomba aux suites d'un énorme anthrax qui se développa sur son cou.

J'ai remarqué, ce qui du reste s'observe souvent chez les glycosuriques anciens comme je l'ai dit déjà, que les urines des malades atteints des complications gangréneuses renfermaient un peu d'albumine ou d'une matière albuminoïde qui les rendait mousseuses à l'ébullition.

Il ne me reste plus qu'à extraire de l'ouvrage de M. Marchal (de Calvi) quelques passages se rapportant à ces accidents gangréneux et à leur traitement.

«Les *eschares gangréneuses* sont quelquefois très-petites, surtout quand elles sont nombreuses (1). Quant à l'épaisseur, quelquefois l'eschare n'atteint que les couches superficielles de la peau, et ne laisse qu'une simple ulcération, ou même se dessèche, se flétrit et s'exfolie, sans laisser de plaie. D'autres fois, elle envahit toute l'épaisseur du derme, dont elle enlève un morceau comme par un emporte-pièce, ou même elle comprend le tissu cellulaire, un tendon, et s'étend jusqu'aux os.

» Le mieux, dit Marchal, est de toucher le moins possible aux parties atteintes par la gangrène diabétique, attendu que si l'action chirurgicale dépasse ce qui est mort, il y a chance qu'elle ajoute à la mortification. On ne risque rien à attendre, surtout si le malade peut se lever et prendre un peu d'exercice : car, on ne saurait trop le répéter, le mouvement est de première nécessité pour les diabétiques.

» Entourer l'eschare d'une couche de collodion pour empêcher l'inflammation de s'étendre ; appliquer sur l'eschare, soit un cataplasme d'oseille au saindoux, ou un cataplasme de farine de lin dans lequel on fait fondre une tablette d'onguent de la mère ; quand l'eschare est détachée, panser la plaie avec un digestif pour la déterger, plus tard la recouvrir d'une toile sur laquelle on a étendu une couche épaisse d'onguent Canet ; avant tout et par-dessus tout prescrire le régime anti-glycohémique ; relever ou soutenir les forces du malade par le fer et le quinquina : voilà, en résumé, sauf les indications particulières que chaque cas peut présenter, quel me paraît devoir être le traitement des eschares diabétiques (2).

» *Ulcères diabétiques.* — Ces ulcères succèdent à la gangrène, qu'elle existe sous forme d'eschares, ce qui est l'ordinaire, ou sous forme d'an-

(1) Marchal, *loc. cit.*, p. 265.

(2) On le voit, M. Marchal applique fidèlement mes préceptes, régime, exercice, malgré les difficultés qui accompagnent les eschares gangréneuses.

thrax, par exemple. Dans l'un et l'autre cas, il y a élimination d'une partie mortifiée, et c'est par l'inflammation des tissus en contact avec cette partie que la séparation du vif d'avec le mort s'opère, et que, inséparablement, l'ulcère s'établit.

» Contre l'ulcère phagédénique, je tenterais la cautérisation au fer rouge, large et profonde, réitérée au besoin, si, toutefois, je n'avais pas réussi à modifier les tissus en les touchant avec une solution aqueuse d'iode iodurée à saturation. Soit dit en passant, c'est là, que je sache, le meilleur modificateur du phagédénisme syphilitique.

» *Furoncles diabétiques.* — Généralement, ils commencent la série des accidents gangréneux. Un homme est atteint de furoncles, d'ampoules, de petites eschares ; puis, un jour, il a une gangrène proprement dite ; on interroge, on examine, et l'on découvre qu'il est depuis longtemps diabétique.

» Localement, je traite tous les furoncles, diabétiques et autres, de la même manière, en étendant plusieurs couches d'enduit à la base de la tumeur jusqu'à une certaine distance, et en appliquant par-dessus l'enduit, soit des maturatifs, soit des cataplasmes émollients quand la douleur est trop vive. J'ai reconnu que le cataplasme n'empêche pas l'effet répressif de l'enduit imperméable, tandis que, appliqué seul, il augmente généralement la tension inflammatoire et favorise la production de nouveaux furoncles dans le voisinage.

» L'*anthrax diabétique* est une des graves complications de la glycosurie ; sans être aussi fréquent qu'on l'a dit, il s'observe encore assez souvent ; j'ai vu deux ou trois malades succomber à ses suites. C'était des glycosuries méconnues et non soignées. L'anthrax peut être très-étendu, mais il va toujours en s'élevant de la circonférence au centre ; il a un sommet, et c'est ce qui le distingue du phlegmon diffus, dans lequel l'inflammation s'étend en surface au lieu de s'élever en mamelon au centre.

» Les anthrax diabétiques présentent, d'après M. Fonseca, de très-petits pertuis, plus petits que ceux des anthrax ordinaires ; ils ont des bords renversés, et offrent à l'intérieur une cavité comme celle d'un kyste ; en outre, ils suppurent facilement, et le pus en est très-fluide, d'une couleur marron, et d'une odeur de miel fermenté.

M. Marchal combat l'anthrax diabétique à l'aide de pansements faits avec le collodion de M. Robert-Latour.

» Le mode d'application de l'enduit est le même que pour le furoncle. Il faut, si je puis m'exprimer ainsi, faire la part du feu, et arrêter la couche d'enduit à une certaine distance du centre, réservé à la destruction. Il faut aussi que l'enduit dépasse de beaucoup les limites de la tumeur. Deux effets se produisent d'une manière frappante : la répression de l'inflammation à la circonférence de l'anthrax, et sa concentration vers le sommet, où le travail de désorganisation se précipite visiblement. On y aide encore par des maturatifs. Entre autres moyens, les cataplasmes d'oseille et de saindoux, auxquels on ajoute un ou deux jaunes d'œuf, répondent à cette indication. Quand le centre est ramolli, on y plonge le bistouri largement. Il sort du pus et des lambeaux de tissu cellulaire. Une solution d'iode promenée dans le foyer au moyen d'un fort pinceau fait d'une tige de bois à l'extrémité de laquelle on roule de la ouate de coton, sert merveilleusement à le déterger, et, en même temps, par un effet très-curieux du précieux médicament, à rapprocher les parois de l'excavation. La dévastation va toujours plus loin qu'on n'aurait supposé d'après l'aspect extérieur, et l'on n'en finit pas avec les lambeaux mortifiés dont il faut attendre l'élimination. Un linge fenêtré enduit d'onguent de styrax, porté jusqu'au fond du foyer, des bourdonnets lâches et un matelas de charpie, des compresses douces et un bandage approprié, complètent l'appareil. On renouvelle le pansement selon le besoin; seulement toutes les vingt-quatre heures, si c'est possible. »

J'ai trouvé utile de déterger le foyer avec un fort pinceau imbibé de solution alumineuse benzoïnée de Mentel. Renouveler ce pansement trois fois par jour.

Je renvoie à l'ouvrage de M. Marchal (de Calvi) pour l'étude du phlegmon diabétique, des lésions diabétiques des muscles et des parties dures du spacèle diabétique, pag. 295 à 349, et de la gangrène du poumon diabétique, pag. 388.

V. — Lésions cérébro-spinales diabétiques.

« Quant aux symptômes, dit M. Marchal, qui peuvent traduire les accidents cérébro-spinaux diabétiques, ils sont nombreux et divers : ce sont des douleurs à la tête, au rachis, aux jambes, des fourmillements; l'anesthésie; des aberrations de la tactilité; des sifflements, étourdissements, tournoiements, vertiges; la paralysie sous toutes les formes; la contracture, les convulsions; la perte de la mémoire, l'affaiblissement général de l'intelligence, etc.

» La gravité des accidents cérébro-spinaux se mesure à l'importance des organes affectés et à l'état général du sujet. »

Une bonne direction hygiénique se rapportant à la glycosurie m'a paru avoir plus d'importance que tous les remèdes ou médication locale qu'on pourrait diriger contre ces complications spéciales. Dans quelques cas, j'ai vu s'amoindrir, disparaître même des symptômes qui paraissaient formidables par cette unique intervention. Il est toujours assez temps d'employer d'autres armes lorsqu'on a reconnu l'impuissance de celles qu'on manie habituellement et qui sont inoffensives. D'ailleurs, il importe de ne pas compliquer un problème déjà si difficile.

Je reviendrai, dans la partie consacrée à l'étiologie, sur les lésions cérébro-spinales diabétiques primitives. Mais il est un point qui se rattache trop immédiatement aux complications de la glycosurie, pour que je ne m'y arrête pas un instant. Chez plusieurs glycosuriques, j'ai observé des accidents cérébraux d'origine congestive. J'ai observé ces accidents longtemps après l'invasion de la glycosurie, et à une époque où cette maladie avait disparu ou était considérablement modifiée. Pour la plupart du temps, ces accidents cérébraux n'étaient pas rattachés soit par les médecins ordinaires, soit par les familles, à la glycosurie. Comme ils s'observaient surtout chez des personnes avancées dans la vie, on ne voyait qu'une simple coïncidence, mais pour moi je serais tenté de considérer ces accidents comme une complication ; ils s'observent surtout chez les glycosuriques qui mangent plus de viande et prennent plus d'alcooliques qu'il ne faudrait. Une grande sobriété, des selles régulières, de l'exercice, des frictions sèches m'ont paru les meilleurs moyens de prévenir ces accidents. Je parlerai plus loin de l'impuissance et de l'hypochondrie liées à la glycosurie.

VI. — MALADIES DU FOIE.

Dans mon Annuaire de 1841, page 200, je disais à propos de la complication des maladies du foie avec la glycosurie :

« On a rarement insisté avec force sur les complications du diabète, résultant d'une altération dans l'appareil sécréteur de la bile. Eh bien ! cependant, rien n'est plus commun ; le diabète s'accompagne presque toujours d'une aberration fonctionnelle du foie.

» Il est un fait général sur lequel je compte appeler l'attention des médecins, c'est la relation intime qui semble exister entre l'appareil urinaire et l'appareil biliaire. Je ne serais pas éloigné de proposer une explication de cette coïncidence qui rencontrera bien des incrédules, c'est qu'on pourrait considérer les reins et le foie comme les deux pôles d'une pile énergique, d'un côté production d'un liquide acide, et de l'autre d'une matière alcaline. La plupart des sécrétions de l'économie pourraient ainsi s'expliquer. On comprendrait alors facilement qu'une sécrétion étant modifiée, la sécrétion correspondante doit se ressentir aussitôt de cette altération. Les désordres d'un côté doivent nous faire pressentir les désordres d'un autre côté; quand l'urine est altérée, la bile doit l'être, et *vice versa*. »

Il y avait dans ce que je viens de reproduire à côté du fait d'observation une vue de l'esprit qui a besoin d'être contrôlée. Depuis on a singulièrement exagéré les complications des maladies du foie dans la glycosurie.

C'est surtout après la publication du beau mémoire de M. Cl. Bernard sur la glycogénie hépatique (1) que ces exagérations se sont produites. M. Crouyant et M. Fauconneau dans son excellent guide (2) disent que 32 fois sur 40 le foie est malade dans la glycosurie. J'ai constaté assez fréquemment l'engorgement simple du foie dans la glycosurie ; mais, comme le dit avec beaucoup de raison M. Durand-Fardel, « si l'on considère que l'engorgement simple du foie ne s'accompagne pas de glycosurie dans l'immense majorité des cas, et, si l'on tient compte du nombre de diabétiques qui ne présentent rien de semblable, on sera sans doute porté à croire qu'il ne s'agit là que de simples complications. Dans tous les cas, je ne vois, dans les faits que j'ai observés, rien qui autorise à reconnaî treun diabète d'origine manifestement hépatique. »

Je reviendrai, à l'article Étiologie, sur le rôle du foie dans la glycosurie; je vais reproduire un article de mon Mémoire de 1851, qui se rapporte à la thérapeutique de cette complication.

« De l'emploi des purgatifs pour modifier la sécrétion du foie dans la glucosurie. — Depuis la publication de la monographie de 1841, je n'ai jamais manqué d'avoir l'attention éveillée sur la constance d'une aberration fonctionnelle du foie dans la glucosurie. C'est dans le but de modifier la sécrétion de cet organe que j'emploie dans cette maladie les purgatifs les plus divers, souvent avec un succès marqué et presque toujours avec un incontestable avantage : tantôt je me contente de trois à quatre cuillerées par jour de graine de moutarde blanche ; tantôt je prescris les purgatifs drastiques les plus énergiques, la scammonée, la coloquinte, les grains de vie, les pilules de Belloste, qu'en particulier j'ai trouvées utiles; quelquefois j'ai recours à l'huile de ricin, souvent unie à l'éther ; j'ai retiré des avantages de l'emploi du remède de Durande, Je prescris également l'extrait de fiel de bœuf, le savon médicinal quelquefois à dose élevée, la magnésie calcinée, qui, spécialement ici, est d'un très-bon usage. Je reviendrai sur son emploi dans les articles du Traitement consacrés aux alcalins et aux modificateurs de la fermentation glycogénique.

On le voit, je mets souvent en œuvre et avec profit les modificateurs

---

(1) Claude Bernard , *Nouvelle fonction du foie comme organe producteur de matière sucrée, etc.* Paris, 1853, in-4°.

(2) Fauconneau-Dufresne, *Guide du diabétique.* Paris, 1861.

les plus divers de la sécrétion biliaire ; quand les malades peuvent supporter facilement l'extrait de fiel de bœuf à dose suffisante pour régulariser une ou deux selles par jour, ce médicament est le plus avantageux. Je l'associe souvent avec son poids de poudre de rhubarbe. »

CALCULS BILIAIRES. — Les modificateurs dont je viens d'indiquer brièvement l'emploi sont non-seulement utiles pour activer les fonctions du foie, mais aussi pour favoriser l'excrétion de calculs biliaires dont j'ai assez souvent constaté l'existence chez les glycosuriques qui avaient passé quarante ans et dont l'alimentation azotée était trop riche. Si les salades de feuilles, le sel de seignette et les alcalins légers dont nous parlerons au livre du traitement, sont utiles aux glycosuriques, c'est aussi pour prévenir cette complication.

VII. — ALBUMINURIE.

J'ai dit déjà page 17 que les urines des diabétiques renfermaient souvent des matières albuminoïdes, et quelquefois de l'albumine dans les glycosuries chroniques. Le plus souvent, dans ces cas, les glycosuriques se plaignent de douleurs dans la région des reins.

Ce n'est point ordinairement la maladie de Bright qui vient s'ajouter à la glycosurie, ce n'est qu'une fatigue progressive de l'appareil sécréteur de l'urine, qui laisse passer de l'albumine après avoir pendant longtemps éliminé de la glycose. Cependant il est des cas ou j'ai constaté les symptômes caractéristiques de la maladie de Bright, accidents gastriques, amaurose de Landouzy, hydropisie, etc., survenant chez les glycosuriques ayant de l'albumine dans les urines. Chose remarquable, quand ces symptômes de la complication s'accentuent, la glycose diminue considérablement dans les urines. Ces cas sont évidemment les plus graves. Je vais reproduire le paragraphe de mon mémoire de 1851, consacré à la *complication de l'albuminurie avec la glucosurie.* « Quelques auteurs, en prenant pour autorité le commencement d'une observation de Dupuytren (qui plus tard a été complétée par une mort prématurée), ont avancé que c'était un signe très-favorable de voir l'albumine apparaître dans l'urine d'un glucosurique. Les faits que j'ai observés, qui s'accordent au reste avec ce qu'a vu Prout, sont *absolument contraires à cette opinion.* Règle générale, je regarde comme une complication très-fâcheuse l'apparition de l'albumine dans l'urine d'un glucosurique ; cette apparition n'a été en aucune manière, dans tous les faits que j'ai observés, l'indice de la disparition du glucose. La présence de l'albumine dans l'urine des glucosuriques n'est pas une chose rare, j'en ai reconnu l'existence dans plusieurs cas de glucosurie.

6

» Quoique cette complication soit toujours défavorable, je dois dire que le pronostic de l'albuminurie compliquée de glucosurie doit être moins grave que le pronostic de l'albuminurie non compliquée de glucosurie. On sait combien sont rares les guérisons solides dans les cas d'albuminurie chronique. Eh bien, j'ai vu plusieurs albumino-glucosuriques dont les urines sont revenues à l'état normal. On sait aussi combien il y a peu de chance de voir un malade atteint d'albuminurie chronique se conserver avec les apparences de la santé sans décliner journellement. J'ai vu un glucosurique qui est devenu albuminurique à la suite de l'application d'un vésicatoire. Sous l'influence d'un régime approprié, le sucre a disparu des urines, l'albumine y est restée en proportion très-notable, et cependant il ne dépérit en aucune manière, et remplit avec beaucoup de distinction des fonctions actives. (Depuis que ce qui précède a été écrit, ce malade entreprit un voyage à Paris avec les apparences d'une bonne santé. Il succomba le jour même de son arrivée.)

J'ai vu un autre malade dans les mêmes conditions de santé apparente, quoique ses urines continssent depuis près de deux ans une faible propor-tion de sucre, 15 grammes environ par litre, et une proportion notable d'albumine.

Ces deux malades ne rendent en moyenne qu'un litre d'urine dans les vingt-quatre heures; ils suivent exactement le traitement de la gluco-surie.

Il est évident que l'albuminurie des glucosuriques, quoique constituant une complication toujours très-fâcheuse, est moins redoutable que l'albu-nurie isolée; c'est aussi le pronostic de Rayer. »

L'opinion que j'ai émise, d'après des faits que j'ai observés depuis une vingtaine d'années, de la possibilité de la complication (heureusement rare) de la maladie de Bright avec la glycosurie, a été démontrée par une au-topsie. « M. Lecorché (1), dans son *Mémoire sur la cataracte diabétique* (*Archives générales de médecine*, numéros de mai, juin et juillet 1861), rapporte un cas de maladie de Bright, avec autopsie, chez un diabétique. Les altérations rénales caractéristiques étaient avancées, quoique les urines ne fussent albumineuses que depuis deux mois environ. Si le dia-bète, dit M. Marchal, peut créer la maladie de Bright comme il crée la phthisie pulmonaire, et s'il était prouvé que l'albuminurie est le fait pri-mitif dans la maladie de Bright et procède d'un vice de la nutrition géné-rale, les lésions rénales étant consécutives, il pourrait donc exister deux sortes d'albuminuries holopathiques par le fait du diabète : l'une pure-ment cachectique, sans lésion des reins; l'autre, par suite de maladie de

(1) Marchal de Calvi, *loc. cit.*, p. 462.

Bright, conséquemment avec lésions, et lésions spéciales, mais consécutives, de ces organes. »

D'après mon observation, je crois à l'existence de ces deux formes d'albuminurie comme complication de la glycosurie. Heureusement que celle par suite de la maladie de Bright est de beaucoup la plus rare; je suis convaincu aussi par 128 observations que nous avions recueillies avec Stuart Cooper et que nous n'avons pas publiées, que l'albuminurie est le fait primitif dans la maladie de Bright, que l'altération rénale n'est que secondaire.

J'ai vu dernièrement un glycosurique qui n'a plus de glycose dans les urines, mais qui depuis quinze ans a toujours de l'albumine et dont la santé paraît très-bonne. Je rapporte à l'article consacré à l'emploi des *bains de mer*, l'observation d'un glycosurique albuminurique guéri.

Dans les cas de complications de l'albuminurie, je prescris habituellement d'après M. Devouves, et d'après mon ancienne observation, le sulfate de quinine à la dose de 1 gramme chaque jour en trois prises dans quelques cuillerées de café noir. M. Marchal fait manger du raifort râpé, j'ordonne habituellement d'en mâcher de minces tranches.

VIII. — GOUTTE ET GRAVELLE URIQUE (POLYURIQUE).

Dès 1841 (1), j'ai signalé l'existence en proportion élevée de l'acide urique dans l'urine des glycosuriques (Voyez p. 16 et App., note IX). Depuis cette époque, je suis revenu à bien des reprises sur cette question importante. Je disais dans mon Mémoire de 1851 :

« Il est démontré (2) par l'observation d'un grand nombre de glycosuriques qu'ils éliminent beaucoup plus d'acide urique que dans les conditions de la santé. Il y a longtemps que j'ai insisté sur cette surabondance d'excrétion de l'acide urique, et, par conséquent, sur son excès dans le sang à l'état d'urate de sodium chez la plupart des glycosuriques. Il n'est pas besoin d'invoquer pour cela une diathèse particulière et de conclure à l'identité de nature de la glycosurie et de la polyurique.

Les cas de calculs uriques comme complication de la glycosurie ne sont pas très-communs, j'en ai cependant observé de temps en temps, et dans ce moment je vois un de ces malades qui doit être prochainement litho-

---

(1) Bouchardat, *Annuaire de thérapeutique*, 1841, p. 180.

(2) Oui, l'excès d'acide urique coïncide habituellement avec la présence de glycose dans les urines, surtout chez les malades qui ont dépassé quarante ans ; chez les jeunes sujets, on remarque moins souvent le dépôt d'acide urique ; cela peut dépendre de trois causes : l'abondance plus grande des urines, l'acide urique reste dissous ; un exercice plus énergique, plus facile, plus ordinaire chez les jeunes sujets, et, chez les glycosuriques plus âgés, une alimentation azotée trop abondante.

tritié (1), j'en dirai autant de la goutte. C'est une complication qu'on rencontre, mais assez rarement. Oui, les glycosuriques produisent plus d'acide urique que dans l'état normal, mais cet acide urique ne s'accumule pas habituellement à l'état d'urate de sodium, dans le sang des glycosuriques et ne se concrète pas dans leurs cartilages, pour constituer la goutte, ou ne se dépose pas dans leur vessie pour former des calculs. Il est régulièrement excrété par les reins et éliminé par la vessie.

Il n'en est pas moins vrai que je pense toujours à ces complications chez les glycosuriques au régime et que je leur recommande la sobriété et l'examen de leurs urines. Je leur prescris en même temps les alcalins, le citrate, le bicarbonate de potasse, le sel de seignette, etc., quand leurs urines déposent de l'acide urique. On observe très-fréquemment ce dépôt d'acide urique ou d'urates quand, par suite d'un régime convenable, la quantité d'urine revient à l'état normal d'un litre à un litre et quart. Une température basse en favorise la formation. Ainsi je n'hésite pas à dire avec M. Marchal de Calvi : *La complication de la polyurique est la loi dans la glycosurie* (2). Mais j'adopte les conclusions pratiques de M. Durand Fardel : « Jusqu'à présent nous ne pouvons voir, dans la coïncidence de la goutte, comme de la gravelle, avec le diabète, qu'un rapprochement dont il convient d'étudier le caractère, mais qui ne se rencontre que dans des cas limités, quelle que soit leur fréquence relative. »

IX. — RHUMATISME.

M. Durand Fardel a trouvé dans ses observations vingt exemples de diabète existant chez les rhumatisants. Dans quatre cas il s'agissait de rhumatisme musculaire, dans les seize autres de rhumatisme articulaire chronique. J'avoue que mon attention ne s'est point portée de ce côté. Si je m'en rapporte à mes souvenirs, je considérais plutôt ces cas de rhumatismes dans la glycosurie comme étant de simples coïncidences et non pas comme étant soit sous la dépendance de la maladie principale, soit pouvant la déterminer. Peut-être ai-je considéré comme goutteux les malades que M. Durand Fardel considère comme rhumatisants. Dans ce cas, nous sommes complétement d'accord.

X. — TROUBLES DE LA VISION (*amblyopies, cataracte*, etc.).

J'ai déjà, dans la sémiologie, p. 42, parlé des troubles de la vision,

(1) Il l'a été heureusement.
(2) *Ibidem*, 1869, p. 287.

si communs et si remarquables dans la glycosurie. Je vais commencer par reproduire le paragraphe de mon Mémoire de 1851, qui se rapporte à ce sujet.

« *Coexistence de la glycosurie et d'une maladie grave d'une des parties essentielles de l'appareil de la vision.* — Tous les médecins qui ont observé un grand nombre de glucosuriques ont noté, dans presque tous les cas graves et anciens, soit un affaiblissement considérable de la vue, soit quelques modifications singulières dans la manière dont s'opère la vision, soit des cataractes bien caractérisées.

» Depuis que j'ai publié mes premières recherches sur la glucosurie, j'ai, chez ces malades, examiné avec soin l'appareil de la vue, et toujours dans les cas graves et anciens la vue était considérablement affaiblie.

» Dans la grande majorité des cas, surtout lorsque cet affaiblissement de la vue n'était pas très-ancien, il diminuait, disparaissait même complétement et en peu de temps sous l'influence du traitement hygiénique que j'ai fait connaître. Il s'est montré plus persistant quand la glucosurie était compliquée d'albuminurie.

» Faut-il donner le nom d'amaurose à cet affaiblissement ou à cette perversion de la vue ? On comprend sous le nom d'amaurose tant d'affections diverses, qu'en vérité il serait difficile de ne pas y réunir les accidents variés qui affectent la vision dans les maladies qui nous occupent, et qui toutes paraissent dépendre d'une modification dans l'organe essentiel de cet appareil. Cependant, considérant que ces modifications de la vue apparaissent le plus souvent loin du début de la maladie génératrice, quand elle a acquis un grand degré d'intensité, quand la dépression générale des forces vives de l'économie s'est révélée par d'autres signes tels que l'anéantissement des désirs et des facultés de l'organe de la génération, je considère plutôt ces maladies de la vue comme appartenant à un affaiblissement général que comme des affections distinctes et séparées. Les organes de la vue et de la génération sont comme des thermomètres qui nous avertissent de la dépression de l'économie tout entière, et dont l'activité se réveille quand un traitement bien ordonné fait tout rentrer dans l'ordre normal. Voilà pourquoi je désigne ces affections de la vue sous le nom générique d'affaiblissement, plutôt que sous celui d'amaurose. Reconnaissons cependant que dans l'albuminurie et dans l'hippurie, les troubles du côté de l'appareil nerveux central sont manifestes comme dans la glucosurie, et paraissent être dus à d'autres causes qu'à un affaiblissement.

» Outre cet affaiblissement de la vue sans caractère distinct autre que celui de la misère physiologique, j'ai constaté, une fois une hémiopie, trois fois tous les phénomènes de l'amblyopie congestive. Toutes ces affections des parties essentielles de l'organe de la vision ont cédé rapidement et *complétement* au traitement rationnel de la glucosurie.

» Chez plusieurs glucosuriques, j'ai observé des cataractes très-distinctes, mais à peu près stationnaires. Cette maladie de la vision, quoique n'indiquant pas par sa fréquence, comme l'affaiblissement de la vue, une coexistence nécessaire, n'en constitue pas moins un fait très-remarquable dans l'histoire de la glucosurie.

» Je dois ajouter en terminant ces rapprochements entre la coïncidence des affections de l'appareil de la vision et de la glucosurie, que lorsque l'affection de la vue est une amaurose ou un affaiblissement, quand le traitement hygiénique ne procure pas une rapide et complète amélioration dans la vision, le pronostic de la glucosurie doit être grave. On doit, dans ces cas, craindre une complication redoutable; en examinant bien l'urine, on y trouve souvent de l'albumine dont on n'avait pas soupçonné l'existence, ou bien en interrogeant attentivement les organes et les fonctions, on est conduit à admettre la coexistence d'une maladie de la moelle épinière, et peut-être de tout le système cérébro-spinal.

» Les cataractes qui accompagnent la glucosurie ne disparaissent pas avec le traitement rationnel de cette première maladie; peut-être serait-ce le cas d'employer alternativement la médication iodique et les révulsifs ammoniacaux. C'est une question intéressante que je me propose d'étudier si des occasions favorables de le faire se présentent à mon observation. »

La question de l'amblyopie glycosurique a depuis été magistralement traitée par mon ami L. A. Desmarres. Je reproduis dans l'Appendice, note XVIe(1), son remarquable travail sur les amblyopies symptomatiques d'une altération dans la composition de l'urine.

M. Lécorché (2) a repris les études commencées par L. A. Desmarres; il en a confirmé tous les résultats. « Les deux auteurs, dit M. Durand Fardel, dont je reproduis le substantiel article, distinguent une amblyopie légère et une amblyopie grave, la première ne supposant aucune altération appréciable à l'ophthalmoscope.

» L'amblyopie légère a été attribuée à l'atonie du système musculaire destiné à l'accommodation (de Graaf), participant à l'atonie du système musculaire chez les diabétiques, ou à l'appauvrissement des liquides de l'œil, en même temps qu'à l'épuisement de la rétine (Lecorché), ou à une altération spéciale de composition de l'humeur aqueuse (Mialhe).

» L'amblyopie légère consiste en général dans une vision trouble,

---

(1) L.-A. Desmarres, *Traité théorique et pratique des maladies des yeux*, t. III, p. 316.
(2) Lécorché, *De l'amblyopie diabétique* (*Gazette hebdomadaire*, 1860-1861).

amoindrie. Les malades s'en aperçoivent d'abord en lisant; il est rare qu'il y ait des mouches volantes ou des perversions de la vision. C'est quelquefois une apparence de brouillard. Ce qui caractérise surtout ces phénomènes, c'est leur mobilité. En effet, ils suivent souvent très-exactement les alternatives de la glycosurie. Lorsque l'intervention d'un régime salutaire vient à amoindrir rapidement les symptômes diabétiques en même temps que la glycosurie, la vue reprend quelquefois sa netteté en deux ou trois jours. M. Lecorché a même vu la vision se troubler à un haut point, après les repas, lorsque l'urine renfermait davantage de sucre, et s'éclaircir aux autres moments de la journée.

» Rien de plus variable du reste que l'époque de la maladie à laquelle apparaît l'amblyopie légère; c'est quelquefois dès le début, et alors même que les symptômes diabétiques sont encore peu prononcés. M. Bouchardat a vu plusieurs fois l'amoindrissement de la vue attirer l'attention des malades avant tout autre symptôme. M. Desmarres a découvert plus d'un diabétique, chez des amblyopiques qui étaient venus le consulter pour leurs yeux; et la plupart des ophthalmologistes ont sans doute rencontré des cas de ce genre. Mais il faut dire qu'il est des malades qui négligent pendant longtemps des symptômes diabétiques très-effectifs. D'un autre côté, j'ai vu ces troubles de la vision n'apparaître qu'au bout de plusieurs années d'un diabète prononcé. Mais l'amblyopie légère et passagère appartient très-généralement aux premières périodes de la maladie. Les amblyopies tardives sont ordinairement graves et persistantes.

» L'amblyopie grave appartient donc principalement aux diabètes considérables, avec grande production de sucre, et durant déjà depuis un temps assez long; mais elle ne leur appartient pas nécessairement, et la maladie peut parcourir toutes ses périodes, sans qu'il soit survenu aucun désordre dans la vision. La vue s'amoindrit peu à peu, la lecture devient impossible, quelquefois même la marche devient difficile à diriger. Arrivée à ce degré, l'amblyopie se confond avec l'amaurose, et la maladie oculaire suit la marche ordinaire et présente les apparences connues de l'*amaurose oculaire* (1), ou de l'amaurose rétinienne. Les yeux sont quelquefois inégalement atteints, ce qui produit de la dyplopie. Dans une observation de Graaf, le malade ne voyait que la moitié gauche des objets. J'ai observé quelques cas de presbytie. Comme je l'ai dit plus haut, la cécité complète ne doit être que très-rarement, au moins, la conséquence du diabète.

» D'après les recherches de M. Lecorché, l'amaurose diabétique serait

(1) Follin, article AMAUROSE, du *Dictionnaire encyclopédique des sciences médicales*, 1865, t. III, p. 527.

toujours une amaurose rétinienne, et voici les altérations que l'on consta-terait par l'examen de l'œil.

» Si l'on veut circonscrire le champ périphérique de la rétine, on trouve que, dans certains cas, il a sensiblement diminué d'étendue, et qu'il présente à sa circonférence des échancrures plus ou moins considé-rables. Lorsque la rétine est lésée, les phosphènes disparaissent en partie ou sont moins accusés; les changements qu'ils éprouvent sont alors en rapport avec l'état de la rétine, et servent à contrôler les données qu'a fournies la délimitation du champ périphérique.

» A l'ophthalmoscope, on trouve la papille du nerf optique d'un blanc nacré, diminuée de volume, parfois manifestement excavée, et, comme il n'est point habituel de rencontrer une atrophie parfaitement généralisée, la papille est d'ordinaire déformée à son pourtour. Les vaisseaux qui en émergent sont tortueux et les artères moins volumineuses que les veines. On n'aperçoit bien nettement que les troncs de ces vaisseaux; il est dif-ficile d'en suivre les branches qui, sans doute, deviennent en partie im-perméables.

» D'autres fois on apercevrait, suivant certains auteurs, des traces d'hémorrhagies rétiniennes plus ou moins nombreuses; des suffusions sanguines, ordinairement placées dans l'angle de bifurcation d'un vais-seau, et affectant la même disposition et présentant le même mode de terminaison que celles des hémorrhagies rétiniennes albuminuriques, c'est-à-dire la dégénérescence graisseuse ou la résorption plus ou moins complète. »

M. Panas a étudié avec grand soin les troubles de la vue dans la glyco-surie, je reproduis textuellement l'article qu'il m'a communiqué.

« *De l'asthénopie accommodative dans le diabète* (par Panas). — Les lésions rétiniennes qu'on rencontre dans certains cas de diabète sucré sont aujourd'hui bien connues, ainsi que la cataracte ayant la même origine.

Ce qui l'est moins, c'est que de prétendues amblyopies diabétiques peu-vent n'être en réalité que des *parésies* de l'accommodation.

Cette parésie de l'accommodation existe à l'état isolé, ou bien se lie à la mydriase, suivant que la paralysie du muscle ciliaire se montre seule, ou qu'elle s'accompagne de la paralysie du muscle constricteur de la pupille. D'après notre propre expérience, ce dernier cas est le plus commun.

Une autre remarque non moins importante, c'est que les deux yeux sont atteints à la fois, ou à bref délai, l'un après l'autre.

Il est exceptionnel que la perte de motilité des muscles ciliaire et con-stricteur de l'iris soit complète, aussi par l'instillation d'une solution d'atropine au 0/00 il est toujours possible d'exagérer le trouble visuel résultant de la paralysie, ainsi que la mydriase.

Nous n'avons jamais vu cet état s'accompagner de la paralysie des muscles moteurs de l'œil ou de l'élévateur de la paupière supérieure.

Le développement de la maladie est généralement brusque.

Avant de s'établir d'une façon définitive, on voit dans quelques cas des améliorations passagères, mais qui ne sont en général que de courte durée.

L'examen ophthalmoscopique, à part un peu d'hypérémie, ne démontre rien de changé dans les milieux de l'œil, ni dans la rétine, ni dans le nerf optique, pas plus que dans la choroïde.

Les troubles visuels varient 1° suivant que la paralysie du muscle accommodateur est plus ou moins complète, 2° d'après l'état de la réfraction statique de l'œil (emmétropie, hypermétropie ou bien myopie).

Ainsi, si la paralysie du muscle ciliaire est complète, le malade ne fera aucun effort pour accommoder et, à un examen superficiel, il passera à tort pour être amblyope. Pour se convaincre de l'erreur, il suffira alors de le faire lire avec des verres convenables ou de le faire regarder à travers un trou d'épingle. En même temps l'examen ophthalmoscopique démontrera l'intégrité parfaite du fond de l'œil.

Que si le pouvoir accommodateur n'est perdu qu'en partie, alors le malade fera des efforts pour fixer les objets, et offrira tous les troubles caractéristiques d'une asthénopie accommodative.

Avec un égal degré de parésie accommodative, les troubles visuels qui en résultent, seront bien plus prononcés chez l'hypermétrope que chez l'emmétrope, et plus chez celui-ci que chez le myope, de là la nécessité de déterminer soit à l'aide de l'examen par les verres, soit à l'aide de l'ophthalmoscope, l'état de la réfraction statique de l'œil observé.

Il va sans dire que le diabète n'agit pas directement sur le muscle ciliaire pour le paralyser, mais bien comme une cause d'épuisement général de l'organisme. Il est digne de remarque, toutefois, que la parésie en question ne se montre pas toujours dans la période marasmatique du mal, et il n'est pas rare de l'observer chez des individus dont l'urine contient peu de sucre et dont la santé générale paraît peu altérée.

Le traitement doit être distingué en palliatif et curatif.

Le traitement palliatif consiste à faire porter des lunettes convexes d'un numéro approprié, légèrement teintes en bleu de cobalt ou fumées lorsqu'à la parésie de l'accommodation, s'ajoute une mydriase. On pourrait se servir dans le même but de verres sténopéiques.

Le traitement curatif consiste 1° à combattre le diabète ; 2° à relever les forces du malade par l'hygiène, les préparations amères, ferrugineuses et arsenicales, et par l'hydrothérapie.

Comme moyens topiques et ayant une action directe, nous recommandons :

L'application graduée des yeux n'allant pas jusqu'à la fatigue ;

Des instillations réitérées de collyre à la fève de Calabar ou à l'ésérine;

L'application de courants continus faibles au pourtour de l'orbite;

Enfin, des injections hypodermiques de un milligramme de sulfate de strychnine, ou l'administration journalière par la bouche de un centigramme d'extrait alcoolique de noix vomique. »

Cataracte. — La cataracte liée à la glycosurie est beaucoup moins commune (sur trente-huit cas que j'ai comptés, je n'en ai vu qu'une) que l'amblyopie; cependant il est deux points que mon observation me fait accepter : le premier, c'est que le nombre des glycosuriques affectés de cataracte est beaucoup plus élevé que celui des adultes ou des vieillards non glycosuriques, en agissant bien entendu sur les mêmes nombres; le second, c'est que la cataracte des glycosuriques reste longtemps stationnaire ou à une marche très-lente. La cataracte ordinaire se rencontre plus souvent chez la femme, la cataracte diabétique chez l'homme. M. Fauconneau Dufresne a publié un cas très-rare, mais aussi très-curieux où l'on voyait la glycosurie se guérir quand la cataracte se développait et reparaître lorsque le sucre diminuait dans les urines.

Généralement l'amblyopie précède, suit ou accompagne la cataracte des glycosuriques, aussi est-il indispensable, avant de tenter une opération, pour ne point faire une opération inutile et pour ne pas exposer plus gravement le malade, de faire disparaître le sucre des urines par un traitement approprié.

Voici les règles du traitement de la cataracte glycosurique que j'emprunte à l'ouvrage de M. Marchal : « Deux conditions sont indispensables au succès de l'opération, l'une locale et commune à toutes les cataractes, l'autre générale et propre à la cataracte diabétique. La condition locale et commune est que la rétine ait conservé sa sensibilité, ou, plus généralement, qu'il n'existe aucune autre lésion de l'œil, qui, la cataracte opérée, puisse maintenir irrémédiablement la perte de la vue. La condition générale et propre est que l'on ait fait cesser la glycohémie ou au moins qu'on l'ait réduite très-notablement par le traitement anti-diabétique. Les nombreux revers qui, pendant longtemps, suivirent l'opération, à tel point que des chirurgiens distingués, notamment M. Chassaignac, avaient renoncé à la pratiquer, venaient encore plus du défaut de cette condition essentielle que du mauvais choix du procédé.

» Il faut le répéter, ce qui est d'absolue nécessité, c'est de traiter et de réduire la diabète avant de faire l'opération. Et comment ne pas redouter une opération, particulièrement sur l'œil, chez les glycosuriques non amendés, quand on sait, par une foule d'exemples, quels accidents terribles les plus légères blessures peuvent leur occasionner ? « Il y a quelque temps, dit M. Galezowski, M. Desmarres opérait ces malades (les cataractes diabétiques) par l'extraction avec excision d'une large partie de l'iris ; cela ne réussissait pas. Il a renoncé à cette méthode, et il fait maintenant l'extraction ordinaire sans l'excision de l'iris ; seulement il attend, avant d'entreprendre l'opération, que l'organisme se soit complétement modifié par un régime convenable et que les urines *ne contiennent plus de sucre* au moins depuis deux ou trois semaines. De cette manière, nous avons obtenu, cette année (1863), à la clinique, deux guérisons complètes sur deux malades. » (*Gazette des Hôpitaux*, 30 mai 1863).

J'indique dans l'Appendice (note XVIIe), d'après M. Marchal, les procédés opératoires auxquels on peut avoir recours dans les cas de cataracte des glycosuriques.

XI. — IMPUISSANCE, MENSTRUATION, HYPOCHONDRIE.

Je regarde l'impuissance comme un des accidents les plus ordinaires de la glycosurie chronique chez les personnes qui dirigent mal leur santé. Cette impuissance se révèle plutôt chez les hommes que chez les femmes, elle est surtout fréquente entre 45 et 60 ans. Plusieurs malades attribuent leurs défaillances aux progrès de l'âge, mais la glycosurie occupe la grande place parmi les causes de ce vieillissement prématuré. Ce sont surtout les érections qui sont incomplètes ou qui font défaut.

Frigidité, aménorrhée. — J'ai dit que cette impuissance était surtout manifeste chez les hommes, les femmes en éprouvent également les atteintes ; la *menstruation* devient quelquefois irrégulière, diminue, et même dans quelques cas se supprime avant l'âge.

J'ai donné mes soins à une dame glycosurique d'une quarantaine d'années, d'une grande intelligence, qui avait remarqué une modification des plus singulières dans ses impressions depuis qu'elle était atteinte de glycosurie. Avant sa maladie elle éprouvait plus d'animation, de plaisir, dans la conversation des hommes que dans celle des femmes ; depuis que le sucre avait apparu dans ses urines, ces différences avaient disparu.

Je reproduis ici, parce que j'ai fait les mêmes observations, quelques-uns des passages de l'article de M. Durand Fardel sur l'anaphrodisie.

« L'anaphrodisie, dit-il, est une conséquence très-commune du diabète. Il faut prendre ce mot dans le sens de *frigidité*, plutôt que dans celui d'*impuissance*. Bien qu'à chacune de ces expressions ne réponde pas une définition très-précise, l'impuissance doit se rapporter plutôt à un état radical, définitif, et la frigidité à une manière d'être actuelle, et qui n'engage pas l'avenir.

» L'anaphrodisie des diabétiques est certainement un des phénomènes les plus curieux de cette maladie ; et je ne sais quelle explication on en pourrait donner, à moins qu'on ne la considère comme le résultat d'une véritable intoxication par le sucre que le sang renferme en une proportion inusitée et qui existe sans doute également dans la généralité des humeurs de l'économie. En effet, il n'existe aucune corrélation nécessaire entre elle et l'amaigrissement, l'atonie musculaire et les autres symptômes du diabète. Et je dois ajouter qu'elle ne paraît pas non plus se trouver en rapport avec la proportion de sucre contenue dans l'urine.

» L'anaphrodisie n'est pas toujours définitive chez les diabétiques ; il s'en faut de beaucoup. Elle suit les vicissitudes de la maladie, et se montre susceptible de retour comme elle. J'ai vu les facultés viriles recouvrer toute leur intégrité, après plusieurs mois de complète frigidité. Dans les diabètes à rémissions complètes et à rechutes alternatives, elles éprouvent des alternatives semblables. Cependant il est rare qu'elles reparaissent après une inertie d'une certaine durée ; et, passé un certain âge, il est rare également qu'elles recouvrent, même après la guérison complète ou relative du diabète, l'activité qu'elles avaient perdue.

» L'anaphrodisie n'est pas non plus une conséquence nécessaire du diabète. Certains diabétiques conservent l'intégrité complète de leurs facultés génésiques ; seulement la prolongation de la maladie à un certain degré d'intensité, alors même que la santé générale n'en paraît pas très-profondément atteinte, finit presque toujours par entraîner une impuissance au moins prématurée.

» J'ai cependant rencontré deux cas où les malades, dont les fonctions génésiques étaient demeurées intactes, se plaignaient en outre d'érections importunes la nuit, et que je dus essayer de tempérer. »

J'ai rencontré aussi quelques-uns de ces faits exceptionnels, je reviendrai sur deux d'entre eux, en parlant du traitement. Dans ces deux cas, il s'agit d'hommes jeunes ; mais, comme M. Durand Fardel, j'ai vu des glycosuriques ayant passé la soixantaine qui étaient tourmentés par des érections nocturnes et qui prétendaient avoir conservé les attributs de la jeunesse.

J'ai vu deux exemples de nymphomanie chez de vieilles femmes glycosuriques, qui n'avaient plus assez d'intelligence pour comprendre l'utilité et la puissance du régime. Peut-être cette triste complication avait-elle pour cause les démangeaisons insupportables aux parties sexuelles dont je parlerai bientôt.

Les glycosuriques ont une grande propension à une mélancolie hypo-condrique ; la cause secondaire la plus fréquente de cette hypochondrie, est l'impuissance prématurée (voyez p. 45).

XII. — PYMELLORRHÉE.

Chez les glycosuriques qui maigrissent et s'épuisent quoique ne rendant plus de sucre dans leurs urines, il faut examiner avec soin si avec les matières fécales ils ne perdent pas de grandes quantités de matières grasses. Cette évacuation peut dépendre de deux causes, ou d'une maladie du pancréas, nous en parlerons plus loin, ou d'une transformation anormale des féculents en corps gras. J'ai le premier signalé cette remarquable déviation de la glycosurie (voyez l'Appendice, note XVIII). Je considère plutôt cette affection comme une transformation que comme un accident ou une complication de la glycosurie.

XIII. — AFFECTIONS PARASITAIRES. — DERMATOSES, ETC.

La glycosurie, en modifiant les liquides, l'économie ; en communiquant une acidité anomale ou plus forte aux urines, aux divers mucus qui lubréfient les muqueuses ; en déterminant l'association d'une petite proportion de glycose à la sueur, aux urines, au mucus, à toutes les excrétions, crée des conditions des plus favorables pour hâter le développement des parasites végétaux microscopiques. On a surtout insisté jusqu'ici sur le muguet dans la glycosurie des deux sexes et sur les démangeaisons des parties sexuelles chez les femmes glycosuriques ; ces deux complications doivent donc nous arrêter quelques instants. Les parasites intestinaux ont été signalés dans plusieurs cas de glycosurie. J'ai constaté, chez un certain nombre de malades, la coexistence du tænia et de la glycosurie.

MUGUET ET AUTRES PARASITES DE LA CAVITÉ BUCCALE DANS LA GLYCO-SURIE. — En parlant de l'état de la bouche dans le chapitre des symptômes, nous avons vu que le caractère acide habituel du liquide qui la baigne favorisait le développement des infusoires microscopiques, sur la langue, sur les gencives, au pourtour des dents. C'est là un terrain qui convient merveilleusement à l'*oïdium albicans* du muguet, et cependant cette complication qui doit se rencontrer assez fréquemment a été à peine signalée. Voici la phrase de l'ouvrage de M. Marchal, p. 221, que je reproduis : « Chez une diabétique âgée, à deux reprises est survenue une stomatite qui la seconde fois s'est compliquée de muguet (observation de M. le professeur Tardieu).

J'ai observé une complication de muguet des plus graves. C'était un homme, bijoutier, dans la force de l'âge, atteint d'une glycosurie des plus intenses et datant d'un an au moins avant tout traitement.

Sous l'influence d'une alimentation bien ordonnée, d'un exercice régulier de chaque jour, l'état du malade s'était considérablement amélioré. Le sucre avait disparu des urines et les forces étaient revenues. Mais le malade se lassa, la préoccupation des affaires, les habitudes du cercle lui firent négliger l'exercice, la glycose reparut dans les urines. Un jour on vint me chercher en toute hâte, je le trouvai en proie à une anxiété inexprimable, sa bouche, sa gorge, tout le canal digestif étaient envahis par l'*oïdium albicans*, dont on constata l'existence dans les matières vomies et dans les excréments. Le ventre était douloureux et ballonné ; la soif inextinguible, les yeux caves, éteints, la voie cassée, le pouls insensible, la chaleur à la périphérie s'abaissa, le coma survint, et quelques heures après mon arrivée le malade succomba, me laissant ainsi que tous ceux qui l'entouraient, consternés par la rapidité et la violence des accidents. Je serais très-porté à penser, d'après la gravité des désordres que j'ai observés, que l'*oïdium albicans* doit appartenir au groupe des infusoires toxiques.

Je ne puis quitter l'étude des complications se rapportant à l'état de la bouche, sans dire que la langue et les dents des glycosuriques fortement atteints sont envahies par les algues parasites qui pullulent dans la bouche des malades ayant habituellement la salive mixte acide.

Irritation du méat urinaire. — Chez quelques glycosuriques il se développe une irritation désagréable du méat urinaire et du gland ; c'est surtout chez les malades qui urinent peu à la fois et très-fréquemment, qui excrètent des urines sucrées et fortement acides. Cette irritation peut dépendre de l'implantation, sur les parties, du végétal microscopique que produisent les globules du ferment de la bière en se développant. J'ai constaté l'existence de ces mucidinées chez des hommes dont le prépuce recouvrait le gland et qui buvaient habituellement de la bière. Le régime, des bains alcalins faisaient promptement disparaître cette complication peu redoutable.

Prurit vulvaire. — Autant l'irritation du méat urinaire et du gland chez l'homme glycosurique est peu grave, autant est désagréable et fréquent le prurit vulvaire de la femme glycosurique. Depuis bien longtemps mon attention était portée sur ce symptôme, et dans mes cours je ne manquais pas d'y insister. Je ne trouve cependant rien dans mes anciens mémoires qui s'y rapporte. C'est mon ami M. Hervez de Chégoin qui, le premier, a appelé l'attention sur l'importance de ce symptôme. «M. Hervez de Chégoin, dit M. Durand Fardel, avait même été porté à penser, d'après les premières observations qu'il avait recueillies, que c'était un phénomène constant chez les femmes diabétiques. Mais cela n'est pas. Il est du reste nécessaire, si l'on veut se faire une idée exacte de sa fréquence, d'interroger les malades sur se sujet, car toutes ne s'en plaignent pas spontanément. »

Le prurit vulvaire est certainement assez fréquent pour être rangé, non parmi les complications, mais parmi les symptômes du diabète. On sait quel état insupportable et douloureux il entretient chez les femmes qui en sont atteintes. Une de ses conséquences les plus graves est la privation de sommeil et le développement d'un état névropathique prononcé; et, dans certains cas, il ne prend pas moins de part que l'état glycosurique lui-même à l'amaigrissement et à l'affaiblissement des malades. Je n'ai pas remarqué que ce prurit entretînt un écoulement particulier : mais il s'accompagne quelquefois d'une éruption eczémateuse des cuisses et des fesses, qui vient encore accroître les souffrances qu'il occasionne. »

Voici ce que dit sur ce sujet M. Marchal de Calvi dans son excellent ouvrage.

« L'érythème des parties génitales, avant tout l'érythème vulvaire, sont fréquents dans le diabète, beaucoup plus qu'on ne l'a dit, beaucoup plus qu'on ne le croit, et l'interrogation diagnostique doit être dirigée dans ce sens, comme aussi, et quelles que soient les réponses du malade, les urines doivent être essayées, toutes les fois qu'il existe une affection prurigineuse de ces régions. Je dis plus : il faut procéder de même dans tous les cas d'affections cutanées, sans acception de siége ; car le cadre de ces affections s'est élargi. »

La réaction des urines des femmes glycosuriques atteintes de déman-geaisons est caractéristique; ces urines ont une *acidité très-prononcée.* J'ai vérifié ce caractère à plusieurs reprises et j'ai insisté sur ce point page 9.

Les démangeaisons si incommodes qui se déclarent aux parties sexuelles des femmes glycosuriques, n'apparaissent quelquefois que long-temps après l'invasion de la maladie principale. J'ai vu, le jour même où je rédige cet article, une dame de campagne, âgée de cinquante-cinq ans, qui est certainement glycosurique depuis plus de dix-huit mois, et chez laquelle les démangeaisons aux parties sexuelles ne datent que de quatre à six jours ; c'est ce symptôme qui l'a décidée à venir me consulter. Elle rend en vingt-quatre heures 4 litres d'urine; leur densité est de 1,040, elle perd 275 gr. de glycose ; sa vue et sa mémoire sont amoindries, mais comme les autres conditions sont excellentes, je suis convaincu que, grâce au traitement hygiénique, les démangeaisons disparaîtront dans quelques jours et que la guérison de la glycosurie pourra être obtenue.

L'érythème des parties sexuelles me paraît causé par le développement

d'infusoires parasites et probablement par l'évolution des globules de ferment de la bière. La guérison de cette complication est aussi sûre que
rapide. Traitement hygiénique bien conduit, secondé par des bains avec
100 grammes de carbonate de potasse et deux cuillerées de teinture de
benjoin, trois par semaine, et après quelques jours les démangeaisons ont
disparu. Ces cures sont si constantes et si rapides que je me demande si
le même traitement appliqué à certaines formes rebelles d'eczéma ne
pourrait pas donner des résultats utiles.

M. Marchal de Calvi a signalé chez deux diabétiques une éruption habituelle à la face palmaire des doigts; cette éruption était squammeuse et
dans sa période d'augment accompagnée de crevasses quelquefois très-
profondes. M. Durand Fardel (p. 252) a rencontré plusieurs exemples
chez les diabétiques de psoriasis et d'eczémas plus ou moins généralisés,
mais qui lui ont paru sans relation avec la glycosurie.

PHIMOSIS ET AUTRES LÉSIONS DE L'APPAREIL URINAIRE.

Dès 1807, Bardsley signalait le phimosis comme complication du diabète sucré; je regarde cet accident comme rare, cependant je l'ai déjà
observé plusieurs fois chez des glycosuriques qui sont venus me consulter;
dans aucun de ces cas, à ma connaissance au moins, l'opération n'est
devenue nécessaire. Un traitement hygiénique bien conduit, des bains
journaliers prolongés, avec 100 grammes de carbonate de potasse et deux
cuillerées de teinture de benjoin ont suffi pour faire disparaître le phimosis. Dans une observation recueillie dans le service de Monneret
(*Union médicale*, 20 décembre 1863), M. Tartivet a noté chez un glycosurique l'existence du phimosis et d'une balano-postite due à la fréquence
de la miction et aux qualités de l'urine.

Dans un cas de phimosis, j'ai constaté l'existence de végétations microscopiques dans les matières accumulées entre le gland et le prépuce. Ces
végétations m'ont paru identiques avec celles qui envahissent les grandes
lèvres des femmes glycosuriques et qui leur causent de si vives démangeaisons. On devrait alors rattacher le phimosis des glycosuriques aux
complications parasitaires.

Irritation du canal de l'urèthre et du col de la vessie. — La grande
acidité de l'urine chez les glycosuriques fortement atteints détermine
souvent une irritation gênante du canal de l'urèthre et quelquefois même
du col de la vessie. C'est chez les hommes surtout que ces complications
se révèlent. J'ai soigné nouvellement un malade qui, depuis deux ans,
était cautérisé sans succès par un très-habile chirurgien pour une irrita-

tion du col de la vessie. On s'aperçut qu'il était glycosurique ; on me l'adressa, et après quelques jours de régime et de gymnase, la glycose avait disparu des urines et en même temps l'irritation du col de la vessie.

XIV. — HYDROCÈLE.

J'ai observé deux cas d'hydrocèle coïncidant avec la glycosurie, mais je n'ai pas le détail de ces faits. M. Marchal a publié une observation très-intéressante de M. Broca que je vais reproduire :

« *Orchites répétées des deux côtés. Hydrocèle à droite. Injection vineuse. Guérison de l'hydrocèle. Traitement ultérieur du diabète*, etc. — M. le docteur G.... m'appela, en avril 1863, auprès de M. Ph..., architecte, âgé de trente-cinq ans, et atteint d'une hydrocèle volumineuse du côté droit. Après avoir constaté tous les caractères de l'hydrocèle, sauf la transparence, je demandai à M. Ph. des renseignements sur ses antécédents. J'avais trouvé, en effet, dans l'épididyme gauche, un engorgement assez prononcé, semblable à ceux qui persistent si souvent après la guérison de l'épididymite. Il me raconta que, depuis six ou sept ans, il avait eu, dans les deux testicules alternativement, des affections inflammatoires qu'il désignait sous le nom d'orchites. Le testicule gauche s'était pris trois fois seulement, le droit cinq ou six fois au moins, à des intervalles très-irréguliers. Une fois les deux testicules avaient été atteints successivement en quelques jours. Dans tous les autres cas, un seul testicule avait souffert.

» M. Ph... affirmait n'avoir jamais eu le moindre écoulement uréthral, ni le moindre accident syphilitique. Il disait que sa première orchite avait débuté par suite d'une pression produite par le rapprochement des cuisses. Cette cause avait sans doute éveillé la première douleur, mais il est probable que le testicule était déjà engorgé d'avance. Dans plusieurs autres cas, il avait attribué la production de l'orchite à des efforts. Mais il avouait cependant que plusieurs fois l'affection avait débuté sans aucune cause connue. Il déclarait qu'à part ces accidents, sa santé avait toujours été excellente. Ces orchites ou plutôt ces épididymites répétées étaient assez douloureuses pour contraindre le malade à garder le lit, mais elles se dissipaient en général au bout d'une semaine.

» L'hydrocèle de la tunique vaginale droite avait débuté environ quatre ou cinq mois avant ma visite, et s'était accrue rapidement. Elle contenait deux tiers de litre de liquide. Le défaut de transparence n'était pas dû à

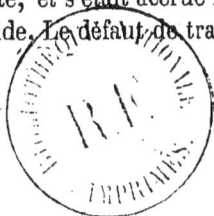

7

l'épaisseur des parois, qui étaient assez souples. Je pensai que les inflammations répétées de la séreuse testiculaire avaient laissé cette membrane opaque.

» Je jugeai que cette hydrocèle devait dépendre d'une lésion du testicule ou de ses annexes, qu'elle devait être compliquée d'engorgement de l'épididyme, et qu'il fallait donner la préférence à l'injection de vin chaud, qui a, comme on sait, pour conséquence de faire oblitérer la tunique vaginale, tandis que l'injection iodée se borne le plus souvent à modifier la sécrétion. L'engorgement présumé de l'épididyme devant persister selon toute probabilité après l'injection, il me parut nécessaire, pour prévenir la récidive, de recourir au moyen le plus radical.

» L'opération fut pratiquée le 15 août 1863. Il ne survint aucun accident. Pour diminuer la réaction inflammatoire, j'avais conseillé au malade de réduire environ de moitié la dose ordinaire de ses aliments. Il m'obéit pendant les deux premiers jours, mais alors il me supplia de le laisser manger tout à son aise, ajoutant qu'il mangeait et buvait beaucoup, et qu'il ne pouvait supporter la diète. Cela attira mon attention sur l'état des urines. Je les examinai et j'y trouvai une forte proportion de sucre. J'attendis toutefois, pour prescrire un régime particulier, que l'hydrocèle fût plus avancée vers la guérison.

» Au bout de douze jours, l'opéré allait tout à fait bien, le liquide était en grande partie résorbé, et M. Ph..., qui se levait déjà depuis plusieurs jours, prit, à mon insu, une voiture pour faire une course pressante. À peine avait-il ainsi parcouru un demi-kilomètre, que sa voiture fut accrochée par une grosse charrette. Il rentra aussitôt chez lui. Le soir il eut a fièvre et le lendemain son testicule gauche était le siége d'une épididymite assez intense. Huit jours plus tard il était parfaitement guéri de son épididymite gauche et de son hydrocèle, si ce n'est qu'il restait, dans chaque épididyme, un engorgement du volume d'une noisette.

» Je prescrivis alors contre le diabète le traitement de Bouchardat, que le malade a suivi très-régulièrement, au moins jusqu'à la fin de septembre, époque où je l'ai vu pour la dernière fois. Il m'a assuré qu'il se trouvait très-bien de son traitement. Les urines étaient réduites de plus de 2 litres par jour à un litre environ. Elles donnaient à peine des traces de sucre. Du commencement de mai à la fin de septembre, pendant cinq mois entiers, il n'y avait pas eu d'orchite, quoique le malade n'eût pris aucune précaution et se fût plusieurs fois livré à des efforts assez violents. Or, de mai 1862 à mai 1863, M. Ph... avait eu ce qu'il appelait cinq attaques de ses orchites. Il se croyait donc délivré de cette affection. Il me promit de continuer à suivre exactement son régime; je ne l'ai pas revu depuis la fin de septembre, mais comme il demeure à Paris, je suis à peu près certain qu'il m'aurait consulté s'il lui était survenu une nouvelle épididymite depuis cette époque. »

XV. — Opérations chirurgicales.

J'ai déjà dit en parlant de la cataracte que je conseillais, d'accord en cela avec mon ami Desmarres, de différer l'opération de la cataracte tant qu'il existait de la glycose dans les urines. Ce n'est pas seulement pour cette opération qu'il faut être réservé, mais encore pour *toutes les opérations chirurgicales.* C'est une mauvaise complication que l'existence d'un *excès de glycose dans le sang, quand on doit être opéré.* Je suis arrivé à formuler cette proposition pour trois raisons principales que voici :

1° Souvent malgré une bonne apparence les glycosuriques sont sous l'influence de la misère physiologique ;

2° Les cicatrisations sont lentes, ne marchent pas normalement chez les glycosuriques ;

3° La mortalité des opérés glycosuriques me paraît être beaucoup plus élevée, toute chose égale, que celle des autres malades.

Je sais parfaitement qu'on cite bon nombre d'observations de malades chez lesquels l'intervention chirurgicale a été heureuse, mais je ne saurais trop conseiller aux chirurgiens d'examiner les urines des malades qu'ils doivent opérer : si la présence du sucre y est démontrée, qu'ils commencent à traiter la glycosurie.

Pour opérer avec sécurité un malade, il faut que ses urines soient normales. Pas de glycose, pas d'albumine, pas de pus.

CHAPITRE IV

ANATOMIE PATHOLOGIQUE

Depuis que j'ai quitté l'Hôtel-Dieu, je n'ai pas eu d'occasions de pour-suivre mes études sur les questions qui se rapportent à l'anatomie patho-logique dans la glycosurie, je ne ferai donc que reproduire ce que j'ai écrit sur ce sujet en le complétant sur quelques points en m'aidant des travaux modernes.

I. — APPAREIL DIGESTIF ET SES ANNEXES.

Il existe des modifications aussi importantes que constantes dans l'ap-pareil digestif chez les glycosuriques. Le premier fait qui doit attirer notre attention, c'est la réaction acide très-prononcée que présentent presque tous les liquides qui se trouvent dans l'appareil digestif quand les ma-lades n'ont été soumis à aucun régime.

LANGUE. — La langue est plus volumineuse, les papilles sont plus développées, et cela par suite de la réaction presque constamment acide du liquide mixte buccal.

ESTOMAC. — L'estomac est très-volumineux, quelquefois doublé ou triplé de volume. Ce caractère de l'accroissement de l'ampleur de l'estomac me paraît constant. J'ai noté (Supplément à l'*Annuaire thérapeutique*, 1846, p. 246) un développement anomal de la muqueuse stomacale. On remar-quait dans l'estomac huit ou dix agglomérations distinctes de la grosseur chacune d'une petite noix. Je reviendrai, à l'article étiologie, sur ce point et sur la présence de la *diastase* dans le suc mixte stomacal des glycosu-riques.

Je vais cependant reproduire immédiatement l'article que j'ai consacré à la diastase dans mon Mémoire de 1851, car cette abondance d'un ferment diastasique énergique a une grande importance dans la question de la glycosurie :

« *Diastase dans la glycosurie.* — Dans mon premier mémoire sur le diabète, j'ai annoncé qu'il existait de la diastase dans l'estomac des personnes affectées de cette maladie. J'ai fait depuis ce temps des expériences nombreuses, non-seulement pour m'éclairer directement sur cette importante question, mais pour connaître d'une manière plus exacte qu'on ne l'avait fait jusqu'ici ce qui se passait dans la digestion des féculents, eu égard, non-seulement à l'état de maladie, mais encore à l'état de santé. Les résultats de ces laborieuses investigations sont consignés : 1° dans un Mémoire sur la fermentation glucosique que j'ai présenté à l'Académie le 13 janvier 1845 (1) ; 2° dans le Mémoire sur la digestion des aliments sucrés et féculents, qui m'est commun avec M. Sandras ; 3° dans un travail sur les fonctions du pancréas, lu à l'Académie des sciences le 20 janvier 1845. Je renvoie mes lecteurs à ces Mémoires, ils sont insérés dans le [supplément à mon *Annuaire de thérapeutique*, de 1846 ; je vais spécialement m'occuper ici de la préparation et des propriétés de la diastase extraite de l'estomac des malades affectés de glucosurie.

» Il se présente de temps à autre des cas où les émétiques sont utiles aux malades affectés de glucosurie ; j'ai profité de toutes les occasions qui m'ont été offertes d'examiner les matières vomies par ces malades. Avant d'aller plus loin, je dois dire que j'ai toujours retrouvé du sucre de fécule quand l'émétique avait été donné une heure après un repas féculent. La fermentation, le réactif de Frommherz, l'examen à l'aide de l'appareil de M. Biot, ne m'ont laissé aucune incertitude à cet égard.

» Voici comment j'ai procédé pour extraire la diastase chez les malades affectés de glucosurie. De l'ipécacuanha est administré à jeun ; quelques verres d'eau tiède sont donnés pour favoriser le vomissement ; les matières vomies sont ordinairement liquides, transparentes, sans couleur, quelquefois filantes. On les jette sur un filtre. Le liquide filtré, aussi limpide que de l'eau, est mêlé avec vingt-cinq fois son poids d'alcool rectifié. Les liqueurs deviennent louches immédiatement. Il se forme peu à peu un dépôt composé de flocons blancs légers. Ce dépôt est séparé des liqueurs alcooliques. On le redissout dans l'eau, puis on le précipite de nouveau par un grand excès d'alcool. Recueillie sur un filtre, cette matière est enlevée encore humide, puis desséchée en couche mince sur des lames de verre, dans un air sec, à une température de 45 degrés, puis pulvérisée et renfermée dans un flacon bien bouché. On obtient par ce procédé (qui est exactement calqué sur selui que M. Payen a donné pour extraire la diastase de l'orge) une substance blanche, solide, amorphe, insoluble dans l'alcool, soluble dans l'eau et dans l'alcool affaibli. La solution aqueuse est inodore, presque insipide ; elle n'a aucune action sur le papier de

(1) *Comptes rendus de l'Acad. des sciences*, t. , p. 107.

tournesol; elle n'est point précipitée par le sous-acétate de plomb; abandonnée à elle-même, elle devient acide, et perd son action spécifique plus rapidement encore que la diastase ordinaire; sèche, elle se conserve plus longtemps.

» La diastase des glucosuriques, comme celle de l'orge germée, n'exerce aucune action sur l'albumine, le gluten, le sucre de canne, l'inuline et la cellulose très-fortement organisée.

» Quand elle est nouvellement préparée, et dans les conditions sur lesquelles je vais bientôt insister, 1 partie de diastase obtenue suffit pour liquéfier complétement 2000 parties de fécule; c'est une action exactement pareille à celle de la diastase de l'orge, car M. Payen a obtenu la dissolution de 20.000 parties de fécule pour 1 de diastase.

» Les propriétés dissolvantes de ces matières provenant d'origine si différente sont exactement pareilles. En effet, lorsqu'on traite de la fécule de pomme de terre délayée dans dix fois son poids d'eau par de la diastase glucosurique, si l'on chauffe le mélange graduellement au bain-marie, la réaction s'exécute, surtout à 70 degrés. L'amidon se dissout alors à mesure qu'il s'hydrate, et le mélange n'a pas un instant la consistance d'empois. La solution d'iode démontre nettement la conversion de l'amidon. Avec de la fécule convertie en empois, la liquéfaction est pour ainsi dire immédiate à la température de 70 degrés, lorsqu'on agite le mélange. Voilà complétement les propriétés que M. Payen a attribuées à la diastase de l'orge. Toutes les autres propriétés sont identiques.

» Comme la diastase ordinaire, la diastase extraite de l'estomac des glucosuriques perd toute son action lorsqu'elle est exposée en dissolution à une température de 100 degrés. Sa propriété dissolvante est également entravée par les substances qui entravent les propriétés dissolvantes de l'autre diastase, et dont j'ai fait connaître l'action dans mon Mémoire sur la fermentation glucosique.

» La diastase des glucosuriques est composée d'oxygène, d'hydrogène, de carbone et d'azote; la petite quantité que j'ai eue à ma disposition ne m'a pas permis d'en déterminer rigoureusement la composition. Je n'ai pu trouver une seule propriété à la diastase extraite de l'estomac du glucosurique qui ne convienne à la substance extraite par M. Payen de l'orge germée; je les regarde donc comme identiques.

» Il me reste à indiquer les précautions à l'aide desquelles j'ai pu extraire la diastase à l'état de pureté de l'estomac d'un glycosurique.

» Dans plusieurs cas, je n'ai pu obtenir une diastase aussi active que celle de l'orge germée, parce que je n'ai pu recueillir moi-même les matières de vomissement, et les isoler immédiatement comme il convient de le faire; mais, le 11 mai 1844, il entra à l'Hôtel-Dieu, dans la salle Sainte-

Madeleine, service de M. Honoré, un homme nommé Dubout Pierre, de Nevers. Cet homme était très-fortement affecté de glucosurie, comme on peut le voir en lisant son observation dans le supplément à l'*Annuaire de thérapeutique*. (Observation reproduite à la Note XXXI° de l'Appendice.) Deux jours après son arrivée, M. Honoré, avant de le soumettre à aucun traitement, prescrivit de l'ipécacuanha en poudre à dose vomitive. Cet émétique fut pris le matin à jeun. Quelques minutes après, le malade avala deux verres d'eau tiède, et il rendit bientôt par le vomissement une égale quantité d'un liquide limpide peu visqueux, qui fut jeté immédiatement sur un filtre, et le produit de la filtration reçu dans de l'alcool rectifié.

» La diastase qui a été extraite dans ces premiers vomissements était parfaitement pure.

» Existe-t-il dans le suc gastrique sécrété dans l'estomac de l'homme ou des animaux bien portants une substance jouant le rôle de la diastase? Plusieurs personnes, soit en Italie, soit en Allemagne, qui ont nouvellement écrit sur le diabète, admettent l'existence de cette matière dans le suc gastrique normal. Je dois dire que je n'ai vu nulle part l'indication des expériences faites par eux pour confirmer cette opinion. C'est par induction, ou en interprétant des expériences faites par divers observateurs, qu'ils arrivent à leurs conclusions. Pour mon compte, j'ai *expérimenté* avec beaucoup de soin l'action du suc gastrique normal, soit sur la fécule intacte, soit sur de la gelée d'amidon, soit sur du pain ; je n'ai jamais pu y découvrir la moindre action dissolvante spécifique, et je n'ai jamais négligé de me placer dans les conditions les plus favorables de température. Tout ce que j'ai vu à cet égard est parfaitement conforme aux *expériences* consignées dans l'ouvrage de M. Blondlot sur la digestion, et dans notre Mémoire sur la digestion des féculents (supplément à l'*Annuaire de Thérapeutique* de 1846). J'ai essayé aussi d'extraire du suc gastrique normal, en appliquant aux procédés décrits précédemment un produit analogue à la diastase diabétique. J'ai toujours alors obtenu une matière qui ne possédait aucune action dissolvante, ou qui n'en avait qu'une très-faible.

» Ainsi, pour moi, c'est un fait *pathologique* et non un fait *physiologique*, que l'existence dans le suc gastrique d'une matière propre à opérer la transformation de l'amidon en glucose *dans l'estomac* du malade affecté de glucosurie, et cette transformation s'effectue sous l'influence de cette matière spéciale qui n'est autre que la *diastase*. Dans le paragraphe consacré à l'exposition de la nature de la glucosurie, je donnerai sommairement l'histoire comparée de la digestion des féculents chez l'homme en santé et chez les malades affectés de glucosurie.»

Examen des matières contenues dans l'appareil digestif, examen du sang et de l'urine de malades qui ont succombé étant affectés de glycosurie (ce paragraphe est encore extrait de mon Mémoire de 1851).

« Lorsque les glycosuriques meurent avec lenteur, on ne retrouve aucune trace de sucre ni dans les matières contenues dans l'appareil digestif, ni dans le sang, ni dans l'urine recueillie dans la vessie après la mort. J'avais observé ce fait lors de la publication de mon dernier Mémoire, et je l'expliquais ainsi : « Ces malades sont à la diète quelques jours avant l'issue funeste, ils ne prennent que des bouillons. On comprend alors très-bien que l'absence de glucose correspond à l'abstinence des féculents.» Cette explication peut n'être pas fondée ; les observations nouvelles que je vais rapporter semblent le démontrer.

» J'ai dit, il y a un instant, que les malades affectés de glucosurie mouraient quelquefois subitement. Je n'ai vu ces morts subites atteindre que ceux qui étaient fortement glucosuriques et qui mangeaient une proportion considérable de féculents. Ces accidents terribles ne menacent point les malades qui sont soumis à un régime convenable. On conçoit très-bien, et ce fait n'est pas particulier à la glucosurie, que chez des malades dont la constitution est délabrée par un vice grave de nutrition, dont le sang est modifié, soit par la présence d'un corps étranger, soit par une altération permanente quelconque, de légers accidents puissent devenir funestes. Ces malades meurent ordinairement subitement, soit par un épanchement de sérosité dans les ventricules du cerveau, soit par une pneumonie foudroyante. Par un refroidissement ou par une autre cause, une congestion sanguine vers le poumon se déclare, la réaction est impuissante, et les malades succombent asphyxiés dans l'espace de quelques heures. C'est ainsi que sont morts les deux glucosuriques dont je vais esquisser l'histoire.

» Gobert (Emmanuel), âgé de dix-sept ans, dont j'ai déjà entretenu mes lecteurs dans mes *Annuaires* de 1841 et 1842 (son observation est reproduite dans la Note XXXI de l'appendice), est entré et sorti alternativement de l'Hôtel-Dieu un assez grand nombre de fois. Quand il nous arrivait, sa soif était ardente, son appétit considérable ; il rendait de 6 à 8 litres d'urine, contenant environ 100 grammes de glucose par litre. Après un mois ou deux d'un bon régime, l'embonpoint et les forces revenaient, le glucose disparaissait des urines : il quittait l'Hôtel-Dieu ; mais le défaut de soin, l'usage habituel, immodéré des féculents, le ramenaient bien vite à son premier état, et il ne manquait pas de solliciter son admission quand il avait dépensé les forces qu'il avait acquises et le petit pécule qu'il ramassait toujours à l'hôpital en vendant aux autres malades (malgré la surveillance la plus attentive) une partie des aliments choisis qui lui étaient délivrés.

» Quinze jours après sa dernière sortie de l'Hôtel-Dieu, il dépensa dans une orgie et bombance, où les féculents n'étaient pas ménagés, le reste de son épargne.

» A la suite d'un refroidissement, il fut pris immédiatement de frisson, de fièvre, de difficulté de respirer; il se fit aussitôt transporter à l'Hôtel-Dieu; mais, cinq heures après son admission, il avait succombé. Disons, avant d'aller plus loin, que l'autopsie démontra qu'il était mort des suites d'une pneumonie foudroyante. Ses poumons, rapetissés, gorgés d'un sang noir, avaient perdu toute perméabilité. On remarqua quelques tubercules crus au sommet du poumon gauche. Les reins avaient leur forme, leur couleur et leur consistance ordinaires; leur volume paraissait un peu augmenté; les autres organes ne présentaient rien d'anormal.

» J'arrive maintenant à la question qui forme l'objet principal de ce paragraphe. Existe-t-il du sucre de fécule dans les aliments renfermés dans l'estomac ou dans les liquides des glucosuriques morts subitement ?

» L'estomac était volumineux; il contenait plus de 1 kilogramme d'une bouillie épaisse, à réaction acide faible, où l'on reconnaissait des débris de pain et d'autres aliments. Cette pâte fut délayée dans deux fois son poids; le liquide filtré, examiné dans un tube de 300 à l'appareil de polarisation, ne donna aucun signe de rotation; de la levûre de bière ajoutée dans ce liquide ne manifesta aucun indice de fermentation alcoolique. Les matières contenues dans le reste de l'intestin étaient également exemptes de glucose.

» Je recueillis du sang dans le cœur et dans les gros vaisseaux; analysé avec le plus grand soin, il ne me donna aucune trace de glucose. La vessie contenait 200 grammes environ d'une urine faiblement ambrée, d'une densité de 1,018; examinée à l'appareil de polarisation dans ·n tube de 303, elle ne présenta aucun indice de rotation; la levûre de bière n'y détermina point de fermentation; en un mot, elle ne renfermait plus de glucose; je pus en extraire une proportion remarquable d'urée et de phosphate alcalin.

» L'exemple qui me reste à citer est peut-être plus remarquable. C'est encore un jeune homme âgé de moins de vingt ans qui en est l'objet. Son intelligence était des plus bornées; sa maladie datait depuis longtemps peut-être, mais elle n'avait été reconnue que depuis peu. Il habitait la campagne, où il avait été renommé pour son extrême voracité. Non-seulement il dévorait la pitance de la famille, mais il ne perdait aucune occasion de mendier ou de dérober des aliments; on l'avait surpris même, un assez bon nombre de fois, dans les champs, occupé à arracher des

pommes de terre et à les manger crues ; il dérobait également des haricots, qu'il engloutissait crus et sans assaisonnements. On se décida enfin
à l'envoyer à Paris ; il entra dans le service de M. le professeur Chomel.
Avant de le soumettre à aucun traitement, M. Chomel décida que ses
urines de vingt-quatre heures seraient recueillies et analyées, et que, pour
ce jour, rien ne serait changé à son régime ordinaire.

» Il prit dans les vingt-quatre heures : pain, 720 grammes, bœuf
bouilli, 250 ; pommes de terre, 250 ; vin, 40 centilitres ; bouillon, 75 ;
tisane commune, 5 litres.

» Dans ce même espace de temps il rendit 6 litres 25 centilitres d'urine
qui contenait 135,17 grammes de glucose par litre. C'est la proportion la
plus élevée que j'aie jamais rencontrée.

» Le lendemain, pendant la visite, ce malade s'esquiva, déroba un pain
qui était dans l'office, le mangea immédiatement, de même qu'un reste
de cataplasme. Il accomplit cet acte de gloutonnerie dans un lieu froid et
humide. Il fut pris, après la visite, d'un frisson intense ; il accusa de la
douleur dans le côté, de la difficulté de respirer, et, huit heures après, il
mourait suffoqué.

» L'autopsie démontra que la mort avait la même origine que dans l'observation précédente. Les poumons, exempts de tubercules, étaient rapetissés et gorgés d'un sang noir ; le volume des reins était augmenté ; leur
tissu était un peu plus pâle qu'à l'état normal. L'estomac était d'un volume
énorme ; il contenait plus de 3 litres d'une bouillie épaisse, à réaction
acide, où l'on reconnaissait des débris de pain. Cette bouillie fut délayée
dans deux fois son poids d'eau ; le liquide, filtré, puis examiné dans un
tube de 303 millimètres, n'accusa aucun indice de rotation. Additionné
de levûre, il ne s'y développa point de fermentation alcoolique.

» Le sang ne me donna aucune trace de glucose.

» La vessie contenait 120 grammes environ d'une urine peu colorée qui
fut retirée sur le cadavre à l'aide d'une sonde ; sa densité était de 1,022 à
15 degrés. Examinée après filtration dans un tube de 303 millimètres,
elle n'exerçait aucune déviation ; le ferment n'y développa point de dégagement d'acide carbonique. Le réactif de Trommherz n'y accusa point la
présence du glucose.

» Les deux exemples que je viens de relater sont très-remarquables.
Ils se rapportent, en effet, à deux malades atteints de glycosurie à un haut
degré ; les urines de l'un d'eux contenaient même 137,5 grammes de glycose par litre la veille de sa mort, et, quoiqu'il ait été emporté par une
maladie de huit heures, l'urine contenue dans sa vessie à l'heure de sa
mort n'en renfermait aucune trace ; son estomac était rempli d'aliments
dont la digestion avait été subitement interrompue, et, ce qu'on doit noter

avec soin, c'est que la sécrétion de la diastase diabétique avait été supprimée en même temps que celle du suc gastrique qui sert à accomplir la
digestion.

» Ne semble-t-il pas résulter de ces exemples que la sécrétion de la
diastase diabétique est liée intimement à l'état de santé de même que celle
du suc gastrique? On sait, en effet, que la sécrétion d'un suc gastrique,
ayant toute l'énergie de ses propriétés dissolvantes, est dans un rapport
intime avec l'état de santé de l'estomac et du reste de l'appareil digestif.
Si l'animal qui doit fournir le suc gastrique est indisposé, au lieu du
liquide normal de la digestion, on n'obtient qu'un mucus filant tout à fait
impropre à dissoudre les aliments, ou dont l'action dissolvante est infiniment diminuée. Chez les malades affectés de glycosurie, la sécrétion de la
diastase diabétique me paraît intimement liée à celle du suc gastrique. On
peut croire d'après cela que cette sécrétion n'est que la perversion d'une
fonction physiologique. »

Des résultats non concordants avec ceux que je viens d'indiquer ont été
trouvés par divers auteurs. Les différences doivent tenir à des conditions
variables d'alimentation, elles peuvent encore dépendre du temps qui s'est
écoulé depuis la mort jusqu'à l'examen des matières, de la température
ambiante, etc. Quoi qu'il en soit, je vais donner, d'après M. Durand Fardel,
le résumé de ces faits contradictoires dont plusieurs me paraissent fort
douteux.

« Griesinger a fait rechercher le sucre, non-seulement dans l'urine et
le foie d'un diabétique, mais aussi dans le sang et les principaux viscères.
Voici les résultats de l'analyse faite par Binder :

Urine dans la vessie....................	2,60 p. 100
Sang du cœur droit...................	0,05
Foie.............................	0,28
Rate........................	0,23
Cerveau	0,081
Muscles de la cuisse..................	0,038

» M. Bernard a trouvé, chez un diabétique mort subitement, une
grande proportion de sucre dans l'urine, dans les reins, dans le sang,
partout où on le chercha; dans le sérum du péricarde; point dans le suc
intestinal ni dans le suc gastrique (1). Mac Gregor a reconnu la présence
du sucre dans les matières alvines, et en a obtenu des cristaux de sucre (2).

» On trouve dans une observation de Wagner, recueillie chez un diabé-

---

(1) Cl. Bernard, *Mém. de la Soc. de biologie*, 1849, p. 80.
(2) Pavy, *Researches on the Nature and Treatment of Diabetes*, p. 131.

tique, fils de diabétique, que « l'analyse chimique démontra la présence
du sucre en proportion notable dans le foie et dans les poumons; il y en
avait très-peu dans le cerveau (1). »

PANCRÉAS. — J'ai le premier noté dans mon mémoire de 1851, p. 93,
que chez quelques glycosuriques le pancréas ou ses conduits avaient
éprouvé de notables modifications. J'ai observé une atrophie et une affection cancéreuse du pancréas. Je ne manquais pas d'ajouter que d'autres
observateurs (et que j'étais moi-même de ce nombre) n'avaient dans la
majorité des cas rien trouvé d'anormal dans le pancréas des glycosuriques.
Skoda et Griesinger ont aussi rencontré des cas d'atrophie du pancréas
dans la glycosurie. On a signalé un cas de tumeur considérable formée
par un sac qui n'était autre que le conduit pancréatique dilaté, et
contenant des cristaux brillants de cholestérine et de margarine, chez un
homme traité pour une inflammation serpigineuse autour de l'ombilic et
du nez, non syphilitique, et dont l'urine contenait de 40 à 50 grammes
de sucre (2).

Voici des considérations que j'emprunte au supplément à mon Annuaire
de 1846, p. 208, qui me faisaient attribuer une grande importance aux
modifications du pancréas dans la glycosurie.

« Haller a noté que des chiens auxquels on avait enlevé le pancréas
finissaient par succomber dans un degré extrême de maigreur, malgré
leur grande voracité, accompagnée d'une soif excessive. J'ai tenté avec
M. Sandras, à plusieurs reprises, d'enlever le pancréas à des chiens : toujours, malgré les soins les plus grands, ils ont succombé par suite de
l'opération. Après ces essais infructueux, nous avons pratiqué la ligature
du canal pancréatique : l'animal s'est bien rétabli. Son urine a été analysée ; elle contenait, après un repas composé de pain, d'os et de viande,
du sucre de fécule, mais elle renfermait aussi de l'albumine. Ce chien a
beaucoup maigri d'abord; mais il a fini par se rétablir. On l'a tué pour
un autre objet, et l'on a remarqué avec surprise que le canal pancréatique
était dégagé, et que le suc pancréatique coulait de nouveau dans le duodénum.

» Les observations de maladie du pancréas sont rares, mais les bons
observateurs qui ont écrit sur les affections de cet organe ont tous noté
l'amaigrissement porté à un degré extrême, comme un signe qui distingue
les altérations organiques du pancréas de celles des autres viscères du
ventre. Ce n'est guère que dans ces maladies que l'on a vu les téguments

_____

(1) Fritz, *Archives générales de médecine*, 1858 (Extrait de *Archive für pathologische Anatomie*, 1857, t. XII, p. 401).
(2) Recklinghausen (de Berlin), *Gazette des hôpitaux*, 1865, p. 330.

de l'abdomen comme collés sur la colonne vertébrale ; tandis que dans les cas des maladies du foie, de la rate, dans les maladies des reins, l'abdomen conserve encore un développement notable. Le liquide que le pancréas sécrète joue donc, comme nos expériences l'ont prouvé, un rôle considérable dans la nutrition. Si, contrairement à ce qu'il advient dans l'état physiologique, le liquide pancréatique est versé en abondance dans l'estomac, la dissolution des féculents doit s'effectuer dans cet organe, et l'individu doit être glucosurique. Si en même temps que la sécrétion de la salive est supprimée, celle du suc pancréatique l'est également, cette sécrétion doit s'effectuer par un autre organe ; c'est l'estomac qui doit alors être chargé de ce rôle, qui ne lui est pas ordinairement dévolu, d'où perversion dans la sécrétion du suc gastrique, qui contient alors le liquide diastasique propre à dissoudre les féculents, dont la dissolution s'effectue dans l'estomac et non dans les intestins comme cela doit avoir lieu ; et de là une cause évidente de la glucosurie. »

Le pancréas peut être à l'état normal et le suc pancréatique refluer dans l'estomac comme il arrive quelquefois à la bile, le pancréas peut paraître sain, et la modification n'être que fonctionnelle.

FOIE. — Ce que je viens de dire du pancréas peut s'appliquer au foie. Dans une maladie comme la glycosurie dans laquelle les fonctions de nutrition éprouvent de si remarquables perturbations, il est incontestable que le principal organe de préparation et de modération des matériaux alimentaires doit subir de très-notables changements dans ses fonctions. Il se peut que ces changements ne s'accusent point par des signes appréciables après la mort dans l'organe malade, mais ils sont certains. M.Cl. Bernard a donc eu raison d'appeler l'attention sur cet organe, mais on a eu le tort d'exagérer l'importance d'une belle découverte physiologique. Tout, dans l'économie vivante est solidaire, quand une modification a lieu dans un appareil elle s'étend à d'autres, et dans le cas qui nous occupe la modification primitive n'est pas habituellement dans le foie.

« M. Andral a fait cinq autopsies de diabétiques chez lesquels, dit-il, le foie ne présentait pas, évidemment, les conditions anatomiques normales, et l'altération qu'on y trouvait était toujours la même : c'était une coloration d'un rouge brun tellement prononcée que le foie, au lieu de présenter cette apparence de deux substances qu'on y retrouve toujours, l'une jaune, l'autre rouge, n'offrait plus, dans toute son étendue, qu'une teinte rouge parfaitement uniforme. Il y avait là évidemment tous les caractères anatomiques d'une hypérémie fort intense, d'un autre aspect que les hypérémies ordinaires du foie, hypérémies qui, sous l'influence de causes très-diverses, se produisent si facilement et si fréquemment dans cet organe. »

« Chez un homme de trente-trois ans, peut-être diabétique depuis longtemps, mort de gangrène et de pleurésie purulente, le foie avait une coloration vineuse assez analogue à celle de la rate (1). Un homme de trente-cinq ans, diabétique peut-être depuis deux ans, avec des phéno- mènes d'hydropisie, succomba à un phlegmon diffus du tissu cellulaire du bassin. Le lobe gauche du foie était atrophié, très-aminci, flasque, et présentait une coloration brunâtre. Le lobe droit, au contraire, était très- volumineux ; le parenchyme y avait une coloration brun-rougeâtre uni- forme ; il était cependant plutôt anémié que congestionné : dans une partie de son étendue, près du ligament suspenseur, il était complétement décoloré, analogue à de la cire jaune (2). Un diabétique de cinquante ans mourut avec un phlegmon diffus énorme. Le foie était plus petit qu'à son état normal, contracté comme dans la cirrhose à la période atrophique, toutefois simplement anémique et non granuleux ; on trouva çà et là, à sa périphérie, quelques tractus cellulo-fibreux (3). M. de Junker a trouvé plusieurs branches de la veine-porte oblitérées chez un diabétique (4). Griesinger, sur soixante-quatre autopsies de diabétiques, a trouvé le foie ordinairement normal, quelquefois atrophié, deux ou trois fois seulement congestionné ou hypertrophié.

Après les études de M. Cl. Bernard, on pensait, dit M. Jaccoud (5), que le foie était toujours altéré dans la glycosurie.

« On espérait, vu la théorie, y découvrir une lésion univoque, qui deviendrait la caractéristique du diabète ; ces présomptions n'ont point été réalisées. L'illustre professeur Andral, il est vrai, a rapporté cinq cas dans lesquels le fait était le siége d'une hypérémie manifeste ; M. Trous- seau a fait connaître une observation analogue, et Zenker a mentionné aussi quelques faits de ce genre ; mais tout cela est fort peu de chose, si vous mettez en regard les soixante-quatre autopsies de Griesinger qui nous montrent le foie très-souvent normal, parfois atrophié, et très-rare- ment congestionné ou hypertrophié, deux ou trois exemples au plus ; en présence de ces résultats divergents et contradictoires, il n'est pas possible d'attacher une valeur quelconque à l'état du foie, encore bien moins est-

(1) Gallard, *Recueil des travaux de la Société médicale d'observation de Paris*, 1857, t. I, p. 92.

(2) Fritz, *Gazette des hôpitaux*, n° du 2 septembre 1862.

(3) Observation extraite par M. Charcot d'un mémoire sur le diabète sucré publié par Vogt de Berne, en 1844.

(4) A. Besquerel, *Moniteur des hôpitaux*, 1867, p. 884.

(5) Jaccoud, *Leçons de clinique médicale*, p. 818.

on autorisé à faire de cet état éminemment variable, la caractéristique du diabète. Pour assurer à la théorie un appui anatomique dont elle avait grandement besoin, on a dit qu'une lésion du parenchyme hépatique n'est pas nécessaire, et qu'il suffit, pour produire la maladie, d'un développement anormal du département vasculaire; l'argument n'est pas acceptable, car dans une foule de cas où le réseau vasculaire du foie est le siége d'une dilatation pathologique, on n'observe ni diabète, ni même glycosurie. Bien que négatifs, les résultats de l'anatomie pathologique ont ici une importance capitale, puisqu'ils fournissent une preuve importante contre la théorie hépatique du diabète. »

C'est aussi l'opinion de M. Durand-Fardel dont l'autorité est si grande lorsqu'il s'agit des maladies du foie, et qui conclut ainsi (1) : « La pathologie du foie demeure tout à fait étrangère au diabète lui-même. » Cette conclusion est trop absolue; dans quelques cas rares, le foie m'a paru être primitivement affecté dans la glycosurie, et dans tous il est modifié dans ses fonctions, secondairement au moins.

BILE. — J'ai examiné une fois la bile dans la glycosurie (2); elle était limpide, non muqueuse, d'une couleur jaune-rougeâtre et d'une densité de 1,020.

II. — APPAREIL SÉCRÉTEUR DE L'URINE.

REINS. — Dans la glycosurie ancienne, les reins ne se trouvent point à l'autopsie à l'état normal; dans mes premiers Mémoires, j'ai observé deux fois le volume des reins augmenté, et dans un de ces cas le tissu en était plus pâle qu'à l'état normal. Griesinger, qui a fait beaucoup d'autopsies de glycosuriques, est d'accord avec nous sur ce premier point.

« Sur soixante-quatre autopsies relevées par Griesinger, ces organes ont été lésés trente-deux fois, et dans dix-sept cas les lésions étaient celles de la maladie de Bright commune; y a-t-il, dit M. Jaccoud, eu là simple coïncidence de deux états morbides, ou bien le désordre des reins doit-il être attribué aux qualités anormales de l'urine; c'est ce qu'il est difficile de décider d'une manière catégorique; il semble, en tout cas, qu'il faille invoquer chez le malade une prédisposition spéciale au mal de Bright, car si le fait seul du passage d'une urine sucrée à travers le filtre rénal suffisait pour amener les lésions brightiques, celles-ci devraient être plus fréquentes encore qu'elles ne le sont en réalité. »

(1) Durand Fardel, p. 283.
(2) Bouchardat, *Supplément à l'Annuaire de thérapeutique*, 1846, p. 248.

Je crois en effet que ces altérations des reins sont plus fréquentes dans la glycosurie qu'on ne l'a noté jusqu'ici; mais d'après ce que j'ai exposé à l'article ALBUMINURIE (page 81), je suis convaincu que ces altérations ne sont point primitives et que ce n'est que dans des cas très-exceptionnels que l'on trouve les véritables lésions de la maladie de Brigth.

III. — APPAREIL RESPIRATOIRE.

POUMONS. — Chez presque tous les malades qui succombent après être parvenus aux dernières limites de l'appauvrissement général de la glycosurie, on trouve des lésions graves du côté des poumons; ou des tubercules à divers degrés de développement ou de l'hépatisation, suite d'une forme spéciale de pneumonie. Dans quelques observations que j'ai reproduites dans cet ouvrage, j'ai donné des détails sur ces altérations. Il est un point sur lequel je n'ai point assez insisté, c'est sur la diminution de volume des poumons, surtout au sommet, par suite de l'insuffisance habituelle de la fonction respiratoire.

Pour les tubercules, on en rencontre, comme je viens de le dire, à tous les degrés, mais plus souvent au premier et deuxième degré qu'au troisième. Ce premier degré de la tuberculisation je le crois sinon toujours au moins fréquemment initial dans la glycosurie des jeunes sujets.

« M. Vogt (de Berne) a décrit un abcès non tuberculeux, qu'il faut rapporter à ces pneumonies qui, suivant M. Pavy, seraient souvent prises à tort pour des tuberculisations : le poumon droit présentait une cavité de la dimension d'un œuf de poule, tapissée par une membrane bien dessinée et renfermant du pus mêlé à une masse de consistance caséeuse ; il était difficile de décider s'il s'agissait d'une caverne tuberculeuse ou d'un abcès proprement dit. Autour de la cavité, le parenchyme, quelque peu infiltré de sang, n'offrait pas de traces de tubercules. Partout ailleurs les poumons étaient sains. C'était un diabétique de cinquante ans, qui avait commencé à tousser et à maigrir un an auparavant. Ce n'est qu'environ six mois après que le diabète fut constaté. Il mourut d'un phlegmon diffus énorme de la cuisse (1).

TROUBLES DE LA FONCTION RESPIRATOIRE. — Il est évident d'après ce que j'ai noté depuis longtemps sur l'inertie des poumons chez les glycosuriques, surtout à la partie supérieure, sur la diminution dans les phénomènes de la calorification, *sur l'abaissement de la température*, qu'il doit *nécessairement* exister une diminution dans le chiffre de l'acide carbonique expiré

(1) Marchal de Calvi, *Recherches sur les accidents diabétiques*, p. 121.

dans les vingt-quatre heures. C'est un fait sur lequel j'ai insisté dans mes cours et dans mon Mémoire sur l'étiologie de la tuberculisation pulmonaire (supplément à l'*Annuaire de thérapeutique* de 1861); il a été confirmé par Vogt et Pettenkofer dans une suite d'expériences exécutées avec le plus grand soin.

Voici les chiffres :

En vingt-quatre heures.	Homme sain.	Diabétique.
Oxygène absorbé..............	708,9	572,2
Acide carbonique exhalé.........	911,5	659,3
Eau excrétée..................	828,0	611,3

Ces tableaux prouvent que la respiration est bien moins active chez le diabétique que chez l'homme sain.

Nous empruntons aux mêmes auteurs les chiffres suivants, dans les conditions de nourriture animale, mixte et d'inanition.

	Homme sain.	Diabétique.
Nourriture mixte..............	832	680
Nourriture azotée.............	865	613
Inanition....................	760	340

IV. — APPAREIL CIRCULATOIRE.

SANG. — Voyez page 27 et suiv.

V. — SYSTÈME NERVEUX.

Dans certains cas, le système nerveux offre des lésions primitives dans la forme passagère de la glycosurie, comme cela a été si bien mis en lumière par les belles expériences de M. Cl. Bernard, mais dans la grande majorité des cas de glycosurie persistante, ces modifications du système nerveux ne sont que secondaires, comme je l'établirai plus loin.

Quelques médecins interprétant mal les beaux travaux de M. Cl. Bernard ont beaucoup exagéré l'importance de quelques cas de glycosurie dont l'existence devait évidemment être rattachée à des lésions du système nerveux. Voici une analyse rapide de ces faits que j'emprunte à l'ouvrage de M. Durand-Fardel.

« Un homme mourut à l'âge de trente-cinq ans, dans le service de M. Briquet, à la Charité, en 1859. Il était diabétique depuis 1856. Il succomba à une tuberculisation pulmonaire, avec une double cataracte.

» La paroi antérieure du quatrième ventricule était colorée d'une nuance

8

brunâtre et, de plus, fortement vascularisée. Sa consistance était notablement diminuée; elle s'enlevait sous l'action d'un raclage très-léger, comme
une bouillie gélatiniforme. Cette teinte jaune brunâtre était beaucoup plus
foncée en quatre endroits symétriquement placés sur les côtés de la ligne
médiane, à des hauteurs différentes; cette accumulation de substance
brunâtre formait en ces endroits comme de véritables taches noirâtres.
Les deux taches supérieures, à bords diffus, à centre plus foncé, étaient
situées à un centimètre environ au-dessus des pédoncules supérieurs du
cervelet, des deux côtés de la ligne médiane. Les deux inférieures, situées
à environ un centimètre au-dessus des postérieures, correspondaient au
point où les pédoncules inférieurs plongeaient dans le cervelet; elles
étaient distantes d'environ un centimètre pareillement de la ligne médiane. La tache inférieure gauche était la moins accentuée; la droite, au
contraire, du même côté, était la plus prononcée; c'est elle qui était le
siége de la vascularisation la plus intense.

» L'examen histologique fit constater, outre une turgescence remarquable des capillaires du plus fort calibre, que la présence de ces taches
jaunes, fauves, et brunâtres par places, n'était due qu'à une dégénérescence particulière de toutes les cellules nerveuses des régions sus-nom-
mées. Toutes ces cellules étaient en voie d'évolution rétrograde : elles
étaient toutes remplies de granulations jaunâtres; elles étaient déchique-
tées sur leurs bords; la plupart étaient à moitié détruites et ne présentaient
plus que quelques fragments à peine reconnaissables. Il va sans dire que
toutes les connexions des cellules entre elles avaient complétement disparu;
on ne put reconnaître, même après macération de la pièce dans une solution d'acide chromique, l'existence des anastomoses, des prolongements
de cellules qui sont si prononcés dans cette région (1).

Un homme, âgé de quarante et un ans, mourut à l'hôpital de la Pitié,
dans le service de M. Marrotte, en 1860. Il paraissait diabétique depuis
quatre ans. Il mourut avec une anasarque généralisée et un œdème des
poumons.

« La cavité des ventricules latéraux est agrandie. Leur paroi inférieure
est d'une coloration brun-jaunâtre; elle est peu consistante, sa surface se
déchire avec la plus grande facilité, et cela même sous l'influence d'un
filet d'eau très-faible. Les parois du ventricule moyen paraissent également colorées et ramollies, mais ce phénomène est surtout évident pour le
quatrième ventricule. On remarque en effet, sur la paroi inférieure de ce
dernier légèrement dilaté, outre la teinte brunâtre tirant sur le jaune, de
petites ecchymoses disséminées et une injection avec dilatation très-pro-

(1) Luys, *Bulletins de la Société anatomique*, 1860, t. XXXV, p. 217.

noncée des capillaires au niveau du *calamus scriptorius*. Molle et friable, la substance grise de la paroi inférieure est comme boursouflée et faiblement désagrégée sous l'influence d'un filet d'eau. A l'examen microscopique, on trouve que les cellules qui font partie de la substance grise au niveau du *calamus scriptorius* sont, les unes très-volumineuses, les autres déformées et en partie détruites; que toutes, enfin, renferment des granulations jaunâtres excessivement nombreuses et pour la plupart graisseuses.

» Légèrement augmenté de volume, le foie a une teinte brune presque uniforme, les points dits de substance jaune ayant en grande partie disparu. Sur sa face antéro-supérieure existe une large plaque d'un blanc laiteux, qui se confond avec la capsule de Glisson, très-épaisse en ce point. Aucune adhérence de cette plaque laiteuse avec les parties voisines. Les reins sont plus colorés, leur teinte brunâtre, leur tissu ferme et résistant. Les éléments cellulaires de ces organes, comme ceux du foie, sont chargés de nombreuses granulations, et particulièrement de granulations graisseuses. La vascularité de l'abdomen est très-développée (1).

» Un homme de trente-six ans entra à l'Hôtel-Dieu pour une polyurie qui paraissait remonter assez loin. D'après les renseignements recueillis, il avait autrefois rendu des urines sucrées, mais elles ne l'étaient plus. Il était tombé dans un profond état de cachexie, et il ne tarda pas à succomber, après avoir été pris, dans les derniers jours de sa vie, d'un *purpura hœmorrhagica*.

» L'examen du cerveau fait par M. Luys montra la paroi antérieure du quatrième ventricule plus vasculaire qu'à l'état normal; de gros troncs vasculaires se dessinaient à sa surface. De plus, en y regardant de près, on voyait nettement quelques taches fauves disséminées et diffuses aux régions supérieures, au-dessous des processus supérieurs du cervelet; quelques autres taches semblables se voyaient également au-dessous des points d'insertion des branches du nerf acoustique. En faisant une section transversale de la région, M. Luys a constaté que toute la substance grise était le siége d'une vascularisation insolite, qui lui donnait une aspect rosé, et de plus, l'examen histologique des taches fauves lui a fait voir que ses colorations insolites étaient dues à la dégénérescence graisseuse de toutes les cellules nerveuses des régions correspondantes. Ces cellules nerveuses, au lieu de se présenter, en effet, avec leurs contours nets, avec leurs prolongements effilés et leur noyau bien circonscrit, étaient toutes converties en un amas granulé informe, constitué exclusivement par des granulations jaunâtres, plus ou moins lâchement agrégées entre elles; de telle

(1) Lancereaux, *Bulletins de la Société anatomique*, 1860, t. XXXV, p. 221.

sorte que l'on pouvait dire que, dans ce cas, les éléments histologiques, arrivés aux dernières phases de l'évolution rétrograde, avaient complétement cessé d'exister, en tant qu'individualités anatomiques propres (1).

» M. Potain a trouvé également, dans un cas de diabète, des lésions limitées au quatrième ventricule. Ces lésions consistaient en une teinte rosée assez étendue et uniforme, avec vascularisation plus grande qu'à l'état normal. A la surface ventriculaire, on rencontrait un certain degré de ramollissement qui n'existait dans aucun autre point de l'encéphale (2).

» Homme de 38 ans ; diabète datant de sept ans. Amaigrissement considérable sans grands troubles de la santé générale ; conservation des fonctions sexuelles. Le 11 avril, céphalalgie violente ; le 12, délire alternant avec de la somnolence ; le 15, affaiblissement marqué des mouvements de la main gauche etc. ; mort le 18.

» Ulcération superficielle, couverte de détritus sanieux, entre la partie postérieure de la couche optique gauche et les tubercules quadrijumeaux, à fond ramolli et semé de foyers d'apoplexie capillaire. La couche optique gauche semblait être déplacée en avant, et il en résultait un tiraillement des commissures molle et postérieure ; les corps quadrijumeaux droits étaient plus petits et se trouvaient plus dehors de la ligne médiane que ceux du côté opposé. Le faisceau triangulaire de l'isthme paraissait plus large à droite qu'à gauche. Quelques tubercules anciens au sommet des poumons (3).

» Une femme de 25 ans se plaignait de douleurs de tête depuis trois mois. Sa vue s'était affaiblie. La marche était difficile, il y avait des soubresauts dans les membres. Elle mourut d'un accès soudain de suffocation. Elle avait peu de soif ; son appétit était normal ; ses urines, plus abondantes qu'à l'ordinaire, donnaient des réactions qui indiquaient une quantité notable de sucre.

» La saillie médiane du cervelet était formée par une tumeur grosse comme une noix, remplissant exactement et distendant le quatrième ventricule, pénétrant dans les deux tiers postérieurs de l'aqueduc de Sylvius, faisant saillie sur la ligne médiane immédiatement en arrière des tubercules quadrijumeaux. Cette tumeur était formée d'une matière gélatiniforme transparente, d'aspect colloïde. Elle comprenait des éléments divers ; quelques cellules épithéliales à sa surface, au centre une matière amorphe, parsemée d'un certain nombre de fibres de tissu cellulaire,

(1) Trousseau, *Clinique médicale*, 1862, t. II, p. 578.
(2) Potain, *Bulletins de la Société anatomique*, 1861, t. XXXVI, p. 44.
(3) Fritz, *Du diabète dans ses rapports avec les maladies cérébrales* (*Gazette hebdomadaire*, 1859, n° 19).

quelques noyaux fibro-plastiques, et quelques vaisseaux capillaires visibles
à l'œil nu (1).

» M. Martineau a trouvé chez un diabétique, mort dans le service de
M. Tardieu, les altérations suivantes : Le quatrième ventricule présente
une légère altération ; la substance cérébrale qui forme le plancher de ce
ventricule, surtout au niveau du *calamus scriptorius*, présente une coloration grisâtre assez prononcée. Il existe une injection marquée de cette
substance, qui la fait ressembler à la substance grise ; en outre, les vaisseaux qui rampent à la surface de ce ventricule sont plus volumineux,
plus apparents. M. Luys a considéré cette altération comme le premier
degré de celle qu'il avait décrite dans les observations citées plus haut. »

ATROPHIE DE LA RÉTINE ET CATARACTE. — D'après M. Lécorché, dont
j'ai déjà cité les bons mémoires, et qui a très-bien résumé les observations des ophthalmologistes français et allemands, en particulier de Graaf,
de Jœger et surtout de M. Desmarres, les altérations atrophiques de la
rétine sont les suivantes : cette membrane est pâle et décolorée. La papille
du nerf optique, qui est peu saillante et souvent excavée, contient, ainsi
que le nerf optique lui-même, des amas plus ou moins considérables de
grains de fécule, des granulations graisseuses, qu'on rencontre dans les
interstices des fibres nerveuses qui les constituent. Les tubes nerveux
paraissaient sains ; leur contour n'est point altéré. Les vaisseaux, diminués de calibre, ne présentent dans leurs parois aucun signe de dégénérescence graisseuse ; à leur intérieur, on n'aperçoit que de rares globules
sanguins qui permettent d'en reconnaître la nature. Les lésions qui
accompagnent les hémorrhagies rétiniennes diabétiques doivent être les
mêmes que celles des hémorrhagies albuminuriques ; mais il est difficile de se prononcer sur ces altérations glycoémiques, que ne relate aucune
observation microscopique (2).

La cataracte des diabétiques est presque toujours molle. M. Lécorché
y a rencontré les altérations ordinaires de la cataracte molle, la granulation des tubes de Morgagni et des cellules privées de leur noyau, et, au
milieu de ces éléments altérés, des cellules nombreuses, affectant parfois
la forme polyédrique et ressemblant à des cristaux isolés, mais que les
réactifs faisaient reconnaître comme graisseuses. La capsule reste longtemps intacte, et généralement son opacité, lorsqu'elle survient, lui est
étrangère, étant due, soit à la dégénérescence des cellules épithéliales
qui recouvrent sa face interne, soit à des dépôts pseudo-membraneux à

(1) Levrat-Perroton, *Quelques considérations sur un cas de glycosurie déterminée par une
tumeur colloïde renfermée dans le quatrième ventricule.* Thèse de Paris, 1859.

(2) Lécorché, *De l'amblyopie diabétique (Gazette hebdomadaire,* 1861, p. 720).

sa face externe ; il suffit de la soumettre à un lavage prolongé pour lui rendre sa transparence et pour constater, à l'aide du microscope et des réactifs, que ses éléments propres ont conservé toutes leurs propriétés (1). »

CARACTÉRISTIQUES DE LA LYCOSURIE. — Les trois caractéristiques de la glycosurie se rapportent à la glycose, à la diastase, à la misère physiologique.

Glycose. — Ce qui différencie absolument un glycosurique d'un homme en santé, c'est la présence d'un *excès de glycose dans le sang*. On a désigné cet état sous le nom d'*intoxication glycosique*. Certes, il ne faut pas donner le nom de poison à une substance aussi inoffensive que la glycose, mais un excès de ce principe immédiat dans le sang, dans les organes, produit des différences dans divers phénomènes de la vie qui ne sont pas harmoniques avec la santé.

Diastase. — L'excès de glycose dans le sang provient d'un excès d'activité d'une localisation anomale du ferment (diastase), qui convertit la matière glycogène (dextrine) en glycose.

Appauvrissement de l'économie.— La perte du principal aliment de la calorification conduit à l'appauvrissement général de l'économie, ou *misère physiologique*; la continuité de cet état mène à la tuberculisation pulmonaire ou à tous les maux que nous avons exposés sous le titre de complications.

(1) Lécorché, *De la cataracte diabétique (Archives générales de médecine*, mai, juin et juillet 1861).

DEUXIÈME PARTIE

PATHOGÉNIE ET ÉTIOLOGIE

INTRODUCTION

Je vais, dans cette deuxième partie, emprunter beaucoup à mes premiers travaux sur la glycosurie et à nos recherches sur la digestion; puis j'aborderai l'étude des causes de la glycosurie. Commençons par reproduire un passage du Mémoire qui termine mon Annuaire de 1869 :

«Les questions qui se rattachent à l'étiologie du diabète touchent à plusieurs des problèmes les plus difficiles de la physiologie et de la pathologie; elles nous conduiront, en les traitant, à discuter des théories fort controversées. Ce n'est pas sans quelque hésitation que je m'engage dans une pareille voie, car jusqu'ici mes travaux sur ce sujet ont eu pour principal but celui de guérir; si j'ai abordé ces questions théoriques, ce n'a été qu'à mon corps défendant. Je ne veux pas dire que mon esprit soit indifférent à la recherche de vérités abstraites, mais la tâche que je m'étais donnée était assez grande pour mes forces. Aujourd'hui que je la considère comme accomplie, je puis revenir à ces études théoriques auxquelles je suis mieux préparé par des observations et par des expériences souvent répétées.

» D'ailleurs, en cherchant à élucider pour mon cours d'hygiène les problèmes les plus élevés qui se rapportent aux causes des maladies, je me suis familiarisé avec ces questions difficiles; si je puis en résoudre sûrement quelques-unes relativement aux causes de la glycosurie, ces résultats trouveront une application certaine à la prophylaxie, et ils devront confirmer le traitement hygiénique auquel j'avais été conduit par mes travaux antérieurs.

« Je veux, avant d'entrer en matière, indiquer la méthode que j'ai suivie.

» Dans mes travaux relatifs à l'action des médicaments, j'ai, à bien des

reprises, invoqué l'expérimentation sur les animaux ; pour mes recherches sur la glycosurie, c'est, au contraire, l'observation des malades qui
a été le guide principal de mes premiers travaux.

» Certes, je suis de ceux qui disent que la lumière doit être acceptée de
toutes les sources ; mais je suis convaincu que dans la question qui nous
occupe, la plus sûre nous vient ici de l'observation attentive des malades.
Il est une foule de conditions qui échappent lorsqu'on néglige l'emploi de
la mesure et de la balance ; dans les expérimentations sur les animaux,
tout a été fait à l'aide d'expériences qualitatives ; chez les malades, au
contraire, j'ai pu instituer des expériences quantitatives que j'ai eu des
occasions journalières de renouveler. »

Je dois ajouter que les travaux sur la digestion, qui me sont communs
avec M. Sandras, s'appuient sur la médecine expérimentale ; ils ont été
entrepris pour développer et éclairer les questions que j'avais abordées
dans mes premiers mémoires sur la glycosurie.

Pour interpréter judicieusement les phénomènes si variés et si complexes de la glycogénie et de la glycosurie, il faut s'aider tout d'abord des
vérités qui ont été mises en lumière par la chimie biologique ; puis recourir aux expériences sur les animaux, et enfin donner à tous ces faits une
valeur pratique par l'observation des malades, observations demandant
l'aide des instruments de physique et de chimie. Cette clinique scientifique peut devancer (comme il m'est arrivé) la physiologie expérimentale,
l'un et l'autre partent des mêmes principes, s'appuient sur les mêmes
bases et s'éclairent l'une par l'autre. Toutes les questions qui se rapportent à la glycosurie, sont celles où l'on peut suivre, comme l'a si excellem-
ment dit M. Cl. Bernard (1), l'alliance intime de la physiologie et de la
pathologie. C'est pour cette maladie qu'on doit reconnaître « qu'il n'y a
pas de distinction réelle à établir entre la physiologie normale et la physiologie pathologique. L'une et l'autre étudient les phénomènes qui obéis-
sent aux mêmes lois. » Il y a longtemps que je répète aux malades, qui
viennent me consulter pour la glycosurie, et chez lesquels il n'existe encore
aucune complication : « Vous n'avez aucun organe malade, certaines
parties de l'appareil de nutrition fonctionnent seulement avec trop de
puissance. Rétablissons l'harmonie physiologique, et nous arriverons au
but d'obtenir une santé parfaite. Reprenons les citations empruntées à
mon Mémoire de 1869 :

« Avant de rechercher les causes qui peuvent donner naissance à la
glycosurie, il est indispensable de nous entendre sur la valeur de ce mot

_____

(1) Claude Bernard, *Revue scientifique*, n° du 5 avril 1873.

et sur les différences radicales qui séparent les divers états de l'organisme dans lesquels on peut constater la glycose dans les urines.

» Si l'on s'en tenait au sens grammatical, on dirait : La glycosurie est caractérisée par la présence de la glycose dans les urines. Mais, en adoptant rigoureusement cette définition, presque tous les hommes seraient ou auraient été glycosuriques : car, dans bien des conditions, la très-faible proportion de glycose contenue dans les urines normales peut temporairement s'exagérer ; ce n'est point encore la vraie glycosurie ; pour qu'elle existe, il faut *quantité* et *continuité* dans la perte de glycose. »

»Pour procéder avec ordre, voici la marche que nous suivrons. Nous étudierons d'abord les conditions variées qui donnent naissance au glycose et à la matière glycogène dans l'économie animale ; nous serons ainsi mieux préparés pour aborder l'étude des phénomènes caractéristiques du diabète sucré, la polydipsie, la polyphagie, l'autophagie, la polyurie et la polydipsie. Afin de bien comprendre les conditions essentielles de production de la glycosurie, il convient d'exposer au préalable avec tous les détails nécessaires l'état de nos connaissances sur les phénomènes glycogéniques, c'est-à-dire ce qui a trait à la production et à la destruction de la glycose dans l'économie vivante.

» La glycose joue un rôle considérable dans toute la série des êtres organisés ; avec certaines matières grasses, sous l'influence de l'oxygène, elle sert à produire la chaleur indispensable aux principales manifestations de la vie.

» On comprend aisément la nécessité, chez les êtres vivants, d'un principe immédiat qui puisse être complétement détruit sans fournir de résidus nuisibles, à une température qui, pour l'homme, est voisine de 37 degrés centigrades. Ce principe immédiat doit être déposé en réserve dans certains organes, ou se produire facilement par la transformation de principes immédiats constituant une masse importante dans le corps des êtres organisés.

» La glycose réunit toutes ces conditions. Elle doit n'exister et elle n'existe qu'en proportion très-faible dans le sang ; car si la quantité en est exagérée, elle est éliminée par le rein, et on la retrouve dans les urines (1).

» Le développement de la chaleur et de la force dans le corps des animaux

(1) Cette nécessité d'un excès de glycose dans le sang, pour produire la glycosurie, je l'ai, le premier, nettement démontrée en constatant l'existence, après un repas féculent, d'une notable proportion de glycose dans le sang des glycosuriques fortement atteints.

M. Cl. Bernard a exécuté une expérience des plus remarquables que nous citerons souvent, en injectant du sucre de canne ou de la glycose dans les veines des chiens. Le sucre de canne et la glycose passèrent dans les urines. M. Cl. Bernard en conclut dans son premier mémoire

est en raison directe de la dépense des matériaux alimentaires ou des principes immédiats du corps qui subissent l'action de l'oxygène. La glycose et les graisses sont, en dernière analyse, les principes immédiats qui jouent le rôle principal dans ces transformations. »

Comment la glycose est-elle détruite dans le sang ? Il est certain qu'une portion y est d'abord transformée en lactate de soude, comme l'ont démontré Bouchardat et Sandras (Supplément à l'*Annuaire de thérapeutique* de 1846, p. 100). Ce lactate de soude est détruit dans la circulation comme la plupart des acides organiques, ainsi que l'a constaté M. Wœhler, en produisant de l'eau, de l'acide carbonique, de la chaleur (1) ; il se pourrait aussi que la glycose fût directement transformée en acide carbonique et en eau sous l'influence de l'oxygène et en présence des globules du sang. On peut encore supposer, comme l'admet théoriquement M. Mialhe, et comme cela paraît résulter d'une expérience de Bouchardat et Sandras (Mémoire cité), que la glycose, avant d'être transformée en acide carbonique et en eau, passe par l'état d'acide formique. Quoi qu'il en soit de ces hypothèses, il est certain que lorsque la glycose est trop abondante dans le sang, ou que sous l'influence, soit d'un abaissement de la température du sang, soit d'un état d'asphyxie incomplète ou de respiration insuffisante, elle n'est pas normalement détruite, alors elle passe dans les urines.

Arrivons à l'étude des phénomènes de la glycogénie, si importante au point de vue de la théorie de la glycosurie.

---

que les sucres, pour être utilisés dans l'économie vivante, avaient besoin de l'intervention des sucs gastriques ; nous avons démontré, Sandras et moi, dans notre Mémoire sur la digestion des féculents et des sucres, que cette conclusion était vraie pour le sucre de canne, mais que la *glycose était utilisée* quand la quantité injectée *était faible*, qu'on ne la retrouvait pas dans les urines ; mais qu'elle y passait, que l'animal devenait glycosurique quand on en injectait un excès.

(1) Cette destruction peut être incomplète, car, comme nous l'avons vu (page 17), les urines des glycosuriques fortement atteints, et qui ne sont pas au régime, renferment une quantité notable d'acide lactique libre. Sous l'influence du régime et de l'exercice forcé, l'excès d'acide disparaît aussi promptement des urines que la glycose.

CHAPITRE PREMIER

GLYCOGÉNIE (Glycémie de m. Cl. Bernard).

Nous avions démontré, Sandras et moi, dans notre Mémoire sur la digestion des sucres et des féculents (1), que les aliments féculents et sucrés donnaient naissance à de la glycose qu'on retrouvait dans le sang de la veine porte, dans le foie et dans le sang artériel et veineux. M. Cl. Bernard a démontré (*Nouvelle fonction du foie considéré comme organe producteur de la matière sucrée*, Paris, 1853) que la glycose existait constamment dans le foie des animaux et de l'homme pourvus d'une alimentation suffisante. On sait aujourd'hui, d'après l'expérience de M. Pavy (1), que la glycose n'existe pas dans le foie d'un animal vivant d'une manière constante, mais qu'elle s'y forme quand la vie a cessé. Que ce soit de la glycose ou de la matière glycogène, toujours est-il, d'après M. Cl. Bernard, que la présence de cette matière glycogène est indépendante et de l'alimentation et de l'espèce animale. Un chien nourri exclusivement de tripes pendant huit mois, tué en pleine digestion, avait un foie riche en glycose. Un boule-dogue qui ne vivait que de chair fut tué, et son foie contenait également de la glycose. Chez un fœtus de cinq mois, le foie renfermait aussi de notables quantités de glycose.

Il semblerait résulter de quelques expériences de M. Cl. Bernard, que l'alimentation n'a aucune influence sur la fonction glycogénique du foie. Il a en effet trouvé dans une même quantité de foie : 1° d'un chien nourri exclusivement de viande, 1,90 de glycose ; 2° 1,70 dans le foie d'un chien nourri de viande et de pain; et 3° 1,88 dans celui d'un chien nourri de sucre et de féculents.

Il est bien des causes qui doivent amener de grandes exceptions à ces remarquables expériences. J'ai opéré sur des quantités égales de foie d'un chien nourri de pain et d'un chat ne vivant que de viande : j'ai trouvé environ deux à trois fois plus de glycose dans le foie du chien que dans celui du chat. Les expériences de M. Cl. Bernard établissent elles-mêmes le grand rôle de l'alimentation dans la fonction glycogénique du foie.

---

(1) *Ann. de thérapeutique* (Suppl. de 1846, p. 81).

Chez les malades à la diète depuis quelques jours, le foie ne renferme plus de matière glycogénique.

L'alimentation exclusive avec les graisses diminue, comme M. Poggiale l'a démontré, la proportion de glycose extraite du foie (1).

Il est des faits pathologiques d'une très-grande importance et vérifiés journellement par moi depuis plus de trente ans qui démontrent l'influence de l'alimentation glycogénique féculente et sucrée sur la quantité de glycose produit. Nous allons y revenir dans un instant. Sans doute, les principes immédiats très-divers de notre corps peuvent fournir de la dextrine et de la glycose ; mais, chez l'homme, dans les conditions normales, ce ne sont pas ces substances de l'organisme, ce sont, comme nous l'avons montré depuis longtemps, les féculents et les sucres de l'alimentation qui fournissent les principaux matériaux de la formation glycogénique. Ainsi que l'a très-bien dit M. Marchal, de Calvi (2) : « Voulez-vous juger exactement de l'influence des différentes classes d'aliments, prenez un diabétique, donnez-lui des viandes et des corps gras sans féculents, puis des féculents, et comparez. »

La question de la glycogénie comprend plusieurs problèmes très-complexes, dont j'ai cherché à résoudre les principaux dans le numéro de mai 1856 du *Répertoire de pharmacie*.

Se produit-il un ou plusieurs sucres ?

Quelques-uns d'entre eux passent-ils par une série de transformations ?

Quels sont les organes dans lesquels ces transformations s'opèrent ?

Quels sont les matériaux à l'aide desquels ces organes effectuent ces transformations ?

Et enfin quels sont les principes immédiats qui, par leur dédoublement ou d'autres modifications moléculaires, donnent naissance à ces sucres ?

Voilà certes des questions bien ardues, mais dont il faut cependant aborder la solution, si l'on veut arriver à une notion satisfaisante de la glycogénie.

Des expériences sur les animaux, des observations patiemment continuées pendant plus de trente ans sur de nombreux malades atteints de glycosurie, voilà les moyens d'étude dont j'ai disposé.

Je commencerai par m'occuper de l'amidon, des sucres et des matières

(1) Je dis *extraite du foie*, car des expériences ont établi que, chez certains animaux vivants, les foies ne contenaient pas de glycose, mais de la matière glycogénique qui en produisait après la mort. Il faut en excepter les cas où de la glycose a été directement ingérée, comme cela résulte des expériences qui me sont communes avec Sandras.

(2) Marchal (de Calvi), *Recherches sur les accidents diabétiques et Essai d'une théorie générale du diabète*. Paris, 1864.

analogues; puis j'exposerai les recherches de M. Cl. Bernard et mes observations sur les principes immédiats quaternaires.

Du rôle de l'amidon dans la glycogénie. — Si l'on a égard à la masse proportionnelle de l'amidon dans les aliments de l'homme, à sa facile transformation en glycose, on comprend sans peine que ce principe doit jouer, chez l'homme, le rôle principal dans la glycogénie. Déjà, à bien des reprises différentes, je suis revenu sur ce sujet et je vais encore commencer par lui.

Je vais rechercher quels sont les organes qui sécrètent la liquide diastasique, et quels sont ceux qui concourent à la suite des transformations que l'amidon subit.

En donnant une mauvaise interprétation à de belles recherches, on est tombé dans deux exagérations également contraires à la vérité.

Voyant avec quelle facilité l'amidon se convertissait en sucre sous l'influence de différents liquides animaux, on niait la spécificité de certains liquides pour opérer cette transformation; on s'appuyait pour cela sur des expériences de Magendie, qui n'étaient que la confirmation de celles que j'avais publiées en 1832 (1). D'un autre côté, quand M. Cl. Bernard eut annoncé la fonction glycogénique du foie, on pensa que la formation glycogénique était limitée à cet organe. Nous allons voir ce qu'il faut penser de ces interprétations contradictoires.

Il est bien certain que presque tous les liquides animaux albumineux en décomposition jouissent de la propriété de transformer la gelée d'amidon en dextrine et en glycose; mais si l'on s'en tient aux liquides normalement sécrétés dans l'économie et considérés à l'état frais, c'est-à-dire à ce qui constitue l'état physiologique, il n'en est qu'un petit nombre qui possèdent ce pouvoir à un *degré très-marqué*. On comprend sans peine aussi, que ces liquides, versés dans l'appareil digestif, sont absorbés, transmis au foie, et de là dans le sang, où leur action spécifique peut se continuer et se modifier.

Des glandes diastasiques. — Je donne le nom de glandes diastasiques aux organes qui sécrètent un liquide contenant un principe analogue ou identique avec celui dont j'ai le premier reconnu l'existence dans l'orge

(1) I. *Mémoire sur les ferments et les fermentations* (Recueil des prix de la Société de Pharmacie pour 1832). — II. *Mémoire sur la fermentation glycogénique* (Supplément à *l'Annuaire de thérapeutique* de 1846, p. 70). — III. *De la digestion des matières féculentes et sucrées* (même recueil, p. 81). — IV. *Des fonctions du pancréas et de son influence dans la digestion des féculents* (même recueil, p. 13). — V. *Mémoire sur la nature du diabète sucré et sur son traitement* (Comptes rendus de l'Acad. des sciences, 12 mars 1838).

germée (Recueil des prix de la Société de pharmacie, 1832), que M. Payen a isolé, et auquel il a donné le nom de *diastase*.

Il est bien certain que le pancréas est l'organe qui, chez les animaux féculivores, sécrète le liquide présentant, à l'état frais, le maximum de puissance. Personne n'a contredit les résultats que nous avons annoncés, Sandras et moi (Supplément à l'*Annuaire de thérapeutique*, 1846, p. 139). Chez les carnivores, le suc pancréatique agit aussi sur la gelée d'amidon, mais la puissance saccharifiante est moins grande que chez les féculivores. J'ai vérifié cette décroissance d'action chez un chat vivant uniquement de viande, et chez un chien également carnivore. Dans ces deux cas cependant, quoique l'action saccharifiante du liquide pancréatique fût diminuée, elle n'en existait pas moins.

Étudions les glandes confondues sous le nom de *salivaires*, qui ont été, surtout sur ce point de vue, l'objet des investigations de M. Mialhe, et, sous tous les autres rapports, d'études approfondies de la part de M. Cl. Bernard et de M. Collin (*Comptes rendus de l'Académie des sciences*, tome XXXIV).

Glandes orbitaires. — Le liquide sécrété par la glande orbitaire, le tissu de cette glande chez le lapin, le chien, le chat, n'exercent aucune action saccharifiante sur la gelée d'amidon.

Glandes sous-maxillaires. — Le liquide sécrété par les glandes sous-maxillaires du chat et du chien, de même que le tissu de ces glandes, n'exercent aucune action saccharifiante sur la gelée d'amidon. Avec le même liquide et les mêmes glandes du lapin, l'action saccharifiante est très-faible, mais cependant manifeste.

Glandes sublinguales, glandes du plancher. — Le liquide sécrété par ces glandes chez le chien et le chat, ou le tissu de ces glandes, n'exercent qu'une action saccharifiante nulle, ou au moins très-faible sur la gelée d'amidon ; chez le lapin, l'action est faible, mais cependant manifeste.

Glande molaire. — Le liquide sécrété par la glande molaire, ou le tissu de cette glande chez le chat, n'exercent aucune action saccharifiante sur la gelée d'amidon ; chez le chien, l'action est faible, mais cependant manifeste ; chez le lapin, cette action est très-prononcée.

Glande parotide. — Le liquide sécrété par la glande parotide, de même que le tissu de cette glande chez le chat, n'exercent qu'une action saccharifiante à peine sensible ; chez le chien, cette action, quoique très-faible, est cependant apparente ; chez le lapin, cette action est rapide et presque aussi complète qu'avec le pancréas.

Glande sous-mentale. — Le liquide sécrété par la glande sous-mentale du lapin, ou le tissu de cette glande, n'exercent qu'une action faible sur la gelée d'amidon.

Ganglions lymphatiques. — Le tissu des ganglions lymphatiques, le liquide qu'ils contiennent, n'exercent *à l'état frais* aucune action sur la gelée d'amidon chez le chat, le chien, le lapin.

Les *amygdales* broyées, le suc, dont elles sont baignées, n'exerce aucune action sur la gelée d'amidon chez le chat, le chien, le lapin.

Les expériences dont je viens de donner le résumé ont été exécutées en 1848 et 1849 avec l'active coopération de feu mon ami Stuart Cooper et de M. Broca. Je rappellerai aussi mes expériences sur le liquide de la glande parotide du cheval, entreprises d'après l'invitation de Magendie, consignées dans le Supplément à mon *Annuaire* de 1846, et qui ont très-nettement établi la nullité d'action de ce liquide, tandis que la salive mixte de ce même animal a une action saccharifiante très-manifeste.

Le résultat le plus important qui ressort de ces recherches, c'est que si l'on considère isolément la propriété de convertir l'amidon en dextrine et en glycose, le liquide sécrété par les mêmes glandes chez les divers animaux diffère singulièrement pour sa puissance, qui, apparente chez certains féculivores, peut disparaître complétement chez les carnivores.

C'est conformément à ce que nous avons dit dans notre premier mémoire, le pancréas qui est le seul organe sécrétant contamment un liquide diastasique. La puissance de ce liquide est du reste très-différente chez les différents animaux. Nous l'avons vu atteindre son maximum chez la poule et surtout le pigeon, moins chez les mammifères féculivores, et enfin très-peu prononcée chez les animaux carnivores.

TRANSFORMATIONS SUCCESSIVES DE L'AMIDON DANS L'ÉCONOMIE ANIMALE VIVANTE. — Dans les recherches sur la digestion des féculents qui me sont communes avec Sandras, nous avons établi que la fécule se transformait dans les intestins en dextrine, en glycose et en acide lactique, sous l'influence du suc pancréatique; nous avons retrouvé cette dextrine et cette glycose dans le sang extrait de la veine porte.

Les procédés que nous avons suivis pour démontrer l'existence de la glycose dans le sang sont exactement les mêmes que ceux qui ont été reproduits depuis par plusieurs auteurs et que j'avais moi-même indiqué procédemment pour démontrer l'existence de la glycose dans le sang du diabétique.

Comme nous avons également établi que la digestion des féculents était très-lente à s'effectuer, qu'on les retrouvait partiellement dans les intestins vingt-quatre heures après un repas féculent, il est bien évident, que la présence de la glycose dans le sang des mangeurs de féculents doit être constante. C'est en effet le résultat le plus net des expériences que nous venons de citer et la base de notre théorie de l'utilisation continue des féculents.

Voici maintenant deux questions que nous n'avons pas résolues, et que je vais aborder aujourd'hui : Que devient la dextrine qui est absorbée dans les intestins? dans quelle proportion est-elle avec la glycose? Quelle est la glycose qui se forme dans les intestins? ne subit-elle aucune autre transformation avant d'être détruite?

Il est bien certain que sous l'influence du suc pancréatique, l'amidon se transforme d'abord en dextrine et en glycose. Or, il est indubitable que la plus grande partie de l'amidon transformé par le ferment diastasique est absorbée à l'état de santé sous forme de dextrine et de glycose, et qu'il n'y a que des quantités relativement petites, d'acide lactique produites dans l'intestin. C'est donc, pour la plus grande partie, de la dextrine associée à la glycose qui est transmise au foie en même temps que le ferment diastasique fourni par le pancréas et absorbé en dissolution avec la dextrine.

La glycose produite en petite quantité dans les intestins est-elle identique avec la glycose que fournit la diastase de l'orge agissant sur la gelée d'amidon? De mes expériences j'avais conclu à cette identité, et admis dès lors qu'elle était différente de la glycose ordinaire (comme M. Jacquelain l'avait établi) par l'énergie de son pouvoir rotatoire moléculaire. Mais j'avoue aujourd'hui que deux raisons principales m'inspirent des doutes : la première, les quantités très-petites sur lesquelles j'ai pu observer le pouvoir moléculaire rotatoire; la seconde, la variabilité du pouvoir de la glycose suivant qu'on l'observe au moment de la dissolution dans l'eau ou vingt-quatre heures après. Ces observations de M. Dubrunfaut, qui sont postérieures à mon travail, doivent augmenter ma réserve. Quand j'admettais la formation de glycose à forte rotation en même temps que celle de la dextrine, sous l'influence du ferment du pancréas et des autres glandes diastasiques, j'étais forcément amené à dire : Dans le foie, le ferment change de nature, et il prend la propriété de transformer la glycose à forte rotation et la dextrine en glycose diabétique ou à faible rotation.

Je crois aujourd'hui qu'il est conforme à l'observation d'admettre l'hypothèse la plus simple.

Sous l'influence du ferment du suc pancréatique et des autres glandes diastasiques, l'amidon se transforme dans l'intestin, pour la plus grande partie, en dextrine absorbée avec le ferment et transmise au foie; la transformation se continue; et le foie, agissant comme modérateur [1]

_____

(1) Il y a longtemps que nous avons indiqué ce rôle important du foie comme organe modé-

verse dans le sang de la glycose, de la dextrine et du ferment. La dextrine peut être fixée dans les organes divers; le ferment épuise son action sur la dextrine qui reste dans le sang pour la convertir en glycose qui subit à son tour l'action de l'oxygène, et qui est transformée finalement en acide carbonique et en eau, avec production de chaleur ou de force, en passant partiellement, au moins comme je l'ai dit précédemment, à l'état d'acide lactique qu'on trouve dans le sang combiné avec la soude. M. Cl. Bernard admet, comme nous (*Revue scientifique*, n° du 7 juin 1873, p. 1156), que sous l'influence de l'alimentation féculente la quantité de la matière glycogène paraît notablement augmentée dans le foie.

DU RÔLE DE LA LACTINE ET DE LA LÉVULOSE DANS LA GLYCOGÉNIE. — M. Sandras et moi, nous avons exécuté, il y a bien des années, des expériences sur la digestion du lait. Ce travail, dont j'ai souvent entretenu mes élèves, n'est pas publié; je désirais auparavant exécuter des recherches sur les transformations que la lactine éprouve dans l'économie.

Est-elle absorbée purement et simplement comme la glycose à faible rotation? N'éprouve-t-elle, que dans l'appareil de la circulation les modifications qui la transforment et la détruisent? Subit-elle, au contraire, des modifications spéciales dans l'appareil digestif ou dans le foie? Voilà des questions que l'expérience seule pouvait décider; elles ont une grande importance, si l'on a égard au rôle que la lactine joue dans l'alimentation de l'homme, surtout dans la première enfance.

Pour résoudre ces questions difficiles et complexes, j'ai emprunté des expériences indirectes à la pathologie et des expériences plus directes aux études physiologiques.

Dans le grand travail sur le diabète sucré, que j'ai lu à l'Académie de médecine dans les années 1849-1850, et que j'ai imprimé dans le tome XVI de ses *Mémoires*, je traite du rôle de la lactine et du lait dans l'alimentation des glycosuriques. J'ai vérifié un grand nombre de fois, — en recueillant la quantité d'urines rendue en vingt-quatre heures, et en déterminant à l'aide de l'appareil de Biot la quantité de sucre qu'elles contenaient, — qu'en ajoutant au régime d'un glycosurique dont les urines contiennent du sucre un litre de lait de vache dans les vingt-quatre heures, l'augmentation du sucre rendu dans cette période de temps était de

rateur dans la dépense des aliments féculents et sucrés (Voyez Supplément à l'*Annuaire de thérapeutique* de 1846). M. Cl. Bernard a adopté cette interprétation de regarder le foie comme étant l'organe modérateur de la dépense des aliments glycogéniques. « Le foie, dit-il, est un organe d'une importance capitale dans la question de la *glycémie*. Il empêche ou modère l'entrée du sucre alimentaire dans le sang, de manière que la proportion de cette substance reste à peu près constante dans le sang artériel nourricier qui se distribue directement aux tissus. »

9

50 grammes, et correspondait ainsi assez exactement à la quantité de lactine ingérée en sus du régime ordinaire. J'ai depuis vérifié ce fait chez
plusieurs malades.

   Le sucre obtenu était-il de la glycose ou de la muco-glycose (galactose)?
Cette question m'a préoccupé à différentes reprises. Je n'ai jamais institué
des expériences dans cette direction, parce que je regardais comme contraire à mes malades l'administration du lait et de la lactine ; je n'ai profité
que des résultats qui s'étaient produits à mon insu, et dans ces cas la muco-
glycose, si elle existait, était certainement mêlée de la glycose ordinaire.
Il n'est ressorti pour moi qu'un seul fait de ces observations, c'est que
dans l'économie du diabétique, la lactine se convertit en un sucre fermentescible appartenant au genre des glycoses (1).

   Quels rôles l'inuline et le sucre qui en dérive, — sucre décrit par
M. Dubrunfaut huit jours après moi (2), — jouent-ils dans le phénomène
de la glycogénie? L'inuline se transforme avec la plus grande facilité en
sucre d'inuline (sucre lévogyre), et cette transformation doit s'opérer facilement dans l'économie. Les études variées et très-attentives que j'ai
faites chez les glycosuriques m'autorisent à conclure que le sucre d'inuline
ne se convertit pas en glycose, mais qu'il est brûlé dans l'économie avec
beaucoup plus de facilité que la glycose.

   SUCRE DE CANNE. — Le rôle du sucre de canne dans les phénomènes
glycogéniques a pour point de départ la mémorable expérience de M. Cl.
Bernard, dans laquelle il démontra qu'en injectant dans les veines d'un
chien une dissolution de 5 grammes de sucre de canne, ce sucre passait
dans les urines. Nous avons repris, M. Sandras et moi, l'examen de ce
sujet. Voici le résumé des expériences que nous avons exécutées (3). «Le
sucre de canne est-il injecté dans le sang, en dissolution dans l'eau il est
alors en présence d'un liquide faiblement alcalin qui ne favorise en aucune
façon sa destruction ; sous les influences oxydantes, il passe dans l'urine
sans modification.

   » Est-il, au contraire, au préalable transformé par l'action des acides
affaiblis en sucre interverti : alors, sous l'influence des alcalis du sang,
le nouveau sucre éprouve immédiatement l'action oxydante de l'air. Le

_____

   (1) Mon fils, M. Gustave Bouchardat a démontré (Thèse du doctorat ès sciences) que, sous l'influence des acides, la lactose se convertissait en deux glycoses: la galactose et la glycose ordinaire.

   (2) C'est dans ce remarquable travail que M. Dubrunfaut a démontré que le sucre de canne,
interverti, résultait du mélange de glycose et de sucre d'inuline qu'il nomma *sucre lévogyre* ;
mais je pense qu'il faut lui rendre le nom de *sucre d'inuline* que je lui ai donné, car il existe
plusieurs sucres lévogyres, celui d'asphodèle, etc.

   (3) Supplément à l'*Annuaire de thérapeutique de* 1846 (*Digestion des sucres et des féculents,*
p. 98).

glucose, qui n'est nullement modifié par les acides du suc gastrique, est au contraire détruit avec la plus grande facilité sous la double influence de l'oxygène et des alcalis du sang; il est transformé, brûlé dans le torrent circulatoire, et on n'en trouve plus aucune trace dans la sécrétion urinaire.

» Il est deux circonstances sur lesquelles nous croyons devoir appeler l'attention.

1° Nous ne prétendons pas que le sucre de canne, introduit dans le sang par voie d'injection, n'est nullement modifié; en effet, dans les observations que nous avons rapportées, on n'a jamais retrouvé dans l'urine la totalité du sucre de canne introduit dans les veines. Voici une expérience directe qui prouve d'ailleurs qu'il peut être modifié lorsqu'il est dissous dans le sang.

» Une dissolution contenant: sucre de canne 30 grammes, eau 90 grammes, fut mêlée avec environ son poids de sérum du sang. Le mélange, examiné dans un tube de 200 millimètres, avait une rotation à l'œil nu $+ 12°$ ♂. Après vingt-quatre heures de digestion, la rotation n'était plus que de $\times 8°$. Le liquide, qui au commencement de l'expérience offrait une réaction alcaline, était devenu fortement acide. Nous y avons constaté la présence de l'acide lactique.

2° Le glucose, ou sucre de canne interverti, disparaît dans l'appareil circulatoire et ne se retrouve pas dans les urines; mais à condition que dans un instant donné il en existe une quantité minime dans le sang. En effet, nous avons vu qu'une injection immédiate de 10 et 5 grammes même de glucose ou de sucre interverti suffisait pour qu'une partie de ces produits fût décelée dans les urines. »

M. Cl. Bernard a depuis exécuté des nouvelles expériences sur les conditions d'utilisation du sucre de canne dans l'organisme; en voici le résumé tel qu'il est présenté dans la *Revue scientifique*, n° du 7 juin 1873, p. 1156 : « Le sucre de canne, dit-il, est d'abord dirigé dans le canal intestinal. J'ai observé que la digestion du sucre de canne a lieu spécialement dans l'intestin grêle, et j'ai reconnu que cette digestion se fait par une *interversion* du sucre en glycose et en lévulose. D'où il résulte que le sucre de canne, qui avant d'être digéré ne réduit pas les réactifs cuivriques et dévie à droite la lumière polarisée, la dévie à gauche et réduit les réactifs cupro-potassiques après avoir été digéré dans l'intestin.

» J'ai découvert que cette transformation du sucre dans l'intestin s'opère à l'aide d'un ferment *inversif* qui se rencontre spécialement dans le suc intestinal et dans son infusion. Les membranes muqueuses de l'estomac et du gros intestin sont à peu près inactives. Il en est de même de la bile, du sang etc., seule l'infusion de l'intestin grêle est active et efficace.

» Le ferment intestinal inversif du sucre qui se distingue nettement des autres ferments digestifs, gastrique et pancréatique, se prépare cependant de la même manière. Soluble dans l'eau, il en est précipité par l'alcool. On peut le recueillir sur un filtre, le redissoudre dans l'eau, et constater sa propriété inversive rapide et énergique sur le sucre de canne.

» Lorsqu'on ingère du sucre de canne dans le canal intestinal, il est digéré et absorbé; mais il est absorbé par la veine porte et porté dans le foie, où il s'arrête sous forme de matière glycogène, qui le fixe dans les cellules hépatiques.

» Il en est de même pour la glycose provenant de la digestion des aliments amylacés. »

Je ferai deux observations à propos de la remarquable découverte du ferment inversif du suc intestinal, et de la transformation du sucre interverti en matière glycogène : La première, c'est que le sucre de canne pris en dissolution étendue dans l'eau et en quantité modérée est absorbé immédiatement dans l'estomac et ne pénètre que partiellement dans l'intestin. C'est cette condition qui m'avait fait admettre que le phénomène de transformation commencé dans l'estomac sous l'influence du suc gastrique s'achevait dans le foie.

La deuxième observation se rapporte à la transformation du sucre interverti en matière glycogène. Je dirai que jusqu'ici aucune expérience précise ne l'établit; au reste, je reviendrai bientôt sur ce sujet en résumant les faits se rapportant à la glycosurie.

Du RÔLE DES TISSUS A GÉLATINE ET A CHONDRINE DANS LA GLYCOGÉNIE. — Les tissus qui, par leur décoction dans l'eau, donnent lieu à la formation de la gélatine ou de la chondrine, forment la partie principale de la peau, du tissu organique des os, et se trouvent en plus ou moins grande proportion dans tous les aliments que le règne animal nous fournit. J'ai dû alors me préoccuper vivement du rôle que ces principes immédiats jouent dans la nutrition, quand j'ai étudié dans tous ses détails le régime que j'avais institué pour le traitement de la glycosurie.

Je n'ai pas tardé à me convaincre, par de nombreuses observations, que les glycosuriques qui faisaient intervenir en proportion notable dans leur régime les tissus à gélatine et à chondrine, voyaient augmenter leur soif, ainsi que la proportion de glycose contenue dans les urines : d'où la prescription de s'abstenir de morceaux gélatineux, tant qu'ils ne sont pas utilisés, prescription sur laquelle j'ai insisté depuis longtemps. M. Bernard, de son côté, a constaté l'augmentation de la matière glycogène dans le foie de chien nourri d'aliments gélatineux.

Il y a deux phases dans la digestion et l'assimilation des tissus à gélatine : la première comprend leur dissolution et leur absorption, la deuxième leur transformation. En étudiant avec attention les phénomènes principaux de ces deux phases, nous pourrons faire un pas de plus dans l'étude de la glycogénie. Les expériences que je vais rapporter sont extraites d'un travail que j'avais commencé avec M. Sandras sur la digestion des matières azotées. Si, dans de l'eau contenant un à deux millièmes d'acide chlorhydrique pur, on place des membranes de la vessie notatoire de l'esturgeon, ces membranes sont en partie attaquées à une température variant entre 30 et 40 degrés; par le refroidissement, ces dissolutions se prennent en gelée. Les tissus à gélatine peuvent donc se dissoudre dans l'estomac par la seule intervention de l'eau aiguisée avec une quantité d'acide comparable à celle qui existe dans le suc gastrique. Cette dissolution est absorbée et transmise au foie par la veine porte. Il est, pour moi, certain que le foie n'exerce pas de modification, au moins totale, sur cette dissolution de gélatine. Voici les expériences qui m'ont conduit à cette conclusion : 1° Le foie d'un rat broyé et mêlé avec une gelée d'ichthyocolle ne l'a pas modifiée; j'ai répété cette expérience avec du foie de lapin, elle m'a donné les mêmes résultats. 2° Le sang d'un homme ou d'un animal retiré des veines quelques heures après un repas composé de tissus producteurs de la gélatine est coenneux, comme dans le rhumatisme articulaire. Cette couenne, soumise à l'ébullition avec de l'eau, donne de la gelée formée par de la gélatine (1). Cette expérience prouve que la gélatine fournie par les aliments n'éprouve pas complétement, au moins dans le foie, les transformations qui donnent naissance à la glycose ou à la matière glycogène. Cette transformation doit s'opérer dans le sang, et l'intervention de l'oxygène doit en modifier les résultats. Il me paraît trèsvraisemblable qu'il se forme dans ces conditions, outre la matière glycogène ou la glycose, de l'urée. J'ai donné tous les détails sur ce sujet en traitant dans un mémoire spécial la question de la production de l'urée dans l'économie vivante. (Voyez Appendice, note VIII°.)

RÔLE DE LA CHAIR, DU TISSU DU FOIE, DANS LES PHÉNOMÈNES DE LA GLYCOGÉNIE.— Nous savons, dit M. Cl. Bernard (*Revue scientifique*, n° du 7 juin 1873, p. 1160), que nous « trouvons toujours de la matière glycogène chez les animaux carnassiers nourris pendant un temps très-long avec de la viande cuite bien exempte de matière glycogène et de glycose.

» Aux dépens de quels éléments azotés cette matière glycogène se forme-t-elle alors ? Est-ce aux dépens des matières albuminoïdes du sang

(1) La couenne inflammatoire ne consiste pas seulement en fibrine, comme on ne cesse de le répéter ; il y a longtemps que j'ai démontré que, bouillie avec de l'eau, elle donne une gelée formée par de la gélatine.

ou aux dépens des substances albuminoïdes absorbées par la veine porte?
Les expériences que j'ai entreprises à ce sujet me portent à penser que
la glycogène se formerait aux dépens des peptones absorbées par la veine
porte dans l'intestin. J'ai vu en effet que la gélatine, qui ressemble
beaucoup à la peptone, donnait lieu à l'augmentation du glycogène dans
le foie, tandis que je n'ai pas constaté le même résultat avec les matières
grasses. »

Nous admettons, comme Schmidt, Lehmann et Frérichs, que dans les
conditions d'alimentation animale la matière glycogène est produite par
le dédoublement des matières albuminoïdes de la chair (voyez Appendice,
note VIII sur la production de l'Urée).

Nous allons revenir dans un instant sur ce sujet. Le rôle du *tissu du
foie* dans les phénomènes de la glycogénie m'a été démontré par de nombreuses observations suivies avec grand soin chez plusieurs glycosuriques
fortement atteints. Ces malades, soumis à une alimentation sévère au
point de vue glycogénique, ne produisent plus de glycose. Fait-on intervenir du foie en assez forte proportion dans leur régime, la glycose reparaît immédiatement dans leurs urines. La présence de la glycose et de la
matière glycogène dans le foie consommé peut aisément rendre compte
de l'élimination de la glycose ; il se peut encore que les autres matériaux
du foie donnent naissance par leur dédoublement à une certaine quantité
de ce principe immédiat.

CONSIDÉRATIONS GÉNÉRALES SUR LES PHÉNOMÈNES GLYCOGÉNIQUES. — On le
voit par les détails dans lesquels je viens d'entrer, les phénomènes de la
glycogénie sont plus complexes qu'on ne pourrait le penser ; ils réclament
l'intervention de beaucoup d'organes dépendant des appareils de la nutrition, et un grand nombre de principes immédiats peuvent être mis en
jeu. Pour montrer toutes les difficultés de ces questions, il me suffira de
passer sommairement en revue les principaux phénomènes qu'on voit
apparaître lors de la digestion et de l'assimilation de la viande. Occupons-
nous d'abord des principes qui doivent donner de la glycose par une
simple transformation moléculaire : nous trouvons en première ligne la
matière glycogène (dextrine), dans quelques cas l'amidon, puis l'inosite.
Toutes ces substances ne se dédoublent point ; la seule intervention de
l'eau, d'un ferment, peut suffire pour faire de la glycose. Pour la fibrine,
l'albumine, la gélatine, les phénomènes sont plus complexes ; en produisant de la glycose, ils donnent naissance à des principes immédiats divers, parmi lesquels il faut citer en première ligne l'acide cholique et
l'urée. Ce dernier principe immédiat n'est pas un produit d'oxydation des
matières protéiques, mais un résultat de leur dédoublement : j'ai donné

toutes les preuves qui établissent ce fait capital.(Voy.Appendice, noteVIII°.)

Pour les matières sucrées et féculentes, les phénomènes glycogéniques peuvent être diversement interprétés; pour les féculents, l'hypothèse la plus simple que nous avons admise d'après nos expériences consiste à dire qu'ils sont convertis dans l'intestin sous l'influence du suc pancréatique en glycose et en dextrine, mais que la proportion de cette dernière substance est dominante et qu'elle se fixe dans le foie pour constituer la matière glycogène de M. Cl. Bernard.

Pour les sucres, faut-il croire avec lui que, par un phénomène d'organisation, ils puissent se transformer dans le foie en matière glycogène. On peut parfaitement admettre la réalité de cette synthèse, car ce n'est pas seulement chez les végétaux que se forment des principes immédiats plus élevés dans l'échelle de l'organisation. A côté des phénomènes de dédoublement apparaissent souvent des phénomènes synthétiques, puis on ne saurait se refuser à admettre qu'il existe dans l'organisation des animaux certains principes immédiats plus complexes que ceux qu'ils ont empruntés aux végétaux.

Pour ne *point sortir* de l'ordre des phénomènes que nous étudions, on peut dire que la lactose qui est un sucre plus complexe que la glycose, puisqu'on peut le dédoubler en galactose et en glycose, paraît cependant se produire dans l'économie des femelles en lactation par une transformation synthétique de la glycose.

Cependant on peut parfaitement comprendre l'utilité directe des glycoses et des sucres lévogyres, en se bornant à reconnaître au foie son rôle d'organe modérateur.

Quoi qu'il en soit, si nous nous arrêtons aux phénomènes de beaucoup les plus importants et les plus ordinaires de la production de la glycose chez l'homme, nous dirons, pour résumer cette discussion : Si l'on considère la masse d'amidon qui intervient chaque jour dans l'alimentation de presque tous les hommes qui peuplent la terre; si, d'autre part, on observe avec la balance le rôle des féculents dans l'alimentation des glycosuriques, on est amené nécessairement à conclure que, *chez l'homme, l'amidon joue le rôle principal dans les phénomènes de la glycogénie.*

Si l'on s'en tient aux résultats de l'expérience si faciles à vérifier, on doit admettre que c'est le suc pancréatique qui contient le ferment diastasique le plus énergique.

CHAPITRE II

La théorie de la glycosurie comprend un grand nombre de phénomènes complexes qu'on doit comparer et grouper par la synthèse. J'avais si bien saisi toutes les difficultés de ce grand problème, que dans mes écrits je semblais l'éviter (1), et que j'affectais mon indifférence pour lui, en me passionnant pour la question qui, à mes yeux, était capitale : *Guérir une maladie incurable*. Mais, comme je l'ai dit déjà depuis bientôt vingt-trois ans que je professe l'hygiène, en prenant pour point de départ et pour base de mon enseignement la connaissance des causes des maladies, il est évident que je n'ai pas dû laisser de côté l'étude étiologique de la glycosurie. Aussi je ne saurais exprimer trop vivement le sentiment pénible que j'éprouvais en lisant les ouvrages des auteurs les plus bienveillants pour moi, de mes amis les plus chers, qui, en rendant compte des théories diverses proposées pour expliquer la glycosurie, m'attribuaient,

----

(1) Voici ce que j'écrivais dans mon Mémoire de 1851 : « J'ai toujours attaché fort peu d'importance aux discussions théoriques sur la glycosurie. Si je m'en suis occupé, ce n'est que d'une façon accessoire et pour interpréter les faits que j'avais observés ; mais il paraît que la généralité des écrivains ne pense pas comme moi à cet égard, puisque, dans toutes les occasions où la presse médicale a eu à s'entretenir de mes recherches ou de celles d'autres auteurs, elle s'est toujours attachée aux questions théoriques, et le côté pratique qui, à mes yeux, a seul de l'importance, n'a jamais été présenté avec des détails suffisants.

» Je dois donc expliquer pourquoi j'ai résisté jusqu'ici, sous ce rapport, à la manifestation de l'opinion générale. C'est tout d'abord parce que, lorsqu'on s'occupe d'une maladie qui avait été jugée incurable par tous les bons observateurs, avant nos recherches, il est bien naturel que celui qui rapporte des exemples de guérison complète, attache à ce fait beaucoup plus d'importance qu'à tout le reste, et que ses pensées soient plutôt dirigées vers le but de rendre plus faciles les guérisons que de rechercher les causes premières de la maladie.

» Je dois dire aussi que cette recherche m'a paru entourée de difficultés que ne paraissent pas soupçonner ceux qui se sont superficiellement occupés de cet objet ; mais, comme j'ai vu que le plus grand nombre regardait comme infiniment plus intéressant de trouver le moyen d rendre un animal glycosurique que de guérir les hommes qui sont atteints de cette affection, je vais aussi reprendre cette discussion, et l'éclairer, si je puis, par de nouveaux faits et par des aperçus que je n'ai point développés. »

comme fondement de ma doctrine, quelques lambeaux aujourd'hui bien incomplets, tandis que depuis plusieurs années j'avais considérablement agrandi le cercle de ces études, et abordé dans mes cours tous les problèmes qui s'y rattachent. J'éprouvais, en lisant dans les ouvrages l'exposition de ma théorie, le même sentiment que je ressentais en entendant des médecins dire : « Le traitement de M. Bouchardat, c'est le pain de gluten. » Tandis que mon traitement comprend tant d'autres choses, et de beaucoup plus importantes que celles-là.

Le fait qui domine la pathogénie de la glycosurie, je l'ai démontré depuis longtemps ainsi et je l'énonce : *Toutes les fois qu'il existe dans le sang un excès de glycose, ce principe immédiat apparaît dans les urines.* J'ai mis ce résultat capital hors de conteste dès mon premier mémoire, imprimé en 1838 (*Revue médicale*), et dans celui qui est inséré au tome XVI des *Mémoires de l'Académie de médecine* (1). J'y reviendrai souvent dans le cours de cette discussion.

(1) Note *sur les conséquences qui résultent de la continuité d'un excès de glycose dans le sang.* — J'ai insisté à plusieurs reprises, dans mes cours, sur les modifications très-diverses qui peuvent survenir dans l'économie, sous l'influence de la continuité d'un excès de glycose dans le sang ; je vais résumer dans cette note les principaux résultats de mes observations à cet égard.

Depuis longtemps nous avons démontré (*Supplément à l'Annuaire de thérapeutique de* 1846, p. 99 et 100) que le sucre de canne ou la glycose, mis en solution à une température de 100° dans du sérum du sang, se transformaient en acide lactique. Il est évident que la formation exagérée de cet acide, par suite de l'excès continu de glycose existant dans le sang du glycosurique, contribue à diminuer l'alcalinité normale du liquide nourricier. Il est, en effet, démontré par les anciennes expériences de M. Chevreul (*Action simultanée de l'oxygène gazeux et des alcalins sur plusieurs matières organiques. Acad. des sciences,* 24 août 1824) que cette diminution d'alcalinité entrave les combustions respiratoires et favorise l'élimination de la glycose, résultat important sur lequel M. Mialhe a insisté avec raison, mais qui n'est que secondaire dans les phénomènes de l'évolution de la glycosurie.

Cet acide lactique, produit en excès, est partiellement éliminé par les reins et se retrouve dans les urines des glycosuriques. Ces urines possèdent souvent une acidité si prononcée qu'elles font une vive effervescence avec la chaux partiellement carbonatée que j'emploie depuis longtemps pour m'assurer de la présence de la glycose dans les urines. Ce grand excès d'acide peut être dû, mais pour une petite partie, à la transformation de la glycose en acide lactique après l'émission de l'urine.

L'insuffisance d'introduction de l'air par la paresse de la respiration des glycosuriques (paresse sur laquelle j'ai tant insisté) vient encore s'ajouter à la diminution de l'alcalinité du sang, pour entraver la destruction de la glycose. Cette insuffisance du gaz oxygène, cette diminution dans le degré d'alcalinité du sang, exercent une très-réelle influence sur les dédoublements et les modifications qu'éprouvent les principes immédiats azotés du corps et des aliments.

Je considère l'anémie glycosurique qu'on observe si souvent, malgré une alimentation trop abondante et souvent trop riche, comme étant liée à des modifications dans les dédoublements des matériaux du sang ou des aliments azotés qui sont versés dans le torrent circulatoire.

Il est démontré par l'observation qu'un grand nombre de glycosuriques éliminent beaucoup

Nous avons ensuite, M. Sandras et moi, dans notre *Mémoire sur la digestion des sucres et des féculents* (Suppl. à l'*Annuaire* de 1846, p. 98), démontré que lorsqu'on injectait dans les veines une petite quantité de glycose, on ne retrouvait pas ce principe immédiat dans l'urine, et qu'au contraire les réactifs en accusaient constamment lorsqu'on en injectait en excès.

Cette double démonstration de l'existence d'un excès de glycose dans le sang des glycosuriques, et de l'élimination de la glycose, quand elle est injectée en excès dans le sang, nous l'avons faite depuis longtemps, et les résultats sont aujourd'hui acceptés par tous ceux qui ont répété nos expériences (1).

plus d'acide urique que dans les conditions de la santé. Il y a longtemps que j'ai insisté sur cette surabondance d'excrétion de l'acide urique, et, par conséquent, sur son excès dans le sang (à l'état d'urate de sodium chez la plupart des glycosuriques). Il n'est pas besoin d'invoquer pour cela une diathèse particulière et de conclure à l'identité de nature de là glycosurie et de la polyurie.

J'approuve beaucoup M. Roubaud et M. Marchal (de Calvi) d'avoir insisté sur les faits cliniques qui établissent cette coïncidence ; mais, dans la glycosurie, le *fait initial*, c'est la continuité de l'excès de glycose dans le sang ; la formation exagérée d'acide urique, de même que la diminution d'alcalinité du sang, sont des phénomènes secondaires dépendant de la transformation partielle de la glycose en excès en lactate de soude, et de l'insuffisance des combustions respiratoires. Disons cependant qu'il est des parités importantes, communes dans l'étiologie de la glycosurie et de la polyurie : *alimentation trop abondante, respiration insuffisante*, etc.

Les conséquences les plus sérieuses qui se rapportent à la continuité d'un excès de glycose dans le sang ont trait à ces morts aussi rapides qu'imprévues qui viennent si souvent frapper les glycosuriques qui ne sont pas méthodiquement soignés. Au moment où l'on s'y attend le moins, bon nombre de ces malades s'éteignent comme s'ils étaient arrivés à la limite extrême de la vie.

Voici, selon moi, l'explication la plus conforme aux faits de cette terminaison funeste.

Nous avons vu que cette diminution dans le degré d'alcalinité du sang, cette insuffisance de l'oxygène, cet excès contenu de glycose, exerçaient une réelle influence sur les modifications et les dédoublements qu'éprouvent les matériaux azotés du corps et des aliments. Ce qui est indubitable, c'est la production exagérée de principes immédiats insolubles, qui ne peuvent être assez rapidement éliminés par les reins, et, parmi eux, il faut citer les urates et l'oxalate de chaux : ce dernier sel résulte de la décomposition de l'acide urique dans le sang. Ces corps insolubles favorisent au plus haut degré les embolies dans les capillaires des poumons et du cerveau qui déterminent si fréquemment ces congestions spéciales pulmonaires ou encéphaliques qu'on observe dans les cas de mort subite des glycosuriques. Ajoutons que la diminution de l'alcalinité du sang est une condition qui favorise ces embolies capillaires.

Si l'on reconnaît l'exactitude de ces vues, on aura un guide pour instituer un traitement rationnel dans ces cas où, jusqu'ici, on était si complètement désarmé. Avant tout, animer des combustions respiratoires : 1° par une gymnastique du poumon habilement dirigée ; 2° par des inspirations répétées de gaz oxygène ; 2° par l'administration d'abondantes boissons alcalines, de préférence le bicarbonate de potasse à la dose de 5 grammes pour un litre d'eau, ou de thé, ou de café froids. La potasse se combine avec l'acide urique et est plus promptement et plus sûrement éliminée que l'urate de soude ; 4° par des évacuations sanguines.

(1) L'exagération de la glycose dans le sang est, dit comme nous M. Cl. Bernard, le phénomène pathognomonique essentiel du diabète.

Il s'agit maintenant d'étudier les causes très-diverses qui peuvent faire apparaître cet excès de glycose dans le sang, et celles qui déterminent la *continuité de cet excès*, et par conséquent la *véritable glycosurie*.

Les causes qui peuvent faire apparaître un excès de glycose dans le sang peuvent être réunies sous deux chefs principaux.

Cet excès peut dépendre : 1° d'une production trop abondante dans un temps donné ; 2° d'une insuffisance dans la destruction : c'est cette dernière condition que nous allons d'abord étudier. Disons cependant, comme nous le démontrerons plus tard, en résumant et en discutant nos faits cliniques, que dans le *véritable diabète sucré*, le plus souvent les deux ordres de causes se trouvent réunis. A l'excès dans la production se joint l'insuffisance de la destruction. Disons aussi que, pour que la glycosurie apparaisse, il faut l'intervention d'une cause qui diminue soudainement la destruction de la glycose sans affecter la production, et qu'il y ait continuité dans l'excès de cette dernière.

Nous reviendrons bientôt sur ces causes diverses qui peuvent amener l'augmentation de la glycose dans le sang, et sur celles qui peuvent entraver sa destruction, mais avant examinons une question préalable qui n'est pas sans importance.

Quelle est la quantité de glycose que le sang doit normalement contenir ; quelle est celle qui est indispensable pour que la glycose apparaisse dans les urines ? On comprendra sans peine que rien ne peut être absolu dans ces quantités. L'état des organes, et particulièrement du rein, peuvent faire varier les conditions d'élimination.

J'avais, dans mes premières recherches, constaté par des expériences très-nettes, l'excès de glycose dans le sang des glycosuriques. (Voyez page 27.) Depuis, M. Sandras et moi nous l'avions retrouvé, mais en quantité moindre, dans le sang des hommes ou des animaux, dans l'alimentation desquels intervenaient les sucres et les féculents. Depuis, M. Cl. Bernard a exécuté de nombreuses expériences pour en préciser la quantité.

Dans une expérience rapportée par M. Cl. Bernard (*Revue scientifique*, n° du 12 juillet 1873), la quantité de $2^{gr},24$ p. 1000 pouvait exister dans les vaisseaux d'un chien sans être expulsée par le rein ; la quantité $2^{gr},60$ ne le peut pas. La limite extrême de sucre que le sang puisse tolérer et garder est donc comprise entre les deux nombres. C'est environ $2^{gr},50$ pour cet animal. Les proportions de sucre contenu dans le liquide sanguin peuvent subir des oscillations, mais si elles ne dépassent pas $2^{gr},50$ pour 100, elles ne sont pas accusées par l'urine. Si au contraire elles dépassent ce chiffre, la glycosurie, le diabète, se manifeste.

I. — GLYCOSURIE SYMPTOMATIQUE OU TEMPORAIRE.

Insuffisance dans la destruction de la glycose. (Voyez Appendice, note XXII³.) On comprend sans peine que la glycose produite ou versée dans le sang puisse n'être fournie qu'en proportion que j'appellerai normale, et que cependant cette glycose apparaisse dans les urines, si la destruction dans le sang vient à être insuffisante, soit par une introduction d'air insuffisante dans le sang, soit par l'introduction dans le sang de matériaux plus facilement destructibles que la glycose, soit par toute autre cause qui, en modifiant l'état normal du sang, porte de la perturbation, de la diminution dans les phénomènes d'oxydation qui s'opèrent incessamment dans l'économie vivante; et parmi ces causes je citerai un abaissement de température de quelques degrés, abaissement que j'ai observé depuis longtemps chez les glycosuriques fortement atteints.

Les expériences de M. Alvarez Reynoso ont très-nettement établi cette cause de glycosurie : c'est à elle que se rattache la glycosurie des vieillards, sur laquelle MM. Dechambre et Reynoso ont appelé l'attention des observateurs; celle des empoisonnements par la strychnine, la brucine, la morphine, etc. ; la glycosurie de l'hystérie, du choléra; on pensait que c'était à cette forme qu'on devait rapporter la glycosurie déterminée par M. Cl. Bernard (1), en blessant avec un instrument piquant une certaine partie

---

(1) Ce qui suit est extrait des leçons de M. Cl. Bernard sur le diabète artificiel (*Revue scientifique*, n° du 12 juillet 1873, p. 37 et suiv.) :

Glycosurie par empoisonnement avec le curare. — « Il faut naturellement que l'empoisonnement ne soit pas complet, qu'il n'ait pas été poussé trop loin. La dose de curare doit être réglée avec le plus grand soin, quand on veut que les mouvements respiratoires soient conservés. C'est une opération difficile, parce que la composition de ce poison n'est pas connue et que tous les échantillons n'ont point la même énergie. On n'arrive que par des tâtonnements successifs à bien connaître l'échantillon particulier dont on doit faire usage. On peut alors en faire des solutions titrées. Malheureusement la conservation de ces solutions est elle-même difficile ; elles s'altèrent avec le temps et de nouveaux tâtonnements deviennent nécessaires à chaque nouvelle période d'expériences.

» J'ai montré, il y a longtemps, que le curare porte son action sur l'extrémité des nerfs moteurs volontaires. Les membres sont d'abord paralysés du mouvement, tout en conservant une sensibilité inaltérée. Les mouvements respiratoires ne sont atteints que beaucoup plus tard, en sorte que, si la dose du poison est convenablement réglée ; les muscles du thorax pourront échapper à la paralysie, tandis que tous les autres seront frappés. Dans ces conditions, l'animal continuant à respirer pourra continuer à vivre : sauf le soulèvement régulier et lent de sa poitrine, ou les mouvements brusques de son diaphragme, on n'apercevra chez lui aucun autre mouvement : la paralysie des membres sera complète. Peu à peu, le poison s'éliminera, la paralysie cessera, et l'animal reviendra à son état ordinaire.

» Si la dose précise qui convient à l'empoisonnement partiel que nous venons de décrire a été

du plancher du quatrième ventricule. Cet illustre savant ne s'arrête pas à

dépassée, les mouvements respiratoires cessant, l'animal périra asphyxié, à moins que nous n'ayons recours à un artifice pour entretenir la fonction respiratoire. Grâce à la respiration artificielle, la vie peut être entretenue jusqu'au moment où le curare aura été rejeté au dehors.

» Avant l'empoisonnement, nous avons trouvé 1gr,50 de glycose pour 1000 de sang artériel, et 1gr,10 pour 1000 de sang veineux. Après l'empoisonnement, le sang artériel contenait 2,80 et le sang 2,60 pour 1000. L'urine renfermait alors de la glycose.

» Observons que les animaux à jeun deviennent diabétiques avec beaucoup plus de difficulté, ou même ils ne le deviennent à aucun degré si le jeûne dure depuis longtemps. »

Diabète artificiel nerveux. — « Les moyens, dit M. Cl. Bernard, de produire le *diabète artificiel* par influence nerveuse se rapportent d'abord à des lésions directes des organes nerveux. Il y a une vingtaine d'années que j'ai découvert et signalé le moyen de rendre un animal diabétique en piquant le plancher du quatrième ventricule.

D'autres moyens existent encore. Certaines altérations pathologiques du système nerveux ont eu le même résultat. Un médecin de Rouen, M. Leudet, a constaté que le diabète ou la glycosurie se produit dans certaines affections de l'encéphale. On a vu des blessés devenir glycosuriques à la suite de chutes sur la tête. » (Voyez les observations résumées à l'Appendice, note XX.)

Piqûre du plancher du quatrième ventricule. — « Pour piquer le *plancher du quatrième ventricule* au lieu convenable, voici les précautions qu'il faut observer. On prend pour point de repère une tubérosité qui existe à la face postérieure de l'occipital chez le lapin. Cette tubérosité et les deux tubercules auriculaires, également faciles à sentir, déterminent un plan suivant lequel doit être enfoncé l'instrument piquant, jusqu'à ce qu'il soit arrêté par les planchers osseux de la base du crâne. J'emploie un instrument piquant et tranchant à la fois, assez résistant pour traverser la voûte crânienne et assez étroit pour ne produire que les lésions strictement nécessaires.

» Quoique l'animal soit fortement maintenu, il peut arriver que l'instrument dévie un peu, et que la piqûre ne soit pas faite seulement au point convenable, mais qu'elle ait atteint les parties voisines. Dans les cas de ce genre, l'animal succombe à l'opération, ou bien, si l'on a blessé les pédoncules du cervelet, il présente des accidents et des complications auxquels on pourrait attribuer à tort un certain rôle dans la production du diabète : le lapin est souvent pris de convulsions, ou bien il a une tendance à tourner sur lui-même d'un seul côté. »

Voici des observations intéressantes de M. Schiff sur ce sujet : « Nous savons, dit-il, qu'on peut produire un diabète assez faible, mais constant, après une lésion par section verticale non hémorrhagique des couches optiques et des pédoncules cérébraux. Le diabète est plus fort après une lésion du pont de Varole ou des pédoncules moyens du cervelet. Il n'est pas faible, mais il est très passager après une section de pédoncules postérieurs du cervelet ; il est assez fort, et dure environ vingt ou trente-six heures après la lésion de la moelle allongée que Cl. Bernard a désignée sous le nom spécial de piqûre diabétique ; il est fort et dure très-longtemps, quelquefois des semaines entières, après la section transversale de la moelle dorsale, si, après cette lésion, on évite le refroidissement des animaux, et si la blessure ne détruit pas la matière glycogène en provoquant une fièvre traumatique intense. »

« Le diabète artificiel, dit M. Cl. Bernard, que nous avons produit par la piqûre du plancher du quatrième ventricule ou par l'empoisonnement par le curare, présente ces deux caractères essentiels : d'être *temporaire* et d'être *progressif*.

» L'animal ne devient pas subitement diabétique : il ne l'est pas constamment au même degré. La quantité de sucre des urines apparaît après quelque temps, s'accroît successivement, atteint un maximum, puis diminue et disparaît enfin. Cette marche croissante et décroissante que suit le sucre des urines est parallèle à celle qui s'observe pour le sang : le sucre y augmente lente-

cette interprétation. Enfin, si l'on admet, avec M. Mialhe, que le défaut

ment ; lorsqu'il a atteint un niveau convenable, il déborde dans les urines, y augmente pendant quelque temps d'une manière progressive, puis disparaît.

» Le diabète artificiel est toujours temporaire. Il dure environ cinq heures chez le lapin, et dans les cas les plus exceptionnels, vingt-quatre heures. Chez le chien, la limite extrême de la durée est quarante-huit heures. J'ai rarement rencontré une persistance aussi prolongée, mais je n'en ai pas observé qui le fût davantage.

» Cette différence de durée sépare donc le diabète morbide de l'homme de celui que nous réalisons expérimentalement . Tous les autres caractères sont les mêmes. Le sucre, dans les deux cas, présente une parfaite identité de caractères physiques, densité, polarisation rotatoire, de caractères chimiques, réactions, fermentation, composition des urines ; de caractères physiologiques, polyurie. Il n'y a réellement pas d'autres distinctions à établir que celle-ci : chez l'homme les phénomènes du diabète morbide sont permanents, chez l'animal les phénomènes du diabète artificiel sont passagers.

» Quelques médecins ont attaché une très-grande importance à ce caractère. Ils ont séparé les deux phénomènes : réservé le nom exclusif de *diabète* à celui qui est permanent, appliqué le nom de glycosurie à celui qui est transitoire. Cette distinction n'a évidemment rien d'essentiel, rien d'absolu. Quant à son mécanisme, le passage du sucre dans les urines est le même dans les deux cas, et la physiologie n'a aucune raison sérieuse de les séparer.

» Même au point de vue pathologique, on trouve tous les intermédiaires, toutes les transitions entre le diabète permanent et celui qui est passager. On a signalé des malades qui sont diabétiques intermittents ; on a même observé que certains individus chez qui la maladie doit se confirmer plus tard et revêtir ses caractères avérés, commencent par cette période intermittente de glycosurie fugitive.

» Pourquoi, dit M. Cl. Bernard, le diabète artificiel est-il ainsi passager au lieu d'être constant ? A quoi se rattache, en un mot, cette différence entre le phénomène expérimental et le phénomène spontané ?

» A ce point de vue, il faut examiner à part le cas du curare, de la morphine et celui de la piqûre.

» Pour le curare et la morphine, point de difficulté. La substance est absorbée, elle est éliminée ensuite : elle ne séjourne qu'un temps limité dans l'organisme. Il est naturel que l'influence toxique s'affaiblisse et cesse complétement, que le diabète s'altère à mesure que la substance disparaît : *sublatâ causâ tollitur effectus*.

» C'est ainsi du reste que l'animal se rétablit. Dans cet empoisonnement comme dans tous les empoisonnements en général, le seul remède est l'élimination du poison. Si l'on favorise cette élimination, si l'on met l'animal en état d'attendre qu'elle soit achevée, le rétablissement est complet. Si elle est empêchée, au contraire, la mort est certaine ; les accidents se continuent jusqu'à aboutir à une terminaison funeste.

» Dans le cas du curare, l'expulsion du poison est favorisée par cette circonstance particulière que la sécrétion urinaire est augmentée à un haut degré : il y a polyurie. Le flux rénal débarrasse facilement l'organisme de la matière toxique. Lorsque l'absorption est plus lente que l'élimination, le poison peut même traverser l'économie sans y déterminer d'accidents ; c'est ce qui arrive dans le cas où le curare est ingurgité : l'absorption intestinale étant beaucoup plus lente que l'absorption sous-cutanée, le curare est expulsé à mesure qu'il pénètre dans le sang et reste inoffensif. (Dans les conditions semblables, j'ai constaté la même innocuité pour la morphine, voyez *Annuaire de thérapeutique*, p. 1, 1862, BOUCHARDAT) Cette innocuité du curare introduit dans le tube digestif, comparée à la gravité des accidents qu'il détermine dans d'autres conditions, avait beaucoup frappé les premiers observateurs. La possibilité d'avaler impunément cette

d'alcalinité du sang puisse déterminer la glycosurie, c'est peut-être encore à cette forme qu'il faut la rapporter (1). (Voyez Appendice, note XXII.) J'ai hâte d'ajouter que cette forme de glycosurie diffère essentiellement de la glycosurie pathologique, connue des observateurs sous le nom de *diabète sucré*. Je la désigne sous le nom de glycosurie *symptomatique*. Deux caractères l'en distinguent. La glycose est éliminée en quantité proportionnellement petite; cette glycosurie est presque toujours un accident temporaire (2).

L'étude de quelques-unes des causes qui déterminent cette forme de la glycosurie mérite cependant de fixer au plus haut point notre attention, car si ces causes ne constituent pas la glycosurie, elles viennent cependant la compliquer, et en les écartant, on agit puissamment, comme

substance, dont la moindre piqûre est mortelle, avait contribué au renom merveilleux dont elle jouit; mais si l'on empêche l'élimination, en enlevant les reins ou en liant les vaisseaux émulgents, la mort est inévitable et rapide.

» Les conditions précédentes nous expliquent suffisamment pourquoi le diabète artificiel par le curare et par la morphine est essentiellement temporaire; mais cette explication ne peut convenir au cas du diabète par piqûre du système nerveux.

» L'exagération circulatoire des organes abdominaux qui succède à la piqûre du quatrième ventricule est également passagère : on voit après quelque temps diminuer la turgescence, la congestion cesser et, avec elle, cesser le diabète. On a expliqué le diabète artificiel par piqûre, et moi-même j'ai incliné à cette opinion, en supposant une paralysie des nerfs qui rétrécissent d'ordinaire le calibre des vaisseaux. S'il en était ainsi, si la section nerveuse avait pour effet direct la paralysie des vaso-moteurs, le trouble fonctionnel devrait persister aussi longtemps que la lésion : le diabète devrait être permanent. Il n'en est rien, et cette observation me paraît plaider victorieusement contre l'hypothèse d'une action paralysante. Les paralysies durent nécessairement autant que la lésion nerveuse : elles persistent aussi longtemps que le tissu nerveux n'est pas rétabli dans son intégrité première. Au contraire, l'excitation nerveuse est essentiellement temporaire, elle survit quelque temps à la cause qui l'a déterminée, puis elle s'éteint. Il semble donc que ce soit l'action instantanée de la piqûre du quatrième ventricule et l'irritation résultante qui soient causes de la suractivité circulatoire et du diabète. L'effet persiste autant que l'irritation. Si l'on renouvelle celle-ci, l'effet reparaît également; on peut ainsi répéter plusieurs fois l'expérience sur le même animal, le rendre diabétique et le laisser revenir successivement à la santé.

» Je crois, pour mon compte, que les phénomènes doivent être rattachés à l'excitation momentanée du bulbe produite par la piqûre. C'était d'ailleurs la première idée qui m'avait dirigé dans mes premières expériences.

» Je résumerai donc mon opinion en disant : Le diabète artificiel est produit par une excitation et non par une paralysie. »

(1) La diminution d'alcalinité du sang me paraît être non la cause de la glycosurie, mais une conséquence qui l'aggrave. L'excès de glycose dans le sang favorise la formation de l'excès d'acide lactique qui est excrété (voyez page 137, la note).

(2) M. Ollivier (*Gazette hebdomadaire*, mars 1875) a vu qu'immédiatement après une attaque d'apoplexie, les urines devenaient plus aqueuses, qu'elles renfermaient de l'albumine et de la glycose qui disparaissaient après vingt-quatre heures.

je l'ai déjà dit, pour guérir les glycosuriques. Ce sujet a une telle importance pratique, que j'y suis revenu en traitant spécialement de la respiration forcée et de l'exercice forcé, comme moyen d'utilisation des féculents par les glycosuriques.

Je termine ici cette exposition incomplète des causes très-diverses qui peuvent déterminer cette première forme de la glycosurie, et qui rendent vaine la prétention de vouloir aujourd'hui comprendre dans une théorie unique tout ce qui se rapporte à la pathogénie de cette curieuse affection.

Nous venons d'examiner ou d'indiquer les principales conditions qui peuvent conduire à l'insuffisance de la destruction de la glycose. Nous allons maintenant étudier les causes qui peuvent faire apparaître un excès de glycose dans le sang.

II. — GLYCOSURIE PERMANENTE OU VRAI DIABÈTE SUCRÉ.

La véritable glycosurie est caractérisée, *par la continuité dans l'excès de la production de la glycose* et par *l'élimination par les reins de cet excès de la glycose produit.* — Cette condition fondamentale est souvent accompagnée d'une insuffisance dans la dépense et d'un excès d'activité dans l'excrétion rénale. Nous reviendrons plus loin sur ces questions.

L'excès de production est sous la dépendance d'une alimentation glycogénique trop abondante de l'action de *ferments diastasiques* trop énergiques. Nous aborderons successivement ces deux ordres de faits.

INFLUENCE DE L'ALIMENTATION. — L'influence de l'alimentation sur la production de cet excès de glycose a été nettement mise en lumière dans mes premiers travaux; je vais reproduire ici ce qui se rapporte aux féculents, aux divers sucres, au lait, etc.

Ce que je vais en dire s'applique à la *glycosurie déclarée et intense.* Je ne saurais trop insister sur cette condition *d'intensité.* Chaque glycosurique a son *équation personnelle* de production et d'utilisation des aliments glycogéniques.

« C'est en déterminant par la balance la quantité de chaque aliment prise par les malades dans les vingt-quatre heures, c'est en mesurant la quantité d'urine rendue dans le même espace de temps, et en fixant la proportion de la glycose contenue dans cette urine, que j'ai établi dans mon premier travail la relation entre la proportion de féculents ingérés par les diabétiques et le glycose contenu dans leurs urines. J'ai donné, dans les observations particulières qui suivent le Mémoire inséré dans le Supplément de mon *Annuaire de thérapeutique* de 1846, des exemples qui ne laissent aucun doute à cet égard (1). Cette application des sciences exactes à la médecine a ouvert une voie qui, j'espère, sera féconde en résultats.

Je crois utile à l'exposition qui va suivre de reproduire ici les passages de mon premier mémoire, de 1838, qui se rapportent à cette question, qui, selon moi, domine l'histoire de la glycosurie.

« Un fait que plusieurs praticiens ont déjà rapporté, et que j'ai constamment remarqué, est le suivant : quand les diabétiques sont au *summum* de leur maladie, leur appétit est vraiment extraordinaire, et leur soif ardente est toujours en raison directe de la quantité d'aliments féculents qu'ils prennent. Un autre fait, sur lequel on n'a point assez insisté, c'est le goût prononcé des diabétiques très-fortement atteints, ou pour le sucre, ou pour le pain, ou pour les autres aliments féculents. J'ai remarqué cette prédisposition chez tous ceux chez lesquels *la maladie présentait beaucoup d'intensité*, et c'est en réfléchissant sur ce point que j'ai trouvé la théorie du diabétisme telle que je vais l'exposer.

» L'existence du sucre de fécule dans les urines diabétiques provient de la transformation de la fécule en sucre de fécule, telle que nous pouvons l'effectuer dans nos laboratoires.

» Il existe dans l'économie des diabétiques un principe qui a sur l'amidon une action toute semblable à celle de la diastase.

» Des expériences m'ont démontré que le ferment glycosique, le gluten, l'albumine, la fibrine, dans de certaines conditions d'altération que j'ai exposées ailleurs (2), pouvaient exercer sur l'amidon une action tout à fait comparable à celle de la diastase ; ces principes modifiés se rencontrent avec l'amidon dans l'estomac des diabétiques.

» J'ai constamment observé, chez tous les diabétiques que j'ai vus, et chez lesquels la maladie présentait son *maximum* d'intensité, que la quantité de sucre contenu dans les urines était toujours en raison directe de la quantité de pain ou d'aliments féculents ou sucrés qu'ils avaient pris dans les vingt-quatre heures. Si l'on diminue la quantité de ces aliments sucrés ou féculents, la proportion d'urine rendue et de sucre contenu dans les urines diminue en proportion concordante.

» En supprimant presque complétement l'usage de ces aliments, les urines reviennent peu à peu à leur quantité et à leur composition normales.

» *Polydipsie*. La soif des diabétiques fortement atteints est en raison

____

(1) Ces observations sont reproduites dans l'Appendice, note XXX. J'en donne un grand nombre d'autres dans le cours de cet ouvrage qui en offrent la démonstration la plus complète.

(2) *Recueil des mémoires du concours de la Société de pharmacie sur la fermentation acide.*

10

directe des aliments sucrés ou féculents qu'ils prennent. J'ai observé que, pour une quantité d'aliments représentant 1 kilogramme de fécule, ils boivent ordinairement 7 kilogrammes d'eau environ, et rendent à peu près 8 kilogrammes d'urine.

» Si l'on diminue ou supprime les aliments sucrés ou féculents, la soif suit immédiatement une marche rétrograde parfaitement comparable. Un des malades qui a fait le sujet d'une de mes observations était émerveillé de voir sa soif ardente complétement anéantie depuis qu'il ne prenait plus d'aliments sucrés ou féculents, et qu'il mangeait, au contraire, du bœuf rôti et du jambon salé (1) : la théorie populaire sur les substances qui sont regardées comme donnant la soif se trouvait en défaut d'une manière trop manifeste; et, pour faire pénétrer dans son esprit une entière conviction, il a fallu qu'il prît un jour une quantité égale à celle dont il usait autrefois, d'aliments sucrés ou féculents, pour voir reparaître, quelques heures après, la soif ardente et le besoin continuel d'uriner qui, pendant trois ans, avait fait le désespoir de sa vie.

» La soif dont sont tourmentés les malades diabétiques trouve une explication tout à fait satisfaisante dans les faits que nous connaissons sur l'action de la diastase sur l'amidon. Pour que la transformation de l'amidon en dextrine et en glycose soit complète, il faut que la fécule soit dissoute dans sept fois environ son poids d'eau. Eh bien, un phénomène semblable s'observe chez les diabétiques : pour que la transformation d'amidon en sucre, qui est une nécessité forcée de leur état, puisse s'effectuer, il leur faut sept parties d'eau; et tant qu'ils ne sont pas ingérés, ils sont tourmentés d'une soif à laquelle il leur est impossible de résister.

» La théorie que je viens d'exposer est appuyée sur tant de faits, sur tant d'expériences variées de toutes les manières, que je regarde les deux propositions suivantes comme l'expression exacte de la vérité :

» 1° Chez les diabétiques *fortement atteints*, la soif est en raison directe des aliments sucrés ou féculents qu'ils prennent.

» 2° La proportion de glycose contenue dans les urines est chez eux dans un rapport constant avec la proportion des aliments féculents ou sucrés. »

« Les propositions précédentes sont déduites d'observations trop nombreuses pour qu'il soit nécessaire d'insister davantage. Je renvoie aux observations particulières qui terminent le travail contenu dans le supplément de mon *Annuaire* de 1846, reproduites dans l'Appendice, note XXXI, et à celles qui se trouvent dans les diverses parties de ce volume. Mais avant

---

(1) C'est cette ancienne observation que j'ai rapportée dans mon Mémoire de 1838 qui a été le point de départ de l'emploi du sel dans certaines formes de la glycosurie.

d'aborder une autre question, je vais appeler l'attention sur les exceptions apparentes que j'ai mentionnées dans mes précédents travaux, ou que j'ai rencontrées depuis, et fixer les limites dans lesquelles l'expérience est conforme avec la théorie. Les propositions se vérifient dans toute leur rigueur chez les malades *fortement atteints* et qui consomment une proportion élevée d'aliments féculents; mais chez les malades qui n'ingèrent dans les vingt-quatre heures qu'une proportion très-minime d'aliments féculents ou sucrés, eu égard à la masse totale des aliments, il se peut, et cela se conçoit bien, que le sucre disparaisse dans les urines ou que la proportion en soit plus petite que celle indiquée par les féculents ingérés. Ces malades se rapprochent de l'état de santé, et ils commencent à *employer utilement* une proportion variable d'aliments féculents.

» Voici encore une autre exception apparente, mais dont l'explication est aussi facile : les diabétiques qui ont été soumis pendant plusieurs jours à un régime dont les féculents sont exclus, et chez lesquels on a observé successivement la diminution de la soif, la diminution dans la quantité et la densité des urines, peuvent être remis brusquement à l'usage des féculents, sans que les accidents diabétiques apparaissent immédiatement aussi formidables. Il semble que l'économie ait perdu l'habitude de se saccharifier, et le pain échappe en partie à la transformation saccharine stomacale trop rapide pendant un temps plus ou moins long. Or le changement qui sépare le régime animal du régime féculent n'est pas saisi par les observateurs qui n'y portent pas la plus sévère attention ; mais si l'on analyse chaque jour avec soin les urines, on ne tarde pas à y voir reparaître le sucre mamelonné, et la proportion des féculents ingérés et de la glycose rendue par les urines se rétablit bientôt.

»Les principes immédiats qui composent la viande et les autres aliments non sucrés ni féculents peuvent-ils, sous l'influence de la diastase diabétique, fournir du glycose? Les expériences directes que j'ai instituées pour répondre à cette question m'ont toutes donné un résultat négatif (1). Les observations chez les malades ont aussi été presque toutes conformes aux expériences du laboratoire. La suppression des féculents a presque toujours été accompagnée de disparition de glycose dans les urines. Cependant il est quelques exceptions, qui çà et là se sont présentées à mon observation, qui doivent nous commander de la réserve. Un malade, entre autres, soumis pendant quatorze jours à l'abstinence des aliments féculents, rendait, au bout de ce temps, des urines, qui contenaient des traces de glycose ; mais observons que, dans ce cas exceptionnel, la quan-

(1) On peut voir à l'article *Glycogénie*, p. 132 et suiv, comment les observations ultérieures ont modifié ces conclusions. Voyez aussi dans l'Appendice, note VIII, le mémoire sur les conditions de production de l'urée dans l'économie vivante.

tité d'urines, de 12 litres, était descendue à 2 litres, et la proportion des matières solides de l'urine était réduite à 0,1, de ce qu'elle était primitivement.

» Deux suppositions peuvent être faites pour expliquer la présence de la glycose dans les urines de ces malades soumis à un régime exclusif: 1° Ou la viande et les aliments féculents peuvent aussi fournir de la glycose. On sait que la gélatine se modifie, comme la fécule, sous l'influence de l'ébullition et de l'acide sulfurique étendu : mais elle ne se transforme pas sous l'influence de la diastase, comme je l'ai vérifié. 2° Les malades, malgré la surveillance la plus attentive, parviennent souvent à la mettre en défaut, et par se procurer, à l'insu de l'observateur, des aliments féculents, qu'ils désirent souvent avec beaucoup d'ardeur.

» Voilà ce que j'avais écrit dans mes premiers mémoires ; depuis, deux faits nouveaux très-curieux sous d'autres rapports, mais qui n'ont aucune importance pour le traitement de la glycosurie, ont été signalés : le premier, c'est l'existence dans la viande d'une matière découverte par M. Scherer, qu'il désigne sous le nom d'*inosite*, et qu'il range dans le groupe des glycoses ou sucres mamelonnés. Par sa composition qui est celle du glycose moins 2 équivalents d'eau, par sa cristallisation qui est celle du sucre de fécule, cette matière est très-voisine du groupe des sucres. Mais l'inosite ne donne point d'alcool par la fermentation, elle ne réduit point le réactif de Trommherz. Voilà deux caractères très-importants qui la séparent des glycoses. Quoi qu'il en soit, on comprend très-bien qu'en traversant l'appareil digestif et le foie, cette matière puisse être modifiée et produire du glycose qu'on retrouve alors dans l'urine des glycosuriques exclusivement nourris de la viande.

» M. Cl. Bernard a signalé un fait capital, c'est l'existence dans les foies des animaux carnivores d'un sucre particulier. Dans notre mémoire sur la digestion des féculents et des sucres, nous avions, M. Sandras et moi, constaté l'existence du glycose dans le sang, dans le foie, dans la bile à la suite de l'alimentation féculente ou sucrée : cela se comprenait facilement; il était moins aisé, d'après ce que nous connaissions sur les propriétés de la chair musculaire, de nous rendre compte de ce qui se passait dans le foie pour produire du sucre sans autres aliments que la chair musculaire. Maintenant que nous savons que la chair musculaire renferme une substance ayant la plus grande analogie avec les sucres, le fait s'explique parfaitement, et on comprend sans peine les différences que présentent à cet égard les foies des différents animaux (1).

(1) Il est également certain que, chez les animaux comme chez les glycosuriques, les matières albuminoïdes peuvent se dédoubler et produire de la glycose. (Voyez, Appendice, la note VIII sur les conditions de la production de l'urée).

» Je reviendrai plus loin sur ces questions, mais je dois dire que, en égard au traitement de la glycosurie, elles ont une très-minime importance. Le tissu musculaire contient quelques millièmes d'inosite; il n'y a rien là qui puisse être comparé à l'influence des sucres et des féculents.

» Je supplie les amis de la vérité d'attendre avant de se prononcer, de lire mon travail avec attention, et, mieux encore, d'observer s'ils en ont l'occasion. Quelle que soit la cause première de la glycosurie, toujours est-il, *et je ne tiens qu'à cela*, qu'en suivant exactement ce que j'ai prescrit, les glycosuriques, qui *mourraient tous, se guérissent ou se conservent*, et qu'une méthode de traitement qui atteint ce but ne doit pas être abandonnée légèrement. Mes travaux s'appuient aussi sur des expériences physiologiques qui, j'espère, ont leur valeur; mais ceci est le point essentiel pour les malades, ils ont reçu leur consécration d'utilité.

» Que le point de départ de la glycosurie soit une altération spécifique du système nerveux, une modification dans la sécrétion du foie, peu importe : nous discuterons toutes ces hypothèses; toujours est-il que le grand phénomène de la digestion est singulièrement modifié dans cette maladie, et que par l'ensemble de moyens hygiéniques que j'ai indiqués, nous pouvons promptement et sûrement rétablir la nutrition de la manière la plus heureuse.

» Il faudrait n'avoir jamais vu les choses les plus faciles à vérifier, il faudrait fermer les yeux à la lumière, pour nier que l'ingestion continuelle des aliments féculents aggrave l'état des glycosuriques, et qu'en choisissant avec le discernement que l'expérience, l'observation nous ont donné les aliments qui peuvent tenir leur place, on atteint le but que nous nous proposons tous : conserver, guérir.

» La digestion des glycosuriques est pervertie; ce grand acte n'est point dans cette maladie également divisé dans les différentes parties de l'appareil digestif, c'est dans l'estomac qu'il s'accomplit presque exclusivement. Ainsi les féculents qui, d'après mes expériences, ne sont normalement dissous que dans les intestins, le sont dans l'estomac des glycosuriques. C'est à cette perversion dans la digestion des féculents que j'attribue la soif qui les tourmente incessamment après une alimentation féculente ou sucrée : ce qu'on n'observe pas dans les conditions de l'homme en santé. Cette suractivité de l'organe principal de la digestion lui communique, quand la maladie est ancienne, des dimensions plus considérables qu'à l'état normal; c'est pour éviter d'augmenter cette disproportion que je prescris toujours aux glycosuriques de manger peu à la fois, d'opérer la mastication le plus complétement qu'ils le peuvent. Les corps gras, qui entrent pour une part plus large dans leur régime, ont aussi pour effet de favoriser le glissement des aliments et d'éviter leur séjour prolongé dans l'estomac.

Il ressort des faits que j'ai exposés, que l'absorption des féculents dissous ne suit point la même marche chez les glycosuriques que dans l'état normal. Dans les conditions de santé, les féculents, dissous dans les intestins sous l'influence du suc pancréatique, sont absorbés par les plus fins ramuscules veineux du système de la veine porte et transmis ainsi au foie. Cette dissolution est lente et graduée. Chez les glycosuriques elle s'opère rapidement et principalement dans l'estomac. Après vingt-quatre heures et plus, on retrouve les féculents dans les intestins des animaux. Quelques heures suffisent pour qu'ils soient dissous et absorbés chez les glycosuriques.

La soif exagérée des glycosuriques qui ont ingéré des féculents, l'examen des matières après le vomissement provoqué, l'examen plessimétrique de l'estomac après un repas féculent : tous ces faits d'une vérification facile démontrent que le glycosurique ne digère pas les féculents comme l'homme en santé, ainsi que plusieurs auteurs l'ont prétendu. Je reviendrai plus loin sur cette importante question.

Je dois cependant insister de suite sur un fait important.

Dans mon premier travail, je me suis exclusivement occupé des glycosuriques *fortement atteints*, qui n'utilisent que les matériaux glycogéniques qui résultent des transformations ou des dédoublements des aliments ordinaires, les féculents et les sucres exceptés ; chez ces malades les résultats que j'ai annoncés se vérifient très-nettement. On comprend sans peine que sous l'influence de l'exercice, sur l'utilité duquel j'insiste depuis un si grand nombre d'années, une quantité variable de glycose puisse être détruite et ne plus se retrouver dans les urines.

Chaque malade a son équation personnelle. Aussi je répète journellement aux personnes qui viennent me consulter : Chacun a son diabète propre. Les efforts de régime et d'exercice qui sont nécessaires à l'un ne le sont plus à l'autre. C'est l'observation seule qui peut décider. Il faut régler le régime et l'exercice d'après l'état des urines.

Ces malades très-fortement atteints, qu'on rencontrait jadis très-fréquemment, on n'a plus aujourd'hui que de rares occasions de les observer depuis que les détails du traitement hygiénique que j'ai institué sont généralement connus et adoptés; dès que la maladie est constatée, les médecins conseillent l'abstinence des féculents et souvent aussi les malades s'y soumettent d'eux-mêmes. On n'a plus affaire ainsi qu'à des glycosuriques déjà modifiés.

Du rôle du sucre de canne dans l'alimentation des glycosuriques. — Je reproduis un extrait étendu de mon Mémoire de 1851 :

« J'ai bien énoncé, dans mes précédentes recherches, que le sucre de canne augmentait la soif des glycosuriques, la quantité d'urine rendue et leur densité; mais je n'ai point précisé quelle transformation il éprouvait. On pouvait prévoir *à priori*, ou qu'il passait en nature dans les urines, ou que, modifié dans l'appareil digestif, il arrivait dans les urines à l'état de *sucre interverti*. L'expérience m'a démontré qu'aucune de ces suppositions, qui paraissent les seules vraisemblables, n'était exacte. J'ai eu depuis cinq ans trois occasions exceptionnelles d'analyser l'urine de glycosuriques soumis au régime exclusif du sucre de canne : la première chez un malade du service de M. Rostan, que j'ai suivi avec mon collaborateur Stuart Cooper; la seconde fois chez un membre illustre de l'Académie des inscriptions; et la troisième avec Martin-Solon, chez deux malades de son service. J'ai vu que toujours l'urine des glycosuriques soumis au régime du sucre de canne déviait à droite les rayons de la lumière polarisée, et que l'addition des acides ne changeait en rien, ni le sens ni l'intensité de la déviation : cette observation prouve que cette urine renfermait du sucre identique avec celui qui fournit la fécule ingérée par les glycosuriques. Le sucre de canne en diffère parce qu'il est intervertible par les acides, et le sucre interverti s'en distingue par la déviation vers la gauche, déviation qui dépend de l'excès de pouvoir du sucre lévogyre sur la glycose qui constitue le sucre interverti. Il est bien évident que les sucres sont presque aussi funestes aux glycosuriques que les aliments féculents.

» Je permettais habituellement aux glycosuriques des semences oléagineuses telles que les amandes douces, les noisettes, les noix; chez les malades faiblement atteints, elles ne font point apparaître de glycose dans les urines, et je continue cette prescription; mais j'ai eu occasion de constater, chez un malade anciennement et très-fortement glycosurique, qu'elles augmentaient la proportion du sucre dans les urines. On sait, en effet, d'après les recherches de M. Boullay, que les amandes contiennent un sucre dont la spécificité n'est point encore nettement déterminée. Dans ces cas exceptionnels, il faut donc ne point permettre ces semences oléagineuses et se borner aux olives. »

Je reviendrai plus loin, à l'article du Traitement, sur l'emploi du sucre de canne comme agent thérapeutique dans la glycosurie.

Avant de terminer ce qui a trait au sucre de canne, je crois bon de reproduire la note sur l'utilisation du sucre d'inuline ou du sucre lévogyre par les glycosuriques, que j'ai imprimée dans mon Mémoire de 1851.

» En poursuivant mes études sur le rôle des divers aliments dans la glycosurie, en comparant ces recherches avec les travaux que j'ai exécutés dans ces derniers temps, sur l'influence du temps, de la chaleur, des

acides, des alcalis, sur le sucre de canne, j'ai fait une remarque qui m'a
conduit à la solution d'un des problèmes les plus délicats de la physiologie
de la nutrition. Avant de la faire connaître, je dois rappeler en quelques
mots comment on se rend compte aujourd'hui du rôle du sucre de canne
dans la nutrition des animaux et de l'homme en santé.

» Le sucre de canne et le sucre de fécule, ou glycose, se rapprochent l'un
de l'autre de la manière la plus intime par des caractères de la plus
grande importance; par leur composition, ils ne diffèrent chimiquement
que par un équivalent d'eau; mis en présence du ferment de la bière, l'un
et l'autre donnent naissance à l'alcool et à de l'acide carbonique, et cependant ces deux corps, qui sont si voisins, offrent des différences physiologiques considérables. Si l'on injecte dans les veines d'un chien vigoureux
2 grammes de glycose, on n'en retrouve aucune trace dans les urines.
Si, au lieu de glycose, on injecte 2 grammes de sucre de canne, il passe
dans les urines sans subir de modification.

» Dans notre Mémoire qui traite de la digestion des sucres et des féculents, nous avons expliqué ces différences par les propriétés chimiques
différentielles de ces deux sucres. En présence des alcalis faibles, le sucre
de canne n'est pas modifié à la température du corps humain sous
l'influence de l'oxygène, comme je l'ai établi le premier dans mon Mémoire
sur les sucres (1). La glycose, au contraire, soumise aux mêmes influences,
donne pour produits de sa transformation ultime, de l'eau et de l'acide
carbonique.

» Il est facile de se rendre compte maintenant comment le sucre de
canne est utilisé dans la nutrition. Sous l'influence de l'acide du suc gastrique, il est transformé en sucre interverti, qui est un sucre composé de
glycose et de sucre d'inuline. C'est dans cet état que le sucre de canne
est transporté dans le sang, après avoir traversé le foie. Or l'expérience
physiologique, conforme aux faits chimiques, nous a démontré comment
la glycose était détruite dans le sang, sous l'influence simultanée de l'alcali
et de l'oxygène. Or, le second sucre, qui résulte de la transformation du
sucre de canne sous l'influence de l'acide du suc gastrique et d'un ferment,
que nous nommons sucre d'inuline ou sucre lévogyre, est aussi détruit dans
le sang, et avec beaucoup plus de facilité et de promptitude que la glycose.
L'économie du glycosurique va nous fournir un appareil admirable pour
effectuer cette analyse, à laquelle nous n'arrivons qu'incomplétement
par les moyens ordinaires de la chimie.

» Ainsi chez l'homme en santé, les deux sucres qui résultent de la transformation du sucre de canne sont utilisés, aucun d'eux ne se trouve dans

(1) *Journal de pharmacie*, décembre 1835.

son urine ; chez le glycosurique, au contraire, un de ces sucres est utilisé, et l'autre résiste, il est éliminé par les reins.

» Je vais exposer comment j'ai été conduit à saisir la filiation de cette curieuse analyse. J'ai vu (1) que du sucre de canne en dissolution dans l'eau se transformait après plusieurs années en glycose et en sucre d'inuline ; que par suite d'un temps prolongé le sucre d'inuline était peu à peu détruit, tandis que la glycose persistait plus longtemps. La chaleur, comme M. Soubeiran l'a établi le premier (2), produit le même effet beaucoup plus rapidement ; dans l'économie du glycosurique il s'effectue une analyse semblable, mais plus nette est plus complète.

» Quand, dans la première partie de ce Mémoire, j'ai étudié le rôle du sucre de canne dans l'alimentation du glycosurique, j'ai constaté avec surprise que les prévisions, qui me semblaient les mieux fondées, avaient été démenties par l'observation. Puisque, me disais-je alors, les sucres ne sont pas utilisés par les glycosuriques, quand on met un glycosurique à une nourriture exclusive de viande et de sucre de canne ; sous l'influence du suc gastrique le sucre de canne est converti en glycose et en sucre d'inuline, qui sont absorbés et doivent être éliminés par les reins. L'expérience démontra que cette explication n'était pas fondée, car l'urine, au lieu de contenir de la glycose et du sucre d'inuline, ne renfermait que de la glycose.

» Ne pouvant expliquer cette étrange anomalie, je m'étais dit : Il faut qu'il se produise dans l'économie animale une transformation du sucre d'inuline en glycose que nous ne pouvons effectuer par les moyens ordinaires de la chimie. Mais quand j'eus constaté depuis qu'un mélange de glycose et de sucre d'inuline, provenant de la transformation spontanée d'une dissolution de sucre de canne, se décomposait inégalement à l'aide du temps, que le sucre d'inuline était détruit partiellement au moins en premier lieu, je me suis demandé alors si dans l'économie d'un glycosurique il ne se passait point un phénomène analogue ; l'expérience m'a démontré de différentes manières que telle était la véritable explication de l'étrange anomalie que j'avais constatée.

» Déjà, dans mes expériences sur le rôle du sucre de canne dans l'alimentation du glycosurique, j'avais remarqué que lorsqu'on pesait exactement le sucre de canne ingéré dans les vingt-quatre heures, si l'on y ajoutait la glycose provenant de l'inosite de la viande ou des féculents ingérés dans le même espace de temps, on n'arrivait point à retrouver la somme totale

(1) *Mémoire sur les sucres* (*Répertoire de pharmacie*, t. VIII).
(2) *Études des changements moléculaires que le sucre éprouve sous l'influence de l'eau et de la chaleur* (*Journ. de pharm.*, janvier 1842).

du sucre de canne ingéré, je donnais une explication de cette différence
en disant : une partie de la glycose est utilisée, tandis que la plus grande
proportion est sécrétée par les reins. Aujourd'hui que nous savons que,
sous l'influence du temps et de l'oxygène, les deux sucres résultant de la
transformation du sucre de canne sont inégalement détruits, lorsque
l'expérience nous démontre que l'on ne retrouve dans les urines que l'un
des deux sucres, la glycose, ne peut-on pas supposer avec raison que le
deuxième sucre, celui d'inuline, est utilisé par le glycosurique ?

» Cette conclusion a été corroborée par un fait de la plus grande importance.

» J'ai fait prendre à un glycosurique successivement de l'inuline et du
sucre d'inuline : non-seulement ces matières n'ont pas été retrouvées
dans les urines, mais elles n'ont pas donné naissance à la glycose.

» Malgré tout l'intérêt qui s'attache à ces curieuses différences, dans la
manière dont se comportent dans la nutrition des matières si rapprochées
par leur constitution, je n'aurais pas cru indispensable d'ajouter cette note
complémentaire à mon Mémoire sur la glycosurie, s'il n'en résultait un
enseignement pratique, qui par suite pourra donner de grandes facilités
pour l'alimentation du glycosurique.

» Il est bien évident que les aliments divers qui contiennent de l'inuline
ou du sucre d'inuline, parmi lesquels je citerai divers produits de la
famille des synanthérées, pourront intervenir utilement, pour une plus
large part que je ne l'avais primitivement indiqué dans l'alimentation des
glycosuriques.

» Je dois cependant, par prudence, faire connaître deux réserves :
1° avant qu'une expérience plus longue ait prononcé, il ne faut pas conseiller sans précaution les aliments inuliques en large proportion, sans
examiner chaque jour les urines à l'aide du lait de chaux, réactif qui
convient également pour déceler la présence de la glycose et du sucre d'inuline, qu'il colore de même en brun à l'ébullition. Il se pourrait que si le
sucre d'inuline se trouvait en *trop forte proportion à la fois* dans le sang
d'un glycosurique, il fût éliminé comme la glycose ; 2° il ne faut pas
oublier que dans certains végétaux le sucre de canne accompagne l'inuline ; j'ai constaté expérimentalement cette coexistence dans les tubercules du topinambour. »

Rôle de la lactine et du lait. — J'ai constaté par l'expérience, que le
sucre de lait ou lactine se transformait en glycose dans l'économie des
diabétiques et augmentait la quantité de sucre ; c'est pourquoi, dans l'alimentation des glycosuriques, je remplace le lait, qui renferme à peu près
5 pour 100 de lactine par de la *crème fraîche*, qui n'en contient que très-

peu et qui est complétement utilisée ; tandis que la lactine du lait non-
seulement n'est point utilisée, mais augmente le plus souvent les accidents
de la glycosurie.

Depuis que j'ai écrit ce qui précède, j'ai eu plusieurs occasions d'en
vérifier l'exactitude ; j'ai vu qu'en ajoutant au régime d'un glycosurique,
dont les urines *contiennent déjà du sucre*, un litre de lait dans les vingt-
quatre heures, l'augmentation du sucre rendu dans les vingt-quatre heures
était de 50 grammes environ, et correspondait ainsi assez exactement à la
quantité de lactine ingérée en sus du régime ordinaire. Je rapporte plus
loin dans le livre du Traitement, à l'article Exercice, un fait qui confirme les
inconvénients de l'usage du lait et son influence pour augmenter la proportion de glycose.

Sucres de diverses natures. — On comprend sans peine que tous les
sucres qui ne sont pas plus altérables sous l'influence des alcalis du sang et
de l'oxygène que la glycose, doivent chez les glycosuriques passer dans les
urines quand dans l'économie ils ne se transforment pas en principes
immédiats plus altérables sous les mêmes influences.

CONSIDÉRATIONS GÉNÉRALES SUR L'INFLUENCE DES FÉCULENTS ET DES SUCRES
SUR L'ÉLIMINATION DE LA GLYCOSE PAR LES GLYCOSURIQUES. — J'ai donné
dans mes différents mémoires, des observations que je reproduis dans les
différentes parties de cet ouvrage, qui établissent l'influence des féculents
et des sucres sur l'élimination de la glycose par les glycosuriques. On a
voulu, en invoquant des expérimentations sur les animaux et quelques
faits cliniques incomplétement observés, diminuer l'importance de ces
découvertes ; mais la pratique universelle les a amplement confirmées.
Depuis trente ans, tous les médecins, tous les malades qui sont venus me
consulter, ont appris par moi les moyens très-simples de contrôler journellement ce que j'ai avancé. Je ne puis résister au plaisir de citer ici un
passage de l'ouvrage de l'homme qui, mieux que tout autre, a pu apprécier la vérité et l'importance de ces études.

« S'il est, dit M. Marchal, de Calvi (*loc. cit.*, p. 47), un fait démontré
depuis les importants travaux de M. Bouchardat, qui, en instituant le
régime des diabétiques, a bien mérité de l'humanité et de la science,
c'est l'influence du régime animal, à l'exclusion des amylacés et du sucre,
pour amener la diminution et même la disparition de la glycose dans
l'urine. Je pourrais citer à l'appui plus de vingt exemples de ma pratique, et je suis encore à trouver un cas dans lequel la suppression des
féculents n'ait pas donné lieu à une notable diminution ou à la cessation
de la glycosurie, qui, à la vérité, n'est pas le diabète. Je traite, en ce

moment même, deux diabétiques, chez lesquels cet effet a été d'une promptitude saisissante. Ce sont des hommes de moins de quarante ans, qui avaient subi une grande dépression des forces musculaires et génitales, et chez lesquels le régime exclusivement animal a amené en peu de jours le rétablissement *intégral* de la force musculaire et des facultés génératives. Je dis en peu de jours, et en effet, il ne s'est pas écoulé plus d'une semaine. Il n'y a donc pas, je le répète, de vérité pratique plus démontrée que l'influence des féculents sur la production du sucre urinaire; et pourquoi n'ajouterais-je pas que l'on éprouve une certaine impatience à voir toucher d'une main légère à des axiomes à la fois si solides et si importants?

» Mais tel est l'empire que l'expérimentalisme exerce sur les esprits! Autant les doctrines déduites des *faits morbides* sont suspectes, autant les doctrines tirées des *expériences* sont acceptées avec enthousiasme et servilité. Dès qu'il y a eu mort de chien ou de lapin, il semble que la certitude soit de droit. C'est parce que la doctrine *expérimentaliste* veut que le sucre soit sécrété par le foie, indépendamment du genre d'alimentation, qu'on a eu l'audace de prétendre que les féculents n'influaient pas sur la production du sucre chez les diabétiques. Et en effet, si, les féculents supprimés, le sucre diminue ou disparaît, que devient la théorie en vertu de laquelle c'est le foie qui crée le sucre, indépendamment des aliments? »

L'influence de l'alimentation sur la quantité de glycose éliminée par les glycosuriques est aujourd'hui un fait incontesté d'observation. Mais, comment s'établit cet état pathologique? Les personnes en santé peuvent consommer et utiliser une quantité de féculents et d'autres aliments glycogéniques égale à celle que prennent les glycosuriques; pourquoi ces derniers l'éliminent-ils par les reins à l'état de glycose? 1° Parce qu'ils digèrent et convertissent en glycose plus rapidement et autrement que les personnes en santé les matériaux *glycogéniques*, à l'aide d'un ferment diastasique plus énergique, dont la sécrétion commence dans l'estomac. 2° Parce qu'ils brûlent dans un temps donné moins de glycose qu'un homme en santé.

Ces deux conditions sont indispensables pour établir le véritable diabète sucré.

La grande quantité d'aliments glycogéniques ingérés ne suffit pas pour établir la vraie glycosurie.

Quand on nourrit exclusivement un animal avec du sucre de canne, son sang contient un excès de glycose, ses urines peuvent même en renfermer. Ces faits, nous les avons depuis longtemps démontrés (Bouchardat et Sandras, Supplément à l'*Annuaire*, 1846).

Dans notre Mémoire sur la digestion des féculents et des sucres, nous avons encore réussi à faire apparaître des *traces* de glycose dans les urines de chiens, en leur donnant des féculents unis à la diastase, mais ce n'était point là de vrais diabètes sucrés : pour qu'ils apparaissent, il faut du temps pour saturer l'économie et modifier les fonctions.

ACTION DE FERMENTS DIASTASIQUES TROP ÉNERGIQUES. *Des différences dans la digestion des matériaux glycogéniques, chez les glycosuriques fortement atteints et chez les personnes en santé* (voy. Diastase, p. 100). — Dans ce qui va suivre, je m'occuperai exclusivement des féculents. Les personnes qui sont habituées à traiter scientifiquement des questions de l'ordre de celles que j'aborde, m'excuseront sans peine de m'attacher au point le plus saillant, sans embarrasser la discussion de tout ce qui a trait aux autres aliments glycogéniques, c'est ce que j'ai fait dans mon Mémoire de 1846 et dans celui de 1851, dont je reproduis le passage qui suit :

» La question de la digestion normale des féculents domine toutes celles qui se rapportent à la nature de la glycosurie. Les résultats que nous avons obtenus, dans le Mémoire qui m'est commun avec M. Sandras, formeront une base solide à la discussion que je vais actuellement aborder.

» Les glycosuriques digèrent-ils les féculents comme les personnes en santé, ainsi qu'on l'a prétendu, ou bien existe-t-il des différences fondamentales, comme je l'ai avancé?

» *Phénomène de la polydipsie.* — La soif des malades affectés de glycosurie est en raison directe des aliments féculents qu'ils ingèrent. La vérité de cette remarque fondamentale est facile à vérifier. On n'observe rien de pareil chez les personnes en santé : le phénomène de la soif chez les glycosuriques est donc lié chez eux avec la digestion des féculents. Tous les auteurs de nouvelles théories ne se sont point préoccupés de ce fait capital.

» Une autre remarque que j'ai également consignée dans mon premier mémoire, c'est que la quantité d'eau nécessaire à un glycosurique *fortement atteint* pour lui permettre de digérer la fécule est précisément égale à celle qu'il faut joindre à la diastase pour convertir la fécule en glycose. Il n'en est pas de même chez les personnes en santé; les féculents ne déterminent pas le besoin de boire.

» Ces faits pourraient déjà suffire pour nous indiquer que les glycosuriques digèrent autrement la fécule que les personnes en santé; mais à ces preuves indirectes joignons-en de directes.

» *Excès de ferment diastasique.* — Si l'on prend du suc gastrique d'un chien obtenu au moyen du procédé si élégant de M. Blondlot, on remarque qu'il ne dissout pas mieux le pain ou les féculents que l'eau pure. Les matières des vomissements des glycosuriques fortement atteints exercent, au contraire, une action dissolvante très-remarquable, et de la glycose peut-être décelée avec facilité dans ces solutions.

» Si l'on recueille les matières vomies par un homme en santé qui, deux ou trois heures avant, a pris un repas féculent, on ne trouvera dans ces matières que des quantités très-faibles de glycose ; si au contraire, on fait vomir un glycosurique deux heures après un repas féculent, on démontrera avec facilité la présence d'une proportion très-notable de glycose dans ces matières vomies.

» De ces faits je conclus que les glycosuriques digèrent autrement les féculents que les personnes en santé. Je pourrais ajouter encore qu'à l'état de santé l'homme ne digère pas la fécule crue ; j'ai observé deux glycosuriques chez lesquels les grains de fécule étaient aussi facilement attaqués que chez les animaux granivores.

» Pourquoi les urines des glycosuriques qui mangent des féculents contiennent-elles de la glycose, et pourquoi les urines des personnes en santé qui mangent également des féculents n'en contiennent-elles pas?

» On ne peut arriver à la solution de la question précédente que par des expériences précises sur le rôle des substances féculentes et sucrées dans la digestion et l'assimilation. Ces expériences sont consignées dans le travail qui m'est commun avec M. Sandras. Voici les résultats principaux qui peuvent servir à éclairer la question qui nous occupe.

» Si l'on injecte dans les veines d'un chien une dissolution aqueuse d'un demi-gramme de glycose; si l'on recueille, à l'aide d'une sonde dans la vessie, l'urine deux heures après cette opération, elle ne contient aucune trace de glycose; mais, si, au lieu de 1 gramme, on en a injecté 5 grammes, l'urine en renferme alors une proportion notable; à 2 grammes, on peut même en découvrir. Si l'on nourrit un chien avec une soupe contenant 1/10 de glycose, ses urines peuvent en renfermer des traces.

» Des faits et des expériences que je viens de rapporter il faut rapprocher les suivants. La dissolution des féculents s'opère à l'état normal principalement dans les intestins, et surtout dans l'intestin grêle; cette dissolution s'effectue avec une très-grande lenteur.

» Lorsque les animaux sont nourris de féculents, le sang de la veine porte contient alors de la dextrine et de la glycose, comme nous l'avons démontré les premiers.

» Si on compare tous ces résultats d'expérience, on peut en déduire les conséquences légitimes que voici, pour résoudre la question que nous nous sommes proposée.

» Chez les malades atteints de glycosurie, on retrouve de la glycose dans les urines quand ils ont ingéré des féculents, parce que, sous l'influence de la *diastase sécrétée dans leurs estomacs*, les aliments féculents ont été convertis, par l'intermédiaire de l'eau qu'une soif ardente les a forcés à ingérer, en une dissolution de dextrine et de glycose; cette dissolution, immédiatement absorbée par les nombreux rameaux veineux, dont les ramuscules capillaires viennent aboutir à l'estomac, est rapidement trans- portée dans le foie. Cette solution rapide, cette absorption immédiate, ce transport d'une grande proportion de dextrine et de glycose, ont plusieurs conséquences forcées que voici. La masse du sang contient une propor- tion de glycose supérieure à la proportion nécessaire, ce principe, ne pouvant être détruit dans le sang, est alors éliminé par les reins. Ces aliments féculents étant si promptement dissous et absorbés, les malades éprouvent alors un sentiment de vacuité et le besoin de prendre de nou- veaux aliments, qui, s'ils sont encore choisis parmi les féculents, ou autres aliments glycogéniques, ne serviront qu'à employer inutilement pour la nutrition les forces vives de l'appareil digestif.

» Voyons maintenant comment s'opère la digestion et l'emploi des fécu- lents chez les personnes en santé. La dissolution des féculents cuits com- mence dans l'estomac; mais elle y est lente et bornée, et une quantité extrêmement faible de dextrine et de glycose est absorbée à la fois. La plus grande partie des aliments féculents non dissous parviennent dans l'intestin grêle; là leur dissolution est plus rapide, mais, malgré tout, infiniment moins que chez les glycosuriques. Voici des observations précises qui prouvent cette différence qui, dans la question que nous agitons, a la plus grande importance. Si vous ouvrez un animal vingt-quatre heures après un repas féculent abondant, vous retrouvez de la fécule dans ses intestins. Chez plusieurs glycosuriques, douze heures après un repas féculent, les urines ne renferment plus de glycose; il est bien évident qu'elle a dû être digérée beaucoup plus rapidement que dans l'état de santé. Outre cette digestion lente, pour graduer cette absorption des féculents, la nature a disposé un appareil admirable pour ne permettre que l'introduction lente et successive dans la grande circulation de ces matériaux alimentaires. Ce n'est pas, comme on l'avait cru avant nos recherches, par l'intermédiaire des chylifères que les féculents convertis en dextrine et en glycose sont absor- bés; pris dans les intestins par les capillaires qui se rendent dans les rameaux de la veine porte, ils sont ainsi transmis au foie. *Cet appareil modérateur* ne verse qu'une faible quantité de glycose à la fois dans la grande circulation et retient l'excédant, comme on peut s'en assurer par l'analyse de cet organe chez les animaux.

» Pour résumer en quelques mots la comparaison entre les glycosuriques et les personnes en santé, nous devons dire : Chez les premiers, la disso- lution des féculents est rapide; chez les secondes, elle est lente; chez les premiers, elle s'effectue dans l'estomac, et la glycose qui en résulte est immédiatement en grande quantité transmise dans le sang, parce que le foie qu'elle traverse en est saturé; chez les secondes, elle s'opère principale-ment dans les intestins, et elle ne parvient dans la grande circulation qu'après avoir traversé le foie, qui n'en est pas saturé, et avoir éprouvé un utile ralentissement à l'aide de cet admirable appareil modérateur. Or, si l'on se rappelle que si la quantité de glycose est supérieure de 2 grammes à la fois dans le sang à la quantité nécessaire, on en trouve dans les urines, on comprend alors sans peine pourquoi les urines des glycosuriques doivent contenir de la glycose, et pourquoi les urines des personnes en santé n'en renferment pas.

» Depuis que MM. Cl. Bernard et Barreswil eurent démontré l'existence du sucre dans le foie d'animaux soumis à un régime exclusivement animal, plusieurs personnes, prêtant à M. Bernard une opinion que, dans ce qu'il a publié, rien n'indique être la sienne, ont avancé que cette constatation de sucre dans le foie détruisait l'importance que j'avais attachée à l'absti-nence d'aliments féculents et sucrés dans la glycosurie tant qu'ils ne sont pas utilisés. Puisque le sucre peut normalement exister dans l'économie vivante sans l'intervention des féculents et des sucres, à plus forte raison, disent-ils, doit-il s'en produire sans aliments féculents, quand il existe une cause prédisposante aussi remarquable que celle qui donne naissance à la glycosurie. Envisageons d'abord le côté pratique de la question.

» Avant de vous prononcer, faites comme j'ai fait depuis vingt ans : au lieu de discuter, observez, expérimentez ; vos discussions et vos théories sont *fatales*, car lorsqu'elles partent d'hommes savants, elles inspirent de la défiance aux praticiens qui n'ont ni le temps ni les moyens d'expéri-menter. Et cette défiance les conduit à ne pas étudier tous les détails d'un traitement *qui n'a de valeur que par des détails ;* elle les conduit à ne pas gouverner leurs malades avec un esprit intelligent et ferme; elle les con-duit à leur permettre l'usage des aliments féculents et sucrés, quand ils ne sont pas utilisés; elle les conduit enfin à aggraver leur mal et à ne pas guérir une maladie qui est incurable par les raisonnements, mais qui aujourd'hui peut être le plus souvent guérie quand on sait le vouloir. De grâce, sur un sujet aussi grave, où la vie des hommes est en jeu, préférez les faits aux théories.

» Si vous donnez des sucres et des féculents aux glycosuriques, prenez la balance, pesez les sucres et les féculents ingérés, mesurez le sucre contenu dans les urines de vingt-quatre heures à l'aide de l'appareil de M. Biot; si vous observez bien l'influence du régime sur votre malade, je suis con-vaincu que vous reviendrez aux prescriptions que j'ai posées.

» Comment peut-on comprendre que la digestion, en ce qui regarde les aliments féculents, puisse être modifiée de telle façon qu'elle s'exécute, non plus dans les intestins, mais dans l'estomac, qu'elle soit rapide au lieu d'être lente?

«Avant de rechercher les causes qui peuvent produire cette perturbation, rappelons que la dissolution des aliments féculents dans l'appareil digestif s'effectue sous l'influence de ferments spéciaux qui peuvent différer beaucoup d'activité. Chez l'homme, le ferment digestif le plus actif des féculents (diastase) se trouve dans le suc pancréatique ; mais la plupart des autres liquides digestifs contiennent un principe albuminoïde qui, comme tous les autres principes de cet ordre, agit sur l'amidon. Dès 1832, dans mon *Mémoire sur les ferments et les fermentations*, j'ai insisté sur cette multiplicité de ferments glycosiques et sur leur variété d'action ; depuis, ce fait fondamental a été confirmé par les expériences de Magendie, et étudié plus spécialement par moi dans mon *Mémoire sur la fermentation glycosique*. (Supplément à l'*Annuaire de thérapeutique* pour 1846.)

» Puisque la plupart, ou, pour parler plus exactement, toutes les matières albuminoïdes des sécrétions peuvent dissoudre les féculents, convertir la dextrine ou matière glycogène en glycose, qu'elles ne diffèrent sous ce point de vue que par leur intensité d'action, on peut facilement admettre que cette faculté dissolvante puisse successivement s'accroître sous l'influence de causes très-diverses.

» Citons des exemples qui feront mieux comprendre cette pensée : Dans l'état normal, chez le chien, chez le pigeon, c'est le suc pancréatique qui est presque exclusivement chargé de la dissolution des féculents ; si vous liez le canal pancréatique d'un chien, si vous enlevez le pancréas d'un pigeon, le suc pancréatique ne sera plus versé dans l'intestin, et cependant ces animaux pourront, quand ils seront rétablis, digérer les féculents. Cela tient uniquement à ce fait, que les matières albuminoïdes qui sont contenues dans le suc intestinal, dans le suc gastrique, se rapprocheront insensiblement, par leurs propriétés dissolvantes de la diastase contenue dans le suc pancréatique. On le voit, ce n'est pas seulement dans le grand appareil de la circulation que la nature a ménagé des moyens d'action accessoires qui deviennent principaux quand le moyen principal vient à manquer ; les ferments digestifs peuvent se suppléer les uns les autres, et, sous l'influence de conditions qui ne sont point encore toutes appréciées, ils peuvent acquérir des propriétés qui étaient tout à fait latentes.

Nous pouvons maintenant nous appuyer sur des faits pour montrer comment il peut arriver que le glycosurique digère autrement les féculents que les personnes en santé.

Admettons l'existence d'une atrophie du pancréas ou d'une affection organique de cet appareil sécréteur, la diastase pancréatique ne sera plus

11

versée dans l'intestin ; la digestion des féculents pourra d'abord être plus difficile, mais peu à peu les ferments du suc gastrique (gastérase) prendront les propriétés spécifiques du ferment du pancréas (diastase), et la digestion des féculents s'exécutera dans l'estomac au lieu de s'accomplir dans les intestins. Une objection, dont je suis loin de ne pas reconnaître l'importance, se présente naturellement. Si j'ai observé chez quelques glycosuriques une altération bien manifeste du pancréas ou de ses conduits, il est d'autres observateurs (et je suis moi-même de ce nombre) qui, pour la grande majorité des cas, n'ont rien trouvé d'anormal dans le pancréas des glycosuriques.

» Il est d'autres causes qui peuvent nous amener à comprendre comment la digestion des féculents peut être transportée des intestins à l'estomac.

Les glycosuriques se font souvent remarquer par la rapidité avec laquelle ils digèrent les aliments et par leur *mastication incomplète. Ces différences* expliquent comment les aliments féculents peuvent rester beaucoup plus de temps dans leur estomac que dans l'état normal ; ce séjour prolongé peut encore être favorisé par une diminution dans l'activité des fibres contractiles de l'estomac, diminution qui s'explique par une dilatation anormale de ce viscère. L'observation m'a, en effet, toujours prouvé que *l'estomac est beaucoup plus développé chez les glycosuriques que chez les personnes en santé.*

Si les féculents restent plus longtemps dans une partie déterminée de l'appareil digestif, et si ce séjour prolongé se renouvelle incessamment, il arrive une modification dans la nature du suc sécrété, qui prend des propriétés dissolvantes de plus en plus énergiques. Ce fait s'applique à toutes les matières alibiles et à toutes les parties de l'appareil digestif ; mais la vérification en est surtout facile pour les féculents, car une modification très-légère suffit pour transformer les divers ferments digestifs en diastase, agissant précisément sur les féculents. Il est une autre circonstance sur laquelle je dois encore insister. Si l'on interroge avec soin les malades atteints de glycosurie, on apprend presque toujours qu'ils mangent trop vite, qu'ils avalent le plus souvent sans mâcher, qu'ils ont depuis longtemps un goût très-prononcé pour le pain et pour les autres aliments féculents. Je n'ai trouvé que très-peu d'exceptions à ce fait que j'ai déjà publié depuis longtemps. J'ai même rencontré depuis deux exemples curieux où ce désir de féculents allait jusqu'à la dépravation du goût. Je rappellerai ce malade qui mangeait des pommes de terre crues ; j'ai vu une glycosurique qui, depuis l'enfance, avait la singulière manie d'avaler chaque jour de l'amidon cru en proportion notable.

Lorsqu'un organe est mis en activité d'une façon exagérée et continue dans un sens déterminé, il acquiert dans ce sens un développement fonctionnel anormal ; on peut raisonnablement admettre que, l'estomac d'un individu qui a de la disposition à la glycosurie étant continuellement solli-cité par la présence d'aliments féculents en excès, insensiblement la nature du suc gastrique se modifie. Ce liquide, au lieu de contenir, comme cela a lieu à l'état normal, une substance n'exerçant sur les féculents aucune action dissolvante, en renferme une qui agit sur les féculents comme la diastase.

» Si l'on adopte ces idées, la cause la plus importante de la glycosurie serait l'usage continu des féculents à dose exagérée, coïncidant avec une dilatation anormale de l'estomac et une perversion dans la nature du ferment digestif contenu dans le suc gastrique, ou, pour me résumer en une phrase, *dans la production d'un ferment diastasique trop abondant et trop énergique*. La maladie consisterait alors dans une exagération et dans le transport d'une fonction normale.

»On comprendrait alors très-bien comment la maladie présenterait le plus souvent une marche insidieuse et progressive, car cette exagération fonc-tionnelle commence insensiblement et ne s'accroît que successivement. La maladie une fois enracinée, on en trouve une explication satisfaisante dans l'application de la loi de continuité d'action. On sait, en effet, que lors-qu'une transformation s'exécute, lorsqu'une fonction pathologique est établie, elle se continue par le seul fait qu'elle existe dans des conditions où elle n'aurait pas pris naissance, et dans la direction où le mouvement est imprimé.

» Ajoutons une dernière considération. Chez les glycosuriques anciens, fortement atteints, le développement d'énergie du ferment diastasique peut persister après la suppression des aliments riches en substances propres à se transformer en matière glycogène ; ce ferment absorbé par l'appareil digestif est transmis au foie, et versé dans le sang. Son pouvoir spécifique n'étant pas épuisé, il l'exerce sur la matière glycogène du foie et des autres organes. On comprend alors comment un glycosurique fortement atteint peut produire et perdre de la glycose formée aux dépens de sa propre substance. Il me paraît indubitable que là *se révèle encore l'action d'un ferment diastasique plus abondant et plus énergique* dont j'ai démontré l'existence dans mon premier Mémoire de 1838, en examinant les matières des vomissements des glycosuriques fortement atteints (1). (Voyez page 100.)

(1) On m'a objecté que cette diatase que j'ai trouvée dans les matières des vomissements des glycosuriques provenait de la salive avalée ; mais deux réponses peuvent être faites à cette objec-tion : la première, c'est que ces matières des vomissements chez les personnes en santé n'ont jamais la même puissance diastasique que chez les glycosuriques ; la seconde, c'est qu'en dehors des repas, la bouche des glycosuriques est sèche, et que les glandes salivaires ne sécrètent rien.

» Une théorie, pour être jugée, a besoin d'être mise en présence des faits; résumons par ce parallèle les opinions que nous venons de développer.

» Si nous appliquons à la question qui nous occupe ce vieil adage médical: *Naturam morborum curationes ostendunt*, les faits nous donneront complétement raison sous ce point de vue capital. Il n'est pas de maladie dans laquelle on obtienne, à l'aide d'un traitement rationnel, des effets plus nets, plus rapides, plus décisifs, que lorsqu'on applique dans la glycosurie le traitement que j'ai indiqué.

» La soif, ce phénomène si remarquable de la glycosurie, s'explique parfaitement dans l'hypothèse que j'ai développée. La soif se lie évidemment avec les besoins de la digestion stomacale ; or, comme les aliments, pour être dissous, exigent de sept à dix fois leur poids d'eau, que le suc gastrique suffit à peine pour dissoudre les aliments fibrineux, gélatineux, albumineux, si la digestion féculente, au lieu de s'effectuer dans les intestins, comme cela se fait à l'état normal, s'opère dans l'estomac, l'eau contenue dans le suc gastrique sera insuffisante pour cette double fonction, et le phénomène de la soif apparaîtra avec une intensité d'autant plus grande que la somme des féculents ingérés sera plus considérable.

» La rapidité de la digestion des glycosuriques trouve une explication satisfaisante dans l'énergie de la diastase diabétique, dans l'ampleur de l'estomac de ces malades, dans les quantités considérables d'eau qu'ils ingèrent.

» La présence du sucre dans les urines se comprend aisément par la rapidité de la digestion, par l'existence de la glycose dans le sang des glycosuriques en quantité beaucoup plus élevée que dans l'état normal, par la saturation glycogénique complète de tous les organes, et surtout du foie.

» Quand on soumet un glycosurique à l'abstinence des sucres et des féculents, la glycose disparaît presque toujours des urines. Si elle persiste chez quelques rares malades soumis à l'alimentation exclusive des viandes, cela tient : 1° à une maladie développée à un haut degré ; 2° à l'existence de principes très-voisins des sucres, l'inosite, la matière glycogène, etc., qui se trouve en petite proportion dans les viandes, ou à d'autres principes qui se convertissent en glycose sous l'influence d'un ferment diastasique énergique dont l'action n'est pas épuisée; 3° à quelques écarts de régime dont on ne s'est pas bien rendu compte.

» La disparition du sucre des urines chez les glycosuriques agonisants, la disparition fréquente du sucre des urines des glycosuriques en proie à une fièvre vive, déterminée, soit par l'application d'un large vésicatoire, soit par d'autres causes, est tout à fait inexplicable quand on admet que la glycosurie est produite par un défaut d'alcalinité du sang ou par une lésion du système nerveux. Rien n'est changé, chez un agonisant, à l'alcalinité du sang ; la lésion du système nerveux n'a pas dû cesser. Cette disparition s'explique, au contraire, parfaitement dans l'hypothèse que j'ai admise d'une activité plus grande dans la digestion des féculents dans l'estomac et d'une diminution dans la destruction. On sait, en effet, que chez les agonisants, chez les malades en proie à une fièvre intense, les sucs gastrique, pancréatique, intestinal, ne contiennent plus les ferments digestifs susceptibles de dissoudre les aliments ; la digestion est impossible dans ces conditions. Le même effet s'observe chez le glycosurique agonisant ou fébricitant : les provisions étant épuisées ou les phénomènes principaux de la digestion étant interrompus, le sucre doit disparaître de l'économie et des urines.

» On le voit, l'hypothèse principale que j'ai développée explique les phénomènes les plus importants de la glycosurie, dont on ne peut se rendre compte d'une manière satisfaisante en adoptant les théories qui ont été mises en avant depuis mes premiers travaux. »

Tout ce que je viens d'exposer est parfaitement exact chez les glycosuriques fortement atteints ; des observations chaque jour renouvelées me le confirment depuis trente-cinq ans. Mais les choses se passent-elles ainsi au début de la glycosurie? J'arrive, on va le voir, à un problème d'une difficulté extrême : très-rarement, en effet, les glycosuriques viennent réclamer les soins du médecin au début de la maladie ; presque toujours elle est si insidieuse, qu'elle a échappé pendant bien longtemps aux hommes les plus attentifs sur les modifications de leur santé. Quoi qu'il en soit, par un examen scrupuleux de mes malades, par une étude persévérante des commémoratifs, par la comparaison des faits, je suis arrivé, je l'espère au moins, à trouver la vérité.

Chez beaucoup d'individus arrivés au versant occidental de la vie, quand on étudie le régime au point de vue des aliments glycogéniques ingérés par vingt-quatre heures, et que l'on compare la somme de ces aliments avec la somme des produits qui résultent de leur destruction, on arrive le plus souvent à cette conclusion forcée, que la saturation de l'économie en aliments glycogéniques doit bien souvent exister.

Pourquoi un excès de glycose n'apparaît-il pas dans le sang? Il faut reconnaître que les ressources de l'économie pour éviter cet excès sont admirables. Le foie agit comme modérateur de la matière glycogène (dextrine), matière qui s'accumule, en outre, dans beaucoup d'organes ; par-dessus tout, la transformation des aliments glycogéniques en graisse qui est déposée dans différentes parties du tissu cellulaire : voilà comment nous pouvons comprendre que la glycose n'apparaisse pas plus souvent dans les urines en proportion notable.

Admettons maintenant que, chez ces individus saturés de matériaux

glycogéniques, survienne une cause qui entrave la destruction de la glycose dans le sang, ce principe immédiat apparaît dans les urines. Si l'état
de saturation continue, la glycosurie se constitue. Quand la voie d'élimination est établie, les conditions de production rapide augmentent, et cette
aberration dans la digestion des féculents, qui est le phénomène principal
de la glycosurie, devient évidente ; je suis loin de prétendre qu'il soit le
phénomène primitif.

Voici maintenant, en résumé, les faits cliniques les plus nets qui démontrent que, chez les individus saturés, la glycose apparaît dans les urines
quand survient une cause qui s'oppose à la régularité de sa destruction.

Trop souvent j'ai pu rattacher la production ou l'augmentation de glycose
dans les urines à des troubles du système nerveux, pour qu'il soit possible
de ne pas reconnaître la réalité de cette influence. *L'évolution ou l'aggra-*
vation de la glycosurie sous l'influence de vifs et profonds chagrins, est
un fait clinique dont je vérifie presque journellement la vérité. Ces profonds chagrins conduisent au repos, d'où diminution dans la destruction
de la glycose. La glycose augmente ou apparaît de nouveau dans les urines,
sous l'influence déprimante d'abus vénériens. Toutes les fois que l'énergie de la respiration est diminuée, soit par une bronchite, soit par la
paresse dans la gymnastique pulmonaire, la glycose apparaît ou augmente
dans les urines. C'est à l'époque de la vie où la capacité active du poumon
est diminuée, où les phénomènes de combustion respiratoire décroissent
que la glycosurie se montre le plus fréquemment.

J'ai admis que l'excès de glycose dans le sang d'un individu saturé de
matière glycogène provenait le plus vraisemblablement d'un défaut dans
la destruction ; je vais dans un instant revenir sur les faits principaux qui
m'ont conduit à cette conclusion, mais je ne veux pas affirmer qu'il ne
puisse exister des causes d'un tout autre ordre qui donnent naissance à
cet excès de glycose dans le sang.

La glycose urinaire existant dans l'économie vivante résulte de l'action
d'un ou plusieurs ferments sur la matière glycogène (dextrine) ; ne peut-
on pas admettre, comme je l'ai établi depuis longtemps, que chez les glycosuriques, la glycose apparaît en excès dans le sang, parce que le ferment qui transforme la dextrine en glycose urinaire prend une plus grande
énergie et continue son action dans le sang ?

Polyphagie. — On sait que chez les glycosuriques *fortement atteints,* malgré la satisfaction donnée à leur faim dévorante, l'amaigrissement est quelquefois rapide et considérable. L'autophagie est une fonction normale : nos
liquides, nos tissus se renouvellent incessamment ; nous vivons exclusivement aux dépens de notre propre substance quand nous sommes à la diète.

Chez les glycosuriques, cette autophagie normale s'accroît très-probable-ment par l'action de ferments diastasiques trop énergiques, sécrétés par le pancréas et aussi par les glandes de l'estomac, action s'exerçant non-seu-lement sur les aliments, mais sur tous les principes immédiats du corps, qui, par leur dédoublement sous l'influence de ces ferments, peuvent don-ner naissance à la glycose. Mais, par un régime et un exercice conduits avec intelligence et persévérance, les ferments diastasiques reprennent leur activité normale, tout rentre dans l'ordre, et le phénomène inquiétant de la consomption progressive est conjuré.

Il est certains glycosuriques qui ne semblent pas perdre leur embon-point. Ces cas se rencontrent assez fréquemment; mais si on les observe longtemps et avec soin, on constate une diminution progressive dans le volume et la puissance des muscles, s'ils ne les exercent pas.

INSUFFISANCE DE LA DÉPENSE DE LA GLYCOSE. — Chez les glycosuriques for-tement atteints, l'insuffisance de la dépense de la glycose se révèle à l'ob-servation attentive par les caractères les plus nets. Je vais résumer ici tous les faits concordants sur lesquels j'insiste dans différentes parties de cet ouvrage, pour établir cette vérité.

Cette insuffisance de la destruction du principal aliment de la colorifica-tion est accusée, chez les glycosuriques fortement atteints, par un abaisse-ment dans le chiffre de la température, par la rapidité du refroidissement de la périphérie, par la diminution dans la production de l'acide carbonique. Il est d'autres faits d'une très-grande importance qui viennent corroborer ceux-ci. Chez les glycosuriques jeunes, fortement atteints, on ne voit que trop la fréquence de la complication de la tuberculisation pulmonaire : ce sont précisément les malades chez lesquels il est le plus difficile de faire disparaître la glycose des urines; leurs poumons sont en partie inhabiles à remplir leurs fonctions. Cette respiration incomplète commande l'insuf-fisance de la destruction de la glycose. Ajoutons encore que l'examen de la poitrine des glycosuriques m'a fait constater, comme un caractère pour ainsi dire constant, l'insuffisance du murmure respiratoire au sommet des poumons.

L'influence si évidente, si puissante de la gymnastique des bras produi-sant de la chaleur, de la sueur, et contribuant si nettement à la disparition de la glycose des urines des glycosuriques, est une preuve saisissante de l'insuffisance de la dépense.

EXCÈS D'ACTIVITÉ DE L'EXCRÉTION URINAIRE. — On sait que Rayer rangeait la glycosurie parmi les maladies des reins; quoique cette manière de voir ne soit plus adoptée aujourd'hui, on ne peut cependant se refuser à admettre que, dans les glycosuries *anciennes et intenses*, les reins n'aient subi de remarquables modifications, non-seulement dans leur constitution anatomique (voy. page 111), mais encore dans leur fonctionnement. Non-seulement ils laissent passer la glycose, mais encore une certaine quantité de matières albuminoïdes, qu'ils n'éliminent pas normalement. Ces changements correspondent à quelques modifications que nous ne pouvons saisir par l'observation anatomique de l'organe, mais qui n'en sont pas moins réelles. Cette aptitude à séparer la glycose du sang peut dégénérer en une habitude morbide, et peut servir à nous rendre compte de la difficulté qu'on éprouve à faire disparaître les dernières traces de glycose chez les glycosuriques fortement atteints et chez certains malades dont les reins sont secondairement affectés. J'ai dans ma mémoire plusieurs faits attentivement observés qui donnent une grande vraisemblance à cette supposition.

.. CONCLUSIONS. — J'espère qu'on admettra avec moi les conclusions suivantes, qui résument synthétiquement les causes si variées de la glycosurie :

1° La prédisposition la plus évidente à la glycosurie, c'est l'insuffisance de la dépense coïncidant avec l'abus journalier des aliments glycogéniques (les féculents en premier ordre).

. 2° La glycosurie éclate quand survient une cause qui agit en diminuant la destruction de la glycose dans l'économie.

. 3° Quand elle a éclaté, elle devient habitude morbide (diabète sucré des auteurs), quand à l'insuffisance de la dépense, à l'excès de la recette, vient se joindre une aberration dans les phénomènes de la digestion des féculents, sous l'influence du ferment diastasique devenu plus énergique.

Il me reste, en interrogeant les faits cliniques qui se sont produits journellement à mon observation, à montrer que tous les résultats que nous révèle une étude attentive sont conformes à la théorie que je viens de résumer et dont j'exprime les principales conditions dans la phrase suivante :

Alimentation glycogénique trop abondante, production d'un ferment diastasique trop énergique, dépense insuffisante, d'où excès de glycose dans le sang, voilà les conditions principales de la genèse du diabète sucré.

CHAPITRE III

La plupart des auteurs qui traitent de la glycosurie écrivent encore aujourd'hui que l'étiologie de cette maladie est obscure et souvent inconnue; je suis persuadé que cette obscurité ne tient qu'à une insuffisance d'observation et d'étude. Avec de l'attention et une interrogation patiente et intelligente, on peut remonter avec précision aux causes qui, toutes, trouvent une explication aussi simple que satisfaisante, en prenant pour guide la théorie que je viens d'exposer, qui elle-même s'appuie sur l'expérience et l'observation. Il faut aussi, par une synthèse intelligente, réunir en un faisceau des causes qui paraissent disparates au premier abord, mais que par un examen sévère on reconnaît conduire au même but.

Alimentation. — Depuis que j'ai insisté, dans mon Mémoire de 1838, sur le goût prononcé de la plupart des glycosuriques pour le pain, les autres aliments féculents et sucrés, sur l'abus que la plupart des malades avaient fait depuis longtemps d'aliments de cet ordre, des faits journaliers sont venus confirmer cette observation capitale. Je n'ai pas besoin d'insister pour faire voir combien elle est d'accord avec la théorie que j'ai exposée.

J'ajouterai que j'ai souvent trouvé dans les antécédents de mes glycosuriques l'abus des limonades, de la bière, du cidre, surtout des boissons gazeuses (1), de fruits, de raisins, d'aliments sucrés (2). Les limonades, on le comprend, nuisent comme aliments sucrés et comme boisson acide. La bière (3) renferme des matières glycogéniques; elle contient, en outre,

---

(1) Je ne serais pas éloigné d'incriminer d'une façon toute spéciale l'*abus* du vin de Champagne. J'ai été souvent consulté par des Champenois et par des fabricants de vin de Champagne.

(2) Sylvius (*Morb. int. curat.*, p. 219) a vu le diabète apparaître après une ingestion abondante d'oignons, de radis. — Lister (*Exerc. med.*, p. 75), après l'abus des liquides contenant de l'acide carbonique.

(3) Dans les urines des glycosuriques buveurs de bière nouvelle, le ferment alcoolique se développe plus souvent que dans les urines des malades qui n'usent pas de cette boisson.

comme les boissons gazeuses, de l'acide carbonique qui contribue, avec l'ingestion abondante de ces boissons, à dilater l'estomac outre mesure, et à préparer une des conditions de la digestion anomale des féculents, leur séjour prolongé dans l'estomac.

Voici deux causes qui contribuent à cette dilatation excessive de l'estomac, et que j'ai retrouvées chez la plupart de mes malades en les interrogeant avec soin. La première, c'est une alimentation beaucoup trop abondante, concentrée souvent dans un seul repas. La seconde, c'est une mastication insuffisante : presque toujours les malades avouent qu'ils avalent leurs morceaux tout ronds, — soit par préoccupation d'affaires, soit par appétit excessif, soit à cause du mauvais état des dents, si habituel chez les glycosuriques ; — et que la plupart du temps ils achèvent trop rapidement leurs repas.

J'ai constaté aussi l'insuffisance de l'orifice pylorique, relativement au volume de l'estomac dilaté.

Toutes ces causes conduisent à la digestion anomale des féculents ; on peut encore admettre que dans certains cas cette anomalie est favorisée par une maladie du pancréas.

Exercice. — C'est à peine si les auteurs qui ont écrit sur la glycosurie signalent le défaut d'exercice comme une cause prédisposante, et cependant *l'examen attentif d'un très-grand nombre de malades m'a démontré que c'est la cause prédisposante qui doit peut-être, par sa fréquence, venir en première ligne,* surtout quand elle coïncide avec une alimentation relativement trop riche en matières glycogéniques. Nous reviendrons dans un instant sur cette influence prépondérante en parlant des âges, des professions, des classes aisées.

Je connais toutes les précautions que réclame à certains points de vue l'interrogation des malades ; mais, avec de l'adresse, de la bonhomie, on peut obtenir de la plupart des glycosuriques la confession qu'ils ne brillent pas par leur amour du travail corporel et qu'ils ne dédaignent point les bons repas.

Je pourrais me borner à ce qui a trait à l'alimentation et à l'exercice pour faire une énumération presque complète des causes prédisposantes de la glycosurie. On ne s'éloignerait point encore de la vérité en disant que la continuité dans l'excès des aliments glycogéniques, non en rapport avec l'exercice ou la dépense, peut conduire à cette forme de glycosurie à marche insidieuse et progressive dont les malades ne sont souvent avertis que nombre d'années après qu'ils en sont atteints. Mais il est incontestable que plusieurs causes appartenant presque toutes à celles qui diminuent la dépense, peuvent, ou faire apparaître soudainement la glycosurie, ou en déterminer bien souvent une aggravation telle que cette aggravation est considérée, à tort, comme le point de départ, la maladie existant déjà depuis longtemps à l'état faible, intermittent et latent. Nous allons étudier ces principales causes déterminantes.

Système nerveux. — Parmi les causes qui contribuent à faire apparaître la glycose dans les urines ou à en augmenter la proportion lorsque ce principe immédiat y existe depuis longtemps, je dois mentionner les influences morales, et parmi elles, en première ligne, les *chagrins profonds.* J'ai trop souvent reconnu cette cause déterminante par l'interrogation de mes malades ; j'ai trop vu de pères ou de mères en deuil parmi ceux qui sont venus me consulter, pour ne point lui accorder une importance considérable.

J'ai constaté numériquement, à plusieurs reprises, l'augmentation de glycose dans les urines de plusieurs de mes malades après un violent accès de colère. J'ai vu des rechutes suivre les abus vénériens ; j'ai rapporté des observations d'insuccès de traitement bien conduit chez de jeunes maris qui dépassaient de beaucoup ce que la raison pouvait leur permettre. Peut-être, dans ces cas, une influence morale (la jalousie), qu'on peut plutôt deviner que constater par des aveux, venait-elle s'ajouter aux abus vénériens.

La science possède plusieurs observations de glycosuries temporaires qui ont éclaté à la suite de chutes ou de coups violents sur la tête. Ces cas ne sont pas fréquents, il faut le reconnaître ; mais cependant j'en ai vu quelques-uns, et ils trouvent une explication satisfaisante dans les belles expériences de M. Cl. Bernard.

Les maladies du système nerveux, les hémiplégies et autres paralysies, sont assez souvent accompagnées de la présence de glycose dans les urines ; mais la proportion en est ordinairement très-faible ; la véritable complication de ces maladies avec le vrai diabète sucré est rare.

Les modifications du côté du système nerveux font apparaître un excès de glycose dans le sang, et de là dans les urines, en diminuant la destruction de ce principe immédiat, soit par une diminution dans l'activité respiratoire, soit par un abaissement de la température animale.

Maladies. — Beaucoup de maladies ont encore été placées parmi les causes prédisposantes du diabète : ainsi les grandes hémorrhagies, les suppurations abondantes (Latham Ruysch, Cheselden), la scrofule (Cawley). Dans ma pensée, et d'après ce que j'ai vu, il ne s'agit encore ici que de complications élevées au rang de causes par une observation insuffisante ; il en est de même des abcès froids. On a encore noté les névralgies, l'hystérie et autres névroses comme causes de glycosurie ; mais il doit s'agir ici de ces glycosuries passagères par non-destruction, qui diffèrent autant du vrai diabète sucré qu'en diffère la glycosurie de la grossesse.

La goutte, le rhumatisme (Lehmann) apparaissent souvent comme complication. Je reconnais, avec M. Marchal (de Calvi), que la polyurique doit être élevée au nombre des causes; elle s'observe chez les personnes saturées d'aliments de calorification; l'étiologie générale est commune, et la production d'un excès d'acide urique diminue les conditions favorables à la destruction des matériaux glycogéniques; j'ai déjà traité de cette coïncidence (1).

La phthisie est une des complications les plus communes et les plus à redouter; reconnaissons cependant que cette maladie, de même que la bronchite et certaines formes de l'asthme, en diminuant l'énergie respiratoire, peuvent entraver la destruction des matériaux de calorification, et favoriser le développement ou plutôt l'aggravation de la glycosurie. J'ai constaté cette aggravation chez plusieurs de mes malades atteints de bronchite.

Foie. — On a exagéré l'influence des maladies du foie dans la production de la glycosurie; cependant chez plusieurs malades j'ai constaté un excès dans le volume de cet organe, qui, assez fréquemment, dépasse notablement les côtes; mais cette modification dans le volume du foie est déterminée le plus souvent par un excès d'alimentation et un défaut d'exercice, qui sont, dans ces cas, les vraies causes génératrices de la glycosurie.

Peau. — Les fonctions de la peau (production de sueur, calorification) sont très-considérablement modifiées dans la glycosurie. Dans plusieurs cas, les malades, que j'ai interrogés avec soin, font remonter leur maladie à un refroidissement subit (2).

_____

(1) *Autres maladies qui peuvent déterminer la glycosurie.* — Après les lésions du système nerveux (encéphale, moelle) qui, dans quelques cas, ont été le point de départ de la glycosurie, on a encore cité plusieurs autres maladies qui peuvent la déterminer : 1° Fièvres intermittentes graves, dysenterie, hypochondrie (Hecker). On a signalé, depuis quelques années, l'existence d'une petite proportion de glycose dans les urines des malades atteints de fièvre intermittente, mais ce n'est point le vrai diabète; je ne sais rien à propos de la dysenterie et de l'hypochondrie : cette dernière maladie est une complication assez commune, surtout chez les hommes rendus impuissants par la glycosurie. 2° Néphrite inflammatoire ou calculeuse (Froriep's *Not.*, Bd. XLVII, p. 240). J'ai vu plusieurs fois des calculs chez les glycosuriques, et fréquemment l'albuminurie, mais ce sont des complications et non des causes. 3° Reil a attribué un cas de glycosurie à la suppression d'une salivation abondante; je n'ai rien vu de pareil. La salive est rare chez les glycosuriques; c'est un symptôme et non une cause. 4° Darwin, Mondière, ont rattaché un cas de diabète à la suppression d'une sueur habituelle des pieds ou des mains (Mondière, *Sueur habituelle des pieds*, dans *Journ. Expér.*, 1838, n° 31). La glycosurie conduit fréquemment à la suppression de la sueur; la réciproque est-elle vraie dans certains cas? On pourrait le penser en voyant la glycosurie éclater après un refroidissement.

(2) Sundelin a vu la glycosurie apparaître chez un individu resté longtemps dans l'eau froide

On comprend sans peine que chez nos prédisposés à la glycosurie, un refroidissement subit puisse amener une diminution dans la destruction de la glycose; d'où excès dans le sang, excrétion par le rein, et continuité de cette excrétion chez les individus saturés de matière glycogène.

Hérédité, prédisposition fraternelle. — Nous voici en présence d'une de ces questions hérissées de difficultés, et que, généralement, on se hâte de résoudre trop tôt sur des données incomplètes. Blumenbach (*Medic. Biblioth.*, Bd. II, S. 126) a insisté avec beaucoup de force sur la transmission héréditaire du diabète. Isenflamm rapporte le fait très-remarquable de sept enfants atteints successivement de glycosurie. W. Prout a vu quatre cas favorables à l'opinion de ceux qui croient à l'hérédité de la glycosurie. L'un est celui d'un jeune homme dont la mère et l'oncle avaient succombé à cette affection. Le second, celui d'une dame de cinquante ans, dont le frère et la sœur étaient morts diabétiques. Dans le troisième, il s'agit d'une jeune fille de dix ans, dont le père avait été affecté de la même maladie. Enfin le quatrième est celui d'un homme de cinquante-quatre ans, qui succomba, comme son père, au diabète. D'autres observateurs ont recueilli des faits du même genre. Le docteur Storer a rencontré trois cas de diabète dans une même famille, chez un frère, une sœur et sa fille; le père était mort de cette maladie. Dans un cas rapporté par le docteur Leigh Thomas, trois frères étaient atteints de diabète.

J'ai rencontré, je l'avoue, des cas assez nombreux, où, sans avoir constaté par moi-même l'existence de la glycose dans les urines des ascendants de mes malades, les commémoratifs étaient assez précis pour ne me laisser aucun doute sur la réalité de la glycosurie de ces ascendants. Mais, d'un autre côté, j'ai recherché, presque toujours inutilement, la glycose dans les urines des enfants de mes malades, et particulièrement dans celles de plusieurs enfants *devenus adultes*, dont le père et la mère avaient été glycosuriques.

J'ai été assez souvent consulté par plusieurs frères atteints les uns et les autres de glycosurie; ces cas, chaque année, j'en observe, et mon attention est tellement éveillée de ce côté, que consulté par un malade, j'ai fait découvrir la glycosurie chez son frère, qui ne soupçonnait point en être atteint. J'ai donné mes soins à trois frères glycosuriques, je les revois encore de temps à autre. Cependant ces faits ne suffisent point pour décider absolument la question de l'hérédité, car ils frappent, quand ils se rencontrent, l'esprit du médecin : il faudrait compter. Je crois plutôt à la

---

(Torn's *Archiv*, 830). J'ai vu la glycosurie se manifester chez une femme paralysée à la suite de pratiques trop énergiques de l'hydrothérapie.

prédisposition fraternelle. Puis, ne l'oublions pas, les enfants imitent souvent les mauvaises habitudes hygiéniques de leurs parents.

Contagion. — Reil et Thomas Henke (*Handb. der spec. Path.*, Bd. II, S. 200) ont avancé que le diabète pouvait se transmettre par contagion. Je ne saurais admettre cette cause de propagation de la glycosurie, quoique j'aie dix fois *au moins* constaté l'existence de glycose dans les urines des deux époux ; mais en comparant ce chiffre modeste avec le nombre si considérable de glycosuriques auxquels j'ai donné mes soins, je suis conduit à croire qu'il n'y a là qu'une question de coïncidence ou de parité dans l'alimentation et les autres habitudes hygiéniques.

Climat. — Ce qui prouve bien l'obscurité qui régnait jusqu'ici dans les ouvrages classiques sur les causes de la glycosurie, c'est l'importance que certains auteurs attachaient à l'influence des climats. Je vais examiner attentivement les principales opinions, et montrer combien elles sont peu fondées.

Le docteur Lefebvre (*London medical Gaz.*, 28 novembre 1837) prétend que le diabète est inconnu en Russie. Cette assertion est absolument dénuée de fondement. J'ai été consulté par plusieurs Russes, hommes et femmes, appartenant aux divers gouvernements de l'empire ; j'ai également donné mes soins à plusieurs personnages éminents d'un pays voisin, la Suède, et si l'on pouvait décider ces questions d'après le nombre de malades qu'on a vus d'une même ville, je dirais qu'à Copenhague la glycosurie est très-commune ; mais je me garderai de rien avancer à cet égard, car en cela tout est question de coïncidence.

On a dit que l'Angleterre était la terre privilégiée de la glycosurie. Latham en a traité plus de vingt cas. Bardsley en a observé vingt-neuf. Babington, en un temps relativement court, a donné ses soins à vingt-trois glycosuriques (Willis, *On urinary Diseases*, p. 197). Prout, en peu d'années, a observé vingt glycosuriques. J'ai moi-même été consulté par plusieurs malades appartenant aux diverses parties de la Grande-Bretagne ; mais rien ne m'autorise à penser que la glycosurie y soit plus commune qu'en France.

P. Franck a vu beaucoup plus de glycosuriques en Italie qu'en Allemagne. J'ai été consulté assez rarement par des Allemands et des Italiens, et au contraire assez fréquemment par des Espagnols. En conclurai-je que le diabète est plus commun en Espagne qu'en Allemagne ou en Italie ? Évidemment non ; cela prouve seulement que je suis plus connu en Espagne. A ce propos, je dirai que j'ai été fort touché en voyant arriver à Paris, avec sa famille, un petit propriétaire, habitant un village du royaume de Grenade, qui avait entrepris ce long voyage exclusivement pour venir me consulter, et cela avant l'établissement des chemins de fer.

Si la glycosurie n'est pas rare dans les contrées froides, elle s'observe aussi dans les régions les plus chaudes. Le docteur Christie l'a rencontrée assez communément à Ceylan : en quelques années, il en a vu douze cas, bien que sa pratique fût peu étendue ; et les médecins indigènes lui ont assuré que cette maladie était loin d'être rare dans ce pays (*Edinburgh medical and surgical Journal*, vol. VII, p. 285). On l'observe de même assez communément au Bengale (*Transact. of the medic. Soc. Calcutta*). J'ai donné mes soins à des Anglais arrivant des mêmes contrées, à un Hollandais habitant Java, à des Brésiliens, à beaucoup de citoyens des républiques du Sud-Amérique et à des Français séjournant en Algérie depuis plusieurs années, ainsi qu'à des Arabes nés dans ce pays. D'après ces faits, je conclus, ou que les climats ont très-peu d'importance dans la question d'étiologie de la glycosurie, ou que nous manquons de documents sérieux pour rien affirmer à cet égard.

Je dois cependant ajouter que j'ai vu souvent s'aggraver les symptômes de la glycosurie, pendant les *temps froids et humides*, mais je ne voudrais pas dire pour cela que les climats froids et humides prédisposent à la glycosurie ; je manque de preuves.

Religion. — On sera peut-être surpris de voir figurer dans l'étiologie de la glycosurie l'influence de la religion. Je crois cependant, en regrettant de n'avoir pas compté, que les juifs offrent un contingent de glycosuriques plus nombreux que les chrétiens. Ce n'est là qu'une simple coïncidence. Les juifs sont beaucoup plus fréquemment banquiers, commerçants, marchands que cultivateurs ou travailleurs des bras. Cette insuffisance comparée de l'exercice et par conséquent de la dépense rend un compte satisfaisant de la fréquence de la glycosurie chez eux.

Sexe. — Réservant les questions de la ménopause, de la grossesse, de la lactation, sur lesquels nous allons revenir, nous dirons avec tous les auteurs : la glycosurie est moins commune chez les femmes que chez les hommes. D'après un relevé de Griesinger, pour cent soixante-douze hommes il n'y aurait que cinquante-trois femmes glycosuriques. Sur sept observations rapportées par le docteur Bardsley (*Hospital Facts and Observations*, 1830), il y a eu trois femmes et quatre hommes. Ce rapport ne s'éloigne pas beaucoup de ce que j'ai vu ; je crois cependant la proportion de trois septièmes pour les femmes un peu trop élevée ; malheureusement je n'ai pas compté, mais je suis porté à croire que la proportion de trois huitièmes serait plus vraie. Toujours est-il que généralement les hommes se laissent aller plus que les femmes aux plaisirs de la table ;

cela expliquerait le résultat observé ; cependant il est d'autres données qui peuvent compliquer cette question, comme nous allons le voir.

M. Blot a fait l'importante découverte de la présence constante de la glycose dans l'urine des femmes à *l'état puerpéral* (*Compt. rend. Acad. sc.*, 6 octobre 1836) (1); ce principe immédiat existe chez toutes les femmes en couches, chez toutes les nourrices, chez la moitié environ des femmes enceintes. M. Lecoq, dans un travail riche en faits intéressants (*Gaz. hebd.*, 1863, n°ˢ 1, 2 et 3), a confirmé les observations de M. Blot. Il est arrivé aux conclusions suivantes. Il existe une quantité sensiblement plus grande de sucre : 1° chez les femmes enceintes, vers la *fin de la grossesse;* 2° chez les femmes en couches, et surtout chez les nourrices.

Ce n'est point là le véritable diabète sucré, tout le monde est d'accord sur ce point. Ce n'est qu'un état passager, et les quantités de glycose excrétées sont si faibles, qu'elles s'éloignent énormément de ce qui existe dans les cas pathologiques. J'ajouterai à ces faits deux observations qui ont une grande importance :

1° Les femmes atteintes de vrai diabète sucré deviennent très-rarement enceintes.

2° Dans le nombre si considérable de diabétiques qui sont venus me consulter, je n'ai pas mémoire d'avoir vu une seule femme enceinte.

Si la grossesse est une cause qui semble éloigner les chances de véritable diabète sucré (2), il n'en est pas de même de la *lactation*, et surtout de la lactation trop longtemps continuée. Dans mes travaux antérieurs, j'avais déjà rapporté deux exemples de glycosurie intense qu'on pouvait rattacher à cette cause ; j'en ai observé depuis un nouvel exemple.

La glycosurie très-intense conduit assez souvent à l'aménorrhée; ne pourrait-on pas supposer que l'évacuation périodique du sang est une condition non pas absolue, mais relative de préservation ? Nous allons revenir sur cette question en parlant de l'âge.

Age. — Le diabète sucré vrai *s'observe à tous les âges ;* c'est le résumé général des faits que j'ai observés ; mais, sous le rapport de la fréquence, il existe de notables différences sur lesquelles il est indispensable d'insister.

Le docteur Venable, dans un ouvrage sur le diabète publié à Londres

---

(1) Le remarquable mémoire de M. Blot est imprimé à part, il a pour titre : *De la glycosurie physiologique des femmes en couches, des nourrices et d'un certain nombre de femmes enceintes.* Paris, V. Masson, 1856, br. in-8° de 11 pages.

(2) Bell dit pourtant (dix-septième livraison du *Dictionnaire des études médicales pratiques*) qu'on a cité des cas dans lesquels la maladie a paru être produite par la *grossesse.* Pour mon compte, je n'en ai pas observé. Neumann fait remarquer que toutes les femmes qu'il a vu affectées de diabète sucré n'avaient jamais eu d'enfants, ou du moins n'en avaient pas eu depuis long-temps.

en 1825, prétend que cette affection est très-commune chez les jeunes sujets, et que, si l'opinion contraire a prévalu, c'est parce qu'on méconnaît le plus souvent son existence. Les observations qu'il rapporte sont loin d'être concluantes ; il en est de même de celles du docteur Willis. Horn a observé la glycosurie sur un jeune garçon de treize ans ; Rollo, sur une jeune fille de douze ans ; J. Johnson, sur un enfant de neuf ans (*Med.-chir. Review*, oct. 1838). Morton, Watt, Mac Gregor, ont également donné leurs soins à des enfants diabétiques. A l'hôpital des Enfants à Paris, la glycosurie est excessivement rare (Bell, *loc. cit.*). C'est aussi ce que je suis porté à croire. Cependant j'ai été consulté pour des glycosuriques de presque tous les âges : après le sevrage, deux ans, trois ans, cinq ans, dix ans, douze ans ; mais ces malades ne se montrent à ma consultation que de loin en loin. La respiration des enfants est active ; en général, ils sont fort remuants et dépensent par conséquent leurs aliments glycogéniques.

La glycosurie me paraît devenir plus fréquente après la puberté ; mais voici ce qui est plus certain. *La glycosurie est d'autant plus redoutable, que le sujet est plus jeune.* Quand on n'a point passé l'âge de prédilection de la tuberculisation pulmonaire (vingt-deux ans), on doit toujours penser à cette fatale complication, et tout faire pour l'éviter (régime bien conduit, huile de foie de morue, viande crue hachée dans du bouillon, gymnastique de chaque jour).

Le vrai diabète sucré est plus commun dans la vieillesse que dans l'enfance. P. Franck et Berndt l'ont vu chez des vieillards de soixante-dix ans. Il ne se passe point d'années où je ne sois consulté par plusieurs glycosuriques ayant cet âge ; j'ai même vu des hommes et des femmes glycosuriques qui avaient plus de quatre-vingt-deux ans. Quoi qu'il en soit, il me paraît certain, en comparant les faits que j'ai observés, que le vrai diabète sucré décroît de fréquence et d'intensité lorsqu'on avance vers les limites de la vieillesse caduque. Cela tient à ce qu'on mange moins, et qu'on digère difficilement en arrivant à cette dernière phase de la vie.

Les ouvrages de pathologie disent que l'âge auquel on rencontre le plus souvent le diabète sucré s'étend de vingt-cinq à trente-cinq ans ou de trente à quarante (1). Il est en effet assez commun à ces âges ; cependant ce n'est point à cette période de la vie qu'on l'observe le plus souvent, mais bien de quarante à soixante. Peut-être pour les malades reçus dans les hôpitaux, la période de trente à quarante est-elle la vraie, mais elle ne

_____

(1) Voici un tableau de la *fréquence de la glycosurie selon les âges*, emprunté à Griesinger qui confirme l'observation de la plus grande fréquence de trente à quarante. Je suis convaincu qu'il s'agit ici, pour le plus grand nombre, de malades admis dans les hôpitaux. Si l'on s'en tient à la clinique nosocomiale, c'est en effet entre trente et quarante ans qu'on observe le plus

l'est plus pour les glycosuriques de la ville, au moins, si je prends pour base mon observation personnelle qui embrasse un nombre si considérable de malades. Voici en quels termes j'exprime la loi de la fréquence de la glycosurie par rapport aux âges.

La glycosurie est plus commune à l'âge où l'on commence à moins prendre d'exercice, en continuant à manger autant et souvent plus qu'à l'époque où l'on dépensait beaucoup de forces ; à l'âge également où la spirométrie indique une diminution progressive dans la quantité d'air introduit à chaque inspiration.

L'âge de la *ménopause* est la période de plus grande fréquence de la glycosurie chez la femme. A cette époque de la vie, la différence de fréquence devient moins évidente pour les deux sexes.

Tempérament. — D'après Cawley, le tempérament lymphatique prédisposerait puissamment au diabète. Nicolas et Guedeville, au contraire, regardent cette maladie comme articulière au tempérament musculaire. Ces assertions, qui ne reposent sur rien, sont à peu près de la même force que tout ce qu'on trouve dans les auteurs sur les tempéraments étudiés au point de vue de l'étiologie. Ce sont les conceptions les plus aventureuses de Galien qu'on répète d'âge en âge, tandis que beaucoup de ses grandes et belles observations sont tombées en oubli.

Professions. — C'est à peine si, dans les ouvrages de pathologie, on trouve mentionnées les professions à propos de l'étiologie du diabète, et cependant c'est un des points les plus importants et les plus remplis d'intérêt. Je n'invoquerai donc ici, pour ainsi dire, que mon observation ; mais elle s'appuie sur des faits assez nombreux pour que je sois convaincu qu'elle m'a conduit à la vérité.

de glycosuriques, mais cette loi n'est plus exacte pour les personnes d'une grande aisance qui fournissent en somme le plus grand nombre de glycosuriques.

AGE.	HOMMES.		FEMMES.	
	Cas.	Pour 100.	Cas.	Pour 100.
De 0 à 10 ans.	3	1,7	3	5,6
10 à 20	22	12,7	14	26,4
20 à 30	42	24,4	14	26,4
30 à 40	49	28,4	11	20,7
40 à 50	31	18,0	5	9,4
50 à 60	11	6,3	3	5,6
60 à 70	5	2,6	2	3,7
70 à 80	2	1,1	0	0,0

Sur quatre-vingt-quatre glycosuriques observés par Mandral, un avait trois ans ; un cinq ans ; trois avaient de dix à vingt ans ; douze de vingt à trente ans ; vingt de trente à quarante ans ; vingt de quarante à cinquante ans ; treize de cinquante à soixante ans ; douze de soixante à soixante-dix ans ; un de soixante-treize ans et un de soixante-dix-huit ans (*Comptes rendus de l'Académie des sciences*, 5 avril 1875).

Parmi les professions, celles qui éloignent le plus sûrement les chances de glycosurie, sont celles qui réclament l'emploi le plus régulier des forces jusqu'à la vieillesse ; parmi elles je n'en mets aucune au-dessus des professions agricoles (laboureur, vigneron, etc.), *travail de chaque jour en rapport avec les forces*. Sans doute, j'ai été assez fréquemment consulté par des agriculteurs glycosuriques ; mais presque toujours, avec une interrogation attentive, j'obtenais la certitude que, depuis quelques années, ils avaient abandonné les labeurs des champs. Ils se bornaient à commander, à surveiller les ouvriers, à vendre les animaux aux foires, où les bons repas ne leur faisaient pas défaut.

Les féculents interviennent cependant pour une très-large part dans l'alimentation des habitants des campagnes ; mais le travail énergique de chaque jour régularise l'utilisation complète des aliments glycogéniques.

Si les glycosuriques sont relativement si rares dans les hôpitaux, cela tient d'abord, à n'en pas douter, à ce que la population des hôpitaux se compose en général d'ouvriers gagnant leur vie à la sueur de leur front, et qui, par conséquent, utilisent leurs forces ; puis il est exceptionnel, parmi ces ouvriers, que l'alimentation soit supérieure à la dépense. Les professions qui fournissent encore très-peu de glycosuriques sont les ouvriers du bâtiment, les maçons, leurs aides, les peintres, mais surtout les menuisiers qui se servent activement de leurs bras.

Parmi les professions urbaines, celle que je trouve en première ligne dans le bilan de la glycosurie, ce sont les notaires : combien de fois m'est-il arrivé, en voyant entrer dans mon cabinet un homme de cinquante ans, à figure grave, à mise soignée, avec cravate blanche, arrivant des départements pour me consulter, de lui dire tout d'abord : Monsieur, vous êtes notaire, et de recevoir l'aveu de l'exactitude de mon diagnostic professionel.

Les notaires sont glycosuriques, parce qu'ils sont assidus à leur étude; retenus par de nombreux clients, ils n'ont souvent le temps que de faire un seul repas trop copieux, ou, quand ils en font deux, ils avalent les morceaux sans les mâcher; puis ils sont généralement riches, et ils ne dédaignent pas une table bien servie.

A côté des notaires, je suis convaincu que je ne me trompe point en plaçant les curés des grandes villes ; la glycosurie s'observe fréquemment chez eux, et cela se comprend sans peine. L'observation du jeûne conduit à un repas journalier très-abondant ; les heures passées aux offices, au confessionnal, sont des heures de repos corporel presque absolu. On reconnaît là les conditions expérimentales de la fréquence relative de l'évolution de la glycosurie.

J'ai été consulté pour eux-mêmes par beaucoup de mes confrères. Les médecins ne sont pas épargnés par la glycosurie : elle s'attaque ordinairement aux consultants privilégiés de la fortune, qui sont loin de fuir les bons repas ; elle atteint aussi le médecin de campagne qui, pour satisfaire aux exigences d'une grande clientèle disséminée, ne quitte pas sa voiture, s'y endort souvent, et, pressé par ses devoirs professionnels, fait des repas trop rapides et trop abondants.

Toutes les positions sociales dans lesquelles l'homme trouvera une *grande aisance* unie aux préoccupations d'affaires et au repos du corps, fourniront un large contingent à la glycosurie.

Je ne crois pas me tromper beaucoup en disant : *Sur vingt hommes de quarante à soixante ans*, appartenant aux assemblées législatives, aux grandes sociétés savantes, aux positions élevées du commerce ou de la finance, et même de l'armée, on est sûr de trouver *un glycosurique* (1).

Cette fréquence dans les classes aisées n'est-elle pas la vérification la plus nette des principes que j'ai posés ?

Une grande aisance, l'âge aidant, conduit à l'insuffisance du travail corporel ; les repas trop copieux se renouvelant chaque jour mènent à la saturation glycogénique. Survienne une grande préoccupation, la glycosurie éclate, et elle se continue, s'établit, se transforme en habitude morbide avec tous ses dangers, toutes ses fatales complications, parce qu'on descend toujours sur la même pente.

(1) La glycosurie est-elle plus fréquente aujourd'hui qu'elle ne l'était autrefois ? C'est une question qui ne peut être sûrement décidée. Je suis assez porté à admettre que, dans certaines conditions sociales, les cas sont plus nombreux aujourd'hui, parce que les causes qui la déterminent sont devenues plus communes (grande aisance; activité intellectuelle, vives préoccupations repos corporel, fortunes rapides modifiant les habitudes).

Il faut reconnaître aussi que la glycosurie est beaucoup mieux reconnue ; autrefois on succombait aux complications qui marchent à sa suite, et, comme la maladie génératrice diminue souvent quand les graves complications apparaissent, on mourait, qui de phthisie, qui de pneumonie, qui d'anthrax, etc., et la glycosurie qui avait conduit à ces maladies passait inaperçue.

Ce que M. Marchal (de Calvi) a écrit dans son remarquable ouvrage sur la fréquence de la glycosurie doit s'appliquer aux conditions sociales que j'ai réunies sous la désignation commune de *grande aisance*. J'ai souvent dans mes cours exprimé les mêmes pensées (voyez page 37 de mon *Mémoire* de 1851), mais je ne saurais résister au plaisir de citer textuellement M. Marchal, qui les a si bien résumées.

« Le diabète est très-commun, aussi commun qu'insidieux ; le plus souvent il a été et il est encore méconnu, parce que, généralement, ceux qu'il atteint sont très-vigoureusement constitués et conservent longtemps leur belle apparence et leur activité.

» Tout homme gras et robuste, qui mange et boit bien, qui est sujet aux furoncles, qui, surtout, a eu des anthrax dont le caractère change, qui a les gencives ramollies, qui a souffert de la gravelle, du lumbago, de la sciatique, est suspect d'avoir le diabète, et l'on ne peut trop se hâter de s'en assurer, à plus forte raison s'il maigrit et s'affaiblit.

» Dans toute maladie à symptômes obscurs, il faut penser au diabète.

» Dans aucune maladie, l'apparence n'est plus trompeuse que dans le diabète ; dans aucune, la mort n'est plus habile à dissimuler ses coups. »

CHAPITRE III

Avant d'indiquer les conditions favorables ou mauvaises que peut présenter un malade atteint de glycosurie, je vais reproduire la première page de mon Mémoire de 1851.

« Quand, en 1838, après plusieurs années de recherches, j'ai lu à l'Académie des sciences mon premier Mémoire sur la question du diabète sucré, l'état où elle se trouvait pouvait se résumer ainsi d'après l'homme qui avait en Angleterre le plus vu de diabétiques et le mieux étudié cette cruelle affection, W. Prout : le diabète sucré est une maladie incurable et toujours mortelle.

» L'opinion d'un savant français non moins illustre, qui avait fait sur cette maladie de nombreuses recherches, ne différait pas beaucoup de celle du médecin anglais.

» Si Rollo, Nicolas et Guedeville, Dupuytren et autres auteurs avaient publié des observations de guérison, elles étaient véritablement incomplètes en tous points, et les malades n'avaient pas été suivis assez longtemps pour assurer une guérison solide et définitive : celui de Dupuytren, par exemple, n'avait pas tardé à succomber ; il en était de même de tous les autres.

» Guérir, cette *ultima ratio,* ce but de la thérapeutique, n'avait point été atteint. J'espère que tous les hommes impartiaux qui voudront suivre avec attention mes travaux, conviendront que sous ce rapport mes efforts ont été couronnés de succès. »

Aujourd'hui, si l'on excepte la glycosurie de l'enfance et les complications irrémédiables, avec de la volonté, de l'intelligence et de la persévérance le pronostic est toujours favorable.

Toutes les glycosuries ne se ressemblent pas. Pour porter un pronostic à peu près certain, il est indispensable de distinguer les bonnes et les mauvaises conditions; parmi les premières, il faut noter, l'état récent, l'absence de complications, l'intelligence, la volonté, l'aisance, l'embonpoint; parmi les mauvaises, je range le jeune âge, l'insouciance, la misère et le séjour dans les hôpitaux, la maigreur, l'ancienneté de la maladie, les complications qui condamnent au repos, comme maladies de la moelle, de l'utérus, les complications graves. Je vais successivement passer en revue ces principales conditions ; j'ai déjà abordé plusieurs questions qui s'y rapportent dans mon Mémoire de 1851. Je reproduis dans l'Appendice, note XXIVe, l'article que j'y avais consacré.

Les idées sur le pronostic de la glycosurie sont bien changées depuis la publication de mes premiers travaux. « Le diabète, dit M. Durand-Fardel (*loc. cit.*, 397), est une des maladies dans lesquelles l'intervention thérapeutique (ceci comprend l'hygiène) exerce l'influence la plus immédiate et la plus formelle. Sous ce rapport, son pronostic, envisagé d'une manière très-générale, est beaucoup moins grave qu'on ne l'a supposé jusqu'ici. Tout dépend donc de l'époque à laquelle aura surgi l'intervention thérapeutique, et de la manière dont elle aura été subie. »

I. — DES BONNES CONDITIONS.

État récent. — C'est la meilleure des conditions. Voyez Appendice, note XXIV, ce que j'en ai dit depuis longtemps. L'état récent de la glycosurie est favorable à deux titres principaux : 1.° l'habitude morbide n'est point établie ; 2.° les *complications qui altèrent les organes importants* (poumons et reins) ne sont point arrivées. Il n'y a qu'une déviation dans une fonction normale. Aucun organe n'est malade. Vienne une bonne direction hygiénique et tout va rentrer dans l'ordre.

Intelligence et volonté. — Heureusement la glycosurie est plus commune chez les gens bien élevés que chez les ouvriers qui n'ont que leurs bras pour gagner leur vie, car l'éducation développe l'intelligence et il en faut pour savoir avoir la *volonté* et la *persévérance* nécessaires pour maintenir la guérison. Voyez ce que j'en ai dit : Appendice, note XXIV, ainsi que de l'*aisance*.

L'*Embonpoint* marche ordinairement avec l'aisance, et indique l'existence de réserve de matériaux de calorification qu'il ne s'agit que de bien employer. Les poumons sont presque toujours intacts chez les glycosuriques pourvus d'embonpoint. Ce que j'ai vu depuis, a pleinement confirmé ce que j'annonçais il y a vingt ans. (Voyez Appendice, note XXIV).

Sexe et âge. — Les conditions les plus favorables non-seulement pour recouvrer tous les attributs de la santé, mais pour voir s'augmenter le niveau des forces et de toutes les aptitudes, se réunissent en faveur d'un homme de 40 à 70 ans aimant les exercices de corps, intelligent, persévérant et récemment atteint.

II. — Mauvaises conditions.

Après les complications irrémédiables arrivées à leur dernier terme, c'est le *jeune âge* que je place toujours en tête des mauvaises conditions dans la glycosurie. (Voy. App., note XXIV).

Age. — Voici ce que j'ai dit sur l'*âge* dans mon Mémoire de 1851. « Je crois qu'il n'est point d'âge qui exempte de la glycosurie : j'ai vu un enfant qui n'avait pas trois ans, dont les urines contenaient du sucre ; des vieillards qui avaient passé quatre-vingts ans, glycosuriques ; mais en séparant la vie de dix ans en dix ans, la période qui comprend le plus grand nombre de malades parmi ceux que j'ai observés est celle entre quarante et cinquante.

» L'âge avancé n'est pas une condition fâcheuse pour un glycosurique qui veut et peut se soigner. Il est si difficile de surveiller les enfants, qu'avant quinze ans les succès soutenus doivent être extrêmement rares ; je n'en connais pas encore, malgré le grand nombre de glycosuriques que j'ai vus directement ou indirectement.

» Je n'ai pas observé de glycosurique dans l'âge compris entre dix-huit et vingt-cinq ans(1), mais c'est peut-être une simple coïncidence. S'il n'en était pas ainsi, on pourrait croire qu'à cet âge la phthisie active suit de si près la glycosurie que la première affection passe inaperçue. »

Je ne dirai pas que la glycosurie est rare avant 12 ans ; peut-être n'est-elle que méconnue ; toujours est-il que je suis rarement consulté pour des enfants au-dessous de cet âge. M. Durand-Fardel est porté à croire, d'après les exemples qu'il en connaît, que dans cette première phase de la vie cette gravité ne serait pas excessive et que le diabète guérit plus facilement chez les enfants que chez les adolescents.

(1) Depuis que ceci est écrit, j'ai été consulté par plusieurs malades de cet âge.

J'ai vu à plusieurs reprises un jeune enfant de sept ans qui était forte-ment atteint de glycosurie et qui, grâce au régime très-habilement dirigé par une mère dévouée à la gymnastique de chaque jour, aux bains de mer dans la saison, a repris l'apparence et les attributs d'une santé par-faite ; mais je ne suis pas sans inquiétude pour l'avenir, de temps à autre sans écart de régime bien apparent, le sucre revient en petite quantité dans les urines.

Je diffère peu de M. Durand-Fardel qui considère le diabète comme étant plus grave, la puberté venue, qu'avant. J'ai suivi avec le plus grand soin pendant plusieurs années trois jeunes garçons devenus glycosuriques, vers 12 ans, que j'ai conduits jusqu'à 14 et 15, et c'est précisément cette période de la puberté qui leur a été fatale. Dans les trois cas, la glycosurie était très-intense, et elle a été si promptement et si heureusement modifiée par le traitement que je considérais les guérisons comme établies.

Ils pouvaient revenir, sans voir apparaître le sucre, à un usage modéré de féculents; avec le temps, quelque écart de régime le faisait reparaître et il persistait quoi que nous fassions ; j'étais cependant secondé par des parents aussi intelligents que dévoués.

On eut recours successivement chez l'un d'eux à une saison de Vichy, au séjour à Nice pendant l'hiver.

L'habitation dans un pays de montagnes avait parfaitement réussi une première année; elle ne produisit aucun effet utile chez le malade consi-dérablement affaibli. La marche de la maladie fut exactement la même dans les trois cas : persistance de glycose dans les urines, avec apparition intermittente d'albumine, tubercules dans les poumons nettement con-statés à la percussion et à l'auscultation. Tous les trois ont succombé aux suites de la consomption tuberculeuse qui existait déjà au premier degré au moment où j'ai été consulté. Depuis ce temps, je considère de plus en plus l'*âge qui précède la puberté* comme une condition des plus fâcheuses dans la glycosurie. Désormais je me propose d'instituer un régime exceptionnel pour ces cas dont je connais la gravité (viande crue hachée, œufs, huile de foie de morue), secondé par la gymnastique graduée de chaque jour, et des soins constants de la peau.

Il est inutile de dire que j'ai insisté sur l'usage de l'huile de foie de morue, mais j'ai été arrêté par le dégoût ou le peu de docilité de ces pauvres jeunes malades.

Maigreur. — Je n'aime point la maigreur progressive malgré un trai-tement bien conduit. Cette marche de la glycosurie peut faire craindre l'existence de tubercules dans les poumons. Il faut, dans ces cas, insister sur la gymnastique des bras, et revenir le plus qu'on peut à l'usage des féculents lorsqu'ils sont utilisés, sans négliger l'huile de foie de morue ou ses succédanés.

La *misère* est une mauvaise compagne de la glycosurie. C'est dans ces cas qu'on trouve presque toujours la triste complication de la tuberculisation pulmonaire, et avec cela le défaut d'intelligence et de volonté. Voyez Appendice, note XXIV, *Difficultés de soigner les glycosuriques dans les hôpitaux.*

Complications. — A tous égards, les complications doivent imposer de la réserve dans le pronostic, elles indiquent souvent l'ancienneté de la maladie et quelquefois elles ont amené avec elles d'irrémédiables désordres dans des organes importants.

J'ai traité précédemment de ces complications. (Voyez page 51).

Il est un point cependant sur lequel je dois encore appeler l'attention.

Il est certaines maladies qui commandent le repos, la paraplégie et quelques affections utérines, quand la glycosurie vient les compliquer ; on est privé, pour cette dernière, de la ressource toute-puissante de l'exercice.

Il faut, dans ces cas, pousser autant qu'on le peut à la gymnastique des bras et surveiller attentivement le régime. J'ai donné mes soins à deux dames qui pouvaient à peine se mouvoir pour les causes que je viens d'indiquer, et cependant, grâce au régime attentivement surveillé, la glycosurie a pu disparaître. Quand, par quelque écart de régime, la glycose revenait, un régime sévère la faisait facilement disparaître. Dans un de ces deux cas, il s'agissait d'une glycosurie récente, et dans l'autre, d'une glycosurie peu intense.

L'ancienneté de la maladie sans traitement est une mauvaise condition à plusieurs titres. D'abord on ne détruit pas sans longs et persévérants efforts de mauvaises habitudes morbides, puis les fonctions des deux plus importants organes d'élimination, les reins et la peau, sont sûrement modifiés par la continuité de la glycosurie. C'est toujours une chose fâcheuse pour la santé, que les perturbations dans les fonctions des organes chargés d'éliminer de l'économie les résidus insolubles.

Insouciance. — Je place l'insouciance au nombre des plus mauvaises conditions de la glycosurie. Il faut ouvrir les yeux et savoir où l'on va. On cite bien des glycosuriques qui pendant de longues années ont mené joyeuse vie, sans se préoccuper de leur état. Ce sont des exceptions auxquelles il ne faut pas se fier. Règle générale, courte et misérable est la vie des glycosuriques abandonnés à leur instinct. J'ai suivi quelques-uns de ces insouciants qui ne voulaient pas se soigner, la plupart perdaient avant l'âge la mémoire, l'aptitude aux affaires, etc., et je les ai tous vus mourir prématurément.

C'est pour éviter cette *fatale* insouciance, *qui souvent est une véritable complication de la glycosurie*, que je veux *absolument* ne pas cacher au glycosurique la maladie dont il est atteint. J'ai toujours eu à me repentir d'avoir cédé sur ce point aux désirs des familles ou du médecin ordinaire.

Le bien qu'on peut faire par une sage direction est si prompt et si grand, que le malade suit avec bonheur ces intéressantes études.

TROISIÈME PARTIE

TRAITEMENT

CONSIDÉRATIONS GÉNÉRALES

Mes travaux sur la glycosurie n'ont eu qu'un but, guérir. Tout ce qui se rapporte au traitement de cette maladie a été l'objet continuel de mes préoccupations depuis bientôt quarante ans.

Je n'ai donc qu'à reproduire ici ce que j'ai déjà publié dans mes précédents mémoires et en y ajoutant ce que l'observation de tous les jours m'a permis de trouver d'utile.

Dans les premières parties de ce volume, j'ai posé les bases du traitement de la glycosurie, il ne me reste plus qu'à entrer dans quelques minutieux détails qui, au point de vue scientifique, pourraient être considérés comme inutiles ; mais comme j'écris surtout pour les médecins et pour les malades, les détails les plus circonstanciés, lorsqu'il s'agit du traitement, ont toujours pour eux de l'importance. Je vais diviser en deux chapitres principaux ce que j'ai à dire sur ce sujet. Dans le premier, je m'occuperai des moyens hygiéniques qui ont seuls une valeur considérable ; dans le second, je chercherai à préciser l'utilité de certains agents pharmaceutiques dont j'ai éprouvé l'efficacité dans des conditions déterminées.

« Avant d'entrer en matière, il est des considérations générales sur lesquelles je dois insister.

» Je supplie les médecins qui auront un glycosurique à soigner et qui voudront bien diriger leur traitement d'après les bases que j'ai posées, de prendre une exacte connaissance de mes travaux, de ne négliger surtout aucune des particularités à leurs yeux les plus insignifiantes en apparence, sur lesquelles je vais m'appesantir dans ce chapitre. Tous les mots qui y sont consignés ne s'y trouvent qu'après une sérieuse réflexion ; l'utilité de toutes les indications a été vérifiée par des recherches exécutées avec soin et dont les résultats ont été contrôlés par un grand nombre d'observations.

» Il ne peut rien arriver de plus fâcheux pour un système nouveau de traitement que les essais incomplets.

» Je demande encore, avant de prescrire *aucun médicament,* de bien apprécier les effets du traitement hygiénique. C'est le moyen le plus sûr de se rendre un compte exact de tout ce qu'on fait. »

' Voici comment il faut procéder lorsque vous aurez à soigner un malade dans les urines duquel vous aurez reconnu la présence du sucre. Sans rien changer au régime qu'il suivait avant de vous consulter, vous lui prescrirez de peser ses divers aliments et boissons, et de mesurer les urines qu'il rend dans les vingt-quatre heures, puis vous apprécierez la quantité de sucre que contiennent ces urines de vingt-quatre heures, comme il a été dit p. 14. Vous prendrez note de cette quantité. Ce sera la base dont vous partirez pour apprécier les effets du traitement.

Le régime doit être suivi, dans certains cas, pendant de longues années; mais pour qu'il le soit sans aucune difficulté, il faut que le malade ait toujours présent à l'esprit cet axiome, que *les féculents et les sucres sont tout à fait nuisibles quand les urines renferment du sucre; mais qu'ils sont au contraire très-bons quand ils sont utilisés,* c'est-à-dire qu'ils ne donnent pas lieu à la présence de sucre dans les urines. C'est avec une grande difficulté qu'on remplace complétement les féculents dans l'alimentation de l'homme; il faut donc *revenir à leur usage aussitôt ils ne sont pas nuisibles.* On peut le savoir avec certitude en essayant journellement les urines. Cet essai de tous les jours est, pour la glycosurie, comme la boussole qui dirige le navigateur sur des mers inconnues. Pour faire cet essai, quelques minutes suffisent; il faut montrer au malade comment il peut l'exécuter, pour qu'il le fasse lui-même sans aucun aide. Pour cela il lui suffit de porter à l'ébullition, dans un matras d'essayeur, l'urine avec un excès *de chaux vive.* Si après l'ébullition elle ne contient pas de sucre, on n'observera aucune coloration. L'urine, au contraire, sera d'autant plus colorée après son ébullition avec la chaux, qu'elle renfermera plus de fécule.

Cet essai journalier des urines par le malade est une des choses de la plus grande importance; pour n'avoir pas voulu s'y conformer, bien des malades ont suivi un régime inutilement et ont pris du dégoût, ou ce qui est pis encore, ils ne l'ont pas suivi quand il fallait s'y soumettre rigoureusement; le sucre est revenu dans les urines insidieusement. Il est plus difficile de le faire disparaître quand il existe depuis longtemps. Au contraire, quand on s'arrête dans l'emploi des féculents au premier indice du sucre, il disparaît avec la plus grande facilité, quand on ne se trouve pas dans les conditions exceptionnelles dont j'ai parlé.

Arrivons maintenant aux détails du traitement.

CHAPITRE PREMIER

MOYENS HYGIÉNIQUES

Les moyens hygiéniques dominent, selon moi, le traitement de la glycosurie ; ceux qui ont le plus d'importance se rapportent à l'alimentation, à l'exercice, qui est lé remède efficace, aux soins de la peau, aux influences morales.

ALIMENTATION.

Je vais traiter successivement des aliments qui doivent être proscrits tant qu'ils ne sont pas utilisés, j'indiquerai ensuite ceux qui doivent être permis ; j'insisterai sur ceux dont j'ai reconnu l'utilité pour combler le déficit résultant de l'abstention des féculents ; je parlerai en dernier lieu des moyens de faire supporter leur privation.

A. — ALIMENTS DÉFENDUS TANT QU'ILS NE SONT PAS UTILISÉS.

Les aliments qui doivent être défendus sont ceux qui contiennent de la glycose en grande proportion, ou qui en fournissent *beaucoup* par leurs transformations (1).

La première règle à observer dans l'alimentation d'un malade affecté de glycosurie, c'est la suppression, ou au moins une diminution considérable dans la quantité d'*aliments féculents et sucrés, tant qu'ils ne sont pas utilisés ;* cette suppression ou cette diminution, avec un *exercice gradué en rapport avec les forces,* forme la base du traitement.

I. — *Aliments féculents.*

Voici la liste des aliments féculents les plus usuels et qui doivent être proscrits tant qu'ils ne seront point utilisés : pain ordinaire, composé soit

---

(1) Je les désigne souvent sous le nom collectif d'*aliments glycosuriques*, tout en reconnaissant, comme je l'ai dit au chapitre de la Glycosurie, que les aliments azotés peuvent en se dédoublant fournir de la glycose.

de froment, soit de seigle, soit d'orge, etc.; les pâtisseries, le riz, le maïs et autres graines, les radis, les pommes de terre et les fécules de pomme de terre, d'arrow-root, et autres fécules alimentaires ou parties de végétaux qui en contiennent; les pâtes farineuses de toutes sortes, telles que vermicelle, semoule, macaroni, etc.; les semences des légumineuses, tels que haricots, pois, lentilles, fèves; les marrons et les châtaignes; la farine de sarrasin.

J'omets dans cette énumération bien des aliments féculents, tant ils sont nombreux; mais les doutes seront facilement levés, par la facilité qu'on a de constater la présence et la quantité de fécule dans une substance donnée. (Voy. Appendice, note XXIXᵉ.)

J'ai compris dans la liste d'exclusion les *radis*, parce qu'ils renferment une forte proportion de fécule, et parce que j'ai vérifié que chez quelques malades *très-fortement atteints*, ils augmentaient la proportion de glycose contenue dans les urines de vingt-quatre heures. Je ne suis pas bien convaincu que *tous* les glycosuriques digèrent la fécule crue; pour ceux qui ne la digèrent pas, on comprend sans peine que les radis et les autres racines féculentes crues pourraient être utilement employés. C'est une vérification individuelle à faire; elle serait surtout utile pour le radis noir (*Raphanus sativus*). Quelques faits que je n'ai pu suivre avec assez de soin paraissent démontrer qu'il est avantageux de faire intervenir quelques tranches de radis noir à chaque repas des glycosuriques; mais il ne faut les prescrire qu'en vérifiant leurs effets par l'examen des urines.

J'ai rangé dans les aliments permis les asperges. Harlez assure que lorsqu'il mangeait des asperges, la glycose apparaissait dans ses urines. Je n'ai rien observé de semblable; mais ce fait doit nous suffire pour renouveler mes expériences sur l'emploi de l'asperge par les glycosuriques.

II. — *Sucres et aliments sucrés.*

Tant qu'il existe de la glycose dans les urines, je défends absolument l'usage du sucre, du miel, des boissons et aliments sucrés. J'ai donné, pages 130 à 150, l'extrait de mon Mémoire de 1861, où se trouvent les preuves de la nécessité de cette proscription.

Je n'ignore pas que M. Piorry et plusieurs autres médecins distingués, parmi lesquels je distinguerai M. Beauregard du Havre, ont préconisé le sucre de canne à haute dose dans le traitement de la glycosurie. Ils étaient guidés par cette singulière pensée que, puisqu'un glycosurique perdait du sucre, il fallait lui en fournir en abondance pour combler le déficit de la perte. On a ainsi donné de 200 jusqu'à 500 grammes de sucre de canne dans les vingt-quatre heures. Les boissons étaient prises en quantité aussi petites que possible. On prétend avoir amélioré ainsi plusieurs malades atteints de glycosurie.

Ce que j'ai toujours trouvé incomplet dans ces observations, c'est l'évaluation rigoureuse de la quantité de glycose perdue dans les vingt-quatre heures sous l'influence du régime sucré.

Les médecins qui ont employé cette méthode se sont contentés d'à peu près qui ne peuvent suffire aujourd'hui· Il se peut très-bien que la quantité de glycose éliminée par un glycosurique mis au régime du sucre de canne ait diminué, si en même temps on a supprimé de l'alimentation une quantité de pain égale à celle du sucre ingéré ; car nous avons démontré que le sucre de canne ne donnait environ que la moitié de son poids de glycose, le reste est du sucre lévogyre (voy. p. 155) qui est utilisé par le glycosurique, tandis que le pain donne près de son poids de glycose. Il se peut encore que, par un long usage du sucre de canne, la sécrétion de la diastase stomacale soit modifiée, et qu'elle n'agisse plus sur les aliments féculents. Je dois cependant ajouter que, cherchant toujours à m'éclairer, et ne repoussant jamais *a priori* des résultats d'observation, j'ai voulu vérifier ce qui avait été annoncé. Quand j'ai trouvé des malades qui ne voulaient point se passer de sucre (on rencontre encore des femmes capricieuses qui ne veulent rien entendre à la raison), j'ai essayé l'administration du sucre de canne à haute dose, mais j'ai été forcé d'y renoncer en voyant le dégoût venir et la maladie s'aggraver. Ai-je manqué de persévérance? M. Pavy et d'autres médecins qui voient aussi bon nombre de glycosuriques, ont condamné absolument cette méthode après l'avoir expérimentée.

D'après cela, je proscris tous les sucres tant qu'ils ne sont pas utilisés, regrettant cependant de ne point avoir de sucre lévogyre pour en suivre l'usage. J'ai pensé pour cela à la partie liquide du miel privée de glycose, ou à du sucre de canne interverti, dont la glycose serait séparée, ou mieux enfin, au sucre d'inuline. Mais jusqu'ici, je n'ai pu obtenir du commerce une quantité suffisante de ces sucres purs.

Défendant les sucres aux glycosuriques, je proscris les fruits sucrés, tels que raisins (qui contiennent quelquefois le tiers de leur poids de sucre), les prunes, les abricots, les pommes, les poires, les melons, les figues, et en général tous les fruits sucrés, frais ou desséchés, tels que pruneaux, raisins secs, figues, etc., ou conservés par le procédé d'Appert, et à plus forte raison les différentes variétés de confitures, les glaces, sorbets glacés, etc.

Les fruits rouges, tels que fraises, cerises de toutes variétés, groseilles, framboises, mûres, berberis, etc., semblent au premier abord être plus nuisibles que les fruits sucrés, car, comme eux, ils renferment du sucre, et en plus des acides, dont il ne faut point abuser. Cependant, l'observation m'a montré qu'ils étaient moins à redouter que les fruits simplement sucrés que j'ai énumérés.

Il est certains glycosuriques qui peuvent en consommer sans voir apparaître ou augmenter la quantité de glycose dans les urines.

Les fruits qui sont généralement le mieux utilisés sont les fraises et les pêches. Je ne les prescris que lorsque les urines ne contiennent plus de glycose, et j'en fais surveiller l'usage par l'essai des urines.

Les racines contenant du sucre de canne, telles que les betteraves, les carottes, les oignons, les raves, les navets, etc., doivent également être défendus tant que les urines contiennent de la glycose. Si on veut en essayer l'usage pour aromatiser les bouillons ou d'autres aliments, il convient de les diviser très-menu, et de les blanchir à grande eau avant de les faire intervenir dans les mets.

Le caramel employé pour colorer les bouillons me paraît nuisible. Chez quelques malades il contribue à colorer les urines.

Glycérine. — J'ai, il y a bientôt quinze ans, prescrit aux malades qui ne pouvaient prendre leur café sans sucre, la glycérine pure pour remplacer le sucre. Mais depuis que j'ai constaté l'existence de la glycérine dans les urines de certains glycosuriques, j'ai cessé d'employer cette substance. Une des raisons qui m'avaient aussi conduit à ne plus en faire usage, c'est que j'avais vu un malade dépérir pendant l'intervention, peut-être exagérée, de glycérine dans son alimentation. Aujourd'hui qu'on se procure ce principe immédiat plus facilement à l'état de pureté, je me propose de le prescrire de nouveau, encouragé par quelques faits avantageux qui sont venus à ma connaissance. Cette étude réclame encore un contrôle rigoureux qui n'est pas facile, car ce n'est pas chose aisée que de doser rigoureusement la glycérine dans les urines.

Lactine et lait. — Jadis le lait avait été préconisé dans le traitement de la glycosurie, et il l'a été encore nouvellement (1). Cette prescription reposait sur des observations fautives ou s'appuyait sur des cas tout à fait exceptionnels; peut-être même ne s'agissait-il pas dans les faits, de véritables glycosuries, mais de diabète insipide, avec production trop élevée d'urée, s'accompagnant de consomption (voyez Appendice, note VIII°, p. XXXIV°). Dans ces conditions, le lait est très-utile, mais dans la glycosurie, il nuit par la lactine qu'il renferme (voy. p. 129). Le lait d'ânesse est, par conséquent, plus nuisible encore que le lait de vache, parce qu'il contient plus de lactine.

(1) Smart d'Édimbourg, *Ann. univers. medic.*, 1864.

J'ai vu à diverses reprises des malades auxquels leurs médecins, qui se dirigeaient d'après mes travaux, permettaient le lait en abondance ; c'est une grave erreur, il y a longtemps que j'ai établi que les 50 grammes de lactine d'un litre de lait pouvaient donner 50 grammes de glycose dans les urines d'un glycosurique ; c'est pour cela que je prescris la crème à l'exclusion du lait. Certains glycosuriques utilisent la lactine contenue dans une dose raisonnable de lait : à merveille pour ceux-là, permettez-leur le lait ; mais ces cas sont très-rares, et quand ils se présentent à vous, ne négligez pas de prescrire absolument de suivre par l'essai journalier des urines l'influence du lait.

Je donnerai plus loin, dans le chapitre consacré à l'Exercice, une observation qui confirme ce que j'ai dit sur le rôle du lait et de la lactine. Depuis que j'ai publié ce Mémoire, j'ai observé un cas encore plus remarquable par sa netteté, que je vais sommairement rapporter.

M... est âgé de quarante-huit ans ; il habite une localité voisine de la mer. Ses occupations lui commandent une vie active. Depuis trois mois, ses forces diminuant malgré un grand appétit, sa soif étant très-vive, il consulta son médecin, qui découvrit qu'il était atteint de glycosurie. Il lui prescrivit le régime que j'ai fait connaître. M... n'éprouva qu'une amélioration très-imparfaite. Son médecin ordinaire me l'adressa. Je fis recueillir l'urine des vingt-quatre heures ; la quantité fut de $3^l,2$; le degré densimétrique de 33. La quantité totale de sucre éliminé dans les vingt-quatre heures était de 161 grammes.

Je fis un inventaire exact de tous les aliments ingérés pendant les vingt-quatre heures. Je trouvai le régime bien réglé ; je ne pouvais me rendre compte des 161 grammes de glycose éliminés. J'eus la pensée d'interroger le malade sur la nature et la quantité des boissons, et j'appris que chaque jour, pour se *désaltérer*, il consommait *trois litres de lait*. Je lui fis suspendre immédiatement l'usage de cette boisson alimentaire. Après deux jours de cette abstention, il ne rendait plus que $1^l,15$ d'urine en vingt-quatre heures. Ces urines ne contenaient plus aucune trace de glycose.

Le malade retourna dans son pays, reprit ses occupations très-actives, régla son régime avec intelligence, suspendit l'usage du lait, et sa santé devint excellente.

Je ne saurais trop répéter, à propos du lait, ce que j'ai dit pour beaucoup d'autres aliments glycogéniques : vérifiez rigoureusement avec la balance l'influence du lait intervenant dans l'alimentation de chaque glycosurique individuellement. S'il l'utilise, continuez-en l'usage, sinon modérez-en l'emploi ou supprimez-le. Chaque malade a son équation idiosyncrasique pour chaque aliment glycogénique en particulier.

III. — *Boissons alimentaires défendues tant qu'il existe du sucre dans les urines.*

Il est certaines boissons alimentaires qui jouent un rôle actif dans la production de certains cas de glycosurie ; il faut absolument en prohiber l'usage tant qu'il existe du sucre dans les urines. Parmi ces boissons nuisibles, je cite au premier rang les *limonades gazeuses ;* elles renferment du sucre, des acides dont j'ai déjà apprécié l'action nuisible. Je reviendrai bientôt sur les inconvénients des boissons sursaturées d'acide carbonique.

Les *vins de Champagne* et autres vins gazeux se rapprochent beaucoup, pour leur composition, des limonades gazeuses ; aussi je n'hésite pas à en défendre l'usage aux glycosuriques. Voici ce que j'ai dit sur ce sujet dans mon Mémoire de 1851 :

« Les boissons tempérantes et les limonades, que les glycosuriques recherchent avec beaucoup d'avidité, leur sont très-préjudiciables ; elles n'apaisent pas mieux leur soif que de l'eau pure, et elles saturent en partie l'alcali libre du sang : ce qui nuit, comme M. Chevreul l'a prouvé depuis longtemps, à la prompte destruction des matières combustibles alimentaires introduites incessamment dans l'appareil circulatoire par la voie de l'appareil digestif. Je les proscris donc absolument. M. Mialhe a insisté aussi, avec autant de force que de raison, sur les inconvénients des boissons acides pour les glycosuriques.

La *bière nouvelle*, et surtout celle dans laquelle une partie du malt a été remplacée par de la glycose, est encore contre-indiquée dans la glycosurie. Cette boisson renferme, outre la glycose, de la dextrine et de l'acide carbonique.

Le *cidre* est une mauvaise boisson alimentaire dans la glycosurie. J'ai toujours vu que l'usage du cidre contribuait à faire reparaître ou à augmenter la quantité de glycose éliminée.

Les *eaux gazeuses*, et particulièrement les eaux artificielles désignées communément sous le nom d'eau de Seltz, dont j'avais approuvé l'usage dans mes premiers Mémoires, me paraissent aujourd'hui contre-indiquées. J'ai souvent vu leur emploi journalier contribuer à augmenter ou à faire apparaître de nouveau le sucre dans les urines.

B. — ALIMENTS PERMIS.

Les aliments qui doivent être permis sont très-nombreux ; je vais en faire l'énumération.

Je l'ai dit déjà dans mes précédentes publications, il n'est pas nécessaire de conseiller aux malades affectés de glycosurie une nourriture exclusivement animale; il est de beaucoup préférable de varier le régime autant que possible, pour ne point causer le dégoût, l'anorexie, et surtout pour constituer un régime complet.

Je vais examiner successivement les aliments permis, fournis par les animaux, et les aliments permis, fournis par les végétaux. J'aurais pu beaucoup diminuer cette énumération, mais j'ai eu tant d'occasion d'apprécier, pour certains malades, l'utilité de renseignements futiles en apparence, que j'ai mieux aimé pécher par l'excès des détails que par la brièveté.

I. — *Aliments permis fournis par le règne animal.*

Les viandes de *toute nature*, aussi bien les viandes blanches que les autres, peuvent être conseillées ; on peut les prescrire bouillies, grillées ou rôties, ou accommodées de toute autre façon avec tous les assaisonnements qui stimulent l'appétit, pourvu que la farine n'intervienne pas dans les sauces.

Toutes les viandes conviennent-elles également aux glycosuriques? Oui : pour les malades qui ne sont point très-fortement atteints, je n'ai aucune raison pour motiver une préférence, il suffit de les varier pour ne point amener le dégoût ; mais pour les glycosuriques, chez lesquels on fait difficilement disparaître les dernières traces de sucre des urines, il peut exister des différences dans les viandes que l'expérience n'a point encore bien appris à reconnaître : la proportion d'inosite, qui peut si facilement donner du sucre, n'est pas la même non-seulement dans des animaux appartenant à des classes ou à des ordres différents, mais encore dans les divers muscles du même animal. C'est surtout dans la composition des organes autres que les muscles que les différences sont très-remarquables : ainsi, les foies des animaux herbivores doivent être défendus. Doit-il en être de même de la rate? Les reins, le cerveau, etc., sont-ils préférables? Voilà des questions qui ne peuvent être décidées que par des études attentives. Dans certaines conditions, j'ai ordonné avec avantage le pancréas ou la fagoue du veau. Quelques faits qui ont besoin d'être vérifiés et étendus me porteraient à penser que la viande d'animaux vivant en liberté, et particulièrement des sangliers et des chevreuils, est plus favorable aux glycosuriques fortement atteints que les viandes fournies par nos animaux domestiques. Je prescris utilement la chair des animaux insectivores, tels que les bécasses, ou celle des pigeons nourris de graines oléagineuses, comme le chènevis.

J'ai des raisons de croire que les muscles des animaux carnivores sont préférables à tous les autres. J'ai conseillé à un pauvre glycosurique qui était souvent à la gêne pour acheter de la viande, d'utiliser la chair des chats et des renards, que, dans certaines conditions, on peut pour ainsi dire se procurer pour rien.

Cet avis lui fut d'une grande utilité.

On m'objectera que la chair des carnivores est souvent nauséabonde; je répondrai qu'à l'aide de précautions faciles à mettre en œuvre, et qui s'appuient sur des données physiologiques et chimiques, on peut préparer des mets très-appétissants avec la chair des carnivores.

C'est surtout dans les graisses que l'on retrouve ces odeurs spéciales qui répugnent à nos sens; il faut donc priver les muscles de tout le tissu cellulaire graisseux, puis les faire mariner quelques jours avec du vinaigre, du sel, du poivre, des épices, du thym, du laurier, etc. On a alors une viande qui se prête à toutes les ressources de l'art culinaire, et qui est très-appétissante en l'associant au lard ou à d'autres corps gras savoureux.

Quand on veut apprêter un carnivore, il est essentiel de rejeter tous les organes intérieurs pour ne conserver absolument que les muscles; pour nos animaux domestiques, on peut employer le cerveau, le cœur, les reins, mais le foie doit être absolument défendu, parce qu'il renferme toujours une proportion notable de sucre et de dextrine.

Quelques médecins ont encore conservé l'habitude de prescrire aux glycosuriques *exclusivement des viandes noires*. C'est une indication qui reposait sur cette pensée inexacte, que l'urée avait disparu de l'urine de ces malades. Il n'est que deux choses importantes à réaliser : 1° faire disparaître le sucre des urines; 2° varier le régime pour le rendre complet et pour soutenir l'appétit.

Les poissons d'eau douce, comme les poissons de mer, offrent une ressource variée à la table du glycosurique.

L'expérience de plusieurs années m'a montré que les poissons de mer et d'eau douce offraient une excellente nourriture pour les glycosuriques; bien apprêtés, ils peuvent être servis à chaque repas sans amener le dégoût, et sans que le besoin de pain se fasse sentir aussi vivement que lorsqu'on les nourrit de viandes. Si les poissons de rivière et quelques poissons de mer sont d'un prix trop élevé pour les malades pauvres, il en est d'autres qui peuvent former la base d'une alimentation très-économique.

A Paris, par exemple, on peut se procurer à des prix très-modiques, suivant les saisons, des harengs, des maquereaux, des merlans, de l'anguille de mer, de la morue. On peut les accommoder avec de l'huile en grande quantité et du vinaigre en petite proportion, ou de toute autre manière, pourvu que la farine n'entre pas dans les apprêts.

Les autres animaux alimentaires, tels que les huîtres, les moules, les escargots, les tortues, les homards, les langoustes, les crevettes, les grenouilles, etc., peuvent être journellement employés et avec un grand avantage. Les huîtres contiennent une assez forte proportion de matériaux glycogéniques ; mais quels sont les aliments qui n'en renferment pas !

. Les œufs, sous toutes les formes si variées qu'a imaginées l'art culinaire, sont d'une grande utilité.

Voilà ce que j'ai écrit à propos des œufs dans mon Mémoire de 1846. Je me suis aperçu depuis que, chez certains malades, les œufs pouvaient donner du sucre dans les urines, ils contiennent en effet de la lactine et du sucre liquide ; mais, quoi qu'il en soit, la proportion de ces principes est assez faible pour qu'elle soit utilisée chez presque tous les malades, et l'on doit reconnaître qu'ils ne font apparaître de sucre dans les urines que très-exceptionnellement : c'est pourquoi, dans les cas ordinaires de glycosurie, je continue à les prescrire avec avantage.

J'ai dit plus haut que le lait était peu convenable pour les glycosuriques ; la crème fraîche et de bonne qualité leur est au contraire très-utile.

Chez un glycosurique fortement atteint, le lait donne 50 grammes de sucre par litre d'urine, par une transformation de la lactine. La crème bien privée de lait consiste principalement en beurre, qui est très-favorable à l'alimentation du glycosurique.

Les fromages de toutes sortes peuvent être utilement prescrits aux malades affectés de glycosurie.

Avec un peu d'art on peut préparer avec les fromages les mets les plus divers et les plus appétissants. J'ai connu un jeune homme qui, en choisissant bien ses gruyères, en les faisant convenablement rôtir, en les associant avec d'excellente huile d'olive et un peu de vinaigre et de moutarde, préparait un mets excitant vivement l'appétit, qui pouvait très-bien convenir aux glycosuriques.

Certains glycosuriques arrivés aux dernières limites de l'anémie ont besoin d'aliments reconstituants d'un ordre spécial.

Quand ils ne peuvent supporter la viande peu cuite préparée comme on la sert sur nos tables, je me suis très-bien trouvé de leur prescrire du *filet* ou de l'*entrecôte*, ou de la *culotte de bœuf cru haché* et pris dans du bon bouillon ou mieux dans de la crème épaisse. Avec un peu de volonté, ils acceptent cet aliment qui dans certains cas de consomption rend de si grands services. Quand ces malades ne peuvent avaler la viande crue hachée, je leur prescris le jus exprimé de cette viande crue.

J'ai aussi conseillé le *sang de veau* chaud pris à l'abattoir, plusieurs glycosuriques peuvent ainsi en avaler un grand verre sans dégoût et s'en trouvent très-bien, mais l'éloignement des abattoirs, la répugnance que ce mets cause à plusieurs malades en restreint beaucoup l'usage, dont j'ai cependant reconnu la réelle efficacité.

Je vais maintenant, en me répétant j'en conviens, présenter sous forme méthodique le tableau des principales espèces animales qu'on utilise habituellement dans l'alimentation. On peut aussi consulter dans l'Appendice l'*énumération des mets qui conviennent aux glycosuriques*.

Les *carnivores* n'entrent pas habituellement dans l'alimentation, mais ils peuvent être utilisés par les glycosuriques pauvres en se guidant d'après les règles que j'ai exposées page 196, je citerai le blaireau, la loutre, le loup, le renard, le chien, le chat, etc. Mais les muscles sont les seuls organes qu'on puisse convenablement employer.

Les *rongeurs* fournissent surtout à notre alimentation le lièvre et le lapin ; on peut encore utiliser l'écureuil, le porc-épic, plusieurs autres rongeurs, même le rat, en ayant soin de rejeter le foie et les reins.

Les *pachydermes* nous donnent des produits très-importants pour l'alimentation animale. Si ce n'est qu'exceptionnellement qu'on emploie les viandes fournies par le tapir, le cochon au contraire dans toutes ses parties donne des aliments aussi variés que convenables pour le glycosurique, son sang est utilisé sous forme de boudin, sa chair est employée fraîche, rôtie ou boucanée; les jambons salés ou fumés offrent une ressource des plus précieuses ainsi que les produits divers que le charcutier apprête, son tissu cellulaire adipeux nous donne la graisse qui intervient si utilement dans tant de mets permis au glycosurique, les résidus de la fonte de la panne, connus sous le nom de *brésaudes*, peuvent rendre des services; le lard, que Rollo a par trop exclusivement préconisé, est parfaitement indiqué.

Les *solipèdes* nous fournissent les viandes de cheval, d'âne, de mulet, etc., que les glycosuriques pauvres peuvent très-utilement employer.

Les *ruminants* viennent au premier rang de nos ressources alimentaires animales, nommer le bœuf et le mouton suffit pour nous faire apprécier leur importance; parmi les autres ruminants, je citerai la chèvre, le chevreuil, le cerf, le daim, le chamois, le chameau, le lama, l'élan, le renne, l'antilope, etc. Leur chair, et tous leurs organes, les foies exceptés, peuvent être utilisés pour les glycosuriques. Si leur lait est nuisible, la crème et le beurre qu'on en extrait constituent de très-précieux aliments.

Oiseaux. — Nous avons parlé des œufs qui offrent une ressource si précieuse; on n'emploie pas les *rapaces* comme alimentaires, mais en apprêtant leurs chairs comme celles des carnivores, en rejetant leurs foies et leurs reins, ils peuvent encore rendre des services aux glycosuriques pauvres.

Plusieurs *passereaux* fournissent des aliments délicats qui conviennent très-bien, grives, bec-figues, alouettes, ortolans, etc.

Les *gallinacées*, parmi les oiseaux, nous donnent les aliments les plus utiles et les plus généralement employés. Les différentes variétés de poules, les poulets, les chapons, le dindon, le faisan, la pintade, la caille, les perdrix, les pigeons, etc., que de ressources culinaires pour la table du glycosurique !

Plusieurs *échassiers* sont encore utiles comme aliments ; citons au premier rang les bécasses et bécassines, les rales, les poules d'eau, puis les vanneaux, le pluvier, l'outarde, l'autruche.

Les *palmipèdes* offrent encore de précieuses ressources alimentaires pour le glycosurique, mais leurs chairs, grasses et compactes, demandent à être bien divisées par le couteau et la mastication, pour ne pas nuire ; citons d'abord l'oie et le canard, puis la macreuse, la sarcelle, etc.

Reptiles. — Au point de vue alimentaire, les reptiles n'ont que très-peu d'importance, on n'utilise que les tortues, et encore très-exceptionnellement. Les glycosuriques pauvres pourraient très-certainement se nourrir de la chair de tous les reptiles, en ayant soin de rejeter les viscères qui communiqueraient aux mets une saveur désagréable.

Parmi les *bactraciens*, il n'y a guère que les grenouilles qui peuvent fournir un bon aliment au glycosurique.

Les *poissons* offrent les ressources les plus variées et les plus utiles. Chaque jour ils peuvent intervenir dans l'alimentation des glycosuriques, je vais mentionner rapidement nos principaux poissons de mer et d'eau douce ; je pourrais beaucoup étendre cette liste, si je voulais indiquer seulement les poissons employés en divers pays, mais chaque ménagère connait parfaitement ceux qu'on apporte au marché. (Voyez Appendice, note XXVe).

Carpe, brochet, barbillon, truite, saumon, bar, meunier, brême, goujon, éperlan, anguille, lotte, etc.

Turbot, barbue, sole, merlan, maquereau, hareng, morue fraîche ou salée, raie, anguille de mer, thon, anchois, esturgeon, etc.

Ces poissons sont préférables frais, mais plusieurs sont excellents salés ou boucannés, conservés à l'huile, et par le procédé d'Appert.

Les *crustacés* nous donnent les homards, les langoustes, les crevettes, les crabes, divers étrilles, le tourteau, les écrevisses, etc.

Les *mollusques céphalopodes* : la poulpe, la seiche.

Les *mollusques gastéropodes*, les escargots, l'ormier, le vigneau, etc.

Les *mollusques acéphales*, les huîtres, les moules, les praires, les clovisses, les sourdons, etc.

Plusieurs de ces mollusques, les huîtres entre autres, contiennent de la dextrine et de l'amidon, en proportion notable, mais cela ne m'empêche pas de les prescrire utilement aux glycosuriques, car quel est l'animal qui ne contient pas de matières glycogéniques ?

Parmi les *zoophites*, on mange sur les côtes les holothuries, et les oursins dans la saison de l'année où leurs ovaires sont développés.

Je donne dans l'Appendice, note XXVe, les noms scientifiques des principales espèces d'animaux alimentaires.

De la nécessité de modérer la quantité de viandes ou d'autres aliments azotés intervenant dans le régime des glycosuriques, et d'augmenter la quantité d'aliments herbacés et de corps gras.

Si l'on interroge avec soin les glycosuriques qui ont passé la quarantaine, si l'on ne se contente pas de réponses vagues, mais si l'on s'aide de la balance, on s'aperçoit que la plupart d'entre eux consomment des quantités de viandes, de poissons, d'œufs supérieures à la moyenne. Partant de ce résultat général des observations des 20 dernières années de ma pratique, j'en suis arrivé à conseiller comme une chose de la plus grande importance, la *modération dans la quantité de viandes, d'œufs, poissons, fromages, ou d'autres aliments azotés* intervenant dans le régime de chaque jour. Voici un fait qui confirme cette indication. Pendant les rigueurs du siége de Paris, j'ai vu le sucre disparaître des urines de trois malades qui étaient à une abstinence de viande presque absolue, et dont, il faut le dire aussi, l'alimentation totale était loin d'être suffisante. Ceci est conforme à une de mes anciennes observations, où j'ai constaté la disparition de la glycose des urines pendant la diète avec abstinence des sucres et des féculents.

Je conviens que lorsqu'on est obligé de diminuer beaucoup dans le régime la proportion des aliments fortement glycogéniques, il faut absolument les remplacer. Tout d'abord on pense à la viande, pour deux motifs : le premier, c'est qu'elle renferme peu de principes immédiats glycogéniques, ou ceux qu'elle contient n'en donnent que de faibles quantités par leur transformation. Le second motif, c'est que les glycosuriques sont presque constamment affaiblis, quelques-uns anémiques, épuisés. En se guidant d'après les idées généralement reçues, on croit qu'en forçant la quantité de viandes saignantes, on rétablira leurs forces, on ramènera le sang, les autres liquides et les solides à leur composition et à leur activité normales. On oublie trop deux grands principes d'hygiène : c'est 1° que l'alimentation n'est réellement réparatrice que lorsqu'elle est complète ; 2° que l'excès d'un principe immédiat alibile par rapport aux autres qui sont nécessaires pour réparer les pertes est plutôt nuisible qu'utile.

Nous ne saurions trop rappeler aussi que ce ne sont pas les aliments qu'on ingère qui donnent des forces et réparent les pertes, mais ceux qu'on utilise.

Cette réserve dans l'alimentation que je considère comme importante, on ne peut l'obtenir qu'avec du temps. Un homme habitué à faire de trop copieux repas ne doit venir que *graduellement* à des habitudes plus sobres, qu'une lente mastication aide à prendre.

Il est bien évident que si je défends l'*excès* dans l'ingestion des aliments azotés, leur emploie en juste mesure est des plus utiles.

La viande saignante convient particulièrement quand l'exercice indispensable aux glycosuriques peut être rendu énergique.

Deux grandes difficultés se présentent journellement pour régler hygiéniquement le régime des glycosuriques : la première c'est de leur constituer une alimentation complète ; la seconde de ne pas leur prescrire des aliments trop riches, trop condensés, afin qu'ils n'éprouvent point ce sentiment de vacuité stomacale qui leur est si pénible. Il faut à la fois penser à la masse et à la qualité.

On ne peut, cela est évident, supprimer les aliments de la calorification et les remplacer par les matériaux plastiques ; il faut conserver l'équilibre physiologique le plus possible pour constituer l'aliment complet.

Les féculents et les corps gras sont les principaux aliments de calorification du régime usuel. Si, pour faire disparaître le sucre des urines, il est indispensable de remplacer presque complétement les aliments féculents par les corps gras comme je l'ai depuis longtemps indiqué, il ne faut pas oublier : 1° que les corps gras, à poids égal ont une puissance de calorification beaucoup plus grande que celle des féculents ; 2° que les appareils destinés à émulsionner et à absorber ces corps gras ont une activité limitée. C'est pour cela qu'il convient d'examiner fréquemment les garde-robes, pour s'assurer que les corps gras sont absorbés. (Voyez Appendice la note XVIII sur la pimelorrhée).

Les corps gras qu'on peut employer sont très-variés. Les graisses animales viennent au premier rang : beurre, lard, graisses de porc, de veau, de bœuf, de mouton, de cheval, etc., d'oies, de canard, etc., la moelle de bœuf et celle des autres animaux, les huiles de morue, de squale, de pied de bœuf, de cheval, etc.

Les graisses végétales offrent aussi de très-précieuses ressources; je citerai les huiles d'olives, d'œillet, de noix, de sésame, de faîne, de chènevis exprimées à froid, de navette, de colza.

Le beurre de cacao peut rendre de bons services.

Si les corps gras ne sont pas habituellement ingérés seuls, ils s'associent très-bien à presque tous nos aliments. Les viandes, les poissons, les œufs, les boudins, etc., deviennent plus savoureux par leur judicieuse intervention.

Comme il importe de constituer une masse alimentaire suffisante pour combattre ce sentiment de vacuité stomacale que déterminerait la substitution des corps gras aux féculents, il est bon de faire intervenir dans l'alimentation de chaque jour des aliments donnant un très-notable résidu ; c'est à ce point de vue que le pain de son, les biscottes de gluten au son, rendent de si bons services; mais les herbes alimentaires viennent au premier rang pour leur utilité dans la glycosurie, elles complètent heureusement l'alimentation, combattent ce sentiment de vacuité sur lequel j'ai insisté et fournissent des résidus qui favorisent la régularité des selles ; de plus, avec les corps gras que j'ai énumérés, les aliments herbacés forment d'excellentes associations. C'est le meilleur moyen de faire absorber facilement une masse suffisante de graisses.

II. — *Aliments permis fournis par les végétaux.*

J'ai toujours non-seulement permis, mais ordonné les parties vertes de certains végétaux dans l'alimentation des glycosuriques. Ce sont principalement les feuilles que je recommande; elles renferment en général très-peu de fécule et assez peu de sucre.

Je défends, je l'ai dit déjà, tous les fruits sucrés ou féculents, tant que les urines contiennent du sucre ; je proscris également les tomates, parce qu'après leur ingestion on remarque dans les urines des cristaux d'oxalate de chaux; c'est pour cette raison que je ne permets pas la soupe à l'oseille et l'oseille. Il faut ménager les reins, l'élimination trop abondante d'oxalate de chaux les fatigue, et ils sont déjà fatigués chez les glycosuriques.

De l'utilité des aliments herbacés dans la glycosurie.

Je donne dans l'Appendice, note XXVI*, des indications des plus précieuses sur les aliments herbacés que je dois à la bienveillance des fils de mes chers amis de Vilmorin.

Dès mes premiers écrits sur la glycosurie, j'ai insisté sur l'utilité de

l'intervention des aliments herbacés dans l'alimentation ; toutes les observations que j'ai recueillies depuis plus de quarante ans, sauf un très-petit
nombre d'exceptions, m'ont confirmé mes premiers résultats.

Avant de faire l'énumération des plantes herbacées dont j'ai, ou dont
on peut conseiller l'emploi aux glycosuriques, il est quelques considérations sur lesquelles je crois devoir insister qui feront mieux comprendre
leur utilité.

Les herbes constituent, lorsqu'elles peuvent être utilisées, un aliment
qui ne s'éloigne pas beaucoup de l'aliment complet, le ver à soie entretient sa vie, et se développe avec un aliment unique, la feuille de mûrier ;
mais pour prendre nos exemples dans un ordre d'animaux plus élevés,
nous n'avons besoin de chercher loin de nous : les animaux qui forment la
base principale de notre alimentation peuvent se nourrir, s'accroître en
s'alimentant uniquement avec des herbes.

Les herbes contiennent du ligneux qui résiste aux ferments digestifs
qui se rencontrent dans l'appareil digestif de l'homme, elles ne contiennent
que peu de fécule ou de dextrine; sauf quelques exceptions, elles renferment
peu de sucre, mais elles sont riches en matières azotées analogues à celles
qu'on trouve dans les animaux, en matières grasses, substances que les
glycosuriques peuvent utiliser.

Elles contiennent de la potasse combinée à des acides organiques très-
divers ; ces sels de potasse sont décomposés dans le sang ; les acides organiques sont détruits et convertis en acide carbonique, d'où du bicarbonate de potasse qui contribue à augmenter l'alcalinité du sang, à favoriser
la destruction de la glycose et à rétablir les urines dans un bon état.

Les herbes sont riches en matières salines très-diverses qui peuvent
contribuer efficacement à compléter l'alimentation des glycosuriques.

Les herbes ne sont pas digérées dans l'estomac.

L'appareil digestif intestinal de l'homme manque de l'ampleur et des
ferments digestifs suffisants pour utiliser une grande masse d'aliments
herbacés, mais c'est encore une circonstance heureuse pour le glycosurique
que ces résidus abondants fournis par les herbacés qui contribuent à
animer l'activité de la digestion intestinale, habituellement amoindrie chez
eux, à régulariser les selles, et à combattre hygiéniquement cette constipation qui est si commune dans cette maladie.

Les herbes devront intervenir à chaque repas en proportion modérée,
plutôt qu'en quantité élevée en un seul repas. Être bien mâchées, pour
éviter la distension de l'estomac, elles devront être associées à une forte
proportion de corps gras, qui favorisera le glissement des aliments herbacés dans l'intestin et qui complétera l'alimentation.

J'évite en général les aliments herbacés qui contiennent du bioxalate

de potasse, tels que l'oseille, les feuilles de rhubarbe, à moins que le bioxalate de potasse n'ait été enlevé en grande partie par des lavages à l'eau
bouillante, après la coction des feuilles. Je surveille les asperges, qui
causent quelquefois de l'irritation des reins et peuvent favoriser l'excrétion
de la glycose (1).

En général, je préfère les végétaux crus, administrés sous forme de
salade, quand ils peuvent être bien digérés, mais il faut surveiller la mastication. Voici maintenant un extrait de mes premiers mémoires se rapportant aux légumes.

« La liste des légumes qui peuvent être permis est assez nombreuse; on
doit observer seulement que les corps gras (huile, beurre, graisses, etc.)
doivent entrer en quantité plus élevée que de coutume dans leur préparation ; que dans les sauces, les jaunes d'œufs et la crême doivent remplacer
la farine qui doit être proscrite, et, quoi qu'il en soit, les légumes devront
toujours être pris en quantité modérée tant que les féculents ne sont point
utilisés. Les champignons et les truffes conviennent.

» Voici l'énumération des principaux légumes qui peuvent être permis
aux glycosuriques.

» Les épinards, la chicorée, la laitue, les asperges, les jeunes pousses de
houblon en guise d'asperges, les artichauts, les haricots verts, les salsifis,
les cardons, les concombres, les choux de Bruxelles, les choux-fleurs, les
choux ; ces derniers peuvent être utilement associés au porc salé, au
jambon gras, etc.

» La plupart des légumes contiennent, soit du sucre, soit de l'amidon,
soit de la gomme, tous principes qui augmentent la quantité de sucre
contenue dans les urines des glycosuriques fortement atteints ; mais comme
ces corps transformables en sucre sont en petite proportion relativement
à l'albumine, à la glutine, aux sels contenus dans ces légumes, et surtout
aux corps gras qu'ils renferment ou qu'on ajoute dans leur préparation,
ils ne donnent pas de sucre aux glycosuriques qui pour le reste observent
bien le régime ; mais lorsque les légumes interviennent pour une quantité

(1) Voici ce que je trouve sur les asperges dans la thèse de M. Brouardel : Harley raconte
qu'à une époque où il s'occupait de recherches sur la glycosurie, il essayait ses urines plusieurs fois par jour. Une fois, il fut surpris de trouver une quantité de glycose considérable. Il
attribua cette glycosurie à des asperges qu'il avait mangées au dernier repas. Pour s'en assurer,
il mangea pendant deux jours une grande quantité de la même salade d'asperges, et il eut une
abondante glycosurie qui dura plus de cinq jours. Son urine tachait son pantalon, et il avoue
qu'au cinquième jour il commençait à être véritablement inquiet. L'asperge semble devoir
être rayée de la carte que M. Bouchardat a dressée pour le diabétique.

J'avoue que pour mon compte je n'ai jamais vu les asperges faire apparaître ou augmenter la
quantité de glycose contenue dans les urines.

élevée dans l'alimentation, il faut veiller avec soin pour s'assurer journellement s'ils sont bien utilisés.

» Les salades de cresson surtout, de chicorée, de pissenlit, de romaine, d'escarolle, de barbe de capucins, de scosonère, de laitue, de mâche, etc., peuvent être permises ; mais l'huile doit entrer pour une large part dans leur assaisonnement ; il est souvent convenable d'y ajouter des œufs durs.

» A chaque repas, ai-je dit, je prescris *soit une salade de feuilles, soit un des légumes herbacés*, artichaud, épinards, chicorée, pissenlit, laitue, crevelotte, etc.

» Ces herbes offrent un moyen à la fois commode et agréable de faire ingérer la quantité de corps gras qui est nécessaire pour tenir la place des féculents ; le beurre, les graisses s'associent très-bien à ces mets.

» L'ébullition à grande eau à laquelle on soumet ces herbes les prive d'une bonne partie des aliments glycogéniques qu'ils renferment.

» Pour les salades, on n'a point le même avantage, mais la plupart des feuilles que l'on consomme sous cette forme, au lieu de glycose, de saccharose ou de fécule, contiennent des inulines ou les sucres qui en résultent qui sont utilisés par les glycosuriques.

» De plus, elles renferment de la potasse combinée, non à l'acide phosphorique comme dans les graines, mais à des acides organiques qui sont détruits et transformés en bicarbonate de potasse.

» Les herbes cuites, les salades, le pain de son, aliments à résidus, ont le double avantage d'équilibrer le volume nécessaire du bol alimentaire insuffisant par la substitution des graisses aux féculents, et de combattre la constipation en régularisant les garderobes. »

On trouvera peut-être que j'ai donné deux indications contradictoires en prescrivant aux glycosuriques : 1° de manger le moins possible, 2° de s'industrier afin de constituer pour chaque repas une masse alimentaire suffisante.

Sans aucun doute, la glycosurie est souvent déterminée par des repas trop abondants et trop précipités, d'où résulte une distension excessive de l'estomac; il convient de chercher à restreindre par une alimentation bien réglée le volume de cet organe; mais si l'on veut aller trop vite, les glycosuriques souffrent du sentiment de vacuité. Il est bon de se rapprocher des conditions ordinaires pour le poids des aliments qu'un homme ingère dans un repas. Revenir à l'état physiologique, voilà le but vers lequel on doit tendre.

Je vais ajouter quelques indications spéciales sur quelques uns de nos aliments herbacés.

La privation d'aliments herbacés que nous avions éprouvée à Paris pendant et après le siége m'a fait, lors de mon séjour à mon vignoble durant les tristes journées de la Commune, rechercher les plantes qui se trouvaient communément et qui pouvaient être employées comme salades ou comme légumes cuits. J'ai fait quelques remarques qui pourront être utiles aux glycosuriques pour lesquels les aliments herbacés qui ne contiennent ni fécule ni sucre en excès ont une très-grande importance.

Les *pissenlits* (Le *ontodou taraxacum*) si communs au mois de mars, dans les prairies artificielles qui s'épuisent, constituent, comme on sait, une excellente salade, quoique étant un peu durs. J'ai mis en pratique quelques préparations qui seront fort appréciées par les glycosuriques et qui leur conviennent beaucoup.

Les feuilles vertes de pissenlit, celles même qui sont trop dures pour être mangées en salade, sont cuites à grande eau, puis égouttées, lavées dans l'eau froide et soigneusement hachées ; elles peuvent remplacer la chicorée et les épinards dans leurs principales préparations ; cuites avec du jambon ou du porc salé un peu gras, elles peuvent former la base d'un repas très-satisfaisant avec une biscotte de gluten ou quelques croûtes de pain.

Associées avec du beurre et des œufs, elles constituent un mets qui ne pourra manquer de plaire à tous nos malades qui aiment la chicorée ou les épinards et qui n'en ont point encore à leur disposition. Chose remarquable, la saveur de cette préparation se rapproche plutôt de celle des épinards que celle de la chicorée.

Les jeunes pousses de la laitue vivace (*lactuca perennis*), connues chez nous (Yonne) sous les noms de *crille, creviliote, greviliolote*, (on lui donne à Montargis le nom d'égreville, et celui de chevrille à Bourges), constituent une excellente salade que j'ai dû manger dans ma jeunesse bien souvent, mais en la confondant avec le pissenlit, car les plantes *non montées* de crille lui ressemblent à s'y méprendre : même grosseur des pieds, même disposition des feuilles sur l'axe, découpures à peu près semblables, nuance verte qui en est très-rapprochée. Cependant, par un examen attentif, on voit que les découpures de la feuille de crille sont plus petites, plus détachées sur le pétiole que celles du pissenlit ; les folioles sont généralement plus dépourvus de poils roides.

J'ai recueilli la crille dans les vignes maigres ou les champs pauvres de la grande oolithe ; dans les vignes aux environs de Pâques, et un peu plus tard dans les champs d'orge et d'avoine.

La crille mérite de figurer sur les meilleures tables comme salade printanière ; sa saveur la rapproche de celle du pissenlit, mais elle n'a pas d'amertume et elle est plus tendre. Elle peut être introduite immédiatement dans le pot avec le jambon ou toute autre espèce de viande. N'ayant point d'amertume, elle n'a pas besoin de la cuisson à grande eau. Cependant, pour l'accommoder au maigre comme les épinards ou la chicorée, il convient de la préparer comme eux.

Si cette brède si appréciée à la campagne se prête facilement à la culture maraîchère, elle rendra de bons services aux glycosuriques; elle comblera une lacune du calendrier des brèdes ou salades qui peuvent prospérer sans qu'il soit nécessaire de recourir aux procédés toujours coûteux d'une culture forcée. Voici à peu près l'ordre que le glycosurique pourra suivre pour cultiver dans son jardin des plantes qui lui fourniront des salades pendant toute l'année : la mâche, le pissenlit, la crille, la laitue, la romaine, la chicorée, l'escarolle, qui se conserve bien jusqu'au retour de la mâche. On pourra associer à cette dernière le céleri, si son intervention dans le régime ne fait pas apparaître du sucre dans les urines.

Je vais encore indiquer spécialement deux végétaux pour salade, qui ont été recommandés dans les termes suivants par M. Quihou, jardinier en chef du Jardin d'acclimatation !

Le *pissenlit à cœur plein amélioré.* « Chaque année, dit M. Quihou, la culture bien entendue donne des résultats plus satisfaisants comme rendement et qualité du produit. Nous avons, dit-il, été à même de l'apprécier tout l'été dernier en en mangeant presque tous les jours pendant huit mois. »

La *chicorée sauvage améliorée, panachée.* Cette salade ne le cède en rien au pissenlit ci-dessus, et lui est même supérieure à la fin de l'été, surtout lorsqu'on a le soin de la couper souvent, afin de ne pas la laisser durcir.

J'estime les aliments herbacés qui contiennent de l'inuline au lieu de fécule, pour les raisons que j'ai exposées (page 152). Voilà pourquoi je voudrais voir se répandre la culture de la poire de terre, cochet, et pourquoi je recommande à mes glycosuriques l'usage habituel des artichauts et de presque toutes les herbes potagères fournies par la famille des synanthérées.

Les topinambours, qui contiennent tant de sucre et d'inuline, ont pu utilement intervenir dans l'alimentation de plusieurs glycosuriques, parce qu'ils renferment surtout du sucre d'inuline.

Les légumes conservés offrent une ressource précieuse; le moyen de conservation le plus économique est celui qu'en Alsace on applique au chou pour préparer la *choucroute*, qui, lorsqu'elle est lavée à grande eau et bien préparée, constitue un aliment très-convenable.

Les culs d'artichaut, les asperges, les haricots verts et les autres légumes conservés par le procédé d'Appert, offrent une ressource très-précieuse. Ce qui suit sur les graines oléagineuses et les fruits, est extrait de mes premiers mémoires.

« *Graines huileuses.* — *Fruits.* — Pour le dessert, avec les fromages, les olives conviennent très-bien ; les autres fruits oléagineux, tels que les noix, les amandes, les noisettes, les pistaches, contiennent un peu de sucre, et ne sont permises en quantité élevée que lorsque les urines ne sont plus sucrées.

On peut de temps en temps accorder, toujours en quantité *très-modé-rée*, les fruits suivants : pommes, poires, cerises, framboises, fraises, ana-nas ; mais absolument sans sucre et quand les urines ne sont pas sucrées. Si le malade est tourmenté par une faim incessante, il peut manger dans la journée des graines de cacao torréfiées ou du chocolat sans sucre ni farine ; on peut préparer ce dernier à l'eau et à la crème. Il convient mieux de mâcher des olives. »

III. — *Des aliments inorganiques dans la glycosurie.*

Les difficultés qu'on éprouve bien souvent à régler le régime des gly-cosuriques, la proportion élevée d'urines qui sont évacuées chaque jour et qui entraînent des matériaux inorganiques indispensables aux fonctions, nécessitent, dans bien des cas, l'intervention de l'hygiéniste pour compléter l'alimentation des matériaux inorganiques dont il n'est pas nécessaire de se préoccuper dans les conditions ordinaires de la santé, car on les trouve alors dans les aliments usuels, dans la mesure des pertes.

Quand on n'a pas réfléchi sur ce sujet difficile, se rapportant au rôle important des matériaux alimentaires inorganiques, on ne saurait s'ima-giner combien l'intervention journalière de certains principes minéraux, en très-petite quantité, est nécessaire à la conservation de la santé de l'homme.

Parmi ces matières minérales, celle que je prescris le plus souvent aux glycosuriques est le *phosphate de chaux hydraté.* Voici de quelle manière je l'emploie. A l'aide du mode de granulation mis en pratique par *M. Men-tel* (voy. *Formulaire magistral,* p. 76), je fais recouvrir des graines de moutarde blanche de leur poids de phosphate de chaux hydraté avec un cin-quantième de phosphate de fer. Je prescris une ou deux cuillerées à bou-che de ces graines de moutarde couvertes, en commençant le repas du matin ; je combats ainsi la constipation que les phosphates pourraient déterminer. Je prescris encore les granules avec parties égales de sucre et de phosphate de chaux hydraté de M. Mentel qui s'administrent avec la plus grande facilité.

Sel marin. — Voici ce que j'ai dit sur l'emploi du sel marin dans le supplément de mon *Annuaire* de 1846, et sur les citrate et tartrate de soude, dans mon Mémoire de 1851. « J'ai noté, dans mon premier Mémoire sur la glycosurie, que les viandes fortement salées diminuaient quelquefois la soif des malades ; depuis ce temps j'ai eu de fréquentes occasions de les prescrire, ainsi que les bouillons fortement salés. On voit très-souvent, par l'emploi de ce seul moyen, la quantité de glycose diminuer dans les urines ; mais cette diminution n'est pas constante. Le sel marin ne constitue, dans le traitement de la glycosurie, qu'un adjuvant quelquefois utile.

« C'est peut-être, dit M. Brouardel en s'appuyant sur quelques résultats favorables constatés chez des diabétiques, sous l'influence d'une alimentation riche en chlorure de sodium, que Martin Solon a voulu placer le sel au rang des médicaments du diabète. D'après lui, l'addition du chlorure de sodium permettrait l'usage du pain ordinaire dans une certaine proportion.

» Les résultats obtenus par cette médication n'ont pas répondu à ce que l'on attendait. MM. Contour et Martin Solon ont publié quelques observations desquelles il résulte que le chlorure de sodium amène une période d'amélioration dans la santé générale, mais le sucre persiste dans les urines.

» Il est assez singulier que, chez le diabétique, une déperdition de chlorure de sodium assez considérable persiste, alors même que l'alimentation n'en contient pas. Bidder et Schmidt ont montré, en effet, que dans l'inanition le chlorure de sodium disparaît des urines, mais qu'il en reste dans l'économie une quantité qui semble indispensable. Ils expliquent ce fait en invoquant cette loi de Bezold : que chez les vertébrés, la quantité des alcalis fixes est en rapport constant avec le poids du corps. Von Mark accepte cette interprétation, et rend compte de l'exception signalée dans le diabète, à la loi de Bezold en disant que l'affinité entre le sel marin et le sucre est telle que tous deux cristallisent ensemble. Pour lui, le sucre entraînerait le sel marin en vertu de ses affinités chimiques.

» Quelle que soit la valeur de cette interprétation, il reste un fait acquis, c'est la déperdition anomale du sel marin par les urines et la nécessité de fournir à son renouvellement dans l'économie. »

J'ai constaté, en effet, chez quelques glycosuriques l'élimination exagérée de sel marin ; mais je ne regarde pas cet effet d'élimination comme un fait constant. Pour l'admettre définitivement, il faudrait des expériences quantitatives qui seraient difficiles à instituer et à conduire.

Il conviendrait d'abord de s'assurer si, dans le sang des glycosuriques, il existe un déficit en chlorure de sodium.

Ce déficit étant démontré, l'hypothèse qui en rendrait le mieux compte

14

serait d'admettre une modification déterminée dans le pouvoir dialytique des cellules rénales, par le fait de l'élimination habituelle de la glycose, modification qui favoriserait l'élimination des deux principes immédiats. Si le sang des glycosuriques est moins riche en chlorure de sodium que celui d'un homme en santé, on comprend sans peine l'utilité de son administration journalière, à laquelle j'ai souvent recours en prescrivant la croûte d'un pain grillé et fortement salé ou des olives salées.

On pourrait me dire : pourquoi admettez-vous la légitimité de l'administration du chlorure de sodium, quand le rein en élimine en excès, et ne l'admettez-vous plus pour le sucre ? Ma réponse est très-simple. Du sucre, il y en a en excès dans le sang des glycosuriques ; du sel marin, je n'en reconnais l'utilité que dans le cas de diminution de la quantité dans le sang ; car autrement il serait plus nuisible qu'utile et entretiendrait ainsi l'activité pathologique de la dialyse des reins, qu'il convient au contraire de modérer.

» *Sur la préparation et sur l'emploi du tartrate et du citrate de soude dans la glycosurie, pour remplacer le sel comme condiment.* (Note extraite de mon Mémoire de 1851. «Le tartrate de soude est un joli sel cristallisant facilement en aiguilles prismatiques, d'une saveur salée franche, sans aucun mélange d'amertume ; il peut, dans tous les usages culinaires, remplacer le sel marin sans que le palais le plus excercé soupçonne la substitution. On le prépare facilement en saturant une solution d'acide tartrique par du bicarbonate de soude, en laissant un très-léger excès d'acide et en évaporant.

» Le tartrate de soude reste comme résidu dans la fabrication de l'eau de Seltz à l'aide de l'appareil Briet ; il suffit pour l'obtenir d'évaporer lentement la solution saline qu'on rejette habituellement comme résidu inutile.

» C'est donc un produit qu'on peut préparer facilement à un prix peu élevé. Son administration est beaucoup plus facile que celle du bicarbonate de soude. Il change à peine la saveur du vin de Bourgogne, lorsqu'on en ajoute 10 grammes par litre. Sous cette forme, il ne purge pas ou à peine; l'excès d'acide masque sa saveur et diminue notablement ses propriétés purgatives.

» Un malade peut prendre facilement dans son vin, dans son pain et dans ses autres aliments, 10 grammes de tartrate de soude dans les vingt-quatre heures sans être purgé. Quand il se livre à un exercice suffisant, l'acide est décomposé, le sel transformé en bicarbonate qui rend plus facile l'utilisation des féculents.

» J'ai depuis quelque temps adopté l'usage du tartrate de potasse et de soude dans le régime ordinaire des glycosuriques qui peuvent se livrer à un bon exercice journalier en plein air, et j'en ai obtenu de grands avantages, dans ce sens qn'ils ont pu ainsi utiliser une quantité plus grande de féculents. Mais pour qu'il en soit ainsi, il faut que l'acide organique soit décomposé, ce dont on doit s'assurer par l'examen des urines. Ainsi 10 gram. peuvent très-facilement être introduits au lieu de sel commun dans des aliments divers et dans le pain qu'un glycosurique consomme dans sa journée. Une même quantité peut être ajoutée au vin sans en modifier la saveur. Voilà donc un changement très-important qui peut être introduit dans le régime alimentaire, sans que le malade, pour ainsi dire, s'en aperçoive. Il est bien entendu que la dose de tartrate de soude devra être diminuée si l'effet purgatif se prononçait.

» Quelques essais qui ont besoin d'être répétés m'avaient amené à croire que le citrate de soude était plus facilement décomposé dans la circulation que le tartrate de la même base, et quand ce dernier sel passe dans les urines, avant de renoncer à ce genre de médication, j'ai recours à l'emploi du citrate de soude. C'est un sel qui se prépare facilement en saturant par du bicarbonate de soude une solution d'acide citrique ; il cristallise en prismes volumineux légèrement efflorescents, très-solubles dans l'eau ; sa saveur est un peu moins franchement salée que celle du tartrate de soude ; il a un arrière-goût légèrement alcalin qui se masque facilement par un léger excès d'acide. Le sel de Seignette peut également être employé avec avantage.

» Je regarde cette substitution du tartrate ou du citrate de soude au chlorure de sodium, dans l'alimentation du glycosurique, comme une chose de grande importance. C'est une application qui pourra s'étendre dans d'autres maladies où l'administration des alcalins est indiquée ; je mentionnerai surtout la goutte, la gravelle urique, les maladies du foie. Mais l'exercice au grand air est l'adjuvant indispensable de cette médication. »

Comme le citrate de soude et celui de potasse de même que le tartrate de soude ne se trouvent pas immédiatement dans toutes les pharmacies, depuis plusieurs années j'ai remplacé ces sels par le tartrate de potasse et de soude (sel de Seignette) qu'on trouve partout (1).

J'en prescris de 5 à 10 grammes dans un litre d'eau pour couper le vin aux repas. Je le fais quelquefois entrer au lieu de sel dans la préparation du pain. Quelques malades fort peu atteints, il est vrai, ont pu revenir à l'usage du pain en ne lui faisant subir que cette modification qui ne change pas sa saveur.

(1) Il faut recommander au pharmacien de ne pas délivrer du tartrate de potasse ou d'ammoniaque qui lui est souvent expédié au lieu de sel de Seignette.

IV. — *Des aliments destinés à remplacer les matériaux glycogéniques qui ne peuvent être utilisés dans la glycosurie.*

Je vais commencer par reproduire, en le modifiant à peine, l'article V de mon Mémoire de 1851 intitulé : *De la substitution des aliments gras et alcooliques aux aliments féculents et sucrés* et le paragraphe de mon Mémoire de 1866 consacré aux alcooliques. Ce qui m'engage surtout à reproduire ces pages c'est que je tiens à montrer comment j'ai été conduit par l'observation des mêmes malades pendant plusieurs années à diminuer progressivement la quantité des boissons alcooliques que j'avais primitivement adoptée. « Quelques personnes se sont fait une idée fort incomplète de mes travaux sur la glycosurie ; des médecins, et parmi eux ceux qui devaient le mieux apprécier mes recherches, m'ont fait dire que ma méthode de traitement consistait principalement dans l'indication du *régime animal exclusif*. Rien n'est moins exact, et j'espère que les faits que j'ai précédemment exposés l'ont montré clairement.

» Le point sur lequel j'ai insisté surtout, et qui en effet doit de prime abord frapper l'attention, c'est la relation des féculents et du sucre ingérés et de la glycose rendu dans les urines ; c'est la nécessité pressante pour les diabétiques de supprimer ou au moins de diminuer beaucoup la somme des féculents ingérés. Mais ce qui n'a pas une importance pratique moindre, c'est la nécessité de remplacer les aliments féculents et sucrés nuisibles par d'autres aliments du même ordre physiologique.

» Les féculents et les sucres appartiennent à ce groupe de substances qu'on est convenu d'appeler les *aliments de la respiration*, que je désigne dans mes cours sous le nom de *matériaux alimentaires de la calorification*. Il est donc indispensable de choisir dans ce même groupe les aliments qui doivent remplacer les féculents que le diabétique ne peut utiliser, par suite de conditions physiologiques spéciales que j'ai indiquées : les boissons alcooliques et les corps gras, voilà les substances que j'ai adoptées, et sur l'emploie desquelles j'ai toujours insisté.

» Il ressort de quelques expériences consignées dans le mémoire, qui m'est commun avec M. Sandras, sur la digestion des substances alcooliques, et d'autres travaux inédits, que lorsqu'on introduit simultanément dans le sang de l'alcool, de la glycose ou de la dextrine et des huiles, l'alcool disparaît d'abord, puis la glycose ou la dextrine, et en dernier lieu le corps gras ingéré. Les féculents donnent donc un aliment qui persiste dans le sang plus longtemps que les alcooliques et moins que les corps gras. Quand les féculents ne peuvent intervenir utilement dans la nutrition, on ne saurait les remplacer uniquement par les alcooliques, car leur effet utile est trop rapidement épuisé et ils ont une action trop puissante sur le système nerveux. On ne saurait donner la préférence exclusive aux corps gras ; car chez l'homme leur destruction est trop lente, et la quantité que les chylifères peuvent en prendre dans l'intestin n'est pas suffisante pour remplacer complétement les féculents. De ces faits découle la nécessité d'unir dans une juste mesure les aliments gras aux boissons alcooliques, pour tenir la place laissée vide par les féculents. Mais qu'on n'aille pa s'imaginer, et j'ai hâte de le dire, que ces substances doivent exclusivement intervenir dans l'alimentation des malades affectés de glycosurie : elles doivent se substituer aux aliments féculents, et voilà tout ; elles doivent être associées en proportion raisonnable aux aliments réparateurs contenant des produits protéiques, tels que la viande, les œufs, etc.

Il ne me reste plus qu'à fixer la proportion et la nature des boissons alcooliques et des aliments gras qui peuvent être prescrits pour les vingt-quatre heures à un adulte affecté de glycosurie.

» *Boissons alcooliques, café et thé.* — Pour les boissons alcooliques, j'ai toujours donné la préférence aux vins rouges de Bordeaux ou de Bourgogne, de bons crus et de bonne année, ayant au moins quatre ans ; l'estomac supporte mieux ces vins, en proportion un peu élevée, que tous les autres que j'ai fait employer : les principes qui sont associés avec l'alcool dans ces vins ne sont pas dépourvus d'utilité. J'ai remarqué qu'il était toujours plus convenable de s'en tenir à un vin unique que de les varier. L'emploi exclusif d'un bon vin ordinaire auquel on est habitué m'a semblé avoir de grands avantages. Je dois dire que chez plusieurs malades le vin de Bourgogne ou de Bordeaux m'a paru de voir être préféré aux vins d'un autre cru.

» La quantité de vin qui, en général, m'a paru le mieux indiquée variait, suivant le malade, de 1 à 2 litres pour les vingt-quatre heures ; quelques-uns ont pu dépasser cette quantité : non-seulement ils n'éprouvaient aucune incommodité, mais ils voyaient leurs forces s'augmenter rapidement. La quantité moyenne, pour les vingt-quatre heures, est de un litre et demi pour les hommes. En admettant que les vins que j'ai indiqués contiennent 10 pour 100 d'alcool (ce qui est conforme aux analyses de ces vins), on aurait alors 150 grammes d'alcool consommés dans les vingt-quatre heures. Cette quantité me paraît suffisante pour remplacer l'effet utile des féculents, quand les corps gras interviennent dans le régime en quantité plus élevée que de coutume. »

Je suis revenu dans mon Mémoire de 1866 sur l'usage des alcooliques dans la glycosurie ; voici le passage qui s'y rapporte « L'usage des bons vins rouges vieux, des fins cépages de la Bourgogne ou du Bordelais est favorable. *Un litre dans les vingt-quatre heures,* voilà la quantité qui con-

vient généralement pour un homme et que je ne fais que rarement dépasser. Le vin de Champagne mousseux et tous les autres vins sucrés ou
mousseux ne doivent pas être permis, il en est de même des eaux fortement gazeuses comme l'eau de Seltz.

On peut couper le vin soit avec de l'eau pure, soit avec une infusion de
10 grammes de quinquina *loxa* pour un litre d'eau, soit avec de l'eau
dans laquelle on aura fait dissoudre par litre de 5 à 10 grammes de
sel de Seignette.

» Le café et le thé sans sucre conviennent à certains égards, mais il est
bon d'en apprécier l'influence en examinant les urines après leur usage.
On peut ajouter au thé ou au café, de la crème ou un peu de kirsch, rhum,
eau-de-vie, mais on doit limiter l'usage des alcooliques aussitôt qu'ils
déterminent la moindre excitation encéphalique. En général, je prescris
aujourd'hui ou l'abstinence ou l'usage très-modéré des liqueurs fortes.»

On voit que dès 1865 je mettais de plus en plus de réserve dans la
prescription des alcooliques dans la glycosurie et de modération dans les
doses. La plupart des glycosuriques trouvent que l'usage modéré des
alcooliques anime leurs forces et leur donne le sentiment du bien-être,
mais il faut être vigilant pour les retenir sur la pente de l'abus.

C'est surtout chez les malades qui exhalent par les poumons, par les
reins, par la sueur, ces mélanges d'aldéhyde et d'acétone à odeurs si péné-
trantes, qu'il faut être réservé et observer avec le plus grand soin l'influence des alcooliques sur la production de ces produits volatils.

Il est incontestable pour moi, d'après un grand nombre d'observations,
que l'*usage modéré du vin* contribue à relever promptement le niveau
des forces ; mais pour que ce résultat soit favorable à la guérison, il faut
utiliser ces forces par un exercice en rapport avec elles. Je reviendrai
bientôt sur ce point, de la plus grande importance dans le traitement de
la glycosurie, en parlant de l'exercice forcé.

Corps gras. — J'ai déjà insisté sur l'utilité de l'intervention des corps
gras dans le régime du glycosurique (voy. pages 201 et 202). Je dois
encore revenir sur cette importante indication.

Pour les huiles, les graisses, j'en fais ingérer tout ce qui peut être absorbé par les chylifères et utilisé par l'exercice. J'ai soin de faire examiner
les selles, pour diminuer la quantité journalière de ces aliments, s'ils tra-
versent l'intestin sans être absorbés (voy. l'article PIMELLORRHÉE, *Supplément*, note XVIII). Je vais actuellement terminer la citation de mon
Mémoire de 1851 se rapportant aux corps gras.

« Rollo, dont j'ai toujours cité les travaux sur le diabète avec la distinction qu'ils méritent, avait, par un instinct de vérité remarquable, préco-

nisé les corps gras ; en cela il n'eut qu'un tort, selon moi, celui d'être trop exclusif, défaut que ses imitateurs ont encore exagéré. A quoi bon cet usage presque exclusif de lard et surtout de graisses rances? Il faut, au contraire, éviter soigneusement le dégoût, et ménager les susceptibilités de l'appareil digestif. Les corps gras ne sont utiles que lorsqu'ils sont donnés en juste mesure et convenablement associés à des aliments appétissants. Je suis entré à cet égard, à l'article consacré aux aliments, dans des détails pratiques qui m'ont toujours paru fort utiles au malade. Je me contenterai de dire ici que 150 à 200 grammes de corps gras dans les vingt-quatre heures m'ont toujours paru une quantité suffisante, avec l'aide des boissons alcooliques, pour suppléer les féculents chez les malades atteints de glycosurie.

» Ces aliments, alcool, corps gras, ont encore un très-précieux avantage sur lequel je n'ai pas insisté dans mes précédents travaux, mais dont on appréciera plus loin l'importance : c'est de produire de la chaleur plus, et plus rapidement que les autres aliments, ce qui est très-favorable à presque tous les glycosuriques. Un autre avantage que les corps gras présentent encore, c'est celui de peu séjourner dans l'estomac et de ranimer l'activité de la digestion intestinale, qui est languissante chez les glycosuriques. »

V. — *Aliments destinés à faire supporter la privation du pain aux glycosuriques.*

Les divers aliments propres à remplacer le pain pour les glycosuriques sont le pain de gluten et les gâteaux au beurre, aux œufs et à la farine de gluten, les échaudés, les pains et les gâteaux de son, les gâteaux d'amandes, les divers gâteaux à la caséine, ou à l'albumine végétales, etc.

Pain et semoule de gluten. — Au point de vue du rôle et de l'utilité du pain de gluten, j'ai peu de choses à ajouter à ce que j'ai dit dans mon Mémoire de 1851 que je vais citer.

»Depuis que j'emploie le pain de gluten, son utilité ne s'est pas démentie ; c'est un adjuvant qui m'a été fort utile dans un grand nombre de cas de glycosurie.

»Quelques personnes ont voulu trouver dans le pain de gluten le remède de la glycosurie; telle n'a jamais été ma prétention. J'ai cherché uniquement un aliment qui pourrait remplacer le pain sans avoir ses inconvénients pour les malades, et ce but je crois l'avoir atteint.

» Quelques glycosuriques supportent sans grande privation l'abstinence du pain et des féculents, pour ceux-là le pain de gluten est inutile ; mais, je dois le dire, ils sont assez rares. A ces malades un ou deux *échaudés* dans les vingt-quatre heures tiennent lieu de pain. Quelques-uns, dont la maladie est peu intense, peuvent, ou en diminuant seulement les féculents ingérés, ou en se mettant à l'usage constant des alcalins, voir revenir leurs urines à l'état normal ; ceux-là encore n'ont pas besoin de pain de gluten. Mais ces cas sont de beaucoup et les moins graves et les moins fréquents. Je donne dans l'Appendice, note XXVII, des détails sur la préparation du pain de gluten.

» Pour les malades qui sont fortement atteints, et auxquels on ne doit permettre qu'une quantité très-faible de féculents, j'emploie encore avec avantage de la *semoule de gluten pur*, de Cormier. Cette semoule remplace pour tous les potages, soit gras, soit maigres, les différentes sortes de pâtes féculentes.

» La plupart des glycosuriques ont besoin de continuer ou de revenir de temps à autre à l'usage du pain de gluten. On en prépare à divers titres : ceux qui peuvent utiliser une plus grande quantité de féculents en consomment de plus agréable qui contient plus de farine ordinaire ; ceux qui, au contraire, conservent encore du sucre dans les urines, doivent n'avoir recours qu'au pain de gluten contenant très-peu de farine, et comme celui du commerce en renferme encore 20 à 25 pour 100, et quelquefois plus, il convient d'en manger le moins possible (1). Il ne faut pas que les malades regardent le pain de gluten comme un médicament alimentaire dont ils doivent ingérer de grandes quantités. Je n'ai qu'un but en le prescrivant, c'est de *rendre supportable la privation du pain*, à l'usage duquel il faut revenir avec prudence aussitôt que les urines ne contiennent plus de sucre.

Plusieurs malades préfèrent les tranches de pain de gluten grillées, d'autres choisissent les gâteaux de gluten. Quelques-uns se trouvent mieux du pain de gluten qu'ils font préparer chez eux, avec la farine de gluten : à chacun selon son goût et sa convenance, mais avec la précaution indispensable de juger la valeur de ces différents pains de gluten d'après l'état des urines, et de renoncer à l'usage de ceux qui feraient reparaître le sucre.

Il est incontestable que plusieurs boulangers débitent des pains de gluten préparés avec de la farine de gluten qui renferme plus de 50 pour 100 de farine ordinaire, et que quelques-uns d'entre eux en ajoutent encore, celui

(1) M. Mayet a fait un examen attentif de la plupart des aliments au point de vue de leur teneur en fécule, et il a vu que plusieurs d'entre eux, à poids égal, en contenaient moins que le pain de gluten; cela est très-exact, mais il s'agit de tenir la place du pain, pour les malades qui ne peuvent s'en passer, et jusqu'ici je n'ai rien trouvé de mieux que le pain de gluten.

de Cormier m'a paru toujours conforme aux indications que j'ai données. Plusieurs aliments plus agréables que le pain de gluten, comme la brioche (voyez Appendice, note XXIV, l'article si intéressant de M. Boussingault), ne renferment pas plus de fécule que lui, mais ils conviennent moins pour être mangés avec d'autres mets que le pain de gluten. Si celui-ci déplaît à quelques malades, on le consomme en plus petite proportion, et c'est mieux. Au reste, je ne saurais que répéter ce que j'ai dit déjà : *Vérifier par l'examen comparatif des urines l'utilité du pain de gluten.* Depuis plus de 30 ans que je le conseille presque chaque jour à de nouveaux malades, j'ai constaté qu'il rendait de grands services, surtout au début du traitement. Après sa substitution au pain ordinaire, on voit disparaître ou diminuer la quantité de glycose contenue dans les urines. Avec le vin en juste mesure, il relève les forces. Le glycosurique peut alors faire convenablement de la gymnastique et revenir peu à peu à l'usage du pain ordinaire, en vérifiant si ce changement ne fait pas reparaître le sucre dans les urines. Si l'usage du pain ordinaire fait reparaître le sucre, son remplacement par le pain de gluten amène immédiatement les urines à leur état normal (1).

Pain de froment additionné de tartrate de potasse et de soude et de phosphate de soude. — Il est certains malades qui peuvent revenir à l'usage habituel d'une quantité modérée de pain de froment en remplaçant le sel marin du pain par une quantité plus élevée de tartrate de potasse et de soude. J'ai parlé de cette addition dans mon Mémoire de 1851. J'y fais ajouter quelquefois du phosphate de soude et je prescris en même temps de l'eau de chaux dans le vin ou des eaux potables chargées en sels calcaires.

Torréfaction des pains. — Depuis longtemps j'avais constaté que la croûte de pain torréfiée pouvait souvent être utilisée par les glycosuriques sans amener la glycose dans les urines. Un de mes amis glycosurique a pu faire usage avec avantage de ce pain pendant plus de dix ans. C'est d'après ces observations que j'ai fait torréfier le pain de gluten, le pain de son et les pains de froment, au tartrate de potasse et de soude et au phosphate de soude.

Pain de son. — Le pain de son seul est peu agréable, surtout lorsqu'il est préparé avec du son parfaitement épuré de farine, mais on peut utilement l'associer au gluten, aux œufs, aux fromages ; aussi depuis plusieurs années j'ai eu la pensée de le faire intervenir dans l'alimentation des glycosuriques. Voici ce que j'ai écrit sur le pain de son dans mon Mémoire in-4° de 1852 : « Sachant que les Anglais estiment un pain particulier

(1) Voyez plus loin dans l'article consacré au *carbonate* d'ammoniaque deux tableaux qui montrent bien l'influence de la substitution du pain de gluten au pain ordinaire.

préparé avec la farine de son, ayant appris qu'ils le recherchaient surtout pour prévenir la constipation qui suit l'usage prolongé des aliments donnant peu de résidu à la digestion, j'ai eu la pensée de faire intervenir la farine de son, au lieu de farine ordinaire, dans la préparation de la farine du gluten. Les essais exécutés dans cette direction par M. E. Martin ne nous ont pas donné jusqu'ici un pain satisfaisant ; je ne renonce pas cependant encore à faire renouveler ces expériences, parce qu'elles reposent sur une base rationnelle. »

Depuis que ceci est imprimé, j'ai renouvelé le même désir à M. Cormier. En remplaçant les 20 pour 100 de farine ordinaire qui interviennent dans la préparation du pain de gluten, il a préparé du *pain de gluten au son* qui remplissent toutes les conditions que je pouvais désirer, et que plusieurs malades emploient avec beaucoup d'avantages. De son côté, M. Bérenger-Féraud a fait préparer du pain de gluten au son.

J'ai eu plusieurs occasions de prescrire à des glycosuriques en bonne voie du *pain de son* préparé par plusieurs boulangers de Paris, à l'instar de celui qui est vendu à Londres ; mais il ne faut pas oublier que cette farine de son est obtenue en broyant tout le grain, et que le principal avantage de ce pain pour les glycosuriques, c'est qu'ils en mangent très-peu et qu'il combat la constipation.

Farine de son. — J'ai fait préparer par plusieurs meuniers de la farine de son beaucoup plus pure que celle que l'on trouve dans le commerce ; il suffit, pour cela, de moudre du gros son plat, parfaitement dépouillé de farine. Avec de l'adresse et du temps, on peut obtenir ainsi une farine de son très-fine et qui peut rendre quelques services ; mais quoi qu'on fasse, cette farine de son renferme encore une proportion élevée d'amidon, on ne peut obtenir avec elle que du pain mal lié et grossier. Ces deux principaux inconvénients peuvent être atténués en associant à cette farine de son une proportion relativement très-élevée de plusieurs matières azotées, de telle façon que la farine de son ne forme point la base, mais ne soit que l'excipient de ces gâteaux.

Ces matières qu'on associe à la farine de son, je les ai déjà énumérées ; elles peuvent être les différents fromages frais, les fromages de Hollande, de Gruyère, les caséines végétales, le gluten frais, les œufs, le beurre, etc. Un habile pâtissier pourra faire ainsi d'utiles applications qui seront appréciées par certains malades qui ne sont pas toujours faciles à contenter.

Un médecin anglais, le Dr. Camplin, glycosurique lui-même, et qui a publié un petit traité, a donné tous ses soins à la préparation d'un pain de son parfaitement privé d'amidon. Je reproduis dans l'Appendice la traduction textuelle de son mémoire (voy. note XXVIII). Il me semble que les soins prescrits pour enlever au son son amidon sont bien atténués par la prescription de faire intervenir du lait dans la préparation des gâteaux. N'arriverait-on pas à un résultat approximativement semblable en remplaçant le son épuré par du son tel que je l'ai fait préparer, et le lait par le dixième de son poids de crème bien pure ou du lait dont le sérum aurait été séparé par coagulation et pression ? C'est ce qui m'a paru résulter de quelques essais comparatifs.

La brochure du Dʳ Camplin sur le pain de son renferme plusieurs détails intéressants et confirme complétement ma première découverte sur le danger de l'usage illimité des féculents par les glycosuriques.

Biscuit d'amandes douces. — M. le Dʳ Pavy a eu l'heureuse pensée de préparer avec les amandes douces des biscuits qui sont agréables au goût ; pour cela, il commence à priver les amandes des 6 pour 100 de sucre qu'elles renferment. Le procédé qu'il recommande dans ce but consiste à verser sur les amandes réduites en poudre de l'eau bouillante légèrement acidulée par l'acide tartrique. En effet, par ce moyen, on coagule l'albumine, on s'oppose par suite à l'émulsion de l'huile et, dans l'eau de lavage qui reste limpide, on entraîne la totalité de sucre. Quand l'amande douce est ainsi préparée, grâce aux 24 pour 100 de matière azotée qu'elle renferme, elle jouit de propriétés nutritives incontestables, et ses 54 pour 100 d'huile sont destinés à remplacer l'amidon des céréales, dont l'usage est interdit aux diabétiques.

Ceci posé, pour obtenir avec les amandes douces un aliment qui se rapproche le plus possible de ceux qu'on prépare avec les céréales, M. Pavy conseille de les mélanger avec des œufs en proportion convenable. Après des essais persévérants et réitérés, il a réussi à faire préparer des biscottes et différentes formes de biscuit susceptibles d'une longue conservation.

J'ai goûté du biscuit d'amandes qui m'a été remis par M. Pavy, et d'autres échantillons que quelques-uns de mes malades avaient fait venir de Londres : j'ai reconnu que, si ce biscuit était éloigné du pain pour sa saveur, il pouvait cependant, dans bien des cas, le suppléer. C'est une ressource alimentaire de plus qui, pour certains glycosuriques, ne doit pas être négligée.

J'ai eu la pensée d'utiliser le marc des amandes douces mondées qui avaient servi à la préparation du sirop d'orgeat. Ce marc, bien lavé, est privé d'huile et d'albumine, en même temps que du sucre ; mais, en l'associant à du beurre ou de la crème fraîche et à des œufs, on peut obtenir des gâteaux très-satisfaisants sous tous les rapports, en utilisant un résidu sans valeur. M. Seugnot, très-habile confiseur de Paris, m'avait préparé de bons gâteaux avec ce marc, malheureusement leur conservation laisse à désirer, ils rancissent assez vite.

Pain d'amandes de Carlsbad. — Amandes douces, 500 ; crème de tartre, 1 cuillerée à thé ; quatre œufs ; douze jaunes d'œufs ; cardamome en poudre, 7 grains.

Ces pains d'amandes sont recommandés par un très-habile médecin de Carlsbad, le Dr Kronser.

Caséines végétales. — Les essais sur l'emploi de différentes caséines et albumines végétales pour préparer des gâteaux et autres mets destinés aux glycosuriques sont très-dignes de fixer l'attention.

Je suis convaincu qu'en poursuivant l'application des principes que j'ai posés on pourra rendre, par des aliments de l'ordre du pain de gluten, du pain de son, des gâteaux d'amandes, la privation de pain très-supportable tant qu'il ne peut être utilisé.

Les Chinois préparent un aliment qui a beaucoup de ressemblance avec le fromage, en coagulant, par du plâtre ou plutôt par une matière analogue à la présure, le produit d'une macération aqueuse concentrée de farines de graines de légumineuses, pois ou haricots, en égouttant le coagulum et en le faisant fermenter.

On peut imiter les procédés suivis par les Chinois et les varier de différentes manières. Il s'agit d'abord d'obtenir une dissolution concentrée des matières azotées des plantes. Voici comment on pourra procéder avec les différentes parties des plantes.

On prendra des farines contenant de l'albumine ou de la caséine végétale solubles, telles que les farines de pois, de haricots, de féveroles parmi les légumineuses, les farines de seigle, orge, avoine, maïs, riz, parmi les graminées, la farine de sarrasin, etc.

On délayera un kilogramme de la farine sur laquelle portera l'essai dans une quantité suffisante d'eau pour obtenir un litre de liquide chargé des principes solubles de la farine. Ce liquide pourra être employé pour délayer du son, ou de la farine de gluten. On pourra le coaguler, par de la présure, ou par un acide, ou par la chaleur, et employer le coagulum associé au beurre, à des œufs pour préparer des gâteaux.

VI. — *De la mastication et de la quantité d'aliments et de boissons qui conviennent dans la glycosurie.*

Il y a bien longtemps que j'insiste, dans mes consultations, sur l'importance de la mastication et sur les avantages de la *sobriété* dans la glycosurie.

« Il est (1) de la plus grande utilité pour les glycosuriques que les aliments qu'ils ingèrent soient parfaitement divisés ; il faut leur prescrire de ne les avaler qu'après une *mastication lente et attentive.* Si les dents sont en mauvais état, il est indispensable de diviser très-finement les aliments à l'aide du couteau, mais cette division préalable ne doit pas empêcher la mastication prolongée. Quelques mots pour faire comprendre l'utilité de cette recommandation. Deux liquides principaux sont versés dans la cavité buccale : un liquide acide sécrété par une foule de petites glandes éparses dans les parois de la cavité buccale ; un liquide alcalin sécrété par les glandes salivaires. Chez les glycosuriques, la première sécrétion l'emporte sur la seconde. C'est ce qui communique au liquide qui mouille leur bouche la réaction acide qu'il présente souvent. Si l'on excite les glandes salivaires par la mastication, la *salive mixte* reprend peu à peu ses caractères normaux. L'irritation de la bouche et des gencives, qui est si commune dans la glycosurie, et qui est déterminée par la présence continuelle avec les tissus buccaux de ce liquide acide, diminue quand la salive mixte revient à sa composition ordinaire ; les dents qui sont attaquées et déchaussées par ce liquide acide se raffermissent. Puis, sous le rapport du rétablissement des fonctions digestives à l'état normal, j'attache aussi une grande importance à cette recommandation d'une mastication lente.

» Les glycosuriques doivent s'efforcer de boire modérément à chaque fois ; les grandes quantités de liquides ingérées tout à coup peuvent contribuer à entretenir cette sécrétion anormale dans l'estomac, sur laquelle j'ai déjà tant insisté.

» Je leur recommande toujours de manger avec modération à chaque repas. Cette recommandation a un double motif : le premier, d'éviter les indigestions qui leur sont plus funestes qu'à d'autres malades ; le second, de favoriser le retour de l'estomac à ses dimensions normales. Pour atteindre ce but, on peut encore essayer l'emploi d'une ceinture de flanelle légèrement compressive sur la région de l'estomac. »

En parlant des vins et des boissons alcooliques à la page 213, j'ai dit qu'il fallait restreindre le plus possible la quantité des boissons tant que les urines dépassaient un litre et demi dans les 24 heures. J'ai remarqué à bien des reprises sur divers malades que c'était une chose très-difficile de faire disparaître complétement la glycose des urines quand la quantité de liquide excrété dépassait 2 litres. Je crois dire encore une chose exacte dans le plus grand nombre de cas, en énonçant le résultat général suivant : toutes choses étant égales, pour le régime, l'exercice, etc., la quantité de glycose excrété augmente avec la quantité des boissons ingé-

---

(1) Bouchardat, Mémoire de 1851, p. 112.

rées. C'est pour tromper le sentiment de la soif que je prescris de l'eau pure ou rougie glacée et prise à petit coup et encore de mâcher des olives désallées, ou des graines de cacao torréfiées.

Il est cependant des malades qui, produisant beaucoup d'acide urique doivent prendre assez de boissons aqueuses dans les 24 heures pour rendre un litre et demi d'urine : car chez eux on peut redouter des accès de goutte ou de coliques néphrétiques. C'est surtout à ces malades qu'il faut recommander la sobriété. C'est une prescription que beaucoup d'entre eux ne suivent pas volontiers, pour plusieurs raisons. La première, c'est qu'ils sont habitués à faire de copieux repas ; la seconde, c'est que la privation de pain diminuant la masse des aliments solides ingérés, produit un sentiment de vacuité qui simule la faim ; le troisième, qu'ils ont un très-énergique appétit ; et la quatrième enfin, qu'ils se persuadent que pour retrouver les forces il faut manger abondamment. L'observation de ces malades m'a démontré que ce n'est pas ce qu'on ingère qui relève le niveau des forces, mais ce qu'on utilise vraiment sans produire un excès de résidus anormaux. Je dois cependant convenir que la plupart éprouvent un sentiment de mieux être après un repas suffisant. Quoi qu'il en soit, on ne saurait trop insister sur le bienfait pour le glycosurique d'une sage et patiente sobriété.

Avant de terminer ce qui se rapporte au régime alimentaire, je vais revenir sur un point capital sur lequel j'ai déjà beaucoup insisté : c'est qu'il importe, en commençant le traitement, de rendre le régime assez rigoureux pour obtenir promptement la disparition complète de la glycose des urines. Après quelques semaines du retour des urines à l'état normal, il faut revenir peu à peu à l'usage modéré des aliments glycogéniques, car ils sont très-favorables quand ils sont utilisés, mais avec la précaution indispensable d'essayer fréquemment les urines pour revenir au régime sévère à la première apparition de la glycose.

DE L'EXERCICE FORCÉ COMME BASES DU TRAITEMENT DE LA GLYCOSURIE.

Je reproduis ici avec quelques additions et retranchements le Mémoire que j'ai publié dans mon *Annuaire* de 1865 et où se trouvait le résumé de de mes précédents travaux sur l'efficacité de l'exercice dans la glycosurie.

« Voici bientôt trente ans que j'ai commencé mes études sur le diabète sucré ; dès les premiers pas, j'ai cru atteindre le but : *celui de guérir une maladie jugée, avant ces recherches, comme incurable par tous les bons observateurs, qui avaient eu l'occasion de suivre leurs malades pendant plusieurs années.* En avançant dans cette carrière féconde de l'observation, je n'ai pas manqué de rencontrer bien des difficultés que je me suis efforcé de vaincre par la persévérance de mes efforts de chaque jour.

Dans mes premiers écrits, j'avais attribué à l'alimentation une part trop exclusive ; je ne veux pas dire ici qu'elle ne soit point considérable, que la direction d'un régime alimentaire qui doit être continué pendant des années, n'ait pas présenté une foule de difficultés de détail que l'expérience et l'observation ont seules pu lever. Mais ce n'était pas tout.

Il fallait trouver le moyen de se rapprocher le plus possible de la vie commune. Vous supprimez, me disait-on, le sucre des urines, en descendant autant qu'il est nécessaire la ration des aliments glycogéniques ; mais, dès que vous restituez les sucres ou les féculents, la glycosurie reparaît. Je répondais : Il faut régler le régime d'après l'état des urines. Mais, m'objectait-on, vous approchez du but sans l'atteindre : *Sublatâ causâ, tollitur effectus.*

Je faisais plus : par l'alimentation, avec du temps, de la vigilance, je faisais perdre à l'organisme de mauvaises habitudes morbides, et dans plusieurs cas, j'ai vu se rétablir ainsi l'harmonie des fonctions. Pour atteindre plus rapidement ce but, je me suis adressé consciencieusement à l'arsenal pharmaceutique ; j'ai répété les observations de tous ces prôneurs de remèdes qui, chaque jour, proclament une panacée sur un seul cas, qu'ils n'ont suivi que pendant quelques semaines et, souvent de la manière la plus incomplète ; qui ont négligé la précaution fondamentale d'apprécier la part qui revient aux divers moyens compris dans l'ensemble du traitement. J'ai vu un nombre considérable de glycosuriques, de tous pays et de tous les âges ; j'en ai suivi beaucoup pendant plusieurs années, et j'en suis arrivé à dire :

Le plus souvent, les modificateurs pharmaceutiques sont inutiles, ou ils n'occupent qu'une place très-secondaire dans le traitement. *Il est important de ne les employer que lorsqu'on aura apprécié l'influence d'un traitement hygiénique bien conduit, sans l'intervention d'aucun agent médicamenteux ;* pour ceux-ci, il faudra les prescrire isolément et suivre leurs effets par l'examen journalier des urines ; pour les abandonner s'ils n'ajoutent rien au traitement hygiénique, ou pour y revenir après une suspension, si l'examen des urines et la condition générale établissent qu'ils ont vraiment de l'utilité. En agir autrement, serait fermer les yeux volontairement à la lumière, compliquer sans raison un problème difficile. L'essai journalier des urines, c'est la boussole qui doit guider avec sûreté le malade. Combien un médecin est heureux de pouvoir faire vérifier exactement, par une expérience décisive, les résultats qu'il a annoncés !

Combien il est important de ne pas imposer un régime sévère quand il n'est pas nécessaire ou, par une négligence et un laisser-aller trop communs, entretenir de mauvaises habitudes morbides, qu'il est indispensable de faire cesser au plus tôt ! Ne rien livrer au hasard, tout régler par l'observation et l'expérience, cela est possible dans la glycosurie et cela doit être fait.

C'est en procédant de la sorte que j'ai acquis la conviction qu'à lui seul le traitement hygiénique pouvait revendiquer des guérisons solides et durables : il comprend tout ce qui se rapporte à l'alimentation, à l'exercice, aux soins de la peau, aux influences morales, etc., c'est-à-dire à l'ensemble de procédés auxquels on a égard dans l'entraînement du pugiliste. »

J'arrive maintenant, après ce préambule de mon Mémoire de 1865 que je n'ai pas cru devoir supprimer, à la grande question de l'exercice forcé.

De l'exercice forcé. — Ce n'est pas pour la première fois que j'insiste sur l'utilité de l'exercice énergique dans la glycosurie. Dès mes premiers travaux, je prescrivais aux malades atteints de cette affection l'*exercice énergique du corps et des bras.* Je suis revenu sur cette pensée d'une manière très-explicite dans mon Mémoire imprimé, dans mon *Annuaire* 1846 (Supplément (1), p. 247), dans ma note sur les difficultés du traitement dans les hôpitaux (*Gaz. méd.*, 1847) et dans mon mémoire sur l'alimentation des habitants des campagnes, lu à l'Académie des sciences dans la séance du 3 juillet 1848. Voici comment je m'exprimais à cet égard dans ce mémoire : « J'ai fait la remarque importante que l'habitant des campagnes exposé au grand air, au soleil, aux rudes travaux des champs, utilise infiniment mieux les féculents que l'habitant des villes. C'est en poursuivant mes recherches sur la glycosurie que j'ai fait cette observation dont je publierai les détails (*Comptes rendus de l'Académie des sciences,* 3 juillet 1848). » Depuis, dans mon mémoire intitulé : *Du diabète sucré ou glycosurie, son traitement hygiénique,* imprimé dans le tome XVI des *Mémoires de l'Académie de médecine,* je rapportais l'observation suivante : « J'ai donné mes soins à un pauvre habitant de la campagne qui, comme cela arrive souvent, se livrait alternativement à la culture de la terre et aux travaux d'un état sédentaire ; il était cordonnier. Quand il est venu me voir pour la première fois, il était très-vivement atteint : amaigrissement considérable, malgré un appétit très-vif, toujours satisfait; affaiblissement de la vue avec amblyopie ; anéantissement des facultés génitales, quoique âgé de trente-neuf ans ; accablement moral très-grand. 5 litres 3/4 d'urine

_____

(1) Ce mémoire a été présenté à l'Académie des sciences le 7 avril 1845.

dans les vingt-quatre heures, contenant par litre 109 grammes de sucre de fécule.

» Il suivit le régime avec une grande exactitude ; le sucre disparut des urines, qui revinrent à leur quantité et à leur composition normales. Tous les accidents diminuèrent d'intensité, l'embonpoint revint ; mais chaque fois qu'il reprenait l'usage du pain, le sucre reparaissait dans les urines.

» L'été survint : il avait retrouvé ses forces, il alla travailler aux champs ; il put manger des féculents sans que la présence du sucre se manifestât dans les urines. Il fut pendant huit jours forcé d'abandonner les travaux en plein air. Il continua l'usage des féculents, le sucre reparut dans les urines. Il retourna au labourage, le sucre disparut des urines sans que rien fût modifié au régime. Il fit à plusieurs reprises l'expérience la plus nette de ces alternatives ; il nous fut ainsi démontré que, pour certaines individualités glycosuriques, le travail en plein air permettait l'utilisation des féculents. »

J'ai depuis vérifié ces résultats, j'en ai constaté la parfaite exactitude dans ce sens que le travail énergique en plein air favorise *toujours l'uti-lisation* des féculents chez les glycosuriques ; il ne suffit pas dans tous les cas pour faire disparaître le sucre, mais toutes choses étant égales pour la quantité des féculents ingérés et les autres conditions, une diminution dans la proportion de sucre contenu dans les urines a *toujours coïncidé* avec l'exercice énergique en plein air. Je résume dans la proposition suivante le résultat de ces observations.

« L'utilisation des aliments féculents chez les glycosuriques correspond à l'utilisation des forces en plein air. »

Depuis que je professe l'hygiène à la Faculté de médecine, je n'ai pas perdu une occasion de montrer l'efficacité dans le traitement de la glyco-surie non-seulement du travail corporel, mais encore des autres pratiques accessoires qui entrent dans l'entraînement du pugiliste.

« Comme il est aisé de le voir, dit M. le docteur Defrance (dans une excellente thèse soutenue en 1859 sous ma présidence), les moyens em-ployés avec tant de succès par M. Bouchardat et par tous ceux qui se sont conformés exactement à ses préceptes dans le traitement de la glycosurie ressemblent excessivement à ceux mis en usage dans l'art de l'entraîne-ment. »

Il me reste à rapporter quelques faits qui, j'espère, fortifieront les convictions, et à en déduire les préceptes qui en découlent.

Un pauvre ouvrier, âgé de trente-cinq ans, vint me trouver pour me prier de faciliter son entrée à l'Hôtel-Dieu. Il était déjà depuis plus d'une année atteint de glycosurie, sa maigreur était grande, ses forces anéanties,

15

son appétit et sa soif excessifs, il rendait en vingt-quatre heures 4 litres et demi d'urine contenant 67 grammes de glycose par litre.

J'avais à cette époque publié ma note *Sur les difficultés que présente dans les hôpitaux le traitement de la glycosurie.* Je dis à ce pauvre malade : « Si vous m'en croyez, n'entrez pas à l'Hôtel-Dieu. Avec de grands soins, on pourra vous y soulager momentanément, mais au sortir de l'hôpital, vous ne serez pas plus avancé. Le moyen principal de guérison vous manquerait, ce moyen c'est le travail corporel. — Mais, objecta-t-il aussitôt, mes forces m'ont abandonné, c'est à peine si je puis lever les bras. — Avec le régime et l'exercice régulier, vos forces vous reviendront. Commencez par faire ce qui vous sera possible sans vous surmener, reprenez-vous après quelque temps de repos, vous serez étonné vous-même de ce que vous pourrez dépenser de forces sans fatigue aucune. » Je lui exposai avec le plus grand soin, verbalement et par écrit, avec tous les détails nécessaires, comment il convenait de régler son régime pour le rendre à la fois efficace et économique. Les salades, les légumes herbacés, les viandes les moins chères, les œufs, les poissons les plus communs, les graisses et les huiles les moins coûteuses, les fromages en formaient la base. Je lui appris à essayer ses urines, afin de revenir le plus tôt possible à l'usage modéré du pain. Nous fîmes choix de l'état de jardinier, il me promit bien de ne pas laisser dormir sa bêche.

Trois mois après, il me revint avec une santé florissante, ses urines ne contenaient plus de sucre et il était arrivé à manger 250 grammes de pain sans nul inconvénient ; huit jours de régime sévère avec l'exercice avaient suffi pour faire disparaître la glycose. Il était plus fort qu'avant sa maladie. Je l'ai revu après deux années, ses urines ne contenaient plus de glycose. Il se considérait comme guéri, mais je lui conseillai de n'abandonner ni l'exercice, ni la sobriété dans l'emploi des féculents, ni l'essai assez fréquent des urines.

Depuis cette époque, voici les recommandations sur lesquelles j'insiste dans toutes mes consultations : « Il est de la plus grande importance d'utiliser les forces à mesure qu'elles reviennent, un exercice journalier du corps, des bras et des jambes est indispensable.

» Il est bon de rechercher avec le plus grand soin *ce qui peut donner de l'attrait à cet exercice de chaque jour.*

» Nous recommandons pour cela aux hommes, la chasse, l'escrime, les exercices militaires, ramer, patiner, les jeux de paume, de billard, de boule, de criquet, etc. (1), en un mot tous les jeux actifs ; sans oublier les travaux

_____

(1) L'émulation est le principal mobile de ces jeux corporels. Faire bien, mieux que les autres : voilà ce qui anime les bras, qui fait soupirer après l'heure où l'on retrouvera ses partners aimés. C'est pour cela que je regrette le jeu de paume et que je prescris le criquet.

manuels ordinaires, tels que les opérations de scier, de fendre le bois, de tourner (1), etc., les travaux actifs du labourage et du jardinage : bêcher, piocher, rouler une brouette, etc. Parmi tous ces exercices chacun choisit celui qui lui convient, et qui prend du charme par l'habitude.

» Pour les femmes, nous prescrivons les travaux les plus actifs du ménage, surtout ceux qui commandent l'action des jambes plutôt que la station sans marche.

» Nous insistons sur l'utilité des jeux qui mettent tout le corps et surtout les bras en mouvement, tels que le billard, les jeux de volant, de paume, le piano à pédale, la danse, sans oublier les travaux actifs du jardinage.

» Pour les hommes comme pour les femmes, nous prescrivons la marche accélérée avec ou sans fardeau ; la course même, quand cela est possible, a une grande utilité. Il faut, nous l'avons dit, éviter la station sans marche, surtout quand il survient du gonflement aux pieds et aux jambes.

» Entre tous ces exercices, il faut choisir celui qui convient le mieux et le rendre assez énergique *pour obtenir une bonne sueur de tout le corps*, mais alors changer de flanelle et prendre les précautions nécessaires pour éviter toutes les chances de refroidissement.

» Les promenades en voiture ne doivent être adoptées que lorsque aucun autre exercice n'est possible, et encore convient-il de choisir pendant l'été une voiture découverte ; mais il faut protéger le corps et les pieds contre toutes les chances de refroidissement.

» L'équitation est un exercice salutaire, mais qui ne peut remplacer tous les autres ; il en est un qui possède ce précieux avantage, ce sont les travaux en commun bien réglés et progressifs avec l'accroissement des forces, dans *un gymnase* convenablement dirigé, fourni d'appareils variés, où toutes les précautions sont prises pour éviter les contusions, les écorchures, et l'excès du travail. »

Nous reviendrons plus loin sur les avantages du gymnase, mais avant citons quelques faits qui montrent que l'on peut trouver dans les travaux usuels les moyens d'utiliser largement les forces.

Il y a bientôt vingt ans, je fus consulté par un de mes amis, âgé de cinquante-quatre ans, atteint de glycosurie. Au moment où je le vis, il rendait en vingt-quatre heures 3 litres d'urine contenant 71 grammes de glycose par litre ; il avait dû en rendre précédemment une plus grande quantité. Sa glycosurie est ancienne, car elle m'est accusée par les taches blanches que depuis quelques années M... a remarquées au bas de ses pantalons et qui ne s'enlèvent pas avec la brosse, mais avec de l'eau. C'est

_____

(1) J'estime beaucoup le tour parce que, en exerçant les forces, il commande l'adresse et intéresse les travailleurs.

un homme aussi remarquable par l'intelligence que par l'énergie ; je lui prescrivis le régime avec tous les détails nécessaires pour rendre l'alimentation complète et la vie agréable ; il s'y conforma avec l'exactitude d'un homme qui comprend l'importance de la santé.

Dès cette époque je prescrivais dans mes consultations l'exercice énergique, il ne manqua pas de s'y soumettre, il en reconnut bien vite la puissante efficacité pour rendre le régime moins sévère. « Vous gagnez votre pain, lui disais-je, à la sueur de votre front. » La métaphore n'était pas forcée : il avait loué une petite maison de campagne ; comme les Parisiens, il se livrait avec ardeur aux travaux actifs du jardin, il bêchait, retournait le sol comme le vieux laboureur de la Fontaine le prescrivait à ses enfants, mais le jardin n'étant pas assez étendu, il avait bientôt achevé sa tâche. Il imagina alors, quand la bêche avait retourné tous les carrés de terre, de recourir à une demoiselle de paveur pour lui rendre sa dureté première, afin de pouvoir de nouveau faire travailler sa bêche.

Inutile d'ajouter que lorsqu'il avait obtenu une bonne sueur, il changeait de flanelle et se frictionnait vivement et longuement tout le corps avec des linges rudes, et qu'il marchait afin d'éviter toutes les chances de refroidissement.

Grâce à ces violents exercices journaliers et à un régime sagement réglé d'après l'état des urines, mon ami ne s'aperçut jamais des rigueurs du régime, et le sucre ne reparaissait que lorsqu'il se laissait aller, par extraordinaire, dans un repas de famille, à un usage trop copieux de mets féculents et sucrés. Un jour ou deux de régime sévère, tout était revenu à l'état normal.

En prenant des années, la promenade à pas rapides remplaça presque tous les autres travaux, mais elle durait deux à quatre heures chaque jour. Il y a bientôt deux ans, je le rencontrai sur le pont de l'Alma, loin l'un et l'autre de notre domicile, marchant tous deux d'un pas rapide. « Je suis inquiet, docteur, me dit-il, j'ai beau manger du pain, le sucre ne reparaît plus, quelque autre chose doit me menacer. » Depuis ce temps les urines ont été examinées à bien des reprises et l'on n'y a plus trouvé de glycose. Quelques mois avant d'atteindre ses quatre-vingts ans, le sucre a reparu dans les urines, mais quelques jours de régime en ont fait justice.

Voici encore un exemple qui prouve de la manière la plus nette l'heureuse influence de l'exercice énergique.

M... a soixante ans bientôt, d'une remarquable intelligence, mais aussi d'une grande paresse corporelle, et n'ayant aucun dédain pour les plaisirs de table ; sous cette double influence, il a acquis d'abord un développement abdominal considérable, puis bientôt une glycosurie assez intense avec perte des forces, appétit et soif excessifs, somnolence continuelle.

Quelques jours de régime sévère suffisent pour faire disparaître la glycose des urines, mais elle y reparaît à la moindre infraction, surtout en ce qui se rapporte aux aliments sucrés, ce qui n'est pas l'ordinaire, les féculents sont habituellement plus préjudiciables.

M... a des courses nombreuses à faire, il se sert plus de la voiture que de ses jambes, et encore le voit-on plus souvent dormir que veiller quand les pérégrinations sont un peu longues.

Arrive l'époque de la chasse que M... aime passionnément, il retrouve alors ses jambes de vingt ans, il parcourt bois et guérets avec la plus grande énergie et sans fatigue, il peut alors faire impunément des infractions au régime et la glycose ne reparaît pas dans les urines. On voit par cette observation l'importance de rechercher tout ce qui peut donner de l'attrait à l'exercice de chaque jour. Ajoutons que l'obésité de M... a diminué, que ses muscles sont plus développés et que sa santé générale est infiniment meilleure qu'avant l'invasion de la glycosurie.

Je vais rapporter l'observation sommaire d'un malade qui sut trouver près de lui un moyen efficace d'utiliser ses forces et d'en relever le niveau, son observation est intéressante à plus d'un titre. Il y a plusieurs années, il avait perdu sa femme atteinte de glycosurie déterminée par une lactation exagérée (voy. p. 176, et Appendice, note XXIV), j'ai rapporté ailleurs son observation. Éclairé par ce malheur, il put reconnaître son mal à ses premiers indices. C'est sous l'influence d'un violent chagrin que la glycose parut dans ses urines. Au moment où je le vis pour la première fois, il rendait 3 lit., 5 d'urine contenant 72 grammes de glycose par litre ; il présentait tous les symptômes de la glycosurie assez accusée. Je le mis au régime sévère qu'il connaissait déjà, et je lui prescrivis un exercice très-énergique pendant une heure. C'est un homme de quarante-deux ans, énergique ; il imagina de faire la tâche de ces vigoureux hommes de peine qui, dans les gares de chemin de fer, transportent à l'aide de brouettes de lourds fardeaux, et toujours avec une grande vivacité. Sous l'influence d'une heure de ce travail forcé, son corps était baigné de sueur, il rentrait dans sa maison qui était voisine, et là, près d'un bon feu, il se lotionnait et se frictionnait vivement. Après huit jours de ce régime, il m'apporta ses urines : 1 litre 3/10 dans les vingt-quatre heures, densité 1,019, absence complète de glycose. Il revint peu à peu à l'usage modéré des féculents, et l'essai des urines n'accusa pas de glycose, lorsqu'une mauvaise nouvelle qui vint tomber sur lui, fit reparaître la glycose dans les urines. La première impression passée, quelques jours de régime sévère et la continuité du travail corporel rétablirent l'harmonie et une parfaite santé.

Le travail corporel énergique présente de grandes difficultés dans l'application, lorsqu'il s'agit de femmes du monde, habituées à une vie oisive, ou à des travaux qui n'exigent qu'une dépense de forces insignifiante. Ces femmes résistent d'autant plus à la prescription de l'exercice énergique, que le niveau de leur force est considérablement abaissé par l'inaction et par la glycosurie.

J'ai eu à donner mes soins, il y a deux ans, à une dame de soixante-deux ans qui en était venue par ces deux causes à ne plus quitter son fauteuil ; elle rendait en vingt-quatre heures 3 lit., 23 d'urine renfermant 53 grammes de glycose par litre. Heureusement que le régime sévère a suffi pour faire disparaître la glycose de ses urines ; les forces revinrent, un exercice modéré permit de se relâcher de la sévérité du régime sans nul inconvénient pendant le séjour à la campagne ; mais de retour à la ville, l'exercice diminuant, la glycose reparut pour disparaître au bout de quelques jours par la reprise du régime plus sévère.

L'exercice est une condition des plus favorables pour faire disparaître les dernières traces de glycose, mais il n'est pas indispensable dans tous les cas ; il en est dans lesquels le régime seul suffit. Je donne depuis quelques années mes soins à une dame qui ne peut quitter son fauteuil par suite d'une paralysie générale incomplète, se bornant aux muscles locomoteurs. Chez elle, la glycosurie est survenue pendant un traitement hydrothérapique trop énergique. Au moment où je l'ai vue pour la première fois, elle rendait 2 lit. 3/10 d'urine dans les vingt-quatre heures, contenant 53 grammes de glycose par litre ; sous l'influence d'un régime sévère, les urines revinrent à 1 lit. 2/10 dans les vingt-quatre heures et la glycose disparut. Mme X... put, grâce à l'essai assez fréquent des urines, rendre peu à peu le régime beaucoup plus large ; mais sans renoncer cependant au pain et aux biscottes de gluten qui ne lui déplaisent point. La glycose se montra de nouveau en faible quantité après deux ans, un régime sévère la fit disparaître après quelques jours.

J'arrive maintenant au mode d'exercice dont j'ai déjà parlé, qui remplace tous les autres et qui convient sous tous les rapports : ce sont les travaux en commun dans un *gymnase* convenablement dirigé, muni d'appareils variés et étudiés. Voici comment je m'explique depuis bien longtemps à cet égard dans mes consultations :

« Nous ne saurions insister assez sur la puissante efficacité de la fréquentation journalière du gymnase. Là, après des exercices qui en moyenne doivent durer une heure, le corps étant baigné de sueur, des personnes exercées vous douchent ou vous lotionnent avec de l'eau froide, vous essuient vivement, vous frictionnent, vous frappent et vous massent avec énergie ; il faut les aider dans ces opérations afin d'obtenir une réaction complète qui est *soutenue, au sortir du gymnase, par une marche convenablement accélérée.* »

Les faits qui témoignent en faveur de la puissante efficacité des travaux du gymnase dans la glycosurie sont pour moi très-nombreux, je vais me borner à en citer succinctement ici quelques-uns qui m'ont plus frappé par des conditions spéciales.

Un des hommes qui ont le mieux apprécié l'importance du travail forcé en commun dans un gymnase, est un de mes anciens malades qui depuis dix ans ne manque guère de jour sans s'y rendre et briller au premier rang.

Quand je l'ai vu pour la première fois, il était âgé de cinquante ans et rendait 4 lit. 2/10 d'urine en vingt-quatre heures, contenant 77 grammes de glycose par litre ; il présentait tous les symptômes les mieux accusés de la glycosurie, sa faiblesse était extrême, il pouvait à peine marcher ; sa maladie, d'après des commémoratifs certains, devait remonter à plusieurs années.

Sous l'influence du travail forcé du gymnase, la glycose a disparu des urines, il peut même revenir au régime commun, mais avec beaucoup de ménagement, car lorsque la quantité de féculents ou de sucres est trop élevée, la glycose reparaît. Par deux jours de régime sévère, avec l'exercice forcé, les urines reviennent à l'état normal. M... n'est pas seulement dans une condition comparable à celle qu'il avait avant sa maladie, mais ses forces se sont tellement développées, que, malgré ses soixante ans, personne au gymnase ne peut exécuter de plus rudes travaux ; il a vu quitter Paris avec un grand regret à un capitaine de trente-cinq ans qui, en se mesurant avec lui avec des forces à peu près égales, donnait un charme incomparable aux travaux journaliers du gymnase.

Je fus consulté, il y a bientôt deux ans, par un ingénieur atteint d'une glycosurie intense ; il rendait en vingt-quatre heures 5 lit., 25 d'urine, contenant 76 grammes de glycose par litre. Comme sa vie était très-active, je lui prescrivis seulement de renoncer à la voiture, de marcher beaucoup et vivement. Je l'initiai à tous les détails du régime. Malgré l'usage du pain de gluten, et l'éloignement aussi complet que possible des aliments glycogéniques, je ne pus obtenir la disparition radicale du sucre. Après deux mois de traitement il rendait encore en vingt-quatre heures 1 lit. 1/2 d'urine, contenant par litre 23 grammes de glycose. J'insistai vivement alors sur l'utilité du gymnase. M... s'y décida ; trois jours après, il m'apporta ses urines de vingt-quatre heures : il n'y en avait plus que 1 lit. 1/10, elles ne contenaient plus de glycose.

Tant que M... fréquente le gymnase, il peut utiliser la fécule contenue dans 125 gr. de croûte de pain ; quand il a abdiqué depuis quelques jours le travail forcé, la glycose reparaît pour disparaître par 'e retour au gymnase.

J'emprunte une observation à la thèse de M. Landau qui confirme les faits que je viens de rapporter :

M. B... s'aperçoit que depuis quelques jours il maigrit beaucoup, que ses forces l'abandonnent, et cela quoique son appétit soit à peu près le même. En même temps, soif ardente, salive écumeuse, la quantité des urines dépasse la normale, et la soif est surtout impérieuse deux heures environ après le repas.

A l'examen, la quantité d'urines dans les vingt-quatre heures est de 2 lit. 55.

Degré densimétrique 43.

43 × 2   = 86 grammes.
86 × 2.55 = 220 grammes.
220 — 60 = 160 grammes.

La quantité de glycose rendue dans les vingt-quatre heures est de 160 grammes.

Régime azoté, pain de gluten, légumes de saison.

Un litre de vin, peu d'eau.

Exercer les forces dans un gymnase pendant une heure au moins.

Éviter les refroidissements.

Le malade suit exactement le régime indiqué ; trois jours après, il ne rend plus que 0 lit. 85 c. d'urine.

Degré densimétrique 34.

34 × 2   = 68.
68 × 0,85   = 57 gr. 8.
57 gr. 8 — 55 = 3 gr. 8.

Le malade ne rend plus que 3 gr. 8 de glycose.

Prescription. — Continuer le régime et le gymnase.

Couper le vin avec de l'eau dans laquelle on fera dissoudre par litre 5 gr. de bicarbonate de soude.

Huit jours après le commencement du traitement, les urines du malade sont de nouveau examinées ; il rend 1 lit. 22 c. d'urine d'une densité de

30 × 2   = 60.
60 × 1,27 = 76 gr. 2.

Malgré ce résidu élevé, la coloration n'indique pas de glycose.

Prescription. — Continuer le régime et l'exercice, couper le vin avec de l'eau contenant 10 grammes de sel de Seignette par litre.

Avec la disparition de la glycose, tous les autres accidents se sont amendés ; on a examiné des urines de ce malade à plusieurs reprises, et l'on n'y a pas trouvé de glycose.

Plusieurs glycosuriques ont un tel éloignement pour le travail corporel énergique, qu'on est forcé de composer avec eux, cela m'arrivait trop souvent ; à bien des reprises, je n'ai pas ordonné avec assez d'autorité la fréquentation du gymnase, qui convient si bien, par la régularité, la puissance progressive des exercices, l'émulation qui anime les muscles, etc. Je vais rapporter un exemple, dans lequel mon consultant eut plus de volonté que moi et s'en trouva bien.

C'était un homme de cinquante ans, habitant un département à 600 kilomètres de Paris ; depuis à peu près dix-huit mois il est affecté de glycosurie ; dès qu'il s'en aperçut, il fut dirigé par un médecin habile, qui connaissait et appliquait très-bien les préceptes diététiques que j'ai exposés dans mes précédents mémoires. Malgré ce régime bien entendu, M..., au moment où il vint me consulter, rendait, en vingt-quatre heures, 1 lit. 5/10 d'urine, contenant 32 grammes de glycose par litre, soit 48 grammes dans les vingt-quatre heures. Voici le résumé de mon ordonnance :

Étudier avec soin le régime dont je donne tous les détails, le suivre rigoureusement ; chaque jour un exercice d'une heure, suffisant pour amener une bonne sueur, suivi de toutes les précautions indiquées dans la consultation.

Si, après dix jours de ce traitement, la glycose ne disparaît pas des urines : une saison de Vichy (nous étions au mois de mai). J'ajoutais : après Vichy, retournez au pays ; si, après dix jours, la glycose reparaît, ne pas hésiter à revenir à Paris, et à fréquenter régulièrement le gymnase.

En me quittant, M... fit cette réflexion : le docteur me fait singulièrement voyager ; si je commençais par la fin, et si je me rendais immédiatement au gymnase. Il l'exécuta comme il l'avait résolu, et, après trois jours de fréquentation, il m'apporta les urines de vingt-quatre heures, 1 lit.,05, ne contenant plus aucune trace de glycose. Quand il eut achevé ici, à Paris, son éducation gymnastique, il retourna chez lui, continua l'exercice énergique de chaque jour. La glycose ne se montra plus dans les urines, malgré un régime moins sévère, et les forces prirent un développement inconnu depuis longtemps.

Quand on rencontre des malades d'intelligence, de volonté, et comprenant toute la gravité de la glycosurie abandonnée à elle-même (1),

_____

(1) Je sais qu'il est des glycosuriques qui peuvent vivre de longues années, avec tous les attributs de la santé, en se soignant incomplétement et conservant du sucre dans leurs urines. J'en connais plusieurs dans ce cas, mais quand la glycosurie a pris sa période rapide et qu'on se laisse aller à son

même dans des cas avancés, très-graves, on peut encore espérer un complet rétablissement.

J'en suis attentivement, depuis plusieurs années, un exemple très-remarquable: c'était un homme de trente-cinq ans, bien constitué, très-fort; par suite d'une vie trop sédentaire pour sa belle constitution, il fut atteint de glycosurie; la maladie fut méconnue pendant plus de deux ans, et de là une hygiène diamétralement opposée à celle qui convenait. La glycosurie fit des progrès rapides. Les urines étaient abondantes; 4 lit.,05, dans les vingt-quatre heures, contenant 78 grammes de glycose par litre. Outre la glycose, elles contenaient aussi de l'inosite et des matières azotées non cristallisables qui leur donnaient la propriété de mousser, lorsqu'on les portait à l'ébullition. L'amaigrissement avait fait des progrès rapides, mais l'énergie physique et morale avait encore baissé plus rapidement.

Le traitement hygiénique fut immédiatement institué: régime sévère, exercice forcé. Après huit jours, la quantité des urines était descendue à un litre; elles ne contenaient plus aucune trace de glycose. Depuis cette époque, on n'en a plus retrouvé, quoique le régime ait été rendu peu à peu moins sévère; mais le gymnase a été exactement continué, quand il n'était pas remplacé par un exercice forcé équivalent. Les forces, sous cette influence, se sont singulièrement développées. M... réunit toutes les conditions de la santé la plus parfaite.

On n'est pas toujours aussi heureux quand la glycosurie, par exemple, abandonnée à elle-même, a amené à la suite des tubercules dans les poumons. Mais encore ici le régime uni à l'exercice aussi énergique que les forces peuvent le comporter rend des services inespérés.

J'ai été consulté par un homme de trente ans, dont la glycosurie remontait à plusieurs années; elle a été méconnue et a conduit à la tuberculisation pulmonaire, affection pour laquelle le séjour de l'Italie et du midi de la France a été ordonné. Sous l'influence d'un régime mal réglé,

---

instinct diététique, la soif est inextinguible, la faim canine; les urines sont si abondantes que, souvent, elles coulent involontairement. Les forces s'éteignent de jour en jour, la maigreur fait des progrès incessants, les muscles se fondent, la vue se perd, la mémoire et l'intelligence s'affaiblissent de la manière la plus affligeante, les fonctions génitales s'éteignent. En des mois on vieillit de plusieurs années. La décrépitude physique et intellectuelle s'avance à pas de géant, jusqu'au jour où un ou plusieurs organes étant altérés surviennent ces redoutables complications, sur lesquelles M. Marchal (de Calvi) a si justement insisté dans un ouvrage remarquable à tant de titres. On est surpris par une mort subite, déterminée, dans bien des cas, par suite des maladies qui naissent sous l'influence des refroidissements sans réaction.

Un régime que l'on peut rendre non-seulement supportable, mais agréable, en l'étudiant bien dans tous ses détails, de l'exercice qui élève le niveau de forces, cela suffit pour écarter ces fâcheuses perspectives; mais il faut de la volonté, de l'intelligence et de l'esprit de suite.

la glycosurie a toujours progressé. Au moment où M... vint me consulter pour la première fois, il présentait tous les caractères de la glycosurie. Il rendait, en vingt-quatre heures, 3 lit. 2/10 d'urine, renfermant 63 grammes de glycose par litre. Sous l'influence d'un régime sévère, d'un voyage dans le midi de la France, d'un exercice en rapport avec les forces, d'huile de foie de morue (1), la condition est devenue infiniment meilleure. A plusieurs reprises, la glycose a disparu des urines, mais pour s'y montrer souvent, malgré le régime et l'exercice. Ainsi M... est venu me voir, il y a peu de temps, et j'ai encore trouvé 31 grammes de glycose dans les urines de vingt-quatre heures, malgré la fréquentation du gymnase. Sous tous les autres rapports, l'état est des plus satisfaisants ; les muscles ont pris du relief, les forces sont suffisantes, la toux est nulle ou très-supportable.

Ceci nous montre qu'il faut traiter la glycosurie le plus tôt qu'on le peut, et cela pour deux raisons principales sur lesquelles j'ai déjà insisté: la première découle de la loi de Platon et de Boerhaave que j'ai souvent citée, *Facilius movere quietum, quam quietare motum ;* les habitudes morbides sont d'autant plus difficiles à changer qu'elles sont plus anciennes: la seconde, c'est que *la glycosurie, quand on la laisse à sa pente, amène à sa suite des complications variées, redoutables et souvent irrémédiables.*

Aussi combien l'exemple que je vais citer est instructif et consolant ! M... est un médecin des plus habiles, il s'aperçoit que ses forces diminuent, que son appétit et sa soif sont considérables, ses urines abondantes, il les recueille et trouve qu'il perd en vingt-quatre heures 75 grammes de glycose. Aussitôt il vient me trouver, je l'initie à tous les détails du régime, je l'envoie au gymnase. *Depuis, la glycose ne s'est jamais montrée dans les urines,* malgré le retour progressif à l'usage modéré du pain et d'autres aliments glycogéniques, mais le gymnase et l'essai des urines n'ont point été abandonnés, les forces et toutes les conditions de la santé ne laissent rien à désirer.

Un mot encore sur les avantages du gymnase.

L'exercice du gymnase est surtout utile, quand le chef de l'établissement a une grande habitude pratique, que les appareils sont bien conçus, que le personnel des servants est convenable, que les amateurs sont assez

---

(1) Je prescris souvent l'huile de foie aux glycosuriques, pendant la saison froide, quand ils se refroidissent facilement, que la réaction est incomplète après l'exercice, quand ils toussent et qu'il y a le moindre indice de tuberculisation. J'insiste pour qu'elle soit dépensée au gymnase. Si je la fais continuer l'été, j'active la dépense par des lotions froides et d'énergiques frictions suivies d'exercice. La dose varie, suivant la tolérance de l'estomac, de 20 à 100 grammes, en général au repas du matin.

nombreux pour donner de l'attrait au travail, que la leçon est conduite avec un entrain communicatif. Pour beaucoup de personnes, la fréquentation du gymnase offre de sérieuses difficultés ; on comprend sans peine que l'on peut, par des exercices bien choisis, suppléer à domicile aux travaux du gymnase, mais il faut de l'énergie et une certaine habitude pour amener par le travail une sueur abondante *de tout le corps*, pour pratiquer, pendant la saison clémente, des lotions froides et, en toute saison, les frictions, le massage, et pour éviter après les sueurs abondantes toutes les chances de refroidissement non suivis de réaction.

Il est bon, quand cela se peut, de s'initier à toutes ces pratiques en fréquentant pendant un mois un gymnase bien conduit.

Voici quelques indications qui peuvent être utiles pour atteindre le but proposé. Quand le travail a été continué pendant environ une heure et que tout le corps est inondé de sueur, on change de flanelle, on se lave vivement avec des linges imbibés d'eau froide, puis on se frictionne avec énergie avec de gros linges, puis avec la brosse de caoutchouc ou de chiendent fin ou avec ces gants ou tissus rudes composés de matières variées et qui sont si communément usités en Angleterre pour animer les fonctions de la peau. Pour terminer, on se frappe, on se masse, afin d'obtenir une réaction complète qui est soutenue par une marche d'un quart d'heure au moins, le corps étant protégé par de bons vêtements de laine.

En rentrant au domicile, il est bon d'y trouver un repas bien préparé, et pendant la saison rigoureuse une pièce convenablement chauffée.

Chacun peut à sa guise varier les exercices gymnastiques ; quand ils sont bien conçus, ils sont préférables aux travaux ordinaires avec lesquels on peut les alterner. Citons un exemple qui démontre leur efficacité.

M... est âgé de cinquante-deux ans, au moment où il vient me consulter il rend encore 3 lit. 2/10 d'urine contenant 67 grammes de glycose par litre. M... prétend suivre mon régime qui lui a été indiqué par son médecin ordinaire ; mais en l'interrogeant bien, je vois qu'il consomme encore dans vingt-quatre heures 250 grammes de pain et 3 litres environ de lait qu'il pensait être convenable pour éteindre une soif dévorante qu'il animait plutôt par cet aliment.

L'abattement de M... était extrême, il pouvait à peine se traîner, son énergie morale n'est pas meilleure ; mais après que je lui eus exposé les dangers de la pente sur laquelle il était, il reprit de la volonté, je lui traçai les règles du régime, je l'initiai à sa direction sans omettre aucun détail ; j'exigeai pour commencer une sévérité absolue. Comme M..., pour des causes qu'il est inutile d'indiquer, ne pouvait aller au gymnase, je lui prescrivis le travail corporel énergique à domicile, avec les exercices gymnastiques qu'il pourrait facilement pratiquer. M... se mit résolûment à l'œuvre; après huit jours il ne rendait plus que 2 litres d'urine dans les vingt-quatre heures, contenant 14 grammes de glycose par litre.

Les forces revenaient chaque jour, et avec elles la gaieté et la confiance. Quinze jours après, M... m'apporta 1 lit. 1/10 d'urine pour produit des vingt-quatre heures, elles ne contenaient plus de sucre. M... était transformé, il était rajeuni de dix ans. « Je n'ai, disait-il, éprouvé d'accablement qu'un seul jour, c'est un dimanche soir après une journée de repos absolu, la nuit, loin de diminuer ma fatigue corporelle, l'avait augmentée: aussi, dès les cinq heures, je me levai pour exercer mes bras par les *dumb bells*, les *halters*, et mes jambes par une bonne course. Cet exercice forcé, loin de me fatiguer, dissipa mon accablement. » Depuis M... va de mieux en mieux.

Ce n'est pas un fait isolé que cet accablement qui, chez les glycosuriques, naît par l'inertie et se dissipe par le travail.

Les glycosuriques dorment souvent après le repas, il faut leur prescrire alors de manger, de boire plus modérément et de faire une promenade en se levant de table.

Exercice des bras. — Comme complément à ce que je viens de dire sur toute la puissance de la gymnastique dans la glycosurie, je dois insister sur l'utilité de l'exercice des bras, car beaucoup de malades pensent que la marche peut suffire; dans bien des cas, il n'en est pas ainsi. Les muscles qui agissent dans la respiration sont plus sûrement exercés par les mouvements des bras et cela a une grande importance pour le glycosurique, sa respiration doit être aussi large, aussi complète que possible. Quand un malade ne peut aller au gymnase, je lui recommande de faire disposer chez lui les appareils de caoutchouc qui permettent d'exercer les bras, de ne pas négliger l'emploi des haltères, des xylofers ou l'opération de scier, de fendre du bois, de tourner, etc. J'insiste sur la nécessité de se livrer à ces exercices de bras pendant un quart d'heure au moins en se levant. C'est un des meilleurs moyens, avec la marche, de combattre ce sentiment de fatigue, de courbature, qui trop souvent tourmente les glycosuriques au moment où ils sortent du lit.

Il est important de commencer par des exercices modérés, suffisants pour obtenir de la chaleur ou une légère moiteur : *gardez-vous de dépasser la limite des forces*, vous augmenterez graduellement. Renouvelez cet exercice modéré plusieurs fois dans la journée, si cela est nécessaire, pour vous réchauffer et faire disparaître le sucre des urines, en le brûlant dans le sang.

Voici une observation des plus concluantes qui m'a démontré la puissante action de l'exercice des bras :

« M... est âgé de 64 ans. Au moment où je le vis pour la première fois il rendait dans les vingt-quatre heures, 3 lit.,4 d'urine dont le degré densimétrique était 32. Il perdait dans vingt-quatre heures 167 grammes de glycose. Sa maigreur était grande, il avait très-rapidement diminué de poids depuis l'invasion de la maladie, ses forces étaient beaucoup amoindries. Je le mis au régime sévère, et je lui prescrivis un exercice journalier en rapport avec ses forces. Le sucre sous cette double influence disparut promptement des urines. L'état général s'améliora beaucoup, mais l'amaigrissement continua, malgré l'usage régulier de l'huile de foie de morue et l'emploi alternatif du vin de quinium, des préparations de fer, du phosphate de chaux hydraté. Une bronchite persistante en automne me détermina à conseiller une saison d'hiver à Nice. M... en revint en bien meilleur état, non-seulement l'amaigrissement s'était arrêté, mais il avait repris 2 kilogrammes. Le régime put être rendu moins sévère sans que le sucre reparût dans les urines, ou du moins il ne se montrait qu'à de longs intervalles et pour un ou deux jours seulement. M... revenait alors au régime rigoureux pendant quelques jours. Jamais l'exercice ne fut négligé. Chaque matin, après les ablutions et les frictions, M... se livrait pendant une demi-heure au moins à des exercices de bras, habilement gradués et combinés, il les pratiquait à l'aide de cordages et d'un appareil de caoutchouc. La promenade complétait l'exercice.

Avec cette vigilance, non-seulement la glycosurie disparut, mais tous les muscles reprirent leur volume. Ce qui m'a le plus étonné, c'est que, sous l'influence d'un exercice journalier où les bras étaient principalement mis en jeu, l'accroissement des muscles ne se borna point aux bras, mais s'étendit aux membres inférieurs. M... reprit les mollets qu'il avait eus dans la force de l'âge. Toutes les fonctions s'exécutaient à merveille. C'était un véritable rajeunissement.

J'ai vu un si grand nombre de cas analogues, que depuis longtemps je prescris l'*exercice modéré des bras* comme un des moyens les plus sûrs d'éviter la vieillesse prématurée.

Je donne dans l'Appendice (note XXX) d'excellents détails que je dois à l'homme le plus compétent, M. Laisné, directeur des gymnases des écoles, lycées, hospices de la ville de Paris.

J'aurais pu multiplier beaucoup les observations dans lesquelles l'influence de la gymnastique secondée par un régime bien réglé s'est montrée toute-puissante. Il ne se passe point de semaine sans que je vérifie l'exactitude de ces préceptes.

Gymnastique des poumons ; emploi de l'oxygène, ou de l'air plus riche en oxygène. — '*Voyage dans un pays de montagnes.* — J'ai insisté depuis dix-huit ans dans mes cours d'hygiène sur l'importance de la gymnastique des poumons dans les cas d'imminence de la tuberculisation pulmonaire ; cette gymnastique n'a pas moins d'utilité dans la glycosurie qui se complique si fréquemment de tuberculisation pulmonaire.

Je vais reproduire l'article que j'ai inséré à la page 63 de mon Mémoire sur l'exercice forcé appliqué au traitement de la glycosurie.

« Les glycosuriques ont un grand nombre de cellules pulmonaires paresseuses qui ne se dilatent pas à chaque inspiration ; il est de la plus grande importance de faire pénétrer dans les poumons le plus grand volume possible d'air. Sans doute on atteint ce but par les travaux dans le gymnase, mais ces travaux peuvent n'être pas faciles pour tous les malades, puis les inspirations peuvent être répétées sans être complètes. C'est pour ces personnes que depuis longtemps j'ordonne la gymnastique du poumon. Voici comment je procède :

» Je prescris de remplir, autant que faire se peut, toute la capacité pulmonaire par une inspiration douce et prolongée ; cette inspiration est suivie d'une lente expiration ; on continue pendant cinq minutes, puis successivement pendant un quart d'heure, une demi-heure même, ces inspirations complètes, mais avec des repos suffisants pour ne causer aucune gêne. On renouvelle le même exercice au moins deux ou trois fois par jour.

» Au lieu d'air ordinaire je fais quelquefois inspirer du gaz oxygène, ou un mélange d'air et de gaz oxygène en proportions variées. Pour cela j'adapte à un flacon de Wolf à trois tubulures : 1° un tube en S pour verser de l'acide acétique : 2° un tube droit pour permettre l'entrée de l'air extérieur : ce tube droit plonge à la partie supérieure du liquide contenu dans le flacon ; il est mobile afin de régler aisément la rentrée de l'air extérieur ; 3° un petit flacon laveur, adapté par un tube à la troisième tubulure et fixé entre deux tubulures sur le flacon de Wolf ; il en part un tube de caoutchouc terminé par un embout de buis ou d'ivoire servant à l'inspiration. Dans un flacon d'un litre de capacité je fais introduire 100 grammes de peroxyde de manganèse, 100 grammes de peroxyde de baryum et 200 grammes d'eau. On verse de l'acide acétique du bois concentré par le tube en S ; le gaz d'oxygène se dégage et se mêle à l'air contenu dans le flacon qui se renouvelle à chaque inspiration. On augmente la proportion du gaz oxygène suivant l'effet des premières inspirations, en versant de nouvelles quantités d'acide acétique dans le flacon, et en ajoutant, quand besoin est, des peroxydes de baryum et de manganèse mélangés. On peut employer d'autres mélanges qui donnent de l'oxygène sans avoir besoin de chauffer.

» Je regarde un voyage dans un pays de montagnes comme très-favorable aux glycosuriques jeunes pour développer leurs poumons. Mais il
faut éviter avec le plus grand soin les refroidissements non suivis de
réaction et s'élever graduellement. Je regarderais comme surtout utile le
séjour dans les hauts plateaux de la Bolivie, parce que la tuberculisation
pulmonaire y est très-rare, comme me paraît l'avoir solidement établi
dans sa thèse le Dr Guilbert qui a longtemps séjourné dans ces contrées.

SOINS DE LA PEAU. — VÊTEMENTS.

Je suis revenu à bien des reprises, dans mes différents mémoires, sur
les dangers des refroidissements dans la glycosurie, sur l'utilité des vêtements de flanelle, sur la nécessité d'animer les fonctions de la peau ; je vais
reproduire les principaux passages qui se rapportent à ces sujets, je les
compléterai en traitant de l'emploi du carbonate d'ammoniaque.

J'avoue immédiatement que, pour ce qui a trait aux vêtements de flanelle, je suis aujourd'hui moins généralement impératif. Quand la réaction après les refroidissements est facile et suffisante, je suis beaucoup
plus tolérant. L'essentiel c'est de produire de la chaleur par le travail corporel, et de ne point endurer de refroidissements non suivis de réaction.
Je cite maintenant des extraits de mes précédents mémoires.

» J'ai dit précédemment que les refroidissements étaient pernicieux pour
les malades atteints de glycosurie. De bons vêtements de flanelle sont les
meilleurs préservatifs contre ces refroidissements. Ces vêtements ont une
autre utilité dans la maladie qui nous occupe, celle de rétablir les fonctions de la peau, qu'il est si important de voir en activité.

» C'est pourquoi je prescris toujours des vêtements de flanelle couvrant tout le corps, et en quantité suffisante pour maintenir à la peau une
douce moiteur.

» Ce n'est point là une recommandation banale qu'on fait dans beaucoup de maladies, c'est une prescription de la plus grande importance ;
et si l'on néglige de s'y conformer, l'heureuse influence du régime sera
moins prononcée, et plusieurs médicaments n'auront d'efficacité réelle
qu'à cette condition que la peau sera couverte de *vêtements de laine* suffisants pour provoquer la sueur ou la diaphorèse. Les bains savonneux ou
alcalins, qui rendent de si bons services, ne sont vraiment utiles que lorsqu'ils sont aidés par la flanelle.

» Avoir insisté avec force sur ce point, en avoir précisé l'utilité, c'est
encore un des faits pratiques que je réclame, et qui a beaucoup plus con-

tribué qu'on ne serait tenté de le penser au premier abord, à me faire
parvenir au but que je voulais atteindre. Il est très-important, soit par
des frictions, soit par des bains irritants, soit par des chaussettes de flanelle et par la marche, de rappeler une légère moiteur aux pieds. J'ai vu
chez beaucoup de glycosuriques survenir une amélioration très-notable,
quand on est parvenu à rétablir l'exhalation sudorale aux pieds. Les frictions sèches sur tout le corps, vigoureusement pratiquées, sont aussi très-
utiles.

» Les glycosuriques sont très-fâcheusement impressionnés par le *froid
humide ;* leur maladie augmente toujours sous cette fâcheuse condition.
De bons vêtements de flanelle, voilà le moyen le plus sûr de s'opposer
aux effets de cette influence du froid humide ; il faut s'aider encore de
frictions huileuses pratiquées journellement sur tout le corps ; avec une
très-petite quantité d'huile d'olive. (*Annuaire* 1846).

» *Soins de la peau qui doivent accompagner le travail forcé.* — Les
maîtres chargés d'entraîner les pugilistes attachent une importance extrême aux soins journaliers de la peau. Je suis loin de les négliger, comme on
l'a vu précédemment; c'est pour concourir à ce but que je prescris de prendre
chaque semaine d'*un à trois bains tièdes* ; j'y fais ajouter, lorsqu'il existe
des démangeaisons communes chez les glycosuriques (chez les femmes
surtout), 100 grammes de carbonate de potasse et 2 cuillerées à bouche
de teinture de benjoin vanille. Au sortir du bain, je prescris de vives et
longues frictions avec des linges rudes, puis avec la brosse de caoutchouc,
suivies d'un massage énergique avec la main enduite de quelques gouttes
d'huile d'olive parfumé et d'exercice.

» Pendant la saison rigoureuse, les bains et les lotions froides peuvent
être suspendus, mais jamais les frictions sèches, quand le corps est en
sueur.

» Les *bains de mer chauds* et mieux froids, si l'on peut les supporter, ont
une utilité qui, d'après mon expérience, s'est rarement démentie; aussi
ai-je de fréquentes occasions de les prescrire, en recommandant express-
sément de prendre les froids de très-courte durée en commençant la saison (une minute et moins), et de les faire suivre de vives et rudes frictions
et d'exercices. Cette même recommandation est utile pour les *bains de
rivière.*

» Je fais toutes ces recommandations, car chez les glycosuriques, au début
du traitement, la réaction est souvent infidèle, lente et incomplète, et je
ne saurais trop répéter la maxime suivante qui se trouve dans toutes mes
consultations :

« Éviter avec le plus grand soin toutes les chances de refroidissements
non suivis de réaction. »

16

» C'est pour atteindre ce but que je prescris la flanelle, et que je recommande d'en prendre une suffisante suivant la saison pour maintenir à la
peau une douce chaleur.

» C'est encore pour cela que j'ordonne une marche soutenue et rapide,
lorsque les pieds se refroidissent, ou, lorsque cela ne se peut, l'usage assidu de boules d'eau chaude. C'est encore pour cela qu'avec Priesnitz
je prescris l'exercice après les lotions froides et les frictions. C'est pour
rendre cette réaction prompte et facile, qu'avec les entraîneurs j'insiste
sur l'usage des lotions froides après le travail forcé, quand le corps est
baigné de sueur ; lotions suivies de rudes, longues frictions et d'exercice
modéré.

» Si les refroidissements non suivis de réaction sont dangereux comme
un dans les conditions de santé, ils le sont comme *dix* chez les glycosuriques dont les urines contiennent encore de la glycose. (*Annuaire* 1865). »

Depuis que ceci est écrit, j'ai chez plusieurs malades insisté sur l'usage
répété des *bains tièdes* suivis de frictions et de massage pour animer les
fonctions de la peau. Je prescris surtout ces bains tièdes réitérés chez les malades qui ont des taches à la peau, des démangeaisons, ou encore une pâleur
générale ou une rougeur pathologique. J'ordonne habituellement un bain
tous les deux jours, quand on ne prend pas de douches après les exercices
gymnastiques. Je pense qu'il conviendrait pendant la belle saison de les
rendre journaliers pendant quinze à vingt jours. Je les additionne,
comme je l'ai dit précédemment, de carbonate de potasse, 100 grammes,
parfumé avec 2 d'essence de lavande ou de teinture de benjoin.

On pourrait essayer les bains à la moutarde, les bains sulfureux, etc.

Voici encore quelques passages se rapportant aux bains de vapeur que
j'extrais de mes précédents mémoires.

« *Bains de vapeur.* — Ils ont été surtout préconisés par Oribase et
employés depuis par Horn, Bardsley, Lefèvre, Walson, etc. Ce moyen
puissant de rétablir la transpiration cutanée est un de ceux sur lequel
on doit le plus compter, mais il faut administrer les bains de vapeur avec
prudence et surtout éviter les refroidissements (Mémoire de 1838).

» Les bains de vapeur ont été recommandés par un grand nombre
d'auteurs aux malades affectés de glycosurie; mais je ne leur ai pas
reconnu une constante efficacité; ils affaiblissent quelquefois beaucoup
les malades, et ils exposent aux refroidissements ; je préfère la diaphorèse
déterminée par les vêtements de flanelle et quelques agents pharmaceutiques dont je vais bientôt parler, mais surtout par l'exercice forcé.

» Lefébure (*the London med. and. physic. Journal* 1862), Richter,
Clarke et Marsh sont revenus à l'emploi des bains de vapeur qu'ils

conseillèrent bien plus par des vues théoriques que par des résultats cliniques ; pour mon compte, je les ai rarement mis en usage et d'après les faits observés je ne puis leur attribuer une réelle efficacité. (*Annuaire* 1841). »

« On a souvent, dit M. Brouardel, conseillé indifféremment les bains de vapeur humides et les *bains d'air chaud et sec*. Cette pratique ne nous paraît pas rationnelle.

» En effet, si ces deux espèces de bains ont pour effet commun de favoriser la diaphorèse, elles ont des indications différentes. — Ainsi, quand le diabète se montre chez un sujet dartreux, et que la peau se couvre de furoncles ou d'autres éruptions ; ou bien encore lorsqu'il existe un œdème albuminurique, les bains de vapeur humides doivent être employés de préférence, à cause de l'action topique de la vapeur d'eau sur le tégument cutané qui pourrait s'enflammer au contact de l'air chauffé à une température de 55° et au delà.

» Au contraire, chez les diabétiques goutteux ou rhumatismaux il faut conseiller l'emploi des bains d'air chaud. Ce dernier mode a sur le premier l'avantage de déterminer des sueurs beaucoup plus abondantes, que l'on peut apprécier, mesurer, pour ainsi dire, et proportionner au degré de résistance du sujet. Il est beaucoup moins pénible, moins fatigant, en raison même du mode d'administration, puisque le malade peut toujours respirer un air frais, la tête étant hors de l'appareil ; le bain d'air chaud ne laisse pas après lui cette sensation de fatigue et de courbature, d'embarras et de lourdeur de tête qu'on éprouve après un bain de vapeur humide. »

INFLUENCES MORALES.

Les hommes consommés dans la science de l'entraînement des pugilistes ne manquent jamais de recommander d'écarter tous les soucis, toutes les occasions de colère, toutes les passions désordonnées, du sujet soumis à la préparation.

L'entraîneur (on nomme ainsi l'homme de confiance chargé de surveiller l'entraînement) doit étudier l'humeur de l'élève et tenir son esprit en joie et le garantir de tout sujet d'irritation.

Ces préceptes, je les applique depuis longtemps au traitement de la glycosurie ; voici comment je m'exprime à ce sujet dans mes consultations.

« *Influences morales*. — Combattre ses passions, éviter la colère, les préoccupations tristes, la contention d'esprit trop soutenue; éviter aussi le désœuvrement. Pour cela il convient de régler son temps afin d'avoir pour chacune des heures des occupations déterminées qui utilisent alternativement les forces du corps et de l'esprit. En un mot, vivre autant que possible en paix et en joie, avec des habitudes journalières sagement ordonnées. »

J'ai eu de trop fréquentes occasions de vérifier l'importance de ces préceptes pour ne point y insister. Combien sont nombreux les malades qui font remonter la première invasion de la glycosurie à de profonds chagrins !

Cette indubitable influence peut trouver deux explications : la première, c'est la relation entre les phénomènes nerveux et la fonction glycogénique; la seconde, c'est l'inertie dans laquelle nous plongent les grandes perturbations morales.

Il est peu de faits qui démontrent plus nettement l'influence du moral sur les phénomènes physiques.

Un accès violent de colère s'accuse immédiatement par une augmentation de glycose dans les urines, toutes choses restant égales d'ailleurs. Un abus vénérien a fait également dans bien des cas augmenter la quantité de glycose rendue par un glycosurique, ou reparaître ce principe dans les urines après une disparition de plusieurs mois.

Ces influences ne sont pas absolues, elles peuvent être pour certaines individualités, pour certaines conditions morbides, très-accusées; au contraire, chez d'autres, elles seront nulles. Puisque j'ai eu occasion de parler de l'influence des abus vénériens sur l'apparition de la glycose dans les urines, je ne puis m'empêcher de donner quelques observations intéressantes sur ce sujet.

Il est reconnu par tous les médecins qui ont suivi longuement des glycosuriques, que cette affection, après quelques années et souvent plus tôt, conduit à l'impuissance ou, ce qui est plus exact, avance l'époque de la sénilité virile.

C'est en présence de cette diminution de l'énergie virile que j'ai soin de prescrire à tous les glycosuriques, sinon une continence absolue, au moins un usage des plus modérés. Voici les deux faits les plus remarquables sur lesquels j'ai conservé des notes.

« J'ai été consulté, il y a une dizaine d'années environ, par un homme de trente ans bien constitué, atteint depuis plus d'une année de glycosurie. Au moment où je le vis pour la première fois, il rendait 5 lit. 2/10 d'urine dans les vingt-quatre heures, contenant 87 grammes de glycose par litre. L'amaigrissement avait fait de rapides progrès; la vue avait perdu sa netteté. Je l'interrogeai sur l'énergie des fonctions génitales. Il me répondit qu'elles n'avaient subi aucune diminution.

» Il vint me visiter à quelque temps de là avec sa femme, qui était dans la force de l'âge et d'une beauté des plus remarquables. Sous l'influence de la volonté, mon jeune malade n'avait pas subi l'influence déprimante, si commune chez les glycosuriques. Je lui prescrivis la continence ; mais je m'aperçus bien que mes conseils auraient peu d'effet. Aussi, malgré un régime sévère, secondé par une saison de Vichy, par un exercice insuffisant, il est vrai, la glycose persista dans les urines, la quantité descendit à 2 lit. 3/10, la proportion de glycose à 31 grammes par litre, l'albumine apparut à Vichy. Le malade retourna dans la ville qu'il habitait, et à quelque temps de là il fut pris d'une pneumonie et mourut subitement.

Ce malade m'avait vivement impressionné. A quelque temps de là, j'en rencontrai un qui présenta des phénomènes exactement pareils.

Il était glycosurique depuis quinze mois. Il rendait 4 lit. 7/10 d'urine, renfermant 74 grammes de glycose par litre. Tous les symptômes de la glycosurie étaient très-accusés, sauf la diminution dans l'énergie des fonctions génitales.

Ce malade vint me voir avec sa jeune femme qui était d'une grande beauté. Mes recommandations sur la continence ne furent pas mieux suivies. La glycose ne put être éliminée complétement des urines, malgré mes expresses recommandations pour le régime et l'exercice. Après quelques mois, on me manda chez le malade qui était agonisant.

Ces deux observations très-concluantes contribuèrent à me démontrer deux faits : le premier, dont j'ai eu de fréquentes occasions de vérifier l'exactitude, c'est que l'excitation du système nerveux par suite d'abus vénériens favorise la glycosurie ; le second, que ces abus continués s'opposent au rétablissement et peuvent conduire promptement à une issue funeste. (*Annuaire de thérapeutique* 1856.)

Je dois cependant ajouter que j'ai vu plusieurs diabétiques rester puissants, malgré la présence de la glycose dans leurs urines, et vivre des années avec les apparences de la santé ; mais toujours chez eux j'ai vérifié que les abus vénériens augmentent la perte de la glycose.

CHAPITRE II

J'ai dit précédemment combien il fallait être réservé, pour se prononcer sur l'efficacité des moyens pharmaceutiques, dans le traitement de la glycosurie ; j'ai insisté sur cette condition essentielle qu'il ne fallait y avoir recours, que lorsqu'on avait constaté la puissance d'un traitement hygiénique bien conduit, sans l'intervention d'aucun agent médicamenteux. Quoi qu'il en soit, je vais reproduire ici, avec les commentaires qu'une longue observation m'a suggérés, ce que j'ai écrit sur ce sujet.

« Les médicaments, ai-je répété dans presque toutes mes publications sur le diabète, jouent un rôle très-secondaire dans le traitement de la glycosurie. J'ai pu soigner plusieurs malades qui n'ont eu recours qu'aux modificateurs hygiéniques : cependant je reconnais que quelques substances dont je vais traiter dans ce paragraphe ont de l'utilité dans les cas rebelles, et contribuent à ramener à l'état normal les urines des glycosuriques. Je m'occuperai d'abord de ces agents, puis j'indiquerai plusieurs autres médicaments qui aident au traitement dans des circonstances déterminées.

I. — MÉDICATION ALCALINE DANS LA GLYCOSURIE.

Les médicaments alcalins viennent au premier rang parmi les agents pharmaceutiques employés dans la glycosurie. Dès mes premiers travaux, j'ai insisté sur leur importance. Voici quelques règles dont je ne me suis jamais départi, et qui permettent d'éviter les inconvénients qui suivent trop souvent leur administration ou aveugle ou inopportune.

1° Ne prescrire les alcalins qu'aux malades offrant de la résistance, à ceux qui conservent encore de l'embonpoint, qui peuvent agir, ne les employer qu'avec la plus grande réserve chez les malades anémiques très-âgés, ou profondément débilités, ou dont les fonctions des reins sont troublées.

2° Ne pas faire des alcalins une habitude morbide en les employant d'une manière continue. Le plus souvent je les ordonne pendant 10 à 15 jours, je n'y fais revenir qu'après un repos de 15 jours, et j'y mets encore une condition essentielle, c'est que, pendant leur administration, on ait constaté une influence réellement utile pour faire disparaître ou diminuer la glycose contenue dans les urines, et pour modifier heureusement l'ensemble de l'économie.

En parlant plus loin des eaux de Vichy et de Vals, je préciserai mieux quelques conditions s'appliquant à l'emploi de ces eaux dans la glycosurie.

3° Essayer alternativement les divers alcalins, les varier, suivant les conditions que j'indiquerai en parlant de chacun d'eux en particulier. J'insisterai également sur leurs contre-indications spéciales.

Division des alcalins. — Les alcalins sont loin d'agir de la même manière dans la glycosurie, il importe de les distinguer. Je formerai la première série *A.* de la chaux qui a été employée depuis longtemps, j'y joindrai la magnésie ; la deuxième *B.* comprendra, les alcalins ammoniacaux, ammoniaque et carbonate d'ammoniaque ; la troisième *C.*, les bicarbonates alcalins, bicarbonate de soude, de potasse et de lithine ; la quatrième *D.*, les sels alcalins à base d'acides organiques, qui sont détruits dans le sang, citrates, tartrates, malates, savons, etc., de potasse de soude, de lithine, et enfin le dernier groupe *E.* sera formé par les eaux minérales alcalines, parmi lesquelles je dois citer celles de Vals, de Vichy, de Carlsbad, d'Ems.

A. Chaux. — *Magnésie.* — Les terres alcalines, chaux et magnésie, peuvent avoir une double utilité dans la glycosurie, la première en saturant. l'excès d'acide qui se développe dans l'économie, la seconde en s'opposant à la fermentation glycosique.

Voici ce que j'ai écrit sur l'emploi de la chaux dans mon Mémoire de 1851.

« L'*eau de chaux* fut employée par un assez grand nombre de praticiens, et plusieurs témoignent de son efficacité. Ainsi Willis, Fothergill et Wat obtinrent de très-bons résultats de son administration. Schutz note un fait important, c'est que lorsque les malades prennent de l'eau de chaux en quantité suffisante et avec persévérance, ils voient leur voracité disparaître et les accidents diminuer.

» Ceci s'explique très-bien par l'action retardatrice de la chaux ; la dissolution des féculents s'opère plus lentement, l'estomac se vide moins rapidement, et l'appétit maladif décroît. Parmi les auteurs qui ont employé l'eau de chaux dans le traitement de la glycosurie, on doit citer en première ligne Rollo. Cet agent joue un rôle actif dans le traitement qu'il a préconisé : en suivant à la lettre la formule de traitement qu'il a donnée, les malades prennent un litre d'eau de chaux dans les vingt-quatre heures.

» J'ai à plusieurs reprises conseillé l'eau de chaux ; presque toujours j'ai vu son administration être suivie de diminution dans l'appétit et dans la quantité de glycose rendue dans les vingt-quatre heures ; mais je n'ai pas été assez heureux pour observer un seul cas de disparition complète de glycose des urines sous son influence. Cependant, dans certaines conditions, je crois que l'eau de chaux, comme l'employait Rollo, associée avec un quart de crème, peut être bien indiquée dans les cas, par exemple, où, à cause d'une fièvre intercurrente ou pour toute autre raison, on ne peut avoir recours aux boissons alcooliques ; mais au lieu de lait qui donne 50 grammes de sucre par litre d'urine, que conseillait Rollo, je prescris la crème fraîche. »

Je dois avouer que depuis la publication de mon Mémoire de 1851, j'ai trop négligé l'emploi de l'eau de chaux, je me propose de reprendre mes études sur les effets de ce modificateur dans la glycosurie ; une raison qui m'y engage, c'est que la quantité de chaux contenue dans les sels des urines est dans certains cas supérieure à celle contenue dans les aliments ; j'y supplée bien en administrant, soit du phosphate hydraté de chaux associé à 1/50 de phosphate de fer, soit des eaux fortement calcaires comme celle des sources d'Arcueil où de Belleville à Paris, en y ajoutant une dissolution de 5 grammes de phosphate de soude pour un litre d'eau ordinaire ; mais je crois que quelques cuillerées d'eau de chaux associée à la crème, ou même prises une ou deux cuillerées dans un verre d'eau ou d'eau de goudron, pourraient rendre des services. J'ai quelquefois employé l'eau de chaux en plus grande quantité pour couper le vin aux repas.

La *magnésie calcinée*, outre son action comme terre alcaline, agit aussi comme purgative, c'est pourquoi depuis longtemps je la prescris à la dose d'une ou deux cuillerées à café aux glycosuriques dyspeptiques ou constipés ; voici ce que j'en disais dans mon Mémoire de 1851.

« La magnésie calcinée fut employée avec succès par le docteur Traller. Hufeland rapporte dans son Journal une observation qui témoigne de son utilité. J'ai déjà dit que c'était un adjuvant dont je faisais un fréquent usage ; mais je n'ai point encore vu une seule fois les urines revenir à l'état normal sous l'influence de la magnésie, lorsqu'on continue les féculents.

» On le voit, les alcalis et les terres alcalines, que l'expérience indique comme s'opposant à la transformation glycosurique, ont été vantés dans le traitement de la glycosurie ; il en est de même des acides forts, qui, comme les alcalis, jouissent de la propriété de s'opposer à la transformation de la fécule en glycose sous l'influence de la diastase et à la température ordinaire. »

B. Ammoniaque.—Carbonate d'ammoniaque.—J'ai employé plus que je ne le fais aujourd'hui (peut-être à tort) plusieurs préparations contenant de l'ammoniaque, et en particulier l'*alcoolat aromatique ammonical* (*Formulaire magistral*, p. 246) à la dose de 20 à 40 gouttes dans un demi-verre d'eau; la *liqueur ammoniacale anisée* à la dose de 10 à 20 gouttes, également dans un demi-verre d'eau.

J'ai beaucoup employé le carbonate d'ammoniaque il y a une vingtaine d'années; je vais reproduire ce que j'en ai dit dans mon Mémoire de 1851.

«*Du carbonate d'ammoniaque* (1).—Les préparations ammoniacales ont été vantées pour combattre la glycosurie par plusieurs observateurs, au nombre desquels je citerai Dur et Neuman, et plus récemment M. Barlow. Pour mon compte, j'emploie depuis plusieurs années le carbonate d'ammoniaque dans les cas de glycosurie rebelle, et c'est un médicament auquel j'attribue une certaine efficacité. Dans le mémoire inséré dans mon *Annuaire* de 1842, j'ai insisté sur la nécessité d'avoir recours simultanément à des vêtements de flanelle suffisants : c'est un précepte dont je recommande la rigoureuse exécution; car lorsque le carbonate d'ammoniaque est donné sans cet indispensable adjuvant, son effet est problématique, et quelquefois alors, comme j'en ai déjà fait la remarque, le carbonate d'ammoniaque est éliminé par les reins, et les urines deviennent alcalines.

» On pourrait penser, d'après cela, que les vêtements de flanelle sont utiles à l'exclusion du carbonate d'ammoniaque. En employant ces moyens seuls et simultanément, j'ai vérifié l'incontestable utilité du carbonate d'ammoniaque.

» Je prescris le carbonate d'ammoniaque sous forme de bols ou de potion. Voici la formule que j'ai adoptée pour la potion :

Carbonate d'ammoniaque................	1 à 5 grammes.
Rhum	20 —
Eau................................	100 —

» A prendre en trois fois, une demi-heure avant les repas.

» J'ai dépassé souvent cette dose de 5 grammes, et j'en ai fait prendre 6 et même 10; mais alors la potion a une saveur désagréable. Il est nécessaire de l'étendre davantage.

» Je prescris souvent aussi le carbonate d'ammoniaque sous forme de bols. Voici la formule que j'ai adoptée :

Carbonate d'ammoniaque..................	20 grammes.
Thériaque	20 —

F. s. a. 40 bols.

(1) Bouchardat, Mémoire de 1851.

» On en prend de 2 à 6 chaque soir en se couchant.

» Je n'entreprendrai pas ici de rechercher les causes de l'utilité du carbonate d'ammoniaque. Est-ce comme stimulant diaphorétique qu'il réveille les fonctions de la peau? Est-ce comme alcalin qu'il agit en augmentant l'alcalinité du sang et rendant plus facile la destruction des matières combustibles? Ces deux effets s'ajoutent-ils et concourent-ils au même but? Je ne saurais décider ces questions : toujours est-il qu'il est très-utile dans les cas graves de glycosurie. »

J'ai écrit ce que je viens de reproduire en 1850. Depuis ce temps, j'ai beaucoup moins insisté sur l'emploi du carbonate d'ammoniaque, et j'ai pu guérir un grand nombre de malades, en me bornant aux moyens hygiéniques. Je vais cependant reproduire sans y rien changer, les observations publiées dans mon *Annuaire* de 1842, qui m'avaient conduit à préconiser le carbonate d'ammoniaque. Ces observations témoignent à la fois de l'utilité du carbonate d'ammoniaque, de l'influence du régime et de la difficulté du traitement des glycosuriques dans les hôpitaux, sans l'intervention toute-puissante de *l'exercice énergique de chaque jour*.

« Gobert (Adolphe-Emmanuel) est actuellement âgé de dix-huit ans. Depuis trois ans environ il est diabétique ; l'invasion de sa maladie a coïncidé avec la suppression d'un exanthème. Ce jeune homme est venu à l'hôpital à plusieurs reprises ; j'ai parlé de lui dans mes précédentes publications (1). Quand il entre à l'hôpital, sa maladie est intense, son appétit considérable, sa soif est ardente ; il rend 10 à 15 litres d'urine limpide, d'une odeur de petit-lait, d'une saveur sucrée, d'une densité de 1028 à 1036, qui contiennent près de 1 kilogramme de sucre. Sa salive est acide, ses dents sont noires ou tombées ; ses intestins distendus rendent son abdomen proéminent ; il est amaigri et frêle ; mais, au moyen de l'abstinence de féculents et d'une bonne nourriture, ses forces reviennent, son embonpoint renaît, son énergie reparaît, l'ennui de l'hôpital le gagne, et chaque fois il sort, croyant toucher au jour de sa guérison..... Il est entré à l'Hôtel-Dieu le 22 mai ; il est couché dans le service de M. Roux, salle Sainte-Marthe ; il est pâle et amaigri. Voici un tableau présentant les relations qui existent entre son alimentation et la quantité de sucre contenue dans ses urines à différentes époques de son traitement, depuis le 9 juin 1841 jusqu'au 11 septembre de la même année. Ce tableau contient le pouvoir rotatoire des urines, la longueur du tube d'observation, la proportion de sucre, la quantité d'urine dans les vingt-quatre heures, le

(1) Dans plusieurs parties de cet ouvrage, j'ai indiqué les différentes phases de la maladie chez ce glycosurique si gravement atteint.

total du sucre contenu dans cette quantité, enfin la nature de l'alimentation (Voy. tableau n° 1)

TABLEAU N° 1.

Date.	Pouvoir rotatoire.	Longueur du tube.	Proportion de sucre par litre.	Quantité d'urine.	Total du sucre.	Nourriture.	
		Millim.	Gr.	Litres.	Gr.		
9 juin.	8,5	306,0	65,38	9,25	601,76	Pain ordinaire...	680
11 —	6,5	307,0	50,00	4,50	225,00	Pain de gluten..	680
14 —	7,5	313,0	53,27	5,00	266,35	Pain ordinaire...	440
15 juill.	11,5	312,5	80,15	5,00	408,00	Id........	440
20 —	12,0	312,0	90,52	5,66	512,43	Id........	680
22 —	11,5	314,5	86,00	6,00	516,00	Id........	680
23 —	10,5	308,1	80,00	5,60	448,00	Id........	680
24 —	9,0	310,0	68,33	4,50	307,47	Pain de gluten..	600
25 —	9,0	310,0	68,33	6,00	409,98	Pain ordinaire...	440
27 —	9,0	315,0	67,40	4,00	269,60	Pain de gluten..	500
29 —	9,0	310,0	68,33	3,75	256,33	Id........	500
30 —	9,0	311,0	68,10	3,50	238,35	Id........	500
31 —	10,5	310,0	83,00	4,10	340,30	Pain ordinaire...	440
2 août.	9,0	313,0	67,70	4,00	270,80	Pain de gluten..	500
5 —	10,0	303,0	77,70	3,00	233,10	Id........	500
16 —	10,0	318,0	74,71	3,00	224,13	Id........	500
21 —	7,0	311,0	52,65	3,10	163,21	Id........	500
1er sept.	10,0	317,0	74,34	2,75	204,33	Id........	500
11 —	9,0	311,0	68,10	2,25	153,22	Id........	500

» En examinant attentivement ce tableau, on peut voir que la quantité d'urine et la quantité de sucre ont toujours diminué rapidement lorsque le pain ordinaire a été remplacé par le pain de gluten. Ainsi, le 9 juin, Gobert a rendu 9 lit. 25 d'urine, contenant 600 gr. 76 de sucre ; le 11 juin, il ne rendait plus que 4 lit. 50 d'urine, contenant 225 grammes de sucre ; la règle précédemment énoncée ne s'est jamais démentie. Le 11 septembre, la veille de son départ, il ne rendait plus, en se nourrissant de pain de gluten, que 2 lit. 25 d'urine, contenant 153 gram. 25 de sucre ; ses forces, son embonpoint, étaient revenus ; il se croyait guéri, mais il est sorti encore diabétique. »

«Boitouzet (Pierre-Hubert), âgé de 41 ans, maréchal, est entré à l'Hôtel-Dieu le 25 juin 1841 ; il a été couché au n° 33, salle Saint-Louis, service de M. Gueneau de Mussy ; il est diabétique depuis un an environ ; il a été déjà soigné à l'hôpital Saint-Louis ; il est amaigri, faible ; son appétit, sa soif, sont très-développés ; il rend de 4 à 5 litres d'urine, d'une densité de 1029 à 1036.

» Voici un tableau présentant les mêmes données que celles indiquées dans l'observation précédente (Voy. tableau n° 2).

TABLEAU N° 2.

Date.	Pouvoir rotatoire.	Longueur du tube.	Proportion de sucre par litre.	Quantité d'urine.	Total du sucre.	Nourriture.	
		Millim.	Gr.	Litres.	Gr.		
28 juin.	13,0	316,5	99,50	4,20	417,90	Pain ordinaire...	680
3 juill.	13,75	313,0	103,00	4,25	537,75	Id........	480
15 —	12,5	309,0	96,50	4,50	434,25	Id........	680
17 —	12,5	309,0	96,50	4,30	414,95	Id........	680
21 —	11,0	315,0	82,19	4,50	328,76	Id........	680
22 —	13,0	312,0	98,08	4,20	421,94	Id........	680
23 —	13,0	305,0	100,00	3,10	310,00	Id........	680
24 —	13,0	313,0	97,75	4,00	391,00	Id........	680
25 —	11,0	312,0	83,00	4,25	352,75	Id........	680
27 —	12,0	303,0	94,86	3,25	307,29	Id........	680
28 —	11,0	309,0	83,81	3,00	251,43	Pain de gluten..	600
29 —	10,0	308,0	76,41	2,75	210,83	Id........	600
30 —	12,5	309,0	96,50	4,00	386,00	Pain ordinaire...	680
31 —	10,5	308,0	80,00	5,45	436,00	Id........	680
2 août.	11,0	317,0	81,70	3,00	245,10	Pain de gluten..	500
4 —	11,5	318,5	80,10	2,50	200,25	Id........	500
9 —	13,5	309,5	106,00	4,00	424,00	Pain ordinaire...	680
12 —	11,5	317.0	80,12	2,25	181,37	Pain de gluten..	500
15 —	13,5	309,0	106,00	3,80	402,80	Pain ordinaire...	680
26 —	10,5	309,0	80,00	3,00	240,00	Pain de gluten..	500
29 —	9,0	312,5	68,35	3,50	255,22	Id........	500

» Ces résultats prouvent encore évidemment que le remplacement du pain ordinaire par du pain de gluten a eu pour effet constant de diminuer la proportion du sucre et la quantité d'urine. Ainsi, le 31 août, Boitouzet a mangé 680 grammes de pain ordinaire, et ses urines contenaient 436 grammes de sucre ; et le 4 août, avec 600 grammes de pain de gluten, la proportion de sucre a été réduite à 200 grammes. De même que Gobert, Boitouzet est sorti de l'Hôtel-Dieu avec des symptômes diabétiques peu intenses ; mais ses urines contiennent encore du sucre, elles ont toujours une densité de 1030 ; il n'est point guéri, mais il veut sortir pour retourner dans sa famille.

» Je dois remarquer que, dans ces deux observations, la quantité de sucre est plus élevée que la théorie ne l'indique ; en effet, les 600 grammes de pain de gluten ne contiennent point une proportion de fécule suffisante pour donner 200 grammes de sucre. Mais je dois dire que nos deux malades sont incorrigibles : dès qu'ils peuvent tromper la surveillance et se procurer du pain, des pommes de terre ou des haricots, ils n'y manquent pas. Leur intelligence et leur résolution sont bien comparables à celles des consommateurs d'opium.

» Ajoutons, pour compléter les deux observations précédentes, que plusieurs moyens ont été essayés sans succès chez ces malades : ainsi Gobert a pris de l'opium, depuis 5 jusqu'à 40 centigrammes, du quinquina à haute dose pendant un mois, sans effet sensible. Boitouzet, pendant le même intervalle, a fait usage des ferrugineux ; tous les deux ont pris encore pendant dix jours une potion contenant de 1 à 6 grammes de carbonate d'ammoniaque. A propos de l'administration de cet agent, nous devons noter que les urines de nos deux malades étaient habituellement acides : elles n'ont pas changé les deux premiers jours qui ont suivi l'administration du carbonate d'ammoniaque ; mais, après deux ou trois jours, elles sont devenues alcalines, et ce fait a coïncidé avec une légère augmentation d'urine et du sucre. Nous reviendrons sur cette remarque importante, après avoir rapporté les deux observations qui vont suivre et qui, selon nous, sont dignes de fixer l'attention des médecins, car elles offrent des exemples de diabétiques dont les urines sont revenues complétement à l'état normal. Ces cas sont assez rares pour que le docteur Prout, qui s'est beaucoup occupé du diabète et qui a fait un excellent travail sur cette maladie, ait avancé que c'est à peine si dans toute sa pratique il a vu les urines diabétiques revenir une seule fois à l'état normal. C'est encore là l'opinion d'un médecin bien compétent en pareille matière, M. Rayer. Ces témoignages imposants donneront, j'espère, de l'intérêt aux faits qui suivent.

« M. A..., propriétaire à la Louisiane, est dans la force de l'âge ; depuis six mois environ il s'est aperçu qu'il était tourmenté d'une soif très-vive, qu'il rendait une proportion considérable d'urine, que chaque jour son embonpoint, ses forces et son énergie diminuaient, sa vue s'affaiblissait rapidement. Effrayé de ces symptômes, il vint à Paris et consulta M. le docteur Fauconneau-Dufresne, qui diagnostiqua un diabète sucré, et qui, connaissant mes premières recherches sur ce sujet, m'adressa M. A...

» Le 16 août 1841, M. A... vécut comme à son ordinaire ; la proportion de pain qu'il consomma dans la journée fut à peu près de 500 grammes ; il rendit environ 3 lit. 20 d'une urine sucrée, d'une couleur très-légèrement ambrée, d'une odeur de petit-lait, d'une densité de 1032 : la longueur du tube étant de 313 milim., son pouvoir rotatoire est de 7. Je conclus de là que ses urines contiennent par litre 52 gr., 63 de sucre, et que la quantité totale de ce principe rendue en vingt-quatre heures est de 168 gr., 42.

» Je prescrivis : 1° le remplacement du pain ordinaire par le pain de gluten ; 2° un habillement complet de bonne flanelle ; 3° l'emploi d'une potion contenant 1 gramme de carbonate d'ammoniaque, 10 grammes de rhum, 20 grammes de sirop et 100 grammes d'eau, et le soir un bol avec 2 grammes de thériaque et 25 milligrammes d'extrait d'opium.

» Sous l'influence de ces moyens, la sueur, depuis longtemps supprimée, revint avec abondance ; la soif diminua, et avec elle la quantité anormale d'urine. Ce régime fut continué jusqu'au 18 ; les urines, examinées ce jour, étaient toujours acides, plus colorées, odeur et saveur de l'urine normale ; quantité 1 lit. 25 environ, densité 1019, pouvoir retatoire 0 ; d'où, sucre aucune trace. L'analyse chimique confirma ces données et nous montra que la composition des urines de M. A... était tout à fait celle d'un homme en santé.

» Je prescrivis de continuer le régime indiqué, de suspendre le pain de gluten, et de revenir au pain ordinaire. Les urines furent examinées le 21 : odeur et saveur de l'urine normale, quantité 1 lit. 25 environ, mais la densité est de 1028. Examinées à l'appareil de M. Biot, le pouvoir rotatoire est de 5, 5, la longueur du tube étant de 309 millimètres, elles contiennent donc 41 gr., 90 de sucre par litre, mais la somme totale de ce principe n'est que de 62,96.

» Peu alarmé de cette réapparition du sucre dans les urines, je fis continuer l'usage du pain ordinaire ; mais je prescrivis de se couvrir plus chaudement encore, de doubler la dose de carbonate d'ammoniaque dans la potion, et de l'extrait d'opium dans le bol. Les urines furent examinées le 25 août : pouvoir rotatoire nul, densité 1020, quantité 2 lit., 25 environ, caractères et composition de l'urine normale.

» Le 27, mêmes résultats : densité 1018, pouvoir rotatoire nul, et composition et caractères normaux toujours acides.

» M. A... n'est plus diabétique ; dix jours de traitement ont suffi pour rétablir les fonctions de la peau, faire disparaître le sucre des urines, ramener les forces et l'énergie, et, chose remarquable, la vision s'exerce avec autant de perfection qu'avant l'invasion de la maladie. Comme M. A... attribue son diabète à un refroidissement qu'il a éprouvé, je lui ai conseillé pour cet hiver un voyage dans le Midi et l'usage immédiat des eaux sulfureuses des Pyrénées. Il m'a répété à plusieurs reprises que si la densité de ses urines dépassait de 1025 il m'écrirait aussitôt. Je n'ai point reçu de ses nouvelles, et j'en augure bien de la solidité de sa guérison.

» M. le docteur H..., chirurgien-major des armées en retraite, est atteint depuis plus de deux ans de glycosurie ; son appétit était considérable, sa soif vive, ses forces diminuaient graduellement. Il était atteint, en outre, d'une cataracte, et allait se faire opérer de cette affection par M. le docteur Pinel-Grandchamps, qui lui conseilla de soigner son diabète avant l'opération ; il me l'adressa à cet effet : M. H... était accompagné de M. le docteur Planté, qui, conjointement avec M. Tulasne, me seconda dans toutes mes opérations avec la plus grande obligeance.

» Le 1er septembre, M. H..... vécut, comme à l'ordinaire, avec 500 grammes de pain environ dans la journée. Ses urines étaient légèrement ambrées, peu odorantes, sucrées, d'une densité de 1036 ; leur pouvoir rotatoire est de 13, la longueur du tube de 314 millimètres 5 ; d'où proportion de sucre par litre d'urine, 97,30 ; quantité d'urine, 3 lit., 50 environ ; total du sucre dans les vingt-quatre heures, 340 gr., 55.

» Je prescrivis l'usage du pain de gluten, les vêtements de flanelle, l'emploi de la potion avec 50 centigrammes de carbonate d'ammoniaque, et un bol de 2 grammes de thériaque avec 25 milligrammes d'extrait gommeux d'opium. Les urines furent examinées le 11 septembre : couleur ambrée, densité 1030, odeur de l'urine normale, saveur salée légèrement douceâtre; pouvoir rotatoire 8 ; longueur du tube, 310 millimètres: d'où, proportion du sucre par litre d'urine, 60 grammes 76 ; quantité d'urine 2 litres environ ; total du sucre, 121,48.

» Le même traitement fut continué, et les urines examinées le 24 septembre. Densité, 1032 ; couleur ambrée, odeur de l'urine normale, saveur non sucrée ; pouvoir rotatoire, 5 ; la longueur du tube 309; d'où 38 gr., 10 de sucre par litre ; quantité d'urine, 2 litres environ ; total du sucre, 76,80.

» Les mêmes moyens furent continués jusqu'au 4 octobre. La densité des urines est alors de 1017 ; odeur, saveur, couleur de l'urine normale; pouvoir rotatoire 0 ; quantité, 1 lit., 50, composition de l'urine d'un homme en santé.

» Un mois de traitement a suffi pour ramener les urines à la composition et à la quantité normales, et dans un cas bien défavorable, car la maladie avait plus de deux années d'existence chez un homme de plus de soixante ans. Mais nous allons voir qu'il ne faut pas nous hâter de prononcer, et que la guérison n'était point encore solidement établie.

» Je fis continuer le même traitement ; seulement le pain ordinaire remplaça le pain de gluten. Les urines furent examinées le 13 octobre ; leur densité est de 1030 (mauvais présage); leur odeur et leur couleur, celles de l'urine normale ; quantité, 1 lit., 50 environ; pouvoir rotatoire, 4,5 ; d'où 34 gr., 15 de sucre par litre : quantité totale 51,22.

» Des vêtements plus chauds furent conseillés, le même régime continué. Les urines furent examinées le 22 octobre; leur densité est de 1021 ; pouvoir rotatoire nul ; odeur, couleur, composition de l'urine normale.

Nous voilà donc enfin revenus au résultat si désiré, mais ce n'est point encore une guérison définitive. En effet, les urines, examinées le 5 novembre, présentent une densité de 1042 ; elles ont bien encore l'odeur, la couleur et la quantité normales, mais leur pouvoir rotatoire est de 7,5, la longueur du tube étant de 312 ; d'où 56 gr., 30 de sucre par litre.

» Je prescrivis alors une chemise de flanelle par-dessus le gilet ordinaire, je portai la dose du carbonate d'ammoniaque à 2 grammes par jour, et celle de l'extrait d'opium à 5 centigrammes. Les urines furent examinées le 8 octobre : odeur, couleur et quantité normales ; par le refroidissement, elles déposent de l'acide urique ; densité, 1034 ; pouvoir rotatoire, 4 ; longueur du tube, 303 ; d'où 31,07 de sucre par litre.

» Le régime prescrit fut continué, et, le 10 octobre, la densité des urines n'est plus que de 1019 ; pouvoir rotatoire, 0 ; odeur, couleur, composition de l'urine normale.

» Je prescris toujours la continuation des moyens qui nous ont si bien réussi ; j'espère que la guérison sera solide malgré ces légers retours du sucre, et puis la proportion en est si faible, les accidents qui accompagnent le diabète, la faiblesse, la maigreur, la soif, ont si bien disparu, que nous devons, je pense, enregistrer ce fait comme un des plus précieux que la science possède.

» Jetons maintenant un coup d'œil sur les quatre observations que nous venons de rapporter, et il ressortira, j'espère, de cette comparaison quelques lumières nouvelles.

» Au premier abord, on pourrait penser que nos quatre malades ont été soumis aux mêmes influences : on leur a également prescrit du pain de gluten, des opiacés, des ammoniacaux, et chez les deux derniers seulement l'urine est revenue à l'état normal. La cause de cette différence ne m'est apparue que par la comparaison des faits. Chez les deux premiers, on n'a point employé les vêtements de flanelle ; chez les deux derniers, on a insisté sur ce moyen. L'urine de deux premiers malades, sous l'influence du carbonate d'ammoniaque, est devenue alcaline. Ce sel a été éliminé par les urines, et son influence diaphorétique est demeurée nulle ; chez les derniers, au contraire, la peau, excitée par les vêtements de laine, a fait activement ses fonctions ; le carbonate d'ammoniaque n'a point passé dans les urines, qui sont restées constamment acides.

» Lorsque le sucre a reparu dans les urines de MM. A... et H..., nous avons prescrit de nouveaux vêtements de laine suffisants pour maintenir une diaphorèse constante, et le succès a couronné nos prévisions. »

Bien qu'aujourd'hui j'aie rarement recours à l'emploi du carbonate d'ammoniaque, et que je prescrive moins énergiquement les vêtements de *flanelle complets*. L'exercice forcé, aidé quelquefois de douches, suffit pour rétablir les fonctions de la peau. J'ai cru cependant que la lecture des quatre observations précédentes empruntées à mon Mémoire de 1842 pourront encore offrir d'utiles enseignements.

C. Bicarbonates alcalins. — Avant de traiter des principaux médicaments alcalins fixes (bicarbonates de soude de potasse, etc.) dans la glycosurie, je vais reproduire ce que j'ai écrit sur ce sujet dans mon Mémoire de 1851.

« Avec les ammoniacaux, les autres médicaments alcalins ont aussi leur utilité, mais il faut saisir l'opportunité de leur administration. Je crois qu'ils conviennent surtout lorsque la maladie n'est pas très-intense et que les urines contiennent simultanément de la glycose et de l'acide urique. Plusieurs auteurs avaient déjà préconisé l'eau de chaux ou la magnésie, comme je l'ai dit plus haut.

» Il y a dix ans bientôt qu'avec M. Jadioux nous avons envoyé à Vichy, pour prendre une saison d'eau, un malade atteint de glycosurie. Voici ce qui nous avait dirigé dans cette prescription : ce malade rendait en vingt-quatre heures de 1 1/2 à 2 litres d'urine contenant 50 grammes environ de glycose. Ces urines, en se refroidissant, déposaient de l'acide urique en abondance. Ce malade avait déjà eu plusieurs atteintes de goutte. Cette affection, ainsi que la gravelle urique, avait été observée chez plusieurs membres de sa famille. Les eaux de Vichy eurent les plus heureux effets; les urines, examinées au retour, ne contenaient plus de glycose, malgré l'emploi habituel des féculents. Cet état s'est soutenu pendant plus de deux ans; mais, depuis, plusieurs affections incidentes tout à fait étrangères à la glycosurie sont survenues et ont enlevé ce malade.

» Les bicarbonates alcalins, et celui de soude plus particulièrement, ont le même mode d'action que les eaux de Vichy. MM. Contour et Mialhe ont rapporté un bel exemple de son utilité; mais, comme je l'ai dit déjà, le bicarbonate de soude, considéré comme agent principal du traitement, ne convient que dans les cas rares où la quantité de glycose rendue dans les vingt-quatre heures est en quantité modérée. L'expérience m'a montré que le choix entre les alcalins dans les cas graves de glycosurie ne saurait être douteux. J'accorde la préférence au carbonate d'ammoniaque sur le bicarbonate de soude, motivée sur plusieurs faits comparatifs décisifs.

» Dans les cas graves de glycosurie, aucun succès constaté ne m'a démontré l'efficacité, même passagère, du bicarbonate de soude. Plusieurs

17

exemples sont venus me prouver son inutilité dans ces conditions déterminées. Dans un cas, le malade, qui était à l'Hôtel-Dieu, dans la salle de M. Honoré, a pris progressivement jusqu'à 20 grammes de bicarbonate de soude dans les vingt-quatre heures. Cette dose a été continuée plus de huit jours. Sous l'influence de cet agent, la quantité d'urine a plutôt augmenté que diminué, et la proportion de la glycose n'a subi aucune diminution.

» Chez un autre malade, même salle, la dose de bicarbonate de soude, d'abord de 5 grammes, a été élevée à 16, et aucune diminution dans la quantité des urines et dans la proportion de glycose n'a été observée pendant ce temps.

» Chez un autre malade, couché à l'Hôtel-Dieu dans les salles de M. Gueneau de Mussy, le bicarbonate n'a été employé sans aucun effet utile que pendant trois ou quatre jours; puis est survenue inopinément une pneunomie foudroyante qui a enlevé le malade.

» Ainsi, pour résumer en quelques mots ce que j'ai personnellement observé d'utile sur l'emploi des alcalins dans la glycosurie, je dirai: Dans les cas graves, c'est au carbonate d'ammoniaque que j'accorde la préférence; dans les cas légers, pour déterminer la cure, j'ai employé avec grand avantage les eaux naturelles de Vals ou de Vichy. Elles sont surtout utiles pour rétablir les fonctions de l'estomac et pour faciliter l'assimilation des féculents. »

Bicarbonate de soude. — Le bicarbonate de soude offre deux avantages : le premier d'être la préparation alcaline la plus inoffensive, le second d'être à bon marché ; quoi qu'il en soit, aujourd'hui je le prescris rarement.

C'est M. Mialhe dont le travail sur l'emploi de la médication alcaline dans la glycosurie a eu tant de retentissement qui a surtout préconisé le bicarbonate de soude. Voici comme il l'emploie :

« On commencera (1) par prescrire 6 grammes de bicarbonate de soude à prendre en trois fois : le matin, vers le milieu de la journée, et le soir. Au bout de deux ou trois jours, on augmentera successivement la dose de 1 gramme, jusqu'à ce que l'on arrive à donner, par jour, 12 ou 15 grammes, que l'on continuera ou diminuera suivant les circonstances particulières du malade ou de la maladie. »

On donne habituellement le bicarbonate de soude en solution aqueuse assez concentrée un quart d'heure avant les repas.

Habituellement je ne prescris le bicarbonate de soude que pendant dix jours, sauf à y revenir après un repos suffisant. La dose à laquelle je l'ordonne est de 5 grammes seulement ; très-exceptionnellement je me

(1) Mialhe, *Chimie appliquée à la physiologie et à la thérapeutique*, p. 86.

suis élevé graduellement à 10 grammes. Je fais dissoudre les 5 grammes de bicarbonate de soude dans un litre d'eau, je fais boire deux ou trois demi-verrées à une demi-heure d'intervalle chaque verrée, le matin à jeun en se promenant : le reste du litre sert à couper le vin aux repas.

Bicarbonate de potasse. — Depuis quelques années j'emploie beaucoup plus fréquemment le bicarbonate de potasse que le bicarbonate de soude. Voici le motif qui m'a guidé dans cette préférence : les glycosuriques excrètent comme je l'ai dit (p. 16 et Appendice note IX) souvent beaucoup plus d'acide urique que dans les conditions de santé ; il importe que cet acide qui forme un composé sodique si peu soluble soit éliminé de l'économie ; le bicarbonate de potasse est très-utile pour atteindre ce but, car l'urate potassique possède une solubilité suffisante pour être tenu en dissolution, puis les sels potassiques sont rapidement éliminés par les reins et séjournent moins dans l'économie.

Je prescris le bicarbonate de potasse habituellement à la dose de 2 à 3 grammes dans les vingt-quatre heures ; je ne dépasse pas 5 grammes. Je fais dissoudre dans un litre d'eau, et la dissolution je l'administre comme je viens de le dire pour la dissolution de bicarbonate de soude.

Le *carbonate de lithine* a les mêmes avantages que le bicarbonate de potasse ; je ne l'ai prescrit que fort rarement, 50 centigr. 2 grammes pour un litre d'eau. La lithine est chère et l'on est loin d'être sûr de la pureté du produit pharmaceutique qui est vendu sous ce nom par les droguistes aux pharmaciens.

D. Citrates, tartrates, malates, savons de potasse, de soude, de lithine. — J'ai déjà traité dans plusieurs de mes mémoires de l'emploi de ces principales substances ; je dois ajouter une indication très-importante ; lorsqu'on emploie ces sels alcalins, c'est la nécessité concomitante du travail corporel énergique. Ce que j'ai exposé dans mon Mémoire de 1851 a été en tout point confirmé par l'observation ultérieure : je vais reproduire ce passage :

« Des alcalins à acides organiques administrés pendant les travaux au grand air m'ont paru avoir une très-utile influence pour faire disparaître le sucre, quand on revient à l'alimentation féculente ; mais dans les cas graves de glycosurie, il y a des exceptions qui ne permettent pas d'en généraliser l'emploi même dans ces conditions.

» Comme il est certains malades qui peuvent difficilement s'astreindre à un emploi continuel d'agents médicamenteux, j'avais eu la pensée, pour ces malades, de remplacer le bicarbonate de soude ou l'eau de Vichy que je leur prescris habituellement par du citrate ou du tartrate de soude que je faisais introduire dans leur pain. On sait que dans les conditions normales de la nutrition de l'homme et des animaux mammifères, les sels alcalins à radicaux d'acides organiques sont détruits dans l'appareil circulatoire: l'acide citrique du citrate de soude, l'acide tartrique du tartrate de soude, sont brûlés et transformés en eau et en acide carbonique; les urines alors, au lieu de tartrate et de citrate de soude, renferment du bicarbonate de la même base. Chez les glycosuriques, les choses ne se passent point ainsi pour la totalité au moins des sels ingérés. Chez ces malades, j'ai en effet vérifié qu'après leur avoir fait prendre 10 grammes, soit de citrate, soit de tartrate de soude en dissolution dans un litre de vin, on retrouvait dans les urines une partie du tartrate ou du citrate de soude indécomposé.

» Le travail au grand air a une influence décisive sur la marche de la décomposition des citrates et tartrates alcalins chez les glycosuriques. J'ai fait bêcher au grand air, six heures dans la journée, un glycosurique dont les urines contenaient du citrate de soude quand il avait ingéré ce sel, et qu'il ne travaillait pas; sous l'influence de cet exercice forcé en plein air, je ne pus constater dans l'urine la présence de l'acide citrique, malgré l'ingestion de 10 grammes de citrate de soude dans les vingt-quatre heures.

» Depuis ce temps je prescris toujours aux glycosuriques qui travaillent au grand air, et qui utilisent les féculents, de remplacer le pain par des pommes de terre qui contiennent du citrate de soude, ou s'ils le préfèrent, de remplacer dans leur pain le sel marin par 10 grammes de citrate ou de tartrate de soude, ou mieux la même quantité de sel de Seignette pour 500 grammes de pain. Je leur prescris en outre, dans tous les assaisonnements, de substituer ce sel de Seignette (tartrate de potasse et de soude) au sel marin.

» J'ai eu plusieurs occasions de m'assurer de l'utilité de ce conseil. Je crois que cette pensée a de l'avenir; mais, pour ne point la compromettre, ainsi que celle de la découverte de l'influence du travail soutenu au grand air sur l'utilisation des féculents par les glycosuriques, il est indispensable d'essayer journellement les urines pour y découvrir le moindre indice du retour du sucre, pour revenir immédiatement à l'abstinence des féculents. Je traiterai plus loin cette grande question de l'essai journalier des urines. C'est une des choses les plus importantes dans le traitement de la glycosurie.

« Avant de terminer ce paragraphe, je dois insister de nouveau sur un point sur lequel mes méditations se sont déjà portées. L'homme, par sa constitution, est destiné au travail au grand air; quand il se soustrait à cette loi naturelle, sans y avoir été préparé souvent par le concours de plusieurs générations, des modifications très-diverses peuvent survenir dans son organisation. Les matériaux alibiles qu'il ingère et qu'il digère peuvent être rejetés au dehors sans être utilisés : c'est le cas de la glycosurie. Les décompositions qu'éprouvent ses tissus peuvent s'opérer incomplétement : ce sont les cas de la goutte, de la gravelle urique.

» Quand, sous l'influence d'un exercice suffisant, d'une oxygénation complète, les matériaux protéiques sont entièrement modifiés, il en résulte de l'urée, matière soluble, dont l'économie se débarrasse facilement et sans inconvénients ; quand l'alimentation est mal réglée, trop abondante, l'exercice et l'oxygénation insuffisants, la destruction des matériaux protéiques n'est plus complète, et parmi les résidus s'observe l'acide urique, matière peu soluble qui est beaucoup moins facilement éliminée que l'urée, qui dérive d'une oxydation plus avancée de l'acide urique. Ainsi, pour me résumer, je dirai : Le travail au grand air est une des conditions d'existence de l'espèce humaine et un des moyens les plus efficaces de guérison de la glycosurie. »

Tartrate de potasse et de soude (sel de Seignette). — De tous les sels alcalins que j'emploie, c'est le sel de Seignette que je prescris le plus habituellement aujourd'hui. Ce sel se trouve dans toutes les pharmacies, et il contient deux bases utiles : la potasse et la soude. Je donne habituellement 10 grammes de sel de Seignette pour un litre d'eau, dont je fais boire un verre ou deux à jeun, le reste pour couper le vin au repas. Je l'administre souvent d'une manière très-agréable en faisant ajouter une cuillerée à café de crème de tartre soluble dans un verre d'eau de Vals, source Magdeleine ou Désirée.

Savons. — J'ai quelquefois prescrit avec avantage aux glycosuriques constipés des bols de savon médicinal de manière à leur faire prendre de 2 à 5 grammes de savon par jour. J'y fais quelquefois ajouter 5 centigr. d'aloès des Barbades. Je suis convaincu que les doses indiquées de savon sans mélange d'aloès peuvent être beaucoup dépassées. Je crois que l'on pourrait aussi utilement prescrire un savon à base de soude dans lequel l'huile d'amandes douces serait remplacée par de l'huile de foie de morue. Ce sont des essais que je me propose de reprendre.

E. Des eaux alcalines dans la glycosurie. — Parmi les eaux alcalines employées dans la glycosurie on pense tout d'abord à Vichy, à Vals, à Carlsbad, au Boulou, parmi les bicarbonatées sodiques, et à Pougues parmi les bicarbonatées calciques. Vichy est la première des eaux alcalines lorsqu'il s'agit d'aller à la source et de faire une saison ; mais pour être employée loin de la station, je mets l'eau de Vals au premier rang.

Vichy. — J'ai envoyé beaucoup de glycosuriques à Vichy, et parmi eux, il en est plusieurs dont je suivais la santé depuis longtemps et que j'ai continué à diriger à leur retour.

Voici les conditions dans lesquelles cette station thermale m'a paru parfaitement indiquée : chez les glycosuriques valides obèses, qui par habitude avaient des repas trop copieux, qui suivaient leur régime imparfaitement, et qui par suite ou de travaux de cabinet ou de paresse acquise, se livraient à un exercice journalier insuffisant ; je dois aussi ajouter ceux qui produisaient un excès d'acide urique, et, en général, ces polyuriques appartenaient à la catégorie des glycosuriques gras, gourmands et paresseux.

A part ces conditions, il faut être réservé avant d'envoyer un glycosurique à Vichy.

Pour mieux en préciser l'utilité je ne puis faire mieux que de citer quelques passages des ouvrages d'un médecin qui a parfaitement étudié l'influence d'une saison de Vichy dans la glycosurie (1) : j'y joindrai quelques remarques. Je dirai tout d'abord que pour bien apprécier l'action de la médication thermale, il est indispensable d'observer sévèrement ce que peut faire le traitement hygiénique sans l'intervention des eaux. On a attribué à Vichy bien des succès dont le traitement hygiénique doit réclamer une large part. D'après M. Durand-Fardel, le régime que les malades suivent à Vichy est généralement moins strict que celui auquel ils se soumettent chez eux, la vie d'hôtel ne se prêtant pas suffisamment à la diétéctique diabétique. Chez la plupart des glycosuriques que j'ai vus avant et après Vichy, c'est le contraire que j'ai noté. Les médecins de ces thermes les soumettaient presque tous à un régime d'une sévérité exagérée. Car c'est sous l'influence de la médication alcaline qu'on peut faire souvent sans péril des écarts de régime. J'ai souvent répété ce mot à mes glycosuriques. Je vous envoie à Vichy, j'espère que vous pourrez y manger du pain sans voir le sucre reparaître dans vos urines.

J'arrive maintenant aux citations empruntées à mon ami Durand-Fardel, qui s'appuie aussi sur l'autorité de Petit et de Prunelle.

« Le premier effet du traitement par les eaux de Vichy est, sauf exception, de diminuer la proportion du sucre contenu dans l'urine. Cet effet ne manque presque jamais de se faire sentir dans la première semaine, quelquefois dès le second jour.

(1) Durand-Fardel, *Traité pratique des eaux minérales*, 2e édit., p. 752. — Id., *Traité du diabète*, p. 465.

« Cette action sur les conditions chimiques de l'urine est habituellement croissante, pendant toute la durée du traitement, à moins d'écarts
de régime; mais elle ne l'est pas au même degré dans les périodes consécutives.

« Le sucre disparu à Vichy se montre souvent de nouveau; mais cette
réapparition du sucre, qui n'a lieu quelquefois que plusieurs mois après,
s'opère en général dans de moindres proportions qu'auparavant. Il m'est
arrivé plusieurs fois, une année expirée, de retrouver exactement la même
proportion de sucre qu'avait laissée le traitement précédent, et qui
s'abaissait alors de nouveau. »

Je n'ai pas été toujours aussi heureux que M. Durand-Fardel; chez
mes malades, très-peu de jours après leur retour de Vichy, j'ai constaté
la même quantité de sucre qu'au départ, je ne saurais admettre non plus
la diminution dans la quantité d'urine rendue dans les vingt-quatre
heures sous l'influence du traitement thermal si le régime n'a pas été
changé, mais voici d'autres points sur lesquels je suis d'accord avec lui :

« L'urine perd aussi rapidement que dans les autre cas l'acidité qu'on lui
avait trouvée au commencement du traitement. J'ai quelquefois, dit-il,
trouvé dans l'urine des diabétiques une légère proportion d'albumine. Je
n'ai pas remarqué qu'elle fût modifiée d'une manière notable par le
traitement thermal ; elle persistait au même degré, malgré la diminution
ou même la disparition du sucre.

« La soif et la sécheresse de la bouche sont ordinairement les premiers
symptômes qui paraissent modifiés par le traitement thermal. Les malades
accusent sous ce rapport un soulagement immédiat, que traduisent
aussitôt leur prononciation et leur physionomie. En même temps que
leur soif s'apaise, que le besoin de rendre les urines s'éloigne, le sommeil
reparaît, l'agitation nocturne se calme, et le moral ne tarde pas à se
relever.

» Je n'ai guère eu l'occasion d'observer l'action du traitement thermal
sur l'appétit désordonné des diabétiques. J'ai vu plus souvent, sous l'influence des eaux, le dégoût qu'inspirait le régime exclusivement animal
diminuer, les digestions lourdes et pénibles se régulariser, l'appétit
reparaître. Quant à l'odeur nauséabonde et pénétrante qu'exhalent certains diabétiques, je ne l'ai jamais vue céder au traitement thermal, lors
même que celui-ci amenait des changements notables dans la composition
de l'urine, et même dans la santé générale. Mais les diabétiques qui
présentent cette circonstance sont en général affectés à un haut degré,
et ne se trouvent guère susceptibles que d'un retour très-imparfait.

» De tous les symptômes diabétiques, la sécheresse de la peau, lorsqu'elle
existe, est celui qui résiste le plus au traitement ordinaire. La soif, la

sécheresse de la bouche, diminuent, l'abondance des urines s'amoindrit, les forces reparaissent : mais la peau ne reprend pas ses fonctions, ou ne les reprend que dans une faible proportion. Ce n'est que dans les cas légers et récents qu'il est facile de rétablir les fonctions cutanées.

» Or, un certain nombre de malades arrivaient à Vichy après avoir subi, pendant un temps plus ou moins long, un traitement méthodique. Ils se portaient mieux, le sucre avait diminué ; mais ils avaient la peau sèche comme auparavant, ou à peu de chose près.

» Sous l'influence du traitement thermal, au contraire, on voit peu à peu la peau s'adoucir, s'assouplir, s'humecter enfin. Je n'ai presque jamais vu de sueurs abondantes s'établir ; les eaux de Vichy n'agissent pas précisément à la manière des diaphorétiques ; mais, comme dans tant d'autres maladies chroniques où l'atonie de la peau est un des caractères et devient un des éléments de la maladie, l'activité de ce système si important se rétablit lentement et graduellement.

» Les eaux de Vichy n'agissent que lentement et secondairement sur la constipation des diabétiques : mais on obtient d'excellents résultats des douches ascendantes qui, continuées avec un peu de suite, parviennent quelquefois à rétablir définitivement, en partie du moins, les fonctions du gros intestin.

» J'ai vu plusieurs fois, lorsque la glycosurie avait rapidement diminué, l'amblyopie s'amoindrir sensiblement pendant la courte durée du traitement thermal. Il n'en est pas de même de l'anaphrodisie. Le rétablissement de l'activité génitale est toujours beaucoup plus lent ; et, à part quelques velléités de bon augure, je n'ai jamais constaté de changement immédiat à ce sujet.

» Quant à l'état général, au rétablissement des forces musculaires, du moral, du sommeil, il suit de très-près les changements subis par l'urine et par les symptômes essentiels de la maladie. C'est ce retour général considérable et rapide qui caractérise surtout le traitement thermal, et c'est principalement sous ce rapport que celui-ci est si souvent nécessaire pour compléter l'action insuffisante du traitement diététique et médicamenteux.

» On peut affirmer que les cas où le traitement de Vichy demeure absolument stérile, et surtout où il se trouve nuisible, sont exceptionnels. Sans doute l'influence qu'il exerce sur la marche générale de la maladie et sur ses destinées ultérieures est fort inégale, et il est vrai que la part qu'il convient de lui attribuer est souvent fort difficile à faire, si l'on considère qu'il n'intervient souvent qu'à une époque tardive, où l'organisme est profondément altéré, et surtout si l'on tient compte des conditions défavorables dans lesquelles se tiennent les malades, soit par leur faute, soit par suite de circonstances indépendantes de leur volonté.

» Il faut bien faire observer encore que, quand il est question du traitement de Vichy, il ne saurait s'agir que d'un traitement méthodique, et dirigé suivant les règles fournies par l'expérience. Il y a toutes sortes de manière de prendre les eaux de Vichy, et leur mode d'administration doit être subordonné, après les indications générales dépendantes de la maladie, aux indications individuelles relatives aux malades. Celle-ci ne saurait par elle-même être toujours prévue d'avance, et ne peut souvent se formuler qu'à mesure. Ceci s'applique à tous les traitements de ce genre comme à toutes les maladies. Il faudrait donc se garder d'apprécier les qualités du traitement thermal de Vichy d'après les résultats observés chez tant d'individus qui se soignent à leur guise, au hasard, souvent d'une manière insuffisante, ou plus souvent encore d'une manière contraire à ce qu'il faut. Il n'y a de comparable à leur imprudence que celle des médecins qui les encouragent dans cette voie déplorable.

» Le traitement thermal de Vichy se compose de bains, de douches générales, et de l'usage interne de l'eau minérale ; quant au choix des sources, il n'existe pas d'indication spéciale au diabète : il dépend tout à fait des conditions spéciales du malade, de l'état des voies digestives, des conditions générales du système. Il s'agit là d'applications individuelles ; car, en dehors des sources ferrugineuses, il n'y a point de sources à Vichy qui se trouvent spécialement applicables à aucun état morbide déterminé.

» Cependant, même dans les conditions les meilleures, il est des diabétiques qui sont réfractaires à l'action salutaire des eaux de Vichy. Ceci s'observe encore à propos de toutes les sortes de médication, et dans toutes sortes d'états morbides. Quelles que soient l'attention et l'expérience qui président à l'analyse des faits pathologiques, il est des circonstances qui échapperont toujours à nos investigations et à nos prévisions. J'ai vu un gentleman qui fut pris de diabète dans des circonstances peu propres à expliquer l'apparition de la maladie. Il avait depuis plusieurs mois une soif ardente, un certain affaiblissement, de l'amaigrissement surtout ; mais il consentait à peine à se croire malade, et avait conservé encore une vigueur relative. Consulté par avance, il me paraissait dans des conditions très-favorables. Il vint à Vichy ; au bout de quinze jours, aucune réduction n'avait été obtenue dans la glycosurie, considérable, ni dans la soif. Il repartit et mourut quelques mois après.

» J'ai vu quelquefois la glycosurie résister opiniâtrément au traitement thermal, sans qu'il me fût possible d'en discerner la raison. Cependant cette circonstance elle-même n'est pas toujours absolument défavorable. Une dame âgée de soixante-quatre ans partait de Vichy (il y a six ans) après un, traitement suffisant, ayant, comme à son arrivée, 50 grammes de sucre. Elle était extrêmement obèse. Cependant la soif avait diminué, circonstance notable, et elle était beaucoup mieux portante. Cette dame, qui habite à l'autre bout de la France, n'est pas revenue à Vichy, mais elle est encore aujourd'hui dans des conditions de santé supportables.

» Les contre-indications absolues du traitement thermal de Vichy ne sont pas très-communes. M. Bouchardat a justement exprimé que le type des diabétiques auxquels ces eaux conviennent le mieux sont les diabétiques obèses, c'est-à-dire des diabétiques d'une telle constitution ou qui n'en ont pas encore perdu les caractères. Il en est de même des diabétiques affectés de diathèse urique, sous forme de goutte et de gravelle. Cependant il s'en faut que des conditions constitutionnelles opposées entraînent par elles-mêmes des contre-indications.

» Il n'en est pas de même des diabétiques parvenus à un certain degré d'épuisement du système nerveux : les eaux de Vichy sont alors contre-indiquées. Ceci s'applique à la cachexie diabétique proprement dite. Il ne faut pas, je dois le redire ici, confondre avec celle-ci l'apparence cachectisante d'une glycosurie rapide et intense. On voit en général cette dernière se dissiper facilement, sous l'influence d'un traitement méthodique. Je parle de la cachexie véritable, de celle qui, indépendante des progrès actuels de la glycosurie, amène une altération profonde et irrémédiable de l'organisme, altération qui me paraît devoir être attribuée à la contamination des tissus organiques par les principes sucrés. Les eaux de Vichy sont contre-indiquées alors, comme dans la cachexie goutteuse, (intoxication urique).

» Indépendamment de l'ordre d'idées qui se rattache au fait de l'altération intime des tissus par les principes sucrés, ou uriques, il faut tenir compte également du degré d'abaissement radical des forces organiques.

» Un même degré de faiblesse peut être atteint par une série d'individus, sans que les mêmes éléments organiques y prennent une part égale chez tous. Quand la faiblesse a son point de départ radical dans le système nerveux, c'est-à-dire dans les cas d'épuisement du système nerveux, les eaux de Vichy conviennent mal. Ceci est d'une appréciation délicate peut-être, mais importante. Ces eaux s'appliquent victorieusement aux cachexies paludéennes les plus profondes; elles sont parfaitement tolérées et utilement employées, tout en pouvant se trouver insuffisantes, dans un degré très-avancé d'anémie. Mais, dans l'épuisement nerveux dont nous trouvons le type dans les abus vénériens, ces eaux sont mal supportées, et ne font peut-être qu'ajouter à l'état de débilitation du système. C'est pour cela, sans doute, que les eaux de Vichy, avec leur température élevée, leurs propriétés éminemment reconstituantes, l'élément ferrugineux qu'elles renferment, ne sont nullement applicables aux paralysies, auxquelles les eaux chlorurées sodiques s'adaptent si bien.

» Il est des diabétiques chez lesquels dominent les phénomènes nerveux; c'est ce qu'on pourrait appeler la forme nerveuse du diabète. Ceci ne contre-indique pas formellement le traitement thermal de Vichy, mais paraît diminuer singulièrement les ressources que l'on en peut tirer. Les malades supportent alors assez difficilement les eaux; le retour graduel et continu, que l'on observe dans la plupart des cas, n'a lieu chez eux qu'incomplétement et par secousses; et j'ai vu, circonstance assez remarquable, l'urine subir les changements les plus favorables au point de vue de la diminution du sucre, sans que les autres symptômes en parussent le moins du monde influencés.

» La tuberculisation pulmonaire me paraît une contre-indication formelle au traitement thermal de Vichy. »

Sur cette dernière contre-indication, mon observation m'a conduit aux mêmes conclusions que M. Durand-Fardel et aussi malgré l'autorité d'un homme très-compétent sur ce sujet, M. le docteur Senac, je n'envoie pas à Vichy les malades sur lesquels il existe des signes certains de tuberculisation pulmonaire, et surtout ceux qui ont éprouvé un très-notable amaigrissement.

Je renvoie également à ce que j'ai dit, p. 257, sur les contre-indications des alcalins en général. Ces règles sont applicables en général à un traitement thermal de Vichy. Je ne saurais terminer cet article sans dire que j'ai donné mes soins à une jeune femme qui avait été envoyée à Vichy pour une maladie du foie. Ses urines examinées avant son départ pour Vichy ne contenaient pas de sucre, à son arrivée elles n'en renfermaient pas davantage. La glycosurie éclata avec assez d'intensité sous l'influence du traitement thermal; elle ne put être modérée que par le régime. Je n'ai pas suivi cette malade, mais je crois savoir qu'elle a succombé dans l'année. Ce cas est aussi exceptionnel qu'extraordinaire, j'en conviens, mais il confirme la règle qu'il ne faut pas envoyer aussi aveuglément tous les glycosuriques à Vichy comme cela se pratiquait il y a quelques années. Les insuccès qui se sont multipliés commencent à imposer plus de réserve dans l'emploi de ce puissant et utile modificateur.

Je crois aussi bien de confirmer et de compléter une remarque très-intéressante due à la sagace observation de M. Durand-Fardel. Il a vu chez un malade, comme je viens de le rapporter, l'urine subir, sous l'influence de l'administration de l'eau de Vichy, les changements les plus favorables au point de vue de la diminution du sucre, sans que les autres symptômes en parussent le moins du monde influencés. J'ai donné des conseils il y a quelques jours à un malade dont je dirige la santé depuis plusieurs années. Chez ce malade la glycosurie est très-intense et avait exercé de terribles ravages quand il est venu pour la première fois me consulter. Par un régime bien conduit, par de l'exercice de chaque jour en rapport avec les forces, nous avons beaucoup gagné ; mais au moindre écart de régime ou de suspension d'exercice, la glycose reparaît dans les urines. J'ai essayé chez ce malade sans résultats bien nets les modificateurs pharmaceutiques dont j'ai dans certaines conditions reconnu l'effet utile ; voici ce qui a été constaté lorsque le malade prend de l'eau de Vichy : sous l'influence de l'administration de cette eau la glycose disparaît des urines. La quantité des urines rendue en vingt-quatre heures descend au-dessous de la normale, de même que le chiffre des matériaux fixes. Ce n'est qu'un bien apparent, les forces diminuent plutôt que de s'élever ; on remarque de l'œdème aux jambes, un commencement de bouffissure générale, comme si l'économie était imprégnée de plus d'eau par suite d'insuffisance des frictions des reins. Après la suspension de l'eau de Vichy, les urines augmentent, la glycose reparaît toujours en petite proportion et le malade se trouve beaucoup mieux. C'est un cas tout à fait exceptionnel. Il montre combien il faut être reservé avant de généraliser à tous les malades une pratique qui réussit chez le plus grand nombre.

Vals. — En 1840, dans la première édition de mon Formulaire, je disais : « les eaux de Vals occuperaient le premier rang des eaux alcalines si elles étaient thermales. » Aujourd'hui que j'ai une expérience beaucoup plus complète de ces excellentes eaux, je n'hésite pas à dire que pour être administrées loin de la source, je les préfère à toutes les autres eaux alcalines. Leur parfaite conservation, leur grande richesse alcaline, la précieuse variété des différentes sources, qui permet d'en graduer et d'en varier l'usage, voilà les motifs principaux qui ont si rapidement fait prendre aux eaux de Vals un rang aussi élevé parmi nos richesses minérales. Voici comment je les emploie dans la glycosurie.

Je fais boire dans la matinée deux ou trois demi-verrées d'eau de la source *Précieuse ;* le reste du litre est bu dans la journée, une demi-heure avant chaque repas et le soir en se couchant.

Je prescris l'eau de la *source Saint-Jean*, qui est la plus faible, pour couper le vin aux repas ; aux glycosuriques qui rendent beaucoup d'acide urique, j'ordonne le vin blanc fourni par le cépage commun désigné sous le nom de *Melon*, 1/3 de vin et 2/3 d'eau de la source Saint-Jean. C'est une boisson très-utile et qui plaît aux malades.

Pour les glycosuriques habituellement constipés, ce qui convient à merveille le matin à jeun, c'est un verre d'eau de Vals de la *source Magdeleine*, dans lequel on ajoute depuis une cuillerée à café jusqu'à une cuillerée à dessert de crème de tartre soluble.

J'emploie le plus souvent ces moyens isolément, quelquefois cependant je prescris le verre d'eau de la Magdeleine avec la cuillerée de crème de tartre soluble le matin au réveil, et l'eau de la source Saint-Jean pour couper le vin aux repas. L'usage de ces eaux alcalines est continué pendant dix à quinze jours, et repris après un repos de quinze jours.

Il est encore une précieuse ressource qu'offrent les eaux de Vals aux glycosuriques anémiés, affaiblis, chez lesquels les fonctions digestives ne sont plus régulières ; ce sont les eaux de la *source Dominique ;* ces eaux ne sont pas alcalines, mais elles renferment du fer et de l'arsenic ; je les prescris pour couper le vin ; un verre à chaque repas, et j'ai eu plusieurs occasions d'en constater les très-heureux effets.

J'ai dit que, comme station minérale, Vals était peu fréquenté, je dois ajouter cependant que j'y ai envoyé quelques glycosuriques, et parmi eux j'en ai suivi deux pendant plusieurs années ; ils avaient éprouvé le plus grand bien de leur séjour à Vals. La puissance des eaux était secondée par de longues promenades dans un pays pittoresque et des plus accidentés. Quand Vals possédera un gymnase, un établissement hydrothérapique, un service balnéaire fortement organisé, cette station minérale deviendra une des plus profitables pour les malades.

Carlsbad. — Nous n'avons pas ici de fréquentes occasions d'envoyer nos malades à Carlsbad, cependant j'ai suivi plusieurs glycosuriques, peu gravement atteints il est vrai, chez lesquels une saison à Carlsbad a produit de bons effets. Ces eaux sont remarquables comme on sait par l'élévation de leur température et par leur composition mixte : elles contiennent à la fois du bicarbonate, du chlorure et du sulfate de sodium, avec une très-petite proportion de fer. Voici en quels termes le professeur Saegen apprécie leur utilité dans la glycosurie.

« Toujours et même dans les formes les plus graves du diabète, l'eau de Carlsbad diminue l'intensité des symptômes les plus pénibles, tels que la sécheresse de la bouche, la soif brûlante et les envies fréquentes d'uriner. De là des nuits plus calmes, un sommeil plus tranquille, et en somme les diabétiques se trouvent beaucoup mieux durant leur séjour aux eaux. L'emploi de l'eau minérale a pour effet de diminuer la proportion du sucre chez la plupart des diabétiques. Parmi plus de 100 cas que j'ai eu l'occasion d'observer à Carlsbad, il n'y en a que 10 ou 12 dans lesquels cette diminution n'ait été que faible ou ait manqué complétement ; dans d'autres cas, la diminution du sucre a été frappante ; dans 50 de ces cas, le sucre disparut complétement de l'urine. Ce qu'il y a d'étonnant, c'est que la cause de la maladie, autant qu'il nous est possible de la connaître, ne semble avoir aucune influence sur le résultat de la cure. L'intensité seule de la maladie peut faire varier le pronostic. Les résultats de la cure seront d'autant moins favorables que l'état sera plus grave, ou, pour mieux dire, que les troubles de la nutrition seront plus avancés. On peut dire la même chose de la durée de l'action des eaux. Lorsque les troubles de la nutrition sont portés à un degré extrême, que les malades sont très-émaciés, quand l'altération du sang a provoqué l'œdème des membres infé-rieurs, quand enfin les affections secondaires du diabète, telles que les tubercules, les affections des reins, se sont produites, la maladie progresse toujours sans qu'on puisse l'arrêter, et nous voyons périr la plupart des malades malgré l'emploi des eaux.

» Mais aussi longtemps que ces troubles de la nutrition n'ont point apparu, l'action de l'eau minérale enraye les accidents, et, bien que je n'aie pas obtenu de guérison, cependant j'ai toujours noté une améliora-tion sensible, même dans les formes les plus graves du diabète. Des observations nombreuses prouvent que, dans le cas où l'eau de Carlsbad agit favorablement, la quantité de sucre diminue pendant un temps assez long et que le poids des malades augmente.

» L'action de l'eau de Carlsbad peut donc se résumer en ces mots : *diminution dans la formation du sucre*. Quand les troubles de la nutri-tion ne sont pas trop avancés, et qu'il est possible de remplacer par une nourriture animale appropriée les éléments organiques employés à la for-mation du sucre, on peut, par l'usage annuel et continu des eaux, mainte-nir le malade dans un état de bien-être relatif et prolonger son existence de plusieurs années (1). »

D'après le peu que j'ai vu, Carlsbad me paraît surtout utile aux glycosu-riques peu atteints, gras, constipés, et sacrifiant trop l'exercice du corps aux travaux intellectuels.

Je prescris quelquefois les sels de Carlsbad aux glycosuriques constipés. Sous ce nom, on débite souvent du sulfate de soude effleuri et des mé-langes purgatifs salins les plus divers, parmi lesquels je citerai les sui-vants, destinés à imiter les eaux de la source Sprudel.

Sulfate de soude...............	215	grammes.
Sulfate de potasse.............	6	—
Chlorure de sodium	125	—
Bicarbonate de soude..........	20	—
Sulfate de protoxyde de fer......	5	centigrammes.

Mêler. — 6 grammes pour un litre d'eau.

_____

(1) Saëgen, *Contributions à l'étude clinique du diabète sucré*; in *Archives générales de mé-decine*, 1867, t. IX, p. 295 (extrait du *journal de Virchow*).

Le mélange que je préfère est le suivant :

Sulfate de soude	200	grammes.
Sulfate de potasse	10	—
Chlorure de sodium	100	—

Pulvériser, mêler.

Ajouter depuis une cuillerée à café, jusqu'à une cuillerée à bouche du mélange précédent dans un verre d'eau de Vals (*source Précieuse*), à prendre le matin au réveil pour les glycosuriques constipés. Pour quelques malades, il est nécessaire de prendre deux verres de ce mélange à un quart d'heure d'intervalle.

J'ai parlé précédement de l'usage interne du sel marin.

Je préfère aujourd'hui à l'emploi du sel marin seul les *sels d'eau de Carlsbad* qui contiennent du sulfate et du chlorure de sodium.

J'insisterai surtout sur l'emploi de ce mélange salin, dans les cas de glycosurie avec anémie, s'accompagnant de déjections alvines noires. Dans ces conditions, ces deux sels sulfate et chlorure de sodium, donnés à la dose de 5 grammes pour un litre d'eau, sont absorbés, et ils peuvent contribuer à entraver la destruction des globules sanguins.

Ems. — J'ai peu envoyé de glycosuriques aux eaux d'Ems, mais j'en ai vu plusieurs qui avaient passé une saison à ces eaux. Leur efficacité est douteuse, je ne les conseillerais qu'aux malades très-peu atteints, et auxquels la vie habituellement sédentaire commande un voyage pendant les vacances. — Voilà ce que j'écrivais avant la guerre, aujourd'hui je n'envoie plus personne à Ems.

Pougues. — Plusieurs de mes malades ont fait une saison à Pougues. Ces eaux peu actives conviennent surtout aux glycosuriques qui ont encore de l'embonpoint, mais qui, trop anémiques, ne pourraient supporter les eaux de Vichy.

M. Logerais a fait paraître dernièrement un travail spécial sur l'emploi des eaux de Pougues dans la glycosurie (1).

M. le docteur Ticier, médecin inspecteur des *eaux de Capvern*, publié une note sur le diabète traité par les eaux de Capvern.

Plusieurs autres médecins hydrologistes vantent encore un grand nombre de stations hydro-minérales dans le traitement de la glycosurie : *Royat, Mont-Dore, Plombières, Contrexéville, Vittel ;* ces deux dernières eaux conviennent surtout aux glycosuriques avec complication de *polyurique,* c'est-

---

(1) Logerais, *Diabète, Son traitement par l'eau minérale de Pougues,* 1873.

à-dire produisant trop d'*acide urique*, et aussi à ceux dont les urines contiennent habituellement de l'*oxalate de chaux*.

Je crois que pour les personnes à occupations sédentaires, une saison à ces différentes eaux peut être très-utile, à la condition de régler le régime d'après l'état des urines, et en même temps de prendre journellement des bains ou des douches, d'y faire un exercice énergique, et d'y vivre en paix et en joie.

Je me suis très-bien trouvé de prescrire une saison à Bagnères-de-Luchon aux glycosuriques albuminuriques, et un séjour de dix jours pour ceux qui endurent une constipation habituelle.

Du 15 juillet au 15 août, c'est-à-dire pendant les grandes chaleurs, je prescris quelquefois aux jeunes sujets un voyage dans des pays de montagnes, et je les envoie aux eaux de Saint-Moritz, dans le canton de Grisons, (Suisse), vallon de la haute Engadine, à une altitude de 1856 mètres.

J'envoie souvent mes malades pendant les mois de novembre, décembre, janvier, à Amélie-les-Bains, prendre des bains de piscine d'eaux sulfureuses et y boire dans la matinée trois ou quatre demi-verrées d'eau alcaline du Boulou.

Bains de mer dans la glycosurie. — Ou peut rattacher l'emploi des bains de mer dans la glycosurie à la médication par les eaux minérales, et je dois dire, d'après ce que j'ai vu, que ce modificateur hygiénique peut produire les plus heureux effets quand on sait en diriger l'emploi.

Dans le paragraphe consacré aux soins de la peau qui doivent accompagner le travail forcé (voyez p. 241); j'ai déjà parlé des bains de mer, mais je crois utile d'y revenir ici, ainsi que sur les pratiques de l'hydrothérapie.

Il y a longtemps que j'ai traité de l'emploi des bains de mer dans la glycosurie, et que j'ai insisté sur l'ensemble des précautions que leur administration réclame.

« M. Bouchardat, dit M. Durand-Fardel, qui (1) conseille beaucoup les bains de mer dans le diabète, exprime parfaitement leur indication, en disant qu'ils ne doivent être employés que chez les diabétiques capables de réagir. La réaction ne s'obtient pas seulement par les forces intrinsèques de l'organisme, elle s'obtient aussi par les conditions dont on entoure les malades. C'est ainsi qu'un exercice très-actif est indispensable en faisant usage des bains de mer : il ne faut donc jamais les prescrire aux diabétiques incapables de se livrer à un exercice suffisant.

» Les bains de mer sont très-salutaires aux diabétiques qui ne font plus ou presque plus de sucre : mais je ne pense pas qu'ils conviennent aux diabétiques encore en puissance de leur maladie. »

(1) **Durand-Fardel**, *Traité du diabète*, p. 477.

Je suis complétement de l'avis de M. Durand-Fardel sur ce point. Les bains de mer m'ont paru surtout utiles pour consolider la guérison de la glycosurie, et pour permettre à des glycosuriques modérément atteints de manger du pain sans produire du sucre, grâce à l'animation de la vie de la peau par les bains de mer et par l'exercice.

Pour les glycosuriques qui produisent encore une proportion notable de glycose, plus de 100 grammes par exemple dans les vingt-quatre heures, il faut se borner aux bains de mer chauds. J'ai donné mes soins à un huissier de Paris il y a plus de vingt ans : ce malade négligea mes recommandations relatives à la courte durée des bains, à l'exercice énergique après le bain, il fut pris d'une pneunomie qui l'enleva dans les vingt-quatre heures.

II. — MODIFICATEURS DU SYSTÈME NERVEUX (narcotiques, antispasmodiques, révulsifs, etc.).

Je vais commencer par reproduire un article que j'ai consacré à ce sujet dans mon Mémoire de 1851, et qui est intitulé : *De l'utilité, dans la glucosurie, des modificateurs du système nerveux.* — « Convaincu, depuis longtemps, par l'examen attentif des glycosuriques, qu'il existe fréquemment chez ces malades des aberrations fonctionnelles des diverses parties de l'appareil nerveux, accusées soit par une surexcitation générale très-manifeste, soit par un affaiblissement de la vue, soit par des douleurs assez constantes dans la région de la moelle épinière, accompagnés de refroidissement, d'engourdissement passager, de faiblesse dans les membres inférieurs, j'ai essayé pour modifier la glycosurie qui résiste à un régime bien dirigé, et dont il subsiste encore quelques traces, les divers agents perturbateurs du système nerveux dont nous disposons habituellement.

» Toutes les fois qu'il s'est agi du traitement hygiénique pour les glycosuriques, j'ai marché avec sûreté, avec la conviction la plus entière de prescrire quelque chose d'utile : j'ai amené cette partie de la thérapeutique à un degré de certitude que nous devons tous désirer de voir s'étendre à d'autres maladies. Mais dans l'emploi des médicaments perturbateurs dont je fais souvent usage, la même sûreté m'abandonne, je marche au hasard, comme nous avons l'habitude de le faire beaucoup plus souvent qu'on ne le pense communément. Passons rapidement en revue les principaux moyens perturbateurs dont j'ai expérimenté les effets.

» Je commence toujours par les agents les plus inoffensifs, et dont l'ad-

18

ministration peut être continuée fort longtemps sans inconvénient. Dans cette catégorie je place le *thé* et le *café* (1).

» Le bon *thé* sans sucre, avec une ou deux cuillerées de crème, est une boisson qui plaît à la plupart des glucosuriques, et qui contribue puissamment à leur rendre l'énergie morale dont ils manquent souvent.

» J'ai vu dans quelques cas la quantité de sucre dans les urines décroître sous l'influence de l'administration du thé. J'en prescris à certains malades habitués à cette boisson alimentaire une tasse le matin à jeun, une tasse au déjeuner, et quelquefois une tasse en se couchant.

» Le *café* à l'eau sans sucre n'est pas moins utile ; il est très-efficace pour cembattre cette somnolence, cet engourdissement dont se plaignent la plupart des glucosuriques, et qui simulent quelquefois une congestion cérébrale. Chez plusieurs malades, il a contribué efficacement à faire disparaître ou à diminuer la quantité de sucre. J'en prescris habituellement une tasse au déjeuner ; quelquefois j'en fais prendre deux tasses dans les vingt-quatre heures : c'est un adjuvant très-puissant dont j'ai constaté l'efficacité.

» Les *alcooliques* ont une utilité considérable dans la glycosurie, mais c'est principalement pour tenir la place laissée vide par les féculents ; j'évite toujours de les administrer à dose telle, qu'ils ébranlent le système nerveux.

L'usage du thé, du café et des alcooliques à dose modérée ranime les forces. Il faut toujours le faire suivre d'exercice (2).

_____

(1) Ces modificateurs sont généralement considérés, ainsi que les alcooliques, comme des aliments d'épargne. On pense qu'ils diminuent la production de l'urée, en modérant d'après ce que j'ai dit (voyez Appendice, note VII) le dédoublement des matières albuminoïdes en glycose et en urée. Ils seraient donc efficaces pour prévenir une des conséquences inquiétantes de la glycosurie, l'amaigrissement progressif, et à diminuer la glycose excrétée, en prévenant la transformation exagérée des matériaux du corps. Je dois avouer que la clinique n'a pas toujours répondu à ces vues théoriques. J'ai vu de grands buveurs de thé (sans sucre) chez lesquels la glycose augmentait dans les urines pendant l'ingestion d'abondantes tasses de thé. C'est pour ces modificateurs du système nerveux qu'il convient de ne s'en rapporter qu'à l'équation personnelle, à bien observer ce qu'ils produisent chez chaque malade individuellement.

J'ai été grand partisan, dans la glycosurie, des trois modificateurs hygiéniques (thé, café, alcooliques). Aujourd'hui je suis plus réservé, malgré l'adhésion à mes premières indications, d'un excellent observateur, M. le docteur Lécorché.

Je suis de plus en plus convaincu que ces prétendus aliments d'épargne, réclament des nouvelles études. Il ne faut pas se hâter de prononcer d'après un petit nombre de faits. Il faut observer chez des individus différents et dans des conditions de *doses* bien déterminées. Car ce qui est vrai pour une *dose toxique ou seulement exagérée* ne l'est plus pour une dose hygiénique.

(2) Les alcooliques, pris en juste mesure, le thé, le café, animent les forces ; leur utilité dans la glycosurie peut se rattacher à cette propriété. Leur efficacité n'apparaît nettement que lorsqu'un bon exercice suit leur usage.

« La *belladone*, l'*atropine*, les *solanées vireuses*, ces modificateurs si puissants de l'économie, qui exercent une action si manifeste sur la sécrétion urinaire, m'ont rendu de véritables services dans quelques cas de glycosurie ; ils ont contribué à diminuer la proportion de sucre dans les urines, mais leurs effets ne sont ni parfaitement nets, ni constants. Je prescris habituellement des pilules d'extrait de suc de belladone. Chaque pilule contenant 5 centigrammes de cet extrait, j'en ordonne de une à six par jour ; j'administre l'atropine à la dose de 1 à 2 milligrammes. Je parlerai bientôt des opiacés et des strychnines.

» L'*ammoniaque* modifie puissamment le système nerveux ; c'est un des agents les plus utiles dans les cas de glycosurie opiniâtre. Douze gouttes d'ammoniaque dans 100 grammes d'eau, voilà la dose que je prescris habituellement. Je la fais renouveler quelquefois deux, trois et même cinq fois chaque jour, suivant l'effet. J'administre encore fréquemment le carbonate d'ammoniaque, comme je l'ai exposé dans mon Mémoire de 1842. Je commence par 1 gramme par jour, et j'en élève souvent la dose à 10 grammes dans les vingt-quatre heures. (Voyez page 240).

» En terminant cette rapide énumération, je dois dire que ces agents perturbateurs divers ont une action physiologique complexe qui peut contribuer à leur action thérapeutique : ainsi, tous modifient les fonctions de la peau, qu'il est si utile de réveiller dans la glycosurie ; l'alcalinité de l'ammoniaque contribue, à n'en pas douter, à son efficacité.

» Quoi qu'il en soit, il résultera, j'espère, de cette discussion que les agents perturbateurs les plus divers du système nerveux peuvent trouver leur opportunité d'administration dans diverses formes de la glycosurie (1). »

Tabac. — Il est un modificateur du système nerveux que je n'ai jamais trouvé bon dans la glycosurie, *c'est le tabac*. La fumée de tabac altère la langue, la bouche, la gorge, détermine chez quelques glycosuriques le sentiment de la soif. L'action nicotique, sur l'encéphale, est mauvaise. Je proscris donc l'abus du tabac, mais, dans bien des cas, j'en tolère l'usage limité pour respecter des habitudes acquises, pour combattre l'ennui et afin d'entretenir la sécrétion salivaire.

Je vais revenir maintenant sur les modificateurs du système nerveux qui sont encore assez fréquemment prescrits dans la glycosurie. Les plus importants sont toujours : l'opium et la morphine.

Opiacés. — Commençons par reproduire un extrait de mon Mémoire de 1841 :

_____

(1) Je dois reconnaître que j'emploie de moins en moins aujourd'hui ces modificateurs pharmaceutiques : le régime et l'exercice suffisent.

« L'*opium* est un des agents dont l'efficacité pour combattre les accidents diabétiques a été le plus généralement reconnue. Aétius employait la thériaque qui doit ses principales propriétés à l'opium. Willis (*Pharmac. rat.*, part. I, sect. vij) a surtout démontré l'utilité de ce dernier agent ; Darwin adopta cette opinion qui ne fut généralement admise que lorsque Warren publia (*Medical Transact.*, vol. IV) des observations sur l'emploi de l'opium porté à la dose de 60 centigr. dans un cas, et à 1 gramme dans un autre ; il vit disparaître rapidement les symptômes graves du diabète et même la *saveur* sucrée de l'urine. Depuis lors l'opium a été employé par un très-grand nombre d'auteurs ; je l'ai vu moi-même prescrire assez souvent, et l'on est à même d'apprécier assez exactement son influence, ses avantages et ses inconvénients.

» Il est incontestable que l'opium administré méthodiquement dans le diabète a pour effet de diminuer l'appétit, la soif et la quantité d'urine, et de rétablir la transpiration cutanée ; mais l'urine, quoique moindre en quantité, est toujours diabétique ; puis les forces ne reviennent nullement ; elles décroissent au contraire, et le soulagement n'est qu'apparent. Ellioston, qui l'a beaucoup employé, n'ose assurer que par ce moyen il ait guéri un seul cas de diabète, bien qu'il ait par cette pratique amélioré l'état d'un grand nombre. J.-L. Bardsley a consigné sept cas de malades traités par l'opium. Tous au moment où ils ont cessé d'être observés avaient encore des urines diabétiques. — On le voit, l'opium est un agent qui modère les accidents du diabète, mais ce n'est pas là encore un spécifique. Comment doit-on l'administrer pour qu'il réussisse à pallier les accidents ? En général, on prescrit des doses élevées auxquelles on arrive assez vite. Ainsi on peut en prescrire 1 décigramme par jour et arriver assez promptement à en donner 50 centigrammes et même 1 gramme. Ware arrive bien vite à la dose de 2 grammes, Ellioston à 2 grammes 1/2, et Tomassini 3 grammes. Mais la plupart des praticiens expérimentés recommandant de s'en tenir à des doses modérées. Prout dit qu'on en retire autant d'avantages ; c'est également l'avis de Bardsley qui a eu rarement l'occasion de dépasser la dose de 30 centigrammes par jour ; de même qu'Ellioston, il préfère les sels de morphine qui lui ont paru causer moins de céphalalgie et de constipation. »

Je suis revenu sur l'emploi des opiacés dans mes Mémoires de 1846 et de 1851. Je reproduis un extrait de ces anciens travaux :

» Les *opiacés* m'ont rendu des services dans certains cas opiniâtres de la glycosurie ; c'est un des agents perturbateurs des plus efficaces. Mon expérience a confirmé ce qu'on avait écrit de favorable sur ces modificateurs, mais je reste toujours dans des proportions modérées : je fais préparer des pilules contenant 1 centigramme d'extrait gommeux d'opium, et j'en donne de une à dix dans les vingt-quatre heures. Les opiacés sont utiles pour diminuer l'appétit vorace de certains glycosuriques.

« Les opiacés employés comme traitement unique se bornent en général à diminuer la quantité d'urines, mais sans en changer la qualité : c'est toujours la même densité élevée, et toujours à peu près la même quantité de glycose par litre d'urine. Ainsi employés isolément, les opiacés sont plutôt des palliatifs que des agents curatifs ; mais ils peuvent former des adjuvants très-efficaces des autres moyens prescrits dans le but de ramener l'urine à la quantité et à la composition normales. Je n'élève jamais la quantité de l'opium à ces doses considérables que plusieurs auteurs ont vantées ; je cherche surtout l'action spécifique sur la peau, et l'on peut l'obtenir avec des doses modérées continuées pendant quelque temps. Cependant je dois dire que plusieurs auteurs vantent beaucoup les opiacés à dose élevée ; je n'ai jamais osé imiter cette pratique, même dans les cas graves.

» Je m'adresse rarement aux sels de morphine ou autres préparations opiacées simples, parce que seules elles peuvent déterminer du dégoût et de l'anorexie, qu'il est toujours bon d'éviter. Je prescris quelquefois la poudre de Dower, qui est la composition d'opium usitée habituellement comme diaphorétique ; j'en prescris de 30 à 60 centigrammes chaque soir. Mais la préparation d'opium que je préfère est sans contredit la thériaque. Certes je ne me ferai pas le défenseur de toutes les substances ridicules qui composent ce vieil électuaire ; pour motiver ma préférence, je ne m'appuierai pas sur l'usage qu'Aétius en a fait, il y a bien long-temps, pour combattre la même maladie. Voici les raisons qui m'ont décidé. Oublions pour un instant tout le fatras de drogues qui se réunissent dans la thériaque. Nous y trouvons, en résumé, de l'opium qui est associé avec plusieurs substances qui contribuent à stimuler les forces vives de l'appareil digestif plutôt qu'à les déprimer. Nous y remarquons du fer à l'état de tannate de fer, dont on peut comprendre l'utilité ; des médicaments amers, dont l'action est favorable ; des plantes riches en essence ; des résines et des gommes-résines, qui agissent en stimulant toutes les forces de l'économie et en sollicitant l'action de la peau. En un mot, l'expérience m'a montré que dans la glycosurie, surtout dans la période d'affaiblissement, la thériaque réunissait les avantages des opiacés, des stimulants, des corroborants, et que son usage ne présentait aucun inconvénient. J'en donne chaque soir 2 à 10 grammes : je trouve quelquefois utile d'y associer 1, 2 ou 3 centigrammes d'extrait d'opium. »

Depuis que ces lignes ont été écrites, plusieurs auteurs, et particulièrement M. Pécholier, sont revenus sur l'emploi des opiacés dans la glyco-surie. Quelques-uns sont partisans de ces doses élevées, empruntées à la pratique anglaise. L'innocuité de ces doses excessives peut s'expliquer, par une exagération dans la puissance excrétoire des reins. Il y a long-temps que j'ai établi que lorsque les alcaloïdes de l'opium étaient rapide-ment éliminés par les reins, ils ne déterminaient pas le narcotisme.

Quoi qu'il en soit, dans la glycosurie je m'en tiens toujours aux doses très-limitées, soit pour modérer l'appétit, soit pour combattre quelques complications, comme celles de la bronchite, 1 ou 2 centigrammes d'ex-trait d'opium, 1 centigramme de chlorhydrate de morphine, ou 5 centi-grammes de codéine.

'associe encore ces préparations morphiques à plusieurs médicaments, et en particulier au sulfate de quinine.

Strychnine, noix vomique. — Voici ce que j'ai dit de l'emploi des strychninées dans la glycosurie dans mon Mémoire de 1851.

«La *strychnine et l'extrait alcoolique de noix vomique*, ces médicaments si puissants, rendent des services dans certaines formes de la glycosurie. C'est surtout dans les cas anciens, avec affaiblissement considérable soit de la vue, soit des fonctions génitales, et plus spécialement encore dans les cas où il existe une affection concomitante, bien manifeste, de la moelle épinière. Je prescris la strychnine à la dose de 1/2 à 2 centi-grammes progressivement, et l'extrait alcoolique de noix vomique à la dose de 5 à 50 centigrammes.

» J'ai obtenu dans ces cas quelques résultats avantageux de l'emploi de ces modificateurs internes. Je prescris alors pour seconder la médication interne des frictions sur la partie inférieure du rachis, avec parties égales de teinture de noix vomique et de teinture de cantharides.

Citons maintenant les exemples de l'emploi de la strychnine, réunis par M. Brouardel.

» MM. Fricke, de Baltimore (1), et Smart (2), d'Edimbourg, ont fait, sans aucune idée théorique, des expériences comparatives sur divers mé-dicaments.

» Pour eux, la *strychnine* fait diminuer la quantité des urines et du sucre, à la dose de 1/26 à 1/40 de grain ; la santé générale se relève, et les résultats qu'ils ont obtenus leur semblent favorables à cette médi-cation.

» M. Jaccoud, après avoir essayé la strychnine, dit (3) : — De tous les ex-

(1) Fricke de Baltimore, *Gazette médicale*, 1853.
(2) Smart d'Édimbourg, *Medical Times and Gazette*, 1863.
(3) Jaccoud, *Clinique médicale*, Paris 1867.

citants des fonctions gastriques je n'en ai pas vu de plus constamment
utile que la strychnine : non-seulement cette substance maintient les
fonctions digestives dans la plénitude de leur activité, mais elle diminue
la polyurie, les pertes en glycose : deux fois même j'ai vu la glycosurie
cesser complétement. Je me garderai bien néanmoins de dire avec quelques auteurs que la strychnine est le remède par excellence du diabète ;
je ne connais aucune observation qui ait été assez prolongée pour que la
guérison puisse être tenue pour complète et définitive ; ce dont je suis
certain, c'est que ce médicament améliore à tous égards l'état des malades et qu'il peut amener la disparition de la glycosurie. Cette disparition est-elle temporaire ou définitive, l'observation peut seule nous l'apprendre.

» C'est donc surtout en améliorant les fonctions gastriques, que d'après
M. Jaccoud, agirait la strychnine. »

Pour moi aujourd'hui je prescris encore quelquefois la strychnine pour
relever l'énergie musculaire et pour animer l'appétit chez les glycosuriques, je l'ordonne à la dose 1 centigramme jusqu'à 2.

Je prescris souvent de une à trois de pilules suivantes, au repas du
soir, quand il s'agit de maintenir la liberté du ventre et de relever les
forces :

> Aloès des Barbades............ ⎫
> Extrait alcoolique de noix vomique. ⎬ de chaque 1 gramme.
> Lactate de fer................. ⎭
> Sulfate de quinine.............   2 —

F. s. a. quarante pilules.

Bromure de potassium. — C'est comme modificateur du système
nerveux que le bromure de potassium a été prescrit et employé par
M. Beghie (1), qui a publié quatre observations de traitement de diabète
par le bromure de potassium ; elles accusent des résultats satisfaisants.

Dans un des cas, un diabétique, âgé de soixante ans, qui avait employé
tous les moyens pharmaceutiques sans succès, prit 3 gr. de bromure
de potassium par jour. Six semaines après, ses urines ne contenaient
plus de sucre. Mais aussitôt que l'on cessa le médicament, le sucre reparut, puis disparut lorsque l'on reprit de nouveau le bromure de potassium.

Dans un autre cas, un enfant de treize ans, diabétique depuis neuf mois,
fut guéri complétement en sept semaines sous l'influence du bromure de
potassium. Le régime ordinaire du malade ne fut pas changé, si ce n'est
qu'on ajouta l'usage de l'huile de foie de morue.

(1) Beghie, *Edinburgh medical Journal*, déc. 1866, p. 484.

« Ces faits ne sont pas, dit M. Brouardel, assez nombreux pour autoriser une conclusion ; mais ce que nous savons de l'action physiologique et thérapeutique du bromure de potassium sur les centres nerveux et sur les petits vaisseaux, nous fait penser que c'est un médicament à essayer dans les cas où le diabète reconnaît pour cause un trouble de l'innervation ou de la circulation. Ce qui en effet caractérise surtout ce médicament, c'est la diminution de l'excitabilité de la moelle. »

J'ai à plusieurs reprises conseillé le bromure de potassium à la dose de 1 gramme le matin et autant le soir dans quelques cas de glycosurie graves, avec troubles de l'inervation et de la circulation. Je n'ai pas vu sous son influence diminuer le sucre dans les urines, peut-être ai-je-été trop timide pour les doses, et pas assez persévérant. Je me propose de revenir à l'emploi de ce modificateur dans la glycosurie rebelle de l'enfance.

Electricité, révulsifs. — Je n'ai pas d'observations personnelles sur l'emploi de l'électricité dans la glycosurie. L'électricité a été employée, d'après M. Bassereau, en 1864, dans le service de Denonvilliers ; sous l'influence de la faradisation du foie la glycosurie aurait cessé ; mais, n'a-t-elle pas reparu ? Voici un passage que j'emprunte à la thèse de M. Brouardel :

« M. Mariano Semola semble être le seul des médecins qui ait employé l'électrisation du pneumogastrique dans le diabète sucré (2). Il accepte la théorie des actions vaso-motrices, et la pousse jusqu'à ses dernières conséquences thérapeutiques.

» Il soumet le pneumogastrique à l'électrisation par un courant direct et intermittent assez énergique ; « cette électrisation, d'après M. Semola, produit constamment une diminution considérable dans la quantité du sucre éliminé par les diabétiques, et quelquefois même une diminution sensible dans la quantité des urines. Les effets de l'électrisation sont passagers, et d'ordinaire ne durent que de cinq à dix heures. On peut cependant rencontrer des cas dans lesquels les effets de l'électrisation soient durables, et constituent une vraie guérison. » M. Semola conseille de joindre à ce traitement des douches et de la strychnine.

» Il me semble assez dangereux d'électriser le nerf pneumogastrique. On sait, en effet, qu'une semblable excitation produit un arrêt des mouvements du cœur, pour peu qu'on opère avec des courants un peu énergiques. Du reste, les cas cités par M. Semola étant encore sans analogues dans la science, il est permis de douter de leur valeur. »

(1) Mariano Semola, *De la pathogénie et de la thérapeutique du diabète et de l'action de l'électricité, etc. (Gaz. hebd.*, t. VIII, p. 595, 1861).

Je crois qu'on pourrait justement penser à l'emploi de l'électricité dans la glycosurie, pour ramener la respiration et la circulation dans ces complications foudroyantes contre lesquelles on est si complétement désarmé (voyez page 74).

« Les *révulsifs*, disais-je dans mon Annuaire de 1841, ont été recommandés par divers auteurs : Marshaal fait employer la pommade d'Autenrieth ; Scheu prescrit des moxas sur les hypochondres au niveau des dernières vertèbres dorsales. Riedin, van Swieten, Frank, Neumann, etc., ont appliqué des vésicatoires sur l'épigastre et sur les hypochondres au niveau du sacrum. »

Je suis revenu sur ce sujet dans mon Mémoire de 1851 (voyez Appendice, note XV). Depuis longtemps je n'ai plus recours à l'emploi des révulsifs dans la glycosurie.

Je reproduis actuellement le passage de l'excellente thèse de M. Brouardel, sur les révulsifs :

« Le *séton* a donné un beau succès à M. Buttura (1). Le malade, diabétique depuis plusieurs années, était arrivé à la période cachectique, lorsque M. Buttura le vit, à la fin de 1862. Il rendait 12 à 15 litres d'urine dans les vingt-quatre heures. Les urines contenaient une notable quantité de sucre. Le malade fut soumis à l'eau de Vichy, aux toniques, au traitement de Bouchardat, etc., mais inutilement. La quantité d'urine avait diminué, mais les forces ne revenaient pas. Après huit mois, M. Buttura appliqua un large séton à la nuque. Le sucre diminua peu à peu, les forces revinrent. Trois mois après, le malade travaillait ; au bout de six mois, il n'y avait plus trace de sucre. Cet homme reprit ses occupations, et, au moment où l'observation fut publiée, la guérison se maintenait, bien que le séton fût supprimé depuis huit mois.

» J'ai reproduit ce fait avec quelques détails, parce qu'au moment où il fut publié il produisit une vive sensation. La physiologie expérimentale avait le droit de revendiquer ce succès avec un certain orgueil. Depuis lors je ne sache pas qu'on ait rapporté aucun fait analogue.

» Le *cautère* ne paraît pas avoir été essayé dans des conditions thérapeutiques convenables. Kœchlin (2) a publié un cas de diabète consécutif, d'après lui, à la cicatrisation d'un vésicatoire ; l'application d'un cautère sur la cicatrice aurait suffi dans ce cas pour faire disparaître la glycosurie. N'est-ce point une simple erreur d'interprétation ? Il y a des diabétiques dont la glycosurie cesse chaque fois que s'établit une suppuration.

(1) Buttura, *Gaz. des hôp.* 1865, p. 303.
(2) Kœchlin, *Horn's, Nasc's and Wagner's.*

M. Onimus a eu l'obligeance de me communiquer une observation de ce genre : M. X..., diabétique depuis plusieurs années, a un abcès froid dans la région sacrée. Chaque fois que l'abcès s'ouvre, le sucre disparaît des urines qui, ordinairement, contiennent 100, 120, 140 gr. de sucre dans les vingt-quatre heures. Ces faits, que nous enregistrons, ne peuvent encore recevoir une explication véritablement scientifique.

» Les *vésicatoires* ont été plus souvent employés, et dans des conditions plus précises. Chez des malades atteints de névralgies et de glycosurie, l'application d'un vésicatoire sur le point douloureux a suffi, d'après Thompson et Goolden, pour guérir la névralgie et l'affection diabétique. Ces résultats sembleraient encourageants.

» On peut cependant adresser à la médication révulsive, et surtout aux vésicatoires, un reproche très-grave. On sait avec quelle facilité se font les mortifications chez les diabétiques. Or, toute plaie peut être le point de départ de gangrènes, d'érysipèles de mauvaise nature, de phlegmons à marche rapide ; agir sur la peau par des moyens révulsifs, c'est donc créer un véritable danger. Il ne faut pas croire que les diabétiques, arrivés à la phase de cachexie, soient seuls exposés aux gangrènes ; les malades qui conservent encore leur embonpoint le sont également. On peut donc dire avec M. Jaccoud : ne mettez jamais de vésicatoires à un diabétique.

» M. Chapman (1) a appliqué au traitement du diabète sucré une méthode qu'il paraît avoir essayée contre toutes maladies dont le point de départ lui semble être dans la moelle épinière. Ce médecin a soigné deux diabétiques par l'*application de glace sur la nuque et sur le rachis ;* chez tous deux il serait survenu une amélioration très-notable, sans que Chapman ait adjoint aucun moyen diététique à cette médication. En l'absence d'autres essais et d'indications ultérieures sur ces deux malades, il est bon de réserver son jugement. »

Antispasmodiques et stimulants. — J'extrais les lignes suivantes de mon mémoire de 1841.

«Les *stimulants*, et même parmi eux les plus énergiques, ont été préconisés contre la maladie qui nous occupe. Les cantharides ont été recommandées par Morgan, Brisbane, Wrisberg et surtout par Schönlein. Ce dernier auteur veut qu'on arrive progressivement à administrer toutes les deux ou trois heures deux ou trois gouttes de teinture de cantharides. Mais Neumann, Wolff et Hasse assurent que cette pratique est dangereuse, et qu'il n'existe pas une seule observation authentique dans laquelle ce médicament ait procuré même de l'amélioration.

(1) Chapman, *Gaz. hebd.*, t. X, p. 774, 1863.

» La térébenthine et le copahu ont été expérimentés par Schönlein, le cubèbe, par Baumgartner. Rerndt rapporte un cas de guérison au moyen de la créosote à la dose de huit gouttes par jour ; j'ai essayé ce moyen, il ne m'a pas réussi.

» Plusieurs auteurs prétendent avoir guéri des diabétiques par l'administration du camphre (nous devons citer Hasse et Richter), à la dose de 60 centigrammes par jour. Shee attribuait une grande efficacité à ce moyen.

» On a également vanté l'huile empyreumatique ou l'huile animale de Dippel, mais l'emploi de ces agents est trop désagréable pour qu'on puisse facilement y avoir recours. »

M. Brouardel de son côté rappelle aussi l'emploi de plusieurs antispasmodiques. — La *valériane* sous forme d'extrait a été conseillée depuis fort longtemps, non pas en vertu de l'action spéciale qu'elle a sur le système nerveux, mais parce que l'expérience a montré que ce médicament est très-efficace pour combattre la polydipsie ; or on sait combien la polyurie et la polydipsie sont intimement liées à l'élimination du sucre. Dans l'ancienne médecine la polyurie insipide n'était même pas distinguée du diabète véritable ; aussi ne devons-nous guère attacher d'importance aux prétendus cas de guérison que l'extrait de valériane aurait produits autrefois. Bien que nous ne considérions plus aujourd'hui la quantité des boissons éliminées comme le fait le plus important dans la glycosurie, la diminution de la polyurie, et par suite de la polydipsie, peut être quelquefois une indication essentielle. Des observations récentes de Trousseau (1), de M. Dumontpallier (2) et de M. Kalindero (3), prouvent que, sous ce rapport, la valériane a donné d'excellents résultats ; mais elle n'a eu d'action que sur un symptôme et non sur la maladie.

D'autres antispasmodiques ont donné dans le traitement du diabète des résultats analogues. Shee (4), Dzondi (5), Richter, le docteur Antonio de Luz Petta (6), ont vanté l'usage du *camphre* comme je le notais déjà dans mon Mémoire de 1841.

(1) Trousseau, *Bul. thérap.*, vol, LXIX, 1865, p. 183 (amélioration du malade, mais il n'y a pas eu guérison).

(2) M. Reverdin, dit M. Brouardel, nous a communiqué une note sur un diabétique soigné par M. Dumontpallier, chez qui la quantité des urines descendait de 5 litres à 2 litres sous l'influence de la valériane, et remontait à 5 litres le jour même où l'on cessait le traitement.

(3) M. Kalindero m'a donné, sur un malade soigné par Bouley à Necker, des indications semblables.

(4) *Duncan's Annal of med.*, 1706,

(5) *De signis ad illust. diab. naturam.* Halæ, 1830.

(6) Jordao, *Thèses de Paris*, 1857, p. 84.

» Le *baume du Pérou* à doses progressives de 40 gouttes à 5 cuillerées à thé a été conseillé par Van-Nes (1), etc. »

Je dois reconnaître n'avoir aucune expérience personnelle sur l'emploi de ces médicaments dans la glycosurie.

III. — OXYGÈNE ET AUTRES MÉDICAMENTS OXYDANTS.

J'ai déjà parlé de l'oxygène (page 239). J'avoue que je l'ai plusieurs fois prescrit, mais sans résultat heureux dans les dernières heures des congestions graves du poumon. Je vais reproduire d'après M. Brouardel le résumé des tentatives faites à l'aide des agents oxydants; puis je ferai suivre cette citation de quelques courtes reflexions sur les agents que j'ai essayés.

« Le but des médecins qui ont prescrit les médicaments de ce groupe a été de fournir au sucre contenu dans l'appareil circulatoire un élément comburant plus abondant ou plus actif. On peut introduire l'oxygène dans l'économie par deux voies : par le tube digestif ou par le poumon.

» Sanpson (2) a administré par les voies digestives le *chlorate de potasse* et le *permanganate de potasse*. Le chlorate de potasse ne donna aucun résultat. Le permanganate de potasse lui parut modifier avantageusement la dyspepsie qui accompagne si fréquemment le diabète et surtout diminuer d'une façon très-notable la quantité des urines ; l'amélioration de la santé générale a été de plus très-rapide. Il prescrivait le permanganate de potasse à la dose de 5 à 15 centigr., en solution dans trois ou quatre cuillerées d'eau, trois fois par jour, un peu avant le repas.

» Le permanganate de potasse calme rapidement la soif, si pénible dans le diabète, mais la langue se recouvre habituellement d'un enduit brun. Toutefois M. Sanpson ne croit pas que ce soit une indication de cesser l'emploi du médicament (3).

» Les tentatives destinées à porter directement sur la surface pulmonaire le gaz comburant ont été plus nombreuses. Bobière proposa des *inhalations d'eau chlorurée* pour activer la respiration. Si la théorie est peu acceptable au point de vue chimique, l'expérience a fait rejeter l'emploi des inhalations proposées par Bobière. L'odeur insupportable du chlore rendit ce traitement impraticable. Quand M. Reynoso (4) eut for-

---

(1) Van-Nes, *Annali d'Omodei*, t. CXIII, 1845, p. 652.

(2) Georges Sanpson, *Lancet*, feb. 19, 1853, p. 189.

(3) Cet enduit brun est du bioxyde de manganèse qui se fixe sur les papilles de la langue par le fait de la permanence de l'acidité de la salive mixte se développant outre mesure.

(4) A. Reynoso, *Sur la présence du sucre dans les urines*.

mulé sa théorie, les médecins se trouvèrent autorisés à faire de nouveaux essais. Mais dès 1859 M. Reynoso protesta contre cette déduction que l'on voulait tirer de ses travaux.

» Il est possible que les *inspirations d'oxygène*, dit M. Reynoso, aient produit de bons résultats dans la pratique ; mais je suis sûr que ces effets ne peuvent pas être attribués à ce que la combustion ait été augmentée ; car MM. Regnault et Reiset (1) ont prouvé que la respiration des animaux de diverses classes, dans une atmosphère renfermant deux ou trois fois plus d'oxygène que l'air normal, ne présente aucune différence avec celle qui s'exécute dans l'atmosphère terrestre.

» L'auteur rejette donc les inspirations oxygénées. Cependant on les essaya encore en Allemagne, et en 1859 Griesinger déclare que ce traitement ne lui a donné aucun résultat favorable ou en tout cas appréciable. Théoriquement, pour lui aussi, les inhalations ne peuvent agir, puisque les analyses de Gorup ont montré que l'ozone n'agissait pas sur le sucre en l'oxydant. Il rejette en même temps l'emploi des inhalations de chlore humide, etc.

» La même année, en Angleterre, le docteur Birch (2) signala un cas de diabète dans lequel, après avoir soumis le malade aux inhalations d'oxygène, il obtint une amélioration de l'état général, l'augmentation du poids du corps et des forces, la diminution notable de la quantité des urines. Ce cas semble plus favorable à cette médication ; cependant il est à remarquer qu'il n'y a pas eu guérison, mais amélioration de l'état général.

» M. Bérenger-Féraud (3), à l'imitation de M. Demarquay, fit faire des inhalations d'oxygène à deux diabétiques. Ces inhalations de 20, 30, 40, 50 litres d'oxygène eurent pour résultat de faire baisser la quantité de sucre contenue dans l'urine, dans la proportion de $8^{gr\cdot}, 20$ par litre à $2^{gr\cdot}, 60$ pour le premier malade, et dans la proportion de $24^{gr\cdot}, 50$ à $12^{gr\cdot}, 20$ chez le second. L'expérience dura une fois sept jours, l'autre fois douze. M. Bérenger-Féraud reconnaît que ces essais sont encore insuffisants. D'ailleurs il insiste sur ce point que c'est un moyen palliatif, et non un traitement curatif du diabète. En admettant que l'oxygène réussisse à brûler une partie du sucre en excès, il n'empêche jamais sa formation (4).

» Richardson (5), dans des expériences physiologiques sur le *peroxyde*

---

(1) *Annales de chimie et de physique*, t. XXVI, p. 517.

(2) Dʳ Birch, *Brit. med. journal*, 1859.

(3) Bérenger-Féraud, *Bull. de thérap.*, 1864, vol. LVII, p. 217.

(4) Il s'en forme, et il doit s'en former toujours, l'essentiel est qu'il soit normalement détruit.

(5) Richardson, *Recherches sur le peroxyde d'hydrogène*, 1860, *Med. Times*, oct. 20, p. 382.

d'hydrogène, montra que sa solution a la propriété d'artérialiser le sang veineux, de réveiller les contractions du cœur gauche, de ramener les muscles, déjà en rigidité cadavérique, dans des conditions telles qu'ils puissent se contracter de nouveau sous l'influence d'un excitant. M. Richardson en conclut que l'eau oxygénée est un oxydant et qu'on doit l'employer dans les maladies caractérisées par le défaut d'oxydation: fièvres lentes, tétanos, diabète, etc.

» Plusieurs médecins répondirent à cet appel. M. John Day (1) de Geelong (Australie) donna le peroxyde d'hydrogène (à la dose de 2 grammes de solution éthérée dans 30 grammes d'eau distillée), trois fois par jour. Il l'employa dans un cas qui semblait, dit-il, désespéré; au bout de quelques jours, le malade pouvait se croire guéri.

» MM. Samuel Bayfield (2) et Atkinson (3) publièrent des résultats aussi heureux, obtenus par les mêmes moyens.

» D'après les observations ci-dessus, l'emploi du peroxyde d'hydrogène serait donc une méthode digne d'entrer dans la pratique. Il est incontestable, d'après les faits rapportés, qu'elle peut donner de bons résultats ; elle semble particulièrement agir en relevant les forces du malade et en activant sa nutrition.

» En effet, si l'on accepte les expériences de Gorup, il semble difficile que l'oxygène agisse directement sur le sucre du sang. D'après lui, l'oxydation du sucre ne se ferait pas, et enfin, si nous nous reportons aux enseignements fournis par la physiologie, nous trouvons que l'oxygène se fixe exclusivement sur les globules, et par conséquent ne peut agir sur les substances dissoutes dans le sang. »

On a encore vanté l'éther ozonisé, mais M. Pavy (4) considère ce médicament comme dépourvu de toute utilité. Pour l'éther ozonisé et pour plusieurs autres agents oxydants compris dans l'article précédent; sur les oxydants je partage l'avis de mon éminent confrère de Londres.

Je ne suis pas aussi convaincu que M. Richardson de l'inutilité du *chlorate de potasse.* S'il n'agit pas comme oxydant, il peut servir à ranimer les fonctions des glandes salivaires. Je l'ai utilement conseillé à la dose de 2 grammes asssocié à 4 grammes de bicarbonate de soude pour un litre d'eau qui servait à couper le vin aux repas.

(1) John Day, *Lancet*, t. II, 1858, p. 45.
(2) S. Bayfield, *British med. Journal*, 17 oct. 1868, p. 423.
(3) Atkinson, *Lancet*, 1868, vol. I, p. 182.
(4) Pavy, *the Lancet*, 1869, p. 358.

IV. — Iodiques. — Iodure de fer.

Voici ce que je dis des iodiques dans mon Mémoire de 1851 :

« Les iodiques m'ont rendu quelques services dans les cas de glycosurie grave. Je prescris 25 à 50 centigrammes d'iodure de potassium chaque jour dans un demi-litre d'infusion de houblon ; mais je préfère aujourd'hui l'emploi des pilules de proto-iodure de fer, préparées suivant la méthode de M. Blancard : j'en ordonne de 1 à 6 par jour.»

J'ai employé, il y a bien des années, la teinture d'iode dans la glycosurie. L'indication de son utilité m'avait été donnée par M. le docteur Gallois, qui la tenait de Rayer. Cette teinture a été prescrite par M. Berenger-Féraud (1), sur les indications de M. Ricord ; il a employé ce médicament chez deux hommes diabétiques et chez un singe atteint de la même maladie ; il a vu qu'il a pour effet de diminuer très-rapidement le sucre des urines à un moment donné. Suivant lui, quand on commence le traitement d'un diabète intense, ou bien lorsque dans un diabète soigné depuis plus ou moins de temps, on voit, sous l'influence d'un écart de régime, d'une émotion morale, d'un excès vénérien, de fortes proportions de sucre reparaître intempestivement, les moyens hygiéniques seuls, les alcalins, l'hydrothérapie sont toujours lents à le faire diminuer, et il est bon d'y joindre un traitement pharmaceutique. C'est dans ces cas que la teinture d'iode serait appelée à rendre de grands services, en faisant baisser en peu de temps le chiffre du sucre urinaire. Le malade serait bientôt revenu à des conditions meilleures qui lui permettraient de suivre un régime sévère et curatif.

La teinture d'iode est donnée dans 100 grammes d'eau en une fois, dix minutes avant le repas. On commence par cinq gouttes le premier jour, le lendemain, on donne cinq gouttes le matin et le soir, et l'on arrive bientôt à en faire prendre au malade dix gouttes avant le dîner et dix gouttes avant le déjeuner.

J'ai souvent prescrit la teinture d'iode aux glycosuriques gras, j'avoue qu'il s'en faut que les résultats aient été toujours nets et satisfaisants.

Depuis la publication de mon Mémoire de 1851, j'ai eu occasion de prescrire avec avantage l'iodure de potassium à des glycosuriques à la dose de 2, puis 3 grammes par jour. Dans le premier cas, il s'agissait de complication d'accidents tertiaires de la syphilis, et dans le second, d'une double complication de gravelle urique et de rhumatisme noueux. Je

(1) *Bull. de thér.*, 1865.

prescris quelquefois l'iodure de potassium aux doses indiquées lorsque la glycosurie est compliquée d'albuminurie chronique. M. Chambus a également employé l'iodure de potassium dans la glycosurie.

Iodure de fer et autres ferrugineux. — J'ai déjà parlé de l'emploi que j'avais fait de l'iodure ferreux, je prescris souvent dans l'anémie glycosurique le fer réduit par l'hydrogène aux doses minimes de 5 à 10 cent. de fer Quevenne. Plusieurs auteurs ont employé les ferrugineux. Voici ce que j'en dis dans mon annuaire de 1841 :

» Les ferrugineux devaient être employés dans une maladie où le sang est ordinairement moins riche que dans l'état normal; Fraser les vanta beaucoup; J. Marshaal, par l'usage persévérant du chlorure de fer, dit avoir guéri un diabétique en dix semaines. J. Peacock rapporte trois cas de guérison par l'association du fer à l'opium.

Je reviens sur ce sujet dans mon Mémoire de 1851, où je dis :

» Le plus souvent, le sang des malades affectés de glycosurie est moins riche en globules qu'à l'état normal; la peau est pâle, les lèvres sont décolorées, les forces anéanties. Dans ces cas, qui rapprochent le glycosurique du chlorotique, les ferrugineux sont bons; ceux que je préfère sont d'abord le fer métallique, le fer porphyrisé, ou mieux le fer réduit par l'hydrogène : j'en prescris 10 à 50 centigrammes par jour. J'emploie aussi le carbonate de fer aux mêmes doses. L'iodure de fer (proto-) a été utilement employé par Combette dans un cas de glycosurie; je prescris encore l'iodure de fer et de quinine à la dose de 20 à 30 centigrammes. Dans quelques cas j'ai employé utilement le fer déjà assimilé, sous forme de sang : à l'exemple de Rollo, je prescris alors du boudin au repas du matin, ou mieux encore du sang de volailles coagulé avec un peu de fines herbes et cuit dans le pot-au-feu.

« C'est à titre curatif que Griffith (1) et Fraser (2) conseillaient une mixture composée de sulfate de fer, de carbonate de potasse et de myrrhe; que Smith (3) et Venables (4) préconisèrent le sulfate de fer, Peacock (5) une mixture où entrent tous les médicaments réputés antidiabétiques. En 1841 Howarn (6), en 1842 Combette (7), Martin Solon (8), en 1856

(1) Griffith, *Abhandl. auserl. f. for. Aertze*, t. VI.
(2) Fraser, *The Edinb. med. and surg. Journal*, 1806.
(3) Smith, *Transact. of the Phys. med. Soc. New-York*, 1817, vol. I.
(4) Venables, *Græfe und Walther Journal*, 1826. Il y joint les sangsues.
(5) Peacock, *Wenzel Auserles. Recepte*. Erlang., 1863, t. VI, p. 15 (fer, opium, poudres aromatiques, craie, poudre de Jacob, etc.).
(6) Howard, *London med. Gaz.*, 1841 (fer et zinc).
(7) Combette, *Bull. thérap.*, 1843, vol. XXIII, p. 377.
(8) Martin Solon, *Bull. thérap.*, 1842, vol. XXIII, p. 456.

Righini (1), Burguet (2), employèrent le protoiodure de fer, et signa-
lèrent la rapide amélioration qui suivit ce traitement. Heine, de Berlin (3),
et Carter (4) ont donné la préférence au sulfate de fer. »

L'emploi des ferrugineux, lorsqu'il est bien indiqué, relève les forces
des glycosuriques, procure une évidente amélioration, mais ne guérit pas.

V. — QUININE. — VIN DE QUINIUM. — AMERS. — ASTRINGENTS.

J'ai, depuis longtemps, employé avec succès, à la dose d'un demi-gramme
à un gramme, le sulfate de quinine dans la glycosurie, toutes les fois qu'il
existait des complications telles que celles de fièvres intermittentes, de
névralgies intermittentes qui réclamaient l'intervention de ce puissant
modificateur ; de plus, j'en ai fait encore usage dans certaines conditions
que je vais mentioner. Dans la complication de l'albuminurie, le sulfate de
quinine pris journellement aux doses que je viens d'indiquer, en deux
fois dans quelques cuillerées de café noir, m'a paru utile pour animer les
forces et diminuer l'excrétion d'albumine. Quand il existe une dépression
nerveuse, que le traitement hygiénique ne suffit pas pour modifier, je
prescris la quinine ; jadis je donnais la préférence à la quinine précipitée
par la chaux ; je prescrivais ce mélange de quinine et de chaux à la dose de
50 centigrammes par jour, sous forme de bols. Aujourd'hui que
A. Delondre ne me prépare plus cette quinine à la chaux, j'emploie le sulfate de quinine qu'on trouve partout, je l'associe souvent à l'extrait de
noix vomique (voyez p. 279), ou à une petite proportion de chaux, hydratée pour neutraliser l'acide sulfurique du sulfate de quiquine.

Pour relever les forces des glycosuriques, j'ordonne souvent, au principal repas, soit un petit verre de vin fébrifuge de quinquina, soit, ce qui
est préférable à bien des titres, du vin de quinium de Labaraque. Plusieurs glycosuriques apprécient tellement son utilité, qu'ils en font un
usage journalier.

Amers. — Voici ce que je dis de ces modificateurs dans le Supplément
de mon *Annuaire* de 1846 :

« Les *amers* sont presque toujours indiqués lorsque les ferrugineux le
sont. Quelques verrées d'infusion d'espèces amères, quelques grammes de
teinture de colombo ou de gentiane dans du vin généreux ; voilà des adjuvants que j'emploie volontiers dans le traitement de la glycosurie, lorsque
les phénomènes d'affaiblissement général dominent encore. »

(1) Righini, *Union médicale*, 1856, p. 79.
(2) Burguet, *Bull. thér.*, 1856, vol. LI, p. 373.
(3) Heine, *Arch. gén. méd.*, IVe série, 1850, vol. XXIII, p. 215.
(4) Carter, *On the Diabetes, The Lancet,* 1861, vol. II, p. 157.

« C'est en se basant, dit M. Brouardel, sur des améliorations plus ou moins passagères que certains médecins considèrent le *quinquina* et les *préparations amères* comme capables de guérir le diabète. Tous les reconstituants peuvent trouver leur indication spéciale. Le quinquina, les boissons amères, agissent d'abord sur l'estomac, dont ils activent les fonctions, et ensuite sur l'économie tout entière. Je crois qu'il y a pourtant quelque danger à trop surexciter les fonctions stomacales. Les expériences des physiologistes nous ont montré, en effet, que toute irritation du tube digestif excite la glycogénie ; il y a donc lieu de restreindre leur emploi dans les limites des indications formelles. Les tisanes amères, celle de houblon, par exemple, ont un grand avantage ; elles apaisent la soif, et peuvent être d'un grand secours aux malades. Ce ne sont que des médicaments s'adressant aux symptômes. »

Comme plusieurs autres médecins, quand, ce qui est *bien rare*, la soif persiste, malgré la suppression des aliments sucrés ou féculents, ou plutôt que j'ai affaire à des glycosuriques qui abusent encore de féculents malgré mes recommandations, je leur ordonne comme boisson ordinaire des tisanes amères, la macération de *quassie amère*, les infusions de fleurs de houblon, ou de sommités de germandrée.

Astringents. — Voici ce que je disais dans mon *Annuaire* de 1841 :

« Les *astringents* ont fixé l'attention de plusieurs médecins. Depuis Aretée, qui conseillait les vins acerbes, presque tous les agents pharmaceutiques astringents passèrent successivement, citons : la décoction de noix de galle qu'employait Jarold jusqu'au sumac, sans oublier l'écorce de chêne, le cachou, le tannin et le kino qui a suffi, d'après M. Sandras, pour guérir un diabétique qui en prenait chaque jour pendant un mois 1 gr. 20 centigr. J'ai essayé les astringents avec persévérance, je les ai vus diminuer les accidents diabétiques, mais guérir, jamais ; l'astringent que je préfère est encore celui qu'Aretée préconisait : le vin un peu acerbe de Bordeaux, à la dose d'une bouteille par jour. Plusieurs astringents minéraux ont également été indiqués, et parmi eux je dois citer l'alun à haute dose, vanté par Dower, Selle, Dreyssig, Méad, etc. ; mais Brisbane et Oosterdyck ne lui reconnurent aucune efficacité. Kruger-Husten se loue de l'emploi de l'acétate de plomb. » J'avoue que jamais je n'ai osé prescrire ce dernier agent.

VI. — ÉVACUANTS.

Les évacuants sont souvent utiles dans la glycosurie, je me suis occupé de leur emploi dans mon *Annuaire* de 1841, dans le Supplément de 1846 et dans deux passages du Mémoire de 1851.

Je vais reproduire un extrait de ces divers articles.

« Les *évacuants* devaient également trouver leurs partisans, aussi rencontre-t-on bon nombre d'auteurs qui les ont employés. On a vanté l'émétique et l'ipécacuanha, à doses vomitives. C'est la pratique de Michaelis d'Ettmuller, de Berndt, de Richter. Hildenbrand emploie surtout l'émétique à doses fractionnées, et Krimer assure avoir guéri un diabétique en seize jours en lui faisant prendre quatre fois par jour trente gouttes d'une dissolution de 15 centigrammes d'émétique dans 30 grammes d'eau distillée de laurier cerise. Il se peut que ces puissants modificateurs de l'appareil digestif aient leur utilité, s'ils étaient habilement maniés. Mais je regarde comme bien insignifiantes les doses auxquelles s'est arrêté Krimer. Les purgatifs, parmi lesquels nous devons citer surtout la rhubarbe, ont trouvé beaucoup de prôneurs ; on l'a associée à l'opium, au calomel. Comme les diabétiques sont souvent constipés, l'usage des purgatifs doux pourra leur être souvent utile, c'est la pratique de Prout que j'ai souvent imitée ; mais par ce moyen on soulage et l'on ne guérit pas. »

« Pour mon compte, avant de commencer le traitement d'un glycosurique, j'ai souvent recours à un émétique, puis à un purgatif. L'appareil digestif est ainsi débarrassé de toutes les matières qui pouvaient y séjourner, et les résultats du traitement sont plus nets immédiatement.

» Je recommande toujours d'éviter la constipation, et quand elle existe, je la combats, ou par des lavements huileux, ou par l'administration de 2 à 5 grammes de magnésie décarbonatée et hydratée. Je renvoie à la page 248 pour l'emploi de cette substance, qui a été conseillée par Hufeland, par le docteur Traller et par d'autres médecins. J'ai essayé beaucoup de purgatifs dans le but de s'opposer à cette constipation qui accompagne si souvent la glycosurie, mais un des meilleurs à divers titres, je viens de le dire, est la magnésie calcinée (hydratée). J'ai traité dans un article spécial des modifications de la sécrétion biliaire, j'y renvoie. (Voyez p. 80). »

Je reproduis un extrait de l'article de la thèse de M. Brouardel, consacré à la méthode évacuante.

« Willis employait le vin de colchique, Heineken (1) a publié des cas de guérison par l'emploi simultané de l'opium, de la scammonée, du calomel et de l'émétique ; Traller (2) a rapporté également deux cas de guérison obtenus, l'un en une semaine, l'autre en quinze jours, par la magnésie calcinée à la dose de 6 grammes par jour.

(1) Heineken, *London méd. Repository*, feb. 1823, p. 126.
(2) Traller, *The New England journal of med. and surgery.*

» Ces faits sont si contestables comme diagnostic et si singuliers comme résultat, que nous passons rapidement sur ceux qui leur ressemblent.

» Mais l'émétique a joui d'une faveur plus marquée. Michaelis (1), Hildenbrandt (2), Krimer, Pharamond (3), Berndt (4), l'ont vanté comme agissant spécifiquement contre la maladie. Ils donnaient l'émétique en solution, à doses fractionnées, pendant plusieurs jours de suite. Leur but était de modifier ainsi l'état de l'appareil digestif. Les expériences de .M. Coze (5), de Strasbourg, ne semblent pas favorables à cette médication. D'après lui, les phénomènes de combustion respiratoire seraient diminués par le tartre stibié ; or, nous savons que c'est là un des phénomènes du diabète. De plus, les expériences de Harley, de Rosenstein, prouvent que toutes les perturbations apportées dans l'intestin, et par suite dans l'appareil de la veine porte, augmentent la glycosurie.

» Cette critique ne s'adresse pas à ceux qui, comme Ettumeller, ne donnaient un vomitif ou un purgatif que si les fonctions digestives étaient dérangées.

» Les recherches de Zabel ont montré que les matières fécales peuvent contenir du sucre. La muqueuse intestinale pourrait donc être, dans certaines occasions, une voie d'élimination pour le sucre, car les matières fécales contiennent du sucre alors même que le malade n'a ingéré aucun aliment féculent ou saccharin. Mais je crois qu'il serait mauvais de provoquer sur le tube digestif des irritations susceptibles d'augmenter la quantité de sucre produit, et que, de plus, on risquerait de provoquer des accidents de diarrhée colliquative, désordres de la plus haute gravité chez les diabétiques.

» L'emploi des purgatifs doit donc être limité aux cas dans lesquels la constipation habituelle ou accidentelle vient à diminuer l'appétit du diabétique. »

Voici les remarques par lesquelles je crois devoir terminer cet article.

Je n'emploie plus les émétiques chez les glycosuriques malgré leur incontestable efficacité au début du traitement, pour faire disparaître rapidement la glycose des urines, comme je l'ai constaté à plusieurs reprises. Voilà ce qui m'a imposé cette circonspection.

Un glycosurique fortement atteint, chez lequel il existait des complications de tuberculisation stationnaire du poumon et de cystite chronique,

(1) Michaelis, *Græfe U. Walther Journal*, t. XVIII.

(2) Hildenbrandt, *Annal. schol. clin.*, *Ticin*, t. II.

(3) Krimer et Pharamond, cités par M. Bouchardat sans indication bibliographique.

(4) Berndt, *Klinische Mittheilungen*. Greiswalde, 1833.

(5) Coze, *De l'influence exercée par les médicaments sur la glycogénie* (*Gaz. médicale* de Strasbourg, 1857, 20 septembre).

grâce à l'exercice bien conduit; à la gymnastique graduée, à l'huile de foie de morue, avait vu le sucre disparaître de ses urines, les muscles se raffermir, la vue s'améliorer; il fut, après un refroidissement, pris d'une anorexie qui m'inquiéta par sa continuité. La glycose avait reparu en petite quantité dans les urines, la langue était saburrale; je lui prescrivis un émétique composé de 1 gramme et demi de poudre d'ipéca, 5 centigrammes d'émétique divisés en 3 doses, à donner à un quart d'heure d'intervalle. Il ne prit que 2 doses, survint un affaiblissement progressif des plus rapides, une adynamie profonde, et deux heures après avoir pris la deuxième dose il expira.

Peut-on voir là une simple coïncidence de ces accidents formidables qui surviennent quelquefois chez les glycosuriques affaiblis, ou le vomitif a-t-il nui, en déterminant cet état syncopal qui suit quelquefois son administration? je ne saurais le dire : quoi qu'il en soit, depuis ce jour je n'ai plus prescrit de vomitifs dans la glycosurie et je m'en tiens toujours aux médications parfaitement inoffensives.

Je continue à faciliter les selles régulières de chaque jour par l'habitude des heures, par les salades de feuilles, par la graine de moutarde, par les laxatifs indiqués précédemment, par l'emploi du sel de Seignette, du phosphate de soude à la dose de 10 grammes dans une tasse de café noir, ou de *macératum* de réglisse, par une cuillerée de crème de tartre soluble dans un verre d'eau de Vals (source Magdeleine), par une cuillerée à café de magnésie calcinée hydratée, ou par les purgatifs d'aloès, au sulfate de quinine et à la noix vomique (voy. p. 279).

VII. — Préparations de cuivre et de mercure.

Voici ce que je dis de l'emploi des préparations de cuivre et de celles de mercure dans mon *Annuaire* de 1841 :

« Les *préparations de cuivre* ont eu aussi leurs prôneurs, parmi lesquels nous devons surtout citer P. Franck et Berndt; voici la formule de leurs *pilules dites anti-diabétiques : sulfate de cuivre ammoniacal, opium pur*, de chaque 50 centigrammes. *Extrait de pissenlit, racine de guimauve*, de chaque 2 gr. 30 centigr. Faites selon l'art des pilules de 1 centigramme, en prendre cinq matin et soir. »

Très-rarement j'ai eu occasion de traiter des malades sur lesquels on pouvait faire remonter l'invasion de la glycosurie à l'infection syphilitique, j'en ai rencontré assez fréquemment qui manifestaient vivement cette pensée, mais que je ne considérais pas comme fondée. Dans les cas où la liaison des deux maladies était évidente, c'est-à-dire que la glycosurie existait avec des accidents syphilitiques manifestes (les deux affections peuvent marcher simultanément), je n'ai pas, dans ces cas, hésité à instituer un traitement mercuriel, et je n'ai pas remarqué que l'intervention du mercure ait aucune influence utile sur la marche de la glycosurie. Il fallait traiter les deux maladies séparément.

VIII. — DIURÉTIQUES.

Voici ce que je dis des diurétiques dans mon *Annuaire* de 1841 :

« Les *diurétiques*, le croirait-on, n'ont pas manqué d'apologistes; Willis et Pulchelt ont employé le colchique ; le premier a rapporté une guérison obtenue par l'administration de 20 à 30 gouttes de vin de colchique, quatre fois par jour.

» Lulk et Rochoux, se fondant sur l'opinion erronée de l'absence de l'urée dans l'urine diabétique, ont proposé l'administration de cette substance ; mais Ségalas, qui l'a expérimentée, a vu sous son influence s'accroître la sécrétion urinaire, mais sans subir aucune modification dans sa composition.

On a vu précédemment, page 259, que j'ai très-souvent recours aux sels de potassium, qui peuvent être regardés comme des diurétiques.

IX. — ARSENICAUX.

J'emprunte l'article que M. Brouardel a consacré dans sa thèse, à l'emploi des arsenicaux, dans la glycosurie. Je le ferai suivre de quelques observations empruntées à un mémoire de MM. Devergie et Foville, et je dirai ce que j'ai personnellement constaté.

« Les débuts de l'arsenic dans la thérapeutique du diabète ne furent pas heureux. Berndt (1), professeur à Greifwald, raconte qu'ayant eu à soigner huit diabétiques, il en traita sept par l'arsenic, l'opium et l'émétique, et qu'ils moururent tous. Puis il traita le huitième par la créosote, et le malade guérit.

» Si de nouveaux essais ont succédé à celui-ci, il est probable qu'ils ne donnèrent pas de résultats plus favorables, car nous ne trouvons publiée qu'une observation rapportée par M. Owen Rees (2). L'arsenic aurait produit un bon résultat chez un diabétique que les autres moyens ordinairement employés n'avaient pas réussi à améliorer.

» M. Trousseau, paraît-il, aurait prescrit empiriquement à quelques diabétiques des solutions arsenicales, et les résultats ne parurent pas trop défavorables.

(1) Berndt, *Hufeland's journal*, février 1834.
(2) Owen Rees, *The Lancet*, 1864, vol. II, p. 436.

La physiologie nous a pourtant appris sur l'action de l'arsenic des particularités intéressantes. M. Saikowsky (1) a observé qu'à une certaine période de l'empoisonnement par l'acide arsénieux, quand l'animal en expérience paraît encore plein de santé, la substance glycogène disparaît sans laisser de traces. Dans ces conditions, après la piqûre du quatrième ventricule, on ne trouve plus dans l'urine qu'une quantité de sucre à peine notable.

» On sait que l'empoisonnement par le curare ou la curarine provoque une glycosurie. M. Saikowsky empoisonna des lapins avec ces substances, puis, quand les symptômes devenaient menaçants, il plaçait une forte ligature au-dessus du point d'injection ; dès que les animaux reprenaient leur agilité, il relâchait la ligature. Il put maintenir ainsi les animaux six à huit heures sous l'influence du curare sans recourir à la respiration artificielle. Dix ou quinze minutes après l'injection de curarine, les lapins devenaient fortement diabétiques. Les animaux qui devaient prendre de l'arsenic furent soumis à cette intoxication deux ou trois jours de suite, puis M. Saikowsky leur donna l'arsenic à petites doses pendant trois ou quatre jours, en continuant l'usage de la curarine. Quelle que fût l'intensité des accidents toxiques, aucun de ces animaux ne restait diabétique. Le foie ne renfermait plus trace de substance glycogène.

» Ces expériences, dont M. Kühne, d'Amsterdam, m'avait confirmé les résultats, et d'autre part l'action connue de l'arsenic sur l'élimination de l'urée, m'engagèrent à tenter de nouveau l'emploi de l'arsenic dans le diabète. Deux de mes maîtres et amis, MM. Lailler et Siredey, voulurent bien essayer chacun sur un diabétique alors dans leur service.

» Voici les résultats obtenus : la malade de M. Lailler avait un diabète et un psoriasis pour lesquels on la traitait depuis un mois.

» Le 3 octobre, la malade pesait 43 kilogr. 500 gr. Elle urinait 8 litres par jour. Chaque litre contenait 68 grammes de sucre. L'arséniate de soude, dans une solution, fut porté de 0 gr. 004 à 0 gr. 008. Mais le 27 octobre la face de la malade est bouffie, les jambes sont enflées. Il n'y a pas d'albumine dans les urines. Il existe une stomatite assez prononcée. Il s'est fait une nouvelle poussée de *psoriasis guttata*. On supprime l'arséniate de soude. Les urines contiennent toujours 66 grammes de sucre par litre.

» Le malade de M. Siredey avait, le 24 août, 29 gr. 70 de sucre par litre. On le met au traitement par la liqueur de Fowler ; quatre jours après, les urines contenaient 60 grammes de sucre par litre. Le 14 octobre, au moment de sa sortie et malgré l'exactitude avec laquelle la ma-

(1) Saikowsky, *Centralblats. Analyse* (*Mouvement médical*, 1866, p. 20.)

lade avait suivi le traitement arsenical, il avait 81 grammes de sucre par litre.

» Ces résultats n'étaient pas de nature à m'encourager à de nouveaux essais.

» Cependant, comme il est toujours facile de surveiller l'emploi de la médication arsenicale et de s'arrêter en présence d'un accroissement dans la proportion du sucre ou de quelque autre accident, je crois que de nouvelles recherches pourraient être tentées. Peut-être y a-t-il certaines formes de diabète dans lesquelles la cause de la glycosurie siégerait dans le foie et qui, à l'exclusion de toutes les autres formes, seraient heureusement modifiées par la médication arsenicale. »

MM.. Devergie et Foville ont publié dans le *Bulletin de thérapeutique* de 1870 un article intéressant sur l'emploi de l'acide arsénieux dans la glycosurie; voici l'extrait que j'en ai donné dans mon *Annuaire de thérapeutique* de 1871 et 1872 :

« Devergie et Foville fils ont publié une note intitulée: *Du traitement du diabète au moyen de l'arsenic*. Je pense que les auteurs sont tombés sur une série de cas heureux, ou qu'ils n'ont pas fait suffisamment la part du traitement hygiénique.

» Un régime bien conduit, de la gymnastique des poumons par un exercice des bras persévérant : voilà des moyens qui me réussissent mieux que tous les agents pharmaceutiques. Le régime seul triomphe en *peu de jours* du prurigo de la vulve chez les glycosuriques beaucoup plus souvent que l'arsenic.

» J'ai aussi depuis longtemps employé l'arsenic dans les cas où le traitement hygiénique est mal suivi ; j'y ai encore quelquefois recours quand je redoute l'imminence de la tuberculose, mais j'en suis arrivé à conclure que rarement l'arsenic est utile dans les cas où le traitement hygiénique est insuffisant, soit par suite d'*irrémédiables complications*, soit par l'*insouciance* du malade qui n'a ni la volonté ni la persévérance, ni l'intelligence nécessaire pour se soigner. »

Voici comment MM. Devergie et Foville emploient l'arsenic :

« Quant à la forme sous laquelle on administre l'arsenic, il y en a plusieurs qui peuvent être adoptées, à condition que l'on tienne bien compte, pour le dosage, de la proportion de substance active contenue dans le composé arsenical que l'on prescrit. Pour nous, celui que nous préférons est la liqueur de Fowler.

» Nous en faisons prendre deux fois chaque jour; nous donnons le premier jour une goutte matin et soir, puis le lendemain trois gouttes, puis quatre, et ainsi de suite en augmentant chaque jour d'une goutte par jour, jusqu'à ce que nous ayons atteint un maximum qui varie, suivant les sujets, de douze à quatorze gouttes par jour.

» Nous continuons cette dernière dose, sauf à interrompre de temps en temps et à recommencer après un petit intervalle de repos par la moitié de la dose à laquelle on était arrivé en dernier lieu.

» Tout en tenant compte des variétés de formes morbides ou de causes qui peuvent exister chez les diabétiques, nous sommes portés à croire qu'il faut attribuer une partie des insuccès à la nature du composé arsenical employé et au mode d'emploi, qui probablement n'a pas été fait à *doses progressives*. »

Voici une observation nouvelle qui doit nous rendre plus circonspect avant d'attribuer une utilité réelle à l'acide arsénieux dans le traitement de la glycosurie.

J'avais prescrit de la liqueur de Fowler à un de mes malades exténué par une glycosurie longtemps méconnue et des plus intenses. Ce malade, malgré le régime réglé avec une rare intelligence, l'exercice de chaque jour parfaitement conduit, rendait encore des urines contenant 12 à 15 grammes de glycose dans les 24 heures, la liqueur de Fowler fut administrée avant chacun des deux principaux repas, dans un peu d'eau rougie ; on commençait par deux gouttes par repas et l'on augmentait chaque jour d'une goutte jusqu'à 6 gouttes par repas ; 12 gouttes par jour. Sous l'influence de cette médication, non-seulement le sucre disparut des urines, mais la somme des matériaux fixes diminua notablement, comme la quantité d'urine excrétée en 24 heures. La quantité d'urine de un litre et quart qu'il rendait en moyenne descendit à 0 lit. 8 et les matériaux fixes de 66 grammes à 47. Le malade reprenait des couleurs et de la mine, tout semblait aller à merveille ; mais ce n'était que de l'apparence ; le malade s'apercevait bientôt que le niveau des forces s'abaissait au lieu de s'élever, et il survenait, comme M. Brouardel l'a remarqué, de l'œdème aux jambes et une bouffissure générale. Après deux jours de suspension de la liqueur de Fowler, la quantité d'urine augmentait ainsi que la proportion des matériaux fixes contenue dans les urines ; la glycose s'y montrait de nouveau au moindre écart de régime, mais le malade se trouvait beaucoup mieux que lorsqu'il prenait de la liqueur de Fowler ; ses forces, son énergie augmentaient rapidement. Je suis loin de prétendre que les choses se passent toujours ainsi lorsqu'on administre l'acide arsénieux, mais les cas exceptionnels nous fournissent d'utiles enseignements, on pourrait penser que le rôle de l'acide arsénieux a été mal interprêté, et que si après son administration, on voit la quantité d'urée éliminée dans les 24 heures diminuer, ce n'est point en modérant la dépense que ce résultat est obtenu, mais en entravant l'élimination des résidus par les reins. C'est l'organe excréteur qui subit l'influence de l'agent toxique ; pour justifier cette interprétation, on pourrait dire qu'on sait, en effet, que lorsque les doses de l'acide arsénieux sont très-élevées, les urines peuvent se supprimer ou devenir très-rares.

X. — ACIDES. — ANTISCORBUTIQUES.

Je reproduis l'article consacré aux acides, dans la thèse de M. Brouardel, puis je reviendrai plus loin sur ce sujet en parlant des agents propres à entraver la fermentation glycogénique.

« Fraser (1) et Schœfer ont employé la-limonade sulfurique. Fraser cite l'observation d'un de ses malades qui aurait guéri en trois mois par l'usage de la limonade sulfurique, et aurait vu son état s'aggraver sous l'influence du traitement par le sulfate de fer; ce qui démontre que cette guérison n'était guère définitive. Gennaro Festeggiano (2) et Martin Solon (3) conseillent la limonade chlorhydrique.

» A l'état de dilution et sous forme de limonade ou de potion acidule, les acides provoquent dans la bouche une sapidité particulièrement agréable et rafraîchissante. Ils calment la soif : cette action locale cesse en général très-vite, et si l'on en ingère fréquemment des quantités un peu grandes, l'effet rafraîchissant s'use et se transforme en une action astringente; la bouche se sèche et la soif renaît à mesure qu'on la satisfait; bientôt les voies digestives se troublent; il survient des borborygmes et même de la diarrhée. Chez quelques diabétiques à qui M. Contour (4) a vu donner des limonades acides, il a noté après l'ingestion un sentiment de brûlure gastrique particulièrement pénible. En sorte que si l'on doit admettre, avec le docteur Thorneley, que l'acide phosphorique est un des agents qui calment le mieux la soif, il y a de grandes restrictions à faire dans son emploi, puisque les troubles digestifs en sont souvent la suite.

» Griesinger n'accepte pas l'usage de la limonade sulfurique. Il se fonde surtout sur un cas rapporté par Siébert, qui aurait vu une glycosurie passagère naître après l'emploi de ce médicament. Ce fait rappelle singulièrement l'histoire du jeune Italien qui a servi de base à la théorie de M. Mialhe.

(Nous avons rapporté nos observations confirmées par les expériences de Rosenstein montrant que ces boissons acides augmentent la glycosurie chez les diabétiques. » (Voyez Boissons acides, p. 194).

» L'acide qui a été le plus souvent préconisé est l'acide phosphorique;

(1) Fraser, *The Edinb. med. and surg. Journal*, 1806.
(2) Gennaro Festeggiano, *Annali omodei*, t. CL, p. 443, 1842.
(3) Martin Solon, *Bull. de thérap.*, vol. XXIII, p. 456, année 1842.
(4) Contour, *Thèses de Paris*, 1844.

proposé par Nicolas et Gueudeville, expérimenté par Griesinger (1) et Thornley (2) ; nous ferons remarquer que c'est surtout celui dont nous devons critiquer l'emploi.

» M. Pavy (3) a fait sur l'influence de cet acide des expériences très-complètes. Dans une première série, il injecta de l'acide phosphorique dans la veine jugulaire ; il constata une glycosurie abondante, qu'il rapporta à une action chimique de l'acide sur la matière glycogène du foie. Quand la quantité d'acide phosphorique injectée est considérable, il se fait des suffusions sanguines, et des hémorrhagies stomacales et intestinales.

» Dans une seconde série d'expériences, l'injection fut poussée dans la veine porte. Elle produisit quatre fois sur cinq la coagulation du sang dans cette veine, résultat que M. Pavy n'avait jamais obtenu en injectant l'acide phosphorique dans le sang de la circulation générale. L'urine analysée ne contenait pas de sucre dans les quatre cas où l'injection amena une coagulation ; dans le cinquième, il y eut très-légère glycosurie.

» Dans une troisième série d'expériences, M. Pavy, après avoir chloroformé les animaux pour empêcher les vomissements, poussa l'injection dans le duodénum ou l'intestin grêle. Chaque fois il se produisit une glycosurie abondante.

» Les expériences directes ne sont donc pas favorables à l'usage des acides dans le diabète. Il serait surprenant de voir des résultats aussi nets en désaccord avec les observations médicales. Il n'en est rien. En effet, malgré les singulières guérisons que nous avons rapportées plus haut, les médecins qui, comme Copland et Bouchardat, ont soigné beaucoup de diabétiques, ont constaté dans leur pratique que l'usage des acides a été ou franchement nuisible, ou très-contestable dans ses effets. »

Antiscorbutiques. — J'ai déjà traité dans le Supplément de mon *Annuaire* de 1846, et dans mon Mémoire de 1851, de l'emploi des antiscorbutiques dans la glycosurie. Voici ce que j'en dis dans ce dernier travail :

« Les dents des glycosuriques sont souvent attaquées, ce qui s'explique très-bien par le changement dans la nature de la salive, qui, chez eux, est habituellement acide ; au mauvais état des dents se joint souvent une affection des gencives : les végétaux antiscorbutiques sont alors indiqués. Depuis longtemps je prescris de mâcher des tranches de raifort (*Cochlearia armoracia*), des feuilles de cresson ; j'y associe quelquefois du vin antiscorbutique, à la dose de 200 à 300 grammes par jour, et quelquefois aussi des gargarismes antiscorbutiques ; j'insiste surtout sur une mastication lente. »

(1) Griesinger, *loc. cit.*
(2) Thornley, *Medical Press and circular*, may 20, p. 550, 1868.
(3) Pavy, *Guy's Hospital Reports*, vol. VII, p. 20.

« M. Fauconneau-Dufresne a mentionné (*Gaz. hebd.*, 1861), t. VIII, p. 785, un cas de guérison du diabète sucré par le raifort. Ce cas parut fort contestable à ses collègues de la Société de médecine du département de la Seine. »

J'ai connu un glycosurique qui a conservé pendant très-longtemps tous les attributs de la santé, qui mâchait chaque jour plusieurs tranches de radis noir. Il avait plus de quatre-vingts ans quand il est mort.

Les gargarismes que je prescris sont le plus ordinairement de l'eau additionnée pour une verrée d'une cuillerée à café d'*eau de Botot*, additionnée de 2 à 5 centièmes d'ammoniaque liquide ; j'y associe encore de l'alcoolat de cochléaria composé et de la teinture de quinquina autant que d'eau de Botot, ou d'autres dentifrices alcalins. Mais je ne saurais trop le répéter, ce qui rétablit la bouche et les dents, c'est le régime bien réglé et la mastication lente. J'ai prescrit quelquefois un gargarisme à l'eau vinaigrée, dans les cas de sécheresse excessive de la langue.

XI. — FERMENTS. — SUBSTANCES PROPRES A ENTRAVER LES FERMENTATIONS.

Plusieurs ferments ont été prescrits dans la glycosurie, je vais reproduire en partie le résumé de ces essais, tel que M. Brouardel l'a exposé dans sa thèse.

Présure et pepsine. — « En 1852, M. Gray (1) publia deux observations suivies de guérison, l'une en un mois, l'autre en quinze jours, par l'emploi de la présure. Le rédacteur du journal ajoute à cette relation qu'il a lui-même essayé la présure, et qu'il n'a pas obtenu de résultat heureux. David Nelson (2) revient sur la question en 1855 et publie des observations en faveur de ce traitement.

» Dans une critique d'ensemble, Griesinger cite les cas favorables que nous venons de rapporter, et en ajoute un autre dû à Iversen (3). Dans ce dernier, il y avait eu simplement amélioration. Mais, d'après ses observations et d'après des essais qui ont été faits par Ott, Griesinger dit qu'il n'a jamais vu aucun effet avantageux produit par l'emploi de la pepsine dans le diabète ; il rapporte même deux cas où il y a eu augmentation de la glycosurie.

(1) Gray, *Monthly journal of medical science*, 1852. Analyse *Archives de médecine*, V° série. 1853, vol. II, p. 104.

(2) David Nelson, *On liquor pepticus. The Lancet*, 1855, vol. I, p. 60. — 1856, vol. I, p. 472, 494, 614, etc. ; vol. II, p. 60. — 1857, vol. I, p. 576 ; vol. II, p. 108.

(3) Iversen, *Archiv für genien arbeiten.*

» Ajoutons que dans les observations de Gray et de Nelson, il manque bien des renseignements, et que d'ailleurs eux-mêmes ne sont pas en droit d'attribuer la guérison à la pepsine, car leur thérapeutique était très-complexe. Ils ont donné, en effet, simultanément du phosphate de soude, des amers, des narcotiques, du petit-lait, du mercure, etc.

» Pavy (1), Snow (2), Bennett, Richter, disent avoir employé la pepsine sans succès.

» On est donc autorisé à admettre que la pepsine ne possède aucune action favorable directe sur la glycosurie. Il est possible cependant que, dans des cas spéciaux, il y ait indication de la prescrire, pour remédier aux accidents dyspeptiques si fréquents chez les diabétiques ; mais nous ne trouvons là rien de spécial au diabète. »

On le voit, ce sont des résultats négatifs, cependant les essais de l'emploi des ferments digestifs demandent à être repris. Je dois observer qu'il existe dans le suc gastrique deux ferments, l'un coagulant, la *présure*, et l'autre *dissolvant* avec l'intervention d'un acide faible, la *pepsine*. Il est indispensable d'administrer isolément ces deux ferments et voir quelle utilité on pourrait rapporter à chacun d'eux. A *priori*, j'espérerais davantage de l'emploi du ferment coagulant, la présure.

Levûre de bière. — « Désirant, dit M. Brouardel, transformer dans l'estomac les féculents en produits plus avancés que la glycose, M. Bird Herepath chercha le ferment le plus actif sur la fécule. Il choisit la levûre de bière.

« Il est des ferments, dit-il, qui font subir à la glycose les métamorphoses ultérieures, acides lactique et acétique. Si le *Torula cerevisiæ*, ou levûre de bière, résiste comme la sarcine à l'action des sucs gastriques, on peut présumer qu'il pourra faire subir à la fécule, dans l'estomac, les transformations qu'elle subit habituellement. »

» Le premier diabétique à qui l'auteur prescrivit la levûre de bière ordinaire, éprouva une rapide amélioration. La densité de l'urine tomba de 044 à 1020 en deux jours, le sucre diminua dans le même temps, de 860 grains par litre à 300. Au bout de six semaines le sucre disparut de l'urine. Le malade prenait deux ou trois fois par jour une cuillerée à bouche de levûre dans du lait. D'après Bird Herepath, les produits de fermentation ne doivent pas être de l'acide carbonique et de l'alcool, parce que l'action chimique se fait en dehors de la lumière (3).

(1) On *Diabetes*, *loc. cit.*
(2) Snow, *Lancet*, 1855, vol. I.
(3) Voilà une théorie bien hasardée, pour ne pas dire plus.

» La même année, Wood publia une observation dans laquelle la levûre de bière semble avoir été suivie d'un heureux résultat.

» Griesinger dit l'avoir employée sans succès, et il note qu'il n'a pas observé chez ses malades de symptômes qui puissent faire croire à une intoxication alcoolique. Quelques médecins avaient cru, en effet, observer des signes non douteux d'ivresse chez les diabétiques soumis à l'action de la levûre de bière.

» Ainsi, en 1856, M. Baudrimont (1) avait communiqué à l'Académie des sciences une observation très-curieuse. Il essaya la levûre de bière chez un jeune garçon de onze ans, diabétique, et traité sans succès depuis deux mois par la médication alcaline. Le malade prit successivement $0^{gr},20$, puis $0^{gr},50$ de levûre de bière les deux jours suivants. Au bout de douze jours, en augmentant progressivement, il en prenait 5 grammes en deux fois dans les vingt-quatre heures. Dès le cinquième jour, il survint des signes manifestes d'ivresse. Le petit malade était boudeur, tapageur, il frappait ses camarades. Plusieurs fois on crut apercevoir de la titubation dans sa démarche. Les urines contenaient toujours 81 grammes de glycose par litre. Il n'y avait pas eu de changement bien net. Après ces douze jours, le malade fut pris d'une grave indisposition et mourut quatre jours après d'un épanchement au cerveau.

» Est-ce la levûre de bière qui a provoqué cet accident? Nous n'en savons rien. Et nous ne pouvons rien conclure de cette observation trop incomplète.

» Alors que j'étais interne du docteur Aran, en 1861, M. Lasègue, médecin dans le même hôpital, traita par la levûre de bière un diabétique âgé de vingt-cinq à trente ans. Je ne saurais me rappeler les détails d'une observation que j'ai connue plutôt par ouï-dire que par un examen direct; mais je me souviens parfaitement que subitement le malade fut pris d'accidents graves, mourut, et qu'à l'autopsie on trouva des phlegmons suppurés multiples des avant-bras, de la fosse iliaque, etc.

» Faut-il accuser également la levûre de bière de ces accidents? Dans une maladie telle que le diabète, où le phlegmon est un accident très-grave, sinon très-commun, il est prudent de ne pas rapporter à la médication ce qui est peut-être le fait de la maladie.

» M. Pavy ne paraît avoir eu connaissance que des expériences de Mac Gregor (2) publiées en 1837. Il rapporte d'après lui que la levûre est un médicament qu'on ne saurait continuer longtemps, parce qu'il provoque dans l'estomac la formation exagérée de gaz et que, selon la propre expression des malades, ils croient qu'ils vont éclater. »

(1) Baudrimont, *Bulletin de thérapeutique,* année 1856, vol. L, p. 232.
(2) Mac Gregor, *Med. Gaz.,* may 1837, p. 272.

J'ai à plusieurs reprises employé la levûre de bière dans la glycosurie ; je pensais avoir publié les résultats de ces recherches, mais je n'en retrouve la mention dans aucun de mes précédents Mémoires. Je dois commencer par dire que je prescrivais la levûre lavée à grande eau au sortir des cuves du brasseur : une cuillerée du dépôt un quart d heure avant chaque repas. Il faut ajouter que je conseillais ce moyen, concurremment avec le régime, à des malades qui conservaient encore de petites quantités de glycose dans les urines. Je parvins ainsi à faire disparaître les dernières traces de glycose sans voir se manifester d'autres symptômes fâcheux que ce dégagement de gaz signalé par M. Pavy.

N'ayant pas rencontré de malades dans de bonnes conditions pour suivre ces recherches, je n'ai plus prescrit la levûre de bière.

Des substances propres à entraver la transformation des féculents en glycose. — Voici ce j'ai écrit sur ce sujet dans mes Mémoires de 1838, 1841, 1856 : « Dans mon Mémoire sur la fermentation glycosique (*Supp.* à l'*Annuaire de thérapeutique* de 1846), j'ai étudié avec détail l'influence de divers agents sur l'action de la diastase sur l'amidon. Ces recherches étaient entreprises dans le but d'éclairer le traitement de la glycosurie ; en effet, si ce que j'ai observé sur la nature de cette maladie est exact, en employant convenablement les agents qui s'opposent à la transformation glycosique, on peut espérer empêcher aussi cette transformation dans l'estomac. La solution de ce problème avait surtout de l'importance pour les malades qui, forcés de travailler pour vivre, ne peuvent, avec leurs forces épuisées, gagner un salaire suffisant pour pourvoir aux dépenses extraordinaires et journalières qu'impose le traitement hygiénique, qui seul est constamment efficace. Malheureusement, je dois le dire, ce problème n'est point encore complétement résolu. Rapportons cependant les efforts qui ont été faits pour atteindre ce but.

» Quelles sont les substances qui s'opposent à la fermentation glycosique et qu'on peut impunément introduire dans l'estomac en proportions modérées ou convenablement étendues d'eau ? Si l'on consulte mon Mémoire, on trouve les alcalis caustiques, potasse et soude ; les terres alcalines, la chaux et la magnésie ; les acides puissants, tels que le sulfurique, le nitrique, le phosphorique, le chlorhydrique, l'oxalique ; l'alun ; en un mot, les acides forts et les alcalis.

» Consultons maintenant l'expérience des autres et la nôtre sur la valeur de ces agents indiqués par la théorie.

» Voyez p. 247, ce que je dis, à ce point de vue, de la chaux et de la magnésie.

» *Acide nitrique.* — Brera (1) rapporte un exemple de guérison d'un glycosurique auquel il aurait prescrit de la limonade nitrique ; Gilby (2) et Scoot ont également conseillé l'emploi continu de cette limonade, et ils disent en avoir retiré de grands avantages. Copland fut moins heureux, il la conseilla en même temps que l'opium, et il n'obtint qu'une amélioration passagère. Ce que j'ai vu s'accorde avec ce que Copland a observé. Dans deux cas, l'usage de la limonade nitrique diminua la quantité de glycose contenue dans les urines pendant les deux premiers jours de son usage, puis l'effet fut nul.

» *Acide phosphorique.* — M. Schœfer rapporte un cas de guérison au moyen de la limonade phosphorique. Venable et Latham l'employèrent aussi : c'est un adjuvant du traitement proposé par Nicolas et Gueudeville.

» *Acide sulfurique.* —M. Pitschaff rapporte, dans le *Journal d'Hufeland*, un exemple de guérison qu'il attribue à l'usage de la limonade sulfurique. J'ai apprécié son action dans trois cas : deux fois j'ai observé une diminution dans la quantité de glycose contenue dans les urines ; la troisième, je n'ai remarqué aucune modification.

» *Alun.* — Mead vante beaucoup le sérum aluminé dans le traitement de la glycosurie. L'alun fut également préconisé par Dower, Selle et Dreyssig.

Sulfites alcalins. — C'est en Italie que les sulfites alcalins ont été préconisés ; reproduisons (3) une observation rapportée par M. Pietro Mancini.

« Un fondeur en caractères, âgé de trente-cinq ans, ayant habité Londres pendant huit ans, était atteint de diabète sucré et fut traité sans succès pour cette affection en Angleterre et à Paris. Revenu en Italie, il consulta le docteur Mancini, qui, après plusieurs traitements infructueux, songea à la médication sulfitique ; il prescrivit le sulfite de magnésie à la dose de 4 grammes par jour, à prendre en quatre fois. Mais voyant que par son peu de solubilité dans l'eau le malade témoignait de la répugnance à prendre ce sel, ce dernier fut remplacé par du sulfite de soude dissous dans de l'eau, à la même dose, et dont l'administration fut continuée pendant quinze jours. Ce temps écoulé, on examina les urines, et ce fut avec une agréable surprise que le docteur Mancini constata que la proportion de sucre y était réduite à 1 pour 100 ; le malade, en outre, ne buvait qu'un litre d'eau et rendait seulement 3 litres d'urine, alors qu'autre-

---

(1) Forieps, *not.* Ed. XII.
(2) Gilby, *Alig. med.*, ann. 1802.
(3) Annali di chimica applicata alla medicina, 1870.

fois il buvait 4 litres d'eau et en rendait 8 litres d'urine, et que la glycose contenue dans l'urine était de 6, 7 et 8 pour 100.

Satisfait d'un tel résultat, le docteur Mancini insista sur le traitement pendant vingt jours encore et en augmentant la dose. Le sucre disparut alors tout à fait. La quantité rendue d'urine n'excédait pas un litre. En même temps, le retour des forces s'opérait d'une manière continue ; la pâleur faisait place à une coloration de bon augure. Le malade pouvait déjà user discrètement de la promenade, et bientôt il demanda à s'éloigner, ce qui lui fut permis à la condition qu'il continuerait le traitement. L'auteur de l'observation ajoute que la guérison s'est maintenue sans qu'il ait été nécessaire d'observer plus longtemps l'abstinence des aliments féculents et sucrés.

Ce résultat serait fort encourageant, mais je dois dire que je n'ai pas été aussi heureux que M. Mancini dans les quelques essais que j'ai faits de l'emploi des sulfites alcalins dans la glycosurie. M. G. Polli, directeur des *Annali*, dit que l'heureux emploi des sulfites alcalins est en opposition avec la méthode de M. Bouchardat, laquelle, dit-il, consiste principalement dans l'exercice musculaire forcé, dans les inspirations répétées etc., si les sulfites agissent en détruisant le ferment glycogénique, leur intervention utile ne serait nullement en contradiction avec ce que j'ai indiqué.

» *Tannin et autres astringents.* — Tous les agents pharmaceutiques astringents furent successivement employés par les divers auteurs qui ont traité du diabète sucré, depuis la décoction de noix de galle qu'employait Jarold, jusqu'au sumac, sans oublier l'écorce de chêne, le cachou, le tannin et le kino. Pour moi, je prescris quelquefois avec avantage 10 grammes d'extrait de ratanhia chaque jour, dissous dans trois verres de vin de Bordeaux.

» On le voit, toutes les substances propres à entraver la transformation glycosique, et qui peuvent être impunément introduites dans l'estomac, ont été préconisées dans le traitement de la glycosurie. Beaucoup d'observateurs sont d'accord sur leur efficacité. Ces faits concordent bien avec les opinions que j'ai exposées, et cependant je dois dire que j'ai répété tous ces essais avec une grande persévérance, que l'observation attentive m'a montré qu'aucun de ces agents n'avait une utilité absolue. Dans les cas les plus heureux, je n'ai observé qu'une simple diminution dans les symptômes. Je dois dire que ces essais étaient toujours dirigés contre des glycosuries rebelles. Ces résultats négatifs se comprennent facilement. En effet, lorsqu'on emploie les alcalis ou les terres alcalines, les acides continuellement sécrétés dans l'estomac les ont bientôt neutralisés, et leurs effets sont anéantis. Quand on donne la préférence aux acides forts, on est contraint de les prescrire à un état de dilution tel, que leur

20

influence retardatrice est beaucoup moins puissante; et puis les liquides qui affluent dans l'estomac les ont bientôt encore étendus davantage, et leur action est alors très-limitée. Les astringents doivent être prescrits trop continûment et à dose trop élevée pour produire une modification appréciable. Quoi qu'il en soit, si dans l'application on trouve des difficultés, comme le principe est exact, il faut espérer de bons résultats en suivant cette voie. »

Ce qui précède est extrait de mes Mémoires de 1846 et 1851.

Je pourrais y ajouter ce que j'ai écrit sur la créosote dans mon Mémoire de 1838, que j'ai employée sans succès dès cette époque et que depuis je n'ai eu que de très-rares occasions de prescrire.

On le voit, il ne faut pas trop se laisser guider par des théories que l'observation n'a pas légitimées (1).

XII. — PARASITICIDES. — COUSSO. — SANTONINE.

J'ai noté déjà, à la page 93, que des parasites intestinaux avaient été signalés dans plusieurs cas de glycosurie, et que j'avais constaté chez un certain nombre de malades la coexistence du tœnia et de la glycosurie. Dans un de ces cas, j'ai administré avec le plus grand succès le *cousso granulé de Mentel*. Non-seulement le tœnia fut expulsé, mais la glycosurie disparut complétement pendant plusieurs jours. C'était une jeune personne de vingt-trois ans qui se soumettait d'une manière insuffisante au traitement hygiénique, malgré l'admirable vigilance de sa mère. J'eus alors la pensée de continuer l'administration du *cousso granulé*, mais quand mademoiselle s'écartait du régime avec un exercice insuffisant, une petite quantité de 20 à 50 grammes de glycose était constaté dans les vingt-quatre heures sans que l'intervention du remède parût avoir une influence utile.

J'ai également employé la santonine dans la glycosurie; voici ce que j'en dis dans la 5ᵉ édition de ma Matière médicale, tome II, page 802. J'ai employé sans succès la santonine dans la glycosurie, 2 grammes en cinq jours, en 10 doses. Les résultats obtenus par M. Guépin dans plusieurs maladies de l'œil me donnaient de la confiance dans l'emploi de cet agent.

M. le Dʳ Séjournet, de Bourges, a beaucoup employé la santonine dans la glycosurie et, assure-t-il, avec succès. Peut-être l'a-t-il prescrit dans des

(1) Je reproduis à ce propos une note de mon Mémoire de 1838 : « On ne saurait trop se mettre en garde contre l'abus des applications des théories chimiques à l'explication de la nature intime et du traitement des maladies. Rien ne vaut mieux, pour se rendre circonspect à cet égard, que de lire un discours de Fourcroy sur l'application de la chimie pneumatique à l'art de guérir, et sur les propriétés médicamenteuses des substances oxygénées, lu en fructidor an VI, à l'École de médecine de Paris. En voyant les aberrations vraiment extraordinaires d'un esprit aussi élevé, on ne doit théoriser qu'en basant ses opinions sur des faits bien constatés. »

cas moins anciens et moins graves que ceux auxquels j'avais eu affaire. Je me propose de reprendre ces études en suivant à la lettre les indications de M. Séjournet.

XIII. — ÉMISSIONS SANGUINES.

Je suis revenu à deux reprises, dans mon *Annuaire* de 1841 et dans le Supplément de 1846, sur l'emploi des émissions sanguines dans la glycosurie. « Plusieurs auteurs, parmi lesquels nous devons mentionner Archigènes, Aétius, Prout, Hufeland, Marsh, etc., préconisèrent, dans certaines circonstances, les émissions sanguines dans le traitement du diabète; mais Bedinfield, et surtout Watt, en firent la base de leur traitement; ce dernier auteur ne craignit pas de recourir aux émissions sanguines générales, même dans le cas où ce moyen paraissait inapplicable, alors que les malades étaient dans un grand état de débilité, que le pouls était petit et faible, et que les membres inférieurs étaient œdématiés; il rapporte avoir guéri un malade en quatorze jours en lui tirant dans cet espace de temps près de 4 kilogrammes de sang. Cette pratique hardie encouragea quelques médecins anglais à employer les émissions sanguines pour combattre cette maladie. Murray (*Edinb. medical journ.*, 8), Ayre (*the Lancet*), Satterley, Kennedy (*Calcutta transact.*, n° 4) disent en avoir retiré de grands avantages; Elliotson et J.-L. Bardsley, qui ont eu occasion d'essayer les émissions sanguines générales pour combattre le diabète, ne s'en montrent pas des partisans aussi exclusifs; ils reconnaissent ce moyen pour avoir une incontestable utilité dans la période aiguë de la maladie chez les sujets pléthoriques; plus tard, les émissions sanguines affaiblissent le malade sans aucun avantage pour la maladie; aussi considèrent-ils ce traitement comme exceptionnel.

» Je n'ai jamais eu occasion de voir employer les émissions sanguines générales comme méthode de traitement dans le diabète, mais je comprends très-bien que sous cette puissante influence la quantité d'urine rendue puisse diminuer, et que la transpiration cutanée puisse se rétablir; mais, sauf quelques cas rares, je regarde les émissions sanguines comme absolument contre-indiquées dans la glycosurie. La diminution dans la proportion des globules de sang, l'augmentation de la sérosité, la dépression des forces vives de l'économie qui accompagne la glycosurie parvenue à un haut degré, voilà, selon moi, des raisons bien fortes pour faire proscrire la saignée dans ces conditions déterminées.

» Plusieurs médecins ont préconisé les saignées locales pratiquées à la région lombaire. Lorsqu'il existe de la douleur à la région des reins, on prétend que les saignées locales procurent un soulagement immédiat. Marsh (*Dublin hospital Reports*, vol. 3) et Bardsley ont retiré de bons effets des applications de sangsues au creux de l'estomac ; ils sont parvenus par ce moyen à faire disparaître l'épigastralgie. Forbes rapporte un cas dans lequel une première application de sangsues à l'épigastre fut suivie d'un changement dans la composition de l'urine ; mais cette amélioration ne fut que passagère et se renouvela à chaque application de sangsues, mais à un degré moins marqué (*Cyclopedia of pratic. medic.*, vol. 1). Les sangsues peuvent être fort utiles en application à l'anus, lorsque l'apparition de la maladie a coïncidé avec la suppression des hémorrhoïdes ; j'ai constaté l'utilité de cette méthode. Mais en général, sauf cette exception, je crois qu'il faut être extrêmement sobre d'émissions sanguines locales ou générales chez les malades affectés de glycosurie. »

Je viens de citer les passages de mes anciens mémoires, j'avoue que je serais moins réservé aujourd'hui sur l'emploi des saignées générales et des émissions sanguines locales chez les glycosuriques pléthoriques. J'ai vu à bien des reprises la glycosurie se compliquer chez ces malades de congestions pulmonaires ou encéphaliques qui réclamaient l'emploi des émissions sanguines. J'ai vu deux cas d'épistaxis abondant et rebelle, dans lesquels une perte copieuse de sang n'a pas affaibli les malades. Dans les cas de pneumonie des glycosuriques avec imminence d'asphysie, aujourd'hui je redouterais moins les émissions sanguines.

Il est toujours établi que, chez les glycosuriques anémiques, tels qu'on les voit ordinairement dans les hôpitaux, les émissions sanguines sont absolument contre-indiquées.

XIV. — Traitement des phénomènes asphyxiques dans la glycosurie.

Quand la respiration chez les glycosuriques s'embarrasse, que des phénomènes d'asphyxie se montrent, soit par suite de la pneumonie spéciale des glycosuriques, soit par embolie, soit par toute autre cause, il faut agir vite et énergiquement, car le danger est grand et la terminaison funeste imminente. Voici ce qu'aujourd'hui je conseillerais de faire dans ces graves conjonctures :

1° Ne pas quitter le malade ;

2° Lui faire prendre par cuillerées à bouche, à des intervalles réglés d'après les effets, une potion gommeuse contenant 4 grammes d'ammoniaque, pour une potion gommeuse de 150 grammes ;

3° Agir vivement du côté de la peau, par des frictions sèches énergiques, par des sinapismes, et surtout par de nombreuses ventouses sèches, de 20 à 100, appliquées successivement sur le tronc, sur le rachis, et enfin, si besoin est, par l'application du marteau de Mayor ;

4° Recourir à l'emploi de l'électricité par faradisation, voyez p. 280.

5° Tenter l'emploi des saignées suivant la formule de M. Bouillaud.

QUATRIÈME PARTIE

BIBLIOGRAPHIE. — RÉSUMÉ HISTORIQUE ET CRITIQUE.

CHAPITRE PREMIER

BIBLIOGRAPHIE.

Je reproduis, avec quelques modifications, l'article bibliographique de ma Monographie de 1841. Je m'arrêtais alors à mes premiers travaux. Pour indiquer tout ce qui a été publié depuis sur la glycosurie, il me faudrait un volume. Dans le courant de mon traité, j'ai donné les titres des ouvrages et mémoires principaux au fur et à mesure que j'avais à les citer.

Je ferai cependant suivre cette reproduction d'une liste des principaux ouvrages récents sur le diabète, liste qui m'a été communiquée par mon ami M. A. Ollivier, si compétent en histoire de la médecine.

« On ne trouve rien dans les œuvres d'Hippocrate (377 av. J. C.) qui puisse s'appliquer aux diabètes. Celse et Galien paraissent avoir eu quelques notions sur cette maladie, mais ils ne furent surtout frappés que de l'énorme quantité d'urine que rendaient les malades.

Celse, *De re med.*, lib. iv, cap. i, sect. 7. Une phrase seulement (1) montre que Celse a dû observer le diabète sucré. « Lorsque l'urine, dit cet auteur, se présente en quantité disproportionnée aux boissons et que s'écoulant sans douleur elle produit la maigreur et met la vie en péril, il faut... » Suivent des indications thérapeutiques que j'ai mentionnées.

Galien (né 131 après J. C.) parle du diabète dans le traité des parties pathologiquement affectées (liv. vi, chap. 3-4). Il le considère comme

---

(1) At quum urina semper potionum mingitur, et jam sine dolore profluens maciem et periculum facit.

une maladie des reins : faiblesse rénale, incapacité des reins à retenir le liquide ; pour lui, l'urine diabétique n'est pas autre chose que la boisson non modifiée dans son passage dans l'organisme (*Maladies des reins*, liv. vi, cap. 3).

Avant Galien (30 à 90 ans a. J. C.) on trouve dans Arétée (*De causis et signis diut.*, lib. ii, cap. 2), du diabète, et (*De cur. morb. diut.*, lib. ii, cap. 2), du traitement du diabète, une description plus exacte de cette maladie qui fut reproduite par Alexandre de Tralles (525-605, lib. ix, cap. 8), qui insista le premier sur l'emploi des aliments très-nutritifs. Il considère le diabète comme une maladie des reins.

Aétius d'Amida (550). Est d'accord avec Galien quant à la nature du diabète, il s'étend sur le traitement (*Tetrabibl.*, III, serm. II, cap. i).

Paul d'Egine (670). (*De re medica*, lib. II, cap. xiii, et lib. III, cap. xlv). — Parle à différentes reprises du diabète ; définit le diabète comme Galien, le traite comme Aétius.

Rhazes (850-992). Lib. IX, cap. lxxviii.

Avicenne (980-1037). Est galéniste. *Canon*, lib. III, f. XVI, tract. II, cap. xvii-xviii.

Actuarius (vers 1130 ou 1300)? *De causis urinar.*, lib. I, cap. iv. — *De prævid. ex urin.*, lib. I, cap. ii. Répète ce qu'ont dit ses prédécesseurs.

Arnaud de Villeneuve (1300-1363). Galéniste. *Breviarii*, lib. II, cap. xxxvi.

Une ère nouvelle commence en 1674. Willis (*Pharmacop. ration.*, Oxford, 1674, sect. 4, cap. 3) s'aperçut de la saveur douce et sucrée des urines, caractère important qui fit donner à cette maladie le nom de *diabetes anglicus*, puis celui de *diabetes mellitus*. Mais l'analyse chimique n'avait point encore prononcé, plusieurs écrits parurent successivement; les principaux sont *Lister Exercit. de hydrophob. diab. et hydrop.*, London, 1694).

Mich. Ettmüller. *Opera omnia*. Lugduni, 1685. Distingue un *diabetes vera* et un *diabetes spuria*. Pour lui, la maladie dépend de la présence dans le sang d'un ferment nuisible.

G. W. Wedel. *Dissert. de diabète*, Jenæ, 1717.

M. Blackmore. *On the dropsy and diab.*, London, 1727.

J. D. Buchwald. *De diabete curat. imp. per rhabarb.*, Copenhague, 1738.

Th. Sydenham, *Op. univ.* Ludg. Bat., 1741. Fait dépendre le diabète d'un trouble de la digestion, se manifestant dans la circulation même.

R. Morton. *Op. med.* Amstelod., 1799. Exprime des vues analogues.

F. Boissier de Sauvages. *Nosologia methodica. Amstelodami*, 1763. — Théorie des flux. Distingue sept espèces de diabète.

C. G. Kratzenstein. *Theoria fluxus diabetici ejusque sanandi methodus more geometrico explicata. Halæ Magdeburgicæ*, 1746. Théorie toute mécanique.

F. C. Medicus. *Geschichte periodischer Krankh.* Carlsruhe, 1764. A observé, comme Willis et Kratzenstein, des cas de diabète intermittent (?).

R. Mead. *Opera medica.* Gottingæ, 1748. Pour lui, la matière douce provient de la bile.

H. Boerhaave. *Institutiones medicæ. Ed.* 3. Ludg. Bat., 1730. Théorie du diabète fondée sur l'Iatrochimie.

Joan Phil. Metz. *Diabetis observatio rara.* Basileæ, 1737.

Fr. Hoffmann. *Medicina rationalis systematica.* Ed. 2. Halæ Magd., 1739. Il définit le diabète une maladie atonique.

Jo. Chr. Val. Gantz. *De diabete.* Jenæ, 1779.

R. A. Vogel. *Academicæ prælectiones de cognoscendis et curandis præcipuis corporis humani affectibus.* Gottingæ, 1772. Pour lui, le diabète est constitué par une maladie rénale liée à un état séreux du sang.

Nicolaï. *Progress. de diab. ex spasmo.* Jenæ, 1772.

Wenceslaus Troka de Kr'zowitz. *De Diabete commentarius.* Vindobonæ, 1778.

W. Cullen. *First lines of the practice.* Edinburgh, 1783.

Place. *Dissert. de vera diabetis causa in defectu assimil.* Göttingæ, 1784.

M. Troja. *Ueber die Krankheiten der Nieren, der Harnblase und der übrigen zur Ab- und Aussonderung des Harns bestimmten Theile. — Ein Auszug aus dem Italienischen.* Leipzig, 1788. Diabète dû à une altération du sang, ou à une irritation prolongée des reins.

Jos. Frank. *Ratio instituti clinici Ticinensis.* Viennæ, 1797. Considère le diabète comme une maladie par faiblesse générale du corps.

Pool et Dobson, en 1775, et surtout Cowley, en 1778, découvrirent d'une manière indiscutable la présence du sucre dans l'urine diabétique. Mais P. Franck, en 1791 (*De curandis hominum morbis*, vol. v, page 39, et *Interpretation. clinic.*, vol. i, p. 347), démontra encore plus rigoureusement que ne l'avait fait Cowley la présence du sucre diabétique dans les urines; il vit dans le diabète une maladie déterminée par un virus, produit dans l'économie ou introduit du dehors. Kreutzwiesen s'occupa surtout du traitement du diabète (*Dissert. de cognosc. et curand. diab.*, Halle, 1794), et il attribua une grande efficacité à l'opium, déjà préconisé par Willis. Enfin, en 1797, Rollo publia, sur la nature et le traitement du diabète, un ouvrage très-important que nous avons déjà eu l'occasion de citer (*On diabet. mellitus*, London, 1797), traduit par Alyon, Paris, an VI; ce travail fut suivi d'un Mémoire qui eut en France beaucoup de retentissement, c'est celui de

Nicolas et Gueudeville (*Recherches et expériences chimiques et médicales sur le diabète sucré*, Paris, 1805) (1).

En 1806, MM. Thénard et Dupuytren publièrent un Mémoire fort remarquable sur le diabète, qui fut imprimé dans tous les journaux de l'époque, et en particulier dans le *Bullet. de la Société médicale* pour 1806.

Depuis ce temps, l'ouvrage le plus important qui parut sur cette maladie fut celui de Prout (*An Inquiry into the nature and treatment of diabetes, calculus*, etc., 1825, deuxième édition traduite sur la première édition par Mourgué. Paris, 1823). Il faut mentionner encore les travaux de Bostock (*Mem. of the Medic. Society of London*, vol. VI), et *Transact. of the Medico.-chirurg. Society of London*, vol. III), ceux de Henry (*Annals of philosophy*, vol. I, et *Transact. of the Medico-chirurg. Soc. of London*, vol. II), et enfin de Mac-Gregor (*Lond. med. Gazette*, 1837, nᵒˢ 33 et 34).

Je dois ajouter à cette liste, déjà nombreuse, 1° le Mémoire que j'ai publié sur le diabète (*Revue médicale*, juin 1839) et dont j'ai donné l'analyse complète pour tout ce qui regarde la glycosurie, ayant laissé de côté les cas de faux diabète; 2° une observation très-intéressante de M. Payen, imprimée dans le même recueil, 1840; 3° enfin le Mémoire de M. Biot, sur l'emploi des caractères optiques comme diagnostic immédiat du diabète sucré (*Comptes rendus de l'Académie des sciences*, 28 décembre 1840).

Avant de terminer cet article bibliographique que j'aurais pu étendre davantage, en rappelant tous les auteurs que j'ai cités dans le courant de mon Mémoire, je dois mentionner les articles DIABÈTE de plusieurs recueils qui peuvent être considérés comme des monographies, celui du *Dictionnaire des sciences médicales*, par M. Renauldin; celui du *Dictionnaire de médecine et chirurgie pratiques*, par M. Bouillaud; celui du *Dictionnaire de médecine*, par M. Rochoux; l'article très-complet, écrit sur le diabète dans le *Compendium de médecine pratique*, et enfin l'excellent article publié par M. Bell dans le *Dictionnaire des études médicales*.

Par cette longue et très-incomplète énumération des auteurs qui ont écrit sur le diabète, on peut voir que cette maladie, quoique rare, a cependant attiré l'attention de bien des médecins.

Avant d'indiquer les principaux ouvrages sur le diabète publiés pendant les vingt-cinq dernières années, je crois bon de rappeler ici les titres de mes publications sur ce sujet de 1841 à 1853.

(1) On trouvera dans une monographie récente du docteur Max Salomon (*Geschichte der Glycosurie*, in *Deutsch Arch. für klin. Med.* Bd. 8, 1871) l'indication bibliographique des principaux auteurs qui ont écrit sur le diabète depuis Hippocrate jusqu'au commencement du XIXᵉ siècle.

1° Recherches sur le traitement du diabète sucré, *Annuaire thérapeutique*, 1842. C'est dans ce Mémoire que j'ai fait connaître le pain de gluten.

2° Nouvelles recherches sur la glycosurie précédées d'expériences sur la fermentation glycogénique, sur la digestion des sucres et des féculents. Supplément à l'*Annuaire thérapeutique*, 1846.

3° Considérations sur la nature de la glycosurie et sur les difficultés que présente dans les hôpitaux le traitement de cette maladie, *Annuaire thérapeutique*, 1848.

4° Réponse à diverses critiques se rapportant à mes recherches sur la glycosurie, *Annuaire thérapeutique*, 1848.

5° Sur le gluten panifié, *Répertoire de pharmacie*, t. X.

6° Du diabète sucré, son traitement hygiénique, *Mémoires de l'Acad. de médecine*, t. XVI, 1852.

Becquerel, *Séméiologie des urines*, 1841.

Contour, *Du diabète sucré*. Thèse de Paris, 1844.

Tavignot, *De l'amblyopie symptomatique du diabète* (*Gaz. des hôpitaux*, 1853).

Jones (Bence), *On intermittent diabetes* (*Medic. chir. Trans.*, 1853, t. XXXVI, p. 402).

Böcker, *Untersuch. über den Diabetes mellitus* (*D. Klinik*, 1853).

Harley, *Rech. sur la physiologie du diabète sucré* (*Gaz. méd.*, 1853).

J.-B. Labosse, *Glycosurie*. Thèse de Paris, 7 juillet 1853.

F. Baron, *Glycosurie*. Thèse de Paris, 10 août 1853.

Sainjon, *Digestion physiologique et pathologique des féculents*. Thèse de Paris, 25 mai 1853.

Cl. Bernard, *De l'influence du système nerveux sur la composition des urines* (*Compt. rend. de l'Acad. des sc.*, 1849, t. XXVIII, p. 393). — *Nouvelle fonction du foie considéré comme organe producteur de la matière sucrée chez l'homme et chez les animaux*, in-4°. 1853.

Hodgkin. *On diabetes and certain forms of cachexie*. London, 1854.

Goolden, *Pathology of diabetes* (*Medical Times and Gazette*), 1854.

J.-A. Leouffre, *Du diabète sucré*. Thèse de Paris, 29 août 1854.

Guillaume. *Uber Ausscheidung des Zuckers bei Diabetes mellitus*. Zurich, 1854.

Figuier, *Fonction glycogénique du foie* (*Comptes rendus de l'Acad. des sciences*, 1855 et 1857).

Bouchardat, *De la glycogénie*. — *État actuel de la question de la glycosurie*. — *Instruction sur l'uromètre* (*Rép. de pharm.*, t. XII et XIII, 1855).

Andral, *Quelques faits pathologiques propres à éclairer la question de la production du sucre dans l'économie animale*. (*Comptes rendus de l'Acad. des sciences*, 1855).

H. Blot, *De la glycosurie physiologique des femmes en couche, des nourrices et d'un certain nombre de femmes enceintes*, broch. de 14 pages. Paris, 1856.

Günzler, *Ueber Diabetes mellitus*. Tübingen, 1856.

Falck. *Beiträge zur Kenntniss der Zuckerharnruhr* (*Deutsche Klinik*, 1853-1856).

Hensen, *Ueber die Zuckerbildung in der Leber* (*Verh. der phys.-med. Gesellsch. v. Würzburg*, 1856).

Schiff, *Untersuchungen über die Zuckerbildung in der Leber*. Würzburg, 1857.

Leconte, *Recherches sur l'urine des femelles en lactation* (*Comptes rendus de l'Acad. des sciences*, 1857).

Ronzier-Jolly, *Les théories physiologiques et chimiques du diabète*. *Th. de conc.* Montpellier, 1857.

Becquerel, *Études cliniques sur le diabète et l'albuminurie* (*Moniteur des Hôpitaux*, 1857, p. 884).

Leudet, *De l'influence des maladies cérébrales sur la production du diabète sucré* (*Comptes rendus de l'Acad. des sciences*, 1857, et *Gaz. méd.*, 1858).

Semmola, *Zuckerreicher Schweiss.*, 1857 (*Vierordt's Arch.*, 1857).

Ott, *Beiträge zur Therapie der Zucker-Harnruhr*, 1857.

Garrod, *Gulston. Lect. on Diabetes mellitus* (*Brit. med. Journ.*, 1858).

Guimaraes. *Diabete mellito*. Rio de Janeiro, 1858.

Zabel. *De diabete mellito*. Halæ. 1858.

Erichsen, *Surgical Diabetes* (*Dublin Hospital Gaz.*, 1858).

Budd, *Sugar and Diabetes* (*Brit. med. Journ.*, 1857 et 1858).

Bence Jones, *On Diabetes* (*Med. Times and Gaz.*, 1854). — *Some remarks on sugar as an article of Diet in Diabetes mellitus* (*Brit. med. Journ.*, 1858).

Samson, *De l'origine du sucre dans l'économie animale* (*Journ. de la physiol. de l'homme et des animaux*, 1858, t. I, p. 244-74).

Benvenisti, *Sul diabete* (*Ann. univ. di med. Milano*, 1858).

Oppolzer, *Du diabète* (*Clinique européene*, 1859).

Levrat-Perroton, *Quelques considérations sur un cas de glycosurie déterminée par une tumeur colloïde renfermée dans le quatrième ventricule*. Thèse de Paris, 1859.

Auffan, *Du diabète sucré* (*Th. de doct. Strasbourg*, 1859).

Gräfe (von), *Ueber die mit Diabetes mellitus vorkommenden Sehstörungen* (*Arch. für Ophthalmologie*, 1858. — *Deutsch. Klin.*, 1859).

France, *Cataract in association with Diabetes* (*Ophthalmic Hosp. Rep.*, 1859). — *On diabetic Cataract* (*Med. Times.* 1859).

Rouget, *Des substances amyloïdes ; de leur rôle dans la constitution des tissus des animaux* (*Journ. de Brown-Séquard*, 1859, p. 83 et 308).

Fritz, *Du diabète dans ses rapports avec les maladies cerébrales*, (*Gaz. hebd.*, 1859).

Musset, *De la gangrène glycoémique et du diabète* (*Union méd.*, 1859, t. III, p. 520).

Reich (Friedr. Theod.), *De diabete mellito quæstiones.* Gryphiæ, 1859.

Kronser (V. N.), *Ueber Zuckerruhr* (*Diabetes mellitus*) *u. ihre Heilungen in Carlsbad* (*Wiener Zeitsch.*, n° 16, 1860).

Leubuscher, *Beiträge zur Pathologie des Diabetes mellitus* (*Virchow's Arch.*, 1860).

Luys (*Bulletin de la Société anat.*, 1860, 2ᵉ série, t. V, p. 217).

Fauconneau-Dufresne, *Considérations sur le siége, la nature et le traitement du diabète* (*Gaz. hebd.*, 1857). — *De l'influence du système nerveux dans la production du diabète* (*Gaz. hebd.*, 1860). — *Guide du diabétique.* Paris, 1861.

Swinhoe, *Diabetes treated by hot air Bath.* (*Brit. med. Journ.*, 1860).

Charcot, *Quelques documents concernant l'historique des gangrènes diabétiques* (*Gaz. hebd.*, 1861, p. 539).

Bouchardat, *Pymellorrhée.* (*Annuaire de thérapeutique*, 1861).

Pécholier, *Quelques notes sur l'opium et son emploi dans le diabète sucré* (*Bull. de thérap.*, 1861, t. LXVIII).

Roberts (W.), *On the estimation of sugar in diabetic urine by the loss of density after fermentation.* Manchester, 1861.

Potain (*Bull. de la Soc. anat.*, 1861, 2ᵉ série, t. VI, p. 44).

Golding-Bird, *De l'urine et des dépôts urinaires*, trad. franç., 1861.

Griesinger, *Studien über Diabetes* (*Archiv für physiol. Heilkunde*, 1859, 1860, 1862).

Feith, *Physiol. path. de diabete mellito commentatio.* Berolini, 1862.

Fischer, *Du diabète consécutif au traumatisme* (*Arch. gén. de méd.*, 1862).

Trousseau, *Clinique méd.*, t. II, p. 575, 1862.

Winogradoff, *Beiträge zur Lehre vom Diabetes mellitus* (*Virchow's Archiv.* 1863, t. XXXVII, p. 533).

Cohnheim, *Zur Kenntniss der zuckerbildenden Fermente* (*Virchow's Archiv*, 1863).

Racle (V.-A.), *De la glycosurie* (*Th. d'agrég.* Paris, 1863).

Demarquay, *Gangrène glucémique et gangrène sénile* (*Union médic.*, 21 mars 1863).

Lecoq, *Réflexions sur quelques points de l'histoire de la glycosurie* (*Gaz. hebd.*, 1863, n°ˢ 2, 3 et 5).

Friedreich (W.), *Ueber das constante Vorkommen von Pilzen bei Diabetischen* (*Virchow's Archiv*, Bd. XXX, Heft 3 und 4, p. 476, 1864).

Peter, *Glycosurie aiguë avec examen du cerveau* par Luys (*Gaz. médic.*, 17 septembre 1864).

Marchal de Calvi, *Sur les lésions cérébro-spinales consécutives au diabète* (*Comptes rendus de l'Institut*, 1863, t. LVII, p. 633). — *Recherches sur les accidents diabétiques*, 1864.

Palie, *De quelques terminaisons et complications du diabète*. Thèse de Paris, 1864).

Mosler, *Ueber Beschaffenheit des Parotidensecrets bei Diabetes mellitus und dadurch herbeigeführte Mundaffection* (*Arch. für Heilkunde*, 1864, t. V, p. 228).

Moser, *Zur Aetiologie des Diabetes mellitus* (*Berlin. klin. Wochenschrift*, 1864).

Recklinghausen, *Auserlesene patholog.-anatomische Beobachtungen* (*Virchow's Arch.*, 1864, t. XXX, p. 360).

Jordao, *Considération sur un cas de diabète* (Thèse de Paris, 1857). - *Estudos sobre a diabete*. Lisboa, 1864.

Schützenberger, *Chimie appliquée à la physiologie*. 1864.

Anstie, *On some points in the treatment of Diabetes mellitus* (*Brit. med. Journ.*, 1864).

Barthels, *Ueber den Kohlensäurengehalt der ausgeathmeten Luft bei Diabetes* (*Bayer. Intell.-Blatt*, 1864).

Weber, *De Diabete mellito*. Berolini, 1865.

Fleckles, *Die Geschichte der gangbaren Theorien vom Diabetes mellitus* (*Deutsch. Klin.* 1865).

Bertin, *Étude pathogénique de la glycosurie* (*Montpellier médical*, 1865).

Beale, *De l'urine et des dépôts urinaires* (trad. franç., 1865).

Buttura, *Obs. sur la guérison du diabète* (*Comptes rendus de l'Acad. des sciences*, 1865).

Bouchardat, *De l'entraînement ou de l'exercice forcé dans le traitement de la glycosurie* (*Annuaire de thérapeutique*, 1865).

Milkowski, *Ueber die Zuckerbildung im Diabetes mellitus* (*Wiener med. Wochenschr.*, 1865).

Bérenger-Féraud, *De l'emploi de la teinture d'iode dans le traitement du diabète sucré* (*Bull. de thérap.*, t. LXVIII, p. 295, 1865).

Jaffe (M.), *Ueber das Vorkommen zuckerbildender Substanzen in den Organen der Diabetiker* (*Virchow's Arch.*, 1866, t. XXXVI, p. 20).

Helfreich (F. C.), *Ueber die Pathogenese des Diabetes mellitus*, Inaug., Diss. Würzburg, 1866..

Gaehtgens, *Ueber den Stoffwechsel eines Diabetikers, verglichen mit dem eines Gesunden*, Inaug.-Diss. Dorpat, 1866.

Fleckles, *Zur Balneotherapie des Diabetes mellitus mit Rücksicht auf die Saison 1865 in Karlsbad* (*Berlin. Klin. Wochenschr*,. Bd. III, n° 29, 1866).

Saikowsky, *Du diabète* (*Journ. de Bruxelles*, t. XLII, p. 141 et 142, févr. 1866).

Burresi, *Diabete* (*Lo Sperimentale*, aprile 1866, et *Journ. de Bruxelles*, t. XLIII, déc. 1866).

Ogle, *On diseases of the brain as a result of diabetes mellitus* (*St. George's Hosp. Rep.*, vol. I, 1866).

Schiff, *Nouvelles recherches sur la glycogénie animale* (*Journal de l'anat. et de la physiol.* de M. Robin, juillet et août 1866.

Mialhe, *Nouvelles recherches sur la cause et le traitement du diabète sucré ou glycosurie*, 1849. — *Mémoire sur la formation physiologique du sucre dans l'économie*, 1857. — *Rech. sur les fonctions chimiques des glandes et nouvelle théorie du diabète sucré ou glycosurie* (*Un. méd.*, 1866).

Pettenkofer und Voit, *Ueber den Stoffverbrauch bei der Zuckerharnruhr* (*Zeitschr. für Biologie*, 1867, t. III, p. 380).

Gubler, *Sur la glycosurie symptomatique dans la période réactionnelle du choléra* (*Gaz. des Hôpitaux*, 1866).

Ladevèze, *Quelques considérations sur la gangrène diabétique* (Thèse de Paris, 1867).

Jones (Bence), *Lectures on some of the applications of chemistry and mechanics to pathology and therapeutics*. London, 1867.

Eckhard (C.), *Die Stellung der Nerven beim künstlichen Diabetes* (*Beiträge zur Anat. u. Physiol.*, IV, 1, Giessen. 1867).

Zimmer (K.), *Ein Beitrag zur Lehre vom Diabetes mellitus* (*Deutsche Klinik*, 1867).

Tscherinow, *Zur Lehre von der Zuckerharnruhr* (*Med. Centr.-Blatt*, Bd. V, 1867).

Verneuil (*Soc. de chirurgie*, 1867, p. 87).

Gondouin (A.), *Observation de diabète sucré; gangrène du gros orteil, mort rapide* (*Union méd.*, 1867).

Gigon (C.), *Note sur l'élimination des liquides par les voies urinaires; rôle des reins et de la veine cave; glycosurie, théorie nouvelle* (*Union méd.*, 1867).

Richardson (B. W.), *On diabetic phthisis and its treatment* (*Medical Times and Gazette*, March 2, 1867).

De Giovanni (A.), *Annotazioni sul diabete mellito* (*Riv. clin.*, t. XI, p. 321, nov. 1867).

Düring (A. von), *Ursache und Heilung des Diabetes mellitus.* Hannover, 1868.

Popper (M.), *Das Verhältniss dés Diabetes zu Pankreasleiden* und *Fettsucht* (*Oesterr. Zeitschr. f. prakt. Heilk.*, t. XIV, n° 11, 1868).

Beckler (H.), *Rascher Verlauf von Diabetes mellitus, Tod durch Hirnhyperämie* (*Bayer. ärztl. Intelligenz-Blatt*, t. XV, n° 11, 1868).

Colin, *Diabète sucré, dégénérescence graisseuse des reins, mort par urinémie à forme dyspnéique* (*Gaz. hebd.*, 2° sér., t. X, n° 30, 1868).

Fauconneau-Dufresne, *Lettres sur le diabète* (*Union méd.*, 1867, 1868).

Bertin (E.), *Rech. sur la pathogénie du diabète* (*Union méd.*, 1868).

Von Duering, *Ursache und Heilung des Diab. mellitus.* Hannover, 1868.

Wilmot, *Remarks on the treatment of diabetes by ozonic ether* (*Med. Times and Gazette*, 1868).

F.-A. Landau, *Théorie et traitement de la glycosurie* (Thèse de Paris, 12 février 1868).

Charcot, *Leçons sur les maladies des vieillards et sur les maladies chroniques*, Paris, 1868, p. 101.

A. Bousseau, *Rétinites secondaires ou symptomatiques* (Thèse de Paris, 18 décembre 1868).

Leube, *Zur Pathologie und Therapie des Diabetes* (*Deutsch. Arch.*, 1869, t. V, p. 372).

Tscherinow, *Zur Lehre von dem Diabetes mellitus* (*Virchow's Arch.*, 1869, t. XLVII, p. 102).

Brouardel (Paul), *Étude critique des diverses médications employées contre le diabète sucré* (Th. d'agrég., 1869).

Jaccoud, *Leçons de clinique médicale*, 1867 ; et art. DIABÈTE, *in Dict. de méd. et de chir. pratiques*, t. XI, 1869, p. 245.

Bouchardat, *Étiologie de la glycosurie* (*Revue des cours scientifiques*, 10 décembre 1869, 2 janvier 1869 et 9 janvier 1869, et *Annuaire de thérapeutique*, 1869).

Mayet, *Considérations relatives à l'alimentation des glycosuriques* (*Ann. de la soc. d'Hydrologie médicale de Paris*, 1869).

A. Lallier, *Glycosurie chez les aliénés* (2 mémoires). Paris, 1869.

A. Jacquier, *Diabète traumatique* (Thèse de Paris, 8 juillet 1869).

Boyron (G.), *Opération du phimosis chez un diabétique.* — Guérison (*Gaz. des hôpit.*, n° 40, 1869).

Day, *Peroxyde of hydrogen as a remedy in diabetes* (*The Lancet*, 1868-69).

Foster, *Note on temperature in diabetes* (*Journ. of Anatomy and Physiology*, 1869).

Ingersler, *Et Tilfaelde of Diabetes mellitus, efterfulgt al Morb. Brightii (Hospitalstid.*, n° 44, 1869). — *Brintoverilte mod Sukkersyge (Ugeskr. f. Läger.*, 1869).

Pezaud, *Considérations sur les théories et les principaux traitements de la polyurie glycosurique. Th. de Strasbourg*, 1869.

Pavy (F. W.), *Researches on the nature and treatment of diabetes*, 2ᵉédit. Lond., 1869. — *Diabetes treated with carbonate of ammonia, administered largely (Brit. med. Journ.*, june 26, p. 590, 1869). — *Cases of diabetes treated by opium (Guy's hosp. rep.*, t. XV, p. 420, 1870).

Buerschapper (K. F.), *Plötzliche Todesfälle von Diabetes mellitus*, Inaug.-Diss., Leipzig, 1870.

Ullersperger (J. B.), *Der gegenwärtige pathologisch-therapeutische Standpunkt vom Diabetes mellitus im Umrisse dargestellt (Blätter für Heilwissenschaft*, nᵒˢ 13 et 14, 1870).

Hein (R.), *Zur Lehre vom Diabetes mellitus (Deutsch. Archiv. f. klin. Medicin*, t. VIII, p. 42, 1870).

Legroux, *Du diabète sucré (Gaz. des hôp.*, nᵒˢ 19 et 20, 1870).

Lusk, *On the origin of diabetes with some new experiments regarding the glycogenic function of the liver*. New-York, 1870.

Balfour, *On the treatment of diabetes by milk (Edinb. med. Journ.*, t. XV, p. 183, febr. 1870).

Thorne, *The treatment of diabetes by milk (The Lancet*, t. I, n° 8, febr. 1870).

Dickinson (W. Howship), *On certain morbid changes in the nervous system associated with diabetes (Brit. med. Journ.*, febr. 16, 1870, et *Med. chir. Transact.*, 1870).

Corazza (L.), *Diabete succherino (Bulletino delle sci. mediche di Bologna*, febr., marzo 1870).

Lehmann (J. C.), *Arsenik mod Sukkersyge (Ugeskr. f. Läger.* 3. R. VII, p. 356, 1870).

Dutcher, *A lecture on diabetes mellitus (Philad. med. and surg. Journ.*, 1870).

Jackson, *Case of glycosuria with nervous symptoms (The Lancet.* 1870).

Neubauer et Vogel, *De l'urine et des sédiments urinaires* (Trad. de l'allemand par L. Gautier. Paris, 1870).

Devergie et Foville fils, *Traitement du diabète par l'arsenic (Gaz. méd.*, 1870, p. 291).

M. Off, *Altérations des membranes internes de l'œil dans l'albuminurie et le diabète* (Thèse de Paris, 5 juillet 1870).

Balfour, *On the Treatment of Diabetes by lactic acid (Cantani's meth.) (Edinb. medic. Journ.*, 1871, vol. XVII, p. 533 et 544).

Bock (C,) et Hoffmann (A.), *Ueber eine neue Entstehungsweise von Melliturie* (*Arch. f. Anat., Physiol. u. wiss. Med.*, 1871, p. 550).

Salinger, *Beitrag zur Diagnose des Diabetes mellitus* (*Deutsche Klinik*, n°s 34 et 35, 1871).

Fleckles, *Zur Balneotherapie des Diabetes mellitus* (*Deutsche Klinik*, n°s 9 et 10, 1871).

Seegen (J.), *Die diätetische Behandlung des Diabetes* (*Wien. med. Wochenschr.*, t. XX, 1870). — *Aphorismen über Diabetes mellitus* (*Wien. med. Wochenschr*, t. XX, 1870). — *Genügen die bis jetzt angewendeten Methoden, um kleine Mengen Zucker mit Bestimmtheit im Harn nachzuweisen?* (*Sitz.-Ber. d. K. Akad. d. Wiss. zu Wien*, t. LXIV, p. 2, juin 1871.)

Thompson (H.), *Case of diabetes treated with opium* (*Transact. of the clin. Soc. of London*, t. IV, p. 153, 1871).

Dalton (J. C.), *Sugar formation in the liver*. New-York, 1871.

Nicol, *Case of diabetes mellitus under milk treatment, death* (*Brit. med. Journ.*, july 15, p. 64, 1871).

De Renzi (E.), *Sulla glucosuria* (*La nuova Liguria med.*, t. XVI, n° 20, 1871).

Smith, *On diabetes* (*New-York med. Record*, 1871).

Wadham, *On the relative influence of bread, honey and sugar upon the amount of urea and sugar excreted in diabetes* (*St. George's Hosp. Rep.*, 1871).

Richardson (William), *Remarks on Diabetes especially with Reference to Treatment*. London, 1871.

Kieffer, *Two cases of diabetes mellitus, successfully treated with sulphite of soda* (*Philad. med. Times*, 1871).

L. Goulard, *De la glycosurie* (Thèse de Paris, 22 juin 1871).

Roberts (W.), *Practical Treatise of urinary and renal Diseases* (*London*, 1re édit., 1865 et 2me édit., 1872). — *Case of diabetes partly under milk diet* (*Brit. med. Journ.*, Jan. 27, 1872).

Balthasar Foster, *Contributions to the Therapeutics of Diabetes mellitus* (*Brit. and foreign Rev.*, 1872, vol. L, p. 465-501).

Senator, *Ueber Diabetes mellitus bei Kindern* (*Berl. klin. Wochenschrift.*, 1872, n° 48).

Borg (di Malta), *Un caso di diabete mellito guarito coll' esclusiva dieta azotata e coll' acido lattico* (*Il Morgagni*, t. XIV, p. 337, 1872).

Bürger (F.), *Untersuchungen über Perspiratio insensibilis bei Diabetes*, Inaug.-Diss., Tübingen, 1872.

Kratschmer, *Ueber die Wirkung des Opium u. Morphium bei Diabetes mellitus* (*Wiener med. Wochenschr.*, t. XXI, 1871). — *Ueber Zucker und*

Harnstoffausscheidung beim Diabetes mellitus, etc. (*Sitz.-Ber. der K. Akad. d. Wiss. zu Wien*, t. LXVI, 3 oct. 1872).

Küntzel (P.), *Experimentelle Beiträge zur Lehre von der Melliturie*, Inaug.-Diss. Berlin, 1872.

Külz (E.), *Beiträge zur Hydrurie u. Melliturie*. Marburg, 1872. — *Ueber Harnsäureausscheidung in einem Falle von Diabetes mellitus* (*Archiv f. Anat. u. Phys.*, 1872, p. 293).

Popoff (L.), *Vergleichende Untersuch. über die Wirkung einiger Arzneistoffe bei der Zuckerruhr* (*Berlin. klin. Wochenschr.*, t. IX, n° 28, 1872).

Duboue, *De l'odeur acide de l'haleine comme signe diagnostique du diabète* (*Gaz. des hôpit.*, n° 101, 1872).

Gueneau de Mussy. *Sur l'odeur spéciale de l'haleine chez les diabétiques* (*Gaz. hebd.*, 2ᵉ sér., t. IX, 1872).

Fleury (A. de), *Théorie du diabète* (*Gaz. hebd.*, 2ᵉ sér., t. IX, 1872).

Gigon (C.), *De la glycosurie et de la glycoémie* (*Union méd.* 1872).

Millard (Orson), *Cases of diabetes, treated by carbonic acid* (*Philad. med. and surg. Reporter*, t. XXVI, febr. 1872).

Foster (B.), *Contrib. to the therap. of diabetes mellitus* (*Brit. and for. med.-chir. Rev.*, oct. 1872).

Pyle, *Cases of diabetes* (*The Lancet*, t. I, may 1872).

Pellegrini (Carlo), *Caso di diabete mellito o glicosuria curato con dieta carnea ed acido lattico* (*Riv. clin.*, 2. ser., t. II, p. 321, nov. 1872).

Cantani (A.), *Casi guariti di diabete mellito* (*Il Morgagni*, feb. 1872).

Primavera (G.), *Il diabete mellito de il prof. Cantani* (*Il Morgagni*, ottobre 1872).

Budde (V.), *Om diabetes mellitus med särligt hensyn til dens behandling*, Inaug.-Diss., *Köbenhavn*, 1872.

Ogle (E.-W.), *Cases of Diabetes mellitus treated with lactic acid* (*Med. Times and Gaz.*, 1872, t. II, p. 1156).

Schultzen (O.), *Beiträge zur Pathologie und Therapie des Diabetes mellitus* (*Berlin. klin. Wochenschrift*, 1872, n° 35).

Halpryn, *Anthrax; relations avec le diabète* (Th. de Paris, 1872).

G. Harley. *Diabetes: its various forms and different treatments*. London, 1866. — *The Urine and its derangements*. London, 1872.

E. Morin, *Glycosurie passagère dans l'anthrax* (Thèse de Paris, 10 mai 1872).

Bernard (Cl.), *Leçons sur la physiologie expérimentale appliquée à la médecine*. Paris, 1855. — *Leçons sur les liquides de l'organisme*. Paris, 1856. — *Leçons sur la physiologie et la pathologie du système nerveux*. Paris, 1858, t. I, p. 398. — *Leçons sur le diabète*, in *Revue scientifique*, 2ᵐᵉ série, 1873, p. 36 et *passim*.

Ebstein (W.) et Müller (J.), *Ueber die Behandlung der Zuckerharn-ruhr mit Carbolsaüre*, in *Berlin. klin. Wochenschrift*, 1873, n° 49.

Blumenthal, *Zur Therapie des Diabetes mellitus* (*Berl. klin. Wochenschrift*, 1873, n° 13).

Harnack (E.), *Zur Pathogenese und Therapie des Diabetes mellitus,* Inaug.-Diss., Dorpat, 1873.

Seelig (L.), *Vergleichende Untersuchungen über den Zuckerver-brauch*, etc., Inaug.-Diss. Königsberg, 1873.

Schaper (J.), *Ein Fall von Diabetes mellitus entstanden durch Trauma,* Inaug.-Diss. Gottingen, 1873.

Zimmer (K.), *Der Diabetes mellitus, sein Wesen u. seine Behandlung,* 1. Heft. Leipzig, 1871. — *Die nächste Ursache des Diabetes* (*Deutsche Klinik*, n° 5, 1871). — *Die Muskeln eine Quelle des Zuckers im Diabetes* (*Deutsche Klinik*, n° 7, 1873).

Eckhard (C.), *Ueber die Lehre vom Diabetes und der Hydrurie* (*Pester med.-chir. Presse*, Bd. IX, 1873).

Betz (F.), *Erster Bericht über den Diabetes mellitus in Würtemberg* (*Würtemb. Corr.-Blatt*, t. XLIII, n° 4, 1873).

Böttcher (A.), *Sectionsbefund bei einem an Diabetes mellitus gestor-benen Manne* (*Dorpat. med. Zeitschr.*, t. IV, p. 172, 1873).

Bürger (F.), *Ueber die Perspiratio insensibilis bei Diabetes mellitus und insipidus* (*Deutsch. Arch. f. klin. Med.*, t. XI, 1873).

Mayet, *Note sur les fruits sucrés au point de vue du régime des diabé-tiques* (*Union méd.*, 1873).

Da Costa (J. M.), *Clinical lectures on the treatment of diabetes* (*Phi-lad. med. and surg. Reporter*, march 1873).

Pavy, *Skim-milk treatment in diabetes* (*The Lancet*, vol. I, n° 24, june 1873).

Greenhow, *Case of diabetes successfully treated with skimmed milk* (*The Lancet*, t. I, n° 24, juin 1873). — *Treatment of diabetes with skimmed milk* (*Brit. med. Journ.*, june 7, 1873).

Burklay (W.), *On the skim-milk treatment of diabetes* (*The Lancet,* t. I, n° 24, may 1873).

Ogle (J. W.), *Two cases of saccharine diabetes treated with lactic acid* (*Brit. med. Journ.*, 8 mars, p. 253, 1873).

Schmitz, *Zwei Fälle von Diabetes mellitus* (*Berl. Klin. Wochenschr.,* t. V, n° 32, 1869. — *Vier Fälle von geheiltem Diabetes mellitus* (*Berl. klin. Wochenschrift*, 1873, t. X).

Bischoff (E.), *Ein Beitrag zur Pathologie und Therapie des Diabetes* (*Bayer. œrztl. Intelligenzblatt*, 1873, n° 23).

Niedergesess, *Diabetes mellitus Infantum* (In. Diss. Berlin 1873).

E. Bertail, *Phthisie diabétique* (Thèse de Paris, 12 mars 1873).

E. Louvet, *Glycosurie des femmes en lactation* (Th. de Paris, 1873).

Léoty (G), *Des plaies chez les diabétiques*. Thèse de Paris, 1873.

Lécorché, *Cataracte diabétique* (*Arch. gén. de méd.*, 1861). — *L'amblyopie diabétique* (*Gaz. hebd.*, 1861). — *Considérations théoriques et thérapeutiques sur le diabète sucré* (*Gaz. hebd.* 1873, nᵒˢ 24 et 27). — *Du diabète sucré ou azoturie glycosurique. Gaz. méd. de Paris*, nᵒ 34, 1873.

Launder-Brunton, *Lectures on the Pathology and Treatment of Diabetes mellitus* (*Brit. med. Journ.*, 1874, t. I, p. 606 et 807).

Pavy, *Researches on the nature and treatment of Diabetes* (Londres, 1ʳᵉ édit., 1862, 3ᵐᵉ édit., 1874).

Külz (E.), *Beiträge zur Pathologie und Therapie des Diabetes mellitus*, Marburg, 1874.

Pink (H.), *Beitr. zur Lehre vom Diabetes mellitus*. Königsb., 1874.

Bock (C.) und Hoffmann (F. A.), *Experimentalstudien über Diabetes*. Berlin, 1874.

Beneke (F. W.), *Grundlinien der Pathologie des Stoffwechsels*. Berlin, 1874, p. 296 et suiv.

Kratschmer, *Weitere Versuche betreffs der Behandlung des Diabetes mellitus* (*Sitz.-Ber. d. K. Akad. d. Wiss. zu Wien*, t. LXIX, mars 1874).

Harnack (E.), *Zur Pathogenese und Therapie des Diabetes mellitus* (*Deutsch. Archiv. f. Klin. med.*, t. XIII, p. 593, 1874).

Schleich (G.), *Ueber diätetische Behandlung bei Diabetes mellitus* (*Würtemb. Corr.-Blatt*, t. XLIX, nᵒ 34, 1874).

Schmitz, *Zur Aetiologie des Diabetes mellitus* (*Berl. klin. Wochenschr.*, t. XI, nᵒ 44, 1874).

Küster (C.), *Ueber Ernährung* (*Deutsche Zeitschr. f. pract. Med.*, nᵒˢ 19 et 38, 1874).

Leudet (E.), *Du diabète sucré. Clinique médic. de l'Hôtel-Dieu de Rouen*. Paris, 1874, p. 269.

Cassan, *Études sur un cas de diabète sucré*, Thèse de Paris, 1874.

Wickersheimer, *Considérations sur quelques cas de troubles visuels chez les diabétiques*. Thèse de Paris, 1874.

Folet, *Chute des ongles dans le diabète sucré* (*Gaz. hebd.*, 2ᵉ série, t. XI, nᵒ 5, 1874).

Beauvais, *De la balanite et de la balano-posthite parasitaires et du phimosis symptomatiques du diabète* (*Gaz. des hôpit.*, nᵒˢ 109, 110, 1874).

Sinéty (de), *Sur l'ablation des mamelles chez les animaux par rapport à la lactation et à la fécondation* (*Gaz. méd.*, nᵒ 3, 1874). — *Sur les effets consécutifs à l'ablation des mamelles*, Ibid., n° 8, 1874. — *Sur quelques points de la physiologie de la lactation*, Ibid., n° 38. 1874.

Carey (R. J.), *Case of diabetes mellitus* (*The Lancet*, t. I, n° 24, p. 835, 1874).

Donkin (A. S.), *On a purely milk diet in the treatment of diabetes mellitus* (*The Lancet*, t. II, n°ˢ 22, 23, juin 1869). — *Milk diet in diabetes* (*Med. Times and Gaz.*, febr. 12, 1870). — *Further observations on the skim-milk treatment of diabetes mellitus* (*The Lancet*, t. I, p. 603, 1871). — *Skim-milk treatment of diabetes* (*The Lancet*, t. I, n° 22, mai 1873). — *Further observations on the skim-milk treatment of diabetes* (*The Lancet*, t. I, n°ˢ 1 et 2, janv. 1873). — *Diabetes mellitus successfully treated by skimmed milk* (*Brit. med. Journ.*, june 27, p. 838, 1874).

Külz, *Beiträge zur Pathologie und Therapie des Diabetes*, 1874.

Kussmaul, *Zur Lehre von Diabetes mellitus* (*Deutsches Arch. für klin. Med.*, t. XIV, p. 1, 1874).

Seegen, *Beobachtungen über Diabetes mellitus* (*Wiener Wochensch.*, 1866, n°ˢ 23 et 25). — *Beiträge zur Casuistik der Mellituric* (*Virchow's Arch.* 1861, t. XXI; 1864, t. XXX). — *Der Diabetes mellitus*, 1 vol., in-8ᵉ Berlin, 1875, 2ᵐᵉ édit.

Vulpian (A.), *Leçons sur l'app. vaso-moteur*, 1875, t. II, p. 1 et suiv.

Aug. Ollivier. *Études sur certaines modifications dans la sécrétion urinaire consécutifs à l'hémorrhagie cérébrale* (*Gaz. hebd. de méd.*, 1875).

Durand-Fardel, *Du traitement thermal de Vichy dans le diabète* (*Bull. de thérap.* 1854, t. XLVI). — *Traité thérapeutique des eaux minérales*, 1857. — *Dict. des eaux minérales*, 1860. — *Des indications thérapeutiques dans le diabète* (*Gaz. méd. de Paris*, n° 17, 1869). — *Note sur la pathogénie du diabète* (*Union méd.*, 1869). — *Note sur la pathogénie du diabète* (*Bull. de l'Acad.*, t. XXXIV, 15 et 30 avril, 15 mai 1869). — *Traité clinique et thérap. du diabète*, 1872. — *Étude critique de la physiologie pathologique du diabète* (*Gaz. méd.*, 1875, 4ᵐᵉ série, t. IV, p. 233 et 266).

Andral, *Documents pour servir à l'hist. de la glycosurie* (*Comptes rendus de l'Acad. des sciences*, 1875, t. LXXX, p. 858).

Dickinson (W. Howship), *Diseases of the kidney and urinary derangements. In three parts. Part 1, Diabetes.* London, 1875, in-8°.

Boussingault, *Examen comparé du biscuit de gluten, et de divers aliments féculents*, 1875. Appendice page 193.

CHAPITRE II

RÉSUMÉ HISTORIQUE ET CRITIQUE.

Je vais reproduire en extrait, en le modifiant dans quelques-unes de ses parties, le résumé historique et critique que j'avais imprimé à la fin de mon Mémoire de 1851.

Je disais dans cet ouvrage : « Mes travaux sur la glycosurie n'ayant point jusqu'à ce jour été réunis dans un même volume, mais ayant paru successivement à six époques différentes, soit dans les journaux de médecine, soit dans mes *Annuaires de thérapeutique*, pendant ce temps d'autres auteurs ayant écrit sur le même sujet, je regarde comme une chose de la plus grande importance pour moi, de préciser ce qui caractérise la partie pratique de mes recherches, d'indiquer nettement ce qui m'appartient de plus essentiel. Ce travail est d'autant plus nécessaire, que plusieurs organes de la presse médicale, qui m'ont dans maintes occurrences donné plus d'une preuve de leur bienveillance, ont attribué à d'autres ce que j'ai le premier expérimentalement établi. Ce résumé historique et critique a pour but de faire cesser cette confusion ; je ne m'occuperai principalement ici que de ce qui se rapporte au traitement. J'indiquerai brièvement ensuite ce qui a trait à la nature de la glycosurie.

» Le point qui domine et qui caractérise mes études sur la glycosurie est celui-ci.

» Application des procédés des sciences exactes, pour déterminer le rôle et le mode d'utilisation par l'*exercice* des divers aliments qui interviennent dans l'alimentation du glycosurique, et, comme conséquence immédiate de ces recherches, l'indication des aliments qui doivent être défendus ou conseillés à ces malades, indication reposant sur des données expérimentales dont chacun peut vérifier l'exactitude.

» Voici comment peuvent être classés les faits principaux dont l'*en-semble* constitue la méthode thérapeutique que j'ai instituée :

» 1° Recherches expérimentales indiquant l'origine du sucre chez les glycosuriques ; 2° choix et variété des aliments qui conviennent aux gly-cosuriques ; 3° principe de substitution des aliments gras aux féculents qui ne peuvent être utilisés ; 4° principe d'utilisation des féculents ; 5° choix des vêtements dans la glycosurie ; 6° influence de l'exercice sur la marche de la glycosurie ; 7° nature de la glycosurie.

» Reprenons successivement ces sept ordres de faits.

1° *Origine du sucre.*

» C'est en déterminant par la balance la quantité de chaque aliment prise par les malades *dans les vingt-quatre heures*, c'est en mesurant la quantité d'urine rendue dans le même espace de temps et en fixant la pro-portion de glycose contenue dans cette urine, que j'ai établi dans mon premier travail la relation entre la proportion de féculents ingérés par les diabétiques et la glycose contenue dans leurs urines (1).

» C'est en suivant la même méthode expérimentale que j'ai expliqué le rôle du sucre de canne, de la lactine, du lait, de l'inuline, de l'inosite, dans l'alimentation des glycosuriques, et que j'ai fixé ainsi, par des données numériques dont chacun peut vérifier l'exactitude, l'origine de l'excès de sucre dans la glycosurie. »

Depuis ce temps, M. Cl. Bernard a fait sa remarquable découverte, que beaucoup d'autres aliments, et particulièrement la viande et les morceaux gélatineux, donnaient dans l'économie naissance à de la glycose. Ces admirables recherches, auxquelles je me suis toujours plu à rendre hom-mage, ne changent rien aux conclusions générales auxquelles j'étais arrivé ; elles me permettent de me rendre compte de certaines anomalies que j'avais observées et que je ne pouvais expliquer. La viande, les mor-ceaux gélatineux donnent de la glycose par leur dédoublement, mais en proportion infiniment plus faible que les féculents.

2° *Aliments qui ne produisent pas de sucre ; principe de la variété d'alimentation.*

» Quand j'eus déterminé l'origine du sucre chez les glycosuriques, in-

(1) A peu près à la même époque, inspiré par la même méthode, dans ses belles recherches sur l'urine, en déterminant la quantité d'urée *rendue dans vingt-quatre heures* à l'état physio-logique (*Journal de pharmacie*, tome XVII, page 649 ; — *Mémoires de l'Académie de médecine*, Paris, 1840, tome VIII, page 676), M. Lecanu a ouvert à la physiologie une des voies les plus fécondes en résultats précis.

diqué les aliments qui le produisent, il m'a fallu rechercher par une longue suite d'études chimiques et physiologiques ceux qui n'en produisaient pas ou qui en fournissaient le moins. Des esprits superficiels pourraient croire que là s'est bornée la tâche que j'ai accomplie, et qu'il suffit de prescrire tous les jours des viandes ou un autre aliment ne donnant naissance qu'à peu de sucre (c'est là, en effet, le premier pas que j'avais fait). On obtient ainsi des résultats très-nets qui, dans les hôpitaux, peuvent passer pour des guérisons; mais quand on suit les malades pendant des années, on voit avec le temps se révéler des difficultés inattendues. Cette *nourriture exclusive* qui a rendu aux malades leurs forces physiques, leur énergie morale, qui a fait disparaître le sucre de leur urine, les dégoûte bien vite; ils perdent complétement l'appétit, et leur santé ne tarde pas à se détériorer. C'est pour parer à cet inconvénient capital que j'ai eu recours à une série de moyens dont je désigne le plus important sous le nom de *principe de la variété d'alimentation.* J'ai prouvé par l'expérience qu'il fallait que le glycosurique réglât son régime de telle manière qu'il pût le supporter avec la facilité la plus grande sans éprouver la moindre privation : ce but ne peut être atteint que par une variété d'alimentation parfaitement entendue; c'est guidé par cette pensée que j'ai imaginé la farine, le pain de gluten et tous les mets qui en dérivent. Mais ce serait se faire une idée bien incomplète de cette partie de mes recherches, si l'on regardait l'invention du pain de gluten comme le point capital de ces indications; ce n'est qu'un adjuvant dont je ne me suis jamais exagéré l'importance : on comprend alors sans peine combien j'ai dû déplorer l'ignorance des médecins qui ont avancé que je prétendais guérir les glycosuriques avec le pain de gluten, et qui, en le prescrivant à leurs malades, croient avoir rempli toutes les indications que ma méthode comporte.

3° *Principe de substitution des aliments gras et alcooliques aux féculents.*

« J'ai la conviction d'avoir rendu aux glycosuriques un service peut-être aussi grand en remplaçant pour eux les aliments féculents par le vin et les corps gras qu'en démontrant que l'abstinence des féculents leur était indispensable.

J'ai eu la pensée que, pour remplir le vide que laisse dans l'alimentation des glycosuriques l'abstinence des féculents, il fallait m'adresser aux alcooliques et aux corps gras : voici comment j'ai procédé. Après avoir exécuté avec M. Sandras de longues recherches sur la digestion des féculents, des corps gras et des alcooliques, et après avoir établi par l'expérience que les féculents donnent un aliment qui persiste moins dans le sang que les corps gras et plus que les alcooliques, j'ai montré par de nombreuses observations que lorsque les féculents ne peuvent intervenir utilement dans la nutrition, on ne saurait les remplacer uniquement par les alcooliques, car leur effet utile est trop rapidement épuisé. On ne saurait donner la préférence exclusive aux corps gras, car chez l'homme leur destruction est trop lente, et la quantité que les chylifères peuvent en prendre dans les intestins n'est pas suffisante pour remplacer complétement les féculents. De ces faits découle naturellement l'indication d'unir dans une juste mesure les aliments gras aux aliments alcooliques, pour tenir la place laissée vide par l'abstinence des féculents chez les glycosuriques.

J'ai fixé la quantité d'alcool et de corps gras qui est nécessaire dans les vingt-quatre heures pour tenir la place des féculents.

Voilà des données scientifiques auxquelles l'expérience et des succès soutenus ont donné leur consécration. »

Depuis que ces lignes ont été écrites, j'ai vu bien des malades, que j'ai suivis pendant un grand nombre d'années. Comme il s'agit d'affermir la santé, non pour un temps limité, mais pour une longue existence, voici ce que j'ai reconnu : les alcooliques, le bon vin en première ligne pris en juste mesure, contribuent puissamment à rendre aux glycosuriques l'énergie physique ou morale dont ils ont grand besoin. Mais l'usage trop élevé des alcooliques entraîne à sa suite tant de graves conséquences pour les personnes dont le système nerveux n'est point parfaitement équilibré, que je prescris aujourd'hui les alcooliques avec la plus grande réserve et en surveillant bien tous leurs effets.

4° Principe de l'utilisation des féculents.

Je n'ai pas la prétention de guérir tous les glycosuriques qui viennent réclamer mes soins. J'en ai vu un grand nombre quand déjà depuis longtemps la maladie, abandonnée à son cours naturel, avait fortement ébranlé toute leur économie et produit des complications irrémédiables. On ne peut espérer une guérison complète quand des tubercules se sont développés dans les poumons, quand le rein est altéré et que l'albumine a apparu en même temps que le sucre dans les urines. Mais on peut dire que toujours le traitement que j'ai institué réussit à entraver la marche de la maladie, et à prévenir ou à retarder une fatale terminaison. La science compte-t-elle un si grand nombre de méthodes thérapeutiques qui guérissent quand cela est possible encore, dont l'efficacité soit aussi sûre qu'une réaction chimique parfaitement connue, et dont l'innocuité soit incontestable, même dans les cas les moins heureux ?

J'arrive maintenant à répondre à une objection qui m'a été souvent faite, et sur laquelle je tiens d'autant plus à m'expliquer qu'elle me fournira l'occasion de développer un des principes les plus importants du traitement de la glycosurie, celui de l'utilisation des féculents.

Vous réussissez, me dit-on, à supprimer le sucre de l'urine des glycosuriques en supprimant les féculents et les sucres; mais dès que ces malades reviennent comme avant à l'alimentation féculente et sucrée, la glycose reparaît dans leurs urines. Vous attaquez donc seulement un des symptômes de la maladie sans la détruire, puisqu'elle est toujours présente.

Voilà l'objection dans toute sa force. Je suis loin d'en méconnaître l'importance, aussi je réclame ici une bienveillante attention. Si je réussis à bien faire comprendre ma pensée, on verra que je suis allé beaucoup plus loin qu'on ne le croirait au premier abord, et qu'en paraissant ne m'attaquer qu'au symptôme je puis dans bien des cas arriver à une guérison solide caractérisée *par la disparition de la glycose chez des malades qui sont revenus à l'usage des féculents.* Quand une des fonctions aussi importantes que celle de la digestion se trouve modifiée dans un sens qui ne s'éloigne de l'état physiologique que par une transposition comparable à celle que j'ai observée dans la glycosurie, ce n'est point chose aisée que de rétablir l'harmonie primitive.

Les féculents, chez les glycosuriques, sont dissous en grande partie et absorbés dans l'estomac, au lieu d'être dissous et absorbés dans l'intestin, comme cela s'effectue chez l'homme en santé. Quelle arme pourrons-nous employer pour modifier le ferment digestif diastasique que l'estomac sécrète chez le glycosurique? De nombreux efforts tentés dans cette direction n'ont donné que des résultats incertains. Que convient-il alors de faire? Voici ce qui m'a paru le plus rationnel et ce que l'expérience a confirmé.

Le suc gastrique du glycosurique, au lieu de contenir uniquement de la gastérase, qui, aidée d'un acide faible, dissout la chair et les matières albumineuses, sécrète aussi de la diastase dissolvant la fécule. Supprimons ou diminuons considérablement pendant quelque temps l'usage des féculents. La nature de la substance fermentescible étant changée, le ferment se modifiera peu à peu, et reprendra insensiblement les propriétés qui le caractérisent à l'état physiologique, celle de dissoudre les matières fibrineuses et albumineuses, sans agir sur les féculents. J'avoue que ce retour de la sécrétion gastrique à l'état normal est souvent difficile, impossible même chez quelques glycosuriques; qu'un usage trop prompt et inconsidéré des féculents peut faire perdre en peu de jours ce qu'on avait mis beaucoup de temps à gagner ; mais il n'en est pas moins vrai que chez un grand nombre de malades *on peut revenir à un usage très-suffisant des féculents sans que le sucre reparaisse dans les urines.* En faisant connaître les moyens que je mets en usage pour obtenir ce résultat, j'aurai exposé le principe de l'utilisation des féculents, que les considérations auxquelles je viens de me livrer font déjà pressentir dans ce qu'il offre de plus essentiel.

Je l'ai déjà dit, c'est une suppression très-grave que celle des féculents dans l'alimentation de l'homme ; nous ne les remplaçons que par des moyens artificiels qu'il faut rendre le moins exclusifs possible. Il faut donc revenir à leur usage aussitôt qu'il n'y a plus d'inconvénients. Quand peut-on le faire avec sécurité ? *lorsqu'ils sont utilisés.* Comment le sait-on ? lorsqu'après un repas féculent on ne retrouve plus de glycose dans les urines.

Il est donc de la plus haute importance d'essayer chaque jour les urines d'un glycosurique, pour lui laisser le libre usage des féculents en proportion modérée, si les féculents *sont utilisés ;* pour les retrancher aussitôt si, au contraire, ils passent dans les urines à l'état de glycose. Cet essai, qui ne prend pas plus de quelques minutes chaque jour, est aussi indispensable au glycosurique que la boussole au capitaine de vaisseau naviguant en pleine mer (1).

C'était une chose bien simple à dire que celle-ci : *quand vous utilisez les féculents, ne craignez pas d'en user ;* pour savoir si vous les utilisez, *essayez chaque jour vos urines.* J'avoue que j'oserais à peine réclamer la priorité de ce *principe d'utilisation,* si je n'avais la certitude que le plus grand nombre des médecins qui ont bien voulu adopter ma méthode de traitement de la glycosurie ont négligé ce point capital, et que je suis peut-être le seul qui apprenne à mes malades à rechercher le sucre dans leurs urines et qui exige d'eux cet essai aussi fréquemment que cela est nécessaire ; et cependant il leur est non-seulement indispensable pour savoir s'ils peuvent revenir à l'usage des féculents sans incon-

---

(1) Ce qui rend cet essai fréquent des urines indispensable, c'est que *chaque glycosurique a son équation personnelle qu'il importe de connaître et de régler.*

A tel malade un régime rigoureux est la condition d'existence, pour tel autre il pourra être beaucoup moins sévère, pour tel autre l'exercice suffira. J'ai connu des glycosuriques qui utilisaient les féculents et le lait et qui n'utilisaient pas le sucre de cannes ; d'autres au contraire, et c'est le cas le plus ordinaire, qui pouvaient prendre une quantité raisonnable de sucre, sans voir la glycose reparaître dans leurs urines, et qui redevenaient glycosuriques aussitôt qu'ils remplaçaient le pain de gluten par le pain ordinaire. Comment saisir ces nuances sans l'étude du régime pour chaque individualité, par l'essai fréquent des urines.

vénient, mais c'est seulement en procédant ainsi qu'on peut espérer une solide guérison. Si l'on renonce aux féculents, on se lasse du régime ; si l'on y revient sans avoir recours à l'*essai journalier*, le sucre peut reparaître *peu à peu* dans les urines, sans que le malade le soupçonne ; le ferment du suc gastrique reprend ainsi sa funeste propriété de dissoudre l'amidon, et il faut souvent de longs efforts pour ramener une sécrétion normale. Faut-il ajouter encore que les pneumonies sont si cruellement redoutables aux glycosuriques dont le sang et les urines contiennent de la glycose en excès, qu'il faut une continuelle vigilance pour éloigner cette épée de Damoclès? Il n'y a de sécurité qu'avec les essais journaliers, et qu'en comprenant et en appliquant bien ce *principe de l'utilisation des féculents.*

J'ai imaginé plusieurs moyens pour rendre cette utilisation des féculents plus facile. Je me contenterai de citer ici cette substitution du citrate ou du tartrate de potasse et de soude, au sel commun dans tous les aliments du glycosurique. L'addition de l'un de ces sels au pain, au vin, ne modifie en rien la saveur et l'apparence de ces aliments si le glycosurique se livre à un exercice suffisant, l'acide tartrique est brûlé, du bicarbonate de soude est produit, l'alcalinité du sang est augmentée, et l'on sait, d'après les belles observations de M. Chevreul, qu'il faut toujours citer, que c'est un des moyens les plus efficaces pour augmenter la combustibilité des matières que l'oxygène transforme en eau et en acide carbonique à la température du corps humain. J'ai également remarqué, que les croûtes de pain légèrement torréfiées donnaient moins de glycose qu'avant cette modification.

On voit par les détails dans lesquels je viens d'entrer, qu'un des écrivains qui ont apprécié mes travaux avec le plus de bienveillance, ne m'a cependant pas rendu une justice complète, quand il a dit qu'il n'y avait, à proprement parler, dans le traitement de la glycosurie, que le principe de l'abstinence des féculents qui m'appartienne en propre. Il y a, comme je viens de le montrer dans la méthode que j'ai instituée, un grand nombre d'indications, dont j'ai fourni la démonstration expérimentale, qui n'ont pas moins d'importance que celui de l'abstinence des féculents.

Mais avant vos travaux, me dira-t-on, on guérissait les glycosuriques ! Rollo, Nicolas et Gueudeville, Dupuytren ont traité des diabétiques avec le plus grand succès. Je n'ai jamais méconnu l'importance des travaux de Rollo et de ceux des auteurs que je viens de nommer ; mais je tiens à prouver qu'ils n'ont pas *guéri* de glycosuriques. Toute discussion doit porter sur la valeur que nous attacherons au mot *guéri*. Il est bien certain qu'une nourriture fortement animalisée conseillée par ces divers auteurs, lorsqu'elle coïncidait avec la diminution, l'abstinence des féculents, avait, comme notre collègue M. Renauldin l'a dit avec bonheur (*Dictionnaire des sciences médicales*, article Diabète), autant d'efficacité pour diminuer la quantité de sucre contenue dans les urines que le quinquina en possède contre la fièvre intermittente ; mais on considérait comme *guéris* tous ces malades chez lesquels le sucre avait diminué dans les urines, ils sortaient des hôpitaux, et la maladie ne tardait pas à reprendre son empire et à ramener ses fâcheuses complications. Voici les preuves que les auteurs que je viens de nommer ne donnaient pas au mot *guéri* la même acception que je lui donne : 1° Aucun d'eux ne recommandait l'essai des urines pendant *plusieurs années :* tout ce que j'ai vu m'autorise à dire que sans cette recommandation spéciale les *guérisons durables* sont extrêmement rares. 2° Le malade dont Dupuytren a publié l'observation ne tarda pas à périr d'une complication d'albuminurie. 3° Pour établir enfin qu'à l'aide des méthodes thérapeutiques indiquées et suivies par Rollo, Nicolas et Gueudeville et Dupuytren, on n'obtenait pas de *guérisons solides*, il me suffira de dire que W. Prout, qui connaissait parfaitement les travaux de ces auteurs, qui les a expérimentés, qui a vu beaucoup plus de diabétiques qu'eux tous ensemble, conclut dans l'ouvrage qu'il nous a laissé, que le *diabète sucré est une maladie incurable et toujours mortelle.* Je dois ajouter encore que l'opinion du savant Anglais était corroborée par celle de tous les médecins français les plus illustres qui avaient vu et *suivi* un certain nombre de glycosuriques.

J'espère que tous les hommes impartiaux qui voudront examiner avec attention les preuves que je viens de fournir conviendront qu'avant mes travaux on n'obtenait pas une *guérison solide de la glycosurie.*

Je vais insister bientôt sur le moyen (*l'exercice énergique*) qui permet la plus large utilisation possible des féculents par les glycosuriques et qui les conduit sûrement, avec de la persévérance, à une guérison complète.

5° *Soins de la peau, vêtements de flanelle dans la glycosurie.*

« Je suis loin de prétendre qu'avant moi des médecins n'avaient pas prescrit aux glycosuriques l'emploi des vêtements de flanelle; mais personne, que je sache, n'avait établi que, sous l'influence des vêtements de flanelle complets et suffisants, suivant la saison, pour maintenir à la peau une douce moiteur, l'utilisation des féculents ou des autres aliments donnant naissance au sucre était beaucoup plus facile que lorsqu'on se privait de ce précieux adjuvant; personne n'avait démontré que plusieurs médicaments n'avaient une influence heureuse sur la marche de la glycosurie qu'à la condition que leur action serait secondée par celle du vête-ment de flanelle; personne n'avait insisté, comme je l'ai fait, sur les dangers, pour les glycosuriques, des pneumonies foudroyantes, et sur le service spécial que l'on devait attendre d'excellents vêtements de laine pour prévenir cette fatale complication.

« La preuve que je donnerai du peu d'importance qu'avant mes travaux on attachait à l'indication de vêtir les glycosuriques de laine, c'est que jamais autrefois je n'ai vu prescrire dans les hôpitaux des gilets de flanelle à ces malades, et qu'aucune étude n'avait été faite pour décider quelle était l'influence de ce vêtement. Si l'on avait su que chez le glycosurique la température est plus basse en moyenne que chez l'homme en santé; si l'on s'était assuré qu'un abaissement de température de 1 ou 2 degrés suffit pour rendre moins prompte la destruction des matériaux combustibles sous l'influence de l'alcalinité du sang, on aurait sans doute aperçu la nécessité de recourir à un moyen des plus efficaces de s'opposer à la déperdition du calorique. Dans notre science, toutes les connaissances se lient, s'enchaînent, s'entr'aident. »

Je n'ai rien à changer à ce qui précède pour ce qui se rapporte aux glycosuriques affaiblis tels qu'ils sont habituellement reçus dans les hôpitaux, mais pour les glycosuriques valides bien nourris, réagissant facilement, j'ai reconnu que l'utilité des gilets de flanelle était moins grande. Plusieurs personnes anciennement atteintes de glycosurie ont pu s'en dispenser.

Une indication sur laquelle j'ai toujours insisté c'est celle de rétablir l'intégrité de l'énergie de *toutes* les fonctions de la peau; par l'exercice, les bains, les douches, les frictions sèches, le massage, etc.

6° *Exercice.*

C'est par l'exercice de tous les jours, *de toute la vie*, que le glycosurique peut non-seulement se guérir, mais gagner des forces, posséder une santé plus résistante, plus de vigueur, plus de jeunesse qu'avant sa maladie. On comprend combien il est important pour moi de démontrer que le premier j'ai cliniquement établi la toute puissance de l'exercice forcé dans la glycosurie.

Dans toutes les consultations que j'ai données, j'ai toujours insisté sur l'utilité de l'exercice; je vais reproduire des extraits de mes principaux mémoires dans lesquels cette indication est nettement posée.

Voici ce qui je disais dans le mémoire adressé à l'Académie des sciences.

le 7 avril 1845, et imprimé en janvier 1846, dans le Supplément de mon *Annuaire de thérapeutique*, page 217.

« *Exercice*. — Les malades affectés depuis quelque temps de glycosurie éprouvent des lassitudes spontanées, un sentiment d'affaiblissement quelquefois accompagné de douleurs dans les reins, dans les cuisses, les jambes, les articulations, qui augmente par le moindre travail ou le plus petit déplacement ; leur prescrire alors de l'exercice serait superflu ; mais dès que, par un régime convenable, les forces commencent à revenir, il faut les employer. L'exercice de la marche, l'exercice de tout le corps par quelque travail manuel, ou par quelque récréation gymnastique, me paraît avoir beaucoup d'utilité. Cet exercice devra être progressif : trop prématuré, il déterminerait des courbatures toujours nuisibles ; trop négligé, il retarderait le rétablissement complet des forces, et par conséquent la guérison. »

Une année après la présentation de mon mémoire à l'Académie des sciences, M. Costes (de Bordeaux) a rappelé des passages de Celse, de van Swieten et de Pinel relatifs à de prétendues guérisons de glycosurie par des pratiques hygiéniques et par des promenades au soleil. Rien, absolument rien dans les passages cités ne montre que mes illustres prédécesseurs aient attaché la moindre importance à l'exercice forcé.

Je suis revenu (*Gaz. méd.*, 1847) sur l'efficacité dans la glycosurie de l'exercice énergique du corps et des bras. (*Comptes rendus de l'Académie des sciences*, 3 *juillet* 1848. Mémoire sur l'alimentation des habitants des campagnes.)

J'extrais le passage suivant de mon Mémoire imprimé dans le tome XVI, de l'Académie de médecine.

« Maintenant que l'on sait que lorsque la température propre du glycosurique s'élève, l'utilisation des aliments combustibles s'effectue plus facilement, on comprend sans peine l'heureuse influence que doit avoir dans cette maladie un exercice convenable. Dès mes premiers travaux, pressentant ces avantages, je recommandais constamment à tous les glycosuriques qui venaient me consulter, d'utiliser leurs forces à mesure qu'elles revenaient. De nouveaux faits ont donné la plus grande valeur à cette indication. J'ai établi que les travaux du labourage en plein air suffisaient dans bien des cas pour permettre aux glycosuriques un large emploi des féculents, sans que le sucre apparût dans leurs urines. Maintenant que l'expérience a prononcé, l'explication est très-simple. Il est peu de travaux plus propres à utiliser les forces, à produire de la chaleur, que le labourage ; tous les membres sont exercés, un air pur remplit la poitrine.

Voilà les conditions les plus heureuses pour rétablir l'harmonie dans la nutrition du glycosurique. »

Voici comment, dans le Mémoire imprimé dans mon *Annuaire* de 1867, j'apprécie et je résume l'influence du travail forcé dans la glycosurie.

«Sous l'influence de mouvements rapides, une plus grande masse d'air est introduite dans les poumons.

Une quantité plus grande d'oxygène est employée, une plus grande quantité de chaleur et de force produite ; cette chaleur et cette force nécessitent une consommation plus grande des matériaux alimentaires : celui qui se prête le mieux à ces métamorphoses, c'est la glycose, il est tout simple qu'étant détruite en plus grande proportion elle n'apparaisse plus dans les urines, et que l'on puisse ainsi par l'exercice forcé utiliser une masse plus grande d'aliments glycogéniques.

» Maintenant que l'expérience a prononcé, rien n'est plus simple, mais je dois avouer que j'ai été conduit aux résultats que j'ai obtenus non par la théorie, mais par l'observation.

» Ce n'était pas une chose si naturelle que de persuader à un homme qui avait perdu toutes ses forces, que pour les récupérer il fallait se soumettre à un travail forcé. Il est heureux que j'aie commencé par faire les découvertes et les observations se rapportant au régime ; car la dépense des forces devient chaque jour plus facile, non-seulement par l'habitude progressive, mais aussi par l'influence d'un régime bien réglé.

7° *Nature de la glycosurie.*

J'ai le premier démontré que chez les glycosuriques fortement atteints, il se produisait en trop grande abondance du ferment glycogénique (ferment du deuxième ordre, *diastase*) et que l'action de ce ferment sur les matières glycogéniques rendait un compte exact de l'excès de glycose produit chez les glycosuriques, que ce ferment pouvait se développer dans l'estomac et existait dans les vomissements des glycosuriques à jeun fortement atteints.

J'ai le premier expérimentalement établi par des observations irréfutables qu'il existait un *excès de glycose* dans le sang des glycosuriques fortement atteints ; et que toutes les fois que cet excès de glycose se trouvait dans le sang, la glycosurie se produisait.

L'observation clinique a pleinement confirmé ces découvertes.

En diminuant, en réglant la quantité d'aliments glycogéniques, j'ai constaté la disparition de la glycose dans les urines.

En animant la dépense de la glycose par l'exercice forcé, j'ai pu faire revenir à la ration normale d'aliments glycogéniques, sans voir la réapparition de glycose dans les urines.

D'après ce que je viens de dire, on comprend que je ne saurais admettre, avec mon illustre ami M. Cl. Bernard, que, relativement au traitement du diabète, nous sommes encore aujourd'hui dans l'empirisme le plus complet (1). En présence d'une telle autorité, je croirais me faire illusion, si depuis vingt-trois ans que j'enseigne l'hygiène, je n'avais dû étudier avec le plus grand soin tout ce qui se rapporte aux causes et à la nature des maladies, et si je n'en étais arrivé à la conviction qu'il n'est pas d'états morbides, dont la nature nous soit mieux connue, que celui qui détermine la glycosurie permanente.

La nécessité, pour qu'elle éclate, d'un excès de glycose dans le sang est aujourd'hui une vérité incontestée.

L'influence d'une alimentation glycogénique surabondante, est rendue chaque jour évidente par l'emploi de la balance.

L'existence, chez le glycosurique, d'un ferment diastasique trop énergique est démontrée par des expériences rigoureuses.

Enfin, le rôle de troubles divers dans les phénomènes de la respiration, de l'innervation, pour produire la glycosurie, a été établi à la fois par des expérimentations sur les animaux et par l'observation des malades.

La clinique, qui pour sa part a contribué à ces découvertes, en met chaque jour la vérité en évidence.

En réglant convenablement l'alimentation glycogénique dans le régime, en activant la dépense par l'exercice forcé, on fait à volonté diminuer ou disparaître la glycose des urines.

En en mot, le traitement hygiénique que j'ai découvert et institué n'emprunte aucun moyen à l'empirisme, il ne prescrit rien qui ne soit déduit de notions scientifiques expérimentales journellement contrôlées.

(1) Claude Bernard, *Revue scientifique*, n° du 5 avril 1873.

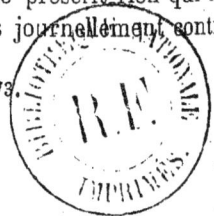

NOTES ET DOCUMENTS

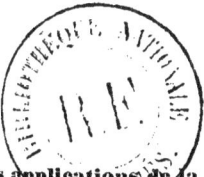

NOTE I.

Sur les applications de la chimie à la médecine. — Je vais reproduire ici les considérations préliminaires qui servaient d'introduction à la monographie sur le diabète sucré, imprimé à la fin de mon Annuaire de 1841 ; en la lisant, on verra que plusieurs de mes prévisions se sont déjà réalisées. Si l'observation attentive des malades est toujours restée la base immuable de tout progrès, on ne peut disconvenir que les moyens d'observation se sont singulièrement perfectionnés, en s'inspirant surtout des méthodes exactes de la physique et de la chimie.

« J'ai présenté, disais-je en 1841, il y a bientôt trois ans, à l'Académie des sciences, un Mémoire sur le diabétès, que j'ai fait imprimer il y a dix-huit mois environ; je le reproduirai presque textuellement. Depuis ce temps, j'ai recueilli des observations, j'ai fait des expériences qui peuvent ajouter aux connaissances que nous avons sur cette maladie et modifier quelques-unes des conclusions auxquelles j'étais primitivement arrivé ; je me suis efforcé de réunir et de comparer les documents divers que nous ont légués nos prédécesseurs. L'expérience m'a permis d'avoir des opinions arrêtées sur plusieurs points ; je les exposerai avec des développements convenables, mais je suis encore dans l'incertitude sur un plus grand nombre, là je ne serai qu'historien ; et je me suis convaincu de jour en jour davantage, que plus on a sondé les profondeurs d'un sujet, plus on reconnaît son insuffisance pour soulever le voile de ces transformations qui s'effectuent continuellement dans l'organisme vivant; la chimie la plus avancée est nécessaire pour faire un pas dans ce dédale obscur.

Les médecins ont jusqu'à présent emprunté peu de chose, pour éclairer le diagnostic des maladies, aux recherches de la chimie ; et cependant, dans ces derniers temps, la partie de cette science qui s'occupe des produits de l'organisation, a fait des progrès inespérés, et j'ai la ferme conviction qu'un jour viendra, et ce temps n'est peut-être pas aussi éloigné qu'on le pense, où la chimie fournira les plus solides moyens d'investigation pour éclairer la nature et le traitement des maladies.

Les hommes les plus éminents en médecine que notre époque a produits, ne repoussent plus, comme on s'efforçait de le faire au commencement de ce siècle, la coopération des médecins-chimistes ; ils reconnaissent que, sous quelque point de vue qu'on étudie la médecine, c'est un grave contre-sens d'isoler cette belle partie des connaissances humaines, des sciences physiques et chimiques proprement dites.

a

S'il est une maladie qui réclame impérieusement, pour être convenablement étudiée, le concours des connaissances chimiques et médicales, c'est certainement le diabète; aussi, depuis plus de douze ans que j'habite les hôpitaux de Paris, je n'ai pas perdu une occasion d'observer un diabétique, d'analyser ses urines ou les autres liquides, de recueillir sur cette curieuse affection une masse d'observations. J'ai été ainsi conduit à distinguer nettement les maladies qui pouvaient être confondues sous le nom de diabètes, à étudier les sucres urinaires, à connaître la composition des urines diabétiques et des autres liquides dans cette maladie, à trouver une théorie rationnelle du diabétisme et à l'appuyer sur des expériences précises, et enfin à éclairer le traitement de cette maladie.

Avant de terminer ce préambule, qu'il me soit permis de faire agréer le témoignage de ma reconnaissance aux médecins qui m'ont fourni l'occasion d'enrichir ce travail de quelques faits; je dois citer surtout MM. Bouillaud, Chomel, Jadioux, Louis, Magendie, Rayer, Récamier, Requin, Rostan, Roux, etc. »

A cette phalange illustre, qui ne comprend plus aujourd'hui qu'un survivant, je devrais ajouter un grand nombre de noms de mes confrères, que je ne puis tous mentionner, tant ils sont nombreux; parmi eux, je dois cependant citer mes collègues, confrères et amis, Grisolle, Trousseau, Jobert de Lamballe, Natalis Guillot, Jarjavay, Barth, Broca, Regnauld, Gosselin, Richet, Dolbeau, Laillier, Lorain, Lefort, Gintrac, etc.

NOTE II.

Pimélurie endémique des pays chauds (*Diabète laiteux du Brésil*, Annuaire 1862). Je vais reproduire textuellement le mémoire imprimé dans mon Annuaire de 1862. Je dois également renvoyer à la thèse de M. J. Crevaux, soutenue à Paris en 1872.

« Il est une maladie des pays chauds sur laquelle je suis revenu à bien des reprises dans mon cours d'hygiène : c'est le diabète laiteux ou chyleux de Prout.

» Les occasions pour nous d'observer cette affection sont rares, car jusqu'ici on ne l'a rencontrée que chez des habitants des pays à température moyenne très-élevée. Voilà pourquoi je crois devoir appeler l'attention sur ce sujet à propos d'une analyse d'urine que je viens de faire.

» Il s'agissait de l'urine d'un Brésilien qui m'avait été remise de la part de M. le docteur Civiale.

» Cette urine offrait l'apparence du lait, sa densité était de 1,021. La quantité rendue en vingt-quatre heures était d'environ 1 lit. ,300.

» Examinée au microscope, cette urine nous a offert des globules muqueux, des lamelles d'épithélium et des points noirs assez allongés et ayant à peine 1/800 de millimètre de diamètre. Ces points noirs me paraissent être la matière grasse dans un état extrême de division.

» Une portion de cette urine fut agitée avec l'éther jusqu'à ce qu'elle devînt transparente.

» L'éther, décanté après vingt-quatre heures de contact, était à peine coloré; abandonné à une évaporation spontanée, il a laissé une graisse jaune dans laquelle on remarque une partie liquide mêlée de quelques petits grumeaux. Cette graisse possède une odeur aromatique qui rappelle un peu celle de l'acide benzoïque; elle n'a pas d'action sur le papier de tournesol bleu ou en a une très-faible. Elle se rapproche beaucoup, pour l'ensemble de ses propriétés, de la graisse que nous avons extraite du sang à propos des recherches qui me sont communes avec Sandras sur la digestion des matières grasses. (*Supplément à l'Annuaire thérapeutique* 1846.).

» L'urine privée de matières grasses additionnée d'acide azotique, donne un dépôt albumineux; elle fournit le même dépôt par l'ébullition dans un matras.

, L'urine privée de matières grasses par l'éther, coagulée par la chaleur et filtrée, fut ensuite évaporée; elle me donna alors de l'urée, de l'acide urique et les principes caractéristiques de l'urine normale.

» Voici la composition quantitative de cette urine pour 100 parties : matières grasses 1,30; albumine 0,21; urée 1,88; acide urique 0,03; acide benzoïque, créatine, sels 1,81 ; Eau 94,77.

» L'urine examinée diffère de l'urine normale par la présence d'une forte proportion de matières grasses, par celle de l'albumine, et par la présence de l'acide benzoïque.

» *Déductions pratiques.* — Faut-il laisser à la maladie qui fait l'objet de cette étude le nom de *Diabète laiteux* ou *chyleux* ? Je pense que cela ne serait pas conforme aux vrais principes. D'abord, il est évident que nous n'avons rien là qui rappelle la composition du lait quand on regarde de près.

» Les globules gras du lait ne se trouvent dans ces urines pas plus que le caséum. Elles diffèrent moins complétement, mais elles diffèrent encore d'urines mêlées de chyle. Si le rapprochement paraît suffisant pour l'albumine, il n'en est pas de même pour les matières grasses. Ce ne sont plus les graisses du chyle qu'on retrouve dans ces urines, mais bien les matières grasses du sang.

» Ainsi la désignation de diabète chyleux n'est pas plus exacte que celle de diabète laiteux.

» Le nom de diabète ne convient pas mieux, car la proportion d'urine excrétée dans les vingt-quatre heures est normale ou très-peu augmentée. La maladie qui nous occupe n'offre que des rapports très-éloignés avec la glycosurie, rapport que nous indiquerons plus loin. On a dit que le diabète sucré suivait souvent le diabète chyleux, mais je crois que les preuves établissant cette coexistence manquent.

» Dans l'urine que j'ai examinée, j'ai recherché la présence de la glycose et de la lactine, à l'aide de l'appareil de la polarisation et par l'ébullition avec un excès de chaux, sans en déceler une quantité appréciable.

» Je donne à cette affection le nom de *Pimélurie*, désignation qui indique le fait caractéristique de la maladie, la perte de graisse par les urines.

» Elle a été décrite avec le plus grand soin dans le troisième volume du *Traité des maladies des reins* de M. Rayer.

» C'est une maladie essentiellement des pays chauds, elle a été surtout observée à l'île de France, mais paraît assez commune au Brésil. Elle a été l'objet d'une excellente discussion dans le sein de la *Société de médecine de Rio-Janeiro*, dans la séance du 20 août 1833. Je suis convaincu qu'on doit la rencontrer dans toutes les localités où la température moyenne est très-élevée.

» On ne l'observe pas dans notre Europe, ainsi que cela ressort très-nettement d'un passage de M. Rayer que je vais citer.

« J'ai plusieurs fois, dit-il (*loco citat.*, p. 414), constaté, sur des habitants de Paris, nés en France, la transformation d'un pissement de sang en une urine albumineuse; mais la transformation d'un pissement de sang en une urine chyleuse, ou en une urine albumino-graisseuse, d'apparence laiteuse, ne s'est présentée à moi jusqu'à ce jour que chez des individus nés dans les régions tropicales. Cette transformation est rare en Europe. Sans doute, dans les pyélites ou des cystites calculeuses, on voit des urines blanches, purulentes, succéder à des urines sanguinolentes; mais l'urine purulente est bien distincte de l'urine chyleuse. Examinée au microscope, l'urine purulente offre des globules de pus ; l'urine chyleuse offre des globules qui ont l'apparence des globules sanguins, ou bien elle ne contient pas de globules (urine albumino-graisseuse). L'urine purulente abandonnée à elle-même offre un sédiment purulent caractéristique, au-dessus duquel elle devient plus transparente. L'urine chyleuse, au contraire, reste opaque dans toute la longueur de la colonne du liquide, et au bout de quelques jours offre un crémor de matière grasse. »

» Tout ce que j'ai vu dans les nombreuses analyses d'urines que j'ai effectuées est en tout point conforme au passage que je viens de citer.

» Quelle est la nature de la maladie qui nous occupe ? Cette question a une grande importance, car c'est sur sa solution que vont reposer une saine prophylaxie et une thérapeutique rationnelle.

» En traitant dans mon cours d'hygiène de l'influence de la chaleur continue dans la production des maladies, voici en résumé les principes que j'expose.

» Quand la somme des aliments de calorification absorbés ou produits dans l'organisme est trop considérable et qu'une température ambiante trop élevée s'oppose à leur dépense, l'élimination de ces aliments surabondants s'effectue par les organes modérateurs. C'est le foie qui remplit ce principal rôle en sécrétant une quantité plus considérable de bile destinée dans ces conditions à être rejetée au dehors. Quand elle est réabsorbée, d'autres organes d'élimination sont sollicités. Les reins subissent cette influence. Le principal aliment de la calorification, la graisse, est rejetée avec l'urine, mais ce travail anomal ne s'effectue pas sans désordre dans les fonctions. Du sang est éliminé avec les corps gras, surtout dans le début de l'affection, d'où l'hématurie endémique des pays chauds. Plus tard, le sang peut disparaître, mais l'élimination de l'albumine subsiste toujours avec celle de la matière grasse.

» On comprend sans peine que cette affection puisse durer autant que les causes qui lui ont donné naissance subsistent ; comment, malgré son apparente gravité, elle ne compromet pas sérieusement la santé. Cependant il est bien certain que cette élimination journalière de l'albumine est une fâcheuse complication qui peut être l'origine de désordres ultérieurs. Si l'élimination était bornée aux matières grasses, cette affection ne consisterait qu'en un acte physiologique qu'il faudrait accepter tant que subsisteraient les causes qui lui ont donné naissance.

» La pimélurie pourrait être rapprochée de la glycosurie, parce que dans l'une et l'autre affection, il y a perte par les reins d'un aliment de la calorification, mais le rapprochement ne pourrait s'appliquer qu'à quelques-unes des formes assez rares de la glycosurie.

» Dans la pimélorrhée qui n'est qu'une transformation de la glycosurie dont j'ai traité dans le *Supplément* à mon *Annuaire* de 1861, p. 268, les matières grasses sont éliminées avec les matières excrémentitielles. Cette affection diffère essentiellement de la pimélurie (voyez la note consacrée à la pimélorrhée).

» Si l'on admet l'étiologie dont je viens d'exquisser les bases, la prophylaxie de la pimélurie sera très-simple, et le traitement de cette affection consistera dans l'application plus rigoureuse de ces règles de prophylaxie :

» 1° Faire en sorte que la réparation des aliments de la calorification ne soit pas supérieure à la dépense ;

» 2° Augmenter cette dépense par une hygiène bien entendue.

» Il ne me reste plus qu'à développer ces deux préceptes.

» Je recommanderais au malade atteint ou menacé de pimélurie une grande sobriété ; je proscrirais autant que possible de son alimentation les graisses, les huiles, le beurre et toutes les matières analogues ; je lui défendrais également l'usage des boissons alcooliques, qui seraient remplacées par du thé ou du café léger ; peu du sucre, une alimentation féculente modérée. On remplacerait partiellement au moins le pain ou le riz par le pain de gluten, si cela était possible.

» Les herbes, les fruits interviendraient en juste mesure utilement dans l'alimentation de chaque jour.

» Les viandes grillées pourraient être permises, mais bien dégraissées et en quantité proportionnelle aux forces dépensées par l'exercice.

» Pour ce qui a trait à la dépense, je regarde comme un précepte d'une grande importance l'utilisation régulière et aussi énergique que possible des forces.

» Je recommanderais des bains froids de chaque jour, des ablutions d'eau fraîche renouvelées deux ou trois fois dans les vingt-quatre heures, suivies de vives frictions.

» Il serait bon d'obtenir deux selles régulières par jour, par l'habitude des heures, et peut-être aussi par l'emploi de légers purgatifs.

» Les règles que je viens de développer se déduisent avec tant de rigueur de l'observation des phénomènes principaux se rapportant à l'étiologie et aux faits matériels de la pymélurie que j'aurais une confiance absolue dans leur observation. »

Voici les conclusions de la thèse de M. Crevaux :

« I. M. Bouchardat donne les indications suivantes :

» 1° Faire en sorte que la réparation des éléments et la calorification ne soient pas supérieures à la dépense. (Proscrire graisse, sucre, alcool, féculents).

» 2° Augmenter cette dépense par une hygiène bien entendue (bains froids etc.).

» Ces règles hygiéniques sont en rapport avec la pratique de tous les médecins des pays chauds.

» Dès qu'une personne est atteinte d'hématurie chyleuse, on lui trace invariablement la ligne de conduite suivante :

» 1° Prendre des bains de mer ou de rivière. On préfère souvent ces derniers parce que leur température est généralement plus basse.

» 2° Changer de climat. Les personnes âgées et les femmes vont faire un séjour de quelques mois dans une localité plus élevée et partant moins chaude. (D'après M. John Harley et Cassien, la maladie ne se déclare jamais dans les pays élevés.)

» Les jeunes gens profitent de leur maladie pour aller compléter leurs études en Europe.

» II. Dans le cas d'hématurie chyleuse coïncidant avec la présence d'helminthes dans l'appareil urinaire, nous avons une indication de plus à remplir, la destruction ou au moins l'expulsion de ces animaux.

» M. John Harley s'occupe activement de cette importante question. »

NOTE III.

Sucre urinaire insipide et sucre urinaire liquide. — Ce qui suit est extrait du mémoire imprimé dans mon Annuaire de 1841, p. 175. « Le sucre incristallisable signalé dans les urines diabétiques par plusieurs observateurs, n'existe réellement pas naturellement : nous ne l'avons pas rencontré une seule fois, et cependant nous avons analysé un grand nombre d'urines diabétiques. Si l'on a obtenu du sucre incristallisable, c'est, ou qu'on a modifié par l'évaporation non ménagée le sucre cristallisable, ou qu'on n'a pas attendu assez le terme de la cristallisation qui, dans quelques-unes de mes expériences, s'est fait attendre plus d'un mois.

Revenons *au sucre urinaire insipide*. C'est un sujet qui m'a beaucoup préoccupé, sur lequel j'ai fait de nombreuses expériences, et sur lequel je suis forcé de revenir avec beaucoup de détails, parce que je suis arrivé à ce sujet à une conclusion différente de celle que j'ai précédemment publiée.

On sait, d'après l'observation de Thénard et Dupuytren (*loc. cit.*), que les urines diabétiques, dans certaines conditions, perdent leur saveur sucrée pour en prendre ure qui est sensiblement salée. C'est un état que j'ai eu très-souvent occasion d'observer, et que l'on peut produire à volonté. Il suffit pour cela de nourrir les diabétiques avec 200 grammes de pain à peu près par jour et un kilogramme de viande cuite. Les urines perdent rapidement leur caractère sucré pour devenir insipides ou légèrement salées. Si l'on évapore cette urine avec beaucoup de précaution à une chaleur qui ne dépasse pas 60°, et qu'on l'abandonne pendant plusieurs jours dans une capsule et dans un lieu sec, elle ne tarde pas à cristalliser. On remarque ordinairement trois espèces de cristaux distincts :

1° des cristaux diaphanes de forme cubique, d'une saveur salée. Ils résultent de la combinaison du sucre de fécule et du sel marin. 2° Des cristaux aiguillés d'urée. 3° Des cristaux mamelonnés ayant la plus grande ressemblance avec le sucre de fécule, mais n'offrant plus qu'une saveur sucrée ou nulle ou à peine perceptible. Si l'on sépare avec beaucoup de précaution les deux autres sortes de cristaux, on aura le produit que Thénard et Dupuytren ont obtenu, et auquel ils ont donné le nom de sucre diabète insipide, et que j'ai étudié après eux. Mis en dissolution convenablement étendu avec du ferment, il subit la fermentation alcoolique, absolument comme le sucre de raisin; mis en contact avec une solution alcaline légère, il se colore très-fortement comme le sucre de fécule, et se transforme en une masse noirâtre, insipide, surtout à l'aide de la chaleur. J'avais déterminé la composition de ce sucre après l'avoir soumis à de nombreuses purifications au moyen de l'eau et de l'alcool. J'étais arrivé au même nombre que pour le sucre de raisin. Je le considérais donc comme un isomère de ce corps. N'ayant que très-peu de ce produit pur, je n'en avais pu goûter qu'une très-faible proportion, et la saveur sucrée m'avait échappé. On sait en effet que le sucre de fécule à l'état sec possède une saveur sucrée souvent équivoque. J'avais étudié avec soin l'action des acides étendus sur ce produit; j'avais vu que, mis en contact avec eux à froid, il n'éprouve aucun changement; mais, après l'avoir fait bouillir pendant plusieurs heures avec de l'eau acidulée avec 1/10 d'acide sulfurique, après avoir saturé l'acide, évaporé les liqueurs, purifié par l'alcool à plusieurs lavages les produits obtenus, j'avais obtenu du sucre de fécule sensiblement pur, et j'en avais tiré la conclusion que le sucre insipide se transformait en sucre sapide sous l'influence des acides. Par les diverses manipulations auxquelles j'avais soumis ce sucre, je m'étais borné à séparer les matières qui altéraient sa saveur, et à isoler le sucre pur; c'est ce que je suis forcé d'admettre aujourd'hui. En effet, si l'on prend des cristaux de sucre insipide; si on les épuise par la lixiviation, par de l'éther sulfurique alcoolisé, puis par de l'alcool, en faisant évaporer ces diverses colatures séparément, on obtient des cristaux aiguillés d'urée et une masse sirupeuse non colorée qui contient du chlorure de sodium, du lactate de soude et de la matière extractive de l'urine. Le sucre, complétement lavé, redissous dans l'alcool bouillant, donne, par une évaporation bien ménagée, des cristaux de sucre de fécule sapide. Ainsi, je pense, d'après un grand nombre d'expériences entreprises sur divers échantillons, que le sucre insipide n'est qu'un mélange de sucre de fécule ordinaire, d'urée, de lactate de soude, de chlorure de sodium et de matières extractives de l'urine. »

J'ajouterai que depuis j'ai extrait de l'inosite, de la créatine et de la créatinine, de ce mélange désigné sous le nom de sucre insipide.

NOTE IV.

Oligurie. — Cet article est extrait textuellement du mémoire que j'ai publié dans mon *Annuaire* de 1857, p. 295. « *Définition et remarques préliminaires.* — L'oligurie de (ὀλίγος, peu, et οὖρον urine) est un symptôme qui se rencontre dans plusieurs maladies, et sur lequel les observateurs ont insisté de tous les temps. J'ai pour but dans cet article de montrer qu'il existe une maladie dont le caractère essentiel est la diminution considérable, *permanente*, dans la quantité d'urine excrétée dans les vingt-quatre heures. Ainsi limitée, l'oligurie est une maladie très-rare : c'est à peine si je l'ai rencontrée deux fois dans ma carrière déjà ancienne, où les occasions d'examiner avec soin les aberrations de l'excrétion urinaire n'ont pas manqué; mais peut-être aussi que, mon attention n'étant pas éveillée, les faits ont passé inaperçus : cela est d'autant plus vraisemblable que, des deux exemples que ma mémoire me rappelle, c'est le dernier seulement qui m'a assez impressionné pour me faire penser qu'il y avait là un état pathologique spécial sur lequel on n'a pas encore insisté convenablement.

» Robert Willis (*Urinary diseases and their treatment*, part. I, chap. I, 1138) désigne sous le nom d'*anazoturie* un état dans lequel l'urée manque tout à fait dans l'urine, ou du moins n'est excrétée que dans des proportions infiniment petites. L'oligurie est très-distincte de l'anazoturie, mais elle peut s'en compliquer. La forme spéciale, qui résulte de cette complication, est bien connue des pathologistes; elle se présente souvent dans le choléra asiatique, l'empoisonnement arsenical, l'inanition, l'agonie, et enfin dans beaucoup de conditions où il s'opère un abaissement progressif de la température animale.

» L'anazoturie incomplète, c'est-à-dire la diminution notable dans la proportion d'urée excrétée dans les vingt-quatre heures, se présente le plus souvent isolée de l'oligurie. Ainsi l'anémie, la chlorose, la benzurie ou hippurie, l'albuminurie elle-même, s'accompagnent presque toujours d'anazoturie incomplète. L'anazoturie est un des caractères les plus importants que j'ai assignés à cet état particulier d'imminence morbide que j'ai désigné, dans mon *Cours d'hygiène*, sous le nom d'*appauvrissement général de l'économie*.

» L'oligurie, telle que je l'ai observée, diffère de l'anazoturie par un caractère essentiel : l'urée peut, dans l'oligosurie, être sécrétée en proportion normale, ainsi que les autres sels solubles de l'urine; c'est l'eau principalement qui fait défaut; c'est l'état pathologique précisément inverse d'une des formes les plus communes de la maladie désignée sous les noms de *polydipsie* ou *polyurie*. Dans les observations d'anazoturie de R. Willis, la quantité d'urine rendue dans les vingt-quatre heures, loin d'être inférieure à la quantité normale, la dépasse ordinairement d'une telle proportion, qu'il considère cette maladie comme une forme du diabète. Dans un des exemples qu'il rapporte, il s'agit d'un enfant de trois ans et demi atteint du carreau, qui avait une faim et une soif insatiables, et qui rendait par jour plus de 4 litres d'urine limpide, presque incolore et inodore, à peine acide, d'une densité à peine supérieure à celle de l'eau distillée, et ne fournissant qu'une fraction de gramme de résidu pour 100 grammes d'urine. Il s'agit évidemment ici d'une forme de polydipsie qui s'accompagne fréquemment d'anazoturie, mais qui diffère essentiellement de l'oligurie, telle que je vais la faire connaître.

» *Symptomatologie.* — Les deux cas d'oligurie que j'ai observés se rapportent à deux femmes adultes et menstruées. Je possède des détails avec analyse quantitative sur un seul de ces deux cas. Il s'agit d'une dame anglaise âgée de trente-cinq ans, ayant l'apparence d'une santé moyenne, vaquant à toutes ses occupations.

» La soif est modérée, l'appétit est habituellement très-limité. La malade se contente le plus souvent d'une demi-portion, moins même, excepté les jours qui suivent les purgations, où l'appétit devient normal; les digestions sont régulières, les selles habituellement rares.

» La miction est accompagnée d'un léger sentiment de cuisson dans le canal de l'urèthre. La quantité d'urine rendue dans les vingt-quatre heures est en moyenne de 151 grammes, quelquefois moins. Cette diminution considérable dans la quantité d'urine rendue dans les vingt-quatre heures date depuis environ deux ans; elle n'a pas été subite, mais progressive, et c'est seulement quand les accidents que je signalerai plus loin se sont manifestés que la malade a fixé son attention sur cette particularité. Elles deviennent quelquefois, mais pour quelques jours seulement, aussi abondantes qu'en santé; elles prennent alors les caractères physiques de l'urine normale. Voici leurs caractères quand elles sont rares. Ces urines sont très-colorées, odorantes; leur densité est de 1,035 à la température de + 15° cent.; elles laissent se former par le refroidissement un dépôt assez abondant qui se redissout en élevant la température à + 36°; portées à l'ébullition, elles moussent, mais ne déposent aucun flocon; elles rougissent fortement le papier de tournesol; bouillies avec le lait de chaux, elles ne se colorent pas; examinées à l'appareil de polarisation, elles n'exercent aucune déviation.

Additionnées faiblement d'acide azotique, elles ne donnent d'abord aucun dépôt; mais en augmentant beaucoup la proportion de cet acide (un tiers environ du volume), elles se prennent pour ainsi dire en masse, par la formation de paillettes cristallines d'azotate d'urée.

» J'ai analysé ces urines avec le plus grand soin; je donne dans le tableau ci-contre les résultats pour les vingt-quatre heures.

Quantité d'urine	151
Densité	1,035
Eau	141,56
Résidu de l'évaporation à 100 degrés	9,44
Urée	4,06
Mucus	0,02
Acide urique	0,14
Acide hippurique	
Acide lactique	
Créatine	
Créatinine	2,91
Matières colorantes	
— extractives	
Chlorhydrate d'ammoniaque	
Lactate d'ammoniaque	
Sels fixes. { chlorures / phosphates / sulfates } { sodium / potassium / calcium / magnésium }	2,31

» Avant de discuter les résultats de cette analyse, il est une remarque générale sur laquelle je crois devoir insister. Si l'on s'était contenté, comme jadis on en avait l'habitude, d'analyser cette urine sans se préoccuper de la quantité rendue en vingt-quatre heures, on serait arrivé aux conséquences les plus erronées. Si l'on rapportait cette analyse à 1000 grammes, on obtiendrait 63 grammes de résidus fixes, tandis que les urines de femmes ne laissent en moyenne que 35 grammes pour 1000 de résidus fixes. On serait ainsi amené à conclure qu'on avait affaire à une augmentation considérable dans la proportion des principes éliminés par les reins. En ayant égard à la quantité d'urine rendue en vingt-quatre heures, on arrive, comme nous allons le voir, à un résultat précisément inverse : en effet, nous avons 9 gr. 44 pour le résidu fixe excrété en vingt-quatre heures, au lieu de 35 grammes qu'une femme adulte élimine dans le même espace de temps.

» Nous avons ici une preuve nouvelle de l'importance du principe qui nous a guidé dans nos premières recherches sur la glycosurie, de déterminer par la balance la quantité d'aliments pris en vingt-quatre heures, et de déterminer également par la balance la quantité de sucre et d'autres principes fixes éliminés par les reins dans le même espace de temps.

» Tous nos résultats pathologiques sur les urines s'appuient aujourd'hui sur les résultats obtenus par M. Lecanu sur les urines à l'état physiologique ; la même pensée que nous venons de développer, il l'exprime avec une grande force de raison dans son beau mémoire sur l'urine humaine (*Mém. de l'Acad. de méd.*, t. VIII) : « La détermination exacte, dit-il, des proportions d'urée, d'acide urique et des sels que renferment les urines rendues, pendant un temps donné, par des individus placés dans des conditions différentes également données, eût dû précéder toute analyse quantitative d'urine malade; car l'augmentation ou la diminution proportionnelle de l'un des principes immédiats de l'urine ne sera véritablement prouvée que lorsqu'on aura constaté par des expériences multipliées que, dans un temps donné, les individus atteints de cette même maladie fournissent ce même principe en proportion constamment plus forte ou plus faible qu'ils ne le fournissent à l'état de santé. »

» Il est bien évident que, dans le cas qui fait le sujet de notre observation, il y a une diminution très-notable dans la quantité d'urée, d'acide urique et des autres principes de l'urine; mais c'es* l'eau surtout qui fait défaut, et dont la diminution considérable ferait croire à un observateur inattentif à une augmentation dans la proportion des principes fixes éliminés.

» Il nous reste à exposer les symptômes caractéristiques qui accompagnent cette diminution considérable dans la proportion d'urine rendue dans les vingt-quatre heures.

» L'ausculation et la percussion montrent que la respiration et la circulation s'exécutent normalement L'impulsion du cœur est peu forte, le pouls est petit, faible : 55 pulsations. Il survient sur tout le corps, et particulièrement à la face, un œdème progressif très-marqué, œdème qui se distingue de celui qu'on remarque si souvent dans l'albuminurie par le ton généralement coloré de la peau. Avec la progression de cet œdème survient une diminution de la soif et de l'appétit et un sentiment de congestion générale qui se révèle par de la somnolence, de la lourdeur dans les idées.

» Quand cet état est devenu insupportable, l'administration d'un purgatif drastique très-énergique procure des évacuations alvines de nature séreuse, extrêmement abondantes, alcalines par le carbonate d'ammoniaque qu'elles renferment et qui provient, suivant la remarque qu'en a faite M. Cl. Bernard sur des animaux privés de reins, de transformation de l'urée en carbonate d'ammoniaque.

» Les pilules drastiques qui ont le mieux réussi sont composées de scammonée, de gomme-gutte, de poudre d'agaric, d'aloès, suivant la formule qui est inscrite à la page 207 de la 8e édition de mon Formulaire.

Un état de bien-être considérable succède toujours à l'administration des purgations énergiques. L'appétit est plus vif, l'activité de toutes les fonctions plus grande, puis peu à peu l'œdème survient avec l'inappétence et le sentiment de congestion et de malaise qui l'accompagne. Les purgations énergiques sont nécessaires tous les quinze jours ou trois semaines au plus. J'ai pu retarder beaucoup cette époque en administrant chaque jour, au repas principal, une ou deux des pilules dont j'ai indiqué la composition à la page précédente.

» Il est indispensable d'ajouter que les diurétiques les plus divers ont été successivement employés. Quelques détails à cet égard ne seront pas dépourvus d'intérêt. Un fait général qui domine cette étude, c'est que tous les diurétiques, dont l'efficacité se révèle fréquemment dans les conditions pathologiques ordinaires, n'ont produit aucun effet pour augmenter la sécrétion urinaire. Les nitrates et les bicarbonates alcalins ont été pris à diverses reprises sans nul succès. Les progrès de l'œdème ont été plus rapides. J'ai conseillé l'association de la scille, de la digitale et de la scammonée, qui m'a si souvent réussi; des phénomènes très-remarquables se sont manifestés quand la dose de chacun des composants a été élevée à 20 centigrammes. Aucune augmentation dans la quantité d'urine, mais des phénomènes d'un tout autre ordre se sont révélés. Le pouls est devenu plus fréquent et plus fort; une excitation encéphalique allant jusqu'au délire s'est manifestée, a duré toute une journée et a laissé la malade dans une grande prostration. Cet état a inspiré les plus vives inquiétudes aux personnes qui l'entouraient.

» Il est probable que les principes actifs de la scille et la digitaline n'étant pas éliminés par les reins, comme cela arrive dans les conditions ordinaires, leur action sur le cerveau s'est manifestée dans toute sa puissance.

» Si les diurétiques énergiques sont restés sans effet diurétique aucun, quelques substances que j'ai rangées dans la classe des diurétiques incertains, telles que la queue de cerise, la busserole, ont manifesté une action diurétique évidente qui a pour ainsi dire rétabli les quantités normales d'urine, mais seulement pendant quelques jours ; ces mêmes boissons devenaient bientôt inefficaces, et les urines reprenaient leur proportion habituelle de 140 à 160 grammes dans les vingt-quatre heures.

» Les balsamiques et plusieurs autres antispasmodiques n'ont procuré aucun résultat utile.

Nature de la maladie. C'est un problème obscur et difficile que nous allons chercher à aborder. Examinons d'abord les principales conditions dans lesquelles les urines sont diminuées : 1° Dans les cas de fièvre et lorsqu'il existe des causes capables de déterminer un mouvement fébrile. Ce n'est certainement pas de cet état qu'il s'agit : notre malade était absolument sans fièvre.

» 2° Les maladies du cœur ou du foie, parvenues à un degré tel qu'elles causent une perturbation générale de l'économie, sont souvent accompagnées de diminution d'urine ; mais l'auscultation, la percussion, l'état général de la malade, nous ont montré qu'il n'y avait rien d'anormal de ces côtés.

» 3° Les sueurs abondantes. Ce n'est pas encore la cause que nous devons invoquer ; car la sueur ne se manifeste pas, quel que soient la température et l'exercice auxquels la malade soit soumise.

» 4° Une atrophie des reins. Mais les urines sont quelquefois sécrétées en proportion normale, et toujours elles renferment les principes de l'urine d'un individu ayant les reins non altérés.

» Nous sommes conduit à admettre un état spasmodique particulier dont la cause première nous échappe. Il existe des exemples analogues, mais en sens inverse. Ainsi, les hystériques pendant leurs accès, les personnes nerveuses quand elles subissent quelque ébranlement, rendent des urines beaucoup plus abondantes que dans l'état ordinaire. Ne peut-on pas admettre, en prenant en considération ce fait important, que j'ai signalé, que l'urine a repris sa proportion normale pendant plusieurs jours, qu'il s'agit encore ici d'une influence du même ordre, mais agissant dans un sens contraire? L'oligurie serait alors une maladie aussi voisine de la polyurie qu'elle en paraissait éloignée au premier abord, et l'une et l'autre maladie auraient pour point de départ une modification dans le système nerveux dont la nature nous échappe jusqu'ici.

» *Étiologie.* — Rien ne peut encore nous éclairer sur les causes qui peuvent déterminer l'oligurie. On observe souvent des urines très-rares chez les individus qui boivent très-peu, mais d'abondantes boissons aqueuses modifient immédiatement cet état, et ces boissons, prises en grande quantité, ne changeaient pas dans les deux cas d'oligurie que j'ai observés, ni la composition, ni la quantité des urines.

» *Pronostic.* — D'après ce que j'ai vu, le pronostic de l'oligurie ne présenterait pas de gravité. Je dois cependant faire des réserves. L'œdème se complique si fréquemment d'albuminurie, qu'on peut craindre cette fatale complication. La rareté des urines prédispose puissamment à la gravelle. Plusieurs calculeux, et particulièrement ceux qui ont des pierres appartenant au groupe *urique*, ont commencé par offrir deu des symptômes de l'oligurie : urines denses. Il faut aussi penser à cette complication, qui sans être aussi fâcheuse que la première, ne doit cependant pas être négligée.

» *Thérapeutique.* — L'oligurie présente autant d'incertitudes sous le rapport thérapeutique que sous le rapport étiologique. Les diurétiques les plus puissants agissent autrement que dans les conditions ordinaires, ils sont sans utilité pour augmenter la quantité des urines. Les drastiques employés à propos rendent de grands services, mais ils n'agissent évidemment pas contre la cause de la maladie : ils servent à faciliter l'élimination par l'appareil digestif de l'eau et des matières fixes dont le rein ne débarrasse pas suffisamment l'économie. Les antispasmodiques peuvent être successivement essayés. Les bains de mer, l'hydrothérapie, sont des moyens qui, bien surveillés, peuvent être utiles pour rétablir l'harmonie des fonctions de la peau et des reins, dont la solidarité se manifeste par tant de phénomènes.

Je traite de la polyurie dans la note VIII de cet appendice sous le nom de *diabète insipide.* Disons immédiatement qu'on a confondu sous les noms de *polyurie* ou de *polydipsie*, deux maladies très-distinctes. La première, de beaucoup la plus commune, quoique encore très-rare, est celle qui consiste dans l'augmentation considérable d'eau contenue dans les urines ; c'est cette forme qui est très-bien décrite dans l'excellente thèse de M. U. Lacombe sur la *polydipsie*, 1841, tome VII.

» L'autre forme est très-rare ; j'en ai traité dans mon *Annuaire* de 1846 : elle est caractérisée par l'augmentation considérable dans la quantité d'urée excrétée dans les vingt-quatre heures. » (Voyez la note VIII.)

NOTE V.

Recherche du sucre dans l'urine normale. — D'après Brucke, on précipite l'urine (de 1000 à 5000 centimètres cubes) d'abord avec une solution concentrée d'acétate neutre de plomb, on filtre, on ajoute au liquide filtré de l'acétate de plomb basique tant qu'il se produit un précipité, on filtre de nouveau et enfin on précipite avec de l'ammoniaque. On rassemble le dernier précipité sur un filtre, on le lave avec de l'eau et enfin on le laisse sécher entre des couches épaisses de papier buvard, que l'on renouvelle de temps en temps.

Dans un mortier on triture grossièrement le gâteau réduit en petits fragments, d'abord avec de l'eau distillée, puis on ajoute, en triturant toujours, une solution concentrée d'acide oxalique, jusqu'à ce qu'un échantillon filtré ne soit plus troublé par une nouvelle addition d'acide oxalique. On sature le liquide filtré avec du carbonate de chaux finement pulvérisé, on filtre de nouveau, on acidifie faiblement avec de l'acide acétique, on évapore à sec et l'on dissout le résidu dans un peu d'eau. Avec cette dissolution *Brücke* effectue les réactions ordinaires, ainsi que l'expérience de la fermentation. — *Bence Jones* ne décompose pas le précipité de plomb par l'acide oxalique, comme le fait *Brücke* ; il procède plus simplement en le traitant par l'acide sulfhydrique, après l'avoir suspendu dans l'eau. *Bence Jones* trouva, à l'aide de cette méthode, dans plusieurs urines normales (1000 à 5000 centimètres cubes) des quantités de sucre qui méritent d'être signalées (10 à 15 centigr. dans 1000 centimètres cubes d'urine).

On mélange l'urine avec une quantité d'alcool concentré telle, que le liquide renferme à peu près les 4/5 de son volume d'alcool absolu. Il est convenable de prendre 200 centimètres cubes d'urine et de les mélanger avec 800 ou 1000 centimètres cubes d'alcool à 94 pour 100. Une fois le mélange opéré, on attend quelque temps afin que le précipité formé ait eu le temps de se déposer, et ensuite on filtre dans un gobelet de verre. Maintenant on ajoute goutte à goutte au liquide filtré en ayant soin d'agiter continuellement une solution alcoolique de potasse, jusqu'à ce que le mélange ait au papier de tournesol une réaction alcaline faible, mais évidente. On abandonne ensuite à la cave pendant vingt-quatre heures le gobelet de verre bien couvert. Le lendemain on décante le liquide avec précaution, on renverse le gobelet de verre sur du papier à filtrer, afin que celui-ci absorbe le reste du liquide, et on laisse au contact de l'air jusqu'à ce qu'il n'y ait plus aucune odeur d'alcool. En même temps on remarque que le fond et aussi une partie des parois du vase sont recouverts d'un dépôt cristallin, que l'on dissout dans aussi peu d'eau que possible, et l'on soumet cette dissolution aux réactions indiquées. — Mais comme dans certaines circonstances de l'acide urique peut passer dans ce précipité cristallin, il est dans tous les cas convenable d'acidifier la solution aqueuse concentrée de ce dernier avec de l'acide chlorhydrique et de laisser reposer pendant vingt-quatre heures, afin que l'acide urique qui peut s'y trouver puisse se séparer. Ensuite on se servira du liquide filtré neutralisé pour l'essayer avec la solution de cuivre, le sous-nitrate de bismuth et la potasse, et, si c'est possible, pour le soumettre à l'épreuve de la fermentation.

Bödecker précipite d'abord par l'acide tartrique la potasse de la solution aqueuse concentrée du dépôt cristallin, dans le liquide filtré il enlève l'excès d'acide avec du carbonate de chaux avec lequel il laisse le liquide en contact pendant quelque temps, il filtre pour séparer le tartrate de chaux et le carbonate de la même base ajouté en excès, et il essaye la solution ainsi obtenue avec la dissolution de cuivre, le sous-nitrate de bismuth et la potasse.

NOTE VI.

Détermination quantitative de la glycose. — Pour doser la glycose contenue dans les urines on a habituellement recours à la liqueur cupro-potassique ou à l'appareil de polarisation. J'emploie une méthode beaucoup plus rapide (détermination par l'ure-mètre), mais qui donne des résultats moins précis que les deux précédentes.

ESSAI PAR LA LIQUEUR CUPRO-POTASSIQUE. *Réactif de Tromherz, de Barreswill, de Fehling.* — Quevenne et M. Mayet ont publié de bonnes notices sur le réactif cupro-potassique, ils donnent la préférence à la liqueur de Fehling qui est plus stable. J'emprunte à la notice de M. Mayet les détails des manipulations.

La *liqueur de Fehling* est composée de sulfate de cuivre, de tartrate neutre de potasse et de potasse caustique.

Son emploi est fondé sur la propriété que possède la glycose de réduire les sels de cuivre en présence de la potasse en excès, en donnant lieu à un précipité rouge de prot-oxyde de cuivre.

Comme la réduction se poursuit, si la quantité de glycose est suffisante jusqu'à la disparition complète du sel de cuivre en dissolution et que la décoloration de la liqueur bleue est la conséquence de cette réaction, il en résulte un moyen aussi exact que facile pour reconnaître la quantité de glycose contenue dans un liquide sucré.

La boîte que M. Mayet a fait établir contient :

A Un flacon de réactif de Fehling; B Un flacon vide gradué à 50 et 100 grammes; C Une lampe à esprit-de-vin; D Une burette graduée par dixièmes de centimètre cubes; E Une pipette graduée (1) de la contenance de 10 cent. cubes; FF Deux tubes fermés; G Un flacon de pastilles de potasse caustique; H Un ballon; I Une pince en bois; J Un support pour le ballon.

Analyse quantitative d'une urine diabétique. — On aura soin de puiser l'urine dans un vase où seront réunies toutes celles qui auront été rendues pendant les vingt-quatre heures.

Dans le ballon H mettez, au moyen de la pipette graduée E, 10 centimètres cubes de liqueur de Fehling, c'est-à-dire la quantité que contient la pipette jusqu'au trait marqué 10 cc. La pipette ayant été remplacée par l'éprouvette graduée, il suffit de verser la liqueur de Fehling jusqu'au trait indicateur.

Vous ajouterez dans cette liqueur une pastille de potasse caustique; puis, saisissant de la main gauche avec la pince I le col du ballon, vous porterez le vase sur la flamme de la lampe à esprit-de-vin. Au moment où le liquide entrera en ébullition, vous y laisserez tomber goutte à goutte l'urine à analyser placée dans la burette, que vous tiendrez de la main droite, l'index appuyé sur l'orifice supérieur, et que vous aurez préalablement remplie jusqu'à l'affleurement du chiffre 0. En soulevant légèrement le doigt, l'urine s'écoulera goutte à goutte à mesure qu'une petite quantité d'air rentrera dans la burette.

Si l'urine est peu chargée de sucre, il se produira seulement, au bout de quelques minutes d'ébullition, un trouble verdâtre, puis jaune. On continue l'ébullition en agitant de temps en temps pour éviter les soubresauts, et en tenant le col du ballon incliné de 45° du côté opposé à la figure de l'opérateur. Le précipité passera bientôt au brun rouge en même temps qu'il prendra de la cohésion et se déposera plus facilement. Vous le laisserez alors se séparer en plaçant le ballon sur son support.

---

(1) Pour plus de commodité et pour éviter l'inconvénient du caoutchouc vulcanisé, la pipette E a été remplacée par une éprouvette graduée de 10^{cc}.

Lorsque la séparation du liquide et du dépôt sera accomplie, vous examinerez la liqueur surnageante en plaçant le ballon entre l'œil et la lumière, regardant de haut en bas au-dessus d'une feuille de papier blanc. Si la liqueur est encore bleue, vous continuerez d'ajouter de l'urine, en notant avec soin le nombre de degrés indiqué sur l'échelle qu'il vous aura fallu employer, et vous continuerez ainsi jusqu'à la décoloration *à peu près complète* du réactif de Fehling, c'est-à-dire jusqu'au moment où le liquide ne présente plus qu'une teinte bleue ou verte *très-légère*, indice nécessaire pour être assuré que le point de saturation n'est pas dépassé. Le nombre de degrés ou de centimètres cubes employés vous indiquera, d'après le tableau ci-dessous, la quantité de sucre contenue dans l'urine que vous analyserez.

Supposons par exemple que, pour arriver à la décoloration du réactif de Fehling, il vous ait fallu employer 40 divisions ou 4 centimètres cubes : en lisant sur le tableau le chiffre qui se trouve en regard du nombre 4, vous trouverez que l'urine que vous ana-lysez contient 12 grammes 50 centigrammes de glycose.

TABLEAU INDIQUANT LES QUANTITÉS DE GLYCOSE CONTENUES DANS LES
URINES ESSAYÉES AVEC LA LIQUEUR TITRÉE DE FEHLING.

Quantité de liqueur titrée employée pour l'expérience.	Centimètres cubes d'urine nécessaires pour opérer la décoloration.	Quantité de glycose contenue dans un litre d'urine.	Quantité de liqueur titrée employée pour l'expérience.	Centimètres cubes d'urine nécessaires pour opérer la décoloration.	Quantité de glycose contenue dans un litre d'urine.
		grammes.			grammes.
	1,0	50		12,5	4
	1,5	33,33		13,0	3,84
	2,0	25		14,0	3,57
	2,5	20		15,0	3,33
	3,0	16,66		16,0	3,12
	3,5	14,275		17,0	2,94
	4,0	12,50		18,0	2,77
	4,5	11,11		19,0	2,63
Dix centimètres cubes de liqueur titrées de Fehling.	5,0	10	Dix centimètres cubes de liqueur titrée de Fehling.	20,0	2,50
	5,5	9,09		21,0	2,38
	6,0	8,33		22,0	2,27
	6,5	7,69		23,0	2,17
	7,0	7,14		24,0	2,08
	7,5	6,66		25,0	2
	8,0	6,25		30,0	1,665
	8,5	5,88		35,0	1,428
	9,0	5,55		40,0	1,25
	9,5	5,26		45,0	1,11
	10,0	5		50,0	1
	10,5	4,76		60,0	0,83
	11,0	4,54		70,0	0,71
	11,5	4,34		80,0	0,63
	12,0	4,15		90,0	0,55
				100	0,50

Il convient ici de faire une observation. Tant que l'urine à analyser ne contient pas au delà de 30 à 40 grammes de sucre, on peut la soumettre directement à l'analyse ; mais si, par quelques indications précédentes, on a lieu de supposer qu'elle doive contenir au delà de cette quantité, il faut avoir la précaution de l'étendre d'un volume d'eau égal au sien. C'est ce qu'il est facile de faire au moyen du flacon gradué B. On verse de l'urine jusqu'au trait marqué 50 gr., puis de l'eau jusqu'au trait marqué 100 gr. On obtient ainsi une urine qui convient mieux à l'analyse, parce que, lorsque l'urine est trop chargée de sucre, la décoloration de la liqueur arrive si promptement qu'on a peine à s'assurer que le point de saturation n'est pas dépassé. Mais on comprend que pour avoir un résultat exact il faut doubler le chiffre du sucre trouvé.

On peut voir d'après ce tableau que c'est le titre de la liqueur de Fehling qui sert à déterminer la quantité de sucre contenue dans l'urine. En effet, cette liqueur est titrée de manière que, pour en décolorer complétement 10 centimètres cubes, il faut exactement 5 centigrammes de glycose ou une quantité de liquide contenant en dissolution 5 centigrammes de cette substance ; de sorte que, quel que soit le nombre de centimètres cubes d'urine employés pour arriver à la décoloration de la liqueur, on sait que cette quantité contient invariablement 5 centigrammes de glycose. Or il suffit d'une simple règle de proportion pour connaître la quantité de sucre contenue dans 1 litre ou 1000 centim. cubes d'urine. Supposons que A représente le nombre de centimètres cubes de liquide qu'il a fallu employer : ce nombre A contient évidemment 5 centig. de sucre. Par conséquent, si A contient 5 centigrammes 1 litre ou 1000 centim. cubes en contiendront x ; d'où résulte la règle de proportion suivante :

$$A : 0,05 :: 1000 : x \text{ ou } x = \frac{1000 \times 0,05}{A} = \frac{50}{A}$$

On obtient donc le poids de la glycose contenue dans un litre d'urine en divisant 50 par le nombre A.

Faisons l'application de cette règle à l'exemple qui nous a servi à composer le tableau. Nous avons supposé qu'il avait fallu employer 40 divisions ou 4 degrés de l'échelle représentant 4 cc. d'urine, puisque chaque degré correspond à 1 centim. cube. Par conséquent ce nombre 4 vient prendre la place de A dans la règle de proportion que nous avons posée ; de sorte que $\frac{50}{4} = 12$ gr. 50 c.

La même règle s'appliquerait de la même manière à toutes les divisions de la burette. Le tableau a été fait d'après ces données, afin d'éviter la répétition des calculs et d'abréger les opérations.

FORMULE POUR TROUVER LE POIDS ABSOLU DU SUCRE DE DIABÈTE PUR QUI EST CONTENU DANS UN LITRE DE L'URINE OBSERVÉE. — D'après les expériences de M. Biot sur le sucre de diabète pur, si l'on observe une urine diabétique dans un tube dont la longueur totale actuelle en millimètres soit l, et que la déviation mesurée à l'œil nu pour la teinte extraordinaire bleu violacée, qui précède immédiatement le rouge jaunâtre soit α, le poids absolu du sucre contenu dans un litre de cette urine sera en grammes :

$$\frac{2353,6 \cdot \alpha}{l}$$

Si la longueur du tube est moindre que 350 millimètres, et que les couleurs bleues et jaunâtres soient très-apparentes, à cause du peu de coloration de la liqueur, cette évaluation sera plutôt trop forte que trop faible ; si au contraire l surpasse 350 millimètres, ou si l'urine est assez fortement colorée pour que les couleurs diffèrent peu entre elles avant et après le point de passage, l'évaluation sera plutôt faible que trop forte. Dans tous les cas, l'incertitude aura très-peu d'importance, surtout pour le diagnostic. Elle dépend de la différence que la coloration plus ou moins intense apporte dans la détermination du point de passage, où l'on mesure la déviation quand on l'observe à l'œil nu; on la ferait disparaître, en l'observant toujours à travers un verre rouge, ce qui rend les déviations exactement comparables entre elles; mais cela rend ici les observations beaucoup plus pénibles sans utilité bien réelle.

Voici maintenant deux exemples qui montrent l'application de la formule :

1° On a observé une urine diabétique dans un tube dont la longueur totale l était 500 millimètres, et l'on a trouvé une déviation α égale à 15 degrés. Multipliant d'abord 2353,6 par 15, on a pour produit 35304, qui, étant divisé par 500, donne pour quotient 70,608 gr. C'est le poids du sucre de diabète contenu dans chaque litre de l'urine observée, et l'évaluation est plutôt trop forte;

2° Le tube d'observation avait pour longueur 347 millimètres, la déviation observée α était 10°,967, l'urine était très-colorée à travers cette épaisseur.

En multipliant 2353,6 par 10,967 on a pour produit 24870,5, en négligeant après la *multiplication* les décimales ultérieures aux dixièmes; maintenant ce nombre 24870,5 étant divisé par 347, donne pour quotient 71,673 gr. : c'est le poids du sucre de diabète contenu dans chaque litre de cette urine, et l'évaluation est plutôt trop faible que trop forte, parce que l'urine observée paraissait très-colorée dans le tube d'observation.

Ces calculs de multiplication et de division se font en un moment par les tables de logarithmes.

Quand l'urine est très-colorée, l'image extraordinaire reste insensible à l'œil pendant une certaine amplitude de course du prisme biréfringent. On détermine alors les limites de sa disparition et de sa réapparition par un certain nombre d'observations successives; la moyenne arithmétique entre les extrêmes est la vraie mesure α; c'est ainsi que dans le second exemple on a obtenu les fractions de degrés de la déviation.

SACCHARIMÈTRE. — On emploie plus généralement aujourd'hui le saccharimètre

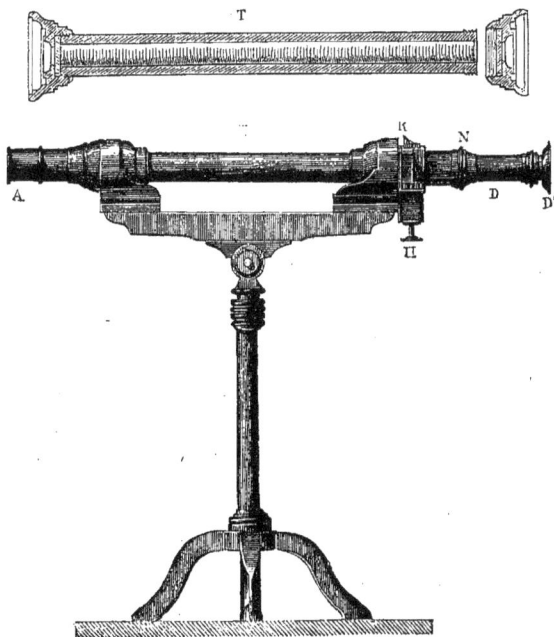

FIG. 1 et 2.

de Soleil pour déterminer la quantité de glycose contenue dans les urines. Il consiste (fig. 1 et 2) en un tube T de 20 centimètres de longueur, que l'on intercale sur le trajet d'un rayon polarisé, entre le polariseur et l'analyseur. Le plan de polarisation est dévié et l'angle de déviation est apprécié au moyen d'un quartz compensateur. Ayant l'angle de déviation, les tables de Clerget donnent la quantité de sucre.

L'opération, on le voit, est très-simple. Il suffit d'avoir une quantité de liquide suffisante pour remplir le tube polarimétrique. Le compensateur a été préalablement disposé au zéro. On interpose le tube et l'on fait mouvoir la vis micrométrique du compensateur, de façon à revenir à la teinte sensible.

Mais il y a plusieurs inconvénients qui se présentent ici et qui exigent des manœuvres nouvelles.

Il faut d'abord que le liquide urinaire soit préalablement décoloré et transparent. On obtenait autrefois ce résultat en traitant ce liquide par l'acétate neutre de plomb, qui précipitait entre autres substances celles qui colorent l'urine. Le sucre reste en dissolution. Il faut ensuite le débarrasser de l'excès de plomb. L'hydrogène sulfuré ou l'acide sulfurique le précipitent.

M. Bernard a indiqué un moyen beaucoup plus simple et préférable sous tous les rapports (1). Il suffit de traiter l'urine par le charbon animal et de compléter l'action par la chaleur ou en attendant un temps suffisant. On filtre la liqueur, laquelle passe entièrement limpide et se prête dès lors à l'examen polarimétrique.

Voici la manière d'appliquer le saccharimètre à l'analyse d'un liquide sucré : A l'extrémité A du saccharimètre (voy. fig. 2), on dispose une lampe qui envoie des rayons lumineux à travers un Nicol. Le faisceau de lumière polarisée traverse ensuite le tube T, que l'on remplit d'abord d'eau distillée. L'œil de l'observateur étant appliqué à l'autre extrémité de l'appareil derrière un second Nicol faisant le rôle d'analyseur, on tire l'oculaire D ou on l'enfonce jusqu'à ce qu'on l'ait mis au point et qu'on aperçoive clairement un disque circulaire divisé par une ligne noire très-nette en deux parties égales de couleurs différentes. En faisant tourner le bouton horizontal H à droite ou à gauche, on arrive à produire des teintes identiques ; les demi-disques présentent exactement la même couleur. Il faut tourner alors un anneau voisin de l'extrémité D ou de l'oculaire, et qui contient le prisme de Nicol analyseur, jusqu'à ce que les demi-disques présentent la couleur qu'on appelle *teinte sensible* et qu'on choisit ordinairement dans la teinte uniforme bleu violet, de telle manière que le moindre mouvement à gauche ou à droite fasse passer l'un des demi-disques au rouge et l'autre au vert. On note la position du zéro devant un repère fixe.

Si l'on remplit alors le tube d'une solution-type de sucre candi contenant 16ᵍʳ,39 de matière sèche et la quantité d'eau distillée nécessaire pour compléter 100 centimètres cubes, les demi-disques prennent des couleurs différentes. Pour les ramener à la teinte sensible, il faut tourner le bouton H, et alors, si l'appareil est bien réglé, c'est le numéro 100 de l'échelle qui coïncide avec le repère.

On voit par là que chaque degré de l'échelle représente un poids de sucre candi par égal à 0ᵍʳ,1635, dissous dans 100 centimètres cube d'eau. Dès lors, pour faire une analyse de liquide sucré, on en remplira le tube (100 centimètres cubes), et l'on notera le déplacement du zéro. Le poids du sucre saccharose sera obtenu en multipliant le nombre des divisions par 0,1635ᵍʳ. Pour le glycose qui nous intéresse surtout, nous verrions que chaque division de l'échelle correspond à 0ᵍʳ,2397 de cette espèce de sucre : cela résulte de la lecture de la table de M. Clerget annexée à l'appareil.

DIABÉTOMÈTRE ROBIQUET. — Il est fondé sur les mêmes principes que l'appareil de Soleil, mais appliqué d'une manière particulière à la médecine, plus abordable et propre à la recherche analytique d'une seule variété, le sucre de diabète. C'est le *diabétomètre* de M. Robiquet. (Voy. *Comptes rendus de l'Académie des sciences*, t. XLIII, p. 920.)

(1) Voyez *Comptes rendus de la Soc. de biologie*, 1855, p. 1. — Voyez *Leçons* au Collège de France, 1855, p. 45.

Il nous suffira d'en donner la figure pour faire comprendre en quoi cet instrument consiste. (Voy. fig. 3 t 4.)

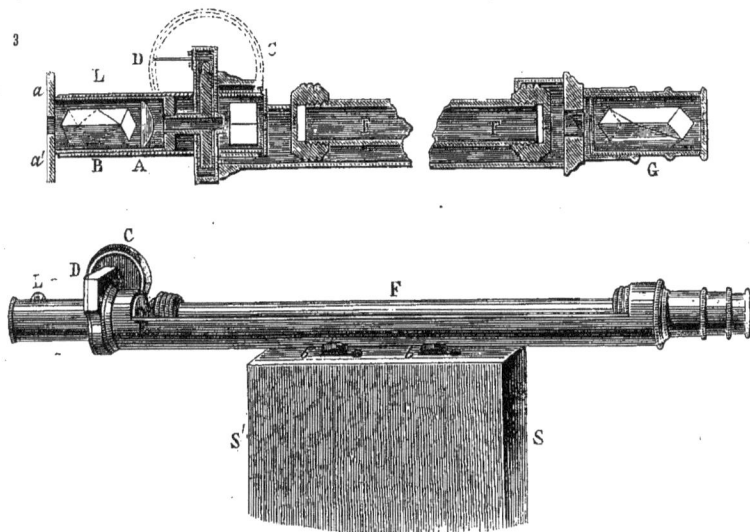

FIG. 3 et 4.

A. — Loupe simple; elle peut être avancée ou reculée rectilignement; au moyen de sa bonnette *aa'*, ce qui permet de fixer la vision sur la plaque bi-quartz E.

B. — Prisme de Nicol faisant fonction d'analyseur.

C. — Cercle gradué pouvant tourner dans un plan vertical et entraîner dans sa rotation l'analyseur B. Cette communication de mouvement est facilement saisie à la seule inspection de la fig. 5 ci-après.

D. — Petite tige triangulaire servant de point de repère pour compter les degrés du cercle gradué.

E. — Plaque de quartz à double rotation, composée de deux demi-disques ayant chacun une épaisseur de $7^{mm},60$, et donnant la teinte sensible bleue-violacée lorsque l'instrument est réglé au zéro.

F. — Tube central destiné à recevoir les liqueurs à analyser : il est terminé par deux bonnettes à plans de glace mobiles, et un diaphragme métallique est placé dans son intérieur pour régulariser la marche des rayons polarisés.

G. — Prisme de Nicol servant de polariseur et ne laissant passer que le rayon extraordinaire.

I. — Bonnette en verre vert pâle pouvant s'enlever à volonté lorsqu'on n'opère pas à la lumière du jour.

La figure 4 représente en perspective le diabétomètre monté sur la boîte SS' servant de pied.

On procède par la détermination du zéro, correspondant à l'égalité de teinte bleue-

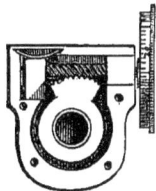

FIG. 5.

violacée, donnée par la lame mi-quartz et au dosage du sucre diabétique comme dans le polarimètre de Soleil. Dans le diabétomètre, chaque degré du cercle divisé correspond à un gramme de sucre de diabète par litre d'urine.

INSTRUCTION POUR L'USAGE DE L'UROMÈTRE DE M. BOUCHARDAT. — L'uromètre n'est qu'un densimètre, donnant les densités des liquides de 1000 à 1050 à la température de 15 degrés centigrades (1).

Cette échelle suffit pour prendre la densité de toutes les urines. Ce n'est qu'infiniment rarement qu'on rencontre des urines de glycosuriques d'une densité supérieure à celle de 1050.

Il y a quelques années, les médecins des hôpitaux de Paris employaient presque tous des aréomètres pour l'essai des urines, mais comme la plupart des instruments étaient fautifs (2), et qu'ils négligeaient des conditions indispensables, on a peu à peu renoncé à un mode d'investigation qui ne donnait que des résultats incertains. On employait surtout cette méthode pour rechercher le sucre dans les urines ; mais quand on néglige la question de quantité, ce n'est que très-exceptionnellement qu'on obtient ainsi une donnée utile. J'ai vu des urines d'une densité de 1037 ne contenant pas de sucre, et par contre j'en ai trouvé dans des urines d'une densité de 1,006 ; cependant je dois dire que toutes les urines d'une densité supérieure à 1040 que j'ai examinées contenaient du sucre.

Quand avec le caractère de densité on réunit celui de la quantité d'urine rendue dans les vingt-quatre heures, on arrive à des résultats qui ont une grande valeur, comme je vais le montrer plus loin.

On objectera sans doute que ce n'est point une opération sans difficulté pratique, que celle qui consiste à recueillir exactement l'urine de vingt-quatre heures. J'en conviens, mais à cela je répondrai : quel que soit le mode d'examen de l'urine que vous adoptiez, il n'aura de valeur qu'autant que vous apprécierez la quantité d'urine rendue en vingt-quatre heures, et que vous ferez intervenir cette quantité dans vos recherches.

S'agit-il de la détermination du sucre, si vous en fixez la quantité par litre, à l'aide de l'admirable appareil de polarisation de M. Biot, vous n'aurez qu'une notion incomplète sur les pertes de l'économie, si vous ne connaissez pas la quantité d'urine rendue dans les vingt-quatre heures.

Si jusqu'ici on n'a pas tiré tout le parti qu'on peut en obtenir des données fournies par l'observation des densités des urines, et des quantités fournies en vingt-quatre heures, c'est que le résultat définitif n'apparaît pas immédiatement, parce qu'il échappe aux comparaisons. Il est indispensable et très-facile, comme nous allons le montrer plus loin, de convertir ces données en nombres par un calcul facile.

Sur le mode d'emploi de l'uromètre. — Voici comment il convient d'opérer. Choisir une éprouvette d'une largeur suffisante pour que le densimètre puisse facilement s'y mouvoir, la remplir convenablement et y plonger *peu à peu* le densimètre jusqu'à ce qu'il ne s'enfonce plus de lui-même, et, pour être sûr qu'il est affleuré à son véritable point (3), le faire plonger de un degré de plus en appuyant légèrement dessus, afin qu'il puisse ensuite remonter de ce même degré. Il faut éviter de le faire plonger bien au delà du point d'affleurement, car alors la tige, se trouvant recouverte d'urine dans presque toute son étendue, cela rendrait l'instrument plus lourd, et fausserait dès lors légèrement la pesée.

Si l'on a rempli l'éprouvette brusquement, un peu de mousse se rassemble à la sur-

(1) Il ne diffère du lacto-densimètre de Quevenne, que parce que ce dernier ne donne les degrés que depuis 1015 à 1050. Il peut le remplacer complètement en prenant pour guide l'*Instruction sur l'essai du lait,* chez Germer Baillière. Prix 1 fr. 25.

(2) On trouve des uromètres exacts rue des Grands-Augustins, 18, au magasin de pain de gluten de Cormier, fabriqués par notre habile constructeur M. Baudin.

(3) On appelle point d'affleurement l'endroit de la tige de l'instrument qui se trouve au niveau de la surface du liquide.

face de l'urine, et s'accole à la tige de l'uromètre, ce qui empêche de voir nettement quel est le point précis à noter. Pour éviter cet inconvénient, on verse l'urine dans l'éprouvette légèrement penchée, de manière que le liquide coule le long des parois. De plus, en remplissant d'abord complétement le vase, laissant reposer quelques secondes pour que le peu de bulles d'air introduites dans le liquide puissent gagner la surface, puis soufflant dessus en même temps qu'on décante le trop-plein, on achève de prévenir le petit inconvénient dont nous parlons.

Le degré de l'urine pouvant paraître un peu plus ou moins fort, suivant que l'éprouvette est plus ou moins pleine, une observation est nécessaire à ce sujet : Quand l'uromètre s'est enfoncé presque à son degré d'affleurement, *et avant de le faire plonger de un degré de trop*, comme il est dit ci-dessus, il faut, en soutenant l'instrument, pencher légèrement l'éprouvette, afin de répandre un peu d'urine de manière que celle qui reste ne s'élève plus qu'à environ 3 millimètres du bord supérieur; on place alors l'appareil sur une table, on fait plonger l'urine de un degré de trop, comme nous l'avons dit, et quand une fois il s'est bien fixé de lui-même à son point d'affleurement et ne bouge plus, on regarde le degré qu'il marque. L'instrument a été gradué pour prendre le degré aussi bas que possible à la surface de l'urine : la ligne noire, fût-elle légèrement enfoncée dans le liquide, pourvu qu'on puisse encore la distinguer, indique le degré à noter. Pour ne pas compliquer l'instrument, on n'y a pas marqué les demi-degrés, mais on en tient cependant très-bien compte et même des quarts de degré ; on conçoit, en effet, qu'il n'est pas difficile de voir sur la tige de l'instrument si celui-ci s'arrête, non pas à 31 ou à 32, par exemple, mais au quart, au milieu, ou au trois quarts, c'est-à-dire à 31 1/4, 31 1/2 ou 31 3/4.

Le degré accusé par l'uromètre étant ainsi connu, il faut, pour savoir s'il est juste, connaître la température de l'urine. Pour cela on y plonge un thermomètre (1) que l'on agite légèrement pour qu'il prenne bien la température du liquide; on lit alors, au bout d'une demi-minute environ, quelle est cette température; si elle est de 15, le degré, d'abord obtenu avec l'uromètre, est juste, il n'y a rien à changer; mais si cette température est plus ou moins élevée, il faut, pour avoir avec exactitude le degré de l'urine, faire une correction, ce à quoi l'on parvient facilement au moyen de la table dont nous allons parler.

De la correction à opérer d'après la température à laquelle la densité est prise. — Quand on n'opère pas à la température de 15 degrés centigrades, il est nécessaire, pour rendre les résultats comparables, de les ramener à cette température.

Les corrections ne sont pas exactement les mêmes pour les urines ordinaires et pour les urines des glycosuriques; il est donc nécessaire de dresser des tables de corrections pour les urines ordinaires et une autre pour les urines sucrées.

Voici les résultats obtenus en observant une urine non sucrée à l'uromètre depuis 0 jusqu'à 35 degrés centigrades :

Température.	Degrés.	Température.	Degrés.
0	14,1	12	13,5
1	14,1	13	13,4
2	14,1	14	13,3
3	14,1	15	13,2
4	14,1	16	13,1
5	14,1	17	13,0
6	14,0	18	12,9
7	14,0	19	12,7
8	13,9	20	12,5
9	13,8	21	12,3
10	13,7	22	12,1
11	13,6	23	11 9

(1) Il faut préférer les thermomètres à mercure, attendu que ces sortes d'instruments sont bien plus sensibles et plus justes que ceux à l'esprit de vin.

Température.	Degrés.	Température.	Degré .
24	11,7	30	10,2
25	11,5	31	9,9
26	11,2	32	9,6
27	10,9	33	9,3
28	10,7	34	9,0
29	10,5	35	8,6

TABLE *a* DE CORRECTIONS ÉTABLIE D'APRÈS LES RÉSULTATS CI-DESSUS POUR UNE URINE NON SUCRÉE.

Retrancher du degré obtenu. Température.		Ajouter au degré obtenu. Température.	
0	0,9	15	0,0
1	0,9	16	0,1
2	0,9	17	0,2
3	0,9	18	0,3
4	0,9	19	0,5
5	0,9	20	0,9
6	0,8	21	0,9
7	0,8	22	1,1
8	0,7	23	1,3
9	0,6	24	1,5
10	0,5	25	1,7
11	0,4	26	2,0
12	0,3	27	2,3
13	0,2	28	2,5
14	0,1	29	2,7
15	0,0	30	3,0
		31	3,3
		32	3,6
		33	3,9
		34	4,2
		35	4,6

Voici les résultats obtenus en observant des *urines sucrées* à l'uromètre à une température depuis 0 jusqu'à 35 degrés centigrades :

Température.	Degrés.	Température.	Degrés.
0	43,6	18	41,7
1	43,6	19	41,5
2	43,6	20	41,3
3	43,6	21	41,1
4	43,6	22	40,9
5	43,6	23	40,7
6	43,5	24	40,4
7	43,4	25	40,1
8	43,4	26	39,8
9	43,2	27	39,5
10	43,1	28	39,2
11	43,0	29	38,9
12	42,9	30	38,6
13	42,7	31	38,3
14	42,5	32	37,0
15	42,3	33	37,6
16	42,1	34	37,2
17	41,9	35	36,8

TABLE *b* DE CORRECTIONS ÉTABLIE D'APRÈS LES RÉSULTATS CI-DESSUS POUR UNE
URINE SUCRÉE.

Retrancher au degré obtenu. Température.		Ajouter au degré obtenu. Température.	
0	1,3	15	0,0
1	1,3	16	0,2
2	1,3	17	0,4
3	1,3	18	0,6
4	1,3	19	0,8
5	1,3	20	1,0
6	1,2	21	1,2
7	1,1	22	1,4
8	1,0	23	1,6
9	0,9	24	1,9
10	0,8	25	2,2
11	0,7	26	2,5
12	0,6	27	2,8
13	0,4	28	3,1
14	0,2	29	3,4
15	0,0	30	3,7
		31	4,0
		32	4,3
		33	4,7
		34	5,1
		35	5,5

A quelle quantité de matières fixes correspond un degré densimétrique à la température de 15 degrés centigrades? — Le rapport entre la densité de l'urine et la quantité de matières fixes qu'elle contient n'est pas constant; il varie suivant la nature de ces matières fixes et de leurs proportions. De très-nombreuses expériences, exécutées pour fixer ces rapports, m'ont démontré la réalité de ces variations. Quoi qu'il en soit, les erreurs auxquelles on est exposé en adoptant un chiffre moyen bien choisi ne sont pas assez grandes pour ne pas obtenir un résultat approximatif très-suffisant pour la plupart des recherches médicales (1).

Dans des expériences très-nombreuses auxquelles nous nous sommes livrés, Stuart Cooper et moi en 1846 et 1847, nous avons trouvé comme chiffre moyen de 127 analyses d'urines de malades affectés d'albuminurie 1^{gr},99 de matières fixes par litre d'urine pour chaque degré densimétrique à la température de 15 degrés centigrades.

M. Becquerel a conclu de très-nombreuses expériences que l'on devait adopter le chiffre 1^{gr},77 pour chaque degré densimétrique. Selon moi, ce résultat est trop faible. Je m'explique cette différence en remarquant que M. Becquerel ne dit pas qu'il ait opéré sur l'urine immédiatement après son émission. Quand on attend vingt-quatre heures pour beaucoup d'urines pathologiques, l'urée a commencé à se transformer spontanément en carbonate d'ammoniaque, cette proportion décomposée se vaporise en grande partie avec l'eau quand on évapore l'urine.

Dès mes premières recherches sur le diabète sucré, en 1837 et 1838, j'ai trouvé comme moyenne 2^{gr},1 par degré densimétrique à la température de 15 degrés centigrades par litre d'urine glycosurique, en ayant le soin de faire mes évaporations à l'étuve à une température inférieure à 60 degrés, ou dans le vide. Ces expériences avaient été exécutées pour faire construire mon premier uromètre, par Lediker.

Je regarde le chiffre moyen de 2^{gr},1 comme très-près de la vérité lorsqu'il s'agit

(1) M. Milon a découvert une relation des plus remarquables entre les chiffres mêmes de la densité et la proportion d'urée. « Ainsi, dit-il, le second et le troisième chiffre de la densité ex-

d'urines très-sucrées, mais de nouvelles recherches m'ont montré qu'il était trop élevé pour les urines normales. J'ai adopté le nombre de 2 grammes; je le regarde comme un peu fort lorsqu'il ne s'agit pas d'urines sucrées. Mais comme on ne peut prétendre qu'à un résultat approximatif, je l'admets pour la facilité qu'il introduit dans les calculs qui peuvent s'exécuter au lit du malade et presque toujours de mémoire. Avantage inappréciable pour le médecin, auquel le temps manque si souvent et qui doit s'en montrer avare quand cela se peut.

Ainsi donc nous admettons que chaque degré de l'uromètre supérieur à zéro correspond à 2 grammes de matières fixes par litre d'urine.

Il importe de fixer actuellement la quantité d'urine rendue normalement en vingt-quatre heures par l'homme et la femme en santé, ainsi que la densité de ces urines.

De la quantité d'urines rendues par l'homme et la femme en vingt-quatre heures. — J'ai comparé les résultats obtenus sous ce rapport par M. Rayer, par M. Lecanu et par M. Becquerel à ceux que j'avais moi-même déduits d'un grand nombre de mesures effectuées à des époques et dans des circonstances différentes. Voici les chiffres que j'ai adoptés, en arrondissant un peu le nombre.

> Quantité moyenne d'urine rendue en vingt-quatre heures par un
> homme en santé. . . . . $1^{lit},250$
> Quantité moyenne d'urine rendue en vingt-quatre heures par une
> femme en santé. . . . . $1^{lit},350$

De la densité moyenne de l'urine rendue en vingt-quatre heures par l'homme et la femme en santé. — Les densités moyennes données par les auteurs varient pour l'homme de 1,018 à 1,023. De mes observations personnelles, en ayant égard aux différentes périodes de l'année, elles ne s'éloignent pas beaucoup du chiffre rond de 1,020 que j'admets.

La densité moyenne de l'urine de la femme en santé peut être fixée à 1,016.

priment assez exactement la quantité d'urée que contiennent 1000 grammes d'urine. C'est une relation numérique, une sorte de loi empirique qu'un très-grand nombre de cas ont permis de constater. ·

Voici quelques exemples de ce rapport curieux :

Densité de l'urine à + 15°.	Urée contenue dans 1000 gr. de la même urine.
1,0116	11,39
1,0046	4,39
1,0092	9,88
1,0277	29,72
1,0143	11,99
1,0110	10,60
1,0260	25,80
1,0290	31,77

Ce rapport disparaît complétement dans les urines animales, dans celles du chat, du chien, du lapin, ainsi que dans les urines pathologiques. Il suffit même d'une perturbation un peu notable dans le régime pour que ce rapport n'existe plus. »

Quantité de matières fixes contenues en moyenne dans les urines de l'homme et de la femme dans l'état de santé. — Les bases précédentes étant admises, rien n'est plus simple que la détermination de la quantité de matières fixes contenues en moyenne dans les urines de l'homme et de la femme en santé.

Pour l'homme, nous multiplions par 2 le chiffre de la densité moyenne, 20 supérieur à 1000, et nous avons 40 grammes par litre. Nous multiplions par la quantité d'urine rendue en vingt-quatre heures, 1ᶩⁱᵗ,25, et nous avons 50 *grammes* pour la quantité moyenne de matières fixes contenues dans les urines de vingt-quatre heures d'un homme en santé.

Pour la femme, nous multiplions 16, chiffre de la densité moyenne supérieur à 1000 par 2. Nous obtenons 32; nous multiplions par la quantité d'urine rendue en vingt-quatre heures, 1ᶩⁱᵗ,350, nous avons 43ᵍʳ,2 pour la quantité de matières fixes contenues dans les urines de vingt-quatre heures d'une femme en santé.

Si la densité n'était pas prise à la température de 15 degrés centigrades, il faudrait faire la correction en consultant la table *a*, s'il s'agit d'urines non sucrées, et en s'aidant de celle de la table *b* si l'on examine des urines de glycosuriques.

De la détermination de la quantité de résidus fixes des urines comme diagnostic des santés. — Il est certain que la somme des résidus fixes de l'urine varie suivant le régime, l'exercice, l'âge, le poids vif de l'individu, etc.

Cependant ces variations sont beaucoup moins considérables qu'on ne l'a dit, lorsqu'on n'a pas étudié ces questions expérimentalement.

En prenant les précautions faciles sous le rapport du régime et de l'exercice, on peut arriver à des données qui sont beaucoup plus satisfaisantes que les à peu près dont on se contente le plus souvent pour apprécier les santés.

Le moyen le plus simple de se rendre compte de l'énergie du mouvement vital, c'est de mesurer les grands résidus des fonctions organiques, et parmi ces résidus aucun ne se prête mieux à une évaluation pondérale que ceux de l'acide carbonique et de l'urée. C'est surtout cette dernière substance qui peut être approximativement appréciée avec le plus de facilité en recueillant l'urine de vingt-quatre heures.

Toutes choses égales, pour le régime, l'urée est le principe dont les variations quantitatives sont plus grandes dans les urines de vingt-quatre heures, et qui dès lors influent le plus sur sa densité.

La détermination de la somme des matériaux fixes de l'urine des vingt-quatre heures par la méthode que j'ai fait connaître, est donc un des moyens les plus commodes de mesurer l'énergie de la vie organique.

Je ne saurais trop répéter qu'il faut, dans le régime d'un homme qu'on soumet à cet examen, écarter les substances qui passent en quantité considérable dans l'urine. Aucune ne doit plus éveiller l'attention que le bouillon. Chaque litre donne près de 15 grammes de résidu fixe à l'urine. Quand on prend plusieurs litres de ce liquide alimentaire, les urines sont augmentées et la densité reste élevée. J'ai observé un vieillard presque nonogénaire qui prenait chaque jour près de 4 litres de bouillon. Le résidu fixe, au lieu de 45 grammes qui est le chiffre normal à cet âge, s'était élevé à 77 grammes.

J'ai essayé les urines d'un grand nombre d'hommes adultes en santé, et en multipliant par 2 les chiffres de la densité supérieure à 1000 et le produit par la quantité d'urine en litre et fraction de litre, je suis arrivé à des nombres qui oscillent presque toujours autour du chiffre 50 grammes, avec des variations de 5 grammes en plus ou en moins. Chez les glycosuriques soumis au régime, les matières fixes des urines de vingt-quatre heures se rapprochent plus du chiffre de 60 grammes que celui de 50.

Pour la femme adulte en santé, ayant une vie active, les nombres que j'ai obtenus sont très-rapprochés de 45 grammes; par le repos, le séjour au lit trop prolongé, j'ai obtenu souvent 35 grammes, mais ce n'est point la santé avec ses attributs normaux.

De la détermination de la quantité des résidus fixes des urines de vingt-quatre heures comme moyen de diagnostic dans les maladies. — Quand, par la méthode précédente, on arrive pour l'homme à des chiffres comme 30 grammes, 25 et même 20 grammes dans les vingt-quatre heures, ce n'est plus la santé, c'est un indice d'un état grave, quand cet état résulte d'une aberration de fonctions ou d'une diminution dans l'activité des actions organiques.

Ces chiffres, on les trouve dans l'albuminurie chronique, dans la benzurie, dans la chlorose et l'anémie excessive, dans l'appauvrissement général de l'économie, et parmi lès maladies aiguës, dans le choléra asiatique.

Application à l'albuminurie. — Dans l'albuminurie, malgré la présence d'un principe accidentel dans l'urine, la proportion des matériaux fixes évacués dans les vingt-quatre heures est généralement plus faible qu'à l'état normal. Cela se comprend très-bien, l'urée, le principe le plus abondant des urines, n'est plus qu'imparfaitement éliminé par les reins. C'est l'appareil digestif qui est chargé de l'excrétion d'une partie de l'urée transformée en carbonate d'ammoniaque. La présence de ce sel modifie tous les sucs digestifs; d'où cette anorexie, et ces troubles dans les appareils de digestion et de nutrition qui compliquent si fâcheusement les albuminuries chroniques.

Deux cas peuvent se présenter dans l'albuminurie; ou les urines sont diminuées ou elles sont très-notablement augmentées. Nous allons les étudier successivement.

La diminution des urines s'observe généralement dans l'albuminurie aiguë. Voici un exemple que j'extrais de mon registre : Un homme dans la force de l'âge, fortement atteint d'albuminurie aiguë, rendait en vingt-quatre heures $0^{lit},91$ (moyenne de six jours) d'une densité de 1,0175.

Je multiplie 17,5 par 2, j'obtiens 35. Je multiplie 35 par 0,91, et j'ai $31^{gr},5$ de matériaux fixes évacués en vingt-quatre heures au lieu de cinquante.

L'augmentation de la quantité d'urine rendue en vingt-quatre heures s'observe généralement dans l'albuminurie chronique.

Voici encore un exemple que j'extrais des recherches qui me sont communes avec feu Stuart Cooper.

Un homme dans la force de l'âge, atteint d'albuminurie depuis neuf mois, rend en vingt-quatre heures $1^{lit},95$ d'urine d'une densité de 1,011 (moyenne de cinq jours). Je multiplie 11 par 20, j'obtiens 22 grammes par litre. Je multiplie 22 par 1,95 et j'obtiens $42^{gr},9$, au lieu de 50 grammes, qui est le chiffre de la santé. Dans l'albuminurie chronique, le chiffre descend souvent beaucoup plus bas que 42 grammes. Quand dans l'albuminurie chronique on obtient un nombre supérieur à 50, ou voisin, il y a tout lieu de croire à la présence de la glycose ou d'un autre principe anormal qu'il faut recnercner.

Application à la glycosurie. — Quand on obtient des chiffres supérieurs à 100 grammes, presque toujours on est en présence de la glycosurie; mais il ne faut point borner là l'examen, car dans la polyurie, dans certaines formes de la consomption sur lesquelles j'ai appelé l'attention dans la note sur le *diabète insipide*, j'ai obtenu des résidus de 133 grammes sans que l'urine contienne de sucre. Il faut reconnaître que ces cas sont très-rares.

Quand il s'agit de glycosuriques non soumis au régime, les résultats sont des plus nets; je vais choisir un de ces exemples, on verra comment on peut ainsi apprécier approximativement, avec facilité, la quantité de la glycose évacuée dans les vingt-quatre heures.

Je suppose que la température est à 15 degrés centigrades lors de l'observation densitrique; si l'on opère à une autre température, on fait la correction indiquée à la table *b*.

Admettons que la quantité d'urine rendue en vingt-quatre heures soit égale à 4 litres et la densité à 1,036 (on lit simplement 36 sur l'uromètre).

On multiplie 36 par $2 = 72$, et ce chiffre par 4 litres $= 288$ grammes, on en retranche les 50 grammes de l'homme en santé, et l'on a 238 grammes pour la quantité approximative de sucre perdu dans les vingt-quatre heures. Pour les glycosuriques, et surtout pour les glycosuriques au régime, je trouve aujourd'hui le chiffre de 50 trop bas. Je considère celui de 60 comme s'approchant plus de la vérité.

J'ai appliqué bien des fois la méthode en vérifiant les résultats à l'aide de l'appareil de polarisation de M. Biot, et j'ai acquis la certitude qu'on obtenait ainsi des nombres peu éloignés de la vérité.

Sans doute, quand on le peut, il vaut mieux employer l'appareil de M. Biot.

Quand on opère sur les urines d'un nouveau malade et qu'on tombe sur un nombre qui n'est pas beaucoup supérieur à 100 ou qui lui est inférieur, il est indispensable de s'assurer que c'est bien le sucre de fécule qui donne l'excédant de matières fixes sur les 50 grammes de l'état de santé, et pour cela on fait bouillir 50 grammes d'urine avec 5 grammes de chaux vive ; si elles contiennent du sucre urinaire elles se colorent, et l'intensité de la coloration sera d'autant plus grande que la quantité de sucre sera plus considérable.

Quand on aura obtenu une coloration très-prononcée, on pourra appliquer avec sécurité le calcul indiqué.

NOTE VII.

Dosage de l'urée. — Lecanu, *Journ. Pharm.*, XVII, 651. — Liebig, *Ann. Chim. et Phys.*, XXXIX, 101. — *Thèse de Paris*, 1868, 17. — Millon, *Élém. chim. org.*, 11, 746. — Boymond, *Ann. Chim. et Phys.*, XXIX, 351. — G. Bouchardat, *Thèses de Médecine*, Paris, 1869, 37. — Gréhant, *Comptes rendus*, XLVII, 257. — Bunsen, *Ann. Chim. und Pharm.*, LXV, 375. — Heintz, *Ann. Poggendorf*, LXVI, 114, LVIII, 393. — Lecomte, *Comptes rendus*, XLVII, 237. — Yvon, *Bull. Soc. chim.*, XIX, 3. — Magnier de la Source, *Bull. Soc. chim.*

La détermination de la quantité d'urée contenue dans les divers liquides de l'économie normaux ou morbides et en particulier dans les urines, a été l'objet de nombreux travaux. Les procédés qui ont été proposés pour atteindre ce but sont très-nombreux et basés sur des principes très-différents. C'est ainsi que l'on peut doser l'urée dans l'urine en faisant entrer cette substance en combinaison avec différents réactifs, et en notant le poids du corps produit ou en mesurant la quantité de réactif employé ; telles sont les méthodes de Lecanu et de Liebig. On la dose encore en la détruisant et la transformant en acide carbonique et ammoniaque, ou azote provenant de la destruction de cette ammoniaque, on dose ensuite l'un ou l'autre de ces produits de décomposition : telles sont les méthodes de Millon et M. Lecomte.

Nous ne donnerons avec détails que les méthodes les plus usuelles, celles surtout qui sont à la fois rapides et exactes. Tout ce que nous dirons se rapporte au dosage de l'urée dans l'urine. Cette urine étant préalablement débarrassée de l'albumine qu'elle peut contenir accidentellement.

1° *Méthode de Lecanu.* Lecanu concentre l'urine au bain-marie, puis la traite par l'alcool qui dissout l'urée et précipite les urates et les sels organiques. On chasse l'alcool par l'évaporation, puis on précipite l'urée à l'état nitrate. L'addition de l'acide nitrique ne doit être faite que dans le liquide refroidi. Les cristaux de nitrate d'urée sont lavés avec de l'eau alcoolisée, aussi froide que possible. Cette méthode a été employée par plusieurs physiologistes, mais d'après M. Heintz elle n'est pas exacte, attendu que le nitrate d'urée se dissout un peu dans l'eau froide et dans l'acide nitrique même concentré. La proportion dissoute est assez forte pour qu'on perde ainsi jusqu'à 10 pour 100 de l'urée contenue dans l'urine. D'autres circonstances rendent aussi impraticable la séparation de l'urée en nature ; telle est, par exemple, la présence dans l'urine du chlorure de sodium, qui forme avec l'urée une combinaison, qui, en solution concentrée, n'est pas décomposée par l'alcool.

2° *Méthode de Liebig.* Le procédé est basé sur l'insolubilité de la combinaison que l'urée forme avec l'oxyde mercurique, et qui répond à la formule : $C^2H^4A^2O^2 + 4HgO$.

« Lorsqu'on ajoute peu à peu à une solution étendue d'urée, une solution également étendue de nitrate mercurique, et qu'on neutralise de temps en temps l'acide libre du mélange par de l'eau de baryte ou du carbonate de soude étendu, on obtient un précipité blanc floconneux. En continuant ainsi à ajouter alternativement du sel de mercure et du carbonate de soude, tant que ce précipité se forme, il arrive un moment où le carbonate de soude détermine, là où tombe la goutte, une coloration jaune. Ceci arrive lorsque toute l'urée a été précipitée, et que l'on a, par conséquent, un léger excès du sel mercurique, qui forme, avec le carbonate de soude, un précipité jaune d'hydrate d'oxyde mercurique ou de sous-nitrate mercurique. Le précipité blanc, qui n'est pas coloré en jaune par le carbonate de soude, renferme, sur 1 équivalent d'urée, 4 équivalents d'oxyde de mercure.

Si l'on connaît par conséquent exactement la quantité du sel mercurique ajouté, rien n'est plus facile que de calculer la quantité d'urée précipitée.

Préparation de la solution mercurique servant à la précipitation de l'urée de l'urine. — On commence par dissoudre 4 grammes d'urée pure dans l'eau, et l'on ajoute de l'eau de manière à former 200 centimètres cubes de liqueur normale d'urée : 20 centimètres cubes de la solution mercurique titrée doivent précipiter exactement l'urée contenue dans 20 centimètres cubes de cette liqueur normale, ce qui revient à dire que 1 centimètre cube de la solution mercurique doit correspondre à 10 milligrammes d'urée.. Pour cela il faut que 10 centimètres cubes de la solution mercurique renferment une quantité d'oxyde de mercure suffisante pour former, avec 100 milligrammes d'urée, la combinaison renfermant 4 équivalents d'oxyde de mercure, et en outre un léger excès d'oxyde mercurique, qui sert à indiquer que la précipitation de l'urée est complète. La présence de cet excès d'oxyde de mercure est un point important, dans ce procédé de dosage. M. Liebig s'est assuré, par une série d'expériences, que 10 centimètres cubes de la solution mercurique titrée doivent renfermer 772 milligrammes d'oxyde de mercure, pour indiquer, même dans des liqueurs étendues, 100 milligrammes d'urée, qui n'exigeraient, d'après le calcul, que 720 milligrammes d'oxyde de mercure. Chaque centimètre cube de la liqueur titrée doit renfermer, par conséquent, un excès de 5 milligr, 2 d'oxyde de mercure.

» Ce qu'il y a de plus simple à faire pour préparer la liqueur titrée, c'est de dissoudre à chaud 100 grammes de mercure pur dans l'acide nitrique pur, d'évaporer la solution au bain-marie en consistance sirupeuse, et d'y ajouter ensuite assez d'eau pour faire 1400 centimètres cubes de liquide ; 100 centimètres cubes de cette liqueur étendue renfermant exactement 7gr,14 de mercure métallique.

» Lorsqu'on étend la dissolution mercurique concentrée de manière à l'amener au titre normal, il est bon d'ajouter d'abord un peu moins d'eau qu'il n'en faut réellement, de déterminer ensuite le titre, et d'ajouter le reste de l'eau.

» Avant d'employer la liqueur mercurique titrée, il est bon d'en vérifier le titre. Pour cela, on emploie la solution normale d'urée, qui renferme, dans 10 centimètres cubes, 200 milligrammes d'urée.

» On peut aussi employer, pour la préparation de la solution mercurique titrée, le nitrate mercureux cristallisé, qu'il est facile d'obtenir pur. Après l'avoir transformé en nitrate mercurique, on détermine exactement la quantité d'oxyde qu'un volume donné de la dissolution renferme, et l'on étend avec la quantité d'eau nécessaire pour amener le liquide à la concentration normale.

» Supposons, pour fixer les idées, qu'il s'agisse de déterminer la quantité d'oxyde mercurique que contient une dissolution concentrée de nitrate mercurique ; on peut opérer de la manière suivante :

» On prend 10 centimètres cubes de la solution concentrée, on l'étend avec 5 fois son volume d'eau, et l'on détermine approximativement la quantité d'oxyde que renferment 10 centimètres cubes de cette solution étendue.

» En supposant que pour 10 centimètres cubes de la solution mercurique étendue de 5 volumes d'eau, il ait fallu 18^{cc},5 de solution de sel marin, on peut calculer très-facilement, d'après cette donnée, quelle est la quantité d'eau qu'il faut ajouter à la solution mercurique, pour l'amener à son titre normal.

» Ce titre doit être tel, que, pour dissoudre le phosphate mercurique formé avec 10 centimètres cubes de la solution, il faille employer 38^{cc},5 solution titrée de sel marin (correspondant à 772 milligrammes d'oxyde de mercure). Or, comme il a fallu pour 10 centimètres cubes de la solution concentrée (correspondant à 50 centimètres cubes de la solution étendue) 5 $\times$ 18^{cc},5 = 92^{cc},5 de solution de sel marin, il est clair que pour 4^{cc},16 il faudrait précisément 38^{cc},5 de solution de sel marin. Si, par conséquent, on mêle

$$
\begin{array}{l}
416 \text{ vol. de solution mercurique concentrée avec} \\
\underline{584 \text{ vol. d'eau, on obtient}} \\
1000 \text{ vol.}
\end{array}
$$

d'une solution mercurique étendue, dont 10 centimètres cubes correspondent exactement à 38^{cc},5 de solution titrée de sel marin, et renferment par conséquent 772 milligrammes d'oxyde de mercure.

» Liebig insiste beaucoup sur la préparation de cette liqueur titrée. On comprend, en effet, que l'exactitude des dosages dépend essentiellement des soins que l'on apporte à la préparation de cette liqueur.

» Comme, en définitive, on peut se tromper dans l'appréciation de la quantité d'eau qu'il faut ajouter à une solution mercurique concentrée, pour l'amener au titre normal (10 centimètres cubes doivent renfermer 772 milligrammes d'oxyde de mercure), Liebig conseille de contrôler le premier essai que nous venons de décrire, par un autre. Pour cela, on n'ajoute pas exactement la quantité d'eau calculée d'après l'essai précédent, mais on en ajoute un peu moins.

» D'un autre côté, on mesure 10 centimètres cubes de la solution d'urée normale, et l'on y ajoute, à l'aide d'une burette, la solution mercurique diluée approximativement, jusqu'à ce qu'une petite portion du mélange traitée dans un verre de montre par du carbonate de soude, se colore parfaitement en jaune, et indique par conséquent un léger excès de sel mercurique. En supposant qu'il ait fallu 19^{cc},25 de la solution mercurique, il faudrait, dans ce cas, ajouter à

$$
\begin{array}{l}
192^{cc},5 \text{ de la solution mercurique} \\
\underline{7^{cc},5 \text{ d'eau pour obtenir}} \\
200^{cc},0
\end{array}
$$

de liqueur mercurique normale, dont 20 centimètres cubes précipitent exactement toute l'urée (200 milligrammes) contenues dans 10 centimètres cubes de liqueur normale d'urée. On peut maintenant verser immédiatement ces 20 centimètres cubes de liqueur mercurique dans 10 centimètres cubes de liqueur normale d'urée. La coloration, jaune par le carbonate de soude, doit survenir après l'addition de la dernière goutte de nitrate mercurique.

» *Dosage de l'urée dans l'urine.* — Voici comment Liebig conseille d'opérer, pour doser l'urée dans l'urine : On commence par préparer un mélange de 2 volumes d'eau de baryte et de 1 volume de solution de nitrate de baryte, les deux liqueurs étant saturées à froid. Un volume de cette liqueur alcaline est mélangé avec 2 volumes d'urine.

Pour faire ce mélange, on peut se servir d'une éprouvette, que l'on remplit deux fois jusqu'au bord avec de l'urine, et une fois avec la solution alcaline. L'ouverture de l'é- prouvette est fermée chaque fois avec un obturateur, qui fait couler l'excès de liquide. On verse les 3 volumes de liqueur dans un vase à précipiter, et, après avoir agité, on filtre.

» De la liqueur filtrée on mesure 15 centimètres cubes correspondant à 10 centimètres cubes d'urine, et l'on y ajoute, en agitant continuellement et sans neutraliser préalable- ment, la solution titrée de nitrate mercurique. Dès que le précipité ne se forme plus, et que la liqueur ne s'épaissit plus, on verse quelques gouttes de la matière (liqueur et précipité) dans un verre de montre, dans lequel on fait arriver par le bord quelques gouttes de carbonate de soude (1). Dans le cas où le mélange conserve au bout de quel- ques minutes sa couleur blanche, on continue à ajouter du nitrate mercurique, jusqu'à ce qu'une petite portion de la matière donne, avec le carbonate de soude, une coloration jaune manifeste.

» Chaque centimètre cube de la solution mercurique employée, correspond à 10 milli- grammes d'urée.

» Le procédé qui vient d'être décrit, lorsqu'il est appliqué au dosage de l'urée dans l'urine, comporte deux causes d'erreur qu'il est essentiel d'écarter.

» La première tient à la concentration de la liqueur et à sa richesse en urée. Le titre de la solution mercurique est calculé en vue d'une solution d'urée renfermant 2 pour 100 d'urée (200 milligrammes d'urée dans 10 centimètres cubes); 15 centimètres cubes de la solution normale d'urée exigent, pour la précipitation complète de l'urée, 30 centimètres cubes de solution mercurique : on obtient ainsi 45 centimètres cubes de mélange. Ces 30 centimètres cubes renferment un excès d'oxyde de mercure $= 30 \times 5$ milligr., $2 = 156$ milligr.; par conséquent, chaque centimètre cube du mé- lange renferme un excès de 3 milligr., 47 d'oxyde de mercure. Cet excès est nécessaire pour produire la coloration jaune.

» Cet excès de mercure serait trop considérable dans le cas où la solution renfermerait 5 pour 100 d'urée par exemple. En effet, si pour précipiter complétement 15 centi- mètres cubes de cette solution, on ajoute 60 centimètres cubes de solution mercurique, on obtient 75 centimètres cubes de mélange, dans lequel se trouverait un excès de 520 milligrammes d'oxyde de mercure. Chaque centimètre cube de ce mélange renfer- merait, par conséquent, un excès de 4 milligr., 16 d'oxyde, soit 0 milligr., 69 de plus qu'il est nécessaire pour produire la coloration jaune.

» Au lieu d'ajouter 60 centimètres cubes (comme l'exigerait la théorie) pour précipi- ter complétement l'urée, il ne serait nécessaire, en réalité, que d'y ajouter 59cc, 27 de solution mercurique. L'expérience d'ailleurs bien conduite, ferait par conséquent com- mettre une faute, en indiquant moins d'urée qu'il n'y en a en réalité.

» On corrige cette cause d'erreur en ajoutant, avant de faire l'essai définitif, aux 15 centimètres cubes d'urine, une quantité de centimètres cubes d'eau égale à la moitié de la différence entre le nombre de centimètres cubes de solution mercurique qu'il a fallu ajouter dans un essai préalable, et 30 centimètres cubes. Dans le cas, par exemple, où il aurait fallu ajouter 50 centimètres cubes de la solution mercurique pour obtenir la coloration jaune, il faudrait recommencer l'essai, après avoir ajouté préala- blement aux 15 centimètres cubes d'urine 10 centimètres cubes d'eau.

» On conçoit que la même cause d'erreur se présente en sens inverse, lorsque l'urine renferme moins de 2 pour 100 d'urée. A 15 centimètres cubes d'urine renfermant seu- lement 1 pour 100 d'urée, il faudrait ajouter non pas 15 centimètres cubes de solution mercurique, mais bien 15cc, 3. Pour corriger cette erreur, qui fait évaluer la proportion d'urée trop haut, il faut retrancher de la somme des centimètres cubes de solution mercurique ajoutée à l'urine pauvre en urée, autant de fois 0cc, 1 que le nombre 5 est

_____

(1) On peut se servir pour cela d'une pipette garnie à son extrémité supérieure d'une petite vessie de caoutchouc.

contenu dans la différence entre 30 centimètres cubes et le nombre de centimètres cubes employés. Lorsque, par exemple, on a ajouté à 15 centimètres cubes d'urine 25 centimètres cubes de solution mercurique, la quantité d'urée qui est contenue réellement dans la liqueur ne correspond que 24^{cc},9, et est égale, par conséquent, à 249 milligrammes au lieu de 250 milligrammes.

» Une autre cause d'erreur, qui peut troubler les résultats obtenus lorsqu'on applique le procédé décrit par M. Liebig en dosage de l'urée dans l'urine, est relative à la présence du chlorure de sodium.

» Une série d'expériences a appris à cet égard que lorsque l'urine renferme de 1 à 1½ pour 100 de sel marin, cette circonstance exerce une influence sur le dosage d'urée. Lorsqu'on ajoute à 10 centimètres cubes d'une solution d'urée pure 20 centimètres cubes de la solution mercurique, le carbonate de soude produit dans ce mélange une coloration jaune manifeste. Si l'on ajoute au mélange 100 à 200 milligrammes de sel marin, le carbonate de soude ne produit plus de coloration jaune. Pour la déterminer, il faut ajouter un excès de 1½ à 2¼ centimètres cubes de solution mercurique; et, par conséquent, l'essai indiquera 15 à 25 milligrammes d'urée de plus que la liqueur n'en renferme.

» Il est facile de remonter à la cause de ces phénomènes : le chlorure de sodium contenu dans la solution d'urée change en chlorure mercurique une portion correspondante de nitrate mercurique; et comme un mélange de sublimé et d'urée n'est pas précipité par le carbonate de soude, il est clair qu'il faut ajouter un excès de nitrate pour que la coloration jaune apparaisse.

» Ces conditions se rencontrent précisément dans l'urine, qui renferme du chlorure de sodium. Aussi la proportion d'urée serait-elle évaluée trop haut dans l'urine, si l'on ne faisait subir une correction aux résultats. Voici ce que M. Liebig conseille de faire à cet égard.

» Lorsque l'urine renferme de 1 à 1½ pour 100 de chlorure de sodium, on trouve le nombre exact de milligrammes d'urée contenus dans 10 centimètres cubes de cette urine, en retranchant 2 centimètres cubes du volume de la solution mercurique employée.

» Lorsqu'il s'agit simplement d'essais comparatifs sur la quantité d'urée contenue dans diverses urines dans lesquelles le chlorure peut varier entre certaines limites par trop étendues, les résultats obtenus à l'aide de la méthode décrite sont comparables entre eux. Seulement, dans l'évaluation absolue de la quantité d'urée, on commet une faute qui, non corrigée, peut s'élever de 15 à 20 milligrammes. Dans le cas, au contraire, où il s'agit d'une détermination rigoureuse de la quantité d'urée contenue dans une urine, il faut commencer par précipiter le chlore et transformer le chlorure de sodium en nitrate en versant dans la liqueur de l'azotate d'argent. »

La méthode de Liebig est très-rapide; mais comme on l'a vu, elle est sujette à de nombreuses corrections et par suite à de nombreuses causes d'erreur; elle devra être rejetée, toutes les fois qu'on aura besoin de déterminations précises. Une autre cause d'erreur non signalée plus haut tient à ce que l'urée donne avec le bioxyde de mercure plusieurs autres combinaisons renfermant une moindre proportion de mercure, et qu'il se forme toujours dans l'essai une certaine quantité de ces produits.

M. Byasson a modifié très-légèrement le procédé de Liebig, de façon à opérer plus rapidement; mais son procédé est encore plus incertain et plus sujet aux causes d'erreur.

3° *Méthode de Millon.* Elle consiste à faire agir sur l'urine une solution de nitrate mercureux acide; à transformer ainsi l'urée en acide carbonique et azote et à recueillir l'acide carbonique dans un appareil à boules rempli de potasse. On prépare d'abord le nitrate mercureux, en faisant agir 168 grammes d'acide nitrique, de densité égale à 1,4, sur 125 grammes de mercure. Le métal se dissout presque complétement à froid, à l'aide d'une très-douce chaleur on achève de l'attaquer; on ajoute aussitôt deux volumes d'eau pour un volume de liqueur mercurielle : le mélange ainsi dilué se conserve pendant des mois et ne perd rien de son efficacité malgré les cristaux qui s'y déposent. Pour procéder à l'analyse, on prend un petit ballon de verre d'une capacité de 150 à 200 centimètres cubes, muni d'un bouchon portant 2 tubes, l'un effilé est fermé à la lampe, l'autre communique avec trois tubes successifs. Le premier tube en U est rempli de pierre ponce imprégnée d'acide sulfurique ; la second, tube de Liebig, est rempli d'une solution de potasse caustique ; enfin, le troisième, tube en U, renferme des fragments de potasse solide. On commence par faire bouillir l'urine avec quelques gouttes d'acide nitrique pour chasser l'acide carbonique et des carbonates qui peuvent exister dans l'urine. On prend 20 centimètres cubes de cette urine, et on la verse au-dessus de 50 centimètres cubes de la solution mercurique, on bouche rapidement, la réaction commence même à froid, l'azote et l'acide carbonique se dégagent, le dernier est retenu par la potasse du tube de Liebig. Quand les gaz cessent de barboter, on chauffe un instant jusqu'à l'ébullition pour rendre la réaction complète, ce qui est indiqué par l'apparition de vapeurs nitreuses qu'absorbe l'acide sulfurique du premier tube. Enfin, après avoir cassé la pointe effilée du tube placé au-dessus du ballon, on aspire de l'air à travers tout l'appareil.

Le poids de l'acide carbonique obtenu donne celui de l'urée si on le multiplie par 1,3636.

Le procédé de Millon est rapide et très-exact ; d'après l'auteur, les substances qui existent habituellement dans l'urine, sont sans influence appréciable sur les résultats. Cependant on doit dire que l'acide urique, la créatine et la créatinine qui existent dans l'urine et même dans l'urine normale, se décomposent comme l'urée en acide carbonique et ammoniaque, et augmentent ainsi le chiffre de l'urée, qui existent réellement. Tous les procédés d'analyse que nous indiquons ensuite, comportent cette cause d'erreur. Mais dans la pratique, cette quantité est tellement faible, qu'on peut la négliger sans inconvénient. On pourrait éviter en grande partie cette erreur, comme l'a proposé M. Lecomte par le procédé suivant : A 20 grammes d'urine on ajoute 3 centimètres cubes de sous-acétate de plomb, on chauffe à l'ébullition, on filtre, on lave le précipité. Dans la liqueur on verse une solution de 3 grammes de carbonate de soude pour précipiter le plomb en excès, on filtre, on lave et l'on acidule par l'acide nitrique. Après avoir concentré le liquide au bain-marie jusqu'à obtenir un volume double de celui de l'urine employée, on ajoute 53 grammes de réactif de Millon additionnée pour ces dosages spéciaux de son volume d'eau, l'urée se calcule comme précédemment.

Plusieurs modes opératoires ont été proposés et qui sont tous basés sur l'emploi du nitrate mercureux. Ainsi M. Gréhant recueille à l'aide de la pompe à mercure tous les gaz formés dans la réaction et y dose en volume à la fois l'acide carbonique et l'azote. M. Boymond détermine la perte de poids produite par la destruction de l'urée : son appareil consiste en un ballon portant un entonnoir à robinet pour verser le réactif et un tube à boules plein d'acide carbonique. Il conclut de cette perte de poids, le poids de l'urée ; 100 grammes d'urée donnant 120 grammes de gaz azote et acide carbonique. Ce procédé est plus rapide que celui de Millon, mais les résultats en sont moins exacts.

4° *Méthode de M. G. Bouchardat.* Elle est basée sur ce fait observé par l'auteur, que l'hydrogène, naissant, agissant sur le nitrate d'urée en liqueur acide, décompose ce dernier sel en azote, eau et acide carbonique

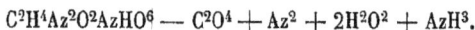

$$C^2H^4Az^2O^2AzHO^6 - C^2O^4 + Az^2 + 2H^2O^2 + AzH^3.$$

On introduit dans un petit ballon 20 centimètres cubes d'urine bouillie et un peu de zinc. On ferme avec un bouchon portant un entonnoir à robinet et un tube, à dégagement à la suite duquel on place, comme dans la méthode de Millon, un tube en U, renfermant du sulfate de fer imprégné d'acide sulfurique pour retenir les vapeurs azotiques, puis un système de tubes propres à absorber l'acide carbonique. On verse alors dans le ballon un peu d'acide nitrique, puis peu à peu une certaine quantité d'acide chlor-hydrique, étendu de son volume d'eau et renfermant un vingtième d'acide nitrique.

Vers la fin de l'opération, on chauffe légèrement pour terminer la réaction et on aspire de l'air à travers tout l'appareil. L'augmentation de poids des tubes à potasse, multiplié par $1,3636$, donne le poids de l'urée.

5° *Méthode de Bunsen, de Heintz*. Bunsen mélange 20 centimètres cubes d'urine à un peu de chlorure de baryum ammoniacal, une partie des sels de l'urine se préci-pite. On filtre, on lave le dépôt et on chauffe le liquide pendant quelques heures au voisinage de 240 degrés, en présence de chlorure de baryum ammoniacal. A cette tem-pérature, l'urée se décompose en ammoniaque et acide carbonique, qui se précipite à l'état de carbonate de baryte, qui, recueilli et pesé, permet de calculer le poids de l'urée correspondante.

Heintz, après avoir séparé l'acide urique par les acides étendus, traite l'urine à chaud par un excès d'acide sulfurique, qui transforme l'urée et les sels ammoniacaux en sul-fate d'ammoniaque, qu'il dose ensuite à l'état de chloroplatinate. M. Heintz commence au préalable par doser la potasse et l'ammoniaque, qui existent dans l'urine. Cette méthode est longue et ne présente pas d'avantages sur les précédentes.

6° *Méthode de Lecomte*. Les hypochlorites oxydent rapidement l'urée et la transfor-ment en un mélange d'acide carbonique et d'azote. M. Lecomte fonde sa méthode de dosage sur cette propriété. Il prépare d'abord le réactif suivant. 100 grammes de chlo-rure de chaux sont triturés avec de l'eau et épuisés sur un filtre. A la liqueur on ajoute 200 grammes de carbonate de soude cristallisé. On filtre pour séparer le carbonate de chaux et on ajoute de l'eau de façon à obtenir 2 litres de liquide.

Pour doser l'urée d'une urine, on prend 20 centimètres cubes que l'on place dans un ballon de 150 centimètres cubes de capacité environ. On le remplit rapidement et complétement avec le réactif; on ferme avec un bouchon muni d'un tube de dégagement rempli également de réactif et l'on chauffe doucement. Il se dégage aussitôt de l'azote pur, l'acide carbonique est retenu par l'alcali de la liqueur. Le gaz est recueilli sur l'eau dans une cloche graduée. Quand la liqueur a été quelques instants portée à l'ébullition, on n'a plus qu'à lire le volume de gaz, pour en conclure le poids de l'urée.

10 centigrammes d'urée devraient donner 37 centimètres cubes d'azote. M. Lecomte a remarqué qu'on n'en obtient que 34 centimètres cubes.

Après avoir lu le volume du gaz et s'être assuré qu'il ne diminue pas par l'intro-duction d'un fragment de potasse, on le réduit par le calcul à son volume à 0 degré et à la pression de 760 millimètres, et l'on apprécie l'urée à raison de 10 centigrammes par 34 centimètres cubes d'azote. Si l'on veut éviter les erreurs propres à ce mode de dosages, erreurs s'élevant à $1/20$ environ en trop, on précipitera d'abord l'urine par le sous-acétate de plomb comme dans le procédé de Millon modifié, on aura soin seule-ment de ne pas acidifier la liqueur avant de faire agir l'hypohorite. Si les urines étaient albumineuses, elles devraient être au préalable coagulées et filtrées.

M. Yvon a, dans ces derniers temps, proposé à cette méthode une modification très-heureuse et qui permet d'exécuter ces dosages avec une grande précision, très-rapidement à froid et sans qu'il soit nécessaire d'employer des appareils dispendieux. Il se sert d'un tube de verre, long de 40 centimètres, portant vers son quart supérieur un robinet, également en verre, et gradué de chaque côté, à partir de ce robinet, en centimètres cubes et dixièmes de centimètre cube. Cet instrument, pour lequel on a proposé le nom d'*uréomètre*, est plongé dans une longue éprouvette, un peu évasée à sa partie supérieure et remplie de mercure. Le robinet ouvert, l'instrument se remplit ; on ferme alors le robinet, on soulève le tube et on le maintient au moyen d'un support à collier fixé à l'éprouvette. On a ainsi une sorte de baromètre tronqué, dans la chambre duquel on pourra introduire successivement divers liquides, sans laisser rentrer d'air. Cette manœuvre est facilitée par l'immersion plus ou moins grande du tube dans le mercure.

On commence par préparer une solution d'urée renfermant 1 centigramme de cette substance par 5 centimètres cubes, et l'on en mesure le volume dans la partie supérieure du tube, graduée à cet effet. (Pour faire cette solution normale, il est de rigueur d'employer de l'urée pure et parfaitement desséchée.) En ouvrant le robinet, on fait pénétrer peu à peu le liquide dans le tube, et le mercure s'abaisse d'autant. On lave le tube mesureur avec un peu de lessive de soude étendue d'eau, et l'on réunit ce liquide au premier. On fait enfin arriver 5 à 6 centimètres cubes d'une solution d'hypobromite de soude préparée comme il suit :

Brome............................   5 grammes.
Lessive de soude...................   30   —
Eau distillée.......................   125   —

(Cette solution se conserve très-bien et ne dégage pas d'oxygène d'une façon appréciable.) L'hypobromite de soude décompose les sels ammoniacaux, la créatine et lentement les urates.

La réaction commence immédiatement, mais aucune bulle de gaz ne peut s'échapper, la pression étant plus faible à l'intérieur qu'à l'extérieur. Le dégagement gazeux étant terminé, on porte l'instrument dans une éprouvette pleine d'eau : l'hypobromite, plus dense, s'écoule; on égalise les niveaux et on fait la lecture. On trouve un nombre de divisions tel que, ramené à 0 degré et 760 millimètres, il devienne 37 ; on obtient donc la quantité théorique : 1 centigramme d'urée donnant 3^{cc},7 d'azote.

Analyse d'une urine. — Cette première détermination que nous venons de faire nous dispensera des corrections de température et de pression pour les opérations suivantes : en effet, elle nous apprend que, dans les conditions où nous opérons, 1 centigramme d'urée donne par exemple 40 divisions de gaz. Si donc nous opérons sur 1 centimètre cube d'urine et que par sa décomposition nous obtenions 88 divisions d'azote, il n'y aura qu'à poser la proportion suivante :

40 divisions représentent 1 centigramme d'urée,
88   — x —

d'où $x = \dfrac{88}{40} = 22$ centigr. et en passant au litre = 22 grammes.

Il est bon de ne pas opérer sur de l'urine pure, vu sa richesse en urée ; ordinairement on en prend 10 centimètres cubes, et on étend d'eau de façon à faire 50 centimètres cubes. Le résultat est ensuite multiplié par 5. Comme vérification, on opère sur 2, 3 centimètres cubes de la même urine et l'on doit obtenir des nombres de divisions exactement doubles, triples du premier.

L'essai clinique se réduit à ce que l'on vient de dire. Mais l'hypobromite décompose également la créatine et les urates, et l'on peut en tenir un compte suffisant en retranchant 4, 5 pour 100 sur le chiffre d'urée obtenu.

Pour un dosage exact de l'urée, il faut tenir compte de la créatine à l'aide d'un dosage spécial.

En opérant avec précaution, on peut déterminer très-approximativement la quantité d'acide urique.

En effet, si l'on fait un premier essai avec de l'urine pure, puis successivement un second, après avoir précipité la créatine, et un troisième après avoir enlevé les urates, on obtient des nombres de moins en moins grands. La différence entre le premier de ces nombres et le second représente la quantité d'azote due à la créatine ; et la différence entre le premier et le troisième représente la quantité de gaz due aux urates.

Ainsi, dans un essai, on a trouvé que :

1 centimètre cube d'urine pure donne........................ 21   divisions.
1   —   après traitement par le chlorure de zinc........ 20,5   —
1   —   après traitement par le sous-acétate de plomb.... 19,5   —

On en conclut qu'il y a 21 — 20,5 = 0,5 division pour la créatine

et 21 — 19,5 = 1,5 division pour les urates.

Il suffit de multiplier ces nombres par la quantité de créatine et d'acide urique re-présentée par 1 division de l'appareil.

Or 1 division de l'uréomètre représente :

$$0^{gr},00027027 \quad \text{d'urée,}$$
$$0 \ ,000376 \quad \text{d'acide urique,}$$
$$0 \ ,000446 \quad \text{de créatine.}$$

Comme vérification, on précipite la même urine, d'abord par le chlorure de zinc, puis par le sous-acétate de plomb, et à l'essai on doit obtenir une différence égale à la somme des différences obtenues en précipitant séparément la créatine et les urates. Ainsi, dans l'exemple précité, on doit obtenir 19 divisions. En effet :

A la créatine correspondent.......... 0,5 division.

Aux urates....................... 1,5 —

Total............... 2,0 divisions.

l'urine pure donnant 21, et 21 — 2 = 19.

Si l'expérience donne le même chiffre, l'opération a été bien conduite. Pour ce cas il est préférable de faire les corrections de température et de pression.

L'analyse clinique s'applique à toute urine, sauf le cas où elle contient de l'albu-mine. Il suffit alors de la coaguler par la chaleur et de filtrer.

Une modification utile à introduire à l'appareil et au mode opératoire de M. Yvon consiste, d'après M. Magnier de la Source, à mesurer l'urine pure ou étendue d'eau dans une pipette graduée, et non dans la graduation supérieure du tube ; ensuite à se servir d'un tube gradué portant à 4 centimètres au-dessous du robinet un renflement de 50 centimètres cubes environ, ce qui permet d'opérer sur une proportion plus forte de liquide et par suite d'obtenir une approximation plus grande dans la mesure de l'urée.

Tel qu'il est, ce procédé est le plus rapide de tous et l'un des plus exacts. Les causes d'erreur sont les mêmes pour tous,(excepté pour le procédé de Lecanu) et en partie dues à la créatinine. On peut en tenir compte, dans tous les cas, en la dosant par le procédé suivant dû à Neubeauer. 300 grammes d'urine sont mêlés à une petite quantité de lait de chaux et additionnés ensuite de chlorure de calcium tant qu'il y a précipité. On filtre au bout d'une heure, on lave et on évapore au bain-marie en consistance de sirop. On mélange alors la masse avec une ou deux fois son volume d'alcool concentré et on abandonne le mélange plusieurs heures pour laisser déposer les sels solubles dans l'eau et peu solubles dans l'alcool. On filtre et on réduit le volume du liquide à 60 centimètres cubes, on l'additionne d'un demi-centimètre cube d'une solution alcoolique de chlorure de zinc neutre et de densité égale à 1,20 et l'on abandonne plusieurs jours. Il se dépose de petits cristaux de chlorure double de zinc et de créatinine, qui sont recueillis sur un petit filtre taré et lavés à l'alcool.

100 parties de ce précipité renferment 62,4 de créatinine.

DE L'URÉE DANS LES URINES DES GLYCOSURIQUES (Extrait du premier *Mémoire de M. Bouchardat*, sur les diabètes, page 10. — « La détermination de l'urée est un des points les plus importants de l'analyse des urines diabétiques ; j'ai tourné de ce côté toute mon attention, et je crois être arrivé à cet égard à des résultats précis.

On a admis pendant longtemps que l'urine des diabétiques ne contenait pas d'urée ; cette opinion est même encore professée en France par les savants les plus distingués, et c'est une erreur qu'il importe d'autant plus de détruire, que sur elle on a basé la théorie du diabétisme, et que c'est d'après cette fausse opinion qu'on a établi le traite-ment des diabétiques.

c

Les observations de Mac-Grégor, qui établissent la présence de l'urée dans les urines diabétiques, sont loin d'être concluantes : le procédé qu'il emploie est défectueux ; en effet, il détruit le sucre par la fermentation, il évapore à siccité le liquide alcoolique ; il traite le résidu par l'alcool, et il prend pour de l'urée le produit de l'évaporation des colatures alcooliques. D'abord la fermentation détruit en partie l'urée en même temps que le sucre, comme il est facile de s'en assurer ; puis, ce qu'il prend pour de l'urée est un mélange informe de matières extractives.

Si les expériences de Mac-Grégor à ce sujet ne prouvent rien, il n'en est pas de même de celles du docteur Henry et de M. Kane. Le premier a montré que l'urée mêlée à beaucoup de sucre ne pouvait être reconnue directement par l'acide nitrique, mais il est parvenu à la découvrir par la distillation, l'urée étant le seul principe azoté qui puisse, dans ces circonstances, se transformer en carbonate d'ammoniaque, au-dessous du point d'ébullition. M. Kane est arrivé à séparer des cristaux de nitrate d'urée en employant l'acide nitrique étendu et en plongeant la masse dans un mélange réfrigé-rant de sel et de glace. Il a ainsi prouvé que les personnes affectées de diabète rendent en vingt-quatre heures autant d'urée que les personnes bien portantes.

Je suis arrivé à des conclusions qui se rapprochent beaucoup des précédentes, par un procédé différent.

Je prends le résidu de l'évaporation et de la cristallisation des urines diabétiques, je le divise et je le traite à différentes reprises par l'éther sulfurique alcoolisé. Je réunis les liqueurs, j'évapore à une douce chaleur, je reprends le résidu par une suffisante quantité d'eau. Je filtre, et en ajoutant quelques gouttes d'acide nitrique étendu, j'ob-tiens des cristaux de nitrate d'urée.

Il est difficile d'arriver ainsi à une détermination quantitative rigoureuse ; car, malgré les nombreux lavages avec l'éther alcoolique, il reste toujours dans la masse des traces d'urée qu'on ne peut apprécier. Il me paraît extrêmement probable que, pendant toutes ces opérations, une partie de l'urée peut être décomposée en carbonate d'ammoniaque. Si, pendant l'évaporation, la chaleur est trop élevée, la décomposition est rapide ; si, au contraire, elle est trop ménagée, la décomposition spontanée peut arriver.

La proportion d'urée dans les urines diabétiques ne peut être indiquée d'une manière générale, même approximativement, car elle varie non-seulement pour des malades différents, mais encore pour le même malade ; pour la même quantité d'urine donnée, je l'ai vue s'élever d'un jour à l'autre à une quantité dix fois plus élevée. Cela tient uniquement à la nature du régime, et les proportions réciproques d'urée et de sucre peuvent varier au gré de l'observateur. De très-nombreuses analyses m'autorisent à regarder la proposition suivante comme complètement démontrée. Chez les diabétiques, comme chez les personnes en santé, la proportion d'urée contenue dans l'urine est proportionnelle à la quantité d'aliments azotés qu'ils prennent. Si, chez les diabétiques, la proportion relative d'urée est ordinairement très-faible, cela provient uniquement de ce que la proportion d'aliments azotés est très-faible, comparativement à la quantité d'urine rendue. »

Dès 1837, j'avais extrait 33 gr., 08 d'urée des urines de vingt-quatre heures d'un glycosurique.

NOTE VIII.

Mémoire sur les conditions principales de l'économie de l'urée dans l'éco-nomie vivante (A. BOUCHARDAT, *Annuaire* 1867).—Depuis la mémorable expérience de MM. Prévost et Dumas (1), qui a établi que, par rapport à l'urée, le rein ne jouait que

(1) *Examen du sang et de son action dans les divers phénomènes de la vie*, par MM. J. L. Pré-

le rôle d'organe excréteur, on admet généralement que ce principe immédiat résulte de l'oxydation des matières azotées complexes du corps des animaux, et que cette oxydation s'effectue dans les capillaires. Cependant, dans le mémoire que je viens de citer, on trouve déjà exprimés des doutes sur les conditions de la formation de l'urée dans l'économie vivante, les auteurs disent formellement : « Si quelque chose pouvait nous tirer de cette obscurité, nous avons lieu de penser que c'est l'examen des urines dans des cas pathologiques bien décidés. »

C'est la voie que j'ai suivie pour chercher à déterminer les conditions principales de la production de l'urée dans l'économie vivante.

Je me suis attaché surtout à bien étudier les cas dans lesquels on peut reconnaître un notable accroissement dans l'excrétion de l'urée. Comme Rayer, A. Becquerel et Rodier, je crois que si l'on en excepte les glycosuriques (1) ces cas sont rares, mais depuis plus de trente ans je procède journellement à l'examen d'urines très-diverses, avec la précaution de faire porter autant que je le puis mon examen sur la totalité des urines rendues en vingt-quatre heures ; dans ce long espace de temps, j'ai recueilli bien des faits qui peuvent conduire à la solution du problème que je me suis posé.

Je discute dans une note à part (voy. page XLIII) les cas relatés par les auteurs, et qui ont trait à la maladie désignée communément sous le nom de *diabète insipide avec excès d'urée*. Ces cas n'ont point une netteté suffisante pour éclairer la question qui fait le sujet de ce travail ; pour mon but, je diviserai mes observations en six groupes.

Augmentation d'urée : 1° par alimentation azotée trop abondante ; 2° chez les glycosuriques au régime animal ; 3° dans les accidents de goutte *rétrocédée* ; 4° par la transformation de divers principes azotés, urates, créatine, alloxane, etc. ; 5° chez les malades atteints d'ictère de cause morale ; 6° chez les glycosuriques non soumis au régime.

1° Augmentation d'urée par alimentation azotée trop abondante. — L'excrétion journalière moyenne de l'urée, chez l'homme en santé, a été fixée un peu trop bas par M. Lecanu dans son beau travail sur l'urine. M. A. Becquerel a adopté un nombre encore moins élevé, mais ses observations n'étaient pas recueillies chez des hommes dans les conditions normales de la santé.

De l'ensemble de mes recherches, je suis porté à conclure que chez l'homme adulte en santé à Paris, dans les conditions ordinaires de la vie, la quantité d'urée excrétée dans les vingt-quatre heures oscille entre 25 et 30 grammes. M. Hepp, qui a fait de nombreuses analyses d'urine, adopte pour Strasbourg 28 et 33 grammes. En Angleterre, d'après M. Garrod, on peut regarder le chiffre de 32 gr., 35 comme représentant à peu près la moyenne d'urée chez les individus en bonne santé et bien nourris. Je m'explique très-bien ces différences par les variations dans le régime de vie, l'usage de la bière à dose élevée, etc. Une influence considérable agissant sur la proportion d'urée excrétée et sur laquelle je me propose de revenir prochainement, c'est la température moyenne du lieu qu'on habite.

Parmi les influences qui augmentent la proportion d'urée, il n'en est pas de plus constante que l'augmentation des matières azotées dans le régime. Mes analyses ne font que confirmer, à cet égard, ce qui avait déjà été établi par plusieurs observateurs et en particulier par M. Lehmann.

Chez des hommes mangeant abondamment de la viande, j'ai vu la proportion d'urée excrétée dans les vingt-quatre heures s'élever depuis 35 jusqu'à 46 grammes, sans rien noter d'anomal dans la santé.

vost et J. A. Dumas (*Annales de chimie et de physique*, t. XXIII, p. 90. — *Bibliothèque universelle de Genève*, t. XXX, p. 507).

(1) Ce qui avait conduit plusieurs observateurs à conclure que l'urée diminuait dans la glycosurie, c'est qu'on n'avait point égard à l'augmentation de l'urine excrétée dans les vingt-quatre heures. On fixait la proportion d'urée contenue dans un litre, on la trouvait moindre que dans l'urine normale et l'on concluait à la diminution. En ayant égard à la quantité d'urine rendue dans les vingt-quatre heures, on trouve au contraire une augmentation dans la grande majorité des cas

Dans ces faits admis aujourd'hui par tous, rien ne peut encore nous éclairer sur la nature des transformations qui, dans le corps de l'homme, donnent naissance à l'urée.

2° *Augmentation d'urée chez les glycosuriques soumis à un régime où dominent les aliments azotés.* — Les glycosuriques mangent ordinairement plus qu'il ne conviendrait. Quand on est forcé, pour faire disparaître la glycose de leurs urines, de diminuer considérablement la ration journalière des féculents, ils ingèrent alors une quantité plus élevée de viandes et autres aliments azotés que les hommes en santé ; il n'est pas extraordinaire que la proportion d'urée excrétée dans les vingt-quatre heures s'élève alors au-dessus de la quantité normale, mais j'ai observé de temps à autre des faits dans lesquels cette quantité se maintient bien au dessus de celle qu'atteindrait un homme en santé dans les mêmes conditions de régime.

La proportion des autres matières fixes de l'urine (créatine, créatinine, etc.) s'accroît en même temps ; la quantité en augmente proportionnellement plus que celle de l'urée ; l'inosite y apparaît quelquefois, comme M. N. Gallois l'a vu, mais je n'ai trouvé que très-rarement des proportions de ce principe immédiat dépassant 3 grammes dans les urines de vingt-quatre heures.

Les matières fixes de l'urine excrétées en vingt-quatre heures oscillent communément, pour l'homme en santé, entre 50 et 65 grammes. Chez la plupart des glycosuriques au régime et à l'exercice forcé, elles reviennent promptement à cette limite, mais chez quelques-uns je les ai vues s'élever entre 75 et 90 grammes, et rester pendant des mois dans ces limites sans renfermer de glycose. La proportion d'urée contenue dans ces matières fixes a oscillé entre 35 et 46 grammes.

Chez les femmes, les matières fixes des urines de vingt-quatre heures se groupent habituellement entre 35 et 45 grammes. Chez plusieurs glycosuriques je les vois se maintenir entre 55 et 70 grammes, et dans une analyse je les ai vues dépasser 77 grammes, la glycose ayant disparu. La proportion moyenne d'urée excrétée par une femme adulte en vingt-quatre heures oscille entre 21 et 23 grammes, elle s'élève, chez certaines glycosuriques au régime, entre 25 et 40 grammes.

Les nombres extrêmes sont rares, mais ils se sont montrés à mon observation.

Ces faits peuvent conduire à deux conclusions par rapport à la cause de l'accroissement de l'urée. Ou par le fait de l'insuffisance des aliments sucrés ou féculents, les matériaux azotés des aliments ou du corps sont brûlés en plus grande proportion, pour maintenir la température à 37 degrés ; ou ces aliments azotés se dédoublent en plus grande quantité en glycose et en urée : nous verrons plus loin combien est plus vraisemblable cette dernière hypothèse.

3° *Augmentation d'urée dans certains cas de goutte rétrocédée.* — Dans son ouvrage sur la goutte (1), M. H. B. Garrod a étudié avec soin l'état de l'urine dans la goutte, mais ses recherches ont porté plus spécialement sur l'acide urique, il n'a analysé qu'une fois l'urine au point de vue de l'urée dans un cas d'accès de goutte aiguë, la proportion de ce principe immédiat s'est élevée à 20 gr.,704 par jour, chiffre assez fort, dit-il, pour un malade mis à un régime sévère. Il a pu se convaincre, par de nombreuses recherches que, dans les formes aiguës de la maladie, le sang renfermait de petites quantités d'urée. Dans la goutte chronique, la proportion d'urée éliminée chaque jour s'écarte à peine du taux normal.

L'héritier (2), tout en reconnaissant que les cas pathologiques dans lesquels on observe une augmentation dans la production de l'urée sont très-rares, rapporte cependant que chez un malade, pendant la période d'invasion d'un accès de goutte, il a obtenu un remarquable excès d'urée. Voici les nombres qu'il donne : Eau 1260,25, urée 25,16, densité de l'urine 1,0283. Le chiffre de l'urée ne s'éloigne pas du normal,

(1) *La goutte, sa nature, son traitement, et le rhumatisme goutteux,* par Alfred Barring-Garrod, traduit par Ollivier, annoté par Charcot. Paris, Delahaye, 1867.
(2) *Traité de chimie pathologique,* p. 435.

mais il est bon de noter que L'héritier comme A. Becquerel fixent un tiers trop bas l'excrétion journalière de l'urée chez l'homme en santé.

J'ai eu l'occasion d'examiner chez des hommes, l'urine de vingt-quatre heures non pas dans des accès de goutte ordinaire, mais dans deux cas d'accidents graves de goutte rétrocédée, et les résultats que j'ai obtenus sont des plus remarquables au point de vue de l'élimination de l'urée.

Dans ces deux cas, on a eu affaire à la goutte rétrocédée avec manifestations du côté du cœur ; ils se sont, l'un .et l'autre, terminés par la mort, l'urine a été analysée deux et trois jours avant la terminaison fatale.

La quantité d'urine rendue par le premier malade a été pour les vingt-quatre heures de 2 lit. 7. La densité 1023. La quantité d'urée par litre de 19,4 et pour vingt-quatre heures est de 52 gr., 38.

Chez le deuxième malade, la quantité d'urine rendue dans les vingt-quatre heures a été de 2,6, la densité de 1,026.

La quantité d'urée par litre de 28 gr., 3 et par vingt-quatre heures 63,58.

Rien dans l'état de ces malades ne témoignait d'une suractivité dans les phénomènes de combustion respiratoire. Ils éprouvèrent, comme dans les cas analogues, un sentiment de constriction dans la poitrine, des palpitations, une grande anxiété, de la difficulté progressive dans la respiration ; le pouls devint plus rare, petit, filiforme et les symptômes de la syncope s'accentuèrent de plus en plus.

S'il était permis de former des conjectures sur les causes de la mort, dans ces cas qui terminent plus souvent qu'on ne pense la vie des goutteux, on dirait que l'acide urique de l'urate de sodium dont est imprégné le sang et plusieurs organes des goutteux subit cette transformation en urée et en acide oxalique sur laquelle Woehler a appelé l'attention. L'acide oxalique se combine avec la chaux du phosphate de chaux qui existe dans le sang et détermine des embolies capillaires dans le cerveau et les poumons ; d'où la soudaineté et la gravité des symptômes observés.

Toujours est-il, au point de vue qui nous occupe, qu'on ne peut rapporter la production exagérée d'urée qu'à un dédoublement d'un ou de plusieurs principes immédiats et en aucune manière à une exagération dans les phénomènes de combustion.

4° *Augmentation d'urée par la transformation de divers principes azotés* (*Urates, créatine, alloxane*). — Revenons un instant sur ces faits très-nets dans lesquels on voit un principe immédiat ingéré dans l'appareil digestif, absorbé, se dédoubler dans l'économie et augmenter considérablement la production normale d'urée.

Woehler et Frerichs ont trouvé (1) que l'urée augmentait dans les urines du lapin, lorsqu'on lui administrait de l'urate de potasse.

Un homme, après avoir pris 5 grammes d'urate d'ammoniaque, rendit une urine riche en urée.

Quand on administre à un animal de l'alloxane ou de l'alloxantine, ses urines se chargent d'urée.

La créatine peut de même se dédoubler dans l'économie vivante et augmenter la production d'urée.

J'ai examiné les urines d'un vieillard de quatre-vingts ans parfaitement conservé qui, ayant des croyances fausses et exagérées sur le pouvoir nutritif du bouillon, faisait intervenir dans son alimentation de chaque jour 2 à 3 litres de consommé préparé avec plusieurs kilogrammes d'excellente viande de bœuf. Ce vieillard, qui se croyait glycosurique, rendait en vingt-quatre heures 2 lit.,7 d'urine d'une densité de 1,029 contenant 147 grammes de matériaux fixes, 100 grammes environ en plus qu'un homme ne produit à cet âge. Ces 147 grammes renfermaient 53 grammes d'urée,plus de deux fois plus qu'on n'en rend à cet âge en vingt-quatre heures. Cette urine renfermait beaucoup de chlorure de sodium, elle ne contenait pas de glycose.

_____

(1) Wœhler et Frerichs, *Modifications que diverses substances éprouvent en passant dans l'économie* (*Journ. für prakt. Chem.*, 1848, t. LXIV, p. 60).

Je supprimai le consommé du régime, et après trois jours de cette suppression, l'urine était revenue à son état normal pour la quantité et sa teneur en urée. Il est évident que dans cette observation la créatine de la viande se transformait en urée.

5° *Production considérable d'urée dans les cas d'ictère de cause morale.* — Nous voici arrivé à un des points les plus importants et les plus instructifs dans la question qui nous occupe. Je n'ai recueilli que deux observations d'ictère non fébrile de cause morale ; elles sont loin d'être complètes, mais je les regarde comme décisives. Il est très-probable que des cas analogues doivent se rencontrer assez fréquemment, mais comme le phénomène de la production exagérée de l'urée ne dure que peu de temps, il passe inaperçu.

Je vais reproduire textuellement l'observation que j'ai consignée dans mon *Annuaire de thérapeutique* de 1846, page 328 :

M..., ouvrier bijoutier, âgé de vingt-deux ans, entra à l'Hôtel-Dieu le 11 janvier 1844 ; il fut couché au n° 29 de la salle Sainte-Madeleine, dans le service de M. Chomel. Ce jeune homme, bien constitué et d'une grande force, éprouva une joie subite et extraordinaire en revoyant sa mère qu'il croyait morte. Son émotion fut si grande qu'il fut presque subitement affecté d'ictère.. Effrayé de la coloration de sa peau et de ses yeux, il entra immédiatement à l'Hôtel-Dieu. Son pouls est régulier : durant tout son séjour à l'hôpital, il n'a pas eu de fièvre ; il rendait des urines abondantes, chargées en couleur (vert-brunâtre), et qui laissaient déposer un précipité considérable d'une couleur rougeâtre. Du 13 au 14, les urines furent recueillies exactement pendant vingt-quatre heures. Il en rendit 3 litres 75 centilitres. Leur couleur est foncée, leur densité considérable ; elle est égale à 1,031 à + 10 c. ; elles laissent un précipité rougeâtre très-abondant qui, mis en digestion avec l'éther, le colore fortement en jaune. J'ai déterminé dans cette urine la quantité des principes fixes et la proportion exacte d'urée et d'acide urique. Les principes fixes pour un litre étaient de 58 grammes 90 centigr. ; pour les urines de vingt-quatre heures, 220 grammes 87 centigr. La quantité d'acide urique impur était par litre de 3 gram. 22 centigr., et la proportion d'urée de 38 gram. 42 centigr. et de 133 gram. 6 centigr. pour les vingt-quatre heures ; proportion énorme dont je n'ai jamais approché dans aucun autre cas. Cette urine contenait en outre la matière colorante de la bile ; mais je n'en ai pas déterminé la quantité.

L'ictère diminua rapidement, et la quantité d'urée décrut aussi vite. Du 14 au 15, la quantité d'urine rendue dans les vingt-quatre heures ne fut plus que de 2 litres 40 centilitres ; sa densité était restée la même et par le repos le dépôt rougeâtre était moins abondant. Les proportions des principes fixes étaient encore de 52 grammes ; mais pour les vingt-quatre heures il n'y en avait plus que 140 grammes. La proportion d'acide urique par litre était de 2 gram. 47 centigr., celle d'urée de 37 gram., 16 centigr., et 89 gram. 18 centigr. pour les vingt-quatre heures.

Du 15 au 16, les progrès vers la guérison furent considérables ; le malade rendit 2 litres 60 centil. d'urine : mais leur densité n'était plus que 1013, leur couleur à peu près normale et le dépôt rougeâtre presque nul. La proportion des principes fixes, dans un litre d'urine, n'est plus que de 24 gram. 70 centigr. et pour les vingt-quatre heures elle est réduite à 64 gram. 22 centigr. La proportion d'urée par litre est de 14 gram. 21 centigr., et dans l'urine de vingt-quatre heures, elle est de 46 gram. 94 centigr.

L'ictère diminua rapidement, et le jeune homme sortit de l'hôpital sans qu'il eût offert d'autre symptôme que la coloration ictérique de la peau qui l'avait seule inquiété. Ajoutons, comme phénomène important, la quantité élevée d'urée, la coloration et la composition des urines.

Je me garderai bien de tirer à présent des conclusions de ce fait ; de nouvelles observations et des expériences sur les animaux sont nécessaires pour cela ; il existe certainement une relation, qu'on trouvera un jour, entre les fonctions du foie et la production de l'urée. Voilà un ictère subit, des plus simples, sans fièvre, et qui a coïncidé avec une augmentation d'urine et un accroissement considérable dans la quantité d'urée rendue dans les vingt-quatre heures. C'est un fait qui, j'espère, ne sera pas perdu pour la science. »

Voici une seconde observation qui, quoique moins complète et moins concluante que la précédente, est cependant très-intéressante :

M. D... est âgé de cinquante-cinq ans. A la suite d'une violente contrariété, il fut pris subitement d'un ictère intense avec complète anorexie. Je ne le vis que deux jours après l'invasion de la maladie, il n'avait pas de fièvre, le nombre des pulsations étant de 56 bien au-dessous de son rhythme normal, je fis recueillir aussitôt l'urine rendue pendant vingt-quatre heures. La quantité en fut de 3 lit. 40, le degré densimétrique ramené à la température de 15 fut de 12° 1/2.

La couleur de ces urines est foncée, elles laissent un précipité rougeâtre abondant qui, mis en digestion avec l'éther, le colore fortement en jaune. Cette urine évaporée laissa, pour les 3 litres, 84^{gr},3 de matériaux fixes contenant 57^{gr},2 *d'urée pour vingt-quatre heures.* Cette proportion, sans être aussi considérable que dans l'observation précédente, n'est pas moins très-élevée pour un homme à la diète ; et il est probable que les jours précédents elle était encore plus considérable, car d'après ce qu'on m'a rapporté, la quantité d'urine rendue était plus élevée avec un dépôt plus abondant qui accusait une plus grande concentration. M. D... se rétablit de même que le malade précédent.

Il y a déjà longtemps que Fourcroy et Vauquelin (1) ont dit que l'urine des ictériques pouvait renfermer une grande proportion d'urée, mais ces illustres chimistes n'ont pas dosé l'urée et n'ont point agi sur l'urine des vingt-quatre heures.

D'un autre côté, on trouve dans les ouvrages de chimie et de pathologie que dans les maladies du foie, la quantité d'urée est diminuée. Ainsi, M. Rose (2) assure que l'urine des personnes affectées d'hépatite aiguë ou chronique ne contient pas d'urée. Le docteur Henri de Manchester a répété les expériences de M. Rose et les a confirmées. Berzelius avance également que la diminution d'urée a été observée dans l'inflammation chronique du foie. Ce sont sans doute ces autorités qui ont fait dire à MM. Prévost et Dumas (3) dans leur mémorable mémoire : « Tous les chimistes savent que l'urine des malades affligés d'hépatite chronique contient peu ou point d'urée, ce qui semblerait prouver que les fonctions du foie sont nécessaires à sa formation. »

D'un autre côté, des observateurs très-attentifs ont trouvé un excès d'urée dans les urines de malades affectés de maladies du foie ; voici comment s'exprime à cet égard W. Prout (4) : « On m'a dit que l'urée n'existait pas dans l'urine des personnes atteintes d'hépatite, mais cette observation ne s'accorde nullement avec mon expérience propre ; je crois, au contraire, qu'en général il y a dans cette maladie plutôt excès d'urée qu'appauvrissement. M. Rayer (5) est arrivé aux mêmes conclusions que W. Prout : « Dans quelques cas d'hépatite chronique, dit-il, avec induration du foie et dans plusieurs cas de cirrhose avec ascite sans ictère, j'ai toujours vu l'urine rare, fortement colorée en rouge, donner une masse abondante de nitrate d'urée, lorsqu'après l'avoir évaporée en consistance sirupeuse on la traitait par l'acide nitrique. »

Dans ces conditions, la quantité d'urée rendue dans les vingt-quatre heures devait être plus faible qu'à l'état normal, car, ainsi que M. Rayer l'a noté, les urines *étaient rares.* Cette observation est d'accord avec ce que l'on voit chaque jour dans ces maladies et

---

(1) *Mémoires de l'Institut,* 1806, t. VI, p. 569.
(2) *Biblioth. médic.,* t. LVII, p. 127. Voilà l'indication que je trouve dans le *Traité des maladies des reins* de M. Rayer ; mais, contrairement à tout ce que j'ai vérifié dans cet ouvrage, elle n'est pas exacte, je n'ai pu lire le mémoire de Rose.
(3) *Ann. de chim. et physique,* t. XXXIII, p. 100.
(4) W. Prout, *Traité de la gravelle,* trad. chez M. Seinot. 1822, p. 23.
(5) *Traité des maladies des reins,* t. I, p. 84.

d'accord également avec le fait de Fourcroy et Vauquelin que j'ai cité précédemment. J'ai observé une diminution considérable dans la proportion d'urée excrétée dans un cas de gastro-entéro-hépatite, avec vives douleurs des reins, et du ventre chez une femme dans la force de l'âge. La quantité d'urine rendue dans les vingt-quatre heures n'a été que de 54 centilitres. La densité de 1,01. La somme des matières fixes de 10^{gr},2 au lieu de 35 grammes en moyenne, et la quantité d'urée 5^{gr},8 au lieu de 19.

Deux conséquences importantes découlent de ces observations : la première, c'est que la production de l'urée paraît être directement ou indirectement influencée par l'état du foie, comme MM. Prévost et Dumas l'avaient pressenti. Nous voyons, en effet, des augmentations ou des diminutions considérables dans l'excrétion de l'urée coïncider avec des états pathologiques différents du foie. La deuxième conséquence se déduit de l'augmentation considérable dans la production de l'urée dans les cas d'ictère de cause morale. Il est évident que dans ces cas, l'urée ne résulte pas d'une augmentation dans les phénomènes de la combustion respiratoire, car, à l'encontre de ce qu'on devrait observer dans cette supposition, le nombre des pulsations diminue et la chaleur s'abaisse en même temps qu'il existe une plus grande proportion de matériaux de la bile dans le sang.

Déjà M. le professeur Bouillaud a insisté, il y a longtemps, sur le ralentissement du pouls dans l'ictère simple (1) apyrétique. Depuis que M. Bouillaud a fixé son attention sur ce phénomène clinique si nouveau, il l'a constamment observé et fait observer sur plus de 600 malades. Dans l'ictère fébrile, dit M. Bouillaud (quelle que soit d'ailleurs la maladie qui entretienne la fièvre continue), la fréquence du pouls résiste à l'action ralentissante que possède l'ictère).

Dans les cas d'ictère fébrile, on n'a point noté d'augmentation d'urée ; M. A. Becquerel a vu (2) que dans les phlegmasies, la loi générale était la diminution de la quantité physiologique d'urée excrétée dans les vingt-quatre heures. Ainsi tous les faits pathologiques confirment cette importante conclusion : que l'augmentation de l'urée excrétée ne coïncide pas avec l'accroissement d'activité dans les phénomènes de la combustion respiratoire. Nous voici arrivés à l'examen des faits les plus importants qui se lient à la production de l'urée.

6° *De l'augmentation de l'urée dans la glycosurie.* — On admit pendant longtemps que les urines des glycosuriques ne renfermaient pas ou peu d'urée. Cette croyance avait pour point de départ une opinion théorique de W. Prout. Il avait cru remarquer entre la composition de l'urée et du sucre urinaire un rapport tel que tous les deux contiennent la même quantité d'hydrogène, mais que l'azote de l'urée est remplacée dans le sucre par un nombre double d'atomes de carbone et d'oxygène.

Cette vue de l'esprit avait inspiré à Nicolas et Guedeville, Thenard et Dupuytren, la pratique de l'alimentation exclusive par la viande, afin de faire reparaître l'urée dans l'urine des glycosuriques. Mais cependant déjà plusieurs chimistes avaient trouvé de l'urée dans l'urine des glycosuriques. M. Chevreul (3) a indiqué de l'urée dans l'urine diabétique, quoiqu'il n'ait pu en retirer ; il se fonde sur la facilité avec laquelle cette urine donnait de l'ammoniaque.

M. Chevallier (4), dans les urines d'un diabétique qui en rendait 8 litres par jour, n'a pu trouver d'urée, quoiqu'il la cherchât spécialement, mais il faut ajouter que cette urine ne renfermait plus de glycose et qu'elle contenait de l'albumine. C'était un cas d'albuminurie dans lequel la proportion d'urée est habituellement diminuée.

M. Barruel a trouvé (5) l'urée en proportion au moins aussi grande que dans l'urine

(1) *Bull. de l'Acad. de médecine*, t. XV et XVI.
(2) A. Becquerel, *Séméiotique des urines.* — A. Becquerel et A. Rodier, *Traité de chimie pathologique*, p. 278.
(3) *Ann. de chimie*, t. XCXV, p. 119. C'est dans cette note que M. Chevreul a prouvé l'identité de la glycose urinaire et du sucre de raisin.
(4) *Journ. de chimie médicale*, 1829, t. V, p. 7.
(5) Idem, t. V, p. 12.

saine. Le sucre a été détruit par la fermentation alcoolique, et l'urine évaporée, additionnée d'acide azotique, donna en abondance de l'azotate d'urée.

M. Barruel, dans deux analyses exactes d'urines diabétiques, a retrouvé l'urée en aussi grande quantité que dans les urines des personnes bien portantes.

Mac-Grégor et M. Kane, que j'ai cités dans mon Mémoire sur le diabète lu à l'Académie des sciences en 1838, admettent aussi l'existence de l'urée dans l'urine des diabétiques.

Dans ce premier travail, je démontre que les glycosuriques excrètent non-seulement autant mais plus d'urée que dans les conditions de la santé. La quantité d'urée contenue dans l'urine est, disais-je, proportionnelle à la quantité d'aliments azotés qu'ils prennent. Comme ils mangent beaucoup, ils excrètent beaucoup d'urée. Parmi les urines que j'ai analysées à cette époque, j'ai trouvé chez un malade 8^{gr},27 d'urée par litre ; comme il rendait 5 litres environ d'urine en vingt-quatre heures, cela produisait 41^{gr},37 *d'urée excrétée en vingt-quatre heures.* Ce nombre est déjà élevé ; je suis arrivé à des chiffres plus forts dans les conditions que j'exposerai plus loin.

Ce fait de l'augmentation de l'urée excrétée dans les vingt-quatre heures par les glycosuriques a été confirmé par plusieurs observateurs.

« Un diabétique de Moster (1), soumis à un régime mixte, rendait 94 grammes d'urée par jour. Thierfelder et Uhle ont trouvé 80, 90 et même 100 grammes. Les chiffres donnés par Garrod, Christison et Bücker sont compris entre 45 et 65 grammes ; enfin M. Bonnefon a trouvé que l'élimination quotidienne de l'urée chez un malade de M. Jaccoud oscillait entre 45 et 65 grammes. »

M. Reich (2) a constaté que la quantité d'urée augmentait dans les urines des glycosuriques à mesure que la quantité de sucre diminuait. M. Fonberg a confirmé cette observation (3). Ces faits se rapportent à l'influence de l'alimentation dont j'ai traité précédemment.

M. le Dr Kien, dans sa belle thèse (*loc. cit.*) soutenue à Strasbourg le 16 décembre 1865, sous la présidence de M. Hirtz, rapporte des observations de glycosurie dans lesquelles la quantité des urines de vingt-quatre heures est donnée ; les proportions de glycose et d'urée ont été déterminées par un très-habile chimiste, M. Hepp. Dans la première observation (homme de quarante-trois ans), la proportion d'urée s'est élevée à 49 grammes ; dans la seconde (fille de douze ans), la proportion d'urée excrétée dans les vingt-quatre heures a oscillé entre 31 et 48 grammes. Dose énorme pour un enfant de cet âge. La troisième se rapporte à une fille glycosurique de dix-sept ans et demi qui élimina en vingt-quatre heures 56^{gr},95 d'urée dans une analyse et 61^{gr},66 dans l'autre.

J'ai dit précédemment que chez les glycosuriques comme dans l'état physiologique la quantité d'urée excrétée dans les vingt-quatre heures était en relation avec les aliments ingérés. Chez certains glycosuriques arrivés à la dernière période de la consomption, cette loi ne s'observe plus, ils produisent de la glycose et de l'urée aux dépens de leur propre substance. C'est surtout dans les cas de respiration insuffisante liée à la présence de tubercules au premier ou au deuxième degré disséminés dans les poumons. Ces cas sont beaucoup plus rares que ne le croient les médecins qui n'observent les glycosuriques que dans les hôpitaux.

J'ai analysé les urines d'un malade mangeant à peine qui avait rendu dans les vingt-quatre heures 2 litres 1 d'urine, contenant pour cette quantité 45 grammes d'urée et 51 grammes de glycose, mais jamais je n'ai observé de cas comparable à celui de Sydner-Ringer, rapporté par M. Parkes et que M. Jaccoud (*loc. cit.*, p. 792) nous a fait con-

(1) S. Jaccoud, *Leçons de clinique médicale.* Paris, Delahaye, 1867, p. 785.
(2) Reich, *Analyse d'une urine diabétique* (*Arch. der Pharm.*, 1847, t. CI, p. 20).
(3) Fonberg, *Sur l'urine et le sang des diabétiques* (*Ann. der Chem. und Pharm.*, 1847, t. LXIII, p. 366).

naitre. Un malade à la diète perdait en vingt-quatre heures 48 grammes d'urée et 105 grammes 1/2 de glycose !

Quoi qu'il en soit de ces cas exceptionnels, l'élimination de l'urée en quantité si élevée par les glycosuriques, est un fait très-remarquable, surtout si on veut le rapprocher de cette circonstance que chez les glycosuriques, comme je l'ai observé depuis longtemps, il y a toujours une notable diminution dans l'énergie des phénomènes respiratoires, et bien souvent un abaissement dans le chiffre de la température.

Si l'on rapproche ces faits de l'augmentation si considérable dans la production de l'urée dans l'ictère non fébrile de cause morale, et dans la glycosurie coïncidant avec une diminution dans les phénomènes de la combustion respiratoire, on arrive à cette conclusion que l'urée n'est point produite par l'oxydation des matières protéiques de l'économie, mais par leur dédoublement. Les matériaux qui servent à la calorification sont la glycose, les matières grasses et quelques-uns des principes immédiats de la bile.

Dans quel organe se produisent les dédoublements qui donnent naissance à l'urée?

Il est très-vraisemblable que ces transformations ont lieu dans des organes divers suivant la nature des matériaux mis en œuvre.

Si l'on s'en tenait aux faits d'augmentation si considérable dans la proportion d'urée excrétée dans les cas d'ictère de cause morale, on serait en droit de dire que c'est dans le foie que s'opère cette formation. Si l'on étudie le phénomène de la production de l'urée chez les glycosuriques fortement atteints, on est porté à conclure que le pancréas, les autres glandes diastasiques, normalement ou par perversion, et le foie sont les organes fournissant les ferments qui opèrent la transformation.

Si l'on a principalement en vue la formation exagérée de l'urée dans les cas d'accidents de goutte rétrocédée, on doit voir un dédoublement des urates dans les capillaires sous l'influence de l'oxygène.

Si, d'un autre côté, on considère que l'urée se trouve en plus grande proportion dans le chyle et dans la lymphe que dans le sang, on peut penser que les glandes ou ganglions lymphatiques contribuent à ces transformations. Quelques observations incomplètes après l'extirpation de la rate chez les chiens pourraient encore être invoquées pour cette étude.

On voit que bien des organes de l'économie peuvent jouer un rôle direct ou indirect dans les phénomènes de la production de l'urée ; mais tous les faits pathologiques bien observés nous amènent à conclure qu'elle ne résulte pas d'une oxydation des matériaux protéiques, mais de leur dédoublement.

Tout ce que nous savons des propriétés des principes immédiats qui interviennent dans la composition du corps de l'homme, nous autorise à penser que les matières protéiques sont beaucoup moins aptes à être brûlées dans l'économie que la glycose et plusieurs des matériaux de la bile.

Sans vouloir prétendre que des actions chimiques analogues se passent absolument de la même manière dans nos capsules que dans l'organisme vivant, il ne faut pas cependant méconnaître certaines parités pour invoquer de mystérieuses actions s'exécutant sous l'influence du système nerveux, de la vie, ou d'autres mots dont on se contente facilement.

Les résultats des faits pathologiques que j'ai groupés dans ce mémoire agrandissent encore le rôle de la glycose dans les phénomènes de la calorification ; ils montrent que les principales matières azotées se dédoublent en fournissant un ou plusieurs principes immédiats sur lesquels s'exerce l'action comburante de l'oxygène, ils démontrent :'

Que *la production de l'urée dans l'économie ne résulte point de l'oxydation, mais du dédoublement des principes immédiats azotés.*

Suite de la Note VIII.

Sur le diabète insipide avec excès d'urée. — Je vais passer en revue les observations des auteurs qui ont déjà étudié les cas pathologiques dans lesquels est signalé un excès dans la production de l'urée. Cet excès constituant le caractère principal d'une maladie désignée sous le nom de *diabète insipide avec excès d'urée*, autant que je le pourrai je chercherai à apprécier la valeur de ces faits.

Les exemples de production exagérée d'urée peuvent se rapporter à plusieurs conditions différentes. La première et la plus fréquente est la coïncidence avec une alimentation azotée trop abondante. La seconde, c'est une coexistence d'une maladie bien déterminée; dans ce cas, cette production exagérée peut n'être que très-temporaire ou bien être continue, c'est surtout de ces conditions de coexistence qu'il est question dans le mémoire qui précède cette note et qui est intitulé : *Des conditions de la production de l'urée dans l'économie vivante*; ou bien cette surabondance dans la production d'urée ne se rattache que difficilement à une maladie spéciale ; elle a été alors désignée par les auteurs sous le nom de diabète *insipide avec excès d'urée*. De cette catégorie, il faut écarter les cas où l'analyse de l'urine des vingt-quatre heures n'a pas été faite, car bien souvent c'est plutôt une diminution d'excrétion dans les vingt-quatre heures qu'il faut noter qu'une augmentation. Ainsi dans l'observation que j'ai rapportée dans mon *Annuaire de thérapeutique* de 1857, p. 295, l'urine examinée était si riche en urée que l'addition d'acide azotique déterminait immédiatement la formation de paillettes cristallines d'azotate d'urée, mais la malade ne rendait en vingt-quatre heures que $4^{gr},06$ d'urée au lieu de 21, et seulement $0^{lit},06$ d'urine au lieu de $1^1,3$. C'est pour cette raison que j'ai donné à cette maladie le nom *d'oligurie*. En somme, il y a dans ce cas non pas augmentation, mais diminution dans l'excrétion de l'urée (voyez note IV, *Oligurie*).

W. Prout dit que les urines des enfants contiennent souvent un excès d'urée quand elles déposent des phosphates; il est évident, d'après ce que nous savons, que dans ces conditions spéciales W. Prout n'a pas voulu dire que l'urine de vingt-quatre heures renfermait une proportion élevée d'urée, mais bien que certains échantillons, quand les urines sont très-peu abondantes, sont riches en urée. Ces faits se rapprochent de celui que j'ai observé dans l'oligurie.

M. O. Henri a trouvé [1] une grande quantité d'urée dans un cas de rhumatisme; mais cette observation, qui est rapportée partout d'après une simple conversation de l'auteur à la Société de chimie médicale, ne peut être invoquée dans la question qui nous occupe ; la proportion d'urée, pas plus que la quantité d'urine, rendue dans les vingt-quatre heures n'ont été déterminées.

Nous arrivons aux exemples de diabète insipide avec excès d'urée.

Bostock a rapporté [2] une observation qu'à l'imitation de tous les auteurs classiques j'ai citée comme un exemple remarquable de production exagérée d'urée, mais la lecture attentive de cette observation m'a montré depuis qu'elle laisse beaucoup à désirer.

Il s'agit d'une femme de cinquante ans qui dépérissait, perdait ses forces malgré une alimentation suffisante et présentait les principaux symptômes du diabète. Un échantillon d'urine avait une densité de 1,034. Le résidu fixe des vingt-quatre heures était de 8 onces et demi; Bostock estime que ce résidu contenait 7 onces et demi d'urée; mais comment arrive-t-il à cette détermination? En traitant les matières fixes par l'alcool et en comptant comme urée tout ce que l'alcool dissout; il admet que ce résidu ne ren-

[1] *Journ de chimie médic.*, t. V, p. 205.
[2] *Medic.-chirurg. Transact.*, t. VIII, p. 107

ferme pas de glycose, parce que traité par l'acide azotique il ne donna pas d'acide oxalique. Pour enlever à cette observation toute la portée qu'on lui a donnée, il me suffira d'ajouter que Bostock n'a plus examiné les urines de sa malade pour constater numériquement la proportion d'urée ou des autres principes.

M. W. Prout admet l'existence du diabète avec excès d'urée sans glycose. Après avoir tracé les caractères généraux de la maladie, il rapporte deux observations.

Le premier cas observé par lui (1) est celui d'un homme de quarante ans qui avait un besoin fréquent d'uriner. L'urine ne dépassait pas beaucoup, dit M. W. Prout, la quantité ordinaire; cette quantité était variable. M. W. Prout n'examina qu'un seul échantillon dont la densité était de 1,0237, qui contenait un excès d'urée remarquable et laissait déposer un sédiment rouge. Mais l'urine ne fut pas recueillie pendant vingt-quatre heures et la quantité d'urée excrétée dans cet espace de temps ne fut pas dosée.

L'observateur mentionne encore un essai qualifitatif : l'urine ne possédait plus que sa densité normale, 1019. Cela ne peut suffire pour affirmer la production d'un excès d'urée.

Le second cas rapporté par W. Prout est ainsi relaté. Il s'agit d'un homme âgé de cinquante-cinq ans qui présentait des symptômes analogues à celui du diabète. Désir insatiable pour les aliments, sensation de froid à la périphérie. Le malade rendait jusqu'à seize pintes d'urine. Cette urine était pâle, elle contenait une grande quantité d'urée, sa densité était de 1020, elle ne contenait pas de glycose, et laissait précipiter par le repos quelques cristaux d'acide urique. Il faut toute l'autorité de W. Prout pour qu'on puisse admettre que les urines d'un malade qui en rendait seize pintes déposaient de l'acide urique et avaient une densité de 1020, sans contenir de glycose. Il est probable que pour la quantité rendue W. Prout s'en est rapporté au dire du malade et qu'il a examiné non pas le mélange des urines de vingt-quatre heures, mais l'excrétion du matin qui est habituellement la plus dense.

Après quatorze jours, ce malade ne rendait plus que 2 litres d'urine en vingt-quatre heures, sa densité s'était élevée jusqu'à 1,0344 ; mais W. Prout ne dit pas si c'est l'urine mélangée des vingt-quatre heures qui avait cette densité ; il ajoute, quoique la quantité d'urée fût très-considérable, elle ne l'était pas en raison de la densité de l'urine.

L'état de ce malade s'améliora si rapidement qu'il ne revint à l'hôpital que cinq mois après ; il était alors très-faible, rendant encore quatre pintes d'urine d'une densité de 1023, contenant encore une proportion d'urée assez remarquable. Sous l'influence de l'opium à haute dose (1 grain et demi, 7 centigrammes), deux fois par jour, son état s'améliora rapidement. Il rentra à l'hôpital trois mois après pour une autre affection. A cette époque, l'urine avait une densité de 1,0282, elle contenait beaucoup d'acide urique, mais l'urée ne s'y trouvait plus en excès.

Cette observation est sans contredit très-intéressante, mais isolée elle ne peut suffire pour faire admettre l'existence du diabète insipide avec excès d'urée, et il est très-probable que W. Prout a eu affaire dans ce cas à un de ces coureurs d'hôpital qui ne se font pas faute de tromper leur médecin pour rester plus longtemps à la charge de la charité. Il se peut encore qu'il s'agissait dans ce cas d'un malade rendant de temps à autre un grand excès d'urée, comme nous l'avons observé dans la polyurique pendant les accès de goutte.

Dans le *Supplément* à mon *Annuaire* de 1861, à la suite de mon instruction sur l'uromètre, prenant pour base les observations de Bostock, Willis, W. Prout et m'appuyant sur les faits que j'avais observés, je conclus à la réalité d'une maladie caractérisée par l'exagération dans la production de l'urée. J'ai eu le tort de ne pas séparer ces cas en deux catégories : la première dans laquelle cette production exagérée ne dure que

_____

(1) *Traité de la gravelle, du calcul vésical et des autres maladies qui se rattachent à un dérangement des fonctions des organes urinaires*, par W. Prout, trad. par Ch. L. M. Paris, 1822, page 80.

pendant quelques jours ; et la seconde pendant laquelle elle se continue longtemps et constitue le véritable *diabète insipide avec excès d'urée*.

Si aujourd'hui je fais cette séparation, et si je me borne au cas de la deuxième catégorie, j'y trouve cinq observations, trois hommes et deux femmes.

Pour les hommes j'obtins dans le premier cas, pour le résidu des matières fixes des urines de vingt-quatre heures, 173 grammes ; dans le deuxième, 120 grammes, et dans le troisième, 124 grammes. Ces nombres sont très-élevés, ils oscillent en général entre 50 et 60 grammes ; dans le dernier exemple, j'ai obtenu 52 grammes d'urée au lieu de 25.

Pour les femmes, j'ai eu dans le premier cas 145 grammes de matériaux fixes, et dans le second 96 au lieu de 45.

Je n'ai pu renouveler ces déterminations comme je l'aurais désiré ni suivre ces malades. Mais tout en n'admettant qu'avec réserve l'existence d'une forme de diabète caractérisée par la production exagérée d'urée sans glycose comme l'ont fait Willis, W. Prout, Bostock, je suis convaincu, comme je l'ai exprimé déjà, que la continuité dans l'excrétion trop élevée d'urée et d'autres matériaux fixes de l'urine peut conduire à la consomption, mais ces faits sont tout à fait exceptionnels si on les compare à la glycosurie qui est relativement très-fréquente. J'aurais bien désiré déterminer la proportion d'urée dans les urines des goîtreux traités par l'iode et atteints de cachexie iodique, dont Rilliet a rapporté de si intéressantes observations. Je soupçonne qu'on trouvera là des cas très-nets de consomption par production exagérée d'urée.

Depuis la publication du mémoire inséré dans le *Supplément* à mon *Annuaire* de 1861, trois thèses ont été soutenues devant la faculté de Strasbourg ; elles traitent incidemment de la production exagérée d'urée, l'une est de M. Magnant, l'autre de M. Kien, et la dernière de M. Kiener.

Du *diabète insipide*, par M. E. Magnant, thèse soutenue à Strasbourg le 6 août 1862, sous la présidence de M. Tourdes. L'auteur distingue avec raison la polydipsie de la polyurie ; mais les observations qu'il rapporte ayant trait à l'augmentation dans l'excrétion journalière de l'urée manquent de détails.

M. Kien donne une observation de production exagérée d'urée chez un phthisique. Ce fait vient se grouper à côté de ceux que j'ai rencontrés.

M. le docteur Kiener a soutenu, sous la présidence de M. le professeur Hirtz une excellente thèse (*Thèses de Strasbourg*, 1866, 2e série, 914) dans laquelle les faits se rapportant à la production exagérée d'urée sont très-sagement appréciés. Il reconnaît avec raison, comme je l'avais démontré depuis longtemps, que les états morbides à urine abondante constituaient des maladies différentes. Bien que la quantité des matières fixes soit presque toujours exagérée quand les urines sont très-abondantes, il faut cependant distinguer les maladies dans lesquelles il y a une production trop élevée d'urée.

On a souvent répété d'après W. Prout que le diabète insipide avec excès d'urée pouvait se transformer en diabète sucré. J'ai depuis longues années mon attention éveillée sur ce point, mais je n'ai aucun fait qui puisse confirmer cette assertion. Il est bien vrai que certains glycosuriques au régime produisent plus d'urée qu'en santé, et que le sucre reparaît quand ils emploient plus d'aliments glycogéniques qu'ils ne peuvent en utiliser ; mais on ne peut pas dire que ce soit véritablement une transformation de diabète insipide en diabète sucré, puisque cette dernière affection a d'abord régné.

Après cet examen attentif des faits que la science possède de *production exagérée continue d'urée*, il faut conclure que le plus grand nombre de ces faits n'ont aucune valeur parce que la quantité d'urine rendue en vingt-quatre heures n'a pas été mesurée ; que les observations, où l'excès de production d'urée a été constaté, sont très-rares et que la continuité de cet excès n'a pas été encore définitivement établie, et dès lors qu'il ne faut admettre qu'avec la plus grande réserve la réalité de l'existence du diabète insipide avec excès d'urée comparable à la glycosurie. Je serais près de conclure qu'il faut effacer cette maladie du cadre nosologique, de même que déjà dans mon Mémoire de 1841, j'en ai fait effacer le diabète caractérisé par la présence du prétendu sucre insipide.

NOTE IX.

Polyurique. Goutte, gravelle urique ; étiologie et traitement. — J'ai traité spécialement de l'excès de production ou de l'insuffisance d'élimination de l'acide urique dans mes Annuaires de 1867 et 1870. Comme cette condition d'excès de production de l'acide urique se rencontre très-fréquemment dans la glycosurie, je crois utile à mes lectures de *reproduire* les passages que j'ai consacrés à ce sujet.

Le groupe de l'affection polyurique que j'appelais autrefois, avec la plupart des auteurs, *diathèse urique*, est celui qui va nous occuper. L'affection polyurique est, sinon la cause, au moins une des complications les plus redoùtables de la *goutte*. On peut certainement dire que l'affection polyurique joue dans la goutte un des rôles les plus importants. On peut admettre, et avec une grande chance d'être dans le] vrai, que cet excès de production et d'insuffisance d'élimination d'acide urique est la véritable caractéristique de la goutte, comme nous l'établirons plus loin.

L'acide urique forme le calcul des adultes, des habitants des villes, des gens riches. D'après une statistique de M. Ségalas : sur 100 calculs d'acide urique, 79 auraient été fournis par des habitants des villes.

Quand je dis acide urique, je me sers de ce mot pour désigner le groupe tout entier qui comprend : l'acide urique, les urates de soude, biurates de soude, les urates de potasse, de chaux et de magnésie. Je reconnais volontiers que l'acide urique se trouve dans l'organisme beaucoup plus fréquemment à l'état de combinaison avec les alcalis ou les bases terreuses, qu'à l'état de liberté.

Scheele découvrit l'acide urique. En voici la formule : $(C^{10}H^4Az^4O^6 + 4\,Aq)$.

L'acide urique existe dans le sang à l'état d'urate de soude, de chaux et de magnésie. C'est un acide combustible.

Caractères de l'acide urique. — 1° Quand il brûle dans un tube fermé, il donne des vapeurs empyreumatiques ammoniacales et de l'urée.

2° Il est peu soluble dans l'eau qui n'en dissout que $\frac{1}{1800}$ ou $\frac{1}{1700}$ de son poids, plus soluble à chaud qu'à froid ; l'acide urique se dépose souvent pendant le refroidissement de l'urine.

Les urates alcalins sont également plus solubles à chaud qu'à froid, et ce sont eux qui forment les dépôts ordinaires des urines ; ils ont une solubilité plus grande que celle de l'acide urique.

L'acide urique se dissout assez facilement à l'aide de la chaleur, surtout dans une eau faiblement alcalinisée par la potasse ; cette solution additionnée d'acide acétique donne un précipité blanc d'acide urique.

L'acide urique chauffé avec précaution dans un tube de verre avec l'acide azotique, et soumis alors aux vapeurs ammoniacales, donne une coloration rouge caractéristique.

Caractères microscopiques. — Si l'on examine au microscope la poussière rouge d'acide urique que les urines laissent déposer, lorsqu'on y ajoute un acide, il se montre sous forme de rhomboèdres réguliers ou de lamelles cristallines rhomboïdales.

Les dépôts d'urine présentent généralement une coloration rouge plus ou moins foncée, analogue à celle de la brique pilée. L'acide urique pur se présente en lamelles, blanches incolores ; la coloration rouge que possède la *gravelle rouge* n'est point due à l'acide urique, mais aux matières colorantes que l'urine tient en dissolution, et que l'acide urique fixe, entraîne et retient en se précipitant.

Ces matières colorantes de l'urine se présentent plus fréquemment et plus abondamment dans certains cas de fièvre ; on désignait cet acide urique coloré en rouge sous le nom d'acide rosacique.

Conditions de formation de l'acide urique. — La nature du régime a une grande influence sur la formation de l'acide urique. On le trouve dans les urines de l'homme, des carnivores, des omnivores, dans les dépôts des urines de certains animaux. On le rencontre aussi dans les urines des enfants à la mamelle et dans celles du jeune veau. Il existe également dans les urines de la vache, quand on la nourrit avec du grain, ou quand on la soumet à la diète. Mais quand on lui donne des herbes, il n'y a plus d'acide urique dans ses urines. C'est qu'en cette circonstance il s'est trouvé un autre corps, qui, en se copulant avec l'acide urique, a donné naissance à de l'*acide hippurique*. Nous reviendrons plus loin sur cette intéressante transformation.

Sur la quantité d'acide urique produit en vingt-quatre heures. — Tandis que les proportions d'urée sont à peu près les mêmes chez le même homme, l'acide urique peut au contraire varier beaucoup chez différents individus et aussi chez le même homme. Ainsi, d'un jour à l'autre, cette quantité d'acide urique peut s'élever de $0^{gr},20$ à $1^{gr},50$ et même ce chiffre peut être dépassé de beaucoup dans les vingt-quatre heures. On peut prendre le chiffre de $0^{gr},50$ comme la moyenne de ces variations chez l'homme en santé ayant un régime moyen et soumis à un exercice suffisant. C'est ce qu'ont démontré les expériences de M. le professeur Lecanu, qu'il faut toujours citer lorsqu'il s'agit d'études chimiques et physiologiques sur l'urine.

Des causes de diminution et d'augmentation dans la production de l'acide urique. — Il y a *diminution* de l'acide urique dans la chloro-anémie.

Il se trouve en *excès*, au contraire, sous l'influence; 1° d'un régime spécial; 2° du défaut d'exercice ou d'inertie; 3° d'une respiration insuffisante; 4° de certaines maladies du foie, de certaines affections de l'appareil digestif (Mercier); 5° de certaines idiosyncrasies, comme dans le rhumatisme, la goutte. Je vais revenir sur ces conditions en étudiant les causes de la polyurique.

CAUSES DE L'AFFECTION POLYURIQUE. — Les causes de la polyurie peuvent se ranger sous quatre titres principaux : *Alimentation, Inertie, Insuffisance de respiration, Maladies de l'appareil digestif.*

I. *Alimentation.* — Manger plus qu'il ne faut, plus qu'on ne dépense, voilà la grande cause de la polyurique. Nous allons examiner successivement les aliments qui nuisent le plus. L'influence du régime animal sur la production de l'acide urique est évidente; les individus qui mangent de la viande, plus qu'il ne convient, produisent un excès d'acide urique; il n'est pas douteux que, dans plus d'une condition, cette alimentation animale exagérée ne soit fâcheuse; mais c'est une erreur de croire qu'elle est la cause dominante. Suivant Lehmann, une nourriture exclusivement animale donnerait $1^{gr},40$ d'acide urique, une nourriture mixte $1^{gr},10$ et une nourriture végétale 1 gramme.

2° Les alcooliques sont des agents bien plus dangereux dans l'alimentation, au point de vue de la production de l'acide urique. Les excès de vin, de liqueurs et d'eau-de-vie, doivent être, sous ce rapport, soigneusement évités.

3° Les vins mousseux sont surtout à redouter pour les personnes affectées de polyurique. Sous leur influence, on voit la quantité des dépôts uriques augmenter dans les urines. Chacun peut répéter cette observation: qu'il examine l'urine rendue la nuit qui suit un festin où le champagne a été pris en abondance; dans ce cas, on remarque presque constamment un dépôt d'acide urique.

4° A côté des alcooliques se placent les corps gras, qui, pris en trop grande quantité, favorisent à la longue la formation de l'acide urique en excès. Sous l'influence des alcooliques cette formation est beaucoup plus rapide.

5° Les *sucres* ingérés en grande quantité ont aussi une influence fâcheuse. Il ne faut pas oublier, en effet, que les glycosuriques bien nourris produisent beaucoup d'acide urique, et, de plus, on observe encore assez fréquemment que la polyurique succède à la glycosurie. Ce résultat est plus net quand elle l'accompagne déjà et que le glycosurique mange trop (1).

6° Enfin certains aliments herbacés sont encore mis en cause. Quelques auteurs attribuent assez d'influence aux asperges, aux haricots verts. Ce sont des questions qui méritent d'être sévèrement contrôlées par l'observation.

7° Je considère l'usage excessif du pain comme favorisant les accidents de la polyurique.

II. L'*inertie* comme la fatigue excessive, c'est-à-dire un exercice mal réglé, produit de l'acide urique en excès dans les urines. Mais certes la paresse corporelle doit surtout être mise en cause. C'est pourquoi cette affection est si fréquente, à la ville, chez ceux qui ont une vie sédentaire; si rare, au contraire, chez les travailleurs des campagnes.

III. L'*insuffisance de la respiration*, dans le cas de repos absolu, d'air vicié ou insuffisant, de gêne apportée dans les fonctions pulmonaires par une constriction trop grande de la poitrine ou par quelques maladies lentes et chroniques de l'appareil pulmonaire, l'air échauffé des cafés ou des grandes réunions, voilà des causes qui favorisent la production exagérée de l'acide urique.

IV. Les *maladies de l'appareil digestif*, celles du foie (Aug. Mercier), de l'estomac, du pancréas; toutes les causes capables de troubler la digestion, comme l'ingestion des aliments que l'estomac ne peut supporter à cause de leur trop grande abondance, de leur mauvaise nature ou de leur mauvaise préparation. Parmi les dyspepsies qu'il faut légitimement accuser de produire la polyurique, citons au premier rang la *dyspepsie des gourmands saturés*.

Certaines causes générales : *phlegmasies, fièvres*, et enfin les émotions vives comme les violents accès de colère, peuvent déterminer une polyurique passagère de même qu'une glycosurie éphémère. L'intoxication saturnine, comme l'ont remarqué plusieurs médecins anglais et comme M. Charcot l'a vérifié, peut favoriser la polyurique.

Certaines idiosyncrasies, celles qui prédisposent aux rhumatismes, peuvent favoriser la polyurique.

Les conditions de dépôt de l'acide urique combiné ou libre sont principalement : *a*, l'insuffisance des fonctions cutanées; *b*, l'insuffisance des boissons aqueuses; *c*, les productions muqueuses trop abondantes des reins et de la vessie; *d*, l'insuffisance d'élimination par les reins. Cette condition s'observe surtout chez les goutteux dont le sang et les principaux liquides sont saturés d'urates qui forment les dépôts tophacés. On pourrait penser que dans ces cas la maladie ne consiste pas dans une production trop grande d'acide urique, mais uniquement dans le dépôt des urates. Tous les faits concourent à faire admettre une production exagérée, coïncidant avec une élimination insuffisante.

Nous arrivons à un des points les plus importants, mais aussi les plus difficiles de l'étude des conditions chimiques et physiologiques qui déterminent la formation de l'acide urique dans l'économie.

L'observation chimique, la physiologie comparée nous ont bien éclairé sur les question accessoires, mais la démonstration expérimentale du fait-principe reste encore à faire. Quels sont les principes immédiats qui donnent naissance à l'acide urique? Est-il produit par un dédoublement ou par suite de l'action de l'oxygène, sur un ou plusieurs principes immédiats du corps des animaux? Dans quel organe s'opère le dédoublement?

(1) J'ai dosé assez fréquemment la quantité d'acide urique éliminée en vingt-quatre heures par les glycosuriques. J'ai été étonné de l'élévation de cette quantité, qui, quelquefois, a dépassé 2 *grammes* : quatre fois plus qu'à l'état normal. Je n'ai pas observé fréquemment chez eux les accidents de la polyurique. Peut-être faut-il chercher, dans cette trop grande production d'acide urique, les causes de ces morts subites des glycosuriques. Le gymnase que je conseille chaque jour aux glycosuriques fait disparaître la glycose et réduit aussi la formation de l'acide urique à la quantité normale.

Quel est le ferment qui le détermine? Voilà des questions qui seront résolues un jour par l'observation et l'expérience, mais qui ne le sont pas aujourd'hui. Je regarde comme absolument invraisemblable que l'acide urique provienne de l'oxydation des matériaux protéiques de l'économie animale. Déjà, MM. Robin et Verdeil (1) ont combattu cette hypothèse. Je ne puis mieux faire, pour faire connaître leur pensée à cet égard, que de reproduire le passage de leur ouvrage qui se rapporte à cette question :

« Il ne faut admettre l'hypothèse de la combustion que provisoirement, faute de mieux, et se tenir prêt à la rejeter dès que l'on pourra la remplacer par une autre plus en rapport avec la complication des phénomènes offerts par la matière des corps vivants. Or, nous avons vu déjà qu'à la place de la notion de combustion de l'hydrogène et du carbone par l'oxygène, avec dégagement de composés nouveaux qui en résulteraient, il faut substituer celle du dédoublement des substances organiques en deux ou plusieurs espèces de principes cristallisables. Ce ne sont pas, en effet, les conditions de la combustion qui se rencontrent dans l'organisme, ce sont celles des actes chimiques indirects connus sous le nom de *catalyses*, mais non celles dites *fermentations* et putréfaction, sauf quelques cas morbides. Maintenant, quant à la formation de l'urate de soude, ce sont les substances organiques azotées qui fournissent les matériaux de l'acide qui, au fur et à mesure de sa formation, s'empare d'une partie de la base de quelques-uns des sels de soude qui sont en sa présence, tels que le phosphate ou des carbonates, d'après Liebig. On ne saurait dire d'une manière précise quelles sont les espèces de substances organiques qui cèdent une partie de leurs éléments pour la formation de l'acide, s'il n'y a qu'une ou deux de ces espèces, ou si toutes le font. Le lieu précis de cette formation n'est pas connu non plus, et, par suite, il en est de même des conditions exactes du phénomène; c'est-à-dire qu'on ne sait pas encore, si c'est dans le sang ou bien dans telle ou telle glande vasculaire, tel ou tel tissu, d'où le principe passerait dans le sang. Quoi qu'il en soit, on sait que ce n'est pas dans le rein, car le sang renferme ce principe, et pour tous les autres principes qui sont mieux connus, cet organe n'est qu'un organe d'élimination. »

Aux arguments invoqués par MM. Robin et Verdeil, j'ajouterai celui-ci. Les matières protéiques de l'économie à la température de 37 à 40° sont très-peu influencées par l'oxygène, même en présence d'un liquide à réaction alcaline; tandis que la glycose et d'autres principes immédiats qu'on trouve dans le sang, se combinent à cette température et dans ces conditions avec l'oxygène.

On sait parfaitement, au contraire, que l'acide urique est transformé sous les influences oxydantes avec la plus grande facilité, non-seulement dans plusieurs opérations chimiques, mais encore dans l'économie vivante. Quand on fait bouillir de l'acide urique avec de l'eau tenant en suspension de l'oxyde puce de plomb, il se forme de l'urée, de l'acide oxalique et de l'allantoïne. Wœhler a montré qu'en injectant de l'urate de soude dans les veines d'un chien, la quantité d'urée excrétée augmente, et l'oxalate de chaux apparaît en forte proportion dans les urines. En partant de ces faits parfaitement démontrés, quelques personnes ont cru pouvoir avancer que les matériaux protéiques du corps, en subissant l'action de l'oxygène, se transformaient d'abord en acide urique, puis par une action secondaire, l'acide urique produisait l'urée. Ils s'appuyaient, pour soutenir cette hypothèse, sur un fait d'observation très-exact, l'augmentation dans les urines de la proportion d'acide urique sous l'influence de l'inertie corporelle.

Mais les oiseaux et les insectes ne manquent ni d'oxygène ni d'exercice, et cependant ils produisent des masses considérables d'acide urique. Si l'origine de l'urée se rattachait exclusivement à l'oxydation de l'acide urique, la quantité d'acide oxalique produite formerait une masse d'oxalate de chaux qui ne saurait être éliminée par les reins et qui déterminerait promptement des accidents mortels. Je ne puis que renvoyer à mon Mémoire sur les conditions principales de la production de l'urée dans l'économie vivante (2). Je démontre dans ce travail, par un ensemble imposant d'observations

(1) Robin et Verdeil, *Traité de chim. anatom.*, t. II, p. 425.
(2) Bouchardat, *Annuaire de thérapeutique*, 1869, p. 225, et dans ce supplément pag. xxxiv.

d

cliniques : que la production de l'urée dans l'économie ne résulte point de l'oxydation, mais du dédoublement des principes immédiats azotés. La production de l'acide urique appartient à des phénomènes du même ordre, mais nous ne possédons pas des observations rigoureuses, comme lorsqu'il s'agit de l'urée.

Quels sont les principes immédiats qui, par leur dédoublement, donnent naissance dans l'économie vivante à l'acide urique ? Question bien importante, mais dans l'état actuel de nos connaissances, bien difficile à aborder. Suivant M. le professeur Robin (1), les urates se produisent au sein des tissus fibreux, par désassimilation comme la création dans les muscles. Depuis qu'il a écrit ce qui précède, il a communiqué ses vues sur ce sujet à Trousseau (2). Les tissus fibreux de l'économie, selon M. Robin, s'assimilent dans l'acte de la nutrition les substances albuminoïdes, qui se changent en géline, partie constituante de ces tissus ; dans l'acte de la désassimilation, la géline se dédouble en principes cristallisables, au nombre desquels prédominent les urates et l'acide urique. Je ne connais pas les observations et les expériences sur lesquelles s'appuient ces vues, mais tout ce qui émane d'un savant qui a tant travaillé sur ces sujets mérite la plus sérieuse attention.

Ainsi que M. Robin, je regarde comme très-vraisemblable que le dédoublement qui donne naissance à l'acide urique ne s'opère pas directement au moins sur les matières protéiques de l'économie. Considérant l'extrême mutabilité sous les influences les plus variées de l'acide caractéristique de la bile, j'avais pensé que c'était à ce principe immédiat qu'il fallait rapporter avec plus de vraisemblance la production de l'acide urique. Cette opinion était fortifiée par le fait clinique, qui nous montre l'élimination de l'acide urique en excès par le rein, liée à certaines affections du foie, parmi lesquelles je noterais la simple hypertrophie de cet organe. Mais c'est avec la plus grande réserve que je présente cette hypothèse.

Dans quels organes s'opère le dédoublement qui donne naissance à l'acide urique ? Il est naturel de penser tout d'abord aux organes dans lesquels on en a constaté la présence constante.

Dans les tissus fibreux, si l'on admet l'opinion de M. Robin, il est plusieurs organes dans lesquels on a constaté la présence de l'acide urique à l'état d'urate, mais qui ne doivent point être considérés comme étant les organes dans lesquels ce principe immédiat se produit, ainsi les poumons (Cloetta, Wiederhold), le cerveau (Parkes), etc.; il est un organe qui doit nous arrêter. Sherer a constaté la présence constante de l'acide urique dans la rate. D'un autre côté, on sait que souvent, lorsqu'il existe une hypertrophie de la rate, les urines contiennent un excès d'acide urique ; mais de ces faits, il faudrait se garder de conclure que l'acide urique se produit dans la rate, car si la présence de cet organe est constante chez les vertébrés, les insectes et d'autres animaux qui produisent de l'acide urique en sont dépourvus.

Dans certaines maladies du foie, la production d'acide urique est très-notablement exagérée ; j'ai noté moi-même, dans mon Mémoire sur les conditions de la production de l'urée (3), un cas dans lequel la proportion d'acide urique, excrétée en 24 heures s'éleva à la quantité énorme de 3^{gr}, 22. Il s'agissait là d'un cas d'ictère de cause morale. Dans d'autres affections du foie, la proportion d'acide urique éliminée dans les 24 heures est au contraire diminuée.

Quoi qu'il en soit de ces différences, si l'on se rappelle les faits que nous avons précédemment mentionnés de la présence de l'acide urique dans certains calculs biliaires ; si l'on se rappelle encore les observations que j'ai signalées dans le mémoire cité, d'accroissement considérable d'urée ou de diminution notable dans la production, suivant que le foie est affecté de telle ou telle façon, on sera porté à penser que cet organe joue un rôle important dans la production de l'urée et de l'acide urique. Cette opinion est fortifiée par

(1) Robin, Programme du cours d'histologie, 1864, p. 90 ; Dictionn. de médec., 1866, p. 678.

(2) Trousseau, Clinique médicale, t. III, p. 351, 1865.

(3) Bouchardat, Annuaire de thérapeutique, 1869, p. 235 et p. xxxviii de cet appendice.

la présence du foie, ou d'organes rudimentaires remplissant ses principales fonctions, non-seulement chez tous les vertébrés, mais encore chez les invertébrés producteurs d'acide urique.

Ajoutons, pour corroborer l'hypothèse du rôle du foie dans la production de l'acide urique, que parmi les phénomènes qui marquent le plus souvent le début de la goutte, Gardner avait signalé une hypertrophie passagère du foie. Scudamore avait fait la même observation, elle a été confirmée par M. le docteur Galtier-Boissière dans son excellente thèse (1). Il a constaté plusieurs fois sur lui-même cet accroissement temporaire du foie qui, chez certains goutteux, annonce les accès.

Je me hâte d'ajouter que, dans l'état actuel de nos connaissances, on ne saurait être trop réservé pour attribuer au foie le rôle principal dans la production de l'acide urique. L'augmentation dans son excrétion après un refroidissement est un fait assez constant pour nous faire admettre que la production de l'acide urique est un phénomène de dédoublement qui s'opère dans les capillaires; puis on sait trop peu de choses sur le rôle des ganglions lymphatiques, pour ne point désirer des observations ou des expériences nouvelles pour éclairer ce sujet si obscur de la production de l'acide urique.

Des causes de l'insuffisance d'élimination de l'acide urique dans la goutte. — Un des faits les plus importants qui ressort des remarquables travaux de M. Garrod sur la goutte, c'est la *démonstration pondérale de la diminution de l'élimination de l'acide urique par les reins des goutteux.*

Plusieurs causes peuvent déterminer cette insuffisance d'élimination, eu égard à la production.

Parmi elles, nous devons noter : le dépôt de l'urate de soude cristallisé dans les tissus fibreux ; puis, bien plus sûrement, certaines modifications anatomiques ou fonctionnelles des reins.

On sait que lorsqu'un sel a commencé à cristalliser dans un liquide, il se dépose plus facilement sur les cristaux déjà formés, et la saturation du liquide diminue. Dans le cas qui nous occupe, cette influence est probablement peu puissante; il faut plutôt chercher les causes de l'insuffisance d'élimination de l'acide urique, dans les modifications des reins.

Parmi celles-ci, une des plus remarquables est celle déterminée par l'intoxication saturnine. On sait, par les recherches de M. Ollivier, qu'assez fréquemment l'urine des malades empoisonnés par le plomb contient de l'albumine, la présence de ce corps indique une altération du rein ; d'un autre côté, un ensemble imposant de faits établissent la prédisposition des ouvriers qui travaillent le plomb à être atteints de la goutte quand ils sont nourris avec de larges proportions de viande et de bière forte. Ce fait clinique avait été pressenti par plusieurs médecins : G. Musgrave (2), W. Falconner (3), C. Hillier Parry (4), Tood (5), Bence Jones (6). Mais c'est encore à M. Garrod qu'appartient la gloire d'en avoir donné une complète démonstration (7), qui a été confirmée par plusieurs médecins anglais. M. Charcot (8), en rapportant un cas intéressant de goutte chronique avec concrétions tophacées, a étudié cette question avec beaucoup de soin, et il constate que les cas de goutte saturnine sont rares chez nous ; mais nos ouvriers qui sont exposés à l'intoxication plombique ne prennent jamais de bière forte, et infiniment rarement des proportions de viande, même suffisante pour une bonne alimentation normale.

Je crois qu'il serait très-intéressant de rechercher si d'autres empoisonnements lents,

(1) Galtier-Boissière, de la Goutte, p. 41, *Thèses de la Faculté de Paris.*
(2) G. Musgrave, *De arthide symptomatica, Genovæ,* 1752, p. 65.
(3) W. Falconner, *Essai sur les eaux de Bath,* 1772.
(4) C. Hillier Parry, *Collect. of the, unpublis. hed. med.* Lond., 1825.
(5) Tood, *Practic. Remarks on Gout.,* etc. Lond., 1843, p. 44.
(6) Bence Jones, *The Lancet,* 1856, p. 45.
(7) Garrod, *loc. cit.,* p. 308.
(8) Charcot, *Gaz. hebdomadaire,* 1863, p. 436.

qui modifient les fonctions des reins, peuvent favoriser le développement de la goutte, en retardant l'élimination de l'urate de soude.

Me voici arrivé à un des points les plus délicats de la question ; ce cas pourrait en quelque sorte se rattacher à un commencement d'intoxication ; c'est le retard apporté par de mauvaises habitudes hygiéniques à l'élimination de matières nuisibles que les reins séparent du sang. Au premier rang de ces matières nuisibles, il faut sans contredit placer l'urate de soude et l'urée ; puis, immédiatement, les sels de potasse que nous ingérons en excès avec nos aliments solides ou liquides (1).

M. Garrod, dans sa sixième proposition sur |la théorie de la goutte (2), s'exprime ainsi : « Les reins sont affectés dans la goutte, vraisemblablement dans la période initiale ; ils le sont très-certainement lorsque la maladie est devenue chronique. La lésion du rein n'est peut-être que fonctionnelle ; plus tard, l'organe est modifié dans sa structure. Le produit de la sécrétion urinaire est également modifié dans sa composition. »

Dans cette sixième proposition de M. Garrod, je trouve une observation aussi fine que juste, c'est que primitivement la lésion des reins n'est peut-être que fonctionnelle. Mon attention a depuis longtemps été éveillée de ce côté. Voici ce que j'ai observé : quand après un repas copieux dans lequel les viandes habilement apprêtées ont surexcité l'appétit, les vins de grands crus ont été abondamment appréciés, si l'on reste dans les salons, préoccupé des affaires, des convenances de société, ou bien encore lorsqu'on se confine dans un cercle bien chauffé, en consommant de bons cigares, les reins semblent par l'habitude modérer leurs fonctions, et le besoin d'uriner ne se fait sentir que bien avant dans la soirée. Quand, au contraire, après un bon repas, arrosé de grands vins, terminé par le moka, on fait une longue et vive course, les reins travaillent alors avec une telle activité, qu'on éprouve le besoin impérieux d'uriner et à plusieurs reprises après avoir parcouru 1 ou 2 kilomètres.

Les différences que je viens d'indiquer s'accentuent davantage par l'habitude ; on comprend sans peine que si l'on peut, par le repos, par les préoccupations de société, par la distraction du cigare, retarder l'élimination de l'urate de soude, ce sel a plus de chances de saturer le sang et les autres liquides de l'économie. Mais ce qui a, d'après mon observation, une importance plus grande, on habitue les reins à cette *paresse fonctionnelle, caractère et origine de la goutte.*

Les altérations secondaires des reins que M. Garrod a fait connaître (3) peuvent facilement être expliquées et prévues, elles sont caractérisées par la présence de dépôts uratiques, qui siégent au sommet des pyramides et se prolongent dans la direction des tubes urinifères. Dans certains cas, les reins présentent une atrophie plus ou moins prononcée et des modifications de texture qui portent principalement sur la substance corticale.

Il est deux remarques par lesquelles je vais terminer cette discusion, et qui, d'après la longue expérience que j'ai acquise par l'examen des urines, ont une grande importance au double point de vue hygiénique et thérapeutique.

La *première*, c'est que les pertubations continues dans les fonctions d'un organe épurateur aussi important que les reins ont un retentissement indubitable sur la santé et que la vie en est abrégée ! Ainsi, l'élimination de la glycose pendant plusieurs années, contribue à altérer la sécrétion rénale, les urines deviennent mousseuses par suite de l'élimination d'une matière protéique qui trop souvent prend les caractères de l'albumine. Le rein s'altère secondairement dans la goutte ; quand les reins sont habitués à ne pas fonctionner énergiquement, il peut se former des dépôts uratiques dans leurs tissus ; souvent aussi, ils finissent par se laisser traverser par de l'albumine.

La *seconde*, c'est que chez tous les malades, et particulièrement chez les goutteux affaiblis, auxquels on administre des médicaments ou des aliments contenant des prin-

(1) Bouchardat et Stuart Cooper, Action physiologique des chlorure, bromure et iodure de potassium (*Annuaire thérapeutique*, 1847, p. 220).
(2) Garrod, *loc. cit.*, p. 366.
(3) Garrod, *loc. cit.*, p. 266 et suiv., et note de M. J. Charcot, p. 273.

cipes immédiats actifs qui doivent être éliminés par les reins, on doit surveiller l'excrétion urinaire, et l'animer par un exercice énergique, après les repas. Si l'excrétion urinaire ne devient pas active, il faut s'abstenir. L'insuffisance de dépuration du sang conduit à des dangers certains.

La cause primordiale de l'insuffisance d'élimination de l'acide urique dans le plus grand nombre de cas, est l'habitude acquise de modérer les fonctions des reins par le repos, après des repas dans lesquels les viandes bien apprêtées, les fromages avancés, la bière forte, les vins chargés d'alcool n'ont pas été épargnés.

Maladies déterminées par un excès dans la production de l'acide urique, ou par l'insuffisance de son élimination. — Ces maladies sont les gravelles, les calculs et la goutte 1° La gravelle urique qu'il faut bien distinguer des dépôts d'urine se reconnaît de la manière suivante. Quand vous voyez se former de simples dépôts grisâtres ou couleur de rouille dans l'urine exposée à une température basse, regardez cela comme une simple prédisposition, comme un avertissement qui a sa valeur. Ce ne sont encore que des poussières d'urates, poussières dont il faut vous défier si elles se reproduisent constamment dans les urines. Quand en urinant vous entendez tomber un *gravier* pendant l'émission des urines, alors c'est la vraie gravelle qu'il faut traiter sans retard et avec persévérance.

2° Les calculs d'acide urique sont durs, mais dans une vessie saine ils sont dans des conditions heureuses pour la lithotritie. C'est par le régime et par un traitement hygiénique convenables qu'on en prévient sûrement le retour, quand on en a débarrassé le malade. Nous exposerons bientôt ce traitement hygiénique dans tous ses détails.

3° Les accidents de goutte se déclarent sous l'influence de l'affection polyurique. C'est alors que les petites articulations se prennent et que l'on voit survenir ces phénomènes qui sont généralement connus, et dont je ne puis rappeler ici que les principaux : douleurs excessives, gonflements articulaires, fièvre, dépôts tophacés, ankylose, marche difficile, douloureuse, etc.

Souvent aussi on voit, sous la même influence, se développer certaines maladies du cœur. Nous reviendrons plus loin sur ces complications, ainsi que sur celles qui se rattachent aux altérations des reins et de l'appareil digestif. Enfin, il est des accidents soudains bien plus difficilement explicables, des morts imprévues et presque subites. Y aurait-il, dans ce cas, une décomposition catalytique des urates du sang en acide oxalique et en urée ? J'ai observé chez deux malades, dans des cas de crises de goutte fatales, une augmentation considérable dans la quantité d'urée rendue dans les vingt-quatre heures. La mort, dans ces cas, surviendrait-elle par embolie déterminée par la présence d'un excès d'oxalate de chaux. L'acide urique lui-même, à l'état d'urate ne pourrait-il, dans certains cas, produire ces embolies ; dans l'une ou l'autre supposition, on expliquerait facilement ces cas de mort subite observés si fréquemment chez les goutteux, et pour lesquels on disait que la goutte s'est portée au cœur, au cerveau, etc. L'observation ne peut tarder à éclairer longtemps cette importante question, mais déjà nous pouvons comprendre la fréquence des cas d'embolie observés chez les goutteux.

Je vais maintenant reproduire d'après mon Annuaire de 1870 les *faits précis qui rattachent la goutte à la polyurique.* — C'est à Scheele (1) que l'on doit la découverte

(1) C'est à tort qu'on répète dans les ouvrages classiques que Scheele désigna l'acide urique sous le nom d'*acide lithique* ; il le décrivit ainsi que ses principales combinaisons et le nota comme l'acide caractéristique de l'urine et des calculs urinaires : *Acidum concretum antea ignotum.* » On trouve en note : *Hoc acidum interpreti Gallici bezoardicum nici plact.* Mais Scheele ne lui donna pas de nom. C'est Guyton de Morveau (*Encyclopédie méthodique*, Paris, 1786, *Chimie*, t. I, p. 407) qui lui donna le nom d'acide bezoardique, puis celui d'acide lithique dans la nomenclature française, et Fourcroy et Vauquelin celui d'acide urique.

Examen chemicum calculi urinarii (*Acta Academiæ regiæ sueciæ anni* 1776), voilà le titre exact du mémoire de Scheele, il est réimprimé à la p. 73 du t. II de ses œuvres : *Caroli. Guil. Scheele opuscula chemica et physica. Latine vertit* G. H. Schœffer. *Lipsiæ,* MDLXXXVIII, 2 vol. in-8.

de l'acide urique, et par conséquent la première notion rigoureuse sur la nature des calculs urinaires et de la pathogénie de la goutte ; c'est à cette découverte que l'on peut justement appliquer une pensée que T. Bergmann a placée dans les prolégomènes de l'édition des œuvres de Scheele, publiées par E. B. G. Hebenstreit : *Quot opiniones super morborum natura et causis male conceptæ falsitatis a chemia quotidie convincuntur ?*

La relation qui existe entre la production des calculs uriques et la goutte fut nettement établie par Tennant (1), qui découvrit que le tuf arthritique est principalement constitué par de l'urate de soude. Wollaston (2) confirma et étendit cette découverte capitale. Le travail de Wollaston était sans doute inconnu à Fourcroy (3), quand il s'occupa du même sujet. Je vais reproduire ici le passage de son système des connaissances chimiques qui se rapporte à cet objet.

« M. Walson a publié, dans les *Essais de médecine de Londres*, t. I, 1784 (*Medical communications*), un examen du tuf arthritique pris sur le cadavre d'un goutteux, et il en a conclu que cette matière était très-différente de celle du calcul, puisqu'elle se dissolvait dans la synovie, se mêlait facilement à l'huile et à l'eau, tandis que la substance calculeuse présentait des propriétés entièrement opposées. Mais cette différence pouvait tenir à l'état de combinaison de la substance calculeuse : et c'est ce que M. Tennant, de Londres, a découvert, en annonçant que les concrétions arthritiques étaient composées de l'acide du calcul uni à la soude. »

« Cette simple annonce, insérée dans quelques ouvrages périodiques, me parut si importante pour les progrès de l'art, que j'ai désiré ardemment de pouvoir la confirmer par une expérience exacte. Plusieurs années se sont passées sans que j'aie pu satisfaire mon désir, parce qu'il m'a été impossible de me procurer des concrétions arthritiques, quoique j'en aie demandé à plusieurs médecins. Ce ne fut que vers le mois de vendémiaire de l'an VII qu'il se présenta une occasion favorable, et je la dois au citoyen Veau, médecin de Tours, professeur de l'École centrale de cette ville, également recommandable par ses lumières et par son zèle ardent pour les progrès de l'art de guérir. Ce physicien, qui sent tout le prix des recherches exactes de chimie appliquées aux phénomènes de l'économie animale, voulut bien m'apporter une concrétion arthritique tirée d'une tumeur ulcérée située sur le gros orteil d'un homme de cinquante ans, affecté depuis trente années de la goutte, et qui, à en juger d'après le gonflement de diverses articulations, paraît porter ainsi dans tout son corps plus d'un kilogramme de cette matière concrète. »

« Ce malade, dont les pieds, les mains et les genoux sont tuméfiés, n'éprouve point de douleur dans la plupart de ces régions lorsqu'on en touche la peau. Les concrétions arthritiques sont partout adhérentes aux os. Quant à celle qui est située à la dernière phalange du gros orteil au pied gauche, et d'où provient la portion qui m'a été remise, la tumeur a 13 centimètres environ de circonférence ; elle est ulcérée et ouverte à sa partie supérieure et latérale externe ; il en sort chaque jour un pus fétide qui n'a pas été examiné, mais qui paraît entraîner avec lui une portion de matière concrète arthritique. Depuis un an, le malade souffrait des douleurs atroces ; il dormait à peine quelques minutes, et était réveillé par la violence de son mal. Depuis plusieurs mois, il n'avait plus quitté son lit : il jetait souvent des cris perçants. La partie de la concrétion podagrique qui m'a été adressée par le citoyen Veau, avec les détails que je viens d'exposer d'après lui, avait été extraite de cette tumeur ulcérée, à l'ouverture de laquelle elle avait été repoussée. Je l'ai soumise aux expériences que sa petite quantité m'a permis de tenter ; elles ont été faites en présence du médecin éclairé à qui je la dois. »

« Cette concrétion blanchâtre, irrégulière, comme grenue et fine dans son tissu, ayant assez l'apparence d'un morceau d'agaric officinal cassé, avait environ 4 centimètres d'é-

(1) Tennant, *Journ. phys.* 1795, t. XIV.
(2) Wollaston, *On Goutty urinari concretions* (*Transac. philosoph.* 1797, p. I).
(3) Fourcroy, *Ann. Muséum*, an IX, 1802, t. I, p. 93. *Systèm. des connaiss. chimiq.*, t. X, p. 267, brumaire an IX.

tendue ; elle pesait plus de 3 grammes et demi. Elle était poreuse et légère ; on ne pouvait la broyer que difficilement dans un mortier, à raison des pellicules membraneuses abondantes dont elle était traversée ; elle se coupait à la manière du suif, et les parties découvertes par la section étaient polies et brillantes comme les lames du blanc de baleine. Échauffée par un broiement assez violent, elle exhalait une odeur fade de matière animale. Un gramme chauffé dans un creuset d'argent a exhalé une fumée blanche, fétide, empyreumatique et ammoniacale, s'est brûlé sans se ramollir, après s'être à la vérité fondu en bouillonnant. Le creuset, retiré du feu après la cessation de la fumée, a offert un résidu noirâtre, d'une saveur alcaline et amère, analogue à celle d'un prussiate alcalin, pesant un seizième de la masse employée. L'eau distillée versée sur un résidu en a dissous une partie, et a donné avec le sulfate de fer un précipité bleu de prussiate très-beau. Elle contenait donc un alcali fixe et une matière animale très-abondante. »

«Traitée avec cent fois son poids d'eau par une ébullition de quelques minutes, elle s'est presque entièrement dissoute dans ce liquide, en le couvrant d'une écume semblable à celle d'une eau de savon, et en répandant une odeur animale fade, semblable à celle que donnent les membranes, la peau, les tendons et les ligaments qu'on fait bouillir dans l'eau. Il n'y a eu qu'un dixième environ de la concrétion qui ne s'est pas dissous. Cette partie était comme des pellicules membraneuses gonflées. L'acide sulfurique, versé dans la dissolution, y a produit un précipité blanc, pulvérulent, qui a pris, en se rassemblant, la forme de petites aiguilles cristallines très reconnaissables pour celle de l'acide urique. La liqueur surnageante, évaporée doucement, a montré des cristaux de sulfate de soude, difficiles à en obtenir, bien séparés à cause de l'état visqueux et gélatineux que l'évaporation avait produit.

«Une portion de la concrétion arthritique, égale aux deux précédentes, a été traitée avec plus de cent fois son poids d'une lessive de potasse concentrée à l'aide de la chaleur. Elle s'y est presque complétement dissoute, en exhalant une odeur animale fade déjà indiquée. La liqueur filtrée, pour en séparer quelques flocons indissous, a été mêlée avec de l'acide muriatique faible, qui y a formé un précipité blanc semblable, par son aspect et toutes ses propriétés, à l'acide urique, et très-reconnaissable pour être cette espèce d'acide. Plongée dans une lessive de potasse très-faible, une partie de cette concrétion s'y est ramollie, y a perdu toute sa consistance sans y perdre sa forme ; la liqueur a ensuite précipité de l'acide urique par l'addition de l'acide muriatique. La concrétion arthritique s'est donc comportée comme un calcul urinaire urique, excepté que la proportion de matière animale y paraissait être plus considérable que dans ce dernier.

«Ces expériences prouvent évidemment que la concrétion arthritique dont il est question ici est formée par un mélange d'urate de soude et de matière animale gélatineuse ; elles confirment l'énoncé de M. Tennant. Elles indiquent néanmoins que ce sel, qu'on n'a point encore trouvé dans les calculs urinaires, et qui ne contient que l'acide urique combiné avec la soude si fréquente dans les liqueurs animales, y est enveloppé ou accompagné d'une substance muqueuse qui excède beaucoup sa propre quantité. Elles montrent un rapport annoncé vaguement jusqu'ici entre l'humeur goutteuse et les concrétions urinaires ; elles apprennent que le tuf arthritique se dépose entre les lames des capsules articulaires, et que c'est en écartant ces lames et en se cristallisant entre elles plus ou moins rapidement, qu'elles enveloppent et gonflent les articulations ; qu'elles produisent des douleurs plus ou moins aiguës, en raison des tiraillements qu'elles excitent dans les nerfs et dans les vaisseaux lymphatiques. Ainsi, la surabondance de l'acide urique, son dépôt ou son transport vers les organes articulaires, les capsules muqueuses, les gaînes des tendons, paraissent être la cause immédiate de la goutte. Déjà, le citoyen Berthollet a constaté que l'urine des goutteux ne contient pas d'acide phosphorique pendant les accès de cette maladie : il sera, de plus, important de rechercher si elle est également privée d'acide urique. C'est une nouvelle carrière que la chimie ouvre à la médecine, et dont celle-ci saura sans doute profiter. Il sera également intéressant de déterminer pourquoi cet acide urique est uni à la soude dans les dépôts arthritiques, tandis qu'on ne l'a point encore trouvé sous cette forme de combinaison dans l'urine, état dans lequel il ne peut pas y être en effet à cause de l'acide phosphorique à nu que contient ce liquide. »

Vogel (1) a confirmé l'existence de l'urate de soude dans les concrétions arthritiques; Laroque (2) y a ajouté son témoignage.

Laugier, père du chirurgien et de l'astronome membres de l'Académie des sciences, successeur de la chaire de Fourcroy au Jardin des plantes, chimiste renommé pour l'exactitude de ses analyses, a trouvé (3) de l'urate de soude uni à celui de chaux dans une concrétion d'un goutteux. J'ai eu à deux reprises l'occasion d'examiner des concrétions tophacées de goutteux ; j'y ai constaté l'existence de l'urate de soude ; mais sans faire d'analyse quantitative. Voici deux exemples d'analyses quantitatives de concrétions tophacées (4).

L'une de celle-ci, provenant d'un fermier et examinée par Marchant, avait la composition suivante : Urate de soude, 34,20 ; Urate de chaux, 7,12 ; Carbonate d'ammoniaque, 7,86 ? Chlorure de sodium, 14,12 ; Matière animale, 32,53 ; Eau, 6,80 ; Perte, 2,37.

Une autre analyse due à Lehmann est relative à une concrétion développée sur le métacarpe chez un jeune homme qui avait souffert de la goutte. Cette concrétion renfermait un grand nombre de prismes à quatre pans, d'urate de soude, et, après dessiccation, on la trouva constituée comme il suit : Urate de soude, 52,12 ; Urate de chaux, 1,25 ; Chlorure de sodium, 9,84 ; Phosphate de chaux, 4,32 ; Tissu cellulaire, 28,49 ; Eau, perte, 3,89.

Je me borne à ces citations, je dois cependant ajouter que M. Garrod dans son excellent ouvrage (5) a démontré que ces concrétions consistaient *primitivement* en *urate de soude* ; que cet urate de soude cristallisé se déposait dans le cartilage diarthrodial ; ces cristaux en occupent la partie la plus superficielle et sont logés soit dans l'intervalle des cellules, soit dans leur intérieur même, comme MM. Charcot et Cornil l'ont constaté. (Voyez Annuaire 1867, la note de la page 260.)

Il semble que l'urate de soude, corps cristallisable, s'accumule dans le liquide qui baigne le cartilage diarthrodial par dialyse d'après les lois établies par Graham, et que le sel cristallise quand le liquide en est saturé (6).

Ajoutons quelques mots sur la constatation de l'acide urique libre dans les produits de l'économie autres que les concrétions tophacées, le sang, l'urine.

Wolf assure avoir trouvé (7) de l'acide urique dans la sueur des goutteux, mais Lehmann n'en a point rencontré (8).

De l'acide urique a été trouvé, assure-t-on, dans les calculs biliaires (9), mais cette

---

(1) Vogel, *Goett Gechrte Azeig*, 1813.

(2) Laroque, Exam. d'une concrétion arthritique (*Journ. de pharm.*, 1843, t. III, pl. 451).

(3) Laugier, Exam. d'une concrétion arthritique (*Journ. de chimie médic.*, t. I. p. 6, 1825).

(4) Garrod, *loc. cit.*, p. 74.

(5) Alfred Baring Garrod, *La goutte, sa nature, son traitement et le rhumatisme goutteux* (traduction française par A. Ollivier, annoté par J. M. Charcot, in-8°, Adrien Delahaye, Paris, 1867), p. 72.

(6) Voici les autres considérations invoquées par M. Garrod, *loc. cit.*, p. 391 : « Pourquoi les dépôts d'urate de soude ont-ils lieu constamment dans les ligaments, les cartilages ou les tissus analogues? On peut invoquer tout d'abord le peu de vascularité de pareils tissus ; les dépôts qui s'y forment sont, pour ainsi dire, soustraits à l'action des vaisseaux ; ajoutez encore que, suivant toute probabilité, les liquides qui imprègnent ces tissus présentent un degré d'alcalinité relativement faible, et qu'ils sont certainement moins alcalins que n'est le sang lui-même. Dans des cas de goutte ancienne, il arrive parfois que le liquide synovial contenu dans les jointures offre une réaction franchement acide, alors même qu'il ne s'est écoulé qu'un petit nombre d'heures depuis l'époque de la mort, mais ce phénomène est loin d'être constant. »

(7) *Dissertatio sistens casum calculositatis.* Tubinge, 1817.

(8) Lehman, *Chimie*, in-8°, 1850, t. I, p. 223.

(9) Stoeckhardt, *De choleithis Diss. inaug. Leipsiæ*, in-8, 1832.

découverte demanderait à être contrôlée par de nouvelles recherches ayant pour but l'examen attentif du résidu insoluble dans l'éther et l'alcool des calculs biliaires.

Travaux spéculatifs conduisant à admettre un excès d'acide urique dans l'économie des goutteux. — Dix-sept années après la découverte de l'acide urique par Scheele, un médecin anglais, Murray Forbes (1), pressentit l'importance de l'acide urique dans la pathogénie de la goutte. Ce petit ouvrage, dit M. Garrod (2), est remarquable surtout en raison des vues chimiques qu'il renferme sur la nature des deux maladies dont il y est question. Sa théorie a beaucoup d'analogie avec celles qui ont été émises de nos jours par plusieurs pathologistes. Forbes avance, par exemple, que puisque l'acide lithique — c'est ainsi qu'on nommait autrefois l'acide urique — se rencontre dans l'urine, il doit aussi exister dans le sang, où, à la vérité, la chimie ne l'a pas encore découvert. Voici d'ailleurs dans quels termes l'auteur s'exprime à ce sujet : « La fréquente déposition de » l'acide urique dans diverses parties du corps témoigne assez, dit-il, de sa présence » dans les liquides de l'économie. »

Or, la formation de dépôts d'acide urique a lieu surtout dans la goutte, et Forbes part de ce fait pour se demander s'il faut voir là l'effet d'une coïncidence fortuite, ou si, au contraire, la maladie dont il s'agit ne reconnaîtrait pas pour cause la présence d'un excès d'acide urique dans les humeurs. Forbes met ensuite en relief les rapports qui existent entre la goutte et la gravelle. A ce propos, il insiste tout particulièrement sur cette circonstance que ces deux affections se rencontrent chez des sujets qui ont une constitution semblable, et sur ce fait qu'elles cèdent toutes deux aux mêmes remèdes. Il compare ensuite les amas d'acide lithique qui se forment dans l'épaisseur des tissus tendineux, aux graviers qui se déposent dans les voies urinaires. On ne doit pas oublier que cette théorie était formulée avant que Wollaston eût, en 1797, découvert la véritable composition des concrétions goutteuses. Il n'est pas étonnant d'après cela que Forbes ait pu croire que ces concrétions étaient constituées par de l'acide urique, tandis qu'en réalité elles sont formées par de l'urate de soude. Il n'est pas étonnant, non plus, qu'il ait pu supposer que l'acide urique, qui, suivant lui, forme ces dépôts, est mis en liberté par suite de la présence d'un autre acide introduit dans l'organisme. En somme, si la théorie de Forbes est entachée d'erreur sur plusieurs points, il n'en est pas moins vrai qu'elle se rapproche beaucoup de la réalité ; elle témoigne, en tout cas, de la sagacité de son auteur, surtout si l'on tient compte de l'époque où elle a été émise ; d'ailleurs, c'est le premier document de quelque valeur fourni à l'appui de la doctrine humorale de la goutte. »

Urate de soude dans le sang. — La présence dans le sang des goutteux de l'acide urique en excès à l'état d'urate de soude a pu être admise par plusieurs autres chimistes ou médecins, qui se basaient sur la composition des concrétions tophacées, par exemple par Mazuyer (3), Copland (4) ; mais c'est à M. Garrod (5) que revient la gloire

---

(1) Murray Forbes, *Traité de la goutte et de la gravelle*, 1793.
(2) Garrod, *loc. cit.*, p. 353.
(3) Mazuyer, De la présence de l'acide urique dans le sang, considérée comme cause de la goutte (*Arch. gén. de méd.*, 1826, t. XXI, p. 132).
(4) Copland, *Dict. of practical med.*, 1837, t. I, p. 188.
(5) Garrod (*loc. cit.*, p. 112). Je reproduis les passages de l'ouvrage de M. Garrod qui se rapportent à la démonstration d'un excès d'urate de soude dans le sang des goutteux.
« Dans le courant de l'été de 1847, un cas de goutte marqué par des symptômes très-accentués s'était présenté à mon observation à l'hôpital d'*University college*. Le malade, âgé de quarante et un ans environ, avait souffert pendant les trois années précédentes d'accès fréquemment répétés, et présentait à la face palmaire de plusieurs doigts de la main de petits dépôts crétacés ainsi que des concrétions tophacées sur les oreilles. Au moment de son admission à l'hôpital, il était sous le coup d'un accès de goutte aiguë de date récente ; plusieurs des jointures de la main droite étaient enflammées et tuméfiées. Guidé par diverses considérations, j'étais désireux de faire l'analyse du sang chez ce malade et de rechercher s'il ne contenait pas, par exemple, de l'acide urique. Je pus me procurer une petite quantité du liquide en

de la démonstration expérimentale aussi simple qu'élégante de la présence de l'urate de soude dans le sang des goutteux.

question, grâce à l'obligeance de M. le docteur C. J. B. Williams, aux soins duquel le malade était confié. Le caillot était ferme et légèrement couenneux. Le sérum, limpide et alcalin, avait une densité de 1028. J'étais convaincu que, s'il existait de l'acide urique, on le trouverait dans le sérum. En conséquence, 65 grammes de ce liquide furent desséchés au bain-marie. Le résidu réduit en poudre fut mêlé à de l'alcool rectifié et soumis à l'ébullition dans le but d'éliminer tout ce qui aurait pu nuire à la séparation de l'acide urique, puis, après épuisement, on traita par l'eau distillée bouillante. Quelques gouttes de la solution aqueuse ainsi obtenue furent évaporées jusqu'à siccité avec de l'acide nitrique, et le résidu fut exposé à la vapeur d'ammoniaque. Il se produisit alors une belle coloration pourpre de murexide ou purpurate d'ammoniaque, et la présence de l'acide urique fut ainsi mise en évidence.

Une autre partie de la dissolution fut réduite à consistance sirupeuse, puis additionnée de quelques gouttes d'acide chlorhydrique et abandonnée au repos ; quelques heures après, l'acide urique était déposé sous forme de cristaux caractéristiques. 65 grammes de sérum provenant d'une nouvelle saignée, pratiquée peu de temps après la première, furent traités comme précédemment, avec cette différence néanmoins qu'on n'ajoute pas cette fois d'acide chlorhydrique ; on laissa reposer pendant quelques heures la solution aqueuse concentrée et l'on trouva ensuite, sur les parois du vase et à la surface du liquide, de nombreuses aigrettes cristallines que l'on reconnaît être constituées par de l'urate de soude. En effet, traités par l'acide chlorhydrique, ces amas cristallins disparurent, et il se forma en leur place des cristaux rhomboïdes d'acide urique ; de plus, ils laissèrent, après incinération, un résidu soluble dans l'eau, alcalin, et qui ne présentait pas les réactions de la potasse.

Ces recherches furent bientôt reprises dans plusieurs cas de goutte ; elles donnèrent des résultats identiques, qui furent l'objet d'un mémoire publié dans les *Transactions* de la Société médico-chirurgicale pour 1848. Voici dans quels termes se trouve formulée l'une des principales conclusions de ce premier travail : « Le sang dans la goutte renferme toujours de l'acide urique sous forme d'urate de soude, et ce sel peut être obtenu à l'état cristallin. » Depuis la publication de ce travail jusqu'à ce jour, c'est-à-dire depuis plus de quatorze ans, j'ai examiné le sang des goutteux toutes les fois que l'occasion s'en est présentée, et cela dans plus de cent cas. Aujourd'hui, je ne trouve rien à changer au passage cité plus haut, si ce n'est qu'il conviendrait peut-être d'indiquer que le caractère constant de l'altération du sang, chez les goutteux, est constitué par la présence de l'acide urique *en quantité anormale*. J'ai démontré en effet qu'à l'état normal, on peut, de temps à autre, rencontrer dans le sang des traces d'acide urique et d'urée, lorsque les manipulations sont conduites avec beaucoup de soins.

Dans le travail dont il vient d'être question, j'ai consigné les résultats de plusieurs analyses du sang de sujets goutteux, entreprises dans le but de doser l'acide urique.

Chez le sujet dont l'histoire a été rapportée et dans le sang duquel l'acide urique fut découvert pour la première fois, 65 grammes de sérum avaient fourni 0 gr., 0033 de cet acide.

Chez un autre malade, la même quantité de sérum donna 0 gr., 00846 d'acide urique.

Dans un troisième cas, on obtint 0 gr., 0020 du même acide pour 65 grammes de sérum.

Chez un quatrième sujet, la même proportion de sérum fournit 0 gr., 0114 d'acide urique.

Enfin, dans un cinquième cas dont l'histoire a été relatée dans le chapitre consacré à la goutte chronique, sur 65 grammes de sérum on obtint 0 gr., 0072 d'acide urique.

Dans chacune de ces analyses, la quantité d'acide obtenue était vraisemblablement au-dessous de la réalité ; des pertes relativement considérables peuvent en effet survenir sous l'influence de causes qu'il n'est pas possible d'éviter.

Le procédé suivi dans les recherches précédentes pour découvrir l'acide urique exige beaucoup de temps et de soins minutieux, principalement si l'on se propose de déterminer les proportions de cet acide ; préférable à tout autre lorsqu'il s'agit d'élucider les opérations relatives à la théorie de la goutte, il ne peut guère être usité dans les recherches cliniques. Pour obvier à cet inconvénient, j'ai imaginé un autre moyen de constater la présence de l'acide urique dans le sang. Ce nouveau procédé, que j'emploie journellement depuis plus de six ans dans ma pratique, m'a donné les résultats les plus satisfaisants. Il est à la portée de tous et il offre l'avantage de n'exiger qu'une faible émission sanguine. Je l'ai désigné sous le nom d'*expérience du fil pour la recherche de l'acide urique*. Voici en quoi il consiste : On verse de 4 à 8 grammes de sérum du sang dans une capsule de verre très-aplatie ; le vase que je préfère a environ 8 cen-

Citons encore l'opinion de médecins français favorables à l'étiologie urique de la goutte.

MM. Cruveilhier et Ch. Petit ont considéré la goutte comme intimement liée à la présence de l'acide urique dans l'organisme. « La lésion matérielle de la goutte, dit M. Cruveilhier (1), celle qui lui est exclusivement propre, consiste dans le dépôt de matières tophacées dans l'intérieur des articulations et dans leur voisinage. »…. « La sécrétion

timètres de diamètre sur 9 millimètres de profondeur, et l'on peut se le procurer chez tous les marchands de verrerie. On ajoute au sérum de l'acide acétique, dans la proportion de 35 centigrammes pour 3 grammes et demi de sérum, et il se produit alors un dégagement de quelques bulles de gaz. Quand le mélange est bien fait, on y plonge un ou deux fils extraits d'un morceau de toile ouvrée, non encore lavée, ou de tout autre tissu de lin. Ces fils, qui doivent avoir une longueur de 2 centimètres et demi environ, sont maintenus pendant quelque temps immergés à l'aide d'une petite baguette, d'un stylet ou de la pointe d'un crayon. Après quoi, le vase est mis à l'écart dans un endroit froid jusqu'à ce que le sérum soit coagulé et presque sec. Le manteau d'une cheminée dans une chambre à température ordinaire, ou encore les rayons d'une bibliothèque, conviennent parfaitement à cet effet ; le temps nécessaire pour que l'opération soit terminée varie de trente-six à soixante heures, suivant le degré de sécheresse ou d'humidité de l'atmosphère.

Pour peu que l'acide urique existe dans le sérum en quantité légèrement supérieure à un chiffre qui sera indiqué plus loin, il se déposera sous forme de cristaux le long des fils, de manière à rappeler la disposition bien connue du sucre candi.

L'acide urique se présente sous forme de cristaux rhomboédriques dont les dimensions varient suivant la rapidité avec laquelle s'est opérée la dessiccation du sérum et aussi suivant la quantité d'acide urique contenue dans le sang. Pour réussir dans ce genre de recherches, plusieurs précautions sont nécessaires.

1° Les capsules de verre doivent être larges et suffisamment aplaties. Les verres de montre ordinaires doivent être rejetés ; ils sont d'un trop petit diamètre et laissent facilement échapper le liquide ; de plus, ils sont trop concaves, ce qui fait que la mince couche de sérum à moitié desséchée se plisse et se rompt.

2° L'acide acétique dont on fait usage ne doit être ni trop fort ni trop faible. L'acide cristallisable forme avec l'albumine du sérum, un composé gélatineux et produit des flocons, tandis que l'acide très-faible augmente sans nécessité la quantité du liquide sur laquelle on opère.

L'expérience a montré que l'acide acétique ordinaire (au titre de 28 pour 100) est celui qui doit être préféré.

3° La forme et la nature des fils n'est pas non plus sans quelque importance. Les substances très-lisses comme les cheveux ou les fils métalliques très-fins ne fixent qu'imparfaitement les cristaux. Si les fils sont trop nombreux ou trop longs et si la quantité d'acide urique est petite, les cristaux se disséminent, et, par suite, on n'en aperçoit plus que très-peu sous le champ du microscope. Il faut se garder de remuer le verre pendant la dessiccation du sérum, car alors les cristaux pourraient se détacher des fils auxquels ils adhèrent.

4° La température doit aussi être prise en considération. Si le sérum est abandonné à une température trop élevée, supérieure par exemple à 21° c., la dessiccation a lieu trop rapidement pour permettre la cristallisation. La température ordinaire d'un appartement est celle qui convient le mieux. Inutile de faire remarquer qu'il importe de protéger la préparation contre la poussière.

5° Si la dessiccation est trop avancée au moment de l'examen, on trouve le sérum recouvert d'une efflorescence blanchâtre et penniforme de phosphates. Ces phosphates, qui ont été représentés, peuvent cacher le fil ; on les fera disparaître en ajoutant à la préparation quelques gouttes d'eau avant de la placer sous le microscope. Lorsque la dessiccation est trop rapide, la couche de sérum concrété se fendille et se rompt en même temps qu'elle se couvre d'efflorescences phosphatiques.

6° Il est bon, toutes les fois que cela est possible, d'opérer sur deux ou trois capsules contenant des échantillons du même sérum.

7° Il importe que le sang sur lequel on doit opérer soit récemment tiré de la veine ou, tout au moins, qu'il n'ait pas eu le temps de subir la moindre altération, au moment où l'on commence l'expérience. En effet, l'acide urique peut subir une décomposition rapide au contact des principes albuminoïdes? »

(1) Cruveilhier, *Anatomie pathologique du corps humain*, 4ᵉ édition.

d'urate de soude a-t-elle lieu dès la première attaque de goutte? Cela ne me paraît pas douteux. La formation de l'urate est un phénomène trop spécial pour qu'on ne doive pas lui donner la première place dans la série des phénomènes qui constituent la maladie, et je regarderai jusqu'à nouvel ordre l'urate comme la cause matérielle de la goutte, amené, comme malgré moi, par l'anatomie pathologique à la même opinion que Sydenham et tant d'autres observateurs de l'antiquité. La grande différence qui existe entre la goutte et le rhumatisme me paraît principalement consister dans la sécrétion de l'urate dans un cas, et dans le défaut de cette sécrétion dans l'autre. »

M. Galtier-Boissière, dans son excellente thèse, rattache également la genèse de la goutte à l'excès de l'acide urique dans l'économie.

Par tout ce qui précède, il est établi que *l'accumulation d'urate de soude dans l'économie, soit par excès de production, soit par insuffisance d'élimination, est la véritable caractéristique de la goutte.* Cette maladie doit donc être rattachée à la polyurique (1).

Distinction entre le rhumatisme et la goutte. — Malgré certains caractères différentiels très-importants qui existent entre le rhumatisme articulaire et la goutte, on ne peut s'empêcher de reconnaître entre ces deux maladies une très-grande analogie. Les symptômes et le mode de développement des accès ne sont pas sans ressemblance, mais des points de première valeur diffèrent dans l'étiologie. Ainsi, l'action de refroidissements continus, l'appauvrissement général de l'économie, favoriseront l'apparition du rhumatisme ; tandis que la goutte semblera avoir sa cause dans la gourmandise et la paresse corporelle. Dans ce cas, il y a insuffisance dans la combustion de certains matériaux de la calorification. Ces maladies se rapprochent par des idiosyncrasies communes. Chez le paysan qui travaille, elles produiront le rhumatisme, et chez le riche qui mange beaucoup et travaille peu, elles détermineront l'apparition de la goutte.

L'une et l'autre prédisposent aux inflammations douloureuses, au gonflement des jointures ; à des complications du côté du cœur ; à une réaction irrégulière, insuffisante, qui fait que les goutteux et les rhumatisants voient trop souvent apparaître les accès de leurs maladies sous l'influence de refroidissements non suivis de réaction.

Chez les rhumatisants, insuffisance dans l'économie de matériaux de calorification immédiatement appropriés à leur but. Chez les goutteux, dépôts anormaux d'urates et surtout d'urate de soude, matériaux de calorification incomplètement détruits par le défaut d'exercice, qui amène à sa suite une respiration insuffisante.

Ce qui est commun chez le goutteux et le rhumatisant, c'est la prédisposition aux inflammations avec gonflements douloureux et complications du côté du cœur. Ce qui les différencie, chez le rhumatisant, c'est une forme d'appauvrissement de l'économie : chez le goutteux ; ce sont les dépôts d'urates et la présence d'acide urique dans le sang. Mais dans les deux cas le fond est commun, on comprend sans peine que ces maladies aient pu être confondues par mon maître Chomel et par mon ami Requin.

Formes anormales et complications de la goutte. — Stoll et Garrod ont signalé, dans quelques cas qui se rencontrent très-rarement, une constriction spasmodique de l'œsophage qui s'oppose au passage du bol alimentaire.

Des manifestations fort remarquables du côté des intestins et du côté de l'*estomac* se

_____

(1) *Note de M. Charcot dans l'édit. française de Garrod,* p. 367. Dans un article dont la publication est toute récente et qui fait partie du *Système de médecine,* édité par le docteur Russell Reynods (t. I, p. 827, London, 1866), M. Garrod a fait connaître ainsi qu'il suit les résultats de quelques recherches nouvelles qu'il a entreprises relativement à l'état du sang dans l'intervalle des accès de goutte : « 1° dans les intervalles qui séparent les premières attaques de goutte, il n'y a pas surabondance de l'acide urique dans le sang ; 2° on a noté une diminution très-prononcée de la proportion de l'acide urique du sang chez plusieurs malades observés au sortir d'une attaque de goutte aiguë ; 3° dans la goutte chronique ; le sang examiné dans l'intervalle des accès a toujours été trouvé riche en acide urique ; 4° dans plusieurs cas où il s'était manifesté des symptômes de goutte irrégulière, sans accompagnement d'affection des jointures, on a reconnu la présence d'un excès d'acide urique dans le sang. »

montrent dans certains cas de goutte ancienne surtout, chez ceux qui sont compliqués d'albuminurie et dont nous parlerons bientôt. L'urate de soude, de même que l'urée, qui ne sont pas excrétés suffisamment par les reins, peuvent alors prendre l'estomac et les intestins pour leur voie d'élimination et déterminer dans ces organes les désordres les plus variés.

Les goutteux, par les raffinements de leur gourmandise, soumettent le *foie* à de rudes épreuves; aussi comme l'avait si bien noté Scudamore, cet organe est rarement sain dans la goutte; M. Galtier-Boissière a reconnu des tuméfactions passagères du foie, qui quelquefois précèdent les accès de goutte.

L'influence de la goutte sur les affections du cœur est manifeste; mais ce n'est pas, comme dans le rhumatisme, l'endocardite, les affections valvulaires et la péricardite qu'on observe. Les lésions du cœur des goutteux reconnaissent pour cause l'alcoolisme ou une affection analogue à la maladie de Brigth, dont nous allons parler.

La *néphrite goutteuse du rein* (Rayer), que j'ai souvent désignée dans mes cours ou mes consultations sous le nom d'*albuminurie traumatique*, parce que je la considérais comme déterminée par la présence de corps étrangers (urates, oxalate de chaux) est beaucoup moins redoutable que la maladie de Bright vraie, mais il est important de la combattre par un traitement rationnel de la polyurique, car elle peut entraîner à sa suite de graves désordres des reins. « On pourrait, dit M. Charcot (*loco cit.*), l'appeler la *gravelle du rein*. Elle présente les caractères de la néphrite chronique interstitielle; mais elle est surtout caractérisée par des infarctus de sable, d'acide urique, quelquefois à l'état cristallin; il peut exister aussi des graviers plus volumineux. Ces dépôts se rencontrent : 1° à la surface du rein, et dans l'épaisseur de la substance corticale; 2° dans les mamelons et les papilles; 3° dans les calices et les bassinets; en général, les concrétions sont plus volumineuses sur ce dernier point.

On peut d'ailleurs rencontrer ces altérations en dehors de la goutte articulaire; mais il est incontestable qu'elles sont très-communes dans cette maladie.

En second lieu, nous rencontrons la néphrite goutteuse proprement dite : c'est le *rein goutteux* des auteurs anglais. Signalée par M. de Castelnau en 1843, elle a été bien décrite par Todd et Garrod. Elle se caractérise anatomiquement :

A. Par des infarctus d'urate de soude, sous forme de traînées blanchâtres (*white streaks*); on les rencontre dans la substance tubuleuse (jamais dans la substance corticale), et quelquefois dans les mamelons; ils se présentent, au microscope, sous forme d'aiguilles cristallines, qui siégeraient, d'après Garrod, dans l'intervalle des tubes urinifères. Mais nous pensons plutôt qu'ils ont leur point de départ dans la cavité même des tubes urinifères, qu'ils obstruent.

B. Par des altérations concomitantes du rein, qui correspondent aux lésions ordinaires de la maladie de Bright.

Il existe d'abord une néphrite parenchymateuse qui peut se montrer à deux degrés différents. Au premier degré, le rein conserve son volume ordinaire; mais la substance corticale s'épaissit et présente une teinte jaune. Les corpuscules de Malpighi sont injectés; les tubules urinifères sont remplis de cellules épithéliales distendues, opaques, et remplies de granulations graisseuses ou protéiques.

Au second degré, ou trouve une atrophie de la substance corticale, et c'est cet état granuleux du rein qui appartient en propre à la maladie de Bright.

Mais, en dehors de la néphrite parenchymateuse, on rencontre aussi la néphrite interstitielle qui correspond au rein goutteux (*gouty kidney*) des auteurs anglais.

Elle est caractérisée surtout par un épaississement du tissu conjonctif intermédiaire aux tubules, avec prolifération des noyaux : le rein a diminué de volume; il est ridé, grenu, rugueux à la surface. La substance corticale est notablement atrophiée. Jamais dans cette affection on n'a vu les reins présenter l'état lardacé.

Ces altérations, d'après Garrod, se montrent dans tous les cas de goutte invétérée, dans lesquels l'autopsie est pratiquée. Elles peuvent exister de bonne heure; on les a rencontrées après sept ou huit accès. Dans un cas observé par Traube, les symptômes

dè cette affection rénale se sont montrés un an seulement après les premières manifestations de la goutte. Ce serait là une forme viscérale de la maladie.

Bien que les altérations du parenchyme rénal, en dehors des dépôts d'urate de soude,
ne diffèrent en rien de celles qui existent dans la maladie de Bright ordinaire, les symptômes propres à cette albuminurie goutteuse se font remarquer par leur bénignité, par
le faible degré d'intensité qu'ils présentent. Nous ne voulons pas insister sur ce point,
qui se rattache à la symptomatologie.

On peut rapporter à cet ordre de causes plusieurs accidents qui figurent assez souvent dans le cortége symptomatique de la goutte. Ainsi la *dyspepsie* est souvent aggra-
vée, sinon créée de toutes pièces, par cet état pathologique du rein; l'œdème en est
souvent une conséquence. On peut observer chez les goutteux l'urémie à forme convul-
sive ou comateuse; elle se rattache bien évidemment à l'état du rein. L'apoplexie cérébrale, l'hypertrophie du cœur, peuvent également passer pour des conséquences éloignées de la lésion rénale. »

La goutte ou plutôt la polyurique se complique de manifestations variées du côté de
la peau.

PROPHYLAXIE DE LA POLYURIQUE. — La prophylaxie de l'affection polyurique touche à
beaucoup de questions importantes d'hygiène; elle intéresse surtout les malades affectés
de gravelle urique, les opérés de calculs uriques par la lithotritie, et enfin les goutteux:
la sûreté de préceptes que je vais exposer ne saurait être mise en doute, la plupart
peuvent invoquer la double consécration de l'observation et du raisonnement.

*Alimentation. Aliments prescrits et aliments défendus dans la gravelle urique et la
goutte.* — La première condition à remplir est celle de manger modérément, et d'ingérer chaque jour des boissons aqueuses en quantité suffisante pour amener les urines
des vingt-quatre heures à une densité moyenne de 1,015 et à la quantité de un litre et
demi pour le même espace de temps pour un homme adulte.

L'eau pure de bonne qualité est, dans la plupart des circonstances, la meilleure
boisson et celle qui est le mieux tolérée. Je prescris souvent aussi les décoctions de
chiendent fin et de queues de cerises. Les infusions de quinquina loxa, de pareira brava,
de thé léger, de thé, de fleurs d'oranger, etc. Parmi les eaux minérales, m'inspirant
des succès du remède de madame Stephens, je prescris les eaux calcaires de Contrexéville, Vittel, Evian, Saint-Galmier, Pougues.

Boissons alcooliques. — Ce qui se rapporte aux boissons alcooliques a une grande
importance dans l'hygiène de la goutte et de la gravelle urique : « De toutes les causes,
dit Garrod (1), qui disposent à contracter la goutte, l'usage des boissons fermentées est,
sans contredit, la plus puissante; c'est là, peut-être, une des vérités les mieux établies
en médecine, et l'on est en droit de se demander si l'homme, privé de ces boissons, eût
jamais connu la goutte. Considérées à ce point de vue, les boissons fermentées ne doivent
pas être placées toutes sur le même rang; ou, en d'autres termes, toutes ne sont pas
propres à provoquer le développement de la goutte. La science possède, sur ce sujet,
bon nombre d'observations et de faits intéressants. »

« A première vue, on se trouve tout naturellement porté à admettre que le degré
d'influence des diverses boissons fermentées, relativement à la production de la goutte,
peut être mesuré par la quantité d'alcool qu'elles contiennent; mais cette hypothèse
tombe devant les faits. A elles seules, les boissons distillées sont impuissantes, ou peu s'en
faut, à engendrer la disposition goutteuse; il en est tout autrement du vin, de l'ale forte
et du porter, ainsi qu'on peut aisément s'en convaincre, lorsqu'on recherche quelles sont
les classes de la société, et quelles sont les diverses contrées où prédomine la goutte.
Contrairement à ce qui a lieu en Angleterre, la goutte est rare en Écosse. Plusieurs
médecins écossais des plus répandus m'ont assuré qu'ils n'observaient cette affection que

(1) Garrod, *loc. cit.*, p. 286.

d'une manière tout à fait exceptionnelle, et seulement chez les classes privilégiées, dans les grandes villes, là où ie vin et l'ale ont été substitués au whiskey. A l'infirmerie royale d'Édimbourg, sur 2200 malades qui ont été confiés à ses soins, le docteur Grégory n'a observé que deux cas de goutte, et pendant le cours d'une carrière nosocomiale qui compte près de trente années, le docteur Hamilton n'a également rencontré que deux goutteux. Les documents qui m'ont été fournis par le docteur Christison témoignent entièrement dans le même sens que les précédents. Attaché au même hôpital depuis trente ans, ce médecin n'a observé la goutte que chez deux sujets, et encore étaient-ce deux sommeliers anglais replets et gros mangeurs. De même qu'à Édimbourg, la goutte est rare dans d'autres villes d'Écosse, telles que Glasgow et Aberdeen, par exemple ; elle est rare aussi en Irlande, où la boisson alcoolique communément usitée est le whiskey. En Russie, en Pologne, en Danemark, les populations, qui font un grand usage de boissons distillées, jouissent cependant d'une sorte d'immunité relative à l'égard de la goutte. »

«En Hollande, si l'on en croit Van Swieten, la goutte était à peine connue jusqu'à l'époque où le vin commença à être substitué à la bière ; et Linné, qui avait vu les Lapons faire impunément usage de la bière, était porté à penser que, parmi les boissons alcooliques, le vin seul a le pouvoir de produire la goutte. Mais ces remarques de Linné et de Van Swieten tendraient tout au plus à établir que la bière, telle du moins qu'on la boit dans certains pays, possède à un moindre degré que le vin la propriété de faire naître la goutte. Nous verrons bientôt qu'en réalité plusieurs sortes de bières, les bières fortes en particulier, sont éminemment propres à engendrer la disposition goutteuse. »

«Deux faits rapportés par Scudamore se rattachent au sujet qui nous occupe. Il s'agit dans le premier cas d'un homme de trente-quatre ans, vigoureux, chargé d'embonpoint, et sujet à la goutte depuis cinq ans. Dans la première partie de la vie, il avait été contrebandier ; il vivait constamment au bord de la mer, et là il avait pris l'habitude de boire de un litre à un litre et demi de genièvre de Hollande chaque jour ; un tel abus prolongé pendant quatre ou cinq ans n'avait eu d'autre effet que de produire chez lui une sorte d'état nerveux et de la dyspepsie. Plus tard, devenu maçon et ayant acquis quelque bien, il s'adonna au vin et au porter, et n'usa plus de boissons distillées que dans des proportions relativement très-minimes. Ce fut deux ans après ce changement dans sa manière de vivre que cet homme ressentit les atteintes de la goutte. »

«Le deuxième cas est relatif à un malade, âgé de cinquante-neuf ans, qui avait vécu dans sa jeunesse à la campagne, où il buvait d'habitude beaucoup de genièvre. A l'âge de vingt-huit ans, il vint habiter Londres, et y fut employé en qualité de sommelier. Depuis lors, il s'était toujours livré sans réserve à l'usage du vin et des bières fortes. Pendant le cours des vingt-quatre dernières années, cet homme avait éprouvé chaque année une attaque de goutte. Chez aucun des deux sujets dont il vient d'être question, il n'existait de prédispositions héréditaires à cette maladie. »

«Aux déductions qu'on pourrait tirer de ces deux observations, on objectera sans doute, et non sans justesse, que la substitution définitive du vin et de la bière aux boissons distillées ne peut pas ici être seule incriminée, puisque, en même temps qu'elle avait lieu, les habitudes et le genre de vie subissaient un changement marqué. On remarquera de plus que chez les deux sujets la goutte s'est développée à peu près à l'âge où elle se développe habituellement, même lorsqu'on ne peut invoquer l'influence des boissons fermentées. »

La remarque que fait Garrod, pour innocenter les liqueurs distillées dans la production de la goutte, peut certainement s'étendre à beaucoup d'autres faits.

Quels sont en général les hommes qui abusent de l'eau-de-vie ? des ouvriers livrés à des travaux manuels qui sont les meilleurs préservatifs de la goutte ; puis, ces ouvriers peuvent bien satisfaire leur passion alcoolique, mais pour tous les autres aliments, la nécessité leur impose la sobriété, ils y sont aussi condamnés par les dyspepsies qu'amène à sa suite l'abus des liqueurs fortes. Il faut, pour produire la goutte, la réunion de plusieurs conditions parmi lesquelles je dois citer : excès d'aliments azotés, excès de boissons fermentées, insuffisance de travail corporel.

Je suis loin de méconnaître l'importance de la distinction faite par Garrod, qui se trouve corroborée par ce fait que tous les auteurs qui, à l'exemple de Magnus Hus, nous ont retracé le tableau des misères de l'alcoolisme, parlent rarement de complications goutteuses.

Quoi qu'il en soit, si je ne proscris pas absolument les liqueurs fortes du régime des goutteux, je recommande toujours d'en user avec mesure, réserve, et d'en observer attentivement les effets pour y renoncer si des accidents apparaissent pendant leur usage.

Mes propres recherches, dit Garrod, sur la puissance respective des diverses boissons alcooliques, relativement à la production de la goutte, m'ont conduit aux résultats suivants : au premier rang, il faut placer *les vins* dont on fait plus communément usage en Angleterre ; à savoir le porto, le xérès et quelques autres vins spiritueux ; mais, il ajoute judicieusement : on ne doit pas perdre de vue, que ceux qui font de ces vins un usage habituel peuvent se procurer en même temps d'autres jouissances, et en particulier le luxe de la table. Or, ce sont là des circonstances additionnelles bien propres à aider au développement de la goutte. Je répéterai, moi : ce sont avec le défaut d'exercice, des circonstances *indispensables*.

M. Garrod ajoute : « Les vins légers, tels que le bordeaux, le vin du Rhin et celui de la Moselle, le champagne enfin, ont souvent pour effet de provoquer les accès chez les sujets goutteux ; mais, pourvu qu'ils soient pris avec modération, ils ne sauraient produire la maladie de toutes pièces, et à ce point de vue ils doivent être placés sur le même rang que les bières légères. Ainsi, en France et dans la Prusse rhénane, le peuple boit du vin, et cependant la goutte est rare chez lui ; tout comme chez les paysans de notre pays. Il n'en est plus de même lorsqu'il s'agit des meilleures qualités de ces mêmes vins : car alors les excès de ce genre, principalement lorsqu'il s'y joint une nourriture animale trop abondante, peuvent conduire directement à la goutte. C'est pourquoi la goutte est commune, beaucoup moins cependant qu'en Angleterre, dans certaines grandes villes de France et d'Allemagne. »

Tout ce que M. Garrod dit des vins légers se vérifie chez nous : quand ils sont pris avec mesure, que le régime animal est modéré, que l'exercice est suffisant, que l'excrétion de l'urine est régulière, ils ne déterminent pas la goutte. Cette maladie n'atteint pas nos vignerons. Si les vins de qualité supérieure de Bourgogne ou de Bordeaux paraissent la causer c'est que ceux qui les consomment agissent souvent trop peu et que leur table, pour le reste, est bien servie. Je regarde les vins chargés d'acide carbonique comme les plus suspects. Aussi, je n'hésite pas à proscrire le vin de Champagne ou autres vins mousseux de la table des goutteux, comme de celle des glycosuriques. Je ne défends pas aux goutteux l'usage modéré des bons vins rouges ou blancs de France, non alcoolisés, à deux conditions : la première, qu'ils boivent deux fois autant d'eau ; la seconde, qu'ils prennent l'habitude de profiter après chaque repas de leur propriété diurétique. Je terminerai ce qui a trait à l'usage du vin dans la goutte, en rapportant ce vieil adage, cité par Sydenham, pour montrer l'utilité des toniques, dans cette maladie :

« Si vous buvez du vin, vous prenez la goutte ; si vous n'en buvez pas, la goutte vous prend. »

Les vins légers, blancs ou rouges (1), riches en bitartrate de potasse, portent avec eux un des meilleurs remèdes de la goutte, un sel de potassium à acide organique faci-

_____

(1) J'ai donné à la page 270 de mon Annuaire de 1867 les raisons citées par Liebig et par moi, qui tendent à faire considérer les vins légers comme ayant une action prophylactique heureuse dans la goutte et la gravelle urique. Nulle part, dit Liebig, la goutte et la gravelle ne sont aussi rares que dans les pays du Rhin qui cultivent la vigne. Je dirai aussi qu'on n'observe pas la polyurique chez les vignerons de la basse Bourgogne et de la Meuse qui ne consomment que de petits vins. J'ajouterai qu'il est certains cépages qui, au point de vue qui nous occupe, méritent une légitime préférence : parmi eux, je citerai le Gentil aromatique, dit *Riesling*, et l'Olwer Hartalber de l'ampélographie rhénane de M. Stoltz. Je cultive dans mon vignoble de

lement destructible ; ils contribuent donc à diminuer l'acidité de l'urine, à faciliter l'évacuation de l'acide urique à l'état d'urate de potasse ; mais pour utiliser ces conditions
salutaires, il faut les étendre d'eau, favoriser leur action diurétique par la marche et ne
pas garder l'urine dans la vessie.

Bières fortes. — Pour apprécier l'influence de la bière forte sur la production de
la goutte, je n'ai pas d'observation personnelle ; on consomme trop peu de ces boissons
en Bourgogne ou à Paris, aussi je ne puis faire mieux que de citer sur cette question les
autorités de Scudamore et de Garrod.

« Je suis, dit Scudamore, disposé à penser qu'en Angleterre et particulièrement à
Londres, la goutte est devenue bien plus fréquente dans les basses classes de la société,
depuis l'usage très-général et très-abondant du *porter*. C'est un liquide très-nutritif
qui, joint aux spiritueux, et même à une quantité modérée d'aliments solides, peut être
regardé comme très-propre à amener cette pléthore inflammatoire qui dispose à la
goutte. » (*Traité sur la nature et le traitement de la goutte*. Paris, 1823, t. I, p. 1037.)
Sur cette question, le docteur Todd n'est pas moins explicite : « Toutes les personnes »,
dit-il, « qui font abus du porter souffrent tôt ou tard de la goutte » ; et un peu plus
loin : « La bière est par *excellence* l'aliment de la goutte » (*Clinical lect. ; Urinaris
organs*, 1857, p. 400). Dans plusieurs de ses écrits, le docteur T. Watson a témoigné
dans le même sens (voy. *The Lancet*, 1843, p. 308. — *Lectures on the principles of
physic*, t. II, p. 759. London, 1857). »
Voici d'un autre côté comment s'exprime Garrod (1) :

Stout et Porter. « Parmi les cas de goutte qui se sont présentés dans mon service
d'hôpital, quelques-uns des plus graves et des plus invétérés reconnaissaient pour cause
l'abus de ces boissons. Dans ce nombre, je pourrais citer, par exemple, les faits relatifs
à certains employés des grandes brasseries de Londres, lesquels ingèrent souvent des
quantités de bière vraiment prodigieuses. Un homme âgé de vingt-huit ans, affecté d'une
goutte intense, et portant à l'un des pieds un abcès goutteux profond, m'a assuré qu'il
buvait environ 13 litres et demi de bière par jour, rarement moins et souvent plus.

» Les ales fortes et même les bières amères ordinaires dont l'usage est aujourd'hui si
communément répandu, peuvent conduire aux mêmes résultats. J'ai été consulté, il y a
quelques années, par un individu âgé de trente ans à peine, et employé dans une bras-
serie de *pale ale ;* la goutte s'était manifestée chez lui pour la première fois quatre ans
auparavant, c'est-à-dire à l'âge de vingt-six ans. Ce premier accès était léger et borné
au gros orteil du côté droit ; trois ans plus tard, était survenue une seconde attaque,
très-intense cette fois, et qui avait envahi non-seulement le gros orteil, mais aussi l'arti-
culation tibio-tarsienne, le talon et le genou.

» Enfin, pendant le cours de l'année qui suivit, les attaques s'étaient reproduites
très-fréquemment, environ tous les trois mois, et la maladie avait commencé à revêtir
la forme chronique. »
L'orge qui sert à fabriquer la bière contient des phosphates, le vin renferme surtout

Girolles des variétés appartenant aux mêmes groupes et qui donnent des vins ayant les mêmes
propriétés, qu'ils paraissent devoir à leur saturation en bitartrate potassique.
Voici ce que dit M. J. L. Stoltz, page 213 de son *Ampélographie*, sur le cepage, et le vin
ourni par le *Olwer Hartelber* (dure feuille) :
« Là où ce cepage se plaît et mûrit, il donne du vin en quantité satisfaisante, et qui au bout
de quelque temps devient délicieux, très-estimé, surtout pour les hommes destinés à la rétention
d'urine ou à la gravelle. Aussi la renommée de cette vertu diurétique attribuée au vin Olwer,
ou Olber, lui assura-t-elle pendant longtemps un débouché sur Paris principalement. Avant 1789,
le Haut-Rhin, Guebwiller en particulier, en expédiaient une grande quantité dans la capitale,
pour servir de remède contre la gravelle. De nos jours, ce débouché n'existant plus, on néglige
la culture de cette variété de vigne. » Probablement parce que sa maturité est trop tardive dans
le Haut-Rhin.

(1) Garrod, *loc. cit.*, p. 292.

e

du bitartrate de potasse, qui dans le sang se transforme en bicarbonate de potasse. On comprend très-bien comment, à dose égale d'alcool, la bière est plus nuisible qu'un vin léger et nouveau.

Cidre. — D'après ce qu'il a vu et d'après les renseignements qu'il a pris, M. Garrod est porté à incriminer le cidre ; en considérant la composition de cette boisson alimentaire, je serais aussi porté à lui attribuer une influence nuisible, et cependant je dois dire que si je m'en rapporte aux informations que j'ai prises et aux malades qui sont venus me consulter, la goutte ne serait pas commune dans nos pays à cidre.

Alimentation azotée trop abondante. — Parmi les causes de la goutte, l'alimentation où dominent les viandes a été très-justement incriminée ; mais il faut joindre à cette cause la dépense insuffisante, c'est-à-dire le travail corporel n'étant pas en rapport avec la masse de viande ingérée.

Chez les goutteux, on constate souvent un état dyspeptique prémonitoire, qui est sous la double dépendance de repas trop abondants où domine la viande, et de l'exercice insuffisant.

Cet état dyspeptique des goutteux est caractérisé par de la cardialgie, des éructations, des oppressions, des vertiges ou de la somnolence après de copieux repas.

C'est dans ce cas, comme l'a si bien vu M. Galtier-Boissière, que la région hépatique est un peu tuméfiée, que le bord du foie s'abaisse au-dessous des côtes et se montre sensible à la pression. Cet état coïncide avec une constipation souvent opiniâtre, et des urines rares, acides, riches en urée.

Je considère donc la sobriété comme une des premières conditions de la prophylaxie de la goutte.

Mais outrer cette indication, si nette et si généralement reconnue, me paraît autant, pour ainsi dire, à blâmer que l'exagération dans le sens opposé. Les goutteux ont besoin de forces, plusieurs subissent facilement les atteintes d'une véritable anémie ; les condamner à la diète ou à une alimentation trop exclusivement végétale me paraît leur être préjudiciable.

L'abstinence, disait Sydenham, affaiblit les parties en les privant de la proportion d'aliment qui est indispensable à la conservation de la vigueur et de leurs forces ; aussi, avec Garrod, j'adopte complétement pour les goutteux la règle générale de diététique suivante, tracée par sir William Temple.

« Un régime simple, une quantité d'aliments que chacun réglera d'après ce qu'il peut digérer facilement, proportionnant ainsi, le mieux possible, la réparation quotidienne de l'organisme aux pertes quotidiennes qu'il éprouve. »

Il est de la plus haute importance de fixer rigoureusement la quantité de viandes qui peut être permise, de manière à ne jamais aller au delà de celle qui est nécessaire. Un bon moyen d'empêcher les malades de dépasser une proportion fixe de matière animale consiste à déterminer le nombre de mets permis à chaque repas et de les réduire le plus possible.

Je prescris toujours de manger lentement et de bien diviser tous les mets par une longue mastication. J'obtiens ainsi un double résultat : le premier, de modérer la quantité des aliments ingérés ; le second, de les rendre plus aptes à subir les digestions, soit stomacale, soit intestinale.

Pour le choix des viandes et autres matières azotées, je suis moins exclusif qu'on ne l'est généralement dans les prescriptions qu'on fait aux goutteux.

Je donne la préférence aux bonnes parties du bœuf, ou du mouton grillé ; mais je permets aussi le veau, et le porc lui-même, à condition qu'il sera bien cuit et surtout bien mâché.

Je ne défends pas absolument le gibier à poil, lièvre, chevreuil, sanglier, pourvu que la proportion en soit modérée et la mastication parfaite. Il en est de même du gibier à plume, perdrix, faisans, bécasses, bécassines, ortolans, mauviettes, etc.

Parmi les volailles, je prescris de préférence le poulet, sans défendre le dindon, les pigeons, les oies, les canards ; mais la chair de ces deux derniers oiseaux doit être aussi bien divisée que possible.

Les boudins doivent être pris en quantité modérée.

Parmi les parties d'animaux, je recommande une grande réserve pour les foies, et surtout pour les foies gras d'oie ou de canard.

Garrod approuve les poissons à chair blanche, comme la morue, la sole, le merlan ; il proscrit au contraire le saumon auquel j'ajouterai l'anguille et la lamproie. Sous le rapport de l'alimentation par les poissons, je serais plus sévère que l'éminent auteur anglais, et je recommanderais de n'en user qu'en très-petite proportion, non communément.

J'aurais la même défiance pour les œufs, je serais loin de défendre de temps à autre un œuf frais au déjeuner ; mais pas d'usage habituel d'œufs, et surtout pas d'excès. Les œufs contiennent beaucoup de soufre qui est brûlé dans l'économie, l'acide sulfurique produit contribue à accroître l'acidité des urines.

Fromages. — Je suis d'avis que le goutteux doit user avec une grande modération des fromages, et surtout de ceux qui sont avancés.

Que doit-on penser de l'usage du lait ? Voici à cet égard l'opinion de Sydenham, qu n'a point été contredit : « Le régime lacté est bon, tant que les malades le suivent rigoureusement ; mais du moment qu'ils s'en écartent et qu'ils reviennent au régime quelque léger ou simple qu'il soit, la goutte reparaît avec plus de rigueur que jamais. »

Il faut donc borner le régime lacté exclusif aux cas où, par suite de gastralgie, ou même de complication d'ulcère simple de l'estomac, les autres aliments ne sont plus bien supportés.

Alimentation féculente et sucrée. — Le pain, les féculents, les sucres ne sont pas contre-indiqués dans la goutte, pourvu qu'ils soient pris en quantité modérée et bien mâchés, car tout goutteux doit redouter la complication de la glycosurie. Si les haricots, pois, lentilles sont bien digérés, j'en recommande l'usage ; je préfère les farines aux graines entières. Les aliments de la famille des légumineuses, quand ils sont bien supportés, ont l'avantage de régulariser les selles. Qui ne connaît, par les réclames, la *revalescière*, qui, dit-on, ne serait autre que de la farine de lentille et de haricot ? Toutes les fécules alimentaires et les pâtes farineuses conviennent ; cependant, quand les goutteux sont obèses, je réduis autant que possible la quantité des féculents, car c'est chez les goutteux obèses que se déclare la glycosurie.

Je prescris volontiers à ces prédisposés d'alterner l'usage du pain ordinaire avec celui du pain ou des biscottes de gluten, afin de réduire la masse des féculents ingérés.

De tous les féculents, celui que je préfère pour les goutteux est la pomme de terre, parce qu'elle renferme du citrate de potasse, et qu'elle porte avec elle un remède hygiénique de la goutte. Je recommande au même titre l'igname de Chine, le cerfeuil bulbeux, la patate.

Les aliments à base d'inuline conviennent également ; je permets d'après cela l'usage des topinambours, des artichauts, etc.

Aliments herbacés, feuilles, tiges, racines (Brèdes). — Pour les herbes alimentaires, il faut distinguer avec soin : les unes me paraissent bien indiquées dans l'alimentation des goutteux, les autres, au contraire, sont nuisibles ; mais ces dernières sont en petit nombre, ce sont surtout celles qui contiennent de l'acide oxalique combiné à la potasse, parce que les dépôts d'oxalate de chaux sont plus à redouter que ceux d'urates. Ainsi, je défends les feuilles d'oseille, d'oxalis, de rhubarbe, quand elles renferment du bioxalate de potasse ; c'est pour la même raison que je proscris les tomates.

Quand les asperges déterminent de l'irritation des reins, je les défends ; je recommande de surveiller l'usage des haricots verts, non pas que mon expérience soit complète à cet égard, mais quelques faits m'inspirent des doutes.

Quand les goutteux digèrent facilement les salades, je les leur permets volontiers, en insistant pour que les quantités de vinaigre et d'huile soient réduites autant que possible. Voici celles que je recommande : laitue, romaine, chicorée, escarolle, barbe de capucin, mache, scorsonère, cresson. Les feuilles contiennent de la potasse, combinée avec des acides organiques qui sont détruits et contribuent à augmenter la masse de bicarbonate de potasse qui provient des aliments.

Les choux, choux-fleurs, choux de Bruxelles doivent être permis en proportion modérée. Les épinards, les salsifis, les cardons conviennent mieux, les concombres sont permis. Les truffes et les champignons doivent être pris en quantité modérée. Les navets et carottes, ainsi que d'autres légumes cuits, conviennent.

Voici une observation qui semblerait prouver que certains aliments herbacés peuvent avoir une action spéciale utile dans la goutte. « Les herbivores ont des urines qui contiennent une grande proportion d'acide hippurique, et une certaine quantité d'acide benzoïque. Cela porte à croire que les herbes contiennent soit de l'acide benzoïque, soit un acide copulé comme l'acide quinique de l'ordre benzoïque. Cela est si vraisemblable, qu'aujourd'hui on recueille l'urine des herbivores dans les vacheries pour retirer l'acide benzoïque, qui est très-employé dans la teinture.

» On a vanté un grand nombre de plantes et de substances alimentaires spéciales pour combattre la gravelle. Il se pourrait que leur efficacité fût plus réelle qu'on le suppose. Quand ces plantes contiennent, par exemple, des quinates de potasse ou de chaux, ou simplement des sels alcalins à acides organiques, on comprend leur utilité. Parmi les aliments spéciaux prescrits aux graveleux, le radis noir pris en quantité élevée a joui d'une faveur telle que c'est une question qui mérite d'être étudiée. »

Fruits acides. — C'est à deux savants suédois, illustres parmi les plus illustres, que l'on doit les premières notions pour nous montrer comment les fruits acides peuvent être utiles contre la goutte. Scheele découvrit les acides des citrons, des groseilles et des fruits rouges (1), et vit que ces acides existaient dans ces fruits à l'état de bisels potassiques. Linné assure, d'après l'observation, que l'on parvient à empêcher le retour des accès de goutte en mangeant habituellement des groseilles. Ces fruits, de même que les framboises, les cerises, contiennent des bicitrates et des bimalates de potasse qui sont brûlés dans l'économie, comme l'a prouvé Wœhler, et convertis en bicarbonate de potasse. C'est donc une manière indirecte d'administrer du bicarbonate de potasse. Garrod permet les groseilles, les raisins, les oranges, pourvu qu'ils soient employés avec modération, je dirai pourvu qu'ils ne fatiguent pas l'estomac et qu'ils manifestent leur puissance diurétique ; pour les fruits à pepins, les pommes, les poires, il les défend à moins qu'on ne les cuise ; je n'adopte pas cette proscription. Ces fruits se rapprochent, pour leur composition saline, des fruits rouges, et tout ce qu'on a dit de ces derniers, à propos de la goutte, peut leur être appliqué.

Les prunes contiennent de l'acide benzoïque ou un acide de cette série qui se copule dans l'économie avec l'acide urique, pour produire de l'acide hippurique soluble. C'est pour ce motif que je recommande aux goutteux les prunes de Reine-Claude. Les fraises et framboises conviennent comme les autres fruits rouges, à moins que par une idiosyncrasie spéciale, ces fruits ne déterminent des manifestations du côté de la peau.

Garrod dit peu de choses sur l'usage du café et du thé pour les goutteux ; ces boissons, d'après son avis, ne doivent être prises qu'en petite quantité, et sous forme d'infusion peu concentrée. « Si, dit-il, comme cela se voit quelquefois, elles sont mal digérées, le chocolat leur sera substitué. On a prétendu que le café avait la propriété de prévenir le retour des accès de goutte, par la raison que, dans les contrées où son usage est très-répandu, comme la Turquie, la goutte est presque inconnue. Mais on ne doit pas oublier que dans ces contrées on ne boit que très-peu de vin ou de bière ; ce fait suffira pour expliquer une pareille immunité. On pourrait dire la même chose du thé, puisque les Chinois, dit-on, sont exempts de la goutte. »

Pour mon compte, voici la règle que je suis : Si le café et le thé ont chez les goutteux qui me consultent une influence diurétique bien constatée ; si leur usage n'est pas suivi de crises, je n'hésite pas à conseiller l'emploi de ces infusions, en recommandant

_____

(1) Scheele, *De acido pomorum et baccarum, Nova acta Academiæ suæcicæ anni* 1785. Ed. Schaffer, t. II, p. 196. — *De succo citri ejusque cristallisatione Nova acta Academiæ regiæ suæcicæ anno,* 1785, édit. Schaffer, p. 7.

de vider régulièrement la vessie après leur usage. Quand le café ou le thé augmentent, comme cela arrive chez plusieurs individus goutteux ou prédisposés à la goutte, la quantité d'acide urique contenue dans les urines, j'ordonne d'en surveiller attentivement les effets. Je reviendrai plus loin sur l'usage du café vert employé comme agent prophylactique.

Pour le goutteux comme pour le glycosurique, il convient de régler les heures des repas.

Deux repas par jour me paraissent en général suffisants : le premier à dix heures, et le second à six heures du soir.

Le premier doit être plus sobre si les travaux de la journée sont intellectuels, plus copieux si on se livre entre le déjeuner et le dîner à des exercices énergiques. Le repas du soir doit être suivi d'une bonne promenade pendant laquelle l'urine doit être évacuée le mieux possible. Le coucher ne doit pas être avant onze heures ou minuit, quatre heures environ après le dernier repas. Avant de se mettre au lit, il convient de se présenter à la garde-robe, et de profiter des efforts de la défécation pour vider la vessie.

Je trouve un réel avantage à ne faire que deux repas ; c'est un moyen de modérer la somme des aliments ingérés, et c'est un but auquel on doit toujours tendre lorsqu'on dirige la santé d'un goutteux.

MODIFICATEURS PHARMACEUTIQUES DANS LA GOUTTE.—Les goutteux aiment les remèdes, il faut leur en donner, mais *jamais de remèdes secrets ou de préparations pharmaceutiques dont on ne connaît pas exactement la composition* (1). On doit faire en sorte de ne leur prescrire que des médicaments inoffensifs; ou si on leur en ordonne d'énergiques, il faut en surveiller les effets, en modérer les doses, en interrompre l'usage le plus tôt qu'on le peut.

Parmi les médicaments de cet ordre, je dois placer au premier rang l'hermodacte, et surtout le colchique.

C'est Alexandre de Tralles qui préconisa le premier l'hermodacte contre la goutte. Paul d'Egine (2) a apprécié avec une grande sagesse l'utilité de l'hermodacte.

« Il est, dit-il, des médecins qui, dans les attaques de toute maladie articulaire, ont recours à l'hermodacte, à titre d'agent purgatif; mais il y a lieu de remarquer que l'hermodacte agit sur l'estomac d'une manière fâcheuse, produisant des nausées et de l'anorexie; c'est pourquoi il convient de l'employer seulement chez les gens très-pressés de se guérir. Cette substance possède, en effet, la propriété de faire disparaître très-rapidement, dans l'espace de deux ou trois jours au plus, la fluxion articulaire; si bien que les malades se trouvent bientôt à même de reprendre leurs occupations. »

Pour le colchique, je n'ajouterai pas grand'chose au jugement que j'en ai porté dans mon ouvrage de *Matière médicale* (3). C'est le modificateur le plus employé pour combattre les accès de goutte.

« Le colchique est plus dangereux qu'utile pour combattre le rhumatisme articulaire aigu. Ce remède me paraît beaucoup plus avantageux dans le traitement de la goutte, mais il doit être administré avec beaucoup de prudence. Bien des goutteux ont été empoisonnés par des préparations de colchique, parce que les propriétés toxiques du colchique, comme celles de la digitale, se révèlent à l'improviste. »

Bien des exemples d'empoisonnements par le colchique ont été relatés par Orfila, *Toxicologie;* je renvoie aussi à l'observation que j'ai publiée dans un de mes Annuaires (4).

Toutes les parties de la plante sont actives; on a employé les bulbes, les semences et

---

(1) J'ai donné à la page 275 de mon *Formulaire* la recette d'un remède très en vogue contre la goutte, mais je ne le *prescris jamais* parce que d'habiles pharmaciens m'ont assuré qu'avec la recette publiée dans mon *Formulaire* ils ne reproduisaient pas le remède vendu au nom de l'auteur des formules.

(2) *Pauli Aegin. Opera*, lib. III, p. 436. Lugduni.
(3) Bouchardat, *Mat. médic.*, 5e édit., t. I, p. 166.
(4) Bouchardat, *Annuaire thérap.* 1853, p. 145.

es fleurs. Je vais me borner à citer, sur les effets du colchique dans la goutte, les principales autorités en clinique.

M. Holland « assure que les effets du colchique sont des plus remarquables et des plus décisifs, alors même qu'il s'agit des manifestations chroniques de la diathèse goutteuse, par exemple dans les cas d'ophthalmie et de bronchite goutteuse, enfin dans certaines formes de céphalalgie liées au même état diathésique ».

Suivant Gardner, « l'administration du colchique dans la goutte ne produit jamais autant de soulagement que lorsque le médicament agit doucement, silencieusement et sans déterminer aucune action purgative.

Ce qu'on a dit de l'action diurétique, du colchique et de son influence sur l'excrétion de l'acide urique est-il exact? Voici ce que répond Garrod, avec grande autorité (1) :

1° Rien ne démontre qu'un des effets du colchique sur l'économie, soit de provoquer une élimination plus considérable de l'acide urique; lorsque l'action du médicament est longtemps prolongée, elle semble même produire tout le contraire.

2° Nous ne pouvons affirmer que le colchique ait quelque influence sur l'excrétion, soit de l'urée, soit des autres principes solides de l'urine.

3° Le colchique n'agit pas toujours comme diurétique; au contraire, il diminue souvent la quantité des urines, principalement lorsque son action sur le tube digestif est très-prononcée. »

Voici l'opinion de Waston sur le colchique : « Ce médicament calme d'une manière
» presque magique les douleurs de la goutte; c'est là un fait incontestable; en quoi
» consiste en pareil cas son action sur l'organisme, c'est ce qu'il est plus difficile de
» décider. On sait qu'il peut déterminer des nausées, de la diarrhée et de la prostration;
» mais ses effets curatifs ne sont nullement subordonnés à l'existence de ces symptômes.
» Après son administration, la brusque disparition de l'inflammation goutteuse est quel-
» quefois le seul phénomène qui se laisse apercevoir. Aujourd'hui le malade est per-
» clus, en proie aux plus atroces douleurs; la jointure est tuméfiée, chaude et rouge;
» demain, il pourra se trouver tout à fait bien, en état de marcher. Le colchique est
» un parégorique par excellence. »

Relativement à l'emploi du colchique dans les cas où la goutte tend à prendre la forme chronique, M. Waston s'exprime ainsi : « Je crois que la meilleure méthode à
» suivre pour chasser le mal de ses derniers retranchements est de continuer à admi-
» nistrer du colchique par petites doses, pendant un certain temps : 3 grammes de vin
» de colchique, par exemple, répétés deux ou trois fois chaque jour. » Enfin, M. Waston est d'avis que l'administration judicieuse du colchique dans l'intervalle des accès de goutte peut être suivie des meilleurs résultats. C'est ce dont on pourra se convaincre par la lecture du passage suivant : « Je crois, dit-il, qu'il est possible de faire dispa-
» raître les reliquats que laisse après lui l'accès de goutte, par l'emploi continu du col-
» chique à doses altérantes, c'est-à-dire capables de produire l'effet thérapeutique d'une
» manière graduelle et insensible. Mais je crois, en outre, qu'en administrant le col-
» chique, suivant cette même méthode, dès la première apparition des symptômes pré-
» monitoires, on parviendrait souvent à prévenir le développement des accès. »

Voilà maintenant des observations qui imposent la prudence et la réserve dans l'emploi du colchique.

Sir C. Scudamore, qui a fréquemment employé une préparation à base de colchique, l'eau médicinale, assure que ce remède affaiblit le système nerveux, produit une sorte de prostration et de langueur inconnues jusque-là au malade, et que sous son influence on voit souvent la goutte revêtir la forme chronique. Suivant le même auteur, les cas de goutte les plus réfractaires sont précisément ceux qui ont été ainsi traités d'une manière empirique.

Ces remarques relatives à l'eau médicinale n'ont cependant pas empêché Scudamore de faire du colchique un usage pour ainsi dire habituel; il a même avancé dans plu-

_____

(1) Garrod, *loc. cit.*, page 45.

sieurs de ses écrits que c'est là un médicament précieux, et dont on ne peut manquer de reconnaître les avantages lorsqu'on a eu souvent l'occasion de le mettre à l'épreuve.

D'autres auteurs se sont montrés plus explicites relativement aux effets nuisibles du colchique. M. Petit, par exemple, pense qu'il rend les accès plus fréquents et qu'il augmente leur durée. Dans ses leçons cliniques, M. Todd a exprimé une opinion à peu près semblable. Le colchique, suivant lui, abrége, il est vrai, la durée des accès, mais il a pour effet de diminuer les intervalles qui les séparent. La tolérance s'établit à l'égard de ce médicament, ainsi que cela a lieu pour l'opium, de telle sorte que les doses doivent être progressivement élevées pour que les effets thérapeutiques continuent à se produire. »

Quand on arrive à ces doses élevées, sans en suivre attentivement les effets, l'*intoxication colchicique* arrive soudainement, on dit alors qu'on avait affaire à une goutte remontée. La plupart des médecins, partisans fanatiques du colchique, l'étaient moins à la fin de leur vie. J'ai connu des goutteux inventeurs de remède à base de colchique que j'accuse d'être plutôt morts de leurs remèdes que de la goutte.

En définitive, le colchique est un modificateur utile et puissant, mais qui, comme toute bonne arme, doit être manié par une main exercée.

Quelle est la meilleure préparation de colchique à prescrire? Je me suis longuement étendu sur ce sujet dans mon ouvrage de *Matière médicale* et dans mon *Formulaire*, je vais compléter ce que j'en ai dit par des citations empruntées à l'auteur le plus compétent, à Garrod, et je vais lui emprunter également une indication dans la goutte aiguë et la goutte chronique :

« 1° *Dans la goutte aiguë.* — Le colchique exerce une action vraiment spécifique sur l'inflammation des jointures; c'est toujours avec avantage qu'on l'administre en pareil cas. L'amendement de tous les symptômes inflammatoires qui résulte à peu près constamment de son emploi, le produit d'une manière rapide et sans qu'il y ait nécessairement intervention des effets physiologiques.

Si, dans un cas de goutte aiguë, on jugeait utile de provoquer des évacuations, la meilleure méthode serait d'associer au colchique un agent purgatif; il serait imprudent de se fier aux propriétés cathartiques du colchique. En effet, lorsque l'action de ce médicament est quelque peu énergique, elle détermine des vomissements et une diarrhée intense avec dépression des systèmes circulatoire et nerveux.

Il est utile d'inaugurer le traitement par l'administration d'une dose élevée; on prescrira, par exemple, de 2 à 4 grammes de vin de colchique, ou plus encore, à prendre en une seule fois, après quoi on devra continuer avec des doses plus faibles : ainsi, 50 ou 60 centigrammes de vin de colchique seront administrés deux ou trois fois dans les vingt-quatre heures. Il importe de surveiller constamment l'état du pouls et de s'arrêter aussitôt qu'on peut craindre de voir survenir les nausées et les symptômes de dépression.

Lorsque le colchique n'est pas administré d'une manière judicieuse, il peut provoquer, non-seulement des nausées, des vomissements et une prostration extrême, mais encore, dans certains cas, une diarrhée d'une nature particulière et des plus rebelles.

Dans les cas où une grande prostration s'est produite sous l'influence du colchique, on voit souvent les symptômes de la goutte, un moment supprimés, reparaître peu de temps après que le malade s'est remis des effets du médicament.

Dans la goutte aiguë, il convient de continuer l'emploi du colchique à doses modérées et graduellement décroissantes, pendant plusieurs jours après la cessation des symptômes inflammatoires. Toutes les fois que le colchique est administré suivant les règles prescrites, il n'a pas pour effet d'abréger les intervalles des accès, ni d'imprimer à la maladie un caractère de chronicité. ·

2° *Dans la goutte chronique.* — On peut prescrire le colchique avec avantage, lors des exacerbations. Mais, en pareil cas, il importe d'user des plus grands ménagements; l'indication de soulager est en effet moins pressante, et de plus le malade ne se trouve

plus en état de supporter une médication débilitante. On ne doit pas oublier d'ailleurs
que les personnes qui ont fait usage du colchique pendant longtemps . acquièrent à
l'égard de ce médicament une tolérance particulière. C'est là une circonstance qu'on
ne doit jamais perdre de vue lorsqu'il s'agit de déterminer les doses.

3° Certains faits d'une part, et de l'autre des autorités considérables portent à croire
que le colchique administré *dans l'intervalle des accès de goutte* et principalement, lorsque
les symptômes prémonitoires commencent à se manifester, a le pouvoir d'empêcher le
développement des paroxysmes.

Il est souvent avantageux, chez les sujets goutteux, d'administrer le colchique à titre
de cholagogue. En pareil cas, ce médicament doit être préféré aux préparations mercu-
rielles.

Valeur relative des diverses préparations de colchique. — Une dernière question relative au colchique mérite d'être traitée ici. Il s'agit de déterminer quelles sont les préparations de cette substance dont l'emploi doit être préféré ; quelques observations à
ce sujet ne seront pas hors de propos. Que l'action du colchique soit due à la présence
d'un alcaloïde, ainsi que l'ont avancé Peiger et Hesse, ou qu'elle doive être rapportée à
un corps neutre cristallisable, comme l'a prétendu Oberlin, il n'en est pas moins infiniment probable que le principe actif, quel qu'il soit, réside dans toutes les parties de la
plante, de telle sorte qu'en réalité il est indifférent de prescrire la poudre, le vin ou
l'extrait des bulbes, la teinture de semences ou de fleurs. Cela étant, toute discussion
concernant la valeur relative des diverses préparations du colchique n'a d'importance
réelle qu'en pharmacologie ; elle n'intéresse le thérapeutiste que d'une manière tout à
fait secondaire. D'ailleurs, dans la pratique, les médecins qui sont le mieux en position
pour étudier les effets du colchique emploient de préférence l'un, les préparations de
bulbes, un autre les semences, un troisième les fleurs, et tous se montrent également
satisfaits des effets qu'ils obtiennent. Sans doute, il est vrai que certaines préparations
de colchique ont plus d'énergie que d'autres à doses égales ; mais la proportion inégale
du principe actif que renferment les diverses préparations rend compte du fait, sans
qu'il soit nécessaire d'invoquer la richesse plus ou moins grande des différentes parties
de la plante.

» J'ai souvent, dit Garrod, employé une variété amorphe de colchicine provenant d'Allemagne, et j'en ai obtenu des effets satisfaisants et constants. Cette substance était administrée dissoute dans l'eau ou dans quelque véhicule aromatique ; la dose qui me paraît
être la plus convenable varie de 2 à 4 milligr. L'absence de cristallisation est une objection à faire valoir contre l'emploi de ce médicament ; aussi verrais-je avec intérêt qu'on
pût lui substituer le principe neutre cristallisable découvert par M. Oberlin, et qui, à
en juger d'après les réactions chimiques, paraît être contenu dans la colchicine amorphe. Alors nous serions mis à même de prescrire des doses bien définies du médicament,
sans avoir à redouter de voir son énergie varier sous l'influence des saisons, du sol ou
de toute autre circonstance capable de modifier les propriétés des remèdes végétaux.

»Les préparations de colchique que j'emploie d'habitude sont le vin et l'extrait acétique
du bulbe. Le vin est avantageusement administré dans une potion, et l'extrait sous forme
de pilules.

» J'ai la conviction que tous les bons effets qu'on peut raisonnablement attendre de
l'emploi du colchique seront obtenus à l'aide de ces deux produits pharmaceutiques.

» Néanmoins, il pourra être utile parfois d'avoir recours aux autres préparations, telles
que la teinture simple ou la teinture ammoniacale de semences, par exemple. La dernière sera prescrite, surtout dans le cas où l'action du colchique doit être aidée de celle
d'un stimulant du système vasculaire.

» La plupart des préparations du colchique ont eu leurs défenseurs ; l'extrait acétique,
entre autres, a été prôné par sir C. Scudamore, qui l'a introduit dans la pratique. Il
considérait cette préparation comme étant de toutes la plus douce, en raison des modifications que subirait le principe actif du colchique en présence de l'acide acétique. Quoi
qu'il en soit, on peut regarder comme un fait établi que tous les effets thérapeutiques du

colchique peuvent être obtenus de l'emploi de ses préparations les plus diverses. Il y a lieu de remarquer seulement que celles-ci n'ont pas toutes une égale énergie.

» Voici un mode d'administration du colchique qui est communément usité, et qui offre l'avantage de répondre à plusieurs indications ; on prescrit une potion faite avec le vin de colchique, le carbonate et le sulfate de magnésie et une eau aromatique quelconque. A l'aide de cette combinaison, on peut entretenir l'activité des sécrétions intestinale et urinaire et accroître l'alcalinité des liquides organiques, en même temps que les effets spécifiques du colchique se produisent. »

Sels neutres de potassium.— Les sels neutres de potassium sont rapidement éliminés par les reins ; leur action diurétique a dû être souvent invoquée dans la goutte, je ne parlerai ici que de l'iodure, du bromure et du chlorure de potassium.

Iodure de potassium.— Rend de grands services dans certains cas de goutte, lorsque l'inflammation revêt le caractère rhumatoïde et qu'elle est à son déclin. Spence Vells assure que l'iodure de potassium s'est montré souvent efficace dans les cas où les jointures sont roides et douloureuses ; j'en ai retiré de bons effets dans la goutte compliquée d'albuminurie. Garrod le recommande aux très-faibles doses de 3 à 6 centigrammes par jour, je l'ai prescrit à doses beaucoup plus élevées, 1 à 3 grammes dans les vingt-quatre heures.

Bromure de potassium. — Ce sel est indiqué dans les cas de goutte accompagnée de douleurs vives et d'insomnie à la dose de 1 à 2 grammes par jour.

Chlorure de potassium. — A peine employé dans la goutte, mérite d'être essayé à la dose de 1 à 2 grammes par jour dans la goutte subaiguë. (Voyez *Annuaire de thérapeutique* de 1870 et celui de 1869, l'article sur les Sels de potassium).

Alcalins. — Jouent un rôle incontestablement avantageux dans le traitement prophylactique de la goutte, pourvu qu'ils soient employés avec mesure et à propos.

Wollaston a le premier précisé leur utilité basée sur la connaissance de la composition des concrétions arthritiques.

« La nature de ces concrétions peut, disons-nous, conduire à tenter, dans la goutte, l'emploi des alcalis qui, d'après les observations du docteur Cullen, paraissent capables d'empêcher le retour de la maladie ; elle peut aussi nous déterminer, dans les cas où nous voulons corriger l'activité si fréquente chez les goutteux, à administrer les alcalis fixes, qui jouissent du pouvoir de dissoudre la matière goutteuse, de préférence aux terres qui ne sauraient avoir cette propriété. »

Les alcalins qu'on préfère aujourd'hui sont le bicarbonate de potasse et celui de soude, et les eaux qui en contiennent : les citrates, tartrates, malates de potasse et de soude qui se convertissent dans l'économie en bicarbonates de potasse ou de soude, la lithine et la chaux.

Voici deux règles importantes pour l'administration des alcalins :

1° Il faut qu'ils augmentent la sécrétion urinaire et qu'ils soient promptement éliminés par les reins ;

2° Que le goutteux ait encore de la vigueur et qu'il puisse faire de l'exercice.

Quand la goutte chronique est accompagnée de dyspepsie acide, on donne la préférence aux bicarbonates de potasse et de soude sur les sels neutres correspondants, à acide organique ; hors ce cas, je préfère ces derniers sels.

Comme Garrod et M. Galtier-Boissière, je suis d'avis que l'on peut varier avec avantage les différents sels... Celui que je prescris le plus souvent est le tartrate de potasse et de soude, sel de Seignette, à la dose de 5 à 10 grammes, soit dans un litre d'eau, soit dans un litre de décoction de chiendent fin, de queues de cerises, etc. Ces boissons servent à couper le vin aux repas.

Les sels alcalins doivent être dissous dans une quantité d'eau suffisante pour porter en vingt-quatre heures la quantité des urines à un litre et demi. Je recommande depuis bien longtemps aux polyuriques, quand l'estomac fonctionne bien, l'eau pure ou les boissons aqueuses en quantité élevée.

Pour les sels alcalins, en général, je donne la préférence aux sels de potasse, à la condition que les reins fonctionnent bien; les motifs de ma préférence sont les suivants : d'abord parce que l'urate de potasse est plus soluble que l'urate de soude, puis que les sels de potasse ont une action diurétique plus prononcée que les sels de soude (voyez l'article Sels de potassium de l'*Annuaire* 1870 et page 124 de l'*Annuaire* 1869).

Je vais examiner maintenant les principaux sels alcalins que l'on peut prescrire.

J'ai ordonné assez fréquemment le citrate de potasse à la dose de 5 grammes pour un litre d'eau ou de décoction de chiendent fin. Garrod dit que ce sel ne trouble point les fonctions de l'estomac; je l'ai cependant vu chez quelques malades, à la dose de 10 grammes pour un litre d'eau, déterminer de la douleur au grand cul-de-sac de l'estomac, quand son administration était trop longtemps continuée.

Garrod assure que l'acétate de potasse est un médicament efficace, je suis aussi de cet avis, et c'est peut-être le sel potassique que je prescrirais le plus souvent, mais comme il est moins agréable que le citrate, je trouve très-convenable de l'associer avec le sirop des cinq racines apéritives. Chaque cuillerée de 20 grammes contenant 1 gramme d'acétate de potasse, on administre par jour quatre à six cuillerées de ce sirop : chaque cuillerée dans un grand verre d'eau.

J'ai ordonné quelquefois le citrate de magnésie à la dose de 10 grammes, chaque jour dans un litre d'eau. Je prescris aussi les sels calcaires, mais le plus souvent dans les eaux minérales (Contrexéville, Pougues, Orezza, Château-Neuf).

La *lithine* est le troisième alcali fixe, il a été surtout employé en Angleterre et préconisé par Garrod. L'équivalent du lithium est faible, les propriétés neutralisantes de la lithine sont donc plus élevées que celles des deux autres alcalis; ajoutons que l'urate de lithine est le plus soluble des urates connus, il est plus soluble que le carbonate de lithine, comme l'a vu Garrod. Voici l'opinion de ce médecin si autorisé sur l'emploi de la lithine dans la goutte.

« Le carbonate de lithine paraît être un puissant diurétique ; chez certains malades, il augmente la sécrétion urinaire d'une manière incommode. J'ai observé plusieurs cas dans lesquels une seule bouteille d'eau de lithine, prise au moment où le malade se couchait, obligeait celui-ci à rester debout toute la nuit, tandis que la même dose d'une solution de soude n'avait aucun effet de ce genre.

» Le carbonate de lithine est également un agent alcalisant très-énergique. J'ai vu chez quelques malades l'urine devenir très-alcaline après l'ingestion de 30 centigrammes de carbonate dissous dans de l'eau gazeuse ; chez plusieurs autres, j'ai vu l'administration du même sel prévenir la formation des dépôts et des graviers d'acide urique pendant un laps de temps indéfini.

» Des expériences nombreuses m'ont montré que, bien conduite, l'administration de la lithine était capable d'empêcher le retour des accès de goutte ; et j'ai appris de divers malades qu'ils pouvaient impunément faire usage du vin, tant qu'ils prenaient de cet alcalin. On m'a assuré également que quelques goutteux avaient vu disparaître leurs concrétions tophacées sous l'influence de l'emploi longtemps prolongé des sels de lithine. »

Le *citrate de lithine* peut être employé avec plus d'avantage que le carbonate ; quand on ne compte pas sur l'action alcaline dans l'estomac, on peut le prescrire comme le bicarbonate à la dose journalière de 10 à 30 centigrammes. On a pu élever la dose du citrate et du carbonate jusqu'à 2 et 3 grammes, mais à ces doses, suivant M. Charcot, le carbonate peut déterminer de la dyspepsie cardialgique.

Toutes les eaux *minérales alcalines* ont été employées et vantées contre la goutte : on écrirait des volumes sur ce sujet; je me contenterai de parler rapidement des eaux de Vichy, de Vals, et de Carlsbad, dont j'ai eu plus d'occasions d'observer les effets.

Vichy. — Rien de mieux sur l'emploi des eaux de Vichy dans la goutte, que ce qu'en a dit un médecin d'une grande et judicieuse expérience, mon collègue et ami M. Durand-Fardel :

« Si ces eaux, dit-il, ne guérissent pas la goutte, elles exercent habituellement une heureuse influence sur l'état général des malades, en même temps qu'elles apportent une atténuation aux manifestations goutteuses. Leur administration toutefois doit être entourée de grandes précautions, et soumise à certaines règles bien déterminées. M. Durand-Fardel pense que l'action des eaux de Vichy dans la goutte n'est pas de neutraliser l'acide urique, mais bien de produire sur l'organisme un effet altérant ; elles déterminent, en outre, une excitation de tout l'organisme, et en particulier des organes sécréteurs ; c'est pourquoi il importe de n'administrer jamais les eaux de Vichy pendant les accès de goutte. Il faut les faire prendre le plus loin possible des accès passés et des accès futurs, lorsqu'il est permis de prévoir l'époque de leur retour. »

Vals. — Les eaux de Vals sont si comparables aux eaux de Vichy qu'elles peuvent aussi trouver leur application dans le traitement de la goutte ; la variété de composition des diverses sources de cette station permet d'en graduer l'administration.

Pour une saison aux sources, je préfère les *eaux de Vichy* ; mais pour l'emploi loin des thermes, les *eaux de Vals* offrent de grands avantages. Aux goutteux vigoureux, j'ordonne la *Madeleine*, ou la *Précieuse* ; une bouteille par jour, trois demi-verrées à jeun dans la matinée, le reste de la bouteille par demi-verrée, un quart d'heure avant les repas. Pour les goutteux affaiblis, je prescris la *source St-Jean* ; le litre consommé journellement sert à couper le vin aux repas.

Carlsbad, en Bohême. — Outre les bicarbonates de soude, ces eaux renferment du sulfate et du chlorure de sodium ; elles agissent puissamment dans la goutte, mais leur administration doit être attentivement surveillée.

Voici ce qu'en dit Garrod :

« Les eaux de Carlsbad sont employées avec beaucoup d'avantage chez les goutteux d'un tempérament pléthorique, dont le foie et le tube digestif fonctionnent mal. On peut les employer aussi lorsque la maladie est plus spécialement due à une production excessive de l'acide urique. Chez les individus d'un tempérament faible dont les reins sont sérieusement affectés, il ne faut pas les employer ; elles pourraient être fort nuisibles à cause des troubles sérieux qu'elles produisent dans l'organisme. »

Pour les malades qui prennent des eaux alcalines, j'insiste sur les recommandations que j'ai faites en commençant cet article, et j'ajoute avec Garrod :

« Il ne faut pas attendre trop de l'action des eaux minérales ; en effet, leur influence, même dans les cas les plus avantageux, ne dure que peu de temps, tandis que le plus souvent les causes de la maladie exercent une action constante. »

En général, je prescris deux ou trois verres d'eaux ou des boissons alcalines au réveil à jeun, chaque verre à une demi-heure d'intervalle, en se promenant, le reste du litre pour couper le vin aux repas.

Je ne prescris les alcalins que pendant 10 à 16 jours, je les alterne avec l'acide benzoïque ou les benzoates.

Café. — J'ai vu employer par quelques goutteux et avec avantage la *macération de café non torréfié* : Voici comme on procède. Le soir, on met dans un grand verre d'eau une cuillerée à bouche pleine, mais non comble, d'un mélange de p. é. de café Zanzibar et Martinique non torréfiés. Le lendemain, on décante et l'on boit au réveil le liquide surnageant le café. On continue ainsi pendant plusieurs semaines.

Feuilles de frêne. — Elles furent préconisées en 1840 par Larue contre la goutte ; voici comment Garrod emploie les feuilles de frêne, et ce qu'il en dit :

« J'ai toujours employé l'infusion des feuilles de frêne, étendue dans une grande quantité de liquide, et j'incline à croire que ce mode de traitement a une efficacité réelle. J'ai l'habitude de le prescrire de la façon suivante : on fera bouillir pendant dix ou quinze minutes, dans environ deux pintes d'eau, une once de feuilles, telles qu'on les trouve chez les herboristes ou droguistes. La décoction sera donnée dans le courant de la journée, par doses fractionnées, une heure environ avant les repas ; son goût n'est point désagréable ; elle a un certain degré d'amertume ; elle paraît augmenter l'appétit et améliorer l'état des fonctions digestives.

Si l'on continue, à côté du thé de feuilles de frêne, l'usage des autres boissons, il se produit souvent une diurèse et des sueurs abondantes ; parfois même, l'intestin est légèrement excité, mais quand les feuilles de frêne sont administrées avec une grande quantité d'eau, elles ne déterminent ordinairement aucun effet purgatif. » Ainsi administrées, les feuilles de frêne ne manifestent aucune action spéciale. On peut attribuer à la grande quantité d'eau qui intervient dans la préparation l'efficacité du remède.

On pourrait associer les feuilles de frêne à une substance aromatique de manière à obtenir une infusion plus agréable et formuler ainsi : feuille de frêne, 25 grammes; feuilles de verveine odorante, 5 grammes. Mêler et préparer avec 2 litres d'eau six tasses d'infusion à prendre dans la journée avec un peu de sucre.

Poudre de Portland. — Vantée outre mesure, accusée sans preuves bien précises par Cullen, de délivrer de l'affection inflammatoire des articulations, mais de produire la goutte atonique. Cette poudre peut être utile; d'après Garrod, elle se compose à parties égales, des cinq substances suivantes : l'aristoloche, la gentiane, la germandrée, le pin sauvage, les sommités et les feuilles de la petite centaurée. On prescrivait ordinairement 4 grammes de cette poudre, à prendre à jeun pendant trois mois consécutifs, puis 3 grammes pendant trois autres mois, enfin 2 grammes pour le reste de l'année. On devait continuer la dose de 2 grammes pendant toute l'année suivante ; après quoi la guérison devait, pensait-on, être complète. »

Quinine dans le traitement de la goutte. — Bark a fait la remarque importante que l'administration de la quinine diminuait l'élimination de l'acide urique. Admettons ce fait énoncé par un expérimentateur distingué et conforme à ce que j'ai vu moi-même, comme démontré ; cette diminution dans l'élimination de l'acide urique peut dépendre de trois causes : ou la production est amoindrie ou l'élimination est diminuée, ou bien encore les éléments de la quinine qui est décomposée *partiellement* dans l'économie, se copulent avec les éléments de l'acide urique pour produire de l'acide hippurique ou un autre acide de cet ordre formant des sels alcalins ou terreux plus solubles que les urates correspondants.

C'est à cette dernière hypothèse que je m'arrêterais volontiers, et dans ce cas l'intervention de la quinine serait vraiment utile aux goutteux.

J'ajouterai une autre considération, c'est que la quinine a une action indubitable et très-prononcée sur la sécrétion urinaire ; j'en ai eu la preuve la plus décisive en suivant les modifications de la sécrétion urinaire chez les albuminuriques qui prenaient chaque jour et pendant des mois 1 *gramme* de sulfate de quinine. D'après ce fait, je n'hésiterais pas à prescrire dans la goutte chronique compliquée d'albuminurie, le sulfate de quinine à la dose d'un gramme chaque jour divisé en trois doses, et chaque dose prise à jeun ou avant les repas dans deux ou trois cuillerées de café noir.

Benzoate de quinidine, benzoate de cinchonine. — Si la quinine est utile aux goutteux, je suis décidé, dans les essais que je me propose de commencer, de donner la préférence à sa combinaison avec l'acide benzoïque, et pour ne pas m'arrêter dans cette voie d'innovation, je prescrirais volontiers le *benzoate de quinidine*, parce que cette base agit comme la quinine et que son prix est moindre. Je pense également qu'il conviendra d'essayer l'emploi du *benzoate de cinchonine*, bien que le cinchonine n'agisse pas aussi efficacement que le quinine pour combattre le processus inflammatoire dans le rhumatisme articulaire aigu (1); il reste à comparer ces deux bases sous le rapport de leur influence sur l'élimination de l'acide urique.

(1) Voyez notre monographie sur la cinchonine, Suppl. à l'*Annuaire thérapeutique* de 1857.

Voici les raisons qui me font donner la préférence aux benzoates des alcaloïdes fébrifuges sur leurs autres sels. Dans les écorces des quinquinas, les alcaloïdes sont combinés
ou associés à l'acide quinique ; or, cet acide se dédouble dans l'économie vivante et un
des produits de ce dédoublement est l'acide benzoïque. Ne trouverait-on pas dans ce
fait un motif réel pour expliquer la préférence que beaucoup de cliniciens distingués ont
conservée pour la poudre de bon quinquina, sur le sulfate de quinine ? Cette hypothèse
étant admise, ne serait-il pas plus précis de ne pas attendre la production de l'acide benzoïque du dédoublement de l'acide quinique, mais de l'administrer combiné aux alcaloïdes fébrifuges ? C'est surtout pour la goutte que cette substitution paraît commandée,
car, comme je l'ai dit déjà d'après Ure (voyez *Annuaire de thérapeutique*, 1867, p. 275
et suiv.), l'acide benzoïque se copule avec l'acide urique pour produire de l'acide hippurique ou des hippurates terreux ou alcalins, plus solubles que l'acide urique ou les
urates.

Acide benzoïque. — Je prescris habituellement un gramme d'acide benzoïque pur et
sans odeur, dissous dans un litre d'eau, ou de décoction de chiendent fin ; à prendre dans
la journée.

Benzoate de chaux. — Quand les urines ont une réaction franchement acide, je donne
la préférence au benzoate de chaux. J'ordonne habituellement les *granules de benzoate
de chaux de Mentel, pharmacien à Paris.* Ces granules contiennent un cinquième de
benzoate de chaux et quatre cinquièmes de sucre. Je prescris 4 à 6 grammes de
ces granules ; un le matin, un le soir, un avant chaque repas. Chaque gramme est avalé
à l'aide d'un verre d'eau.

Excrétion urina `, nécessité de la surveiller chez les goutteux et les prédisposés à la
goutte.* — Je veux terminer ces notes par des conseils hygiéniques qui vaudront mieux
pour les goutteux ou les prédisposés que tous les remèdes de la pharmacie.
Vider régulièrement et complètement la vessie.
Voilà un principe que j'oublie rarement d'inscrire sur mes consultations.
Dans certaines conditions pathologiques, l'absorption dans la vessie est accrue ; c'est
une chose fâcheuse de laisser réabsorber un produit destiné à être éliminé.
Voici les recommandations sur lesquelles j'insiste souvent. Chaque jour, un exercice
assez vif après le repas pour animer les fonctions des reins parallèlement à celles de la
peau. Ne pas oublier pendant ces promenades *post prandium* de vider la vessie à plusieurs reprises. C'est une habitude à prendre.
Aux vieillards qui ont des prostates hypertrophiées, je recommande de se présenter à
la garderobe avant de se mettre au lit. Les efforts de la défécation rendent plus facile
l'évacuation complète de l'urine de la vessie. Il faut veiller les garderobes chez les
goutteux, il convient d'en obtenir une ou deux chaque jour par la régularité des heures ;
on peut favoriser cet effet en faisant intervenir dans l'alimentation de chaque jour, des
aliments à résidus, salades de feuilles, pain de son, etc., ou en donnant au repas du
matin une à deux cuillerées à bouche de graine de moutarde blanche.

EXERCICE, *remède souverain de la goutte.* — La goutte est inconnue chez les ouvriers
des champs qui utilisent régulièrement leurs forces ; je l'ai dit déjà et je ne saurais trop
le répéter, l'exercice de chaque jour en rapport avec les forces est le premier, le seul
remède prophylactique efficace de la goutte. — Je vais appuyer mon dire sur deux
grandes autorités.
« Il est vrai que la douleur, dit Sydenham, et la difficulté à se mouvoir, semblent
contre-indiquer fortement l'exercice que j'ai préconisé à un si haut degré. Cependant il
ne faut pas hésiter à l'entreprendre, car, bien que dans le commencement d'un accès, il
paraisse impossible au malade de supporter qu'on le mette en voiture et encore moins
qu'on l'y promène, il ne tarde pas à reconnaître, en faisant l'expérience, que ses douleurs ne sont pas plus vives alors que lorsqu'il reste à la maison assis dans son fauteuil. »
Dans un autre passage, il ajoute : « Quant au genre d'exercice, l'équitation est de beau-

coup la meilleure ; à moins que le malade ne soit trop âgé ou qu'il n'ait la pierre. J'ai souvent pensé que si quelqu'un connaissait un remède aussi efficace dans la goutte que l'exercice du cheval longtemps et régulièrement continué, et qu'il voulût le tenir secret, il pourrait faire fortune. »

J'avoue que je préfère à l'exercice du cheval la marche accélérée et la gymnastique des bras.

« On ne saurait trop insister, dit Garrod, sur l'importance de l'exercice comme moyen de traitement de la goutte, car l'inaction tend puissamment à engendrer un état spécial de l'organisme qui favorise le retour de la maladie. C'est surtout dans la forme chronique qu'il est indiqué, ainsi que dans l'intervalle des paroxysmes. »

Cet éminent auteur ajoute : « Pour que l'exercice soit utile dans la goutte, il faut qu'il soit modéré et régulier : s'il est trop violent, il peut être nuisible, et s'il n'est pas régulier, ou bien si les effets sur l'organisme ne sont pas soutenus, il n'a que peu de valeur. L'exercice à pied ou à cheval est excellent ; quant à l'exercice en voiture, il est moins bon ; néanmoins, il rend encore de grands services dans les cas où l'on n'en peut pratiquer d'autre. »

Concurremment à l'exercice, j'ordonne d'animer les fonctions de la peau par des frictions sèches avec des linges rudes, des brosses de caoutchouc, de chiendent fin, de crin, etc. Ces frictions sèches sont surtout efficaces quand on change de vêtements, après un bon exercice qui a provoqué la sueur, mais en ayant toujours l'*absolue précaution* d'éviter les refroidissements non suivis de réaction.

Le *massage* habilement dirigé est une ressource dernière, mais beaucoup moins efficace que la gymnastique bien conduite, et surtout la gymnastique des bras qui anime la calorification, la respiration, et toutes les autres fonctions de l'économie.

NOTE X

Hippuric (Mémoire imprimé dans l'*Annuaire de thérapeutique* de 1842). — L'analyse chimique des différents liquides de l'économie dans certains cas de maladies rares ou mal déterminées doit fournir au médecin des caractères beaucoup plus précis que ceux qu'il pourrait emprunter à l'anatomie pathologique des solides telle qu'elle a été envisagée jusqu'ici. Sans doute, il est d'une grande importance de pouvoir constater à l'autopsie les altérations physiques des organes, et sous ce rapport la science a fait depuis quarante ans d'incontestables progrès ; mais outre que les lésions matérielles nous échappent souvent ou se confondent les unes avec les autres ; elles nous instruisent ordinairement sur la véritable nature des altérations des organes que nous disséquons. Nous n'acquérons ainsi que des notions qu'on peut appeler cadavériques, tandis que l'analyse des liquides peut nous initier aux secrets des aberrations de fonctions de l'organisme vivant.

Je vais traiter d'une maladie qui n'a point encore attiré d'une manière spéciale l'attention des médecins, et dont la nature particulière m'a été démontrée par l'analyse des urines.

La malade qui fait le sujet de cette observation m'a été adressée par M. le docteur Descieux de Montfort-l'Amaury, qui est non-seulement un médecin des plus expérimentés et des plus habiles, mais encore un écrivain philanthrope qui a publié cette année un ouvrage très-remarquable sur l'instruction agricole en France.

M. Descieux est aussi convaincu que la chimie est appelée à rendre de grands services pour établir le diagnostic et le traitement de plusieurs maladies.

Madame G... est âgée de cinquante-trois ans, mariée ; elle n'a eu qu'un enfant, ne l'a point nourri, et n'a nullement été tourmentée par la sécrétion du lait ; elle habite la campagne, dans de bonnes conditions hygiéniques ; son existence est douce et aisée.

Sa santé avait toujours été bonne, sauf quelques dérangements passagers et sans importance ; les menstrues avaient paru régulièrement jusqu'à l'âge de quarante-trois ans. Elle fut prise alors, il y a de cela environ dix ans, d'une maladie aiguë du foie et des intestins qui a duré environ trois mois. La convalescence fut assez longue, la malade fut mise à un régime lacté avec abstinence presque complète de viande. Sous l'influence de ce régime, qu'elle a suivi pendant près de neuf ans avec une grande régularité, sa santé s'est rétablie. J'indique les détails de cette alimentation, parce qu'elle a pu avoir une influence marquée sur la production de la maladie qui fait le sujet de ce travail.

Régime suivi pendant neuf ans. — Le matin, 1 tasse de café au lait avec 40 centi-litres de lait ; pain 125 grammes environ. A deux heures, soupe grasse ou maigre ; viande, un seul plat, ou de bœuf ou de volaille, 60 grammes environ, et quelquefois abstinence de viande. Légumes, environ 125 grammes ; fruits ; pain, 125 grammes ; boisson, eau rougie.

Le soir, lait 75 centilitres environ.

La maladie qui nous occupe a débuté d'une manière lente et progressive ; il est probable qu'elle était établie longtemps avant que la malade ne s'en plaignît. Les pre-miers symptômes ont été un sentiment de lassitude et de nonchalance insolite, la sup-pression des sueurs habituelles, précédemment très-abondantes ; la suppression de démangeaisons à la peau, qui depuis neuf ans avaient constamment incommodé la malade ; la peau·devint aride, écailleuse ; quelques douleurs se firent sentir dans la région du foie ; une coloration jaune du corps fut remarquée, avec des matières fécales noires ; on s'aperçut également de la disparition d'une pituite habituelle et de la séche-resse à la bouche, surtout pendant la nuit, accompagnée d'une saveur désagréable, la salive étant toujours alcaline. L'appétit est diminé progressivement ; la digestion quel-quefois pénible.

Une soif ardente, des urines abondantes, voilà ce que cette maladie présente de plus frappant.

Les forces sont descendues peu à peu ; la peau a perdu sa teinte rose pour devenir pâle, avec une nuance jaunâtre. La malade se plaint de céphalalgie, de bourdonne-ments d'oreilles, surtout remarquables pendant la nuit ; la vision ne s'exerce point avec netteté ; le sommeil est court, inquiet, pénible ; les mouvements du cœur sont étendus et précipités ; on entend dans les carotides un bruissement particulier ; le pouls est élevé et fréquent ; j'ai compté, à différentes reprises, 85, 90, 96 pulsations.

Un point important à noter, c'est un œdème léger et non permanent des pieds et de la partie inférieure des jambes. Ce gonflement n'est nullement sensible le matin ; c'est le soir, après la station, qu'il s'observe surtout.

Il est une autre complication qu'on doit encore rapporter au trouble de l'appareil circulatoire, qui est venue entraver pendant quelque temps et d'une manière imprévue la marche de la maladie : il y a deux mois environ, le mouvement et la sensibilité du côté droit ont été suspendus par suite d'une congestion cérébrale, qu'une saignée est venue bientôt dissiper.

La respiration s'entend bien dans toute l'étendue des poumons ; cependant, depuis quarante jours environ la malade a été en proie, à plusieurs reprises, à des attaques de suffocation de peu de durée et d'intensité.

Il est deux phénomènes fort importants sur lesquels l'attention doit se fixer d'une manière plus spéciale, la soif et la sécrétion urinaire.

La soif, sans être aussi inextinguible que dans la glucosurie parvenue à son entier développement, n'en est cependant pas moins très-vive et un des symptômes dont la malade se plaint le plus souvent : elle buvait à l'époque de la forte intensité de la maladie, de 3 à 5 litres ; les urines étaient proportionnelles aux boissons ingérées.

J'ai examiné à plusieurs reprises les urines de madame G..., et leurs caractères se sont montrés tellement concordants, sauf quelques différences que je noterai plus loin, que je puis les exposer d'une manière générale.

Les urines sont très-peu colorées, limpides ; leur saveur est légèrement salée, leur odeur est caractéristique. Il est impossible d'y reconnaître l'odeur de l'urine ordinaire; on prendrait ce liquide ou pour du petit-lait ou pour du bouillon léger aigri. La densité a varié, dans cinq expériences, entre 1,008 et 1,0061 : dans deux expériences, j'ai obtenu le nombre 1,0077. Elles rougissent très-faiblement le papier de tournesol.

J'ai procédé plusieurs fois à l'analyse quantitative de ces urines. Voici les résultats que j'ai obtenus en réunissant les données de plusieurs expériences exécutées sur l'urine fournie dans un même jour, et soumise à divers traitements pour en isoler les différents principes, le tout ramené à 1 kilogramme :

Eau 986, acide hippurique 2,23, lactate de soude 2,96, lactate d'ammoniaque, matière extractive soluble dans l'alcool, acide urique, urée 1,56, albumine 1,47, mucus 0,20, chlorure de sodium 2,75, phosphate de soude 0,97, phosphate de chaux et magnésie 0,42, sulfate de potasse ou de soude 1,44.

Arrêtons-nous aux résultats de cette analyse, qui peuvent nous intéresser, soit pour la proportion, soit pour la nature des principes obtenus, soit pour les variations éprouvées par l'urine examinée dans différentes conditions.

Si nous considérons d'abord la quantité des principes fixes de l'urine, nous voyons qu'elle est considérablement diminuée. En effet, la moyenne pour une femme peut, d'après les expériences de M. Lecanu, être portée à 25 p. 1000 ; elle se trouve réduite à 14, et, dans un essai, elle est même descendue à 10. Cependant, si l'on réfléchit que la quantité d'urine rendue est de deux à trois fois plus grande que dans l'état normal, la proportion des matières fixes éliminées par les reins est plus considérable que dans l'état de santé.

Nous devons dire encore que ce résidu urinaire n'a aucune odeur repoussante; elle est au contraire balsamique et assez agréable.

La présence de l'albumine dans l'urine est un fait beaucoup plus commun qu'on ne le pensait il y a quelques années ; elle se rencontre surtout en grande quantité dans les urines des individus affectés de cette maladie qu'on a désignée sous le nom de maladie de Brigth, néphrite albumineuse. On doit dire qu'elle se trouve dans beaucoup de maladies ou aiguës, ou chroniques ; mais c'est toujours une chose fâcheuse que la persistance de l'albumine dans les urines d'un malade. Dans le cas qui nous occupe, la proportion en a toujours été peu considérable ; ce ne sont point de ces urines qui prennent en masse par l'addition de l'acide nitrique ou par l'emploi de la chaleur ; elles en renferment à peu près la proportion que j'ai souvent rencontrée dans les urines de diabétiques soustraits au régime féculent. Je dois même ajouter que, sous l'influence du calomel conseillé par M. Descieux à dose suffisante pour procurer la salivation, l'albumine a presque complétement disparu de l'urine ; M. Descieux avait, de son côté, constaté cette diminution ; et quand j'ai analysé l'urine en dernier lieu, c'est à peine si j'en ai trouvé des traces.

La diminution d'urée est très-évidente. En adoptant les nombres admis par M. Lecanu pour les urines de femme, on voit qu'elle est dix fois moins considérable environ, et je dois ajouter que, dans beaucoup d'expériences, je n'ai pu isoler la moindre trace de nitrate d'urée.

La présence de l'*acide hippurique* dans les urines des adultes est un fait assez rare. Lehmann a annoncé avoir extrait cet acide d'une urine diabétique(*Journ. de pharm.*). Il ne donne point le procédé d'extraction ni la composition exacte de l'urine, et par là ce fait perd de sa valeur. Dans toutes les urines fournies par les malades atteints de glycosurie, j'ai cherché l'acide hippurique, et je ne l'ai jamais rencontré. Berzelius rapporte, d'après Wurser, qu'un homme fut atteint, à la suite d'un refroidissement, d'abord d'une tuméfaction des seins, puis, après la disparition de cet accident, d'un état laiteux de l'urine, qui ne contenait que des traces de substances organiques ordinaires et nuls vestiges de sulfates ; mais après qu'elle eut été évaporée, l'acide hydrochlorique en précipita l'acide hippurique. On ne possède d'ailleurs aucun autre renseignement sur les autres symptômes, la nature, la durée et la terminaison de cette maladie. On le voit, la présence de l'acide hippurique dans les urines des adultes est un fait qui n'a été encore qu'entrevu.

Pour isoler cet acide, j'ai suivi en dernier lieu le procédé indiqué par Liebig; j'ai ajouté dans les urines évaporées aux trois quarts de l'acide chlorhydrique q. s. L'acide hippurique a cristallisé, je l'ai purifié par les procédés connus.

Ce n'est point ainsi que j'ai découvert dans ces urines la présence de cet acide; j'ai suivi un autre procédé, que je crois plus exact, pour séparer de très-petites qnantités d'acide hippurique, des urines albumineuses. J'ai évaporé ces urines dans une capsule de porcelaine à une chaleur de 100°; le résidu sec a été introduit dans un flacon à l'émeri, et traité par l'éther sulfurique contenant un peu d'alcool. Par l'évaporation des teintures éthérées, j'obtins une masse sirupeuse mélangée de cristaux d'acide hippurique. Cette masse a une odeur très-agréable; elle contient de l'urée, une matière extractive, et retient encore de l'acide hippurique peut-être en combinaison avec l'urée. Quand on ajoute cette matière dans l'acide nitrique dilué, on obtient des cristaux de nitrate d'urée mélangé d'acide hippurique.

J'ai dit que l'acide que j'ai obtenu était l'acide hippurique, parce que je l'ai observé avec tous les caractères assignés par Liebig à cet acide; cependant le produit du traitement par l'éther avait l'odeur benzoïque, et contenait évidemment de l'acide benzoïque tout formé. On sait que ces deux acides sont très-voisins, et qu'il suffit de chauffer de l'acide hippurique dans un tube pour obtenir un sublimé cristallin d'acide benzoïque et de benzoate d'ammoniaque. La masse acquiert en même temps une odeur très-agréable de fève tonka. Ainsi, il est probable que, par l'évaporation de l'urine à siccité à une température de 100°, une partie de l'acide hippurique a pu se transformer en acide benzoïque. Il se peut cependant que l'acide benzoïque y soit réellement préexistant. La quantité notable et constante d'acide hippurique contenu dans ces urines m'a paru assez caractéristique pour donner le nom d'*hippurie* à la maladie qui nous occupe.

J'ai recherché avec soin la présence de l'acide urique sur 2 litres d'urine, et je n'en ai trouvé aucune trace.

J'ai obtenu le chlorure de sodium très-pur et régulièrement cristallisé en cubes.

Wurser, dans l'analyse où il a signalé la présence de l'acide hippurique, a noté l'absence des sulfates. J'ai pu, au contraire, en isoler très-facilement.

Quelques auteurs ont remarqué l'absence de la chaux dans les urines albumineuses; j'ai pu, au moyen de l'oxalate d'ammoniaque, en signaler une proportion notable.

Occupons-nous du diagnostic différentiel de l'hippurie; elle offre des points de contact remarquables, tant avec le diabète qu'avec la chlorose et l'albuminurie.

Comme dans le diabète, le malade peut vaquer à ses affaires, mais on observe un sentiment de lassitude et de nonchalance insolite; de la sécheresse à la bouche accompagnée d'un goût désagréable, une salive écumeuse, un amaigrissement progressif, un affaiblissement de la vue, une aridité remarquable de la peau avec suppression des sueurs habituelles, une soif considérable, et des urines en quantité trois fois plus grande qu'à l'état normal.

Certes, voilà des rapprochements d'une grande valeur; ils sont tels que l'on pourrait s'arrêter à ce diagnostic; et j'en suis sûr, plusieurs observateurs ne verront encore qu'un diabète dans la maladie qui nous occupe, mais il existe trop de caractères différentiels pour adopter cette opinion. Voici les principaux.

Dans la glucosurie, la salive est acide; dans l'hippurie, elle est alcaline. Dans la première maladie, l'appétit est augmenté; dans la seconde, il est diminué. Dans la glucosurie la densité des urines est beaucoup plus grande que dans l'état normal; dans l'hippurie, elle est inférieure. Dans l'une, le caractère essentiel de l'urine est de contenir du sucre; dans l'autre, de l'acide hippurique. En voilà assez, il me semble, pour admettre une distinction légitime entre ces deux maladies.

Les traits principaux qui rapprochent l'hippurie de la chlorose sont la pâleur de la peau liée avec un sentiment de lassitude insolite, la perversion de l'appétit, les mouvements désordonnés du cœur qui ne paraissent pas déterminés par une lésion organique;

f

le bruissement observé dans la carotide ; mais pour les différences, elles sont trop faciles à saisir pour que nous pensions qu'il soit nécessaire de nous y arrêter.

L'hippurie se rapproche de l'albuminurie par des caractères beaucoup plus importants qu'on ne pourrait le penser au premier abord. On observe souvent dans l'albuminurie des dérangements dans l'appareil circulatoire ; nous les avons notés dans l'hippurie. Dans la première maladie, l'œdème des membres inférieurs est un symptôme presque constant ; nous l'avons trouvé à un degré peu prononcé dans la seconde. Les urines dans l'albuminurie ont souvent perdu les caractères d'odeur et de couleur de l'urine normale ; nous retrouvons ce même signe dans l'hippurie. Dans l'une et l'autre maladie, les urines contiennent de l'albumine et présentent une densité peu différente. Chose beaucoup plus remarquable et qui pourrait conduire à admettre l'identité des deux maladies, les urines contiennent également quelquefois de l'acide hippurique. Dans l'albuminurie, j'en ai trouvé dans deux cas différents.

J'ai suivi exactement le procédé indiqué précédemment pour découvrir l'acide hippurique dans les urines des malades atteints d'albuminurie ; elles étaient évaporées à siccité, le résidu traité par l'éther alcoolique et les teintures éthérées par l'évaporation spontanée fournissaient une matière extractive qui, par la sublimation, donnait des cristaux d'acide benzoïque. Le résidu albumineux épuisé par l'éther fut traité par l'alcool rectifié, les teintures alcooliques furent évaporées spontanément ; elles fournirent une masse cristalline légèrement colorée au milieu de laquelle se formèrent, après quelques jours, des cristaux d'urée en assez grande proportion, et qu'on put facilement obtenir pure par de nouvelles cristallisations, expérience qui nous montre que dans le cas d'albuminurie l'urine contient des proportions notables d'urée, quoique la proportion de ce principe soit moindre qu'à l'état normal.

Voici maintenant les caractères différentiels qui ne permettent pas de confondre ces deux maladies. Dans l'albuminurie, le pouls est ordinairement moins fréquent que le normal, il l'est plus dans l'hippurie. Dans la première maladie, les urines sont ordinairement diminuées ; dans la seconde, elles sont beaucoup augmentées. Dans l'une, quand l'albumine disparaît des urines, ce liquide revient à l'état normal ; dans l'autre, au contraire, la quantité d'acide hippurique n'a pas diminué quand l'albumine a disparu, et l'urée ni l'acide urique ne sont pas revenus. Ces deux maladies sont donc distinctes (1).

Il me reste à justifier cette dénomination d'hippurie. Sans doute, on indique seulement par là un des effets de la maladie, mais un des effets constants et très-remarquable, qui a trait à la découverte d'un principe qui ne se rencontre point ordinairement dans l'économie des adultes ; il est préférable en cela au mot d'albuminurie, car l'albumine est si répandue dans le corps humain que les urines peuvent en contenir dans beaucoup de conditions, et par là ce caractère perd de son importance. Pour que l'acide hippurique se trouve dans l'économie des adultes, il faut, comme pour le sucre dans la glucosurie, qu'il existe une altération spécifique des organes.

On aurait pu, pour la maladie qui fait le sujet principal de cette observation, adopter la désignation de *diabète insipide*, mais elle est aussi vague qu'impropre. On peut confondre ainsi des états pathologiques les plus divers, qu'il faut aujourd'hui s'efforcer de distinguer, si l'on veut rectifier les idées sur la nature et le traitement de ces maladies. Cette raison me fait trouver impropre ce vieux mot de *diabète*. Je sais qu'en ajoutant l'épithète *sucré*, on détruit toute équivoque ; la dénomination de *glycosurie* est bien préférable, car M. Dumas a heureusement appliqué le mot de glucose à l'espèce de sucre qui se trouve dans les urines des diabétiques.

(1) Je crois aujourd'hui que l'hippurie se rapproche beaucoup, si elle ne doit pas se confondre, avec certaines formes d'albuminurie chronique. J'ajouterai que, depuis la publication de ce mémoire, j'ai analysé plusieurs fois des urines analogues, et qu'à côté de l'acide hippurique, j'ai toujours trouvé de l'acide benzoïque que j'obtiens en traitant par l'éther le résidu de l'évaporation de l'urine albuminurique. Nous avons, avec Stuart Cooper, examiné 128 malades albuminuriques et, dans les résidus d'évaporation remarquables par leur odeur aromatique, nous avons toujours constaté l'existence de l'acide benzoïque.

Si nous cherchons maintenant à nous rendre compte des causes qui ont pu déterminer l'*hippurie*, nous devons être frappé de la continuité du régime lacté que madame G... a observé pendant dix ans, et dont j'ai donné le détail.

Si maintenant on compare ce régime à celui des jeunes enfants, on voit qu'il présente les plus grands rapports; et chez les très-jeunes enfants, on rencontre, comme on le sait, de l'acide hippurique dans les urines à l'état normal; on le rencontre aussi chez les animaux herbivores.

Cette cause ne peut suffire pour expliquer la maladie dans sa période actuelle; car, en imposant à la malade un régime pour ainsi dire entièrement animal, la nature des urines ne se trouva pas modifiée pour cela d'une manière bien sensible; c'est ce que j'ai pu observer chez madame G..., après qu'elle avait été soumise tour à tour à un régime végétal ou à un régime presque exclusivement animal. Cette anomalie ne peut trouver son explication que par un phénomène général de la nature organisée sur laquelle l'attention des médecins et des physiciens n'a pas été portée jusqu'ici d'une manière suffisante, que j'appelle la *loi de continuité d'action*. « Quand une transformation s'exécute, quand une action est établie dans l'organisme, elle se continue par le seul fait qu'elle existe, elle se continue dans des conditions où elle n'aurait pas pris naissance, elle se continue dans la direction où le mouvement est imprimé. »

Les exemples ne me manqueront pas lorsque je voudrai développer cette loi, dont l'importance sera, j'espère, un jour appréciée.

Le principe général que je viens d'admettre découle naturellement d'une loi de mécanique dont on doit la formule à Laplace et à Bertholet. Voici l'énoncé de cette loi : *Une molécule étant mise en mouvement par une force quelconque, peut communiquer ce mouvement à une autre molécule qui se trouve en contact avec elle.* Si on veut remonter à l'origine de ce beau principe, on trouve qu'il a été adopté par le réformateur Stahl qui affirme que c'était la légende habituelle de Platon. Voici comme il s'exprime : FACILIUS EST MOVERE QUIETUM QUAM QUIETARE MOTUM. *Platonis sigillo inscriptum fuit* (græce sané) *si credimus Petro Appiano in Inscrip. vetust.*

Voici les considérations qui nous ont dirigé dans le traitement de l'hippurie. Réfléchissant que sous l'influence d'un régime presque exclusivement végétal, la sécrétion rénale s'était profondément altérée, et était devenue ce qu'elle est chez les jeunes enfants et chez les animaux herbivores; d'un autre côté, considérant que l'augmentation des urines avait coïncidé avec la suppression des sueurs ou des démangeaisons habituelles, nous avons conseillé une alimentation azotée corroborante, et nous avons cherché à rétablir les sueurs et les démangeaisons habituelles. Mais cette longue maladie, sans avoir déterminé de lésions organiques bien évidentes, avait profondément altéré l'économie : les forces diminuèrent peu à peu, l'œdème s'accrut, et la malade succomba. L'autopsie ne put être faite.

L'observation que je viens de rapporter, quoiqu'elle n'ait point été suivie de guérison, quoique l'autopsie n'ait pu être faite, doit cependant vivement nous intéresser, car elle a trait à une maladie des plus obscures du cadre nosologique; elle montre que des recherches chimiques attentives peuvent être utiles pour éclairer la nature et le traitement des maladies; elle appartient à cet esprit positif de notre époque, qui s'efforce de faire mieux connaître les phénomènes si difficiles de la vie en empruntant des secours aux sciences physiques. (*Annuaire* 1841.)

Je le répète en terminant, je serais tout à fait aujourd'hui porté à considérer l'hippurie comme une des forme de l'albuminurie chronique qui était jadis rangée dans la catégorie des diabètes insipides.

Le régime lacté dont j'ai une expérience beaucoup plus étendue qu'il y a vingt ans, a pu contribuer à enrayer la marche d'une albuminurie aiguë qui n'aura pas au début attiré l'attention de la malade ; ce régime, loin de nuire, aura contribué, sinon à rétablir complètement, au moins à prolonger l'existence de la malade.

NOTE XI.

Acide lactique. —Voici, d'après Scherer, comment on doit rechercher l'acide lactique dans les urines : « L'extrait dans lequel on doit rechercher l'acide lactique est dissous dans l'eau, précipité avec de l'eau de baryte et filtré. En distillant le liquide filtré avec un peu d'acide sulfurique, on le débarrasse des acides volatils qui peuvent s'y trouver et l'on abandonne le résidu pendant quelques jours avec de l'alcool concentré. On évapore à sec le liquide acide avec un peu de lait de chaux ; on dissout le résidu dans l'eau bouillante ; on filtre encore chaud pour séparer l'excès de chaux et le sulfate de chaux ; on fait passer dans le liquide filtré un courant d'air carbonique ; on chauffe encore une fois à l'ébullition ; on filtre pour séparer le carbonate de chaux ; on évapore le liquide à sec, on chauffe le résidu avec de l'alcool fort ; on filtre, si c'est nécessaire, et l'on met de côté pendant plusieurs jours le liquide neutre afin que le lactate de chaux se dépose. Si l'acide lactique est en si faible quantité qu'aucun cristal ne se sépare, on évapore à consistance sirupeuse ; on mêle avec de l'alcool fort et on laisse reposer : alors, le plus souvent, il se forme un dépôt foncé de matière extractive et de chaux. Ensuite on décante le liquide dans un vase fermé, et de temps eu temps on ajoute une petite quantité d'éther. Maintenant il se sépare même des traces de lactate de chaux que l'on peut facilement reconnaître au microscope. » On peut arriver autrement à retirer l'acide lactique de l'urine, pour cela on acidifie, par l'acide chlorhydrique, l'extrait obtenu en évaporant l'urine est débarrassé d'acide urique. On l'agite avec de l'éther ; l'acide lactique, l'urée, l'acide acétique, s'il y en a, se dissolvent ; on évapore au bain-marie pour chasser l'éther et les acides volatils. Le résidu fixe est saturé par de la chaux, puis épuisé de nouveau par l'éther qui enlève l'urée, la créatine et laisse l'acide lactique combiné avec la chaux. Il est désormais facile de caractériser et même de doser cet acide à l'état soit de sel de chaux, soit de sel de zinc.

J'ai rapporté avec détail le procédé indiqué par Scherer pour isoler l'acide lactique de l'urine. Cette question de la détermination quantitative de l'acide lactique dans l'urine des glycosuriques présente beaucoup d'intérêt.

J'ai bien des fois, comme je l'ai indiqué dans le cours de cet ouvrage, constaté non-seulement la présence de l'acide lactique dans les urines des glycosuriques qui ingèrent une proportion élevée d'ailments glycogéniques (féculents ou sucres) mais encore la grande acidité de ces urines.

Ce n'est là que le côté le moins intéressant de cette étude ; ce qui a une toute autre importance, c'est le retour immédiat de l'urine à une acidité normale dès que par le régime et l'exercice on a fait disparaître la glycose des urines.

Il me paraît évident qu'il existe une liaison manifeste entre l'excrétion de la glycose et de l'excès d'acide par les reins.

Est-ce l'exagération d'un phénomène physiologique et, dans l'état normal, la glycose avant d'être détruite dans le sang passerait-elle par l'état intermédiaire d'acide lactique qui serait détruit dans le sang après sa transformation en lactate sodique ?

On voit d'après cela quel intérêt s'attache à la *détermination quantitative* de l'acide lactique contenu dans l'urine des glycosuriques avant et après le traitement hygiénique.

NOTE XII.

Détermination quantitative de l'albumine. — On peut déterminer quantitativement la proportion d'albumine contenue dans les urines, soit par la méthode des pesées, soit par les procédés optiques : 1° procédé par un photomètre à extinction ; 2° procédé à l'aide de l'appareil de polarisation, ce dernier moyen ne peut être employé que pour les urines qui ne renferment pas de glycose.

DÉTERMINATION QUANTITATIVE DE L'ALBUMINE PAR LES PESÉES. — Voici le détail des précautions à employer que j'emprunte à l'ouvrage de M. C. Neubauer traduit par M. L. Gauthier.

« Dans un verre on introduit avec une pipette, suivant que la richesse de l'urine en albumine est plus ou moins grande, 20, 50 ou 100 c. c. du liquide préalablement filtré, de telle sorte qu'on n'a pas affaire à plus de 0gr.2 ou 0gr,3 d'albumine coagulée, ce qui facilite extrêmement l'opération du dosage. Avec des urines concentrées, il est en outre très-convenable d'étendre avant la coagulation les centimètres cubes mesurés. Si l'on n'a mesuré que 20 c. c. d'une urine fortement albumineuse, on les étend avec 80 c. c. d'eau ; si l'on a pris 50 c. c. d'urine, on ajoute 50 c. c. d'eau, etc. Si, au contraire, la quantité d'albumine est si petite que 100 c. c. d'urine n'en renferme pas plus de 0gr,2 à 0gr,3, il est inutile d'étendre le liquide. On chauffe ensuite le gobelet de verre au bain-marie pendant une demi-heure ; s'il n'y a pas une quantité suffisante d'acide libre, si la coagulation n'a pas lieu en gros flocons et si le liquide qui surnage ne s'éclaircit pas complétement, on y projette, au moyen d'une baguette de verre plongée dans l'acide acétique, une ou deux gouttes de cet acide et l'on continue de chauffer, ce qui ne tarde pas à produire de gros flocons d'albumine et la clarification du liquide. — Comme on le sait, il faut éviter tout excès d'acide acétique, parce que, si l'on a ajouté trop d'acide, une partie de l'albumine s'y redissout et la détermination est entachée d'erreur. Mais, d'un autre côté, l'urine ne doit, en aucune circonstance, avoir une réaction alcaline, parce que, dans une urine de ce genre, il se forme toujours un albuminate alcalin, soluble, qui ne se coagule pas du tout par l'ébullition.

On peut encore mélanger l'urine avec de l'acide acétique avant de la chauffer, mais alors il faut prendre encore plus de précautions, parce que, si l'on a ajouté trop d'acide, il ne se forme plus de coagulum par l'ébullition. Si l'urine est acide, l'addition de l'acide acétique n'est pas précisément nécessaire, mais, dans tous les cas, la coagulation complète et en gros flocons est beaucoup favorisée par cet acide.

Lorsque, en tenant compte des précautions indiquées, on a opéré la coagulation d'une manière complète et en flocons épais, et lorsque le liquide surnageant s'est bien éclairci, on procède à la filtration.

Sur un filtre à plis, desséché, pesé, puis humecté avec de l'eau, on verse d'abord le liquide qui surnage le coagulum ; si la quantité d'albumine n'est pas trop grande, si l'urine est suffisamment étendue et si la coagulation est complète, le liquide s'écoule rapidement et parfaitement limpide ; enfin on met aussi sur le filtre la plus grande partie du coagulum. Lorsque tout le liquide s'est écoulé, avec la fiole à jet contenant de l'eau bouillante on pousse l'albumine vers la pointe du filtre, ce que l'on peut faire avec facilité. Maintenant on lave le gobelet de verre avec de l'eau bouillante ; avec une plume on détache les dernières particules d'albumine, et l'on finit par rassembler ainsi tout le coagulum sur le filtre, qu'on lave encore avec de l'eau bouillante, jusqu'à ce que quelques gouttes du liquide filtré ne réagissent plus sur l'argent ou bien ne laissent plus de résidu, lorsqu'on les évapore sur une lame de platine. Si l'on exécute les opérations dans l'ordre qui vient d'être indiqué, la filtration, qui sans cela serait souvent très-lente, se fait d'une manière extrêmement rapide et facile.

Maintenant on enlève avec précaution le filtre de l'entonnoir, on le place sur l'un des deux verres de montre qu'on choisit égaux et on le dessèche au bain-marie à 100°, jusqu'à ce que après l'avoir laissé refroidir dans l'exsiccateur, il ne perde plus de poids. Il faut faire cette opération avec beaucoup de soin, parce que l'albumine, notamment si la quantité qui se trouve sur le filtre est trop grande, se prend le plus souvent en une masse cornée et en même temps se recouvre d'une croûte sèche, tandis qu'il y a encore dans l'intérieur de la masse de l'humidité qui ne peut être expulsée que par une longue dessiccation à 100° (six ou huit heures). La dessiccation ne doit, par conséquent, être regardée comme terminée que lorsqu'il y a concordance entre deux pesées dans l'intervalle desquelles le filtre a été exposé quelque temps à la température indiquée. Après avoir retranché le poids des verres de montre et du filtre de celui obtenu en dernier lieu, on arrive à connaître combien il y avait d'albumine dans la quantité d'urine essayée, et l'on peut alors calculer la proportion de cette substance pour le volume total de l'urine.

Le dosage de l'albumine exécuté de cette manière est sujet à deux sortes d'erreurs : en premier lieu, l'albumine, en se coagulant, entraîne avec elle un peu de matière colorante qui ne peut pas être éliminée, même par un long lavage à l'eau bouillante. C'est ce qui fait que l'albumine desséchée est généralement jaune et même brune. Cette source d'erreur est cependant très-peu importante, et on peut, sans crainte, ne pas la prendre en considération. Toujours aussi des phosphates terreux se séparent en même temps que l'albumine, et ces substances ont naturellement pour conséquence d'augmenter la quantité réelle de l'albumine. C'est pourquoi, lorsqu'il s'agit de déterminations tout à fait précises, il faut brûler avec le filtre, dans un creuset de platine dont on connaît le poids, l'albumine desséchée et pesée, puis chauffer au rouge jusqu'à ce que tout le charbon soit détruit, ce qu'il est facile de faire en peu de temps en tenant le creuset incliné. L'augmentation de poids du creuset, moins le poids de la cendre du filtre que l'on connaît, donne la richesse de l'albumine pesée en substances minérales, richesse qui doit être retranchée de la quantité d'albumine trouvée en premier lieu. Dans la plupart des cas, il n'est pas nécessaire d'avoir recours à cette modification du procédé.

M. Méhu, pour précipiter l'albumine, emploie la liqueur suivante : acide phénique, 1 gramme ; acide acétique, 1 gramme ; alcool, à 86 degrés 2. On prend 100 grammes de l'urine à essayer, on y ajoute successivement 2 c. c. d'acide azotique ordinaire et 10 c. c. de la solution phénique précédente ; on agite bien la liqueur après chaque addition et l'on jette le précipité sur un petit filtre de papier blanc bien sec et pesé à l'avance. Le liquide s'écoule rapidement ; quand il s'est écoulé tout entier, on lave avec de l'eau contenant 1/2 p. 100 d'acide phénique, enfin avec de l'eau légèrement alcoolisée. On dessèche le filtre à 110 degrés, et, comme le résidu sec est très-hygrométrique, on le pèse entre les deux verres de montre après l'avoir laissé refroidir. En retranchant du poids de ce filtre le poids du filtre vide et sec, on aura le poids de l'albumine. — En opérant exactement comme il vient d'être dit, la filtration est si rapide que c'est à peine s'il se précipite quelques traces d'acide urique : on retrouve celui-ci dans les eaux de lavage où il cristallise.

DOSAGE DE L'ALBUMINE PAR UN PHOTOMÈTRE A EXTINCTION (POTAIN ET L. POMMIER). — « Le procédé que nous allons faire connaître permet de doser instantanément la quantité d'albumine contenue dans une urine. Nous avons vu, dans le service de M. le docteur Potain, tout le parti qu'on en peut tirer, lorsqu'on tient à savoir, jour par jour, la marche de la maladie chez un albuminurique.

L'appareil se compose d'une caisse plate, en bois ou en carton, dans laquelle on introduit deux tubes d'essai verticaux. On pratique sur les parois opposées de la caisse, et devant chaque tube, deux fenêtres dans le milieu desquelles on fixe deux fils de fer identiques et horizontaux. Dans un des tubes, on introduit une plaque de verre dépoli, et dans l'autre, un volume fixe d'eau distillée indiqué par un trait marqué dans le verre. Si l'on regarde alors au jour, on voit que le tube contenant le verre dépoli présente une teinte analogue à celle que possède un liquide albumineux chauffé : le verre dépoli n'ayant qu'une faible épaisseur laisse voir en avant le fil de fer horizontal correspondant.

Cela posé, si l'on porte à l'ébullition l'eau distillée du second tube, et qu'on y verse quelques gouttes d'une urine albumineuse, l'eau se trouble d'autant plus qu'on verse plus d'urine. On replace ce tube dans l'appareil, et l'on continue à verser l'urine jusqu'à ce que la liqueur ait pris une teinte identique avec celle présentée par l'éprouvette contenant le verre dépoli : ce que l'on reconnaît, avec un peu d'habitude, à ce qu'on voit également bien les deux fils de fer. On verse l'urine avec précaution, au moyen d'une burette graduée en dixièmes de centimètre cube.

J'appelle chacune de ces divisions 1°, et je dirai, pour plus de clarté, qu'une urine marque 7°, par exemple, quand il faudra sept divisions de la burette pour amener l'égalité des teintes.

Il est alors à remarquer *que le volume d'eau distillée restant fixe, le degré d'une urine est inversement proportionnel à la quantité d'urine qu'elle renferme* : c'est-à-dire, par exemple, que si une urine marque 14°, l'urine deux fois plus riche en albumine ne marquera que $\frac{14}{2°} = 7°$.

Cela posé, il est facile de construire, pour chaque appareil, une table qui donne la richesse albuminurique d'une urine quand on connaît le degré de cette urine rapporté à cet appareil. Pour cela, on détermine exactement par le procédé Mehu, par exemple, la quantité d'albumine contenue dans l'urine d'un albuminurique, soit 13, 21. On cherche le degré de cette urine : soit 7°.

Alors, en vertu de la proportionnalité établie plus haut, l'urine de degré 1 renferme $13,21 \times 7 = 92,47$; l'urine de degré 3 renferme $\frac{92,46}{2} = 46,24$; l'urine de degré 3 renferme $\frac{92,4}{3} =$; etc.

On dressera ainsi, de degré en degré, le tableau aussi loin qu'on voudra. Je mets ici, pour exemple, le tableau que j'ai construit pour mon appareil.

Degrés.	Albumine.	Degrés.	Albumine.	Degrés.	Albumine.	Degrés.	Albumine.
1	92,50	9	10,30	17	5,44	45	2,06
2	46,25	10	9,25	18	5,15	50	1,85
3	30,83	11	8,41	19	1,36	60	1,54
4	23,18	12	7,71	20	4,67	70	1,32
5	18,50	13	7,14	25	2,70	80	1,15
6	15,42	14	6,61	30	2,09	90	1,03
7	13,21	15	6,17	35	2,64	100	0,92
8	11,57	16	5,78	40	2,33		

On voit d'ailleurs que le degré d'une urine, variant avec l'épaisseur de la plaque dépolie et le volume d'eau distillée, varie aussi avec l'appareil : ce qui obligera chaque opérateur à dresser sa table. Les calculs sont très-simples et très-rapides.

Bien mieux, si l'appareil se vulgarisait, il serait facile d'établir le point fixe marqué sur le tube à eau distillée, de façon que le degré des urines restât le même quel que fût l'appareil; la même table servirait alors pour tous, et le degré d'une urine indique-rait d'une *façon absolue* sa richesse en albumine.

En effet, admettons que 1° corresponde à l'albumine pure : l'urine marquant deux degrés renfermera $\frac{100}{2} = 50$ d'albumine; en général, l'urine renfermera $\frac{100}{x}$ d'albumine.

Cela étant, je prends une urine de composition connue et renfermant 14,66 d'albu-mine, par exemple : le degré x de cette albumine sera donné par l'équation $\frac{100}{x} = 14,66$, d'où $x = \frac{100}{14,66} = 7°$. Je prends 7 divisions de la burette de cette urine, et je les verse dans une petite quantité d'eau bouillante, puis j'introduis la liqueur troublée dans le tube d'essai, et j'ajoute avec précaution de l'eau, jusqu'à obtenir l'identité des teintes. Je marque alors un trait dans le verre à la hauteur de la colonne liquide : c'est le point fixe cherché; car il faut 7 divisions d'une urine marquant 7° pour obtenir l'égalité des teintes.

On comprend de suite combien il est avantageux, étant donné le degré n d'une urine, de conclure aussitôt, sans le secours d'aucune table, sa richesse albuminurique $\frac{100}{n}$.

J'ai vérifié par de nombreuses expériences que ma table était juste à très-peu près, à la condition que l'urine fût saturée de sels. A cet effet, avant de la verser dans la burette graduée, je la jette sur un filtre contenant du sulfate de soude, et j'ajoute quelques gouttes d'acide acétique pour dissoudre les sels précipitables par la chaleur.

Pour surcroît de précaution, j'ai battu 100 gr. de blanc d'œuf dans suffisante quan-tité d'eau pour obtenir 1000 c. c. de liquide; l'appareil m'a donné 7°, nombre corres-pondant à 12 gr.,21 d'albumine. Or, on sait que 100 gr. de blanc d'œuf contiennent précisément 13 gr. d'albumine.

Cette expérience me permet donc de conclure à l'avantage de mon procédé, beaucoup plus rapide que ceux présentés jusqu'à ce jour.

La méthode que je viens de décrire n'est sans doute pas sans inconvénients, et l'on peut lui faire de nombreuses objections. Celle qui frappe tout d'abord lorsqu'on examine le tableau, c'est que, pour les liquides très-chargés d'albumine, on obtient pour un seul degré une différence très-grande d'albumine par litre, et il est assez difficile dans ce cas d'obtenir l'égalité des teintes. Je répondrai que je donne cette méthode pour les urines seulement et que la plus chargée que j'ai rencontrée contenait 18 gr. 50 d'albumine par litre. Dans ce cas, on peut parfaitement étendre l'urine de partie égale d'abord, puis des deux tiers, des trois quarts, et prendre la moyenne des trois observations.

Enfin, un argument qui n'est pas sans valeur, c'est que les différents procédés qui sont généralement employés ne donnent jamais le même résultat. Ce fait, que j'ai vérifié plusieurs fois, m'a été affirmé par M. le docteur Méhu, dont on ne saurait contester l'autorité en cette matière. »

Dosage de l'albumine par l'appareil de polarisation. — J'ai le premier déterminé le pouvoir rotatoire de l'albumine. A. Becquerel a depuis confirmé les résultats que j'ai obtenus. Bien que les urines soient en général trop colorées pour permettre l'emploi de ce procédé de dosage, et qu'il ne puisse être mis en usage quand elles renferment de la glycose, je crois cependant utile de renvoyer à mon Mémoire qui n'a été imprimé que dans le *Répertoire de Pharmacie,* t. V, pag. 165.

DE L'ALBUMINOSE. — Je renvoie aux comptes rendus de l'Académie des sciences, 1er semestre, 1842. On y trouve mon Mémoire intitulé : *Sur la composition immédiate de la fibrine, sur le gluten, l'albumine, le caséum.*

NOTE XIII.

Inosite, dosage. — L'urine que l'on veut essayer pour savoir si elle renferme de l'inosite, après avoir été débarrassée de l'albumine qu'elle pouvait contenir, est précipitée complétement par une solution d'acétate de plomb, puis filtrée ; le liquide filtré est mélangé à chaud avec du sous-acétate de plomb tant qu'il se forme un précipité. Il est convenable, avant de précipiter l'urine, de l'évaporer au quart au bain-marie. Le précipité produit par le sous-acétate de plomb, qui renferme l'inosite combinée avec l'oxyde de plomb, est rassemblé au bout de vingt-quatre heures, alors après l'avoir lavé on le suspend dans l'eau et on le décompose par l'hydrogène sulfuré. Après quelque temps de repos, il se sépare d'abord le liquide filtré un peu d'acide urique ; on filtre le liquide pour le séparer de ce dernier, puis on le concentre le plus possible et on le mélange bouillant avec trois ou quatre fois son volume d'alcool. Si alors il se produit un abondant précipité adhérent au fond du vase, on décante simplement la solution alcoolique bouillante, mais si le précipité est floconneux, non adhérent, on filtre la solution bouillante dans un entonnoir chauffé et on laisse refroidir. Si au bout de vingt-quatre heures des groupes de cristaux d'inosite se sont déposés, on filtre et on lave les cristaux avec un peu d'alcool froid. Dans ce cas, il est convenable de dissoudre encore une fois dans une quantité d'eau bouillante aussi petite que possible le dépôt obtenu par addition d'alcool bouillant, de précipiter une deuxième fois avec trois ou quatre volumes d'alcool, etc., afin de n'éprouver aucune perte d'inosite. Mais s'il ne s'est pas déposé de cristaux d'inosite, on mélange peu à peu avec de l'éther le liquide alcoolique filtré et froid, jusqu'à ce que, par une forte agitation, la liqueur se trouble en devenant laiteuse, et on laisse reposer dans un lieu froid pendant vingt-quatre heures. Si l'on a employé une quantité suffisante d'éther (un excès ne nuit pas), toute l'inosite qui parue se trouver dans l'urine s'est déposée en lamelles nacrées.

Cependant l'inosite ne paraît se rencontrer que très-rarement dans l'urine. *Gallois* a essayé l'urine de 102 malades, mais il n'a trouvé l'inosite que sept fois : cinq fois seulement en proportions très-variables à côté du sucre chez 30 diabétiques, et deux fois dans 25 cas d'albuminurie. (*Neubauer.*)

NOTE XIV.

Acétone, sa formation dans l'organisme humain, par le docteur Joseph Kaulich. — L'auteur a mis hors de doute l'existence de ce corps odorant dans l'urine des diabétiques; il l'a préparé et il en a étudié la composition. Mais ce n'est pas seulement dans le diabète qu'on le rencontre ; il existe dans une foule de maladies, principalement de l'appareil digestif et il trahit souvent sa présence par l'odeur de l'haleine.

Après six observations relatives au rôle que peut jouer ce corps dans les maladies, l'auteur résume ainsi qu'il suit son travail :

1° La formation de l'acétone s'observe dans les affections du tube digestif, soit que ces dernières proviennent d'anomalies dans la sécrétion, d'altération de texture ou d'un obstacle à l'expulsion des produits excrétés ;

2° La présence de ce corps dans l'organisme produit surtout une dépression du système nerveux et provoque un état comateux qui peut devenir mortel ;

3° Dans beaucoup de cas, il est facile de combattre les causes qui ont provoqué la formation de l'acétone et de prévenir ainsi ses effets nuisibles ;

4° Le meilleur moyen de combattre l'état de narcotisme produit par l'acétone consiste à activer le travail normal d'oxydation et à favoriser les excrétions.

J'ajouterai à ces indications celles de supprimer ou diminuer les alcooliques et d'insister sur la gymnastique.

NOTE XV.

Influence de la fièvre et de la douleur sur la marche de la glycosurie. — Emploi des vésicatoires. — J'ai démontré, dans mes précédents mémoires, que chez le glycosurique agonisant, surpris soudainement après un repas féculent, la digestion était interrompue, et qu'on ne retrouvait aucune trace de sucre dans l'économie. Cette disparition du sucre s'est encore présentée quelquefois à mon observation dans certaines conditions dont l'étude peut offrir de l'intérêt sous plus d'un rapport.

Quand par une vive douleur, par l'administration d'un stimulant énergique à dose élevée, un accès de fièvre est survenu chez un glycosurique, le sucre a quelquefois disparu des urines. Il n'y a pas disparu par la suite naturelle de l'abstinence, car l'estomac était garni d'aliments. Dans ces conditions, il n'y a pas disparu par une modification survenue dans la composition du suc gastrique, modification qui entrave la digestion, car cette fonction n'a pas subi d'interruption.

On ne peut invoquer comme cause de cette disparition du sucre que l'élévation de température produite dans l'économie par l'accès de fièvre. C'est une étude digne d'être suivie. De ces faits il est résulté pour moi l'enseignement que ma pratique et celle de M. Martin-Solon ont déjà confirmé. Dans quelques cas, de larges vésicatoires promenés sur la nuque, l'abdomen, le thorax, les membres, peuvent contribuer à faire disparaître le sucre des urines des glycosuriques chez lesquels une hygiène bien dirigée ne suffit pas pour atteindre ce but. Je dois noter seulement que c'est un moyen qu'il faut surveiller, et dont il ne faut pas abuser. J'ai vu en effet l'albumine apparaître dans les urines d'un malade glycosurique auquel un vésicatoire fut prescrit, et cette albumine persister après la suppression du vésicatoire pendant deux années, jusqu'à la mort du malade. Peut-être pourrait-on avoir recours à d'autres moyens de provoquer la douleur et d'augmenter la chaleur animale qui n'auraient pas les inconvénients des vésicatoires; par exemple, à l'urtication? Je me défie aussi des vésicatoires parce que, chez les glycosuriques, apparaissent souvent des manifestations gangréneuses. Voilà pourquoi depuis longtemps, je n'ai plus recours à l'emploi des vésicatoires dans la glycosurie.

NOTE XVI.

Amblyopies symptomatiques sous la dépendance d'une altération dans la composition de l'urine (albuminurie, glycosurie (1), spermatorrhée). (A. Desmarres.) — Tout médecin consulté pour un affaiblissement de la vue dont il ne reconnaît pas localement la cause, doit s'empresser d'examiner les urines du malade pour s'assurer s'il y a, ou non, une albuminurie ou un diabète ; il devra, au moins dans un certain nombre de cas de ces affections, trouver en outre des symptômes précieux par l'examen ophthalmoscopique de la rétine.

On fera en outre les recherches nécessaires pour constater la présence ou l'absence de zoospermes dans l'urine.

I. — AMBLYOPIE CAUSÉE PAR L'ALBUMINURIE. — La néphrite albumineuse est assez fréquemment liée à un affaiblissement considérable de la vue, et tout le monde connaît ce fait, depuis que le professeur Landouzy (de Reims) a fixé l'attention sur ce sujet. Mais ce qu'on sait beaucoup moins, bien que cela soit très-connu parmi les ophthalmologistes, c'est que, dans un certain nombre de cas, l'ophthalmoscope permet de constater dans la rétine des symptômes tout particuliers que l'on ne voit pas dans d'autres affections, sinon, mais bien exceptionnellement, dans le diabète sucré, ainsi que le premier, peut-être, j'ai eu l'occasion de m'en assurer quatre fois seulement sur un assez grand nombre de glycosuriques atteints d'amblyopie.

Les femmes grosses frappées d'amblyopie sont assez souvent albuminuriques, et l'on doit faire des recherches dans ce sens pour connaître la véritable origine de leur mal.

Symptômes. — Quelques malades souffrant depuis longtemps déjà d'albuminurie, et qui, à part quelques dérangements légers de leur santé, n'ont pas songé à s'en occuper et ont continué leur travail, se plaignent tout à coup d'un affaiblissement singulier de la vue, affaiblissement si rapide, qu'il leur devient impossible de lire, à moins qu'ils ne prennent des verres grossissants dont ils sont obligés d'augmenter la force en quelques jours ou en quelques semaines. Ces verres ne suffisent plus, après peu de temps, et bientôt toute lecture devient impossible ou extrêmement difficile. Cet état n'est pas une presbytie, comme l'a pensé M. le professeur Trousseau, car les malades voient très-confusément les objets situés même à des distances moyennes, et ne peuvent plus lire le nom des rues ni reconnaître leurs amis à quelques mètres. C'est une impuissance de la rétine ou de l'appareil optique cérébral, et s'ils sont obligés de prendre des verres grossissants, c'est par nécessité de grandir l'image comme le font les personnes amblyopiques.

Si l'on examine les yeux par les procédés ordinaires, on les trouve dans les meilleures conditions : la pupille joue bien, le fond de l'œil est d'un beau noir, il n'y a nulle part aucune trace de maladie. Mais si l'on s'aide de l'ophthalmoscope, on découvre souvent, non pas toujours malheureusement, des caractères anatomiques si nets, si tranchés, que, lorsqu'ils existent, l'examen des urines, toujours indispensable, n'est véritablement plus que d'un intérêt presque secondaire. Les exemples d'albuminurie reconnus ainsi

(1) On a noté encore d'autres *compositions anormales de l'urine* comme cause d'amblyopie. Je n'ai pas trouvé l'occasion de vérifier ces faits. Ces affections sont : 1° l'*hippurie*, maladie dans laquelle, suivant Bouchardat, «la quantité d'urée est fort diminuée, tandis qu'on trouve une quantité notable d'acide hippurique et une très-petite quantité d'albumine (*Annuaire de thérapeutique*); 2° la *benzoïurie*, dans laquelle l'urine peu colorée, peu odorante, d'une très-faible densité, contient de l'acide benzoïque ; 3° enfin l'*oxalurie*, notée comme cause d'affaiblissement de la vue par les médecins anglais, fait vérifié par Bouchardat dans un seul cas.

se sont multipliés en très-grand nombre dans ma pratique. Cependant quatre de ces personnes (je rapporte dans mon ouvrage des observations) étaient atteintes de diabète sucré, et présentaient dans les rétines des caractères anatomiques absolument identiques.

Les caractères ophthalmoscopiques qui distinguent l'albuminurie, et que j'ai aussi rencontrés, mais bien plus rarement dans le diabète sucré, sont très-faciles à reconnoître. Il y a, dans la rétine, généralement au voisinage de la papille, de petites plaques de couleur rouge vif, et qui, vues avec les verres grossissants ordinaires, varient sous le rapport de leur grandeur entre le point le plus fin et une plaque de 1 à 2 millimètres de diamètre environ. Quelquefois, j'ai vu des plaques plus larges, mais cela est moins commun. Ces plaques rouges sont disséminées assez régulièrement en éventail : on les voit généralement placées entre le point de bifurcation des vaisseaux rétiniens; quelquefois, mais plus rarement, près du vaisseau même, loin du point où il se divise. Chaque plaque rouge offre presque toujours, sur une partie de sa circonférence, une tache blanche semblable à celles que l'on voit dans les apoplexies rétiniennes. Ces taches, dans les cas datant déjà de loin, s'agrandissent à mesure que la plaque rouge diminue. Elles me paraissent dues à la résorption du pigmentum, qui se fait en même temps que celle du sang épanché, et non à des épanchements fibro-albumineux organisés.

En même temps que l'on constate la présence de ces plaques rouges et des taches blanches qui les accompagnent et les suivent, on voit encore assez souvent que les vaisseaux de la rétine sont accompagnés de traînées blanches, presque transparentes, et que toute la membrane a pris l'aspect particulier caractéristique de l'œdème rétinien avec infiltration de la papille. Plus tard cette teinte blanchâtre s'étend, devient plus manifeste, et la rétine subit alors la transformation graisseuse. A ce moment, le malade est à peu près aveugle, surtout quand les désordres occupent la région de la macula.

Ces caractères anatomiques, je le répète, n'existent pas toujours, car je les ai vus manquer le plus souvent, ce qui tient peut-être à la période de la maladie pendant laquelle on fait la recherche. On doit cependant faire cette réflexion, que tous les malades atteints de néphrite albumineuse ne deviennent pas amblyopiques, et qu'il peut bien arriver aussi que les personnes amblyopiques par cette cause n'offrent pas toutes des caractères anatomiques saisissables dans leur rétine.

Je me bornerai à rapporter deux faits dans lesquels j'ai soupçonné l'albuminurie à l'examen ophthalmoscopique de la rétine.

Première observation. — La première partie est rédigée par le malade.

« Ma maladie des yeux est due, à l'origine, à une ophthalmie intense que j'ai éprouvée au commencement de l'année 1846, et que j'ai complétement négligée, espérant, comme je l'avais déjà éprouvé, qu'elle s'en irait comme elle était venue, toute seule. Malheureusement il n'en fut point ainsi : cette ophthalmie devint chronique, et j'éprouvais des alternatives de mieux et de mal. Mes paupières devinrent rubescentes et furent atteintes d'une nouvelle maladie, que je crois être celle de la granulation. Je combattis ce nouveau mal, par des cautérisations au nitrate d'argent qui n'amenèrent toutefois qu'une modification en bien très-douteuse. J'éprouvais des contractions de l'œil pendant lesquelles mes paupières inférieures se roulèrent sur elles-mêmes en se renversant à l'intérieur, d'où il est résulté une espèce d'habitude qui faisait frotter mes cils inférieurs sur le globe de l'œil. Ce frottement presque incessant causa, comme l'aurait pu faire un corps étranger, une irritation du globe de l'œil, qui se manifestait par une rougeur du blanc de l'œil, dont l'intensité allait quelquefois jusqu'à la couleur naturelle du sang. Toutefois jusque-là la vision de l'œil n'était atteinte à aucun degré.

» L'exposé de cette situation date de 1846 et va jusqu'en juin 1855, époque à laquelle je me soumis à des cautérisations réitérées et extérieures de la paupière inférieure de l'œil, dans l'espérance d'obtenir le redressement des cils inférieurs et le retour à leur position normale. Mes espérances furent déçues, et je crains bien tout au contraire que le résultat n'en ait été très-funeste à ma vue. Avant de me soumettre à ce traitement

en juin, j'avais déjà éprouvé une atteinte à ma vision, qui s'était manifestée par l'apparition d'une sorte de brouillard devant mes yeux, lequel m'empêchait de distinguer les
objets à une très-courte distance : le grand air me faisait éprouver en même temps un
larmoiement très-incommode. Depuis l'usage des cautérisations, ma vue me semble
avoir baissé : avant je lisais avec peine, mais sans lunettes ; depuis je ne puis plus lire,
même avec les lunettes. Je crois avoir reconnu que le brouillard que j'apercevais en
juin, ne se reproduit plus devant mes yeux avec la même intensité ; mais il me semble
quelquefois que les figures des personnes qui passent à côté de moi sont couvertes d'une
ombre qui m'empêche de distinguer leurs traits et de les reconnaître. Cette apparence
ne subsiste pas toujours ; quelquefois je distingue. Des larmes se produisent toujours à
l'exposition au grand air, cependant elles sont moins abondantes.

» Pendant toute la période de la maladie de mes yeux que je viens de décrire, il
m'est arrivé de souffrir beaucoup : j'ai éprouvé, à la vue des lumières, des élancements
dans l'œil semblables à des piqûres d'aiguilles ; d'autres fois des douleurs nerveuses
dans le globe de l'œil, comme s'il avait été comprimé par des étreintes de fer, quelquefois il m'est apparu comme des cercles de feu, d'autres fois une espèce de vision de
points noirs qui voltigeaient. Je ne puis préciser aucune époque à ces divers incidents.
A présent, je ne ressens que rarement des douleurs ; les lumières m'incommodent beaucoup moins et ne reproduisent plus d'élancements dans les yeux.

» Il me paraît quelquefois, quand je me réveille la nuit, que mes yeux éprouvent
une sorte de sécheresse ; en m'éveillant, j'ai quelquefois un peu de chassie sèche. »

J'ai vu pour la première fois, en août 1855, M. l'amiral D.-T. auteur de cette note.
Il était alors atteint d'un entropion aux deux paupières inférieures qu'une simple excision
de la peau, d'après le procédé de Janson, guérit rapidement. Jusque-là l'amiral ne

Fig. 1.

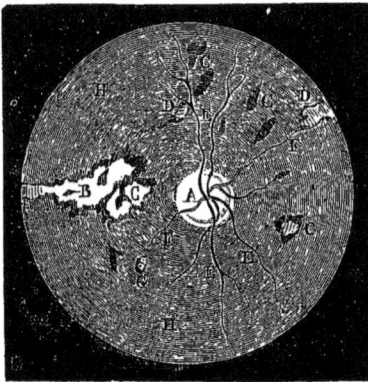

A, papille du nerf optique.
E, E, E, veines.
F, F, artères.
C, C, C, C, épanchements de sang, dessinés en noir.
D, D, épanchements semblables au centre desquels on
voit une tache blanche due à la résorption du pigmentum.
B. larges plaques blanches entourées d'un liseré de
pigmentum ainsi que C, et qui paraît dû à un large
foyer apoplectique résorbé.
H, H, parties saines.

OEil droit.

s'était plaint que de cuissons et de brouillards qui pouvaient être rapportés en entier au
renversement des cils contre le globe ; mais en janvier 1856 il vint me consulter de
nouveau pour un affaiblissement si considérable de la vue, qu'avec ou sans lunettes la
lecture lui était presque impossible. Je l'examinai aussitôt avec l'ophthalmoscope, et,
constatant que ses rétines étaient le siége de nombreuses petites ecchymoses, je l'invitai
à uriner et je constatai qu'il était atteint d'une albuminurie. Une consultation entre
M. Charruau, médecin ordinaire de l'amiral, et M. Rayer, me fut accordée et le traitement formulé. Le malade suivit exactement le traitement pendant toute l'année 1856 ;

de temps en temps l'albumine disparaissait des urines ou s'y montrait plus abondante, et aujourd'hui (avril 1857) il peut se conduire encore, mais sa vue s'est considérablement affaiblie.

Fig. 2.

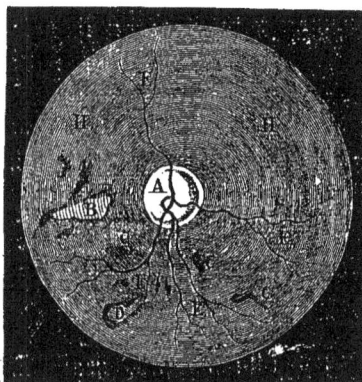

A, papille.

F, E, E, veines ; les artères ont été negligées.

C, C, C, épanchements de sang très-rouge dessinés en noir.

D, autre épanchement dont le centre est résorbé.

B, larges plaques semblables à celles de l'œil droit, mais plus petites.

H, H, parties saines.

OEil gauche.

Le 8 janvier 1856, j'ai dessiné les deux yeux (voy. les fig. 1 et 2), et le 5 juillet suivant, je n'ai pu trouver aucune différence qui méritât la peine d'être notée.

2ᵉ *observation.* — M. le docteur Grammaire (de Paris) me fait l'honneur de me demander conseil sur l'état des yeux de son père. La vue s'est progressivement affaiblie en peu de semaines ; le malade a changé plusieurs fois ses verres de lunettes pendant ce court espace de temps ; il ne voit plus les objets à distance moyenne, surtout dès qu'ils sont éloignés.

La santé générale est bonne, seulement le malade a un peu maigri depuis quelque temps.

Les yeux, examinés près de la fenêtre, n'offrent aucun signe de maladie ; mais après un examen de quelques secondes à l'ophthalmoscope, je reconnais les plaques rouges ecchymotiques, arrangées en éventail, quelques taches blanches, et cet aspect particulier de la rétine dans l'œdème. Aussitôt je dis à mon honorable confrère que son père est atteint presque certainement d'une albuminurie, ce que l'examen de l'urine démontre en effet.

II. — AMBLYOPIE CAUSÉE PAR LA GLYCOSURIE (DIABÈTE SUCRÉ)· — Le diabète, de même que l'albuminurie au début, n'altère pas toujours assez profondément la santé pour attirer l'attention des malades. Quelques-uns, sous l'influence de cette affection, deviennent amblyopiques, et si l'on ne songe pas à examiner les urines, à défaut de symptômes fournis par l'état de l'œil, on commet une erreur d'autant plus grave que, méconnaissant la véritable cause du mal, on met aussi la vie du malade en danger, faute d'un traitement convenable.

Les malades diabétiques se plaignent tous d'un affaiblissement de la vue, analogue à l'état de ceux atteints d'albuminurie. Ils éprouvent un raccourcissement fort grand dans la portée de leurs yeux, et s'ils veulent lire, ils sont forcés de prendre des lunettes grossissantes dont ils augmentent incessamment la force. Quelques-uns se plaignent de mouches volantes ; mais ce phénomène, si commun et si variable quant à sa valeur, manque le plus souvent.

Interrogés sur l'état de leur santé générale, les malades atteints de diabète au début et d'une amblyopie symptomatique ne se plaignent d'aucun symptôme fâcheux ; cependant chez quelques-uns j'ai rencontré la soif caractéristique et l'abondance de la sécrétion urinaire. Ces deux symptômes existaient surtout chez une bonne sœur d'un hôpital de province, et chez laquelle cependant la nature de la maladie n'avait pas été reconnue. M. Mialhe, qui, chez cette malade comme chez bon nombre d'autres que je lui ai adressés, a mesuré la quantité de sucre que les urines contenaient, a trouvé une proportion des plus considérables. Cette pauvre femme ne pouvait plus lire, elle éprouvait souvent des défaillances, et, de forte et grasse, elle était devenue faible et maigre.

Un marchand de bois de Rambouillet, âgé de cinquante ans, avait aussi beaucoup maigri, et il ne pouvait plus qu'à grand'peine marcher dans la forêt pour les besoins de son commerce ; sa vue s'était affaiblie au point qu'il ne pouvait ni prendre des notes ni rien lire, même avec des lunettes. Ses yeux étaient beaux, et ses pupilles mobiles, il n'y avait rien dans les rétines qui pût mettre sur la voie de son mal. Son haleine avait une odeur toute particulière, *sui generis,* que j'ai souvent rencontrée chez les diabétiques. Ses urines contenaient une énorme proportion de sucre. Je l'ai soumis au traitement indiqué par mon ami le professeur Bouchardat, et après quelques mois sa santé s'est bien rétablie, et sa vue est redevenue assez forte pour qu'il pût aisément lire avec des lunettes n° 18.

Mais voici maintenant deux cas exceptionnels, car j'ai trouvé dans les rétines les mêmes caractères que dans l'albuminurie, bien que les urines ne continssent absolument que du sucre : une albuminurie aurait-elle précédé dans ces cas le diabète ?

1re *observation.* — Madame Rouzé, femme d'un garde à la faisanderie de la forêt de Saint-Germain, est âgée de quarante-six ans. C'est une femme à tempérament sanguin. Elle a eu plusieurs enfants. Sa santé a toujours été bonne. Elle n'a jamais eu de rhumatismes ni d'antécédents spécifiques.

Depuis trois ans madame Rouzé a beaucoup maigri, elle a des transpirations abondantes, et depuis six mois ses forces sont considérablement diminuées. Elle urine très-souvent et en grande quantité.

Au mois d'avril 1856, elle s'aperçoit que sa vue diminue, elle a de la peine à distinguer les petits objets. Elle consulte son médecin, qui lui ordonne quelques purgatifs.

Le 25 août, elle vient consulter à la clinique.

A cette époque elle ne peut plus lire, cependant on ne découvre aucune altération de l'œil ; les pupilles sont mobiles et noires, les cristallins parfaitement purs ; les papilles des nerfs optiques et les rétines à l'état normal.

On prescrit dix sangsues à l'anus ; le lendemain une bouteille d'eau de Sedlitz, pilules d'Anderson, régime doux.

Le 19 octobre, madame Rouzé revient ; son état n'a fait que s'aggraver. L'urine contient du sucre ; chauffée avec de la potasse caustique, elle prend une couleur d'un brun très-foncé.

L'examen de l'œil droit à l'ophthalmoscope fait reconnaître un trouble très-marqué dans l'humeur vitrée ; des ecchymoses dans la rétine, les unes récentes, les autres anciennes et résorbées ; des troubles dans la sécrétion du pigmentum formant ce que l'on a appelé la *macération* du pigmentum ; dans certains endroits il est accumulé, dans d'autres il a disparu. La coloration générale du fond de l'œil est moins rouge, elle est un peu pâle et grise.

Traitement. — Pas de pain de froment, du gluten pur, un gramme de sous-carbonate de fer, vin rouge, viande rôtie, etc.

Le 2 décembre, l'état de l'œil est le même. Elle voit cependant un peu mieux pour se conduire. Il y a un peu moins de trouble dans l'humeur vitrée. Elle urine beaucoup moins.

Le 16 décembre, la santé générale s'est améliorée.

Le 20 avril le mieux persiste, mais la vue demeure toujours dans le même état (observation rédigée par M. le docteur Moricand).

Voici le dessin exact de l'œil droit que j'ai pris moi-même.

Fig. 3.

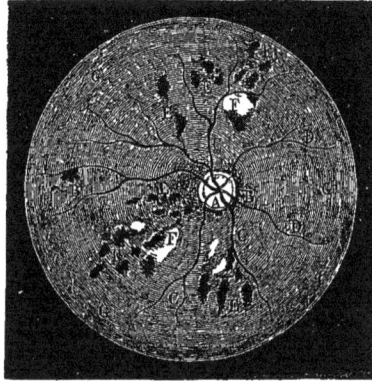

A, papille du nerf optique.

B, B, dépôts de pigmentum.

C, C, veines.

D, D, artères.

E, E, E, E, E, petites plaques de sang très-rouges, isolées, et dont quelques-unes ont dans leur voisinage une tache blanche formée par la résorption évidente du sang et du pigmentum sous-jacent.

F, F, taches blanches de même nature, mais beaucoup plus larges.

G, G, parties saines.

2ᵉ *observation.* — M. L. Morel (de Villefranche), âgé de cinquante-cinq ans, a toujours joui d'une très-belle santé et d'une belle corpulence; il n'y a pas d'antécédents spécifiques, pas de rhumatismes. Il a toussé pendant dix-huit mois, il y a près de quinze ans; mais depuis, il n'a jamais souffert de la poitrine; et sauf des transpirations abondantes, surtout excessives la nuit, il n'a pas remarqué d'autres particularités dans sa santé.

Il y a cinq ans il a commencé à maigrir, et progressivement son embonpoint a notablement disparu; en même temps ses forces ont considérablement diminué. Sa vue a un peu faibli, mais il s'est mis à porter des lunettes et s'en est très-bien trouvé.

En juin 1856, sa vue s'altérant, M. Morel consulte M. Pétrequin, qui prescrit une médication anticongestive; la première ordonnance n'a été que très-imparfaitement suivie, la deuxième pas du tout. M. Morel consulte aussi M. Rayer, qui conseille un traitement analogue.

L'amblyopie faisant des progrès sensibles, le malade vient au mois d'août me consulter, et je reconnais :

Que les pupilles sont mobiles et noires, les cristallins parfaitement purs, les papilles des nerfs optiques et les rétines à l'état normal;

Que la vue s'est abaissée considérablement depuis un mois, et que la lecture est devenue impossible ;

Que la santé générale, bonne autrefois, a souffert depuis quatre ou cinq années, et qu'il y a un amaigrissement progressif.

Désirant en connaître la cause et soupçonnant par suite des symptômes locaux, qui tous sont négatifs, que M. M... pouvait être atteint, soit d'une albuminurie, soit d'un diabète sucré, j'ai dû faire des recherches dans ce sens et j'ai reconnu qu'en effet il y a glycosurie. M. Mialhe, sur mon invitation, a examiné les urines et a reconnu qu'elles contiennent 87 grammes 89 cent. de sucre par litre.

Je conseille à M. Morel le traitement suivant:

Diminuer autant que possible la quantité de pain; la remplacer peu à peu par le pain de gluten;

Manger des viandes rôties, des œufs, du poisson, des légumes non féculents; avoir soin de saler les aliments autant que possible, mais progressivement;

Boire plus particulièrement du vin de Bourgogne et d'autres vins généreux;

Si le sommeil ne vient pas réparer les forces après quelque temps de ce régime, prendre le soir une pilule de 5 centigrammes d'extrait thébaïque ;

Essayer des bains de vapeur ;

Se couvrir de flanelle ;

Éviter les lectures et les essais de lecture inutiles. Pour les choses indispensables, porter une loupe. Se priver de verres grossissants montés en lunettes.

Matin et soir, faire sur le front une onction avec une cuillerée à café de ce liniment: alcool de lavande, 40 grammes ; strychnine, 5 grammes.

Le soir même M. Morel, ayant goûté son urine, lui trouva une saveur extrêmement sucrée.

Le traitement fut suivi exactement.

Le 24 août 1856, les urines furent de nouveau examinées par M. Bouchardat, qui n'a pas trouvé de sucre ; le malade avait déjà reconnu cette disparition à la saveur.

En novembre, il semble à M. Morel qu'il voit un peu mieux.

Le 28 décembre, la lecture est difficile (observation rédigée par M. le docteur Moricand).

L'examen à l'ophthalmoscope fait reconnaître les mêmes altérations qui viennent d'être signalées dans l'observation précédente. MM. les docteurs Waldhauer de Courlande, M. de Link, professeur agrégé de Kharkoff, Moricand et Delgado ont examiné l'œil après moi, et reconnu l'exactitude du dessin.

NOTE XVII.

Cataractes diabétiques, divers procédés opératoires (Marchal de Calvi, p. 507). — *Extraction linéaire.* — C'est M. Stœber (de Strasbourg) qui employa le premier ce mode opératoire *dans la cataracte diabétique*; voici dans quel cas :

Fait de M. Stœber. — *Diabète. Cataracte molle des deux côtés. Extraction linéaire. Guérison des cataractes.* — Rosalie Seltz, âgée de vingt-trois ans, affectée de diabète depuis quelques mois (1), entre à la clinique ophthalmologique le 18 février 1856. La quantité de glycose contenue dans l'urine est considérable, la maigreur extrême. Depuis plusieurs mois, la vue a progressivement diminué, et aujourd'hui la malade ne distingue que le jour de la nuit.

A l'examen des yeux, nous trouvons ces organes bien conformés extérieurement ; les iris bleus, poussés en avant, se contractent lentement ; les cristallins sont opaques, volumineux, et présentent tous les caractères des cataractes molles.

Le cas étant très-favorable à l'extraction linéaire, je me décide à recourir à ce procédé.

Le 21 février, la pupille de l'œil droit ayant été fortement dilatée, je procède à l'opération ainsi qu'il suit : la malade étant couchée sur un lit, les paupières écartées par un aide, je fixai l'œil à sa partie interne au moyen d'une pince, tenue de la main droite, et j'enfonçai, de la main gauche, un kératotome à travers la cornée, jusque dans la capsule du cristallin. La ponction est faite du côté externe de la cornée, un peu en dedans de la partie qui correspond au bord pupillaire de l'iris ; le tranchant du couteau est dirigé vers le bas. La lame ayant pénétré assez avant pour ouvrir la capsule et faire à la cornée une incision de 7 à 8 millimètres, fut retirée ; l'humeur aqueuse et une petite quantité de matière cristalline s'échappèrent immédiatement. Je saisis ensuite la curette de Daviel ; je pressai légèrement sur la sclérotique, à sa jonction avec le bord externe de la cornée, de manière à entr'ouvrir les lèvres de la plaie, et

(1) Il faut entendre que le diabète avait été *constaté* depuis quelques mois seulement.

nous vîmes immédiatement la matière cristalline s'échapper par la plaie de la cornée, sous forme d'une gelée molle, et la pupille devenir complétement nette.

L'œil fut fermé au moyen de deux bandelettes de taffetas gommé, et des compresses froides y furent appliquées pendant six heures; aucun symptôme morbide ne se manifesta. Le lendemain, l'œil ne présenta aucun signe d'irritation. Je le tins fermé encore pendant deux jours; puis je le mis à l'abri d'une lumière trop vive en faisant porter à la malade des lunettes à verres bleus; la vue était très-bonne, et la guérison s'est maintenue. La malade fut évacuée sur la clinique interne, pour être traitée du diabète; elle n'y resta que quelques jours, et demanda à rentrer chez elle. Au mois de décembre, j'ai eu de ses nouvelles; sa vue était toujours bonne, mais le diabète n'avait pas été guéri.

J'avais eu soin de recueillir dans un verre de montre la matière cristalline; je la remis à notre savant pharmacien de l'hôpital, M. Hepp, qui n'y trouva aucune trace de glycose.

Deux ans après, en 1858, M. de Graëfe fit connaître le cas suivant, dans lequel il avait obtenu, à son tour, un beau succès.

Fait de M. de Graëfe. — Diabète. Phthisie probable. Cataracte double. — Extraction linéaire. Guérison des cataractes. — Jeune homme de dix-neuf ans, atteint de diabète depuis quelques années. Au moment de son entrée à la clinique, il était pâle, amaigri, toussait depuis quelques mois, bien qu'il n'y eût pas de signes évidents de tubercules; son urine contenait beaucoup de sucre. La cataracte dont il était affecté, sans doute de la nature des cataractes striées, dont le développement est si brusque, datait de trois mois sur l'un des yeux, et de quinze jours seulement sur l'autre; la cécité n'était complète que depuis quelques jours. Quoiqu'on ne pût prévoir la durée de la vie de ce malade, ce n'était point une raison pour le laisser aveugle; il était au moins permis de pratiquer l'extraction linéaire, qui ne pouvait en rien aggraver l'état de ce jeune homme. Cette opération fut exécutée sur les deux yeux dans la même séance; la guérison survint sans accident. Le malade resta deux jours au lit; le troisième jour, il quittait la chambre, et le huitième, il rentrait dans son pays; la vue était aussi bonne qu'elle eût pu l'être après l'opération de toute autre cataracte.

En 1860, on comptait cinq autres exemples de l'emploi heureux de ce mode opératoire (Lécorché); et il faut bien qu'en effet il soit d'une grande bénignité, car, dans le cas de M. Stœber et dans celui de M. de Graëfe, les seuls dont nous connaissions le détail, on ne s'était pas occupé de modifier le traitement général par le traitement spécial : ce qui, d'ailleurs, malgré le succès, n'est pas un exemple à proposer; d'autant plus que M. de Graëfe va beaucoup trop loin en avançant que l'opération *ne pouvait en rien aggraver l'état de son jeune malade.* Comment une plaie de la cornée serait-elle si absolument inoffensive quann la moindre écorchure, chez un diabétique, peut donner lieu aux plus épouvantables désordres?

Extraction linéaire avec iridectomie ou *extraction linéaire modifiée.* — Quand la cataracte n'est pas tout à fait molle ou qu'il existe de légères adhérences de l'iris au cristallin, ou seulement quand il y a présomption de l'une de ces circonstances, on préconise l'extraction linéaire *modifiée,* qui a également très-bien réussi entre les mains de M. de Graëfe. Elle permet d'éviter la contusion de l'iris par un cristallin encore trop consistant ou par les instruments souvent nécessaires pour terminer l'opération; partant, elle diminue les chances d'inflammation irienne, point de départ du phlegmon de l'œil après l'opération, suivant le célèbre ophthalmologiste; et, en s'opposant à la compression intra-oculaire par congestion irienne ou supersécrétion de l'humeur aqueuse, elle empêche la procidence de l'iris à travers la plaie cornéenne. M. Lécorché se persuade qu'à raison de tant d'avantages, ce procédé, dont le seul inconvénient est de laisser une pupille irrégulière, est destiné à devenir le mode opératoire habituel de la cataracte diabétique.

g

Broiement. — Le broiement est une mauvaise opération, surtout dans la cataracte diabétique, qui exige tant de précautions. Il n'a donné à M. Arlt que des succès incomplets. Dans un cas de M. Hancock, il fallut y revenir à quatre mois d'intervalle, et, la seconde fois, une inflammation survint qui excita de vives appréhensions.

Extraction ordinaire ou à lambeau avec iridectomie, en deux fois. — « Lorsqu'on se trouve exceptionnellement en présence d'une cataracte dure, l'extraction linéaire, même modifiée, devient impraticable. On doit alors imiter l'exemple de M. de Graëfe, qui, dans un cas analogue, eut recours à la méthode à lambeau, et, voulant se mettre à l'abri des accidents qu'elle peut déterminer, fit l'opération en deux fois. Il commença par pratiquer une pupille artificielle ; puis, quand les plaies furent cicatrisées, n'ayant plus à redouter la contusion de l'iris par le cristallin, et le décollement du lambeau par une sécrétion très-abondante de l'humeur aqueuse ou par hernie de l'iris congestionné, il procéda au second temps de l'opération, c'est-à-dire à l'extraction du cristallin par la méthode à lambeau. » Lécorché.) Nous avons vu, par une citation de M. Galezowski, que M. Desmarres avait d'abord opéré ses diabétiques par l'extraction avec iridectomie, et que « cela ne réussissait pas. » Mais M. Desmarres opérait *en une seule fois*, outre que, peut-être, il n'avait pas encore reconnu, à cette époque, l'importance du traitement général préalable.

Abaissement. — Je n'en parle que pour rappeler que la seule fois qu'il ait été employé, le sujet (garçon de seize ans et demi opéré par M. Guersant) mourut brusquement.

Aspiration. — M. Larrey regarde, d'une manière générale, ce procédé comme pouvant rendre de grands services. Si l'on peut songer à aspirer le cristallin cataracté, ce doit être lorsqu'il est mou et volumineux, c'est-à-dire dans la cataracte diabétique, qui se présente généralement avec ce double caractère.

Je répéterai ce que j'ai dit déjà : Commencer par traiter la glycosurie, et n'opérer la cataracte que lorsque l'urine ne contiendra plus de glycose.

NOTE XVIII.

De la pyméiorrhée. — Il est une terminaison très-rare de la glycosurie sur laquelle je désire appeler l'attention des observateurs, bien que les faits peu nombreux qui vont servir de point de départ à cette étude n'aient pas été complétés par moi comme je l'aurais désiré. Il est si difficile pour le médecin, qui ne voit que des malades en consultation qui, le plus souvent, sont étrangers à la localité qu'il habite, de continuer les recherches qu'il a instituées !

Quoi qu'il en soit, comme les cas rares portent avec eux des enseignements qu'il ne faut pas laisser perdre, je me décide à tracer les premiers traits de cette très-curieuse modification de la glycosurie.

Le plus souvent, les glycosuriques, dont le régime est dirigé avec intelligence, reprennent leur énergie et les principaux attributs d'une bonne santé, dans un espace de temps très-court ; mais j'ai vu, chez quelques glycosuriques, les phénomènes généraux de la maladie persister malgré une diminution considérable, ou même la disparition de la glycose. La quantité des urines rendues en vingt-quatre heures ne dépassait pas un litre et demi. Ces phénomènes étaient l'amaigrissement, l'affaiblissement général, et en particulier, de la vue, de la mémoire, des fonctions génésiques, etc.

Le plus souvent, cette persistance de la maladie générale, malgré la disparition d'un symptôme important, s'observe quand l'affection est déjà ancienne ; elle tient souvent à de l'anorexie, et à de l'insuffisance d'alimentation, par suite d'un régime dirigé sans intelligence, ou avec ces caprices si communs aux glycosuriques; mais il est une autre cause de dépérissement, malgré de bonnes apparences, sous le point de vue de la glycosurie (conservation de l'appétit, disparition de la glycose des urines), le voici : c'est l'irrégularité, la fréquence et l'abondance des excrétions alvines.

Beaucoup de glycosuriques présentent la condition de constipations opiniâtres, accompagnées périodiquement d'évacuations alvines très-abondantes, et quelquefois de vomissements bilieux. Ces débordements de bile, comme ils les appellent, sont suivis d'une période d'extrême prostration.

Voici un cas qui m'a paru très-intéressant. Chez un de mes malades, les urines étaient revenues à leur quantité et à leur composition normales, malgré un large usage des féculents que je supposais complétement utilisés, et cependant, toutes les conséquences d'une réparation insuffisante se révélaient et s'aggravaient chaque jour.

C'est alors que j'eus la pensée d'étudier avec le plus grand soin toutes les excrétions et l'excrétion alvine en particulier. Les matières excrémentitielles, rendues par cinq ou six selles dans les vingt-quatre heures, pesaient en moyenne 427, au lieu de 180 ou 200. L'augmentation de quantité n'était pas le phénomène le plus remarquable. Leur couleur était noire, leur odeur peu prononcée, leur consistance demi-solide; mais ce qui était surtout digne d'attention, au moment où elles étaient rendues, elles étaient surnagées d'une huile abondante qui se solidifiait par le refroidissement.

Cette évacuation de matières grasses durait un grand nombre de jours; le malade en perdait ainsi de 100 à 150 grammes dans les vingt-quatre heures.

Je fis éliminer, autant que possible, les corps gras de l'alimentation, la graisse persista malgré cela dans les matières excrémentitielles, et s'éleva à un chiffre plus élevé que celui des matières grasses, qui intervenaient forcément dans l'alimentation, car presque tous nos aliments usuels contiennent une petite quantité de matières grasses, qu'on ne saurait leur enlever sans les dénaturer.

Cette graisse évacuée avec les excréments était composée d'oléine, de margarine, de stéarine, avec des traces de cholestérine.

Voici les deux moyens qui me réussirent, à plusieurs reprises, à diminuer ou à supprimer ces pertes de graisse : 1° diminution des corps gras et des féculents dans l'alimentation; 2° exercice régulier et aussi énergique que possible.

Malheureusement ce dernier moyen, le seul vraiment efficace, ne put être employé avec persévérance par le malade qui a été, pour moi, le sujet principal de ces études. Des fonctions sédentaires l'enchaînaient une grande partie du jour; une dernière atteinte de cette diarrhée grave l'affaiblit tellement qu'il succomba.

Cette transformation de la glycosurie, aussi complète que celle que je viens de faire connaître, doit être très-rare, mais je regarde comme très-probable qu'un grand nombre de glycosuriques perdent, à certaines périodes de leur maladie, plus de matières grasses que dans les conditions de la santé.

Cette perte de matières grasses peut dépendre de causes complexes. Les graisses ingérées peuvent être imparfaitement émulsionnées et par conséquent mal absorbées par suite d'une affection du pancréas.

J'ai en effet signalé la coexistence d'une affection du pancréas et de la glycosurie, et M. Cl. Bernard a établi par les expériences les plus nettes ce fait que nous avions énoncé, Sandras et moi, que le suc pancréatique était l'agent principal de l'émulsionnement et par conséquent de l'absorption des corps gras.

Dans la maladie qui nous occupe, cette cause ne me paraît pas suffire pour expliquer la perte constante et considérable de graisses, quand les aliments gras étaient écartés autant que possible du régime.

Je regarde comme très-probable que, dans ces conditions, les féculents sont exagérément transformés en corps gras (1) et que l'affection n'est qu'une simple transforma-

_____

(1) M. Cl. Bernard a démontré que, partiellement au moins, les féculents ou les glycoses servaient à la formation de la graisse.

tion de la glycosurie. Dans cette dernière maladie, il y a perte de sucre par les urines; dans la pimélorrhée (1) il y a perte de matières grasses par l'appareil digestif. Ces matières grasses sont très-probablement alors évacuées avec la bile.

Dans les deux formes de la maladie, les symptômes sont les mêmes; ils sont plus prononcés dans la pimélorrhée que dans la glycosurie.

Quelle que soit l'interprétation qu'on veuille donner à ces faits, ce n'est pas moins une chose très-intéressante, que de voir cette alternance dans la perte des deux principaux aliments de calorification, matières grasses et glycose, produire les mêmes modifications pathologiques. C'est un nouveau rapprochement physiologique entre ces deux ordres de matériaux, qui jouent un si grand rôle dans les phénomènes de la vie.

NOTE XIX.

Glycogénie — *Glycémié.* — J'emprunte à M. Schiff (Leçons sur la glycogénie animale, *Journal de l'anat. et de la physiol.* de M. Robin. 1-66) une exposition très-bien faite des découvertes et des assertions le plus en crédit aujourd'hui.

« Vous connaissez aussi la forme de l'expérience de Cl. Bernard : il tue un animal par la section de la moelle allongée, prend un morceau de foie, le met dans de l'eau, le réchauffe jusqu'à l'ébullition, et obtient ainsi une décoction chargée de sucre. — Le résultat est le même chez les mammifères herbivores ou carnivores, à jeun ou en digestion, et chez les oiseaux; mais, selon nos recherches faites à Berne et confirmées en partie par Cl. Bernard lui-même, on ne trouve pas de sucre, en procédant de cette manière, ni dans les larves des batraciens, qui en sont complétement dépourvues pendant leur dévelopement, ni dans les batraciens adultes qui sont en hibernation.

» Que le sucre, trouvé par Cl. Bernard, se forme effectivement dans le foie, c'est là un fait confirmé par les recherches de Lehmann, qui montra chez des chevaux, immédiatement après la mort, que le sang de la veine porte n'a pas de quantité appréciable de sucre, tandis que celui des veines hépatiques en contient. Cl. Bernard a confirmé ces résultats et a fait une nouvelle expérience, qui consiste à laver un foie jusqu'à ce que l'eau qui en sort ne contienne plus de sucre, et à l'abandonner ensuite à lui-même : au bout de quelques heures on y trouve une nouvelle quantité de sucre.

» Nous avons depuis longtemps répété et un peu modifié ces expériences. Nous n'avons pas lavé le foie; nous avons seulement pris à différents intervalles après la mort, des morceaux à peu près de la même grandeur, et nous les avons toujours trouvés de plus en plus chargés de sucre; nous avons vu que le sucre atteint un maximum au bout de quelques heures, et commence ensuite à diminuer.

» A cette époque, on admettait généralement, d'après une théorie autrefois proposée par Cl. Bernard, que le sucre se formait par la transformation d'une substance albuminoïde ; mais, guidé par mes expériences relatives à la formation tardive du sucre dans le foie des grenouilles en hibernation et à l'action des réactifs sur ce foie, appuyé enfin par les recherches sur les éléments microscopiques de cellules hépatiques, j'ai admis, dans une lecture faite à Berne, le 18 mars 1857, l'existence dans le foie d'une substance amyloïde ; j'ai admis qu'elle se transforme continuellement en sucre sous l'influence d'un ferment, qu'elle est la source de la glycose hépatique, et qu'elle sert à la renouveler quand elle a été épuisée. Cette substance offre dans ses réactions quelques ressemblances avec l'inuline, dont elle se rapproche beaucoup plus que les autres substances amylacées ; c'est pour cela que j'ai proposé de l'appeler *inuline hépatique.*

» Nous avons prouvé qu'à défaut de ferment, l'inuline s'accumule dans le foie, et que, dans les cas pathologiques comme dans les états fébriles prolongés, c'est le défaut

---

(1) Le nom de *pimélorrhée* ne préjuge rien sur la nature de la maladie, il en indique seulement le phénomène principal, la perte de la graisse.

d'inuline qui produit l'absence de sucre dans le foie après ces maladies ; nous avons aussi reconnu que l'inuline se trouve dans le foie sous forme de granulations très-fines. Or, à peu près à la même époque, Cl. Bernard, guidé par des recherches chimiques, aboutit à une conclusion analogue : il trouva dans le foie cette même substance amylacée, qu'il nomma *glycogène* ; il admit aussi l'existence du ferment, mais il le chercha dans le foie et non dans le sang.

» La théorie de Cl. Bernard était généralement admise, lorsque Pavy (de Londres), publia ses recherches, d'après lesquelles le sucre serait un produit de décomposition cadavérique ou d'altération pathologique. Selon lui, la matière glycogène se forme et se dépose dans le foie, mais ne se transforme pas en sucre à l'état normal, car l'influence nerveuse empêche alors le ferment contenu dans le sang de produire son action chimique ; il soutient que le temps qui s'écoule, dans l'expérience de Cl. Bernard, entre la mort de l'animal et l'examen du morceau de foie, suffit pour former du sucre. Il tue un animal par la section de la moelle allongée, jette immédiatement de petits morceaux de son foie dans de l'eau bouillante préparée d'avance, et obtient ainsi une décoction qui ne contient pas du tout de sucre, ou qui en contient seulement une très-petite quantité ; il attribue celle-ci à une perte de temps ou à une perturbation quelconque de l'animal avant ou au moment de la mort. Pavy fait aussi dans la veine porte des injections de potasse ou d'acides aptes à détruire le ferment, et trouve alors le foie sans sucre. Il dit enfin que le même foie, dont un morceau traité d'après sa méthode ne contient pas de sucre, en donne au contraire si l'on traite un autre morceau d'après la méthode de Cl. Bernard.

» Dans ces derniers temps, MM. Meisner et Jager ont confirmé les résultats de Pavy et les ont même exprimés d'une manière encore plus absolue. Ils ont expérimenté sur des animaux *vivants*. Un animal sain était rapidement saisi, tenu par les jambes ; un morceau de son foie était excisé, taillé avec des ciseaux et jeté dans un vase d'eau en ébullition. La décoction ne contenait pas de sucre ; au contraire, le reste du foie du même animal, traité tout de suite après, selon la méthode de Cl. Bernard, en contenait. Ces derniers auteurs insistent sur un grand nombre de précautions, surtout sur celle de tailler le foie en très-petits morceaux, afin que la chaleur puisse les pénétrer immédiatement dans toute leur épaisseur ; il suffit, à ce qu'ils disent, que la chaleur de l'eau bouillante pénètre un peu lentement dans le morceau, pour que du sucre puisse se former dans son intérieur. Ils ne croient pas qu'on puisse faire l'expérience sur des animaux éthérisés ou seulement liés, car cela suffit déjà pour déranger l'état absolument normal. Ils ne se prononcent pas sur l'existence d'un ferment dans le foie ou dans le sang, et ils avouent qu'il leur est difficile d'admettre la coexistence du ferment et de la matière glycogénique, sans que la saccharification s'accomplisse. »

M. Schiff a répété ces expériences sur des chiens, des chats, des lapins, et des cabiais, et il est arrivé exactement aux mêmes résultats que les précédents expérimentateurs. Seulement, pour lui, le sang ne contient point de ferment dans l'état normal ; mais il suffit d'une stagnation locale et passagère du courant sanguin pour déterminer la production d'un tel ferment, rendre alors possible la formation du sucre, si ce ferment arrive au contact de la matière glycogène.

Après s'être assuré que l'empoisonnement par le curare et la respiration artificielle n'ont aucune influence sur la glycogénie hépatique, tant que le pouls reste normal, M. Schiff a, sur des lapins, ouvert l'abdomen, lié ou rompu les vaisseaux qui pouvaient donner une circulation collatérale. Environ dix minutes après, il a examiné un morceau de foie, lequel ne contenait pas de sucre, mais sitôt que la ligature des grands vaisseaux fut enlevée, le foie en fut chargé. M. Schiff prit l'urine d'un lapin ou d'un cabiai et y constata l'absence du sucre. Il opéra ensuite sur ces animaux la compression digitale de l'aorte à travers les parois abdominales. L'animal, qui devenait paraplégique, est maintenu en cet état pendant quelques minutes, après quoi on le plaçait dans une assiette pour recueillir son urine. Cette urine était sucrée. D'autres fois la cuisse d'un animal fut liée en masse et laissée dans cet état pendant une demi-heure, une heure ou deux heures. La glycosurie ainsi produite durait jusqu'à douze heures. Le bras d'un homme dont l'urine ne donnait point de réaction indiquant la présence du sucre fut lié jusqu'à l'arrivée de la paralysie complète du mouvement et de la sensibilité de la main. Lorsqu'on enleva la ligature, l'urine contenait du sucre.

Ces faits démontrent, selon M. Schiff, que « *la stase du sang, ou du moins le ralentissement considérable ou le trouble de son mouvement, sont la cause du développement du ferment morbide qui transforme dans le foie la matière glycogène en glycose* »

Il est un point sur lequel nous sommes complétement d'accord, M. Schiff et moi : c'est que la glycose est produite dans l'économie animale par le fait de l'action d'un ferment spécial sur la matière glycogène. Pour moi, ce ferment est normalement formé dans le pancréas et certaines glandes salivaires. Pour M. Schiff, il se produit dans le sang, lorsqu'on détermine un arrêt de circulation de ce liquide. Je ne demanderai qu'une chose à ceux qui ne sont pas de mon avis : expérimentez comparativement sur la gelée d'amidon avec du suc pancréatique et du sang recueilli dans les vaisseaux où l'on aura considérablement ralenti la circulation. On m'adressera sans doute l'objection suivante : Si le suc pancréatique est absorbé dans l'intestin et transmis au foie, il perd ses facultés spécifiques dans cet organe, puisque, d'après la remarquable expérience de Pavy, le foie d'un animal bien portant et vivant ne renferme pas de glycose. Je répondrai qu'il renferme évidemment du ferment diastasique, puisque, après la mort de l'animal, il se forme dans le foie des quantités considérables de glycose par l'action de ce ferment sur la matière glycogène. La glycose se forme également pendant la vie, puisque, d'après la mémorable expérience de M. Cl. Bernard, on en trouve dans les veines sus-hépatiques. D'où vient-elle ? Evidemment du foie. Mais elle est détruite au fur et à mesure de sa production. Le ferment du pancréas conserve son activité spécifique tant qu'elle n'est pas épuisée par son influence sur une quantité suffisante de matière glycogène, et il la conserve dans le sang ; il peut même, dans certains cas pathologiques, être éliminé par le rein et apparaître dans l'urine avec ses propriétés caractéristiques.

Je suis loin de prétendre que la stase du sang dans les vaisseaux ne modifie pas la puissance diastasique du sang ou ne produise pas de nouveau ferment diastasique ; j'ai prouvé il y a longtemps que ce ferment s développait dans presque tous les produits animaux à des degrés divers, variant avec ces produits et leur état de conservation. Mais ce que l'expérience nous apprend, c'est que le pancréas est l'organe producteur normal du ferment diastasique le plus énergique. Chez les glycosuriques, comme nous l'avons dit dans l'article diastase diabétique, ce ferment peut être produit dans l'estomac et sécrété avec le suc gastrique.

Je ne puis quitter ce sujet sans aborder un point sur lequel je ne saurais être d'accord avec M. Schiff.

Il donne le nom d'*inuline hépatique* à la matière glycogène. Je ne vois pas bien les données qui l'ont conduit à adopter cette assimilation. Je n'aperçois dans son mémoire que les caractères tirés de l'examen microscopique ; mais ils sont insuffisants pour arriver à une pareille conclusion.

L'inuline se transforme en un sucre spécial déviant très-fortement à gauche les rayons de la lumière polarisée, tandis que la matière glycogène ne donne que de la glycose déviant à droite ces mêmes rayons, et identique avec celle que fournit la dextrine. Voilà pourquoi je donnerais volontiers à la matière glycogène le nom de dextrine ou de dextrine hépatique, mais jamais celui d'inuline hépatique.

Pour me résumer, je dirai : je crois à l'identité de la matière glycogène et de la dextrine, mais je ne saurais me prononcer d'une façon absolue sur ce point, me réservant de faire des expériences décisives pour confirmer cette identité ; seulement il me paraît dès maintenant certain que la matière glycogène n'est pas identique avec l'inuline, comme l'a dit M. Schiff.

Je vais reproduire maintenant un extrait d'une leçon de M. Cl. Bernard, dans laquelle il réfute les observations de M. Pavy. « Après avoir signalé, dit-il, ce premier fait nouveau, la présence du sucre dans le foie, après avoir montré sa persistance, malgré la variété de l'alimentation et la diversité des espèces animales, j'avais cherché à déterminer les quantités de sucre du foie, j'avais donc fait des analyses.

« Les déterminations qui furent essayées pour évaluer la quantité de sucre du foie me donnèrent des résultats que je publiai dans un premier travail. (Voyez ma thèse : *Nouvelle fonction du foie*, etc.) ; Thèse de la Faculté des sciences de Paris, 1854.)

» Telle fut la première étape de la question glycogénique.

» Divers physiologistes cherchèrent ensuite à expliquer cette formation du sucre que j'avais découvert dans le foie en si forte proportion, Schmidt, Lehmann, etc., firent, ainsi que je vous l'ai dit, l'hypothèse que le sucre se produisait dans le foie par suite du dédoublement de certains matériaux du sang qui traverse cet organe. Moi-même je partageai cette manière de voir, l'admettant comme une explication provisoire dont il fallait chercher à donner la démonstration.

» La question a bien marché depuis ; cependant, dans ce progrès, les faits n'ont pas été contredits ; il n'y a eu de changé, comme on va le voir, que leur interprétation et la détermination plus exacte de leurs conditions expérimentales.

» En répétant plus tard mes dosages du sucre du foie, je m'aperçus que parfois ces dosages présentaient les plus grandes variations. J'avais été frappé de ce résultat, et je m'assurai qu'il ne tenait cependant à aucune imperfection du procédé d'analyse ; qu'il était bien réel.

» Je cherchai la loi de ces variations et je m'assurai que la quantité du sucre, pour le même foie, était d'autant plus grande que j'opérais plus longtemps après la mort. Il semblait que la production de glycose continuait après que l'animal avait cessé de vivre et que le foie était retiré du corps. Ce fut l'observation de ce fait singulier et imprévu qui me conduisit à faire l'expérience du foie lavé, et qui m'amena à une nouvelle constatation, à celle de la matière glycogène dans le tissu hépatique (1).

» La découverte de la matière glycogène fut donc la seconde étape dans la question. Mais ce nouveau fait ne détruisit pas l'ancien, la présence du sucre dans le foie ; il força seulement de l'interpréter autrement. Il fallut dès lors renoncer à expliquer la formation du sucre par le dédoublement direct des éléments du sang qui traverse le tissu hépatique, il fallut corriger les dosages. Ceux-ci effectivement étaient trop forts : on devait en défalquer les quantités formées, après la mort, aux dépens de la matière glycogène. Je donnai en effet toutes les explications dans un mémoire particulier (2), et je terminai en disant qu'il fallait recommencer tous les dosages du sucre dans le foie, en tenant compte des nouveaux faits que je signalais.

» Mais on ne prit pas garde ou plutôt on n'accorda pas d'attention à cette marche naturelle des idées et des faits. Le phénomène de la formation du sucre dans le foie après la mort fut considéré comme une négation de la fonction glycogénique pendant la vie. On soutint que la production du sucre était un phénomène cadavérique. D'où la conclusion que jamais le tissu hépatique ne contient de glycose pendant la vie, mais seulement après la mort.

» Ces idées ont été soutenues en particulier par M. Pavy (3), physiologiste anglais qui a commencé ses expériences sur le sucre animal précisément dans mon laboratoire, au Collège de France.

» Mais cette théorie de M. Pavy, qui est un reflet des anciennes doctrines vitalistes, est à la fois obscure et inexacte. 1° Elle est obscure, car on ne comprend guère cette transformation cadavérique instantanée dans un organe tout à l'heure vivant. Les phénomènes de décomposition cadavérique sont des phénomènes lents. L'animal ne meurt pas tout d'un coup et dans toutes ses parties. Les choses ne se passent pas comme les vitalistes le croyaient autrefois. Ils imaginaient que la force vitale disparaissait brusquement de la scène, et qu'au moment où elle abandonnait ainsi l'organisme, partout la mort faisait place à la vie.

(1) Voyez *Comptes rendus de l'Académie des sciences*, t. XLI, p. 461, 1855.
(2) *Idem*, t. XLI, p. 469.
(3) Voyez Pavy, *On the Nature and Treatment of Diabetes*. Londres, 1862.

L'apparition du sucre est, d'après toutes les analogies, un phénomène normal. L'accroissement de quantité après la mort est particulièrement dû à l'accumulation de ce produit que le torrent circulatoire n'enlève plus, puisqu'il a cessé. Ce n'est point un fait cadavérique.

Mais quoi qu'il en soit de ces conceptions vitalistes qui sont d'un autre temps, restons dans les faits. M. Pavy a avancé, pour soutenir son opinion, qu'il n'y a pas de sucre dans le foie qu'après la mort, et que pendant la vie cette substance n'existe ni dans l'organisme ni dans le foie. En tant que partisan de l'école expérimentale, nous devons juger les théories par leur accord avec les faits d'expérience. Or, celle-ci ne s'accorde pas avec les faits. Elle est, comme nous l'avons dit, inexacte. C'est une erreur de fait que de soutenir qu'il ne se produit pas de sucre dans le foie pendant la vie chez l'homme ou chez l'animal, et que cette substance ne se rencontre dans l'organisme qu'après la mort. M. Pavy serait ainsi conduit à considérer le malade diabétique comme un cadavre ambulant, conception qui est certainement bizarre.

Les expériences et les opinions de M. Pavy ont été admises par quelques physiologistes, tels que M. Pflüger, Ritter, etc. Mais ce sont précisément les expériences qui servent de base à l'opinion de ces auteurs que nous devons maintenant examiner au point de vue pratique et théorique.

M. Pavy admet qu'il n'existe pas de sucre dans le foie d'un animal quand on le surprend dans l'état de vie pleine et entière. Pour cela il enlève aussi rapidement que possible un morceau de foie sur un animal vivant et le jette, comme je l'avais autrefois recommandé, dans l'eau bouillante. On constate alors, dit M. Pavy que le tissu hépatique est absolument exempt de matière sucrée. Cela n'est pas rigoureusement exact, car si l'on fait cuire le tissu du foie ainsi extrait avec son poids égal de sulfate de soude destiné à crisper les matières albuminoïdes et la matière glycogénique qui pourrait gêner la réaction, on trouve toujours dans le liquide limpide, qu'on obtient, une réduction manifeste du réactif de Fehling. J'ai toujours rencontré du sucre dans le tissu du foie extrait aussi rapidement que possible du corps d'un animal bien portant et en pleine vitalité. Tous les expérimentateurs qui ont examiné ces faits sans idées préconçues sont arrivés au même résultat que moi. Récemment, M. Dalton, professeur de physiologie à New-York (1), a publié sur cette question un travail fait avec beaucoup de soin, qui concerne ces résultats.

On trouve en moyenne de 2 à 3 pour 1000 de sucre dans le tissu du foie. C'est un chiffre supérieur et presque double de celui que nous avons trouvé dans le sang. Nous avons constaté, en effet, en moyenne 1 1/2 pour 1000 de sucre dans le sang artificiel.

Toutefois, nous devons dire que nos expériences nous ont appris que ce sucre trouvé dans le tissu hépatique ne doit pas être, dans l'état normal et pendant la vie, attribué au tissu même du foie, mais au sang dont il reste nécessairement imprégné.

C'est pourquoi, ainsi que je l'ai annoncé en 1855, lorsque j'ai découvert le mécanisme de la glycogénèse du foie par le moyen de la matière glycogène, on voit la proportion de matière sucrée augmenter très-rapidement à mesure qu'on s'éloigne du moment de la mort.

Un de mes anciens élèves et ami, M. le professeur Panum (de Copenhague) a publié des expériences en 1866 qui montrent bien cette accélération croissante de la formation du sucre dans le foie. Il a pris des quantités égales du tissu du foie, à différents moments, depuis l'ouverture du ventre d'un animal, et il a recherché la quantité de décoction du foie qu'il fallait employer pour décolorer la même quantité de réactif bleu ou de liquide cupro-potassique, et il a observé que cette quantité diminuait d'autant plus qu'on s'éloignait davantage du moment où la circulation du foie avait été arrêtée.

Le sucre s'était élevé en neuf minutes à une quantité quadruple, et après vingt-quatre minutes elle était douze fois plus grande qu'après deux minutes.

_____

(1) *De la formation du sucre dans le foie.* New-York, 1871.

M. Dalton a donné dans son travail de 1871 des expériences sur le même sujet. Mais il a de plus dosé la quantité de sucre contenue dans le foie. Voy, le tableau d'expériences.

Analyse du sucre de foie de lapin.

1ᵉʳ animal.	*Examen après*	5	secondes.	Glycose	1,810 p. 1000
	—	15	minutes .	—	6,792
	—	1	heure ...	—	10,260
2ᵉ animal.	—	5	secondes.	—	3,850
	—	6	heures ..	—	11,458
3ᵉ animal.	—	4	secondes.	—	2,675
	—	1	heure...	—	11,358
	—	4	heures ..	—	13,861
	—	12	heures ..	—	15,361

Ainsi toutes ces expériences viennent confirmer pleinement ce que j'ai établi en 1855, soit directement, soit par l'épreuve du foie lavé, à savoir qu'il se fait du sucre dans le foie après la mort. Cette expérience n'est donc pas douteuse ; mais ce qui est faux et contestable, c'est la conclusion ou l'interprétation de Pavy, Ritter, Robert Mac Donel et des autres auteurs, que le sucre se faisant après la mort ne doit pas se faire pendant la vie, et que la formation du sucre ne doit être considérée que comme un fait cadavérique.

« Je ne saurais m'élever avec assez de force contre ces sortes d'opinions vitalistes qui, non-seulement sont en désaccord avec l'expérience, mais qui tendraient à vouloir maintenir entre ce qu'on appelle les phénomènes vitaux et ce qu'on nomme les phénomènes cadavériques une sorte de barrière qui n'existe pas. Soutenir que la formation du sucre dans le foie après la mort est une preuve qu'il ne s'en forme pas pendant la vie, équivaut à prétendre que parce qu'il se forme de l'acide carbonique dans un tissu organique après la mort, ce phénomène n'a pas lieu pendant la vie ; que parce que l'aliment se digère dans l'estomac après la mort ou dans un vase inerte, ce phénomène cadavérique n'existe pas chez l'être vivant. Non, la vie et la mort ne sont pas ainsi définissables physiologiquement et expérimentalement. Ce sont là des illusions de l'esprit dont il faut se dégager ; il n'y a en physiologie que des conditions propres à chaque phénomène qu'il faut exactement déterminer, sans aller se perdre dans des divagations sur la vie, la mort, la santé, la maladie et autres entités de même espèce. »

NOTE XX.

Glycosurie et polyurie consécutives aux lésions traumatiques de l'encéphale, extrait de la *Thèse de concours de L.-J. Bauchet.* Paris, 1866. Un des accidents les plus curieux qui puissent survenir après les lésions traumatiques de l'encéphale (1) est sans contredit l'exagération de la sécrétion urinaire et la présence de la glycose dans les urines.

Il est presque inutile de rechercher dans les anciens auteurs des traces de cette complication, qui le plus souvent a été passée sous silence ; cependant deux observations, citées l'une par Pouteau, l'autre par Malaval, feraient croire qu'après des lésions de l'encéphale les symptômes d'un diabète passager se sont déclarés.

(1) Voyez à ce sujet : Cl. Bernard, *Leçons de physiologie expérimentale,* 1835, et *Leçons sur la physiologie du système nerveux,* 1858. — Fritz, *Du diabète dans ses rapports avec les lésions cérébrales* (Gazette hebdomadaire, 1859). — Goolden, *On Diabetes and its Relations to brain Affections,* 1854, et *Pathology of Diabetes,* 1854. — Griesenger, *Archiv. für physiol. Heilkunde,* 1859.

Il faut arriver à ces dernières années pour recueillir des documents plus précis, et il est à remarquer que les découvertes de M. Cl. Bernard sur les fonctions du système nerveux ont été fécondes en applications pathologiques.

M. Cl. Bernard a démontré depuis une dizaine d'années, que :

1° La piqûre de l'espace compris entre l'origine des pneumogastriques et des nerfs auditifs provoque une augmentation dans la sécrétion, et l'apparition du sucre dans les urines;

2° Si la piqûre est faite un peu plus haut, l'urine est moins abondante et moins chargée de sucre; mais elle renferme de l'albumine;

3° La piqûre de la moelle allongée un peu au-dessous de l'origine des nerfs auditifs amène une exagération de la sécrétion, sans passage de sucre ni d'albumine dans les urines.

Ces conclusions sont appuyées par un nombre considérable d'expériences faites sur des mammifères, des oiseaux et des reptiles amphibies. Elles ont été répétées et variées par Schiff, qui en a confirmé l'exactitude.

Mais une autre expérience de M. Cl. Bernard est venue pour ainsi dire augmenter l'étendue du centre glycogénique.

« Un jeune chien en pleine digestion reçut sur la tête plusieurs coups de marteau qui déterminèrent une fracture du crâne avec un épanchement sous-cutané et infiltration sanguine, ecchymoses sous-conjonctivales, etc. La compression du fragment du crâne faisait tomber l'animal dans le coma; on trouva du *sucre* dans les urines. »

Ainsi donc, la commotion et la contusion cérébrales détermineraient aussi la présence de sucre dans les urines.

C'est en partant de ces données que M. Cl. Bernard a avancé avec quelque certitude que les lésions de l'encéphale pouvaient produire soit le diabète, soit la polyurie simple, soit enfin une polyurie abondante avec trace de glycose dans les urines.

L'étude d'un certain nombre de cas pathologiques a donné raison à cette hypothèse, qui aujourd'hui n'est plus contestée par personne, et Griesenger, dans un travail récent sur le diabète, annonce que sur 225 cas il a trouvé 20 cas de diabète traumatique.

Nous avons rassemblé nous-même une vingtaine de cas de diabète ou polyurie traumatique à la suite de lésions de l'encéphale, et une dizaine de cas déterminés par des chutes sur les pieds, des secousses violentes, des coups à la région du foie et des reins.

Le caractère capital du diabète ou de la polyurie traumatique est son apparition assez prompte (quelques jours après son accident), et sa durée ordinairement temporaire, qui varie entre huit ou dix jours ou trois mois. En un mot, la maladie n'est pas constitutionnelle comme le véritable diabète sucré, et tend plutôt à disparaître. Ce n'est que dans la minorité des cas que la cause d'un véritable diabète sucré persistant a pu être rapportée à un coup reçu sur la tête.

De plus, l'urine est claire, non poisseuse, d'une densité presque normale, et la proportion de glycose varie entre des traces inappréciables et 5 à 10 millièmes. Aussi conçoit-on très-bien que la plupart des auteurs, en présence de ces symptômes, ne considèrent le diabète traumatique que comme une polyurie simple, un diabète non sucré.

L'explication de ces faits est difficile, épineuse même, car la théorie du diabète n'est pas encore complétement élucidée. Faut-il, avec Szokalski (1), attribuer la glycosurie à la commotion par contre-coup du plancher du quatrième ventricule? Faut-il, avec Reynoso, penser que le sucre se produit par le défaut d'oxygénation du sang et la destruction insuffisante de la matière sucrée, sous l'influence de commotion cérébrale et du ralentissement de la respiration et de la circulation? Faut-il enfin, avec M. Bernard, croire que la circulation abdominale est augmentée par la lésion du bulbe, près de l'origine des pneumo-gastriques, et que l'excès du sucre versé dans le sang par le foie surexcité passe dans les urines? Aucune de ces théories n'explique complétement les phénomènes cliniques observés, et l'on doit attendre que des études plus complètes aient élucidé quelques points de l'histoire de la glycosurie traumatique.

L'augmentation des urines paraît dépendre généralement de la lésion cérébrale; elle suit presque la même marche, et guérit avec elle. La soif est vive, la peau sèche; les malades avalent jusqu'à 25 ou 30 litres d'eau par vingt-quatre heures; ils rendent à peu près autant de liquide qu'ils en ont ingéré, quelquefois un peu plus. La faim est augmentée en même temps que la soif et constitue un véritable supplice; j'ai vu un malade dérober les aliments de ses compagnons de salle, et Malaval cite l'observation d'un jeune homme qui mangea un millier de pommes, du huitième au quarantième jour de sa blessure.

Les anciens auraient pu considérer la polyurie comme un phénomène critique et devant juger favorablement la maladie cérébrale. Rien n'autorise à adopter une pareille opinion : il est fâcheux qu'on n'ait pas été conduit plutôt à examiner les urines des malades atteints de lésions traumatiques de l'encéphale. C'est une lacune à combler, et il serait à désirer que l'on s'occupât d'approfondir ces questions si intéressantes.

J'ai consigné une observation de Larrey où cette altération a été notée. C'est le premier fait où les symptômes de cette altération sont décrits avec soin.

M. Fischer a publié dans l'*Union médicale*, du 16 février 1860, une très-belle observation que nous devons rapprocher de celle de M. Moutard-Martin.

Nous n'avons rien à ajouter de particulier au sujet du traitement de la polyurie traumatique. Ce symptôme disparaît dès que la lésion principale marche vers une guérison complète. — S'il persistait longtemps après, il se transformerait en véritable diabète sucré, réclamant alors un traitement approprié. Des observations de ce genre ont été publiées par MM. Rayer, Itzigsohn, Goolden, Jordao, et peuvent s'inscrire sous le nom de *diabète secondaire*.

Dix-huit cas de polyurie traumatique, que j'ai compulsés, se résument ainsi en quelques mots. Je ne cite, bien entendu, que ceux où existaient concurremment des lésions de l'encéphale.

Je mets en première ligne l'observation de Larrey; les autres sont ainsi distribuées :

OBSERVATION I. (Baudin.) — Coup sur la partie latérale droite de la tête, perte de connaissance, fièvre, frisson; polyurie simple; diminution de la quantité d'urines au quarantième jour (*Gaz. des hôp.*, 25 février 1860).

OBS. II. (Szokalsky.) — Fracture du crâne, avec enfoncement du pariétal gauche, hémiplégie, perte de connaissance; plus tard, fièvre, agitation; glycosurie; diminution de la polyurie au trente-cinquième jour (*Union méd.*, n° 48, 1853).

OBS. III. (Debrou.) — Chute sur le front, pas de signes de fracture du crâne, perte de connaissance, issue de sang par l'oreille gauche, agitation; polyurie simple; diminution de la quantité d'urines au trentième jour (*Gaz. des hôp.*, 10 mars 1860).

OBS. IV. (Moutard-Martin.) — Fracture du crâne, commotion cérébrale, perte de connaissance durant onze jours; polyurie intense (25 litres); diminution de la quantité d'urines au soixante et douzième jour (*Gaz. des hôp.*, 11 février 1860).

OBS. V. (Itzigsohn.) — Coup de hache sur la tête, il y a un an; puis vrai diabète sucré, signe d'une affection du foie (*Union méd.*, 4 mai 1858).

OBS. VI. (Todd.) — Chute sur la tête, hémiplégie; glycosurie; diminution de la quantité d'urines après le vingtième jour (*Union méd.*, 23 décembre 1858).

OBS. VII. (Rayer.) — Chute sur la tête, plaie, vrai diabète sucré consécutif, et polyurie intense seize mois après; la polydipsie avait commencé deux mois après l'accident; amélioration au dix-huitième mois (*Union méd.*, 16 avril 1850).

OBS. VIII. (Plagge.) — Coup sur l'occiput; trois jours après, soif et faim intenses, glycosurie; amélioration deux mois après; une polyurie simple persiste (*Union méd.*, 22 mars 1860).

Obs. IX. (Bernard.) — Coup sur la tête, plaie; glycosurie; guérison simultanée de la plaie et du diabète (Bernard, *Phys. expér.*, t. I, 1855).

Obs. X. (Goolden.) — Coup sur la tête, perte de connaissance, commotion cérébrale; glycosurie; un mois après guérison (*Pathol. of diabetes*, 1854).

Obs. XI. (Goolden.) — Coup de pied de cheval sur la tête; glycosurie (*Med. Times*, décembre 1854).

Obs. XII. (Goolden.) — Chute dans un escalier, coup sur l'occiput, perte de connaissance; diabète confirmé neuf mois après (*ibid.*).

Obs. XIII. (Goolden.) — Coup sur la tête, diabète confirmé dix-huit mois après; amélioration (*ibid.*).

Obs. XIV. (Jordao.) — Coup sur la nuque, polyurie passagère; quinze mois après diabète confirmé (*Union méd.*, n° 114, 1857).

Obs. XV. (Charcot.) — Coup de pied de cheval sur le front; polydipsie intense, polyurie simple durant encore six mois après (*Gaz. hebdom.*, 3 février 1860).

Obs. XVI. (Fischer.) — Chute sur la tête, contusion du cerveau, polyurie et glycosurie; mort le treizième jour (*Union méd.*, 16 février 1860).

Obs. XVII. (Malaval.) — Coup sur la tête, perte de connaissance, faim et soif excessives (Quesnay, *Observations sur le trépan*, observation XII).

Obs. XVIII. (Pouteau.) — Chute sur la tête, perte de connaissance, issue de sang par le nez et les oreilles; faim et soif excessives; encéphalite et mort au dix-huitième jour (*Œuvres posthumes*, t. II, p. 123).

Sur seize observations (les deux dernières manquent de détails suffisants), on trouve quatre fois la polyurie simple et douze fois la polyurie et la glycosurie.

Sur les quatre cas de polyurie simple, trois ont présenté une durée assez limitée (trente, quarante, soixante-douze jours); le quatrième eut une forme chronique, car il persistait six ans après la maladie.

Les douze cas de glycosurie se décomposent ainsi :

Glycosurie passagère, peu de sucre dans les urines : sept cas.

Diabète sucré secondaire et persistant : cinq cas.

Enfin, la soif s'est montrée en général du premier au quinzième jour après l'accident.

NOTE XXI.

Des moyens de rendre artificiellement un animal glycosurique. — (*Supplément à l'Annuaire de thérapeutique de 1846.*) — « L'expérimentation directe sur les animaux donne aux faits que je viens d'exposer une nouvelle consécration. Les limites dans lesquelles ces expériences réussissent sont, il faut l'avouer, extrêmement restreintes; mais on comprendra sans peine qu'il est très-difficile d'instituer des expériences où les conditions qui existent chez un malade atteint de glucosurie soient exactement et continûment remplies. Nous allons les exposer telles que nous les avons exécutées.

» Nous avons fait avaler à un chien de forte taille, soumis pendant vingt-quatre heures à une abstinence forcée, 1 kilogramme environ d'une soupe au pain, dans laquelle on avait délayé 50 grammes de farine de malt à la température de 12°. On avait eu soin, avant ce repas, de vider la vessie à l'aide d'une sonde; trois heures après on retira par le même moyen 72 grammes d'urine. Les phosphates de cette urine furent précipités par quelques gouttes d'acétate de plomb basique ; le réactif de Trommherz y indiqua alors des traces de glycose.

» La même expérience, répétée au bout de quatre jours sur le même animal, donna des résultats négatifs.

» Dans une troisième expérience, toutes autres choses étant semblables d'ailleurs, les 50 grammes de farine de malt furent remplacés par 2 grammes de diastase nouvellement préparée et douée d'un grande puissance ; le réactif de Trommherz accusa la présence de la glycose dans l'urine recueillie trois heures après ce repas.

» Dans une quatrième expérience, la quantité de diastase fut réduite à 1 gramme, et la présence de la glycose dans les urines fut encore constatée.

» Pour exécuter ces expériences avec facilité, il est commode, comme nous l'avons fait avec M. Sandras, de fendre la partie osseuse du prépuce, de n'opérer que lorsque la plaie est convenablement cicatrisée ; les chiens sont alors sondés avec beaucoup de facilité.

» *Cinquième expérience.* — Un lapin adulte, après deux jours de diète, prit un repas abondant composé comme il suit : farine de malt, 100 grammes ; farine d'orge, 100 grammes ; son de froment, 100 grammes ; pommes de terre crues à discrétion. La vessie avait été vidée avant ce repas ; au bout de trois heures, on retira 27 grammes d'urine qui accusèrent des traces de glycose par le réactif de Frommherz.

» *Sixième expérience.* — Ce même lapin fut nourri pendant huit jours avec de l'orge crue et de la farine de malt mélangée à parties égales avec du son. La soif ne fut pas augmentée, et ses urines, examinées à deux reprises différentes, ne donnèrent aucun indice de glycose.

» *Septième expérience.* — Un lapin à jeun prit un repas abondant composé de 100 grammes de son, 100 grammes de farine d'orge, 1 gramme de diastase et des tranches de pommes de terre crues ; trois heures après, l'urine retirée de la vessie contenait de la glycose.

» Si nous revenons sur les résultats de ces expériences, nous voyons que dans cinq expériences sur sept la présence de la glycose a été constatée dans les urines d'animaux qui avaient ingéré simultanément de la diastase et des féculents, et je dois ajouter, pour donner à ces faits toute leur valeur, qu'à plusieurs reprises j'ai analysé les urines de ces mêmes animaux après des repas simplement féculents, et que jamais je n'y ai trouvé la moindre trace de glycose.

» Qu'on n'aille pas s'imaginer que les animaux soumis à ces expériences présentaient tous les symptômes de la glycosurie de l'homme ; j'ai dit déjà que je n'avais remarqué aucune différence dans la soif, et je dois ajouter que la proportion de glycose a toujours été assez petite dans les urines pour n'être pas bien appréciable par l'appareil si délicat de M. Biot; il a fallu, pour en constater la présence, l'exquise sensibilité du réactif de Trommherz. Ces différences sont faciles à comprendre ; en effet, chez ces animaux, l'effet dissolvant est très-borné : car la diastase, qui est soluble, est bien vite absorbée, et les féculents qui n'ont point été dissous ne sont plus soumis à leur influence, tandis que chez le glycosurique la diastase diabétique est toujours présente, toujours sécrétée, toujours active.

» Quoi qu'il en soit de ces différences, ces expériences me paraissent intéressantes en ce qu'elles établissent, 1° que l'action de la diastase n'est point paralysée par la digestion ; 2° que lorsque les féculents sont partiellement convertis en glycose dans l'estomac, ils peuvent passer sous ce dernier état dans les urines. »

NOTE XXII.

Quelques causes qui entravent la destruction de la glycose dans le sang des glycosuriques. — *Abaissement de température.* (Cette note est extraite de mon

Mémoire de 1851). — « Je disais dans le supplément à mon *Annuaire* de 1846 : « Il est plusieurs raisons qui rendent plus difficile la destruction de la glycose dans le sang des glycosuriques. » On pourrait penser qu'un abaissement de température de 1 ou 2 degrés, dont j'ai constaté l'existence chez ces malades, n'est pas étranger à cet effet. Cet abaissement de température s'explique par les boissons froides ingérées par ces malades en proportion plus élevée ; 2° par la production de chaleur moindre, les principaux aliments de calorification étant perdus.

La réalité de l'abaissement de la température chez les glycosuriques fortement atteints m'a été confirmée par de nouvelles observations. Je ne doute pas que ce ne soit une des conditions qui rendent la destruction du sucre plus lente et plus incomplète dans l'appareil circulatoire. »

Diminution d'alcalinité du sang. — La diminution d'alcalinité du sang doit, sans contredit, avoir pour effet de rendre moins rapide la destruction du glucose qui parvient dans la circulation. Les belles observations de mon maître M. Chevreul sur l'influence des alcalis sur les transformations des matières organiques en présence de l'oxygène m'avaient depuis longtemps suggéré la pensée que, dans certaines conditions de la glycosurie, on devait chercher à augmenter l'alcalinité du sang. C'est dans ce but, que j'avais conseillé utilement, il y a bien des années, à des glycosuriques, l'emploi des eaux de Vichy.

Il y a loin de cette pratique, qui dans certaines conditions est très-bonne, à admettre la théorie de M. Mialhe, qui veut que la glycosurie reconnaisse pour cause unique un vice d'assimilation du sucre par défaut d'alcalinité suffisante dans l'économie animale : je reconnais que cette pensée est hardie et ingénieuse, mais des faits importants la contredisent. Il en est un cependant qui lui est favorable. C'est la découverte que j'ai faite que, chez les glycosuriques fortement atteints et non soumis au régime, les reins excrétaient une urine ayant une réaction acide très-prononcée.

M. Mialhe avait annoncé que le sang des glycosuriques était *acide* ou *neutre*. J'ai voulu vérifier l'exactitude de ce fait qui est capital pour la théorie de M. Mialhe, et j'ai constaté, par des expériences réitérées, que le sang des glycosuriques possède une réaction alcaline comme celui des personnes en santé.

L'expérience démontre que le sang des glycosuriques est alcalin, et non neutre ou acide, comme M. Mialhe l'avait assuré. Voici quelques détails sur lesquels j'ai insisté déjà, qui seront peut-être nécessaires à ceux qui voudront répéter cette expérience. Il faut recueillir le sang des glycosurique le plus loin possible d'un repas féculent, car j'ai établi que près d'un tel repas il contenait de la glycose, et que cette glycose mêlée au sang se convertissait en acide lactique, ce qui actuellement doit diminuer son alcalinité. La diminution de l'alcalinité du sang ne serait pas alors la cause, mais un des effets de la glycosurie. Il est bon aussi d'agir rapidement, et de déterminer une prompte congélation du sang en plaçant le vase qui le contient dans un bassin de glace.

J'admets complétement ce qui ressort, au reste, des observations de M. Chevreul et de l'emploi des alcalins dans la glycosurie, que la diminution du sang rendra moins facile la destruction de la glycose. Mais je ne saurais considérer cette diminution d'alcalinité comme la cause *exclusive* de la glycosurie, et je ne puis trop répéter que la pratique *exclusive* qui en découle est dangereuse pour les malades qu'on y soumet.

Je crois utile de reproduire un paragraphe de mon *Annuaire* de 1848 qui se rapporte à ce sujet.

« Administrez, nous dit-on, du bicarbonate de soude à haute dose aux glycosuriques, et ils pourront assimiler le pain comme les autres malades. Voilà une dangereuse erreur, comme je vais le prouver.

» Les médecins, même parmi les plus habiles et les plus haut placés, accablés qu'ils sont par cette nécessité d'études continuelles que notre profession réclame, aiment une formule de traitement simple et facile à retenir. Au glycosurique du bicarbonate de soude, cela se grave infiniment mieux dans la mémoire que tous les détails d'un traitement minutieux qui demande une attention continuelle pour connaître la composition des aliments, la présence ou l'absence de la fécule dans chacun d'eux, pour discerner sûrement leur rôle physiologique, pour avoir toujours l'attention éveillée sur cette indication capitale de remplir la place immense laissée vide par l'éloignement de la nourriture féculente et sucrée. Quand même on aurait de grands doutes sur la réalité de la théorie, la paresse de notre esprit est si grande, qu'on aime à adopter quelque chose de facile.

» Toutes les fois que le traitement hygiénique n'a pas suffi pour rétablir les glycosuriques pour lesquels j'ai été consulté, j'ai toujours employé le traitement alcalin à haute dose. C'est au carbonate d'ammoniaque que j'ai donné la préférence bien longtemps avant qu'il fût question de la théorie nouvelle ; et des faits nombreux m'ont démontré l'utilité de cette pratique : le bicarbonate de soude n'a été employé utilement par moi que dans des cas exceptionnels sur lesquels je reviendrai bientôt. Quand le carbonate d'ammoniaque a été insuffisant, depuis que la nouvelle théorie a été publiée, j'ai toujours eu recours au bicarbonate de soude à haute dose, et *jamais* alors le bicarbonate de soude ne m'a rendu de vrais services dans les cas graves. Je vais rapporter les exemples les plus saillants de l'inutilité de cet agent thérapeutique dans ces cas déterminés.

» Un malade du service de M. Honoré, dont j'ai publié l'observation dans le supplément à mon *Annuaire de thérapeutique* de 1846, malgré le régime suivi avec assez de fidélité, rendait encore par jour 1 litre 75 d'urine contenant par litre 45 grammes de sucre de fécule. Le bicarbonate de soude fut administré successivement jusqu'à la dose de 20 grammes par jour. Cette administration fut continuée pendant quinze jours. Les urines étaient augmentées ; le malade en rendit deux litres et demi contenant 52 grammes de sucre de fécule par litre.

» Un autre malade, du même service, prit sans plus de succès le bicarbonate de soude pendant dix jours ; la quantité d'urine et la proportion de sucre augmentèrent. Il en est de même de M..., dont j'ai rapporté l'observation dans le supplément de mon *Annuaire* de 1846. L'administration du bicarbonate de soude coïncida avec l'augmentation du sucre. Depuis, j'ai conseillé l'eau de Vichy à un jeune malade dont les urines ne renfermaient plus qu'une faible quantité de glycose (7,5 par litre). Sous cette influence, la quantité d'urine augmenta, et la proportion de glycose s'éleva à 52 grammes par litre.

» Dans deux cas, j'ai vu l'administration du bicarbonate de soude à haute dose coïncider si immédiatement avec une terminaison funeste que, depuis, je n'ai eu recours que graduellement à la médication alcaline et après avoir modéré la maladie par le régime. La nouvelle théorie venait de faire son entrée dans le monde savant : un malade fortement glycosurique entra à l'hôpital. Le médecin, charmé de n'avoir rien à changer au régime, prescrivit dès l'entrée le bicarbonate de soude à haute dose. On en était au troisième jour, lorsqu'une pneumonie survint, qui eut dans les vingt-quatre heures une terminaison funeste.

» A peu de mois de là, un malade, également très-fortement atteint de glycosurie, entra dans la salle Sainte-Madeleine. Sans rien changer au régime féculent, on prescrivit 20 grammes de bicarbonate de soude. Vingt-quatre heures s'étaient à peine écoulées, que le malade fut pris de suffocation, et douze heures après il n'existait plus.

» Ces accidents rapides atteignent souvent les glycosuriques ; il serait donc injuste de les attribuer au traitement alcalin. Mais il se pourrait que le bicarbonate de soude, en augmentant la liquidité du sang, favorisât ces pneumonies anomales qui, à l'autopsie, nous montrent les poumons gorgés d'un sang noir et ayant en quelque sorte l'aspect du tissu du foie.

» Ainsi c'est un fait *expérimentalement* démontré pour moi, que, dans les *cas graves* de glycosurie, le bicarbonate de soude est inutile ; que cette médication est *dangereuse*, si elle conduit à permettre l'emploi des féculents quand ils ne sont point *utilisés*. »

Revenons maintenant à la théorie alcaline de la glycosurie. Outre l'expérience directe, une des preuves les plus nettes qu'on puisse donner contre cette théorie, c'est que les urines des glycosuriques, qui sont toujours acides, peuvent être accidentellement rendues alcalines, et que le sucre ne disparaisse constamment lorsqu'elles présentent cette réaction ; cependant alors il est évident que l'économie est complétement alcalisée.

Affection de l'encéphale. — Dans plusieurs de mes précédentes publications j'avais déjà noté les aberrations très-remarquables du système nerveux chez les glycosuriques. On peut voir dans le paragraphe de l'ouvrage consacré aux modificateurs du système nerveux, les indications pratiques que j'avais déduites de ces remarques.

M. Cl. Bernard a fait la découverte aussi curieuse qu'inattendue, qu'en blessant avec un instrument piquant une certaine partie très-limitée du plancher du quatrième ventricule, et correspondant à un espace situé un peu au-dessus de l'origine des nerfs de la huitième paire, on modifiait la constitution des urines et qu'on y faisait apparaître le sucre. Il ne faut pas, en général, suivant M. Bernard, plus de deux heures pour opérer ce changement dans la composition de l'urine.

Il est bien évident, d'après cette expérience, qu'une modification subite dans certaines conditions de santé du système nerveux peut amener la présence du sucre dans l'urine. Mais ce serait évidemment dépasser la portée de ce fait expérimental, que de dire qu'on peut reproduire, à l'aide d'une lésion spéciale d'une partie déterminée du système nerveux, les conditions *habituelles* de la glycosurie de l'homme. On détermine ainsi la présence du glucose dans les urines d'un animal ; mais j'ai déjà établi qu'on peut faire apparaître le sucre dans l'urine d'un animal par des moyens très-différents les uns des autres, et que les causes qui pouvaient produire la glycosurie étaient variées.

La blessure d'une certaine partie du plancher du quatrième ventricule peut déterminer la présence du glucose dans l'urine, par suite de modifications dans les fonctions de la nutrition, qui ne sont point encore convenablement étudiées et qui peuvent être différentes de celles qui existent dans la glycosurie de l'homme.

Ainsi cette lésion du plancher du quatrième ventricule amène un abaissement de quelques degrés dans la température de l'animal. Cet abaissement de la température peut-il, dans certaines circonstances déterminées, suffire pour que le glucose versé dans le sang ne soit pas complétement détruit ? Cette lésion produit-elle des modifications dans certaines parties de l'appareil de la nutrition ? On peut l'admettre *à priori* quand on sait que la section de deux pneumogastriques (1) arrête complétement la digestion stomacale, sans modifier l'absorption des corps gras par les chilifères. Mais on doit croire que ce phénomène de l'apparition du sucre dans l'urine d'un animal auquel on a blessé le plancher du quatrième ventricule près de l'origine des nerfs de la huitième paire, se rattache à d'autres modifications dans la nutrition qu'une étude suivie peut seule nous faire connaître.

L'hypothèse qui séduira le plus l'imagination de certains médecins est celle-ci. Puisque, ne manqueront-ils pas de dire, la lésion d'une partie déterminée du plancher du quatrième ventricule peut amener la présence de la glycose dans les urines ; puisque la section des nerfs pneumogastriques a sur la digestion une influence si décisive, que la digestion stomacale est suspendue, il paraît extrêmement probable que c'est une altération du système nerveux qui est le point de départ de la glycosurie. Je suis loin de prétendre qu'il n'existe pas chez le glycosurique une altération primitive du système nerveux, mais je ne saurais regarder comme une preuve suffisante de cette altération l'expérience que j'ai citée. Le glycosurique, en effet, lorsqu'il est privé de sucres et de féculents, ne produit plus de glucose. Les urines de l'animal chez lequel on a opéré une lésion au quatrième ventricule continuent à en renfermer, malgré l'absence de sucre et de féculents. Une preuve qu'on n'a pas manqué de donner d'une altération primitive du système nerveux, c'est l'amaurose des glycosuriques. Mais il suffit, pour faire renaître la perfection de la vue chez la plupart des glycosuriques, de les soumettre, à temps, à un traitement hygiénique convenable sans agir spécialement sur le système nerveux.

Affection de la moelle. —Tout me porte à regarder comme infiniment plus probable une

(1) *Annuaire de thérapeutique* pour 1848, page 283.

modification primitive dans la digestion et dans l'absorption des féculents. Cependant je ne dois point me dissimuler que dans les cas les plus graves de glycosurie il existe une *affection bien manifeste de la moelle épinière*, qui est accusée par des douleurs sourdes et continues dans la région lombaire, par un affaiblissement incomparablement plus considérable des membres inférieurs. Cette affection de la moelle qui accompagne assez souvent la glucosurie est-elle, dans certains cas, une des causes primitives de la maladie? On peut l'admettre avec quelque vraisemblance pour quelques malades, mais beaucoup de faits s'opposent à ce qu'on puisse généraliser. Dans tous les cas, l'affection de la moelle épinière dans la glycosurie se distingue de la myélite par sa marche et par sa terminaison, et ce n'est que très-exceptionnellement qu'on trouve du sucre chez les malades ayant une affection de la moelle épinière.

Il ressort de cette discussion que des causes multiples peuvent faire apparaître de la glycose dans l'urine, et que toute théorie qui s'appuiera sur une *cause exclusive* pourra donner une idée ou fausse ou insuffisante de ce qui se passe habituellement chez l'homme. Quand j'ai dit que les féculents étaient autrement digérés chez l'homme en santé que chez les glycosuriques, que la quantité de glucose contenue dans les urines était proportionnelle, chez les glycosuriques *fortement atteints*, à la quantité d'aliments féculents ou sucrés ingérés, je n'ai pas établi une théorie, je n'ai exprimé que des faits d'observation dont chacun peut très-aisément vérifier l'exactitude.

NOTE XXIII.

Coïncidence de la lactation et de la glycosurie. — Je ne parlerais point de la coïncidence de la lactation et de la glycosurie, car elle ne s'est présentée que deux fois à mon observation, si je n'avais déjà, dans une question de médecine comparée, indiqué certains rapprochements qui me paraissent être dignes d'intérêt entre la lactation exagérée et la glycosurie (1). Je vais sommairement les rappeler ici : De six à dix mois après le part, une vache laitière dans les conditions ordinaires produit environ dans les vingt-quatre heures 250 grammes de beurre et 400 grammes de lactine. Quand on soumet des vaches à des conditions spéciales d'alimentation, on peut les amener à produire dans le même espace de temps 600 grammes de beurre et 1000 grammes de lactine : c'est une perte très-considérable de matières qui rapproche la vache laitière du glycosurique.

Il faut bien que des conditions pareilles amènent d'importantes modifications analogues dans l'économie pour expliquer une coïncidence de terminaisons qui me semble digne de fixer l'attention des physiologistes.

La vache soumise pendant longtemps au régime spécial qui produit et favorise la lactation exagérée devient *toujours* tuberculeuse. S'il ne survient point de maladie incidente mortelle, l'homme affecté de glycosurie pendant longtemps devient *toujours* tuberculeux.

Si une pleuro-pneumonie se déclare chez un glycosurique dont les urines contiennent du sucre, cette maladie, quoique avec un début peu grave en apparence, entraîne presque toujours la mort et souvent dans les vingt-quatre heures.

Si une vache soumise au régime de lactation exagérée depuis longtemps est prise de pleuro-pneumonie, la mort est également sûre et rapide.

J'ai hâte d'ajouter que lorsque l'alimentation est régulière et la lactation normale, il n'existe plus aucun rapprochement pathologique entre cette fonction physiologique et la glucosurie. Quoique j'aie observé deux cas de glycosurie chez des femmes nourrices, je me garderai bien de dire que la lactation peut disposer à la glycosurie ; l'attention doit être éveillée, et voilà tout.

(1) *Répertoire de pharmacie*, tome VI, page 178.

L'histoire d'une des femmes qui a fait le sujet de cette observation, et à laquelle j'ai donné des conseils conjointement avec notre collègue M. Roche, nous a présenté quelques circonstances qu'il est important de noter. Cette femme, jeune, active, parfaitement constituée, après avoir eu une grossesse et une couche heureuses, nourrit son enfant ; elle était si abondamment pourvue de lait que momentanément au moins elle put alimenter deux nourrissons ; son appétit devint très-vif, sa soif considérable ; elle perdit en grande partie son embonpoint ; ses forces, sa vue s'affaiblirent. C'est alors qu'elle alla consulter M. Roche, qui reconnut aussitôt une glycosurie : 7 litres d'urine étaient rendus dans les vingt-quatre heures ; elles contenaient près de 700 grammes de glucose. La malade, quoiqu'ayant une fortune très-modeste, suivit le régime et essaya ses urines chaque jour pendant plus d'une année avec une persévérance qui fut couronnée des plus heureux résultats. Il n'y avait plus de trace de sucre, malgré un emploi modéré de féculents ; les forces, l'énergie, la vue, l'embonpoint, tout était on ne peut plus satisfaisant. On permit alors un usage plus large et graduel des féculents, avec la recommandation expresse de redoubler de soins dans l'essai des urines, pour suspendre les féculents au moindre indice du retour du sucre. Malheureusement il arriva dans ces expériences une fâcheuse erreur : au lieu de chaux on délivra du plâtre, qui dans l'essai ne donna aucune coloration. De là une trompeuse sécurité, le sucre reparut sans qu'on en fût averti ; au lieu de s'arrêter aussitôt que le sucre reparut, on augmenta la dose des féculents, et lorsqu'on s'aperçut de l'erreur, il y avait déjà du temps d'écoulé. Quand les organes ont repris une mauvaise habitude, il faut plus·de jours et d'efforts pour rétablir l'harmonie. Quoi qu'il en soit, cette jeune malade est aujourd'hui dans de si bonnes conditions, si remplie de volonté et d'intelligence, si bien secondée par son mari, que je ne doute pas qu'à son retour de la campagne, elle ne soit aussi bien qu'avant ce temps d'arrêt. » (*Supplément à l'Annuaire de thérapeutique de 1846*).

J'ai reproduit cette observation sans rien y changer. Je dois ajouter que ce long et complet abandon du régime avait déterminé l'évolution de tubercules dans les poumons de cette jeune malade. J'ai appris par son mari, qui lui-même est devenu glycosurique, qu'elle avait succombé aux suites d'une phthisie pulmonaire.

NOTE XXIV.

Des bonnes et des mauvaises conditions que peut présenter le traitement de la glycosurie, ainsi que de ses complications (*Annuaire de thérapeutique de 1848 et Mémoire de 1851*). — Il est bien certain que si l'on ne parvient point à guérir *complétement* tous les malades affectés de glycosurie, le plus grand nombre des glycosuriques *qui sont dans de bonnes conditions* peuvent être rendus à une santé parfaite avec facilité ; il est donc de la plus grande importance de pouvoir préciser les circonstances les plus favorables à la guérison et de faire connaître celles qui le sont le moins.

Parmi les conditions favorables, celles dont j'ai été à même de mieux constater l'heureuse influence sont : 1° la complète et rapide disparition du sucre des urines sous l'influence du régime approprié ; 2° l'état récent de l'affection ; 3° l'embonpoint ; 4° l'aisance ; 5° la persévérance et la volonté.

Parmi les conditions les plus défavorables, je citerai : 1° l'insouciance ; 2° la misère ; 3° le séjour dans les hôpitaux et l'inertie ; 4° la maigreur ; 5° l'ancienneté de la maladie ; 6° l'inappétence et une constipation opiniâtre ; 7° l'air froid et humide ; 8° les complications parmi lesquelles je mentionnerai spécialement l'albuminurie et la phthisie.

BONNES CONDITIONS *De la complète disparition du sucre de l'urine des glucosuriques, sous l'influence d'un régime approprié*. — L'expérience m'a montré qu'il ne faut pas considérer comme une condition défavorable la proportion élevée de sucre contenue dans les urines d'un glycosurique qui vient vous consulter pour la première fois. Cette proportion élevée de sucre, de même que la quantité d'urine, dépend de la nature, de la quantité des aliments ingérés dans les vingt-quatre heures qui précèdent l'évacuation de l'urine examinée. Mais ce qui a une importance beaucoup plus décisive, c'est la *rapidité* avec laquelle les urines reviennent *complétement* à l'état normal. C'est une circonstance très-favorable et qui est, je dois le dire, la plus commune, de voir les urines revenir à leur quantité et à leur composition normales, après vingt-quatre ou quarante-huit heures d'un régime d'où les aliments sucrés et féculents auront été sévèrement exclus. Si le traitement hygiénique d'un malade qui présente ces conditions est habilement conduit et surveillé avec une scrupuleuse attention, on peut pour ainsi dire compter sur la guérison. Il ne faut cependant pas désespérer quand le sucre persiste malgré la sévérité du régime. Avec une surveillance plus attentive, vous découvrirez quelques infractions qu'il faudra momentanément éviter avec le plus grand soin, pour ne commencer à permettre l'alimentation qui donne naissance au sucre que lorsqu'elle est utilisée par un exercice progressive et suffisant.

État récent de la glycosurie. — J'ai toujours considéré comme une condition très-favorable l'état récent de la glycosurie. Dans ces conditions, le sucre disparaît des urines aussitôt que le régime est institué; avec un exercice de chaque jour, en rapport avec les forces, on peut revenir bientôt à l'usage des féculents. C'est précisément parce que l'état récent de la glycosurie est une condition favorable que je prescris comme une chose de la plus haute importance l'essai journalier des urines au glycosurique guéri, où du moins à celui qui se croit complétement libre de la maladie. Je ne connais pas d'affection qui revienne plus communément, si on ne s'observe pas bien, et qui reparaisse d'une manière plus insidieuse.

La quantité d'urine est à peine augmentée, la soif n'est pas sensible, l'urine n'est pas sucrée au goût (l'urée et les sels masquant la saveur de la glycose quand il existe en quantité modérée), le malade a en apparence tous les attributs d'une santé parfaite, et cependant un peu de sucre a reparu dans les urines, et souvent depuis longtemps. L'expérience m'a prouvé qu'il était plus difficile de s'en débarrasser et de revenir sans danger à l'usage des féculents, après ces rechutes successives,

L'*embonpoint*, quand il n'est pas porté au point de rendre un exercice journalier impossible, est une condition très-favorable. Les glycosuriques que j'ai soignés jusqu'ici, et qui ont pu rapidement et facilement être ramenés à une parfaite santé leur permettant d'utiliser les féculents, étaient presque tous dans un état satisfaisant d'embonpoint. Il ne faut point cependant porter un pronostic défavorable malgré un amaigrissement considérable ; quand il n'existe pas encore de complication du côté de l'appareil respiratoire, les glycosuriques dont le régime est bien dirigé reprennent leurs forces et leur état de carnation avec une rapidité souvent très-remarquable.

L'*aisance* est une condition des plus favorables au traitement de la glycosurie : presque tous les mets qui ne sont pas féculents sont chers ; et puis il faut une grande variété d'alimentation pour ne point fatiguer l'appareil digestif, et pour remplir cet énorme vide que laisse dans la nutrition de l'homme cette privation d'aliments féculents et sucrés.

Persévérance et volonté. — Un glycosurique ne se guérit pas sans persévérance et sans volonté. Il faut qu'il analyse d'abord chaque jour ses urines, puis de loin en loin *quoique guéri*, pour être parfaitement sûr qu'il utilise les aliments féculents qu'il ingère ; s'il est négligent, s'il ne veut pas consacrer quelques minutes chaque jour à sa santé, il peut être sûr à peu près qu'il retombera. Pour obtenir une guérison solide et persistante, la volonté, l'intelligence et la persévérance sont donc indispensables.

MAUVAISES CONDITIONS. — Les mauvaises conditions pour le traitement de la glycosurie forment absolument la partie inverse de celles que je viens d'exposer; mais en première ligne de ces mauvaises conditions je place l'insouciance ; la misère ne vient qu'en seconde ligne : car avec l'intelligence on peut encore, comme je le montre dans le paragraphe destiné aux détails du traitement, composer un régime sans féculents assez économique; puis le travail au grand air, le travail des bras offre une ressource importante.

Traitement dans les hôpitaux. — J'ai toujours regardé le séjour des hôpitaux comme extrêmement défavorable aux glycosuriques. Cet air concentré, vicié par la respiration d'un grand nombre, puis *cette vie inactive de l'hôpital*, voilà des conditions fâcheuses dont il est presque impossible de contre-balancer la funeste influence. Si vous ajoutez à cela les raisons que j'ai exposées précédemment et que je vais reproduire, vous admettrez avec moi que le séjour de l'hôpital est très-fâcheux pour un glucosurique.

Voici comment je m'exprimais sur ce sujet dans mon *Annuaire* de 1848 :

« *Difficultés du traitement de la glycosurie dans les hôpitaux.* — C'est dans les hôpitaux, sous les yeux de tous, par l'expérience et le contrôle de tous, qu'une méthode thérapeutique est bien jugée. Voilà une vérité que je suis le premier à proclamer, et cependant je vais chercher à prouver qu'il n'en peut être ainsi pour le cas particulier qui nous occupe. Pourquoi cela? Parce que jusqu'ici il a été *impossible* de réunir dans les hôpitaux toutes les conditions qui assurent le succès de ma méthode ; et si elle n'y réussit pas *complétement*, la raison en est bien simple, c'est parce que *jamais* jusqu'ici elle n'a pu y être *complétement* appliquée.

» Des hommes d'un esprit droit et bienveillant ont pu former leur opinion sur des expériences incomplètes ; c'est principalement pour eux que je vais écrire ce qui suit :

» Commençons par dire que si la méthode de traitement que j'ai instituée ne peut être convenablement appliquée dans les hôpitaux, ce n'est point à l'administration qu'il s'en faut prendre ; le Conseil général a mis avec une grande libéralité, à la disposition du médecin, tous les moyens de succès qu'il a sollicités.

» Les difficultés tiennent d'abord au malade, puis aux exigences du régime commun, puis surtout au défaut d'un exercice suffisant.

» Les malades affectés de glycosurie sont remarquables par la paresse de leur esprit ; ils comprennent difficilement qu'une maladie qui leur laisse l'intégrité de leur appétit puisse être dangereuse, et ils ne reconnaissent pas facilement les avantages d'un traitement purement hygiénique : ils aimeraient mieux quelques remèdes bien compliqués ; ils cherchent alors avec une grande persévérance à tromper le médecin et à éluder les prescriptions. On peut, il est vrai, par une vigilance de tous les instants, ou par une séquestration absolue, parer à ces inconvénients ; mais c'est alors que se montrent toutes les difficultés du régime commun et les inconvénients variés du défaut d'exercice.

» En privant les glycosuriques de l'alimentation féculente, on ne remplit que la plus facile des indications. Pour que le malade puisse se passer sans inconvénient de cette classe si importante d'aliments, pour qu'il puisse éviter la tuberculisation pulmonaire qui le menace incessamment, il faut veiller avec le plus grand soin à tous les détails du régime, et le varier le plus possible pour ne point amener le dégoût, suivi d'anorexie, de dépérissement et de tubercules.

» Un régime convenablement *varié*, établi d'après les principes que j'ai posés (*voyez* la section consacrée au traitement), est-il possible dans les hôpitaux? Dès qu'on voudra suivre pendant quelque temps tous les détails de l'alimentation du glycosurique soigné dans un hôpital, on verra qu'il est impossible d'y réunir toutes les conditions du succès. On enverra bien chaque jour au malade un kilogramme de viande bouillie ou rôtie ; mais cette viande sera froide et ne stimulera pas l'appétit, et le malade s'en dégoûtera bien vite. Il y a bien loin de là à ces trois ou quatre plats variés (viandes, œufs, poissons, légumes non féculents) convenablement servis, qui lui sont nécessaires pour supporter aisément la privation des féculents et pour les remplacer. Le pain de gluten nous aide sans doute à atteindre notre but, mais ce n'est qu'un adjuvant. Une ou deux bouteilles de vin de Bourgogne sont nécessaires pour remplacer l'alimentation féculente ; le médecin hésitera à en prescrire une quantité si élevée à un glycosurique, qui en vendra une bonne partie à son voisin affecté de pneumonie ou de fièvre typhoïde. Un vêtement de flanelle complet, renouvelé de temps en temps, est indispensable ; il est bien difficile dans un hôpital de remplir cette indication. De la distraction, de l'*exercice du corps et des bras sont indispensables*; comment concilier tout cela avec la séquestration!

» Si le traitement hygiénique que j'ai fait connaître est très-facile pour un homme dans l'aisance, et le préserve sûrement, lorsqu'il n'existe pas de tubercules dans ses poumons, d'une mort certaine, on le voit, dans les hôpitaux, on ne peut que remplir approximativement les conditions que j'ai posées, on n'obtient ainsi qu'un résultat temporairement utile. Dans les cas les plus heureux, le malade se rétablit, reprend ses forces, son énergie; il se croit guéri, et sort de l'hôpital. Mais il a perdu l'habitude d'un travail suivi; la misère, les privations viennent; la nécessité d'une alimentation féculente, la plus économique de toutes, se fait sentir. Le malade en use, en abuse; la glycosurie reparaît, la tuberculisation survient : il rentre à l'hôpital dans des conditions plus mauvaises. On peut le rétablir momentanément encore, mais les mêmes écarts amènent les mêmes accidents, et plus intenses, jusqu'au jour où une pneumonie foudroyante ou la phthisie à son dernier degré viennent achever l'œuvre de destruction de la glycosurie. »

Parce qu'un malade aura été soumis dans un hôpital à cet essai *incomplet* du traitement que j'ai préconisé, on se persuadera avoir exécuté sans succès tout ce que j'ai prescrit, lorsque les conditions les plus importantes n'ont pu être remplies!

Inappétence. — Les glycosuriques ont souvent un appétit excessif que l'usage régulier du régime suffit ordinairement pour modérer; rarement il est nécessaire de recourir, pour atteindre ce but, à l'emploi des préparations opiacées. Je n'ai jamais regardé un appétit très-grand comme une condition défavorable, quand on prescrit aux glycosuriques de bien mâcher, de manger modérément à chaque repas pour éviter les indigestions, et qu'on a soin de rapprocher les repas plus qu'on ne le fait dans l'usage ordinaire de la vie. L'inappétence est pour moi une circonstance défavorable et souvent l'indice d'une complication fâcheuse. Je n'hésite point à employer tous les moyens pour provoquer, pour réveiller l'appétit; et celui qui m'a toujours le mieux réussi, c'est l'exercice au grand air. Je prescris souvent des prises de rhubarbe d'un demi-gramme. Le dégoût prononcé pour les *viandes* et le pain de gluten s'observe chez plusieurs glycosuriques. Cette répugnance est mauvaise : elle rend la direction du régime difficile. Il faut penser à la viande crue hachée dans du bouillon.

La glycosurie se lie souvent avec une *constipation opiniâtre* dont les purgatifs les plus variés ne triomphent pas toujours complétement; je regarde cette complication comme fâcheuse, car elle est pour moi l'indice d'une maladie ancienne qui a produit dans l'appareil digestif des modifications qu'il est difficile de rétablir. Cette constipation *très-résistante* coïncide souvent avec une digestion stomacale qui est devenue pour ainsi dire exclusive. Ce n'est que par une vigilance continuelle, par une connaissance approfondie des fonctions des différentes parties de l'appareil digestif et du rôle physiologique des divers aliments, qu'on peut avec le temps rétablir l'harmonie

Il faut rechercher les aliments qui ne sont point attaqués dans l'estomac et qui pénètrent dans les intestins pour y être dissous et absorbés. Ce sont les corps gras et les féculents qui, dans l'état normal, remplissent particulièrement ces indications. Malheureusement, par une fatale exception, les féculents ne conviennent nullement; restent les corps gras, dont il faut augmenter la proportion et auxquels il faut joindre des aliments *laissant des résidus* tels que les épinards, le pain de gluten au son. Mais il faut toujours être en garde pour être bien sûr que ces aliments ne donnent pas du sucre; car il ne faut pas oublier que les matières ligneuses appartiennent au même groupe que les féculents, et que dans les expériences qui me sont communes avec M. Sandras, nous avons établi que chez certains oiseaux granivores à vol rapide, tels que les pigeons, le ligneux des grains était dissous et converti en sucre.

L'air froid et humide est mauvais pour les glycosuriques; j'ai eu de fréquentes occasions d'en vérifier la fâcheuse influence. C'est par cette raison que je défends à ces malades dont les urines contiennent encore du sucre le séjour pendant l'hiver des villes ou des campagnes qui bordent notre plage océanienne; je leur prescris souvent les bains de mer, mais seulement dans les mois de juin, juillet, août et septembre.

Un *climat chaud* doit convenir aux glycosuriques mieux qu'un pays froid et humide; mais je ne suis pas en mesure de fournir des preuves positives de cette assertion, qui au premier abord paraît vraisemblable. J'ai eu trois glycosuriques dans l'Algérie, j'en ai envoyé plusieurs en Italie, et dans aucun cas je n'ai constaté une influence heureuse bien décisive du séjour dans ces deux pays (1). Je préfère aujourd'hui les maintenir chez eux, quand ils n'habitent pas une région froide et humide ; il est plus facile de suivre régulièrement les prescriptions du traitement hygiénique et d'en surveiller les effets.

NOTE XXV.

Désignation des gibiers, des poissons, des mollusques, des annelés, des radiés qui interviennent dans l'alimentation (Moquin-Tandon). — GIBIER. Les principales espèces sont, parmi les mammifères : 1° le *Chevreuil* (2), 2° le *Lièvre* (3), 3° le *Lapin* (4) ; et, parmi les oiseaux : 1° la *Perdrix* (5), 2° le *Faisan* (6), 3° le *Coq de bruyère* (7), 4° le *Pigeon* (8), 5° la *Bécasse* (9).

POISSONS. Douze espèces principales : 1° le *Merlan* (10), 2° la *Merluche* (11), 3° la *Morue fraîche* ou *Cabeliau* (12), 4° la *Sole* (13), 5° le *Carrelet* (14), 6° la *Truite* (15), 7° le *Brochet* (16), 8° la *Carpe* (17), 9° le *Turbot* (18), 10° le *Saumon* (19), 11° le *Maquereau* (20), 12° le *Hareng* (21).

MOLLUSQUES. Les espèces d'*Huîtres* qu'on mange en France sont, sur les côtes de l'Océan, l'*Huître commune* (22) et le *Pied-de-cheval* (23); sur les côtes de la Méditerranée, l'*Huître méditerranéenne* (24) et le *Péloustiou* (25). On consomme en Corse l'*Huître*

(1) J'ai reçu, il y a peu de temps, des nouvelles très-favorables d'un glycosurique qui est allé habiter les Indes orientales.
(2) *Cervus capreolus* Linn.
(3) *Lepus timidus* Linn.
(4) *Lepus cuniculus* Linn.
(5) Nous avons en France quatre espèces de *perdrix* : la *grise* (*Perdix cinerea* Lath.), la *Bartavelle* (*P. saxatilis* Mey.), la *rouge* (*P. rubra* Briss.), et le *Gambra* (*P. petrosa* Lath.). Cette dernière est de passage très-accidentel.
(6) *Phasianus colchicus* Linn.
(7) Nous avons en France trois espèces de *Coqs de bruyère* : le *grand* (*Tetrao Urogallus* Linn.), le *petit* (*T. tetrix* Linn.), et le *Lagopède* (*T. Lagopus* Linn.).
(8) Nous avons en France quatre espèces de *pigeons* : le *Ramier* (*Columba palumbus* Linn.), le *Colombin* (*C. Œnas* Linn.), le *Biset* (*C. Livia* Linn.), et la *Tourterelle* (*C. Turtur* Linn.).
(9) *Scolopax rusticola* Linn.
(10) *Merlangus vulgaris* Cuv. (*Gadus Merlangus* Linn.). — On mange aussi le *Charbonnier* ou *Merlan noir* (*M. Carbonarius* Cuv.), et le *Lieu* ou *Merlan jaune* (*M. Pollachius* Cuv.).
(11) *Merlucius vulgaris* Cuv. (*Gadus Merlucius* Linn).
(12) *Morrhua vulgaris* H. Bloq. (*Gadus Morrhua* Linn.).
(13) *Solea vulgaris* Cuv. (*Pleuronectes Solea* Linn.).
(14) Jeune âge de la *Plie* ou *Franche* (*Platessa vulgaris* Cuv., *Pleuronectes Platessa* Linn.).
(15) *Salar Ausonii* Valenc. (*Salmo Fario* Linn.).
(16) *Esox Lucius* Linn.
(17) *Cyprinus Carpio* Linn.
(18) *Rhombus maximus* Cuv. (*Pleuronectes maximus* Linn.). Ce poisson et la *Sole* sont désignés communément sous le nom de *poissons plats*. Il en est de même de la *Barbue* (*Rhombus vulg.* Cuv.), du *Flet* ou *Picaud* (*Platessa Flesus* Cuv.), de la *Limande* (*P. Limanda* Cuv.)..., qui sont tous plus ou moins recherchés pour le bon goût de leur chair.
(19) *Salmo Salmo* Valenc. (*Salmo Salar* Linn.).
(20) *Scomber Scombrus* Linn.
(21) *Clupea Harengus* Linn.
(22) *Ostrea edulis* Linn.
(23) *O. Hippopus* Linn.
(24) *O. rosacea* Fav. non Desh. (*O. mediterranea* M. de Serres).
(25) *O. lacteola* Moq.

lamelleuse (1). On trouve encore dans la Méditerranée l'*Huître en crête* (2) et l'*Huître plissée* (3).

Clovisses ou *Vénus*. Vénus virginale, et la Vénus croisée.

Moules (Mytilus edulis). On mange encore d'autres bivalves d'eau douce ou d'eau salée : par exemple, des *Mulettes*, des *Anodontes*, des *Pélerines*, des *Bucardes*, des *Avicules*, etc.

Limaçons ou *Escargots*. Les *Limaçons* qu'on recherche en France sont, dans le Nord, l'*Hélice vigneronne* (4), la *sylvatique* (5) et la *némorale* (6); à Montpellier, la *chagrinée* (7), la *vermiculée* (8), la *rhodostome* (9) et même la *variable* (10) ; dans le département de Vaucluse, la *chagrinée*, la *vermiculée*, la *rhodostome*, la *variable*, le *ruban* (11), et quelquefois le *Zonite peson* (12); dans la Provence, ces dernières espèces, et de plus l'*Hélice naticoïde* (13) et la *mélanostome* (14); à Bonifacio, la *chagrinée*, la *vermiculée*, la *naticoïde*, et plus rarement la *rhodostome*; dans certaines localités, on mange aussi l'*Hélice des gazons* (15) et la *maritime* (16), et dans d'autres, la *jardinière* (17) et la *porphyre* (18).

ANNELÉS. 1° *Écrevisse* (19), 2° les *Crevettes* (20), 3° la *Langouste* (21), 4° le *Homard* (22), 5° les *Crabes* (23).

RADIÉS et OURSINS. On estime en Provence et en Languedoc, le *comestible* (24), le *livide* (25) et le *granuleux* (26). Cette dernière espèce est recherchée à Naples et sur les côtes de la Manche. On sert sur les tables, en Corse et en Algérie, l'*Oursin melon* (27); on mange encore un certain nombre d'*Holothuries*, qui sont, à Naples, la *tubuleuse* (28), aux îles Mariannes, celle de *Guam* (29), et en Chine, le *Trépang* (30).

(1) *O. lamellosa* Brocchi (*O. Cyrnusii* Payr.).
(2) *O. cristata* Born.
(3) *G. plicata* Chemn. (*O. plicatula* Gmel.).
(4) *Helix Pomatia* Linn.
(5) *H. sylvatica* Drap.
(6) *H. nemoralis* Stnn.
(7) *H. aspersa* Mull.
(8) *H. vermiculata* Müll.
(9) *H. Pisana* Müll.
(10) *H. variabilis* Drap.
(11) *H. ericetorum* Müll.
(12) *Zonites Algirus* Moq. (*Helix Algira* Linn.).
(13) *Helix aperta* Born.
(14) *H. melanostoma* Drap.
(15) *H. cespitum* Drap.
(16) *H. lineata* Oliv.
(17) *H. hortensis* Müll.
(18) *H. arbustorum* Linn.
(19) M. Lereboullet en a décrit tout récemment deux espèces nouvelles, l'*Astacus longicornis* et l'*Astacus pallipes*.
(20) *Palæmon serratus* Leach (*Astacus serratus* Linn.), *Crangon vulgaris* Fabr. (*Astacus Crangon* Leach).
(21) *Palinurus vulgaris* Latr. (*P. locusta* Oliv.).
(22) *Homarus vulgaris* Edw. (*Cancer Gammarus* Linn.).
(23) *Carcinus Mœnas* Leach (*Cancer Mœnas* Linn.).
(24) *Sphærechiaus esculentus* Desor (*Eschinus esculentus* Linn.).
(25) *Toxopneustes lividus* Agass. (*Echinus lividus* D.slong.).
(26) *Toxopneustes granularis* Agass. (*Echinus granularis* Lamk.)
(27) *E. melo* Lamk.
(28) *Holothuria tubulosa* Gmel.
(29) *Mulleria Guamensis* (*Holothuria Guamensis* Quoy et Gaim.).
(30) *Trepang edulis* Jæger (*Holothuria edulis* Less.).

NOTE XXVI.

CALENDRIER DE SEMIS DE LÉGUMES VERTS.

PAR M. HENRI VILMORIN.

JANVIER.	FÉVRIER.	MARS.	AVRIL.	MAI.	JUIN.
Chicorée frisée. Chou-fleur. Cresson alénois. Cresson de terre Moutardes. Céleris.	Chicorée frisée. Choux-fleur. Concombre. Cresson alénois. Cresson de terre. Laitues. Moutardes.	Arroche. Artichauts. Baselle. Céleris. Cerfeuil. Chicorées frisées et scaroles. Chicorée sauvage. Choux pommés. Chou de Bruxelles. Chou-fleur. Brocoli. Claytone perfoliée. Concombre. Cresson alénois. Cresson de terre. Épinards. Laitues. Moutardes. Picridie cultivée. Plantain corne de cerf. Pourpier. Roquette. Tétragone.	Arroche. Artichauts. Baselle. Céleris. Cerfeuil. Chicorées (toutes). Choux. Chou-fleur et brocoli. Claytone perfoliée. Concombre. Cresson alénois. Cresson de terre. Épinards. Haricots. Laitues. Morelle noire. Moutardes. Picridie. Poirée à cardes. Pourpier. Roquette. Tétragone.	Arroche. Céleris. Cerfeuil. Chicorées frisées et scaroles. Chicorée sauvage. Choux pommés. Chou-fleur. Brocoli. Concombre. Cresson alénois. Cresson de terre. Épinards. Haricots. Laitues. Morelle noire. Moutardes. Picridie. Poirée à cardes. Pourpier. Raiponce. Roquette.	Arroche. Céleris. Cerfeuil. Chicorées frisées et scarol les. Chicorée sauvage. Choux pommés. Chou-fleur. Brocoli. Cresson alénois. Cresson de terre. Épinards. Haricots. Laitues. Morelle noire. Moutardes. Pourpier. Poirée à cardes. Raiponce.

JUILLET.	AOUT.	SEPTEMBRE.	OCTOBRE.	NOVEMBRE.	DÉCEMBRE.
Arroche. Cerfeuil. Chicorées frisées et scaroles. Choux pommés. Cresson alénois. Cresson de terre. Épinards. Laitue. Morelle noire. Moutardes. Pourpier.	Arroche. Moutardes. Cerfeuil. Chicorées frisées. Chicorée sauvage. Choux pommés. Cresson alénois. Épinards. Laitues. Mâches. Morelle noire. Pe-tsai. Picridie cultivée. Pourpier. Roquette. Valériane d'Alger.	Cerfeuil. Chicorées frisées. Choux pommés. Chou-fleur. Cresson alénois. Cresson de terre. Épinards. Laitues. Mâches. Moutardes. Pe-tsai. Roquette. Valériane d'Alger.	Chicorée sauvage. Chou-fleur. Cresson alénois. Épinards. Laitues. Mâches. Moutardes. Tétragones. Valériane d'Alger.	Chou-fleur. Cresson alénois. Cresson de terre. Moutardes.	Chou-fleur. Cresson alénois. Moutardes.

CALENDRIER DE PRODUCTION DES LÉGUMES VERTS.

PAR M. HENRI VILMORIN.

JANVIER.	FÉVRIER.	MARS.	AVRIL.	MAI.	JUIN.
Céleris côtes et feuilles. Chicorée barbe de Capucin. Chou de Bruxelles. Brocoli. Mâche. Raiponce. Valériane d'Alger.	Céleris. Barbe de Capucin. Chou de Bruxelles. Brocoli. Mâche. Moutarde. Pissenlit. Raiponce. Valériane d'Alger.	Asperges. Céleris. Chicorée sauvage. Chicorée Barbe de capucin. Chou de Bruxelles. Brocoli. Mâche. Oseille. Pissenlit. Raiponce. Valériane d'Alger.	Arroche. Artichauts. Asperge. Chicorée sauvage. Brocoli. Laitue vivace. Oseille. Picridie cultivée. Pissenlit. Plantain corne de cerf. Pourpier. Roquette.	Arroche. Artichauts. Asperge. Chicorée sauvage. Claytone perfoliée. Oseille. Picridie. Plantain corne de cerf. Pourpier Roquette.	Arroche. Artichauts. Baselle. Chicorée sauvage. Chou-fleur. Claytone perfoliée. Concombres. Haricots verts. Morelle noire. Oseille. Picridie cultivée. Plantain corne de cerf. Pourpier. Roquette. Tétragone.

JUILLET.	AOÛT.	SEPTEMBRE.	OCTOBRE.	NOVEMBRE.	DÉCEMBRE.
Arroche. Baselle Chicorée sauvage. Chou-fleur. Claytone perfoliée. Concombre. Haricots verts. Morelle noire. Oseille. Picridie cultivée. Plantain corne de cerf. Pourpier. Roquette. Tétragone.	Arroche. Baselle. Chicorée sauvage. Chou-fleur. Claytone perfoliée. Concombre. Haricots verts. Morelle noire. Oseille. Picridie cultivée. Plantain corne de cerf. Pourpier. Roquette. Tétragone.	Arroche. Artichauts. Baselle. Céleris. Chicorée sauvage. Chou-fleur. Claytone perfoliée. Concombre. Haricots verts. Mâche. Morelle noire. Oseille. Pe-tsai. Picridie cultivée. Pissenlit. Plantain corne de cerf. Pourpier. Roquette. Tétragone. Valériane d'Alger.	Arroche. Artichauts. Baselle. Céleris. Chicorée sauvage. Chou de Bruxelles. Chou-fleur. Claytone perfoliée. Haricots verts. Mâche. Morelle noire. Oseille. Pe-tsai. Picridie. Pissenlit. Plantain corne de cerf. Pourpier. Roquette. Tétragone. Valériane d'Alger.	Céleris. Chicorée sauvage. Chou de Bruxelles. Chou-fleur. Mâche. Pe-tsai. Pissenlit. Valériane d'Alger.	Céleris. Chicorée sauvage. Chou de Bruxelles. Chou-fleur. Mâche. Pe-tsai. Valériane d'Alger.

NOTE XXVI.

LISTE DES PRINCIPAUX HERBAGES OU LÉGUMES VERTS
PAR M. HENRI VILMORIN.

NOM FRANÇAIS.	NOM LATIN.	USAGE.	ÉPOQUE DE PRODUCTION.	ÉPOQUE DES SEMIS.
Ansérine Bon Henri.	Chenopodium bonus Henricus.	Cuit.	Toute l'année.	Vivace.
Arroche.	Atriplex hortensis.	Cuit.	Avril–octobre.	Mars-août.
Asperge.	Asparagus officinalis.	Cuit.	Mars–juin.	Vivace.
Baselle (blanche et rouge).	Basella (alba, rubra).	Cuit.	Juin–octobre.	Mars-avril.
Céleri.	Apium graveolens.	Salade.	Sept.-mars.	Février-juin.
Cerfeuil.	Scandix cerefolium.	Salade.	Toute l'année.	Mars-sept.
Chicorées (frisées et scarolle).	Cichorium Endivia.	Crues et cuites.	Toute l'année.	Janvier-sept.
Chicorée sauvage (et barbe de capucin).	Cichorium Intybus.	Salade.	Toute l'année.	Mars-octobre.
Choux pommés.	Brassica oleracea.	Cuits.	Toute l'année.	Mars-sept.
Choux de Bruxelles.	— —	Cuit.	Octobre–mars.	Mars-avril.
Chou-fleur.	— botrytis	Cuit.	Juin–décembre.	Sept.-juin.
Choux Brocoli.	— — cymosa.	Cuit.	Septembre–juin.	Mars-juin.
Claytone perfoliée.	Claytonia perfoliata.	Crue et cuite.	Mai–octobre.	Mars-avril.
Concombre.	Cucumis sativus.	Salade.	Juin–sept.	Février-mai.
Cresson alénois.	Lepidium sativum.	Salade.	Toute l'année.	Toute l'année.
Cresson de fontaine.	Sisymbrium Nasturtium.	Salade.	Toute l'année.	Vivace.
Cresson de terre.	Erysimum præcox.	Salade.	Juin–mars.	Janvier-sept.
Épinard.	Spinacia oleracea.	Cuit.	Toute l'année.	Mars-octobre.
Haricots verts.	Phaseolus vulgaris.	Cuit.	Juin–octobre.	Avril-juin.
Laitues pommées et romaine.	Lactuca sativa.	Crues et cuites.	Toute l'année.	Février-octobr.
Laitue vivace (Égreville).	Lactuca perennis.	Crue et cuite.	Avril.	Vivace.
Mâche.	Valerianella olitoria.	Salade.	Sept.–mars.	Août-octobre.
Morelle noire.	Solanum nigrum.	Cuite.	Juin–octobre.	Avril-août.
Moutarde blanche, noire et sauvage.	Sinapis alba, nigra, arvensis.	Cuites et crues.	Toute l'année.	Toute l'année.
Oseille.	Rumex acetosa.	Cuite.	Mars–octobre.	Vivace.
Pe-tsaï.	Brassica Sinensis.	Cuit.	Sept.–décembre	Août-sept.
Picridie cultivée.	Picridium vulgare.	Salade.	Avril–octobre.	Mars-août.
Pimprenelle.	Poterium Sanguisorba.	Salade.	Toute l'année.	Vivace.
Pissenlit.	Taroxacum Dens Leonis.	Salade.	Février-avril et automne.	Vivace.
Plantain Corne de cerf.	Plantago Coronopus.	Salade.	Avril–octobre.	Mars.
Poirée à carde.	Beta vulgaris.	Cuit.	Toute l'année.	Avril-juin.
Pourpier.	Portulaca oleracea.	Cru ou cuit.	Avril–octobre.	Mars-août.
Raiponce.	Campanula Rapunculus.	Salade.	Janvier-avril.	Mai-juin.
Roquette.	Eruca sativa.	Salade.	Mars–octobre.	Mars-sept.
Tétragone.	Tetragonia expansa.	Cuit.	Juin–octobre.	octobre ou mars-août.
Valériane d'Alger.	Fedia Cornucopiæ.	Salade.	Octobre–avril.	Août-sept.

LÉGUMES VERTS QUI PRODUISENT TOUTE L'ANNÉE.

Ansérine Bon Henri. — feuilles.
Cerfeuil.
Chicorées frisées et scarolle.
Choux pommés. — variant selon les saisons.
Cresson alénois. Cresson de fontaine. — excepté les fortes gelées. Cresson de terre.
Épinards.
Laitues pommées et romaines. — variant selon les saisons.
Moutardes. — feuilles ou très-jeunes semis.
Pimprenelle.
Poirée à carde.

SUCCESSION DES DIVERS CHOUX ET LAITUES PENDANT L'ANNÉE.

CHOUX.	LAITUES.
Janvier. Chou de Vaugirard, Milan de Norvége, choux verts, chou rouge gros.	*Janvier.* Laitue Gotte, Crêpe.
Février. Chou de Vaugirard, chou à grosse côte, Milan de Norvége et autres, chou rouge gros.	*Février.* Comme en janvier.
Mars. Comme en février.	*Mars.* Laitue Gotte, Crêpe, Passion, Morine, Brune d'hiver.
Avril. Chou à grosse côte, Vaugirard, petits Milans semés tard.'	*Avril.* Laitues Passion, Morine, Palatine, à bord rouge.
Mai. Chou d'York, Cœur de bœuf.	*Mai.* Laitue Morine, Palatine, Gotte.
Juin. Chou d'York, Cœur de bœuf, Pain de sucre.	*Juin.* Laitue Palatine, blonde d'été, blonde de Berlin.
Juillet. Chou Cœur de bœuf, Joanet.	*Juillet.* Laitue blonde d'été, blonde de Versailles, grosse brune paresseuse, Batavia.
Août. Choux de Milan hâtif, Brunswick, Hollande pied court.	*Août.* Comme en juillet.
Septembre. Chou de Saint-Denis, de Brunswick. Milan des Vertus, Chou de Schweinfurt.	*Septembre.* Laitue blonde d'été, grosse brune, Batavia.
Octobre. Chou de Saint-Denis, Milan des Vertus, Chou quintal, Chou rouge.	*Octobre.* Laitue grosse brune, blonde de Versailles, d'été.
Novembre. Comme en octobre.	*Novembre.* Laitue à couper.
Décembre. Milan des Vertus, de Pontoise, de Norvége, Chou quintal, Saint-Denis, Vaugirard.	*Décembre.* Comme en novembre.

NOTE XXVII.

Pain et farine de gluten, gâteaux de gluten, semoules de gluten, poudre de gluten panifié etc. — Je réunis sous ce titre l'indication des documents divers que j'ai successivement publiés sur les préparations de gluten destinées aux glycosuriques. Je reproduis d'abord l'article que j'ai consacré à ces produits dans mon Mémoire de 1851, *Sur la préparation du pain de gluten et sur les avantages qu'il présente dans le traitement de la glycosurie et de quelques autres maladies.* Depuis que j'emploie le pain de gluten chez les glycosuriques qui n'utilisent pas les féculents, ou qui ne peuvent se contenter de deux ou trois échaudés pour remplacer le pain, j'ai reconnu qu'il constituait un très-utile auxiliaire au régime.

Sa préparation dans les départements présentait d'assez grandes difficultés; la conservation du pain fabriqué à Paris n'offrait point assez de durée (1). Toutes ces diffi-

---

(1) Je reconnais cependant que le pain de gluten débité chez M. Cormier, rue des Grands-Augustins nº 18, est préparé avec soin, et se conserve plusieurs mois sans altérations appréciables.

cultés sont levées aujourd'hui par la fabrication de la farine de gluten; avant d'en indiquer la préparation et l'emploi, je vais reproduire ici ma précédente publication sur le pain de gluten.

Voici ce que je disais sur le pain de gluten, à l'Académie des sciences, le 16 novembre 1841 :

« Éclairé par les expériences si intéressantes de la Commission dite de la gélatine, sur les propriétés éminemment nutritives du gluten, je pensai immédiatement à faire préparer avec ce produit un aliment susceptible de remplacer le pain. C'est le problème précisément inverse à celui que nous avons cherché à résoudre, il y a bientôt dix ans, dans un mémoire que nous avons publié, M. le duc de Luynes et moi. Nous voulions jadis faire entrer la plus grande quantité possible de fécule dans le pain; je désire aujourd'hui en obtenir un contenant la moindre proportion possible de ce produit. La difficulté de la préparation du gluten, pour un usage de tous les jours, était un obstacle à la réalisation de mes projets, lorsque je pensai que la Société d'encouragement et l'Académie des sciences avaient accordé une récompense à M. E. Martin pour avoir isolé le gluten dans la préparation de l'amidon; je m'adressai à ce fabricant distingué. Il s'empressa de me faire préparer du pain de gluten; mais, quoi qu'on pût faire, l'addition d'un cinquième de farine fut toujours nécessaire. On peut obtenir ainsi un pain très-léger et d'une saveur agréable. Ce n'est point encore là un résultat radical, car notre pain contient encore environ un sixième d'amidon, mais c'est une grande amélioration; car 200 grammes de ce pain, avec une bonne nourriture animale, peuvent suffire, et la proportion de ce fécule ingérée dans un jour se trouve réduite à 35 grammes environ, ce qui, en définitive, est fort peu de chose, et ce qui rend l'alimentation des diabétiques extrêmement facile. »

A la fin de 1841 ou au commencement de 1842, M. Payen parla à son cours de mon pain de gluten, et en présenta à ses auditeurs. Plusieurs boulangers y assistaient; quelques-uns vinrent aussitôt me trouver pour avoir des renseignements plus précis sur sa fabrication, je m'empressai de les leur donner. Parmi eux se trouvait un homme doué d'une rare intelligence et d'une grande activité, M. Robine, syndic de la boulangerie de Paris, qui appliqua tous ses soins à cette industrie nouvelle, et depuis ce temps sa maison n'a pas cessé de préparer du pain de gluten, qu'elle fournit aux consommateurs de Paris, et qu'elle expédie dans les départements.

Plusieurs médecins m'ont demandé des renseignements sur la fabrication et les propriétés du pain de gluten; je vais chercher ici à satisfaire à ce désir.

Pour la préparation de ce pain, il faut d'abord obtenir le gluten, puis le transformer en pain; je vais m'occuper de ces deux opérations.

Tous les ouvrages de chimie contiennent la description du procédé employé communément pour obtenir le gluten; comme il ne peut être économiquement mis en pratique pour le but que nous nous proposons, je vais faire connaître celui que M. E. Martin a trouvé, et j'en emprunterai la description à l'ouvrage de M. Dumas.

Ce nouveau procédé, dû à M. E. Martin (de Vervins), consiste à faire une pâte de la matière dont on veut extraire le gluten et à soumettre cette pâte à un lavage continu sur un tamis métallique n° 120. On obtient d'une part, dans le liquide, l'amidon suspendu et la matière dissoute; de l'autre, sur le tamis, le gluten sans altération, si l'on opère sur de la farine de froment de bonne qualité.

La pâte se fait de la même manière que pour la confection du pain, mais on la tient un peu plus ferme. On emploie environ 40 d'eau pour 100 de la farine traitée; on laisse reposer la pâte pendant une demi-heure en été, et une heure ou deux en hiver, avant de la laver, afin de bien hydrater le gluten.

La pâte faite avec les farines les plus belles peut être lavée vingt minutes après sa confection en été; les farines très-grossières exigent un temps plus long, et qui peut varier de deux à six heures(1). Le lavage de la pâte se fait sur une cuve à eau convena-

_____

(1) Pour préparer de bon gluten, on doit toujours préférer les farines les plus belles et les mieux conservées.

blement disposée et proportionnée au nombre de *laveurs* qu'on veut employer. Au-dessus d'elle est placé un tamis métallique n° 120, doublé, pour plus de solidité, d'une tôle n° 15, et ayant des rebords de 20 centimètres à peu près. Au-dessus du tamis, un tube percé de trous injecte de nombreux filets d'eau très-fins sur presque toute sa surface. Un robinet qui alimente ce tuyau règle à volonté l'écoulement. Pour commencer l'opération, on remplit la cuve d'eau claire, fraîche en été autant que possible ; le laveur ou la laveuse, car une femme peut aussi faire ce travail, prend un morceau de pâte de 5 kilos environ, et le présente sous le tube ; ensuite, le posant sur le tamis, il le malaxe avec les deux mains, d'abord doucement, puis, à mesure que le gluten se forme en filaments, avec plus de vivacité, jusqu'à ce que l'eau cesse de s'écouler blanchâtre.

Le gluten frais obtenu par le lavage de la pâte de farine forme d'ordinaire un peu plus du quart en poids de la farine employée. Cette proportion varie, du reste, suivant la nature des céréales : dans les blés du midi de la France, elle est un peu plus forte ; dans ceux de Sicile et de la Barbarie, elle s'élève souvent à un tiers.

Ce gluten a besoin d'être nettoyé par un lavage qui lui enlève le petit son et quelques impuretés.

Le gluten étant obtenu, voici les précautions qu'il faut observer pour le convertir en pain. Il est important de l'employer le plus frais possible ; quand il a plusieurs heures de préparation, il commence à s'altérer et se panifie mal. On l'égoutte. On le mêle ensuite, en malaxant longuement et continuellement avec un cinquième de farine d'excellente qualité, une quantité de sel convenable et un peu de levain. On laisse fermenter ; quand la pâte est bien levée, on l'introduit dans un four modérément chauffé, et on laisse un temps suffisant pour chasser le plus d'humidité possible. On obtient ainsi un pain très-léger, un peu élastique, d'une odeur et d'une saveur assez agréables, et qui ressemble plus aux échaudés qu'à tout autre aliment.

Suivant le goût des malades, on peut ajouter à la pâte de ce pain du beurre, des œufs, de la crème, du fromage, etc.

Occupons-nous actuellement des propriétés du pain de gluten. Je vais commencer par reproduire le passage du rapport de la Commission de la gélatine qui a trait au gluten.

« *Expérience sur les qualités nutritives du gluten.* Après ces essais fort incomplets sur les qualités nutritives des principes immédiats tirés des animaux, nous voulûmes faire quelques études sur les mêmes principes, mais tirés des végétaux, et examiner particulièrement les propriétés alimentaires du gluten et de la fécule.

» Le gluten séparé, soit de la farine de froment, soit de la farine de maïs, nous offrit un phénomène que nous n'avions pas observé en expérimentant avec des principes immédiats organiques, qui tous excitent plus ou moins de répugnance chez les animaux obligés de s'en nourrir ou tout au moins d'en manger.

» Le gluten, bien que son odeur soit fade et quelque peu nauséabonde, bien que sa saveur n'ait rien d'agréable, fut pris sans difficulté dès le premier jour, et les animaux ont continué d'en faire usage sans aucun dégoût pendant trois mois, sans aucune interruption. La dose était de 120 à 150 grammes par jour, et les animaux conservaient tous les caractères d'une excellente santé. Ce fait nous a d'autant plus frappés, qu'il est en opposition avec la règle qui semble résulter de faits très-nombreux précédemment exposés, savoir, qu'une substance alimentaire, surtout si c'est un principe immédiat isolé, n'est point apte à entretenir la vie au delà d'un temps qui n'est jamais très-long.

» Voilà, au contraire, une matière considérée autrefois comme un principe immédiat azoté, qui, sans aucune préparation ni assaisonnement, n'excite ni répugnance ni dégoût, et qui seule nourrit parfaitement et pendant longtemps.

» Un célèbre chimiste anglais, le docteur Prout, s'appuyant sur ce fait bien constant, que le lait suffit à lui seul pour constituer un excellent aliment, a pris sa composition pour type, et ramené la composition générale de la nourriture des animaux à la forme suivante : 1° Une matière azotée, caséum ; 2° une matière grasse, beurre ; 3° une matière non azotée neutre, sucre de lait ; 4° divers sels alcalins et terreux. Cependant le gluten nourrit à lui seul, quoique plus simple dans sa constitution que le lait ou les aliments qu'on calculerait d'après la composition de celui-ci. »

La principale application du pain de gluten est contre la glycosurie. (*Voyez* dans cet ouvrage le chapitre consacré à l'alimentation).

J'ajouterai que je regarde ce pain comme un aliment très-nourrissant qui convient aux personnes affaiblies soit par l'âge, soit par des privations, soit par de longues maladies. Je le regarde encore comme infiniment utile aux malades qui sont atteints de cette disposition de l'estomac qu'on nomme soit dyspepsie, soit gastralgie, où les aliments sucrés et quelquefois aussi les aliments féculents sont acidifiés très-rapidement dans l'estomac, et qui, par ce fait physiologique exagéré, causent des douleurs souvent très-vives et entravent la marche de la digestion ; il est aussi utile lorsqu'il existe une maladie organique du pancréas ou un dérangement dans les fonctions intestinales, sans que l'appétit en souffre. Je l'ai employé avec grand avantage pour combattre et prévenir l'obésité en y joignant l'exercice en rapport avec les forces, les frictions et les massages. Les obèses comme les glycosuriques ingèrent trop d'aliments de calorification qu'ils n'utilisent pas.

Sur la préparation de la farine de gluten et sur la fabrication du pain et autres aliments à l'aide de cette farine. J'avais depuis plusieurs années demandé à M. E. Martin, qui déjà m'avait prêté un précieux concours pour la préparation du pain de gluten, de chercher les moyens les plus convenables de préparer une farine contenant 60 p. 100 au moins de gluten, d'une conservation et d'un transport faciles, à l'aide de laquelle il fût aisé de faire en tout lieu du pain de gluten ou des échaudés à l'usage de glycosuriques.

Nous pensions qu'il suffirait, pour atteindre ce but, d'incorporer de la farine bien sèche dans du gluten brut, de dessécher et de pulvériser ce mélange, puis de recommencer plusieurs fois la même opération en substituant à la farine ordinaire cette farine successivement plus riche en gluten. Ce procédé réussit en effet comme nous l'avions espéré ; le gluten se dessèche sans altération, et la farine obtenue est d'une belle apparence et d'un bon goût, mais dans son application elle présente une difficulté inattendue. Mouillée avec de l'eau, elle s'agglutine aussi fortement que le gluten brut, et les opérations de la panification sont rendues plus difficiles. Pour parer à cet inconvénient, M. Martin a eu la pensée d'en granuler une partie et de le torréfier très-légèrement. Grâce à cette préparation, la farine, en conservant un bon aspect et un excellent goût, se prête facilement au travail de la panification.

Voici comment on l'exécute. On prend 4 parties de farine de gluten, 1 partie de levûre de bière exempte de fécule (1). On malaxe fortement et longuement en ajoutant la proportion d'eau convenable. On laisse fermenter pendant huit à douze heures à la température de 15 à 20 degrés. On prend ce levain, on le mélange avec 12 parties de nouvelle farine de gluten, et à l'aide de suffisante quantité d'eau et d'une malaxation très-longue, on obtient une pâte d'une bonne consistance, à laquelle il suffit d'ajouter du sel en suffisante quantité pour relever la saveur du pain. On laisse fermenter de huit à douze heures. On fait cuire le pain soit dans un four ordinaire, soit simplement sur une plaque de tôle chauffée en dessous à l'aide de charbon et en dessus à l'aide d'un four de campagne. Si l'on a bien malaxé, salé convenablement, surveillé la fermentation et la cuisson, on obtient un pain d'une bonne apparence et d'une saveur agréable.

Pour remplir plusieurs indications soit thérapeutiques, soit de goût, j'indique plusieurs

(1) La levûre de bière que vendent plusieurs levûriers contient de la fécule qu'ils *y ajoutent* pour donner de la consistance à la levûre et pour en augmenter le poids ; il faut exiger d'eux de la levûre sans mélange de fécule, et s'en assurer à l'aide du microscope ou de la teinture d'iode.

modifications dans la préparation de ce pain, modifications qui peuvent être utilisées au besoin.

Ainsi je remplace souvent le sel par le phosphate de soude, par le citrate de soude, ou le tartrate de potasse et de soude ou par le mélange de deux ou ces trois sels, Quand les glycosuriques peuvent se livrer à un exercice suffisant, l'acide citrique ou tartrique est détruit dans le sang, et l'on obtient de la sorte facilement les avantages de la médication alcaline sans que le malade ait à s'en occuper. Je fais ajouter souvent à ce pain de gluten soit de la crème, soit du beurre, soit des œufs ; avec de l'habileté, un cuisinier prépare aussi des gâteaux très-satisfaisants.

Avec de la farine de gluten, de la crème, des œufs, du beurre et du sel, on obtient facilement soit des *gaufres*, soit des *crêpes*, que les glycosuriques apprécient.

Cette farine rend aussi de grands services dans la préparation des potages au beurre, à l'huile au bouillon gras.

Sachant que les Anglais estiment un pain particulier préparé avec la farine de son, ayant appris qu'ils le recherchaient surtout pour prévenir la constipation qui suit l'usage prolongé des aliments donnant peu de résidu à la digestion, j'ai eu la pensée de faire intervenir la farine de son au lieu de farine ordinaire dans la préparation de la farine de gluten. Les essais exécutés dans cette direction par M. Martin ne nous ont pas donné jusqu'ici un pain satisfaisant ; je ne renonce pas cependant encore à faire renouveler ces expériences, parce qu'elles reposent sur une base rationnelle (1).

Quoi qu'il en soit, on peut aujourd'hui obtenir facilement une farine contenant 70 p. 100 de gluten, qui se conserve parfaitement, à l'aide de laquelle on peut préparer en tous lieux, soit du pain de gluten, soit des gâteaux, des crêpes, des gaufres, des échaudés de gluten qui rendront facile la privation de pain ordinaire.

Je renvoie les personnes que la fabrication du pain de gluten peut intéresser spécialement aux articles imprimés sur le gluten dans le *Répertoire de pharmacie*, t. X, p. 361 et 396, nᵒˢ de mai et de juin 1854. Je signalerai particulièrement le rapport que j'ai fait à l'Académie de médecine, aux noms de Rayer, Grisolle et au mien. J'extrais les passages suivants de la 2ᵉ édit. de mon Mémoire sur l'entraînement et l'exercice forcé appliqué au traitement de la glycosurie (broch. de 64 pages).

On peut préparer le gluten chez soi : il suffit, pour cela, de malaxer sous un filet d'eau la pâte ferme, dont nous avons indiqué la préparation, et de continuer tant que l'eau est blanchie par l'amidon entraîné de la pâte. Dans une boulangerie, ou dans une maison où le pain est préparé pour toute une famille, l'eau chargée d'amidon et des autres principes solubles du blé peut être utilisée dans la préparation du pain ordinaire. De cette manière il n'y a rien de perdu, et le prix du pain de gluten n'est supérieur au prix du pain ordinaire que par la main-d'œuvre.

Le gluten peut être converti en pain par le procédé que nous avons indiqué ; on peut encore recourir à diverses manipulations que l'expérience a révélées à divers praticiens, et qui permettent d'obtenir des produits satisfaisants pour le goût et l'odorat. Une manipulation très-simple et qui donne un pain presque exempt de fécule, consiste à diviser du gluten frais en fragments de 20 grammes, à les recouvrir d'huile et de beurre, à les saupoudrer de sel et à les faire cuire au four, sur du papier huilé. On peut favoriser le développement régulier au four de ce gluten, en y incorporant une très-faible proportion de carbonate d'ammoniaque en poudre fine, de 5 à 10 centigrammes pour chaque 20 grammes de gluten humide. On peut encore y incorporer, pour modifier sa ténacité, différentes autres matières que nous indiquerons en parlant des pains de son.

Je donne à la page 13 de l'*Enumération des mets qui conviennent aux glycosuriques*, (note dernière de l'Appendice) les détails nécessaires pour préparer le pain, les gâteaux avec la farine de gluten. J'y renvoie.

Remarque sur la variabilité de la teneur en gluten des pains, gâteaux, semoules,

---

(1) J'y ai réussi depuis que ceci est écrit. Plusieurs fabricants et en particulier M. Cormier préparent de la farine de gluten au son.

farines de gluten vendu par divers boulangers. — On vend, sous le nom de *pains de gluten,* de *farines de gluten,* de *semoule de gluten,* etc., des produits qui contiennent souvent plus de farine ordinaire que de gluten ; il faut être en garde contre ces désignations, et ne pas acheter de confiance ces substances sur leurs étiquettes ; le plus sûr est de préparer soi-même son gluten ou d'acheter ces produits chez un fabricant consciencieux. On peut bien, il est vrai, connaître la teneur de ces produits en gluten en dosant l'azote, ou l'amidon, qu'on transforme en glycose par l'acide sulfurique étendu et dont on détermine la quantité par le polarimètre. Mais pour faire ces vérifications il faut un laboratoire et être habitué aux analyses. Le plus simple, si l'on a des doutes est d'observer avec soin l'influence de ces divers produits de gluten sur la composition des urines de vingt-quatre heures.

Rappelons ici que dans les farines, pains et biscottes de gluten *commerciaux* de bonne qualité, il reste encore 20 pour 100 au moins de farine ordinaire (1), et je ne me trompe point en ajoutant qu'il faudra d'autant plus se défier d'un pain de gluten commercial, qu'il se rapprochera davantage du pain ordinaire.

NOTE XXVIII.

Pain de son, par le Dr Camplin. — Je crois intéresser mes lecteurs en leur donnant la traduction complète de la brochure publiée par le docteur Camplin, intitulée : *Sur le diabète et son traitement, avec des notes du docteur Glover.* Londres, 1864. J'y ajouterai également quelques notes. On verra, en lisant attentivement cette longue observation, que le docteur Camplin a confirmé mes principales découvertes sur l'utilité de l'exercice, et sur la nécessité de proscrire du régime les aliments glycogéniques, tant qu'ils ne sont pas utilisés. Que l'on rende la privation de pain supportable, en le remplaçant soit par du pain de son, soit par du pain de gluten, peu importe ; c'est une question très-secondaire. Le principal c'est de s'abstenir de féculents tant qu'ils ne sont pas utilisés, et d'en hâter et augmenter l'utilisation par l'exercice.

« *Notes sur le diabète recueillies en* 1855, 1858, 1860, 1863. *Londres* (Camplin).— Plusieurs de mes savants amis m'ayant fait l'honneur de me demander, de temps en temps, des renseignements sur des points concernant la maladie dont j'ai tant souffert jadis, j'ai ainsi été amené à raconter ma situation, espérant fournir quelques données utiles à la médecine en général.

» En novembre 1844, j'eus une attaque de diabète. Les symptômes étaient précis, inutile de les détailler. Les médecins consultés n'espéraient pas que je guérirais ; et l'un d'eux en vint jusqu'à dire, lorsqu'on lui demanda de me prescrire un remède particulier, qu'il ne ferait « qu'adoucir mon chemin au tombeau », et cependant je vis encore, avec une urine variant de 1,016 à 1,020, au lieu de 1,040 et au-dessus, et bien que, de dix ans plus âgé, ne négligeant presque jamais les devoirs de ma profession.

» Comme il n'existait aucun doute sur la nature de ma maladie, on changea mon régime, et on m'ordonna un voyage à l'île de Wight ; à ce dernier, je ne pouvais consacrer que peu de jours, et cela au commencement d'un hiver rigoureux, cependant cela me fut utile, en arrêtant ma course descendante, on gagna ainsi du temps pour l'effet des remèdes et du régime.

» Tous mes conseillers (et j'en avais plusieurs, dont je ne pourrai jamais reconnaître la bonté) me recommandaient la viande, le poisson, les œufs avec les crucifères ; sur d'autres points, ils se divisaient, l'un préconisait le café, un autre le thé, les uns le vin, les autres l'eau-de-vie, etc. Pour remplacer le pain, on m'ordonna d'abord des gâteaux ou biscuits de farine délayée et de lard ; ils me déplurent promptement. Le pain de gluten fut ensuite essayé, à cette époque il était privé d'amidon et excessivement désa-

(1) C'est pour cela que je dis dans toutes mes consultations : le pain de gluten doit être pris en quantité modérée, tant que le sucre existe dans les urines.

gréable, je le supportai pendant un an ou deux, mais dans un voyage de peu de jours à Brighton, m'étant aperçu des avantages du changement d'air, et pour l'usage du pain de Sussex, je quittai pour toujours le pain de gluten. De retour à la ville, je me trouvai d'abord assez bien, mangeant du pain ordinaire en petite quantité, mais je retombai malade, et on désespéra de moi. Ayant rencontré le docteur Prout, il me conseilla une espèce de pain de son, qui fut préparé selon ses instructions : ce pain n'était pas agréable, inconvénient de peu d'importance en comparaison de l'action du son sur les intestins, il ne put être continué sous cette forme. On dit que « nécessité est mère d'invention », je commandai à un fabricant de meules un moulin qui réduisît le son en poudre très-fine; par ce moyen, et en le tamisant avec soin, on réussit à faire une espèce de gâteau que je continuai pendant plusieurs années à prendre avec succès. Avant cette époque j'étais plutôt sévère dans mon régime qu'obéissant à mon docteur, qui, disait-il, tolérait des choses qu'il ne conseillait pas.

Mes souffrances prolongées me décidèrent à renoncer à toutes les substances saccharines ou amylacées, j'abandonnai aussi le vin, en même temps que le pain de son remplaça pour moi le pain ordinaire. Bientôt j'entrai en convalescence, et depuis je n'ai plus eu de violents symptômes diabétiques. Le froid de novembre produit chez moi des sensations désagréables et de l'anxiété, mais pendant les six ou sept derniers hivers, il ne m'a pas fallu mettre doubles vêtements ni me servir de bouteille d'eau en voiture. Je suis certain que le gâteau de son m'a conservé la vie, et je suis persuadé que s'il était fait sur une grande échelle, on pourrait en faire usage dans nos hôpitaux, et en vendre aux malades après leur sortie.

Ce pain n'est pas, du reste, une invention nouvelle.

À présent je suis très-bien portant, en ce qui concerne le diabète, cependant je crois que je ne dois pas me remettre à la nourriture de tout le monde. Je sais des diabétiques qui prennent avec prudence des pommes de terre et même du sucre et des fruits; mais quelques-uns ont été victimes de leurs essais qui ne devraient être faits qu'avec la plus grande précaution.

Chez moi, la pesanteur spécifique de l'urine a varié de 1,025 à 1,037, après avoir pris 1 ou 2 verres de vin de Porto, et des puddings au riz. Continués pendant plusieurs jours, ils auraient autrefois produit le même effet; je dis autrefois, car pendant la dernière épidémie du choléra, ayant souffert de la diarrhée, je pris du riz et du macaroni qui n'amenèrent aucun changement dans l'urine, sauf un léger goût de sucre après les repas.

Revenons à ma maladie. On m'avait conseillé de la viande grasse et des œufs, qui réussirent d'abord, mais qui amenèrent ensuite (les œufs surtout) de grands dérangements du côté de la bile, et on dut en restreindre l'usage.

Le poisson est un article important du régime des diabétiques, mais ne demande d'autres précautions que celles usitées par les gens bien portants.

Je n'ai jamais trouvé nécessaire de défendre l'usage du lait, le sucre qu'il contient ne se convertit pas immédiatement en glycose dans les circonstances ordinaires (1), et je dois dire que la disposition des substances farineuses à passer en sucre ne peut être appréciée par la quantité de gluten et d'amidon qu'elles contiennent, l'expérience seule peut rendre compte de leurs propriétés.

Chez moi, le pain noir a souvent produit une salive plus sucrée que ne le fait le pain ordinaire, et je crois que la farine non fermentée dont nous faisons usage sous diverses formes se convertit plus facilement en sucre que ne le fait le pain (2).

Quant aux légumes, je me suis borné aux plantés crucifères, que l'on peut avoir à Londres pendant presque toute l'année. Le jeune chou vert est peut-être le meilleur marché et aussi le plus salutaire pour l'usage ordinaire. Les choux-fleurs, les brocolis,

(1) Cette assertion est absolument contredite par mes observations. Voyez dans le chapitre que j'ai consacré au lait dans le présent ouvrage. B.

(2) Cette assertion ne repose pas sur des observations précises. B.

i

les choux de Bruxelles, donneront de la variété. Le docteur Pereira m'a recommandé la choucroute ; je ne l'ai pas essayée, préférant les légumes frais. J'ai depuis essayé les haricots rouges et les fèves sans inconvénient, mais la famille des choux est préférable pour les diabétiques (1), les épinards sont recommandés, et pour les personnes qui vivent à la campagne, le *Chenopodium bonus Henricus*, et les plus jeunes feuilles de la betterave, etc., etc.

Un autre crucifère, le cresson d'eau, donnera de l'agrément au repas et je permettrai le céleri, l'endive, les champignons, si l'estomac les supporte.

Le thé sera préféré au café, le lait peut y être ajouté (2), la crème avec précaution ; on évitera la fécule, le sucre et les acides végétaux.

Comme boisson aux repas, de l'eau ou de l'eau panée, et au lieu de vin ou de bière, une petite quantité d'eau-de-vie dans l'eau (environ une cuillerée à bouche).

Pour vin, du bordeaux et d'autres qui ne contiennent point de sucre. L'eau-de-vie de France (pâle) est la meilleure.

Le docteur Beuce Ionès a souvent ordonné du rhum (sans sucre). Les aspersions d'eau tiède, au moyen d'une éponge, suivies de frictions, ont parfaitement réussi dans beaucoup de cas.

Pour moi-même, j'ai fait usage, en été, d'aspersions d'eau froide salée, et d'un bain tiède de temps en temps en hiver, et cela avec succès.

Le bain doit être suivi de frictions, et si l'on emploie l'eau simple, on prendra le gant de crin, ou tout autre moyen pour activer les fonctions de la peau. Des vêtements chauds, un gilet de peau, des semelles de gutta-percha sont très-nécessaires en hiver.

Il est inutile de vanter les avantages du changement d'air et d'occupation, je dirai seulement que lorsque j'étais contraint, à la maison, d'user constamment du pain de son, si je quittais la ville, emportant ce pain avec moi, je pouvais n'en faire usage que pendant deux ou trois jours, et ensuite manger le pain ordinaire dont je continuais l'usage pendant le reste du voyage. Revenu chez moi, j'attendais la réapparition des fâcheux symptômes avant de reprendre le gâteau de son. Vingt ans se sont écoulés depuis ma première attaque ; j'ai observé des cas très-divers. Je puis donc dire que je ne connais point de remède spécifique au diabète. Si le mal attaque des gens délicats, ou ayant des dispositions aux tubercules, il est difficile de les soulager. Mais lorsque la maladie est simplement une forme de mauvaise assimilation sans aucun désordre organique, lorsqu'il est possible de diminuer les causes excitantes, et que le malade veut se soumettre au régime, nous pouvons espérer les meilleurs résultats. Ainsi je citerai un membre du clergé, qui m'a consulté il y a peu de mois, homme grand, vigoureux, qui s'est mis à un régime sévère.

Bien que son urine ait de pesanteur spécifique 1,040, il n'a point les reins malades et j'espère le guérir en fortifiant l'estomac et le système nerveux ; deux lettres qu'il m'a écrites me font en effet connaître qu'il est en état d'amélioration.

Au lieu d'un spécifique contre le diabète, les cas de guérison que j'ai souvent observés, ont suivi l'emploi de divers remèdes qu'on a variés de temps en temps : on doit s'attacher surtout à activer les fonctions de la peau, à régulariser l'action du foie, et à écarter, autant que possible, les causes de la maladie. Si j'avais à préconiser une médecine plutôt qu'une autre, ce serait le citrate d'ammoniaque sous sa forme effervescente, souvent combiné avec le citrate de fer. Les amers et les alcalis m'ont rendu de grands services à une certaine époque de ma maladie. Les opiacés sont utiles en beaucoup de cas (quand la quantité d'urine est considérable), en amenant un arrêt momentané ; hors de là, je ne les conseille pas.

L'huile de foie de morue a été employée dans certains cas, mais sans résultats avan-

(1) Les choux pris en excès font reparaître le sucre dans les urines de certains glycosuriques, les herbes inuliques (chicorée, laitue, pissenlit, artichaut) m'ont paru préférables. B.
(2) La crème oui, le lait non, chez les glycosuriques dont les urines contiennent encore de la glycose. B.

lageux. Je l'essaierai pourtant, peut-être en la mélangeant avec du vin Kerri, ou avec une infusion de quassia.

J'ai déjà parlé de l'ammoniaque sous forme de citrate ; quant au sesquicarbonate, je ne puis en vanter l'emploi. Un médecin de mes amis m'a recommandé d'en faire usage en augmentant les doses ; il ne me fit aucun bien. Enfin, quand mon estomac refusa de le supporter, il me conseilla l'ammoniaque sous forme de benzoate ; il me dégoûta, et je cessai l'ammoniaque, excepté comme remède passager, en la combinant avec une infusion de cascarille ou une mixture de camphre.

Ainsi il me fut très-utile, et pendant plusieurs années j'en portai toujours sur mo une petite dose que je prenais de temps en temps.

J'ai abandonné tout cela depuis longtemps, seulement je mâche quelquefois un petit morceau d'écorce de cascarille, ou de quassia si je suis obligé de trop mettre d'intervalle entre mes repas. J'ai même pu quitter cette habitude (1863).

Si l'on m'interroge sur la maladie elle-même, je dirai que je suis tenté de la classer parmi les névroses, pensant qu'elle provient d'un affaiblissement ou d'une perturbation du système nerveux ; cependant je crois que le régime y entre pour beaucoup.

En ce qui me concerne, deux causes ont agi, les fatigues et les irrégularités inséparables dans ma profession, et un régime trop composé de fruits, de riz, puis la maladie qui couvait depuis longtemps, fut amenée à son apogée par une ingestion immodérée de pommes, que je mangeai pour calmer ma soif ardente (1), et cela pendant un rigoureux mois de novembre où j'éprouvai des fatigues inaccoutumées. Pendant une nuit passée auprès d'un malade, mon urine devint considérable et anormale, et la nature de ma maladie fut visible. Mon visage pâle et mon air abattu à ce moment et longtemps après, ne seront pas oubliés par moi ni par mes amis.

Avant les observations du docteur Prout, on considérait les reins comme l'unique siége du mal et tous les remèdes tendaient à modérer leur action. Je crois que c'est à tort. Il faut observer les autres symptômes. Il existe une chaîne d'actions morbides entre les divers organes : la vessie est irritée par une urine malsaine, la vessie fatiguée excite les reins à produire davantage, l'épuisement amène la soif, la digestion en souffre, et les symptômes s'aggravent ainsi mutuellement.

25 juin 1855 : j'ai expérimenté de nouveau les bons effets du gâteau de son. Ma santé était bonne (malgré l'usage des aliments contenant de l'amidon), jusqu'en novembre dernier, où les vents froids soufflèrent, et mes anciens symptômes reparurent. Ils devinrent graves, mais furent diminués par l'usage de vêtements très-chauds, et en me restreignant à une très-petite quantité de pain bis, cela ne suffit pas, et le 5 de mars, la pesanteur spécifique trouvée le matin fut de 1,041, celle de l'après-midi, de 1,035, avec sécheresse de bouche, et sensibilité au dos, vers le rein droit. Je repris alors le gâteau de son, dont le bon effet fut immédiat. Le 8, l'urine du matin était à peine 1,020, l'après-midi 1,015, la quantité normale ; et bien que ne mangeant ni pain, ni viande, je commençai à reprendre des muscles. Je continuai le gâteau de son pendant le froid de l'hiver, le vent soufflant du nord-est, et j'avais un reste de rhume.

Depuis que le temps s'est adouci, j'ai pu reprendre un peu de nourriture amylacée, et maintenant je me trouve bien.

La cessation des symptômes diabétiques fut suivie de congestion à la tête, qui me fatigua. Pendant quelques jours, elle céda à l'usage du citrate d'ammoniaque et à de petites doses de vin de colchique, les douleurs de reins me quittèrent. Je n'ai pas encore repris le pain, et continue le gâteau de son au déjeuner et au souper ; à dîner, je me permets après la viande, le poisson et les légumes, des puddings à la farine et du macaroni, deux ou trois fois par semaine, et au thé, de petits gâteaux faits avec de la farine.

Juin 1858. Depuis 1853, je me suis bien porté, sauf deux retours de mon incommodité, dans lesquels mon remède a eu son efficacité accoutumée.

(1) Il est très-probable que M. Camplin était déjà glycosurique quand il mangea des pommes en excès. B.

La première de ces indispositions a été le résultat des fatigues causées par un voyage en Belgique, combinées avec une absence de régime ; une partie de mes symptômes reparurent, accompagnés de sensations pénibles, ayant rapport avec l'état épuisé du système nerveux. Un régime sévère et des toniques me rendirent la santé, et je n'eus pas besoin d'interrompre les devoirs de ma profession.

La seconde crise arriva en automne de l'an dernier, quand je quittai Londres afin de venir passer quelques jours au bord de la mer. L'humidité, puis le vent d'Est produisirent des rhumatismes et une forte fièvre, qui me firent garder le lit. Je retournai chez moi fort abattu. Mes souffrances cessèrent, mais je restai faible, et j'eus un retour des anciens symptômes (besoin fréquent d'uriner, et le poids spécifique de l'urine fut trouvé de 1,036).

Depuis longtemps, je m'étais remis au pain, et de temps en temps je mangeais encore d'autres substances farineuses, mais je me hâtai de reprendre le gâteau de son.

Le 24 septembre, mon urine contenait 17 grains de sucre par once, selon le glycomètre du docteur Garrod.

Le 28 septembre, quatre jours après le changement de régime, elle ne contenait plus que moitié d'un grain.

Pendant un peu de temps, je me bornai à la viande, au poisson, aux légumes verts et au gâteau de son, le résultat fut un prompt retour de santé et d'activité ; depuis, mon régime a été celui des convalescents.

Les cas de diabète que j'ai eu occasion d'observer depuis le mien, m'ont tous été présentés par des personnes ayant dépassé le méridien de la vie ; avec eux, mon régime a eu un succès complet.

J'ai aussi eu occasion de soigner une jeune dame, qui n'a pu guérir, mais elle n'a jamais pu se mettre à l'usage du gâteau de son, ni à aucun régime sévère. Elle détestait le pain bis ; si je l'avais revue, je lui aurais conseillé d'essayer du gluten de Bouchardat (en pain), bien qu'il contienne 25 pour 100 d'amidon, et qu'il ne soit pas aussi agréable que le gâteau de son ; ce pain de gluten est certainement préférable au pain ordinaire.

Avant de faire un précis des diverses opinions des pathologistes sur les causes du diabète, je dois dire à mes lecteurs non médecins qu'il existe certainement de grands principes sur lesquels peut être basé le traitement, et que nous pouvons formuler des axiomes qui donneront des succès, si la constitution du malade a encore quelque vigueur.

Pendant longtemps, je me suis rallié à l'opinion du docteur Bouchardat concernant la pathologie du diabète eu égard à l'estomac et aux premières voies qui changeraient en sucre les matières amylacées, et malgré les récents travaux qui assignent au foie la fonction glycogénique, je continue à croire, que très-souvent le suc gastrique peut être assez décomposé pour ressembler à la salive, et le sucre peut être produit autrement que par le foie.

Les expériences de M. Brown-Séquard nous montrent que, dans l'état normal, l'amidon peut jusqu'à un certain point être converti en sucre dans l'estomac ; cette faculté est plus puissante chez les diabétiques, elle est alors l'inverse de ce que nous observons dans certaines formes de dyspepsie, où beaucoup de substances se convertissent en acide.

Selon M. Bernard, le suc pancréatique a la faculté de convertir l'amidon en sucre (1).

Je rappelle ce que j'ai déjà dit sur l'influence du système nerveux dans l'état diabétique.

Nous essayerons donc de retracer les influences diverses dans l'estomac, du foie, de la peau et des reins sur le système nerveux, et réciproquement dans la production du diabète.

Chez beaucoup de malades, l'urine subit un changement avant de devenir décidé-

(1) M. Bernard a confirmé cette fonction du pancréas découverte par MM. Bouchardat et Sandras. *Supplément à l'Annuaire de thérapeutique*, 1846.

ment diabétique, et si l'on observait cette variation, la maladie pourrait être arrêtée. Mais n'étant pas observée ni combattue, tout ce qui affaiblit le système nerveux, ou vient en aide aux causes morbides, accroît la disposition au diabète. Les circonstances peuvent varier, mais elles consistent surtout en un régime amylacé, dans l'influence du froid et de l'humidité et dans des fatigues corporelles et intellectuelles.

La question des amylacés a déjà été traitée. J'en suis le premier exemple; ayant été dyspeptique et bilieux, le riz m'avait été ordonné, et j'en prolongeai longtemps l'usage. Un autre malade que j'ai traité était un mangeur de pain exceptionnel.

Les effets du froid et de l'humidité sont positifs.

J'ai vu souvent la dyspepsie devenir fréquente et grave par les froids brumeux de novembre, et cette même époque, ainsi que l'action des vents d'Est produisent les plus mauvais effets sur les diabétiques.

A l'égard des reins, bien qu'ils ne puissent, par eux-mêmes, produire du sucre dans l'urine, ils peuvent contribuer au mal par l'accroissement de leurs fonctions habituelles : ce qui arrivera, si l'on ne ramène pas la chaleur et l'activité à la peau.

Nous devons encore considérer que le diabète devient facilement une maladie du sang ; la digestion dérangée étant une cause de décomposition, le sang manquera des éléments nécessaires à la réparation de la machine détériorée ; le docteur Pavy a constaté que ce sang incomplet change l'hématine en sucre dans le sujet vivant (1).

Parmi les complications du diabète, il faut compter chez les jeunes gens, la disposition aux maladies du poumon, et chez les personnes plus âgées la dyspepsie, la goutte ou la gravelle.

Les cas où l'urine sucrée peut exister temporairement (tels que la coqueluche, etc.) peuvent aider à l'étude du diabète.

Un médecin de mes amis a vu une dame malade, depuis plusieurs mois, d'une inflammation pulmonaire, et reconnut à sa respiration la présence du diabète ; à l'analyse, la présence du sucre fut trouvée considérable, et cependant la quantité de l'urine n'avait pas augmenté, et la soif ne s'était pas fait sentir.

Il n'est pas douteux que, dans le diabète, le sang est souvent décomposé, et que les reins sont lésés non par des tubercules, mais par une profonde désorganisation de leur substance.

Que le cerveau et le système nerveux soient malades dans le diabète, c'est ce que l'on peut déduire des cas où la maladie a été amenée par un choc ou une blessure à la tête ou à la moelle épinière. Un homme vint à tomber du sommet d'une meule de foin, il en résulta la paralysie et le diabète, mais on réussit à le guérir. J'ai vu ce genre de diabète cesser plus vite et plus facilement, sans doute parce qu'il n'a été précédé par aucune maladie de l'estomac ou du foie.

Les animaux peuvent être malades du diabète, chez eux le système nerveux n'entre pour rien dans la maladie, mais on peut leur faire produire de l'urine sucrée en irritant le quatrième ventricule, ce qui nous fait penser que la moelle allongée est la partie du cerveau atteinte dans le diabète.

Il est en général admis, que le cervelet est le siége de la vitalité des organes générateurs ; ne pouvons-nous donc pas en conclure que la disposition diabétique et l'affaiblissement des fonctions génitales, qui accompagnent si souvent le diabète, indiquent que cette portion voisine du cerveau qui a d'abord été lésée, souffre à son tour.

L'examen anatomique des organes affectés par le diabète n'a rien présenté jusqu'ici de remarquable. On devrait examiner au microscope la moelle allongée.

Il me semble que dans les cas de diurée ou diabète insipide, l'état maladif du système nerveux agit sur les reins, sans influer sur le foie ou l'estomac : ainsi, dans la diurée hystérique, les reins éprouvent beaucoup d'irritation, qui en général cède aux remèdes employés pour calmer le système nerveux.

(1) M. Camplin interprète mal les observations de M. Pavy que nous avons rapportées, dans note consacrée à la glycogénie (BOUCHARDAT).

J'ai souvent observé les effets de la plus légère excitation nerveuse, sur un homme qui toute sa vie souffrit de la diurée ; il a fini par la paralysie et une maladie du cerveau.

Je soigne un enfant qui a eu deux attaques de diurée, il existe chez lui une débilité qui empêche le progrès de la dentition, et qui certainement aussi amène la diurèse ; chaque attaque a été arrêtée par de petites doses de tinctur. ferri sesquioxyd.

Le diabète insipide semble dû à une affection d'une portion différente, mais plus voisine du cerveau que celle attaquée dans le diabète sucré.

Dans les expériences de Bernard sur le quatrième ventricule, si le point précis du cerveau n'est point touché, on obtient la diurèse au lieu du diabète.

Le docteur Gull dit qu'il existe deux espèces de diabète insipide, sans compter la forme hystérique.

L'une, qu'on pourrait appeler polydipsie, est sans doute produite par l'irritation des nerfs pneumogastriques, et donne une soif intense ; la quantité de boisson ingérée donne naturellement lieu à un accroissement d'urine.

Dans l'autre forme du diabète insipide, la soif ne se fait pas sentir, et il y a un peu de mucus dans l'urine, ce qui indique que les reins sont compromis.

J'ai été consulté, en mars 1859, par un homme âgé de quarante ans, demeurant en province, et accablé de travail jusqu'à une heure très-avancée de la journée.

Chez lui, la quantité d'urine était anormale depuis un an, et il avait depuis deux ou trois mois perdu l'appétit.

Un dimanche matin, il eut une soudaine attaque de diurèse, il constata la production de 16 onces pendant une demi-heure, et d'un gallon (4 litres et demi à 5 litres) pendant la matinée, il y eut ensuite du calme. Un autre jour, il urina vingt onces une première fois, puis encore avant une demi-heure, et toute la journée éprouva une envie plus ou moins grande. Quand je le vis, la pesanteur spécifique de l'urine était de 1,012 à 1,013.

Cet homme avait été soumis à un régime diabétique que je fis cesser, pour le remplacer par une alimentation nourrissante, avec un usage modéré de liquides, et je lui prescrivis le tinct. ferr. sesquioxyd. avec liq. columbo et inf. quassia. En avril, il partit beaucoup mieux portant, mais urinant 4 ou 5 litres par jour. Des toniques minéraux, avec acides sulfurique dilué. l'ont guéri.

La matière nommée glycogène par le docteur Bernard et hépatine ou substance amyloïde par le docteur Pavy, soit qu'elle aide ou non à la formation de la graisse, est sans aucun doute essentielle à la bonne santé, et la découverte qu'elle peut-être formée par le foie au moyen de substances animales est importante, car le docteur Prout et autres pensaient que l'abstinence de toute matière amylacée était nuisible à la santé.

On a beaucoup insisté sur les avantages d'un régime exclusivement animal.

Je crois qu'un peu de farineux est nécessaire, car l'assimilation des principes sucrés est la dernière des fonctions que conservent les animaux. Et cependant il est des races, nourries exclusivement de viande, qui sont vigoureuses et actives.

Les sauvages du nord de l'Amérique, et les naturels de l'Amérique du Sud, ceux des provinces Argentines, quoique de race espagnole, ne mangent aucun légume.

Un ami, résidant à Buenos-Ayres, m'écrit : La nourriture des Américains du Sud, propriétaires de troupeaux, consiste uniquement en viande, à l'exclusion de tout grain ou légume contenant de l'amidon, ils consomment beaucoup de graisse. Beaucoup des grandes fermes ne cultivent que l'herbe pour les bestiaux.

Les tribus indiennes de la province de Buenos-Ayres vivent uniquement de viandes, surtout celle de cavale, qu'ils préfèrent à toute autre. Et les descendants des Espagnols, et les tribus indiennes sont en général des races actives et vigoureuses, ne souffrant nullement de leur nourriture purement animale.

M. Canu dit des mêmes peuples : ils ne mangent ni pain, ni lait, ni légumes, du sel, rarement ; probablement la graisse consommée par ces races, ainsi que par les Esquimaux, et les tribus des régions arctiques, supplée au système fourni en Europe par les céréales. Dans les régions arctiques, la graisse est indispensable à la vie.

Le même auteur parle d'une visite faite à un homme riche, chez qui des éperons et des étriers d'argent étaient accrochés aux murailles, mais qui vivait à l'état naturel ; sa nourriture consistait en bœuf, bœuf tout seul, sans sel, ni pain, ni biscuit, ni légumes d'aucune sorte ; l'eau était sa boisson.

La viande est souvent rôtie avec sa peau, elle conserve davantage son jus, ainsi que les portions salines qui passent alors de l'animal à l'homme. Quant à moi, j'ordonne toujours des légumes à mes malades, et je crois qu'un ou deux des repas devrait être composé de poisson et de viandes plus légères que celles du principal repas.

Notre plan de régime consiste à écarter toute nourriture favorisant les éléments morbides, à fortifier autant que possible le malade, à lui donner des toniques pour relever le système nerveux, à renouveler son sang, et ces toniques s'adresseront principalement aux organes que nous supposons lésés.

Quand, ainsi que chez beaucoup de personnes avancées en âge, le diabète semble une modification de la dyspepsie, les remèdes consisteront principalement en amers et en alcalis, avec ou sans fer.

Chez les sujets plus jeunes, les acides minéraux, surtout ceux nitrique et hydrochlorique, ou combinés, ou ce dernier mélangé de fer, comme dans la T. Ferr. Sesquichlor. seront utiles, soit qu'on les considère comme toniques généraux, ou comme ayant une action spécifique sur le foie et le sang.

Du reste, chaque sujet, âgé ou jeune, demande une étude particulière, car il faut avoir égard à la constitution de chaque individu, et aux organes particulièrement attaqués chez chacun d'eux.

Je l'ai déjà dit : lorsque j'ai commencé à user du gâteau de son, mon état était tel qu'il me fallait être privé de toute nourriture farineuse ainsi que de toute substance solide ou liquide contenant du sucre, ou pouvant être convertie en sucre par l'estomac. Je n'en ai éprouvé aucun inconvénient, à partir du moment où le son a été habilement manipulé, ni chez moi, ni pour d'autres malades.

Je regarde le changement d'air comme plus utile à la jeunesse qu'à l'âge avancé ; il doit être accompagné d'un bon régime.

Quoique paradoxal que cela puisse paraître, je crois que le diabète m'a prolongé la vie. Auparavant, j'étais dyspeptique et bilieux, et j'avais une disposition à une maladie du cœur : le régime animal, joint à l'usage du gâteau de son, a modifié cet état de choses. J'ai les muscles en bon état, et la circulation se fait bien.

Depuis ce temps, j'ai engagé tous les malades disposés à l'obésité, et chez qui la circulation se fait mal, à manger de la viande accompagnée de légumes et de fruits, plutôt que du pain, du riz et des pommes de terre.

Je crois que la nourriture animale est plus favorable à l'état sain du cerveau, à la reconstitution de ses molécules que la nourriture végétale, il faut seulement éviter les causes de congestion.

Quand le son me fut conseillé, c'était uniquement pour me dispenser du pain et non pour me nourrir, mais de récents travaux ont modifié cette opinion.

Le docteur Marcet, dans son ouvrage sur les aliments, dit : D'après la grande quantité de gluten trouvé dans le son, par les nouvelles méthodes de mouture, on peut conclure que la portion la plus nutritive du grain n'est pas dans la farine.

Le docteur Hassall fait la même observation (1) :

L'analyse du son donne une grande quantité, non-seulement de gluten et de matière grasse, mais encore de sel minéraux (la farine n'a point de ces sels), ces substances doivent être fort utiles au sang (2).

La prédilection du peuple pour le pain blanc est pourtant justifiée (jusqu'à un certain

(1) C'est Millon qui a établi, par de bonnes analyses, la composition du son. B.

(2) La farine en contient, mais moins que le son (voyez le Mémoire de Berthier dans le *Mémoires de la Société d'agriculture* pour 1862).   B.

point); quand on laisse le son dans le pain, celui-ci est moins nourrissant, il passe plus vite dans les intestins, et si les parcelles de son se trouvent volumineuses, elles ne sont pas complétement digérées, il y a pour le consommateur une double perte.

Il n'en est plus de même quand le son est réduit en poudre très-fine, il retient alors ses principes constitutifs, se mêle à la nourriture animale, et se digère mieux.

C'est une grande erreur de croire que le pain bis suffit aux diabétiques ; le pain bis, soit fait avec de la farine grossière, soit avec du son ajouté à la pâte blanche, contient encore beaucoup d'amidon.

L'analyse de Miller a trouvé 52 pour 100 d'amidon, dans le son même, lorsqu'il était seul et non lavé.

Je me range à l'opinion du docteur Hassall, qui pense que le son provoque un genre particulier de fermentation, et rend ainsi la panification plus complète ; je dois dire que j'ai éprouvé le goût sucré plutôt après le pain bis qu'après le pain blanc.

A l'égard de la nourriture animale, je conseillerai les viandes les plus légères pour les repas du soir.

Je n'ai pas été contraint de défendre ou de restreindre l'usage des œufs, ou de la graisse de viande à aucun malade, excepté à moi-même à une certaine époque de ma maladie.

Pensant que le gras de viande remplace avantageusement les céréales, je le conseille, d'autant plus volontiers que j'en ai fait usage pendant plusieurs années sans inconvénient. Le docteur Prout conseille le beurre ; je me range à son avis.

Les œufs, s'ils plaisent, sont très-utiles.

Les soupes sont permises, pourvu qu'elles soient faites avec soin (1) et aromatisées par des oignons, à l'exclusion des carottes, des navets et des pois. On peut manger en même temps du gâteau de son, mais il ne faut pas le tremper dans le bouillon.

A une époque où j'étais fort mal, je prenais une tasse de bouillon de bœuf léger de 4 à 5 heures du matin. Lorsque je fus mieux, j'y substituai, à 7 heures, une tasse de lait chaud, aromatisé de muscade (2).

Quant aux légumes, outre les oignons déjà conseillés, quelques-uns pourront faire usage de navets ; on a même recommandé les panais et les carottes, je ne suis pas de cet avis ; les asperges seront exclues.

Les laitues ont réussi, mangées modérément avec de l'huile et du vinaigre, ou seulement avec du sel, pourvu qu'elles ne donnent lieu à aucune flatuosité, ni à aucun malaise.

Les substances marinées seront permises aux convalescents, s'ils n'ont pas de disposition à la dyspepsie.

Le malade pourra choisir entre le thé et le café, il pourra aussi prendre du cacao, mais préparé avec les fèves, et non vendu en poudre, car il contient beaucoup de sucre et d'amidon.

J'ai conseillé le bordeaux, mais dans de certains cas il n'a pas réussi. Dans la combinaison de la goutte avec le diabète, j'ai dû l'interdire, parce que ces malades sont disposés à produire de l'acide lithique. Comme correctif à cet inconvénient, on a conseillé de mêler le bordeaux avec de l'eau de Vichy, moi je trouve que cet agréable mélange excite les malades à trop boire, ce qu'il faut éviter. A l'époque où j'étais fort mal, je me trouvai fort soulagé en buvant de très-petites gorgées de lait mélangé d'eau de tilleul.

Lorsque les malades ont l'habitude de boire immodérément, il ne faut pas supprimer brusquement cette fâcheuse habitude, mais diminuer peu à peu les doses.

Pendant mes voyages en France et en Belgique, j'ai essayé toute sorte de vins, dont je me suis fort mal trouvé, et peut-être la fréquence du diabète sur le continent est-elle en partie due aux vins un peu acides que l'on boit communément. Ces peuples absorbent aussi beaucoup plus de liquides que nous à leurs repas.

(1) Je ne partage pas cette opinion. Voyez le chapitre consacré à l'Alimentation. B.
(2) Le lait chaud ne convient que lorsque les urines ne contiennent plus de sucre. B.

A quelques malades la bière n'est pas nuisible, mais elle doit être forte et de bonne qualité.

Les convalescents pourront boire un peu de xérès sec ou du vieux porto, mais les vins sucrés sont interdits.

De toutes les boissons alcooliques la plus saine est de l'eau-de-vie étendue d'eau. La mesure en sera indiquée par le docteur.

Quelques praticiens permettent les fruits, je ne partage pas leur opinion, ma première attaque ayant suivi une ingestion de pommes; chez un autre malade, le même résultat a eu lieu.

J'ai aussi été consulté par un homme dont le régime n'était pas très-sain et qui s'était mis, outre cela, à manger beaucoup de raisins. Il était devenu excessivement faible, et le pain de son qu'il avait essayé pendant une semaine ou deux lui avait causé un dérangement d'intestins. Je lui fis faire du pain chez moi, et lui donnai le citrate d'ammoniaque, avec une petite dose de tinct. camph. compos. et trois ou quatre grains de poudre de Dower chaque soir. Son état s'améliora et bientôt il put prendre le gâteau de son (selon la méthode de M. Blatchley), sans aucun opiacé, et ses intestins n'en furent nullement affectés.

En peu de semaines il se rétablit, et bien qu'âgé de plus de soixante-dix ans, il a toujours pu travailler de corps et d'esprit.

Ici et en France, on a récemment conseillé le sucre; je n'en ai pas fait usage.

Il y a seize ou dix-sept ans, on en avait déjà fait l'essai dans divers hôpitaux. On donna aux malades le sucre de canne, puis le sucre de raisin; les deux premiers jours furent favorables à ces essais, le mieux cessait ensuite.

Le docteur Garrod pense que le sucre n'est supporté par les malades que lorsque toute espèce de substance amylacée ne leur est plus nuisible.

On s'accoutume parfaitement au régime diabétique; quant à moi, je préfère le gâteau de son, pour tous les repas, au pain blanc.

Je permets aux convalescents un peu de farine, environ deux onces par jour, mais non sous forme de pain.

Dans beaucoup de cas, on peut permettre le lait, le beurre, le fromage, le lait caillé.

Les diabétiques doivent être entourés de soins continuels, et se modérer en toutes choses.

1860. J'ai encore observé de nombreux cas de diabète. Ces malades, presque tous hommes, ont accusé une diminution de poids. L'un d'entre eux, que je vis le 9 avril, se trouvait mieux depuis quelques mois; il attribuait l'amélioration au pain de gluten, cependant il rendait encore 8 pintes par jour. Il conservait de l'embonpoint, mais sa mémoire, ainsi que d'autres fonctions dépendantes du système nerveux, avaient beaucoup diminué. Une lettre de son médecin (mai) m'apprend qu'il va de mieux en mieux, grâce au régime; il mange du pain de son, et quelquefois du pain de gluten d'Abbott. L'urine est presque à l'état normal; pesanteur spécifique 1,018; elle présente une légère teinte brune quand on la fait bouillir avec la liq. de potasse.

J'ai eu occasion d'observer des tendances de famille, deux sœurs délicates et deux frères dont le père était atteint de goutte et de gravelle.

Je persiste à croire que la grande cause de cette maladie est l'épuisement du système nerveux. Beaucoup des malades étaient des membres du clergé, des médecins accablés de travaux, d'autres par les angoisses d'esprit; une femme, après avoir nourri et perdu ses enfants, deux à la suite d'une fièvre typhoïde, une après une frayeur; un jeune homme de dix-neuf ans, après avoir été attaqué par un chien, ses nerfs étant violemment ébranlés, après quelques semaines de faiblesse, le diabète parut. J'ai aussi rencontré un cas de cataracte chez un homme âgé. Il y avait certainement analogie de cause entre cette cataracte et le diabète. On pratiqua l'opération par abaissement; mais la vue n'en devint guère meilleure. On observe aussi de la faiblesse et des douleurs dans les membres inférieurs des diabétiques avancés en âge.

Chez l'un d'entre eux, qui avait eu précédemment une attaque de paralysie causée par des fatigues de tête, le diabète, une fois maîtrisé, fit place à une douloureuse névralgie au genou du côté primitivement attaqué.

Bien que le cerveau ne soit pas l'organe de l'ouïe ni de la vue, sur 60 cas rapportés par M. Brown-Séquard, et qui présentaient une lésion du cerveau, il y avait, outre cela, amaurose d'un œil, quelquefois des deux yeux. Quelque rapport semblable peut exister entre la moelle allongée et la cécité diabétique.

Un autre individu âgé de 73 à 74 ans, usé par des fatigues mentales et corporelles, me consulta il y a deux ou trois ans, et recouvra sa santé et son activité. L'ayant rencontré dernièrement, il se plaignit de faiblesse et de douleurs dans les jambes. Il avait en ville de grandes affaires qui l'exposèrent au froid pendant les premiers temps de l'hiver ; il éprouva de grandes fatigues, le résultat fut un mal de pied considéré d'abord comme une goutte rhumatismale ; mais quand je le revis, peu de semaines après, les doigts et une partie de son pied étaient devenus noirs.

Parmi les remèdes essayés nouvellement, je dois mentionner la strychnine qui m'a quelquefois été utile. On a aussi employé la pepsine. Je ne l'ai pas expérimentée moi-même. A propos de cette substance, je dirai que le docteur Collins a dernièrement préparé une espèce de pepsine, ou plutôt de liqueur peptique, en dissolvant dans de l'acide nitro-muriatique faible la salive et la membrane muqueuse de l'estomac d'un porc. Ce docteur croit avoir soulagé un cas de diabète et plusieurs de dyspepsie avec cette substance, notamment chez une personne faible et très-âgée. M. Collins pense que si les sécrétions animales peuvent agir, ce doivent être surtout celles produites par un omnivore.

IODE. — Dans une notice du docteur Stokes sur la formation du sucre dans le foie, il est dit que le docteur Dick a parfaitement guéri des chevaux diabétiques avec de l'iode à haute dose, 3 grains deux ou trois fois par jour. Il en conclut que l'iode pourrait guérir le diabète chez l'homme, puisque cette substance exerce une action marquée sur le foie, organe qui contribue à la production du sucre.

J'écrivis à ce sujet au docteur Dick, voici sa réponse..... Je vais vous raconter comment j'ai été amené à essayer l'iode. Ayant à soigner un jeune cheval attaqué de la morve, je lui donnai de l'iode, augmentant les doses de semaine en semaine. Causant avec le groom de l'état du cheval, j'appris que l'animal ne buvait point d'eau ; ce fait me fit songer à essayer l'iode pour les chevaux diabétiques, et j'eus le bonheur de les soulager dès la première dose. Deux drachmes donnés dans une pilule de graine de lin produisaient un effet visible, et trois ou quatre doses un effet décisif. Cette maladie donne une soif ardente. J'ai vu des chevaux malades boire trois seaux d'eau à la fois, et en leur donnant le soir une dose de deux drachmes d'iode, il ne leur fallait plus qu'un seau d'eau le lendemain matin. Pour les chevaux, cette maladie semble amenée par la mauvaise nourriture, par le foin ou l'avoine échauffés dans le grenier ou à bord d'un vaisseau, et ayant contracté une odeur de moisi. Il faut de suite changer la nourriture. Il est bon de donner un purgatif, si l'iode ne fait pas un effet complet, mais cette dernière substance apaise la soif, et semble agir sur le foie. J'ai trouvé ses effets si utiles sous cette simple forme, que je n'ai pas essayé de l'iodure de potassium. J'ai souvent recommandé de l'essayer sur l'homme.

Je dois ajouter que le diabète est beaucoup plus simple chez le cheval que chez l'homme.

M. Varnell, professeur à l'école vétérinaire de Saint-Pancrace, m'écrit :

Sur les chevaux, nous n'avons reconnu que le seul diabète insipide, causé par une alimentation malsaine, et qui se guérit en donnant une bonne nourriture.

L'iodure fer (sans doute encore notre iodure de fer) a été employé à la dose de 3 j à 3 jj par jour ; en général, la maladie a cédé à la deuxième ou troisième prise.

Un célèbre vétérinaire, M. Woodyer, a très-anciennement employé l'iodure de fer comme tonique, et le groom, chargé du soin du cheval malade, se plaignit que l'animal voulait à peine boire. Cette circonstance amena M. Woodyer à essayer l'iodure dans le traitement du diabète insipide ; il l'employa dans les grandes écuries des omnibus et autres voitures publiques, où la nourriture des chevaux n'est pas toujours de premier choix, et il lui réussit toujours.

Je crois que l'iodure de fer est préférable dans la diurèse humaine, mais je ne l'ai pas employé dans le diabète. L'iodure de potassium a échoué dans deux essais et aussi à l'hôpital de Guy (1).

J'ai assez fait l'éloge du gâteau de son qui m'a toujours réussi, mais il est essentiel qu'il soit fabriqué avec soin.

Le son doit être parfaitement lavé et moulu en poudre très-fine. Si cela se fait à la maison, il faut se donner beaucoup de peine. On peut donc se procurer le son tout moulu, d'une finesse nécessaire, et contenant très-peu d'amidon.

En le faisant chez soi, on évite les inconvénients d'un gâteau sec ou d'un biscuit dur, et cela est préférable pour les personnes d'un appétit délicat, ou dont les dents sont défectueuses. Ma recette a été altérée par des boulangers qui ont fabriqué un biscuit fait pour être conservé longtemps, mais nécessairement sec et dur, tandis que le gâteau est tendre et si peu désagréable, que j'ai souvent été obligé d'en restreindre la consommation chez mes malades.

J'ai examiné le pain de gluten fabriqué à Toulouse par M. Durand, et importé à Londres par M. Van Abbott, 3, Cannon Street. Il est certainement préférable au pain ordinaire, mais ne vaut pas le pain de son, surtout dans les cas graves. Il ressemble peu à l'ancien pain de gluten, dont j'essayai jadis, et d'où l'amidon était entièrement enlevé ; il existe 20 pour 100 de cette substance dans le pain de M. Durand, et le mode de préparation de ce pain développe de l'acide carbonique. Dans un cas récent de convalescence, l'urine, étant de 1,025, avec très-peu de sucre, pendant l'usage du pain de son, augmenta de quantité après quatre ou cinq jours de pain de gluten ; la pesanteur spécifique fut de 1,306, et sa couleur brun foncé avec la liq. potassique. On reprit le gâteau de son, et au bout de trois ou quatre jours, l'urine redevint meilleure ; le régime, les occupations et le temps n'avaient pas varié pendant les deux expériences. Dans un autre cas, où je conseillai le pain de gluten, l'individu préféra les biscuits de Donges ou Smith, qui, disait-il, convenaient davantage à son estomac.

Malgré ces insuccès, je crois que, dans le cas de convalescence, on peut conseiller quelquefois le pain de gluten aux personnes qui ne mangent pas de viande, mais il faut en surveiller les effets. Mais je doute qu'on abandonne le gâteau de son, convenablement fait, pour faire usage du pain de gluten. (2).

Depuis la publication de ces lignes, j'ai reçu, en mai 1860, une lettre d'un diabétique habitant la campagne et lui-même médecin. Ayant essayé du pain de gluten, la quantité de son urine s'accrut, et la pesanteur spécifique augmenta. Étant fatigué de cet essai, il retourna au bout de deux jours au pain de son.

À l'égard des viandes, j'ajouterai à ce que j'ai dit précédemment qu'il ne m'a pas paru nécessaire de priver les diabétiques de veau, de porc et d'autres viandes moins digestibles, ainsi qu'il faut souvent le faire pour les dyspeptiques. Les choux semblent être le légume par excellence pour les diabétiques ; on a recommandé l'espèce de laitue, nommée l'edea clitonia, pour être mangée en salade.

J'ai fait de nouvelles recherches sur les vins ; les blancs, contenant peu de sucre, sont peut-être les plus inoffensifs. Pourtant ceux nommés Amontillada, Mansanilla et Manilla ne m'ont pas réussi.

J'ai été satisfait par les très-bons vins de Bourgogne, qui donnent du ton à l'estomac.

J'ai eu une nouvelle crise dont j'ai guéri en suivant mon régime ordinaire en 1860.

(1) On a souvent employé en France la teinture d'iode dans la glycosurie à la dose de six gouttes dans un verre d'eau. Cette même dose renouvelée trois ou quatre fois chaque jour. M. Rayer conseillait souvent cette teinture d'iode dans la glycosurie. Je l'ai prescrite à plusieurs reprises sans avoir obtenu des résultats utiles bien nets. J'ajouterai que les chevaux dont on vient de parler étaient atteints de polydipsie et non de glycosurie. B.

(2) M. Camplin a mal employé le pain de gluten, ou celui qu'on lui avait délivré était mal préparé. Celui vendu chez Cormier, 18, rue des Grands-Augustins, est beaucoup plus agréable que le pain de son et réussit mieux. B.

1863. — Ma santé a été satisfaisante pendant ces trois dernières années.

Le seul changement dans mon régime a été l'abstention absolue de toute boisson alcoolique, remplaçant ces substances par un peu de thé à dîner et à souper.

J'ai agi ainsi parce que la petite quantité de bourgogne que je prenais me faisait monter le sang au visage ; cet inconvénient a cessé avec l'usage du vin.

La petite tasse de thé chaud suffit pour activer ma digestion et n'est suivie par aucune incommodité.

M. Bouchardat pense que le défaut d'aliments féculents doit être compensé par l'usage des boissons alcooliques. Je ne suis pas de son avis, mais peut-être qu'en France le vin est plus utile qu'en Angleterre (1).

J'ai eu récemment occasion de soigner des diabétiques de toute condition, des personnes riches et d'autres privées du strict nécessaire ; il va sans dire que ces dernières n'ont pas le moyen de suivre le régime convenable.

Mes récents succès ont égalé, peut-être même dépassé les anciens ; les causes du mal ont été les mêmes : fatigues excessives, angoisses morales, souvent ces deux causes réunies ; dans un petit nombre de cas, la maladie a été motivée par des accidents, chez un jeune homme déjà souffrant, par une explosion de poudre, une autre fois un jeune homme vigoureux et bien portant ayant été blessé par l'explosion d'une chaudière de machine à vapeur, le diabète s'ensuivit.

De très-fâcheuses conséquences ont suivi quelquefois l'emploi des mercuriaux et des purgatifs dans le traitement du diabète. Ces remèdes avaient été employés avec l'idée que le foie était l'organe lésé.

On a essayé du permanganate de potasse ; il a été abandonné comme n'ayant pas les résultats qu'on en avait espéré.

Dans un petit nombre de cas, j'ai essayé l'arsenic sans succès marqué ; chez un seul malade, la guérison a été rapide, et je dois ajouter qu'un Américain m'a dit que le docteur Small, de Torente (haut Canada), a administré avec succès la liqueur de Fowler.

J'ajoute encore quelques observations concernant les substances devant remplacer l'usage du pain pour le régime des diabétiques.

M. Blatchley a fait dernièrement connaître une espèce de biscuit de gluten. Je l'ai essayé, mais il contient plus d'amidon que le son convenablement préparé chez soi. Le gâteau de son est donc préférable.

M. Blatchley a encore préparé, d'après les avis du docteur Beale, une sorte de biscuit ou pain rôti fait avec du son fin mêlé d'un peu de glycérine. Ce pain torréfié est coûteux et difficile à fabriquer, mais je crois qu'il peut être utile aux enfants, ainsi qu'aux diabétiques adultes dont l'appétit est capricieux, ce qui se rencontre souvent. Ce pain rôti peut servir à varier leur nourriture. Il est agréable, et la petite quantité de glycérine qu'il contient n'est pas nuisible aux cas ordinaires, mais dans les cas graves où, mangé en grande quantité, il pourrait incommoder, à cause de l'affinité de cette substance avec le sucre. Dans un livre de médecine, année 1862, p. 19, il est dit que Van Doon a obtenu du sucre en laissant agir la substance pancréatique sur la glycérine. Plus loin, il dit que la glycose et le sucre sont formés par la glycérine dans le système animal. Il en conclut que la glycérine est une des principales sources, pour ne pas dire la seule source, qui produit la glycose et le sucre dans le foie (2). Huppert cependant doute que ce soit vraiment le sucre. Berthelot a observé qu'en traitant la glycérine par certaines substances animales on obtient un sucre susceptible de fermentation.

Le docteur Pavy a inventé des biscuits et un pain (préparé par M. Hill, Bishopsgate) ayant pour base les amandes douces. Cette préparation a l'avantage d'être exempte d'amidon, et je la mets immédiatement au-dessous du gâteau de son. Il peut être fort utile aux personnes qui détestent le pain bis. Il ne peut se garder longtemps ni être fabriqué à la maison et ne convient pas à tous les estomacs.

_____

(1) Les féculents doivent être remplacés par des corps gras et des alcooliques, et ces derniers en proportion très-modérée. Voyez ce que j'en dis dans ce volume. B.

(2) Cette assertion ne me paraît pas fondée. B.

M. Blatchley a essayé des biscuits de son et d'amandes. Je ne crois pas qu'il ait réussi.

On a encore essayé un pain fait de son brut, additionné de levain, et cuit dans un plat de fer blanc. Il n'est pas mauvais, mais il renferme 50 pour 100 de son ; il ne peut donc être présenté aux personnes atteintes par le diabète.

J'engage les malades à se procurer un moulin et à faire préparer le son chez eux, ou au moins à acheter du son fin et à faire pétrir les gâteaux à la maison. (Il faut un moulin spécial.) Le gâteau est plus agréable s'il a été mis au four quelques minutes avant d'être présenté à table. Si l'on est contraint à l'économie ou que l'estomac ne peut supporter la recette que j'indiquerai plus loin, elle peut être modifiée comme je le dirai.

En résumé, je puis certifier que le gâteau ou pain de son m'a donné des résultats positifs et constants.

EXEMPLES DE DIABÈTES. — *Premier cas, août* 1858. — Une femme, âgée de quarante-quatre ans, forte, quoiqu'ayant maigri, pense que sa maladie a été causée par le chagrin ; elle a souffert, dans ces derniers temps, de maux de tête et de palpitations. Peau moite, transpirant beaucoup ; a perdu l'appétit, est constamment altérée ; ses lèvres se collent l'une à l'autre. Elle est devenu méconnaissable en peu de mois.

Son urine fut trouvée : pesanteur spécifique 1,040. La liqueur de potasse la teignit en couleur de vin de Bordeaux. Environ 8 pintes en vingt-quatre heures. Quand je la vis, son état avait plutôt empiré ; la liqueur de potasse donnait à l'urine une teinte très-foncée.

Puis j'ordonnai un régime de gâteau de son, viande et légumes à discrétion.

31 *août.* — Urine descendue à 4 pintes ; sous l'influence de la liqueur de potasse, elle ne devient plus que brun clair ; soif presque disparue. Mieux sous tous les points.

15 *septembre.* — L'échantillon de l'urine contient à peine du sucre, la pesanteur spécifique est de 1,015. On ne parle plus de la quantité.

1er *novembre.* — On m'écrit qu'elle est rétablie.

19 *avril.* — Son mari m'écrit qu'elle est tout à fait bien et qu'elle est rentrée dans la vie ordinaire.

Deuxième cas, décembre 1856. — M.., âgé de plus de soixante-dix ans, attribue sa maladie aux séances prolongées du Parlement, trop fatigantes pour son âge avancé. La santé générale de ce malade n'était pas aussi ébranlée, qu'on eût pu le penser, sa maladie datant de plusieurs mois ; mais son fils, éminent chirurgien, le trouvait très-baissé. Il se plaignait de faiblesse dans les jambes et avait un peu de gonflement sur le tibia ; par les conseils du docteur qui le soignait à la campagne, il avait pris de l'acide gallique, etc., et avait été mis à un certain régime ; la quantité de l'urine était de 80 onc. environ, la pesanteur spécifique n'excédait guère 1,030, mais elle contenait beaucoup de sucre.

Je prescrivis un régime sévère, avec de l'eau aromatisée d'eau-de-vie au lieu de vin.

Cette prescription fut quelquefois modifiée, avec l'ammoniaque comme base générale, et il prit de temps en temps de petites doses de pil. hydr. et pulv. ipéca. compos. ; il se rétablit graduellement.

5 *août* 1857. — Il écrit : Depuis quelques mois, je suis en parfaite santé.

24 *juillet* 1858. — Son fils me dit : Il se porte bien. J'ai examiné son urine ; elle ne contient pas de sucre, mais du calcaire. Il ne prend pas de liqueurs alcooliques, mange peu de pain, et de temps en temps il se met au gâteau de son, que ses domestiques savent très-bien faire.

J'ai appris depuis que ce gentleman, faible et âgé de soixante-dix-huit ans, n'avait pas eu besoin d'augmenter la sévérité de son régime depuis plus de dix-huit mois.

Troisième cas. — Le révérend M..., âgé de près de soixante-quatre ans.

La maladie avait gagné du terrain pendant plusieurs mois, et comme il se traitait fréquemment par l'hydrothérapie, il commença par y avoir recours. Mais contrairement aux essais précédents, loin d'en recueillir des forces, il s'affaiblit de plus en plus. Le directeur de l'établissement, le croyant malade des nerfs, l'engagea à faire un voyage aux bords de la mer. Il y fut pendant quelques semaines, s'affaiblissant toujours ; enfin il consulta un grand médecin de la ville, qui découvrit la nature de la maladie, et lui prescrivit un régime. Quand il vint me consulter, il était un peu mieux, mais nerveux et dyspeptique au plus haut point ; son urine, anormale pour la quantité, contenant beaucoup de sucre. J'ordonnai un régime plus sévère, et au lieu de vin, de l'eau mélangée d'un peu d'eau-de-vie. Comme il avait des insomnies, je prescrivis extr. humuli au lieu des opiacés.

Pendant un temps on ajouta de petites doses de tinct. nucis vom. à la mixture alcaline, puis on les abandonna ; le malade put reprendre les fonctions de son ministère.

Juin 1858. — Il écrit : Je reviens aux aliments ordinaires. Je substitue le pain bis au gâteau de son. A présent je redoute l'acide lithique plutôt que le sucre.

23 mars 1859. — Je n'ai plus le diabète, et me sens plus fort et mieux portant. Je prends trois verres de porto par jour, deux à dîner, un chaud et épicé le soir ou à huit heures du matin, du pain bis et des légumes verts, un peu de viande trois fois par jour.

Quatrième cas, août 1858. — M. X..., banquier, âgé de soixante ans, me fut adressé par M. le docteur Babington. Ce médecin lui avait prescrit 5 grains d'amm. sesq. dans une infus. gen. e. trois fois par jour. Je le mis à mon régime. Peu de temps après, il m'écrivit : La quantité d'urine a diminué d'une manière surprenante, aussitôt que je me suis soumis au régime. En avril 1860, il m'écrit : La quantité d'urine est réduite à environ 1 litre par jour ; quelquefois elle dépose un petit sédiment rouge. Je dors et mange bien.

Dans les cas ci-dessus précités, les malades ont pu reprendre le régime ordinaire, mais très-souvent la formation du sucre est si opiniâtre qu'on est obligé de suivre constamment le régime diabétique.

RECETTES DES GATEAUX DE SON. — Prenez une certaine quantité de farine (un litre environ) de son de froment. Faites-le bouillir pendant un quart d'heure dans deux eaux successives, versez chaque fois le tout sur un tamis, lavez-le ensuite (sur le tamis) avec de l'eau froide, jusqu'à ce que l'eau passe parfaitement transparente, pressez ensuite le son dans un linge, jusqu'à ce qu'il devienne presque sec, puis étendez-le en couche mince sur un plat que vous placerez dans un four, à une chaleur douce ; si c'est le soir, laissez-le jusqu'au lendemain matin. S'il est parfaitement sec et frisé, il est bon à moudre. Le son ainsi préparé doit être moulu dans un moulin fin et passé au travers d'un tamis en fil métallique, assez fin pour nécessiter l'emploi d'une brosse, afin de contraindre le son à passer. Celui qui reste dans le tamis, doit être moulu de nouveau, jusqu'à ce qu'il devienne doux et fin. Cette opération est surtout nécessaire dans le cas où le malade a les intestins irritables.

Prenez trois onces de cette poudre de son (quelques malades en prennent quatre), et les autres ingrédients ainsi qu'il suit : trois œufs frais, une once et demie à deux onces de beurre, et environ un demi-litre de lait, et chauffez le beurre avec l'autre portion ; puis mélangez le tout ensemble, ajoutant un peu de muscade ou de gingembre ou toute autre épice agréable.

Mettez votre pâte dans de petits plats ou moules de fer blanc, bien beurrés, que vous placerez pendant une demi-heure dans un four chaud.

Une fois cuits, les gâteaux doivent présenter l'épaisseur d'un biscuit de mer ; on peut les manger à tous les repas avec viande, fromage, etc. Avec le thé, on doit les beurrer de nouveau.

Le lavage de son doit être opéré avec soin, ayant pour but d'enlever l'amidon et de rendre le son plus friable. Dans quelques saisons de l'année, ou si le gâteau n'a pas été parfaitement préparé, il se dénature un peu. On obvie à cet inconvénient en plaçant chaque jour pendant cinq à dix minutes les gâteaux devant le feu.

M. Blatchley, 362, Oxford street, près le Panthéon, vend les biscuits de son et prépare la poudre de son pour les personnes qui ne peuvent moudre chez elles (1).

M. Donges, boulanger, Gower street North, prépare aussi poudre et biscuits.

(1) Cormier, 18, rue des Grands-Augustins à Paris, vend également de la farine de son.

MM. Evans brothers, 54, Brick Lane, Spitalfields, E., vendent des moulins à son et des tamis.

RECETTE. — Mêlez et pétrissez deux onces de beurre avec une demi-livre de farine, ajoutez une petite cuillerée de gingembre, mêlez avec du lait et le blanc d'un œuf (le blanc suffit). Roulez en pâte très-mince et coupez en petits gâteaux ronds avec l'extrémité du rouleau à pâtisserie : faites cuire pendant dix minutes. Ces gâteaux ne doivent pas être mangés pendant la période diabétique, mais seulement après guérison.

RECETTE, — Prenez quatre onces de son bien préparé, trois œufs, environ vingt onces de lait, avec une pincée de sel et d'épice, mélangez-les bien et mettez le tout dans un moule convenablement beurré. Faites cuire au four pendant une heure ; la masse de pain peut être coupée en tranches et grillée, ou, si l'on veut, après l'avoir coupée, on peut remettre les tranches au four et les conserver sous la forme de rôties ou biscottes. »

J'ai reproduit en entier le mémoire de M. Camplin quoiqu'on y trouve des assertions que je ne saurais admettre et de nombreuses redites ; mais il renferme des faits épars exacts et utiles.

NOTE XXIX.

Examen comparé du biscuit de gluten et de divers aliments féculents. (Boussingault.) — Ayant été consulté sur la nature d'un biscuit de gluten, préparé en vue de procurer aux personnes atteintes de glycosurie un aliment qui pût remplacer le pain, en contenant beaucoup moins d'amidon, j'ai analysé divers produits désignés sous les noms de gluten en biscuits ronds, en biscuits fendus ; gluten en macaroni, en grains d'orge. Pour avoir des termes de comparaison, ces analyses ont été étendues aux aliments féculents les plus usités : le pain, l'échaudé, la brioche, le vermicelle, le riz, le sagou, les haricots, les lentilles, les pois, les pommes de terre.

J'ai réuni en un tableau les résultats de ce travail, qui, je l'espère, sera de quelque utilité aux praticiens.

	Viande végétale, gluten, albumine, légumine et analogues.	Amidon, dextrine, et analogues.	Matières grasses.	Phosphates et autres sels.	Eau.	Azote dosé dans 100.
Biscuit rond de gluten.........	44,9	40,2	3,6	2,2	9,1	7,18
Biscuit fendu de gluten........	22,9	61,9	3,1	1,4	10,7	3,67
Macaroni de gluten	21,3	64,7	1,0	0,8	12,2	3,41
Pâte de gluten, grains d'orge....	18,9	66,6	1,3	0,7	12,5	3,03
Échaudé........................	15,8	54,1	15,1	1,4	13,6	2,53
Brioche	10,9	41,3	27,4	2,5	17,9	1,74
Vermicelle ordinaire	9,5	76,4	0,3	1,3	12,5	1,52
Sagou.........................	9,1	74,7	0,6	2,6	13,0	1,46
Pain de boulanger, de Paris.....	7,0	55,3	0,2	1,0	36,5	1,12
Riz...........................	7,5	76,0	0,5	0,5	14,6	1,20
Haricots blancs...............	26,9	48,8	3,0	3,5	15,0 (1)	4,30
Lentilles.....................	25,0	55,7	2,5	2,2	12,5 (2)	4,00
Pois..........................	23,8	55,7	1,6	2,8	13,5 (3)	3,81
Pommes de terre..............	2,8	23,2	0,2	0,8	73,0	0,45

(1) Plus 2,8 de pellicules.
(2) Plus 2,1 de pellicules.
(3) Plus 2,6 de pellicules

De ces aliments, c'est dans le biscuit rond de gluten, recommandé par M. Bouchardat, qu'il entre le moins d'amidon, en exceptant toutefois la pomme de terre, qui, à cause d'une forte proportion d'eau, ne renferme pas au delà de 0,23 de fécule. Viennent ensuite, comme plus amylacés : la pâtisserie, le pain, les graines de légumineuses, l es pâtes au gluten, le riz, le sagou, le vermicelle.

Afin de pouvoir constituer une ration ne contenant pas plus d'amidon qu'il ne s'en trouve dans 100 grammes de biscuit de gluten, c'est-à-dire 40 gr. 2, j'ai pris ce biscuit pour le type d'une série d'équivalents qui seront ainsi exprimés.

	Équivalent en poids.	Amidon ou analogues.	Gluten, albumine, légumine, et analogues.	Matières grasses.	Phos-phates et sels.	Eau.
Biscuit rond de gluten.........	100,0	40,2	44,9	3,6	2,2	9,1
Brioche.................	97,3	40,2	10,6	26,7	2,4	17,4
Échaudé...................	74,3	40,2	11,7	11,2	1,1	10,1
Pain de boulanger...........	72,7	40,2	5,7	0,1	0,7	26,6
Biscuit fendu de gluten........	64,9	40,2	14,9	2,0	0,9	6,9
Macaroni de gluten..........	62,1	40,2	13,2	0,6	0,5	7,6
Gluten en grains d'orge........	60,4	40,2	11,4	0,8	0,4	7,6
Vermicelle ordinaire..........	52,6	40,2	5,0	0,1	0,7	6,6
Sagou....................	53,8	40,2	4,9	0,3	1,4	7,0
Riz....................	52,3	40,2	3,9	0,3	0,3	7,6
Haricots...................	82,4	40,2	22,2	2,5	2,9	12,3[1]
Lentilles.................	72,2	40,2	18,1	1,8	1,6	9,0[2]
Pois.....................	72,2	40,2	17,2	1,2	2,0	9,7[3]
Pommes de terre.............	173,3	40,2	4,9	0,3	1,4	126,5

On voit, en consultant cette table, que 73 grammes de pain des boulangers de Paris n'introduiraient pas plus d'amidon, dans une ration, que 100 grammes de biscuit rond de gluten, sans être, comme le gluten, léger, friable, sec, difficile à manger. Il est vrai, que dans l'équivalent de biscuit, il y a près de dix fois autant de gluten, de *viande végétale* que dans l'équivalent de pain. Sans affirmer que le gluten du froment puisse être complétement assimilé à la chair des animaux, toujours est-il que ses propriétés nutritives sont incontestables; aussi 100 grammes de biscuit-gluten sont-ils plus nourrissants que les 73 grammes de pain, par la raison qu'il s'y trouve, avec le même poids d'amidon, plus d'aliment azoté, plus de graisse. Mais en formulant une ration alimentaire destinée à un glycosurique, la difficulté n'est pas dans l'introduction de l'élément azoté, de la viande, que l'on peut toujours faire entrer en telle quantité qu'on désire: elle est dans la restriction de l'élément féculent, dont une fraction plus ou moins forte, selon l'intensité de la maladie, est transformée en glycose.

La diminution des féculents, dans une ration alimentaire, a d'ailleurs une limite qu'on ne dépasserait pas impunément, et s'il est possible de restreindre considérablement la fécule et le sucre, dans le régime, c'est à la condition de les remplacer par des matières grasses. Les observations d'un médecin portugais, Rollo, confirmées et étendues par M. Bouchardat, établissent en effet que la graisse concourt efficacement à la nourriture

(1) Plus 2,3 de pellicules.
(2) Plus 1,5 de pellicules.
(3) Plus 1,9 de pellicules.

des diabétiques. Rollo a obtenu d'excellents résultats, en mettant des malades à un régime animal, comprenant une forte proportion de lard ; sans doute parce que la graisse est à la fois un aliment plastique et un aliment combustible ou respiratoire.

L'utilité des matières grasses comme succédanées des féculents étant admise, il est évident que certaines pâtisseries doivent être préférables au biscuit-gluten. Ainsi, dans l'équivalent de l'échaudé, pesant 74 grammes, il y a avec 40 gr., 2 d'amidon, 12 grammes de graisse ; dans l'équivalent de la brioche, pesant 73 grammes 40 gr. 2 d'amidon sont accompagnés de 27 grammes de beurre. Les équivalents de l'échaudé et de la brioche sont donc beaucoup plus riches en aliment combustible que l'équivalent du biscuit-gluten, ne renfermant pas même 4 grammes de substances grasses.

D'après sa constitution, le poids et par conséquent le volume de son équivalent, la pomme de terre serait probablement le meilleur succédané du pain dans le régime des glycosuriques ; d'abord elle n'a pas de saveur propre, ce qui est dans le cas particulier une qualité essentielle ; ensuite 200 grammes de ce tubercule cuit à l'eau, ou rôti sous la cendre, n'apporteraient pas sensiblement plus de fécule que 72 grammes de pain de boulanger, et il est vraisemblable, que les malades le préféreraient à 100 grammes de biscuit-gluten ; je rappellerai que, dans plusieurs contrées, la pomme de terre remplace pour une grande partie le pain dans l'alimentation normale.

Il est certain que la teneur en sucre de l'urine d'un diabétique diminue à mesure que les matières amylacées, que les matières sucrées sont moins abondantes dans le régime ; en les excluant complètement, il arrive même que l'urine ne renferme plus de glycose ; mais, généralement, le principe sucré reparaît lorsque le malade reçoit une nourriture féculente ou sucrée. La cause qui change l'amidon, les sucres en glycose, n'est donc pas toujours détruite, on peut même affirmer qu'elle l'est rarement par l'abstention des féculents ; si elle cesse d'agir, c'est qu'il n'y a plus de matières à saccharifier.

Bien que je me sois proposé uniquement de traiter de la composition des aliments, je rapporterai cependant quelques observations, faites pendant le concours que j'ai prêté à un habile médecin. Elles avaient pour objet de constater la promptitude avec laquelle la lactose, le sucre, l'amidon, passent dans l'urine après leur transformation en glycose, et quelle était, pour une ration dont on connaissait le poids et la nature, la fraction de ces matières qui ont été excrétée à l'état de glycose.

Chez une personne affectée de glycosurie, on avait remarqué, ce qui au reste se présente ordinairement, que l'urine émise à jeun ne renfermait pas de sucre. L'urine fut donc examinée d'abord dans cette circonstance, puis ensuite quand le malade avait pris un déjeuner, dont le lait, le pain et le beurre formaient la base, et qui consistait en :

Pain..........	35 g. =	Amidon 19 g. 35, pouvant donner glycose 21 g. 50 (1)		
Beurre.........	10 g. =		—	
Sucre..........	10 g. =	Sucre. 10 g. 00	—	10 g. 52
Café contenant lait 300 g. =		Lactose 15 g. 00	—	15 g. 00
				47 g. 02

Ainsi l'amidon du pain, la lactose du lait, le sucre mis dans le café, pouvaient produire 47 gr. 02 de glycose.

I. — 22 août 1871.

	Litre.		Gr.		Gr.
Le 21, à 10 heures du soir, urine émise :	0,38 ;	glycose par litre :	11,4 ;	dans l'émission :	4,3
Le 22, à jeun,	0,58	—	00,0	—	0,0
A midi, après café pris à 8 h. du matin,	0,10	—	19,0	—	1,9
Dans la ration de café au lait, éléments de glycose,					47,8

En 4 heures, 0,04 des éléments saccharifiables de la ration avaient été recueillis dans l'urine, à l'état de glycose.

(1) Poids des équivalents : glycose, 180 ; sucre, 171 ; lactose, 180 ; amidon, 162.

j

II. — 23 août.

	Litre.		Gr.		Gr.
Le 22, à 10 heures du soir, urine émise :	0,26 ;	glycose par litre :	5,7 ;	dans l'émission :	1,5
Le 23, à jeun,	0,414	—	0,0	—	0,0
A 11 h., après café pris à 8 h. du matin,	0,130	—	28,0	—	3,7

En 3 heures, 0,077 des principes saccharifiables étaient passés dans l'urine à l'état de glycose.

III. — 24 août.

	Litre.		Gr.		Gr.
Le 23, à 10 heures du soir, urine émise :	0,270 ;	glycose par litre :	11,4 ;	dans l'émission :	3,0
Le 24, à 4 heures du matin, urine émise :	0,300	—	1,9	—	0,6
A 8 h. du matin, à jeun, —	0,100	—	0,0	—	0,0
A 10 h. 1/2, après café pris à 8 h.1/2,	0,183	—	17,1	—	3,1

En deux heures, 0,065 des éléments saccharifiables ont été trouvés dans l'urine, à l'état de glycose.

IV. — 31 août.

	Litre.		Gr.		Gr.
Le 30, à 10 heures du soir, urine émise :	0,300 ;	glycose par litre :	19,0 ;	dans l'émission :	5,7
Le 31, à 4 heures du matin,	0,245	—	13,0	—	1,4
A 7 heures du matin, à jeun, —	0,175	—	1,9	—	0,3
A 9 heures du matin, à jeun, —	0,100	—	0,0	—	0,0

On remplace le café au lait par deux œufs à la coque; pain, 35 grammes; beurre, 10 grammes; à midi, trois heures après le déjeuner :

Urine émise : 0 lit. 135 ; par litre, glycose 0,0, dans l'émission 0,0.

Dans la ration, il entrait : pain 35 gr. = Amidon 19 gr. 35 = glycose 21 gr. 50.

L'amidon du pain n'avait pas été saccharifié; ainsi, en l'absence des 15 grammes de lactose et des 10 grammes de sucre que contenait la ration de café au lait, l'urine recueillie trois heures après le déjeuner ne renfermait plus de glycose.
Ce résultat a été confirmé dans deux autres expériences, faites dans les mêmes conditions; le glycose a reparu dans l'urine après le dîner.

V. — 1er septembre.

	Litre.		Gr.		Gr.
A 4 heures du matin, à jeun, urine émise :	0,255 ;	glycose par litre :	5,7 ;	dans l'émission :	1,45
A 8 heures du matin, à jeun, —	0,100	—	0,0	—	0,00
A midi, après café pris à 8 heures, —	0,200	—	19,0	—	3,8

En 4 heures, 0.0795 des éléments saccharifiables avaient passé dans l'urine à l'état de glycose.

VI. — 2 septembre.

	Litre.		Gr.		Gr.
A 8 heures du matin, à jeun, urine émise :	0,215 ;	glycose par litre :	0,0 ;	dans l'émission :	0,0
A 11 h. mat., après café pris à 8 h., —	0,060	—	22,8	—	2,3

En 3 heures, 0,048 des éléments de la ration ont été trouvés dans l'urine à l'état de glycose.

VII. — 10 septembre.

A 9 heures du matin, à jeun, urine émise : 0,300 ; glycose par litre : 0,0 ; dans l'émission : 0,0
A 11 h., après café pris à 9 h., — 0,217 — 20,9 — 4,5

En 2 heures, 0,092 des éléments de la ration ont été trouvés dans l'urine à l'état de glycose.

VIII. — 17 septembre.

A jeun, urine émise.... 0 lit. 106 ; glycose par lit., 5 gr. 7, dans l'émission. 0 gr. 06
A midi, après café à 8 h. 0 lit. 1 45 — 43 gr. 7 — 6 gr. 34

Différence...... 6 gr. 28

En 4 heures, 0,13 des éléments de la ration ont été dosés dans l'urine à l'état de glycose.

IX. — 19 septembre.

Le matin, à jeun, urine émise : 0.174 ; glycose par litre : 1,9 ; dans l'émission : 0,3
A midi, après café pris à 9 h., — 0,170 — 28,5 — 4,8

En 3 heures, 0,195 des éléments saccharifiables de la ration ont été trouvés à l'état de glycose.

X. — 20 septembre.

Le 19, à 10 heures du soir, urine émise : 0,720 ; glycose par litre : 15,2 ; dans l'émission 10,94
Le 20, à jeun, — 0,184 — 00,0 — 00,00
A midi, après café pris à 8 h., — 0,170 — 34,2 — 5,10

En 4 heures, 0,107 des éléments saccharifiables de la ration ont été recueillis à l'état de glycose.

Ainsi, dans neuf observations, 8/100, en moyenne, des principes saccharifiables contenus dans le café au lait ont passé dans l'urine à l'état de glycose, qu'on doit attribuer au sucre et à la lactose, puisque, en remplaçant le sucre et le lait par des œufs, tout en conservant dans la ration les 35 grammes de pain contenant 19 gr. 75 d'amidon, il n'y a plus eu apparition de glycose dans la sécrétion urinaire survenue après le déjeuner.

A partir du dîner, la proportion de glycose augmente dans l'urine ; il était intéressant de rechercher quel était, sous l'influence d'une nourriture plus abondante, plus variée que celle du premier repas de la journée, le rapport existant entre le poids des principes sucrés ou saccharifiables consommés, et celui du glycose excrété.

J'ai tenté quelques expériences sur ce sujet; leur nombre trop limité n'étonnera personne, car on sait que pour les exécuter il faut le concours de trois volontés : celle du médecin, du chimiste, du malade.

Les observations ont duré pendant 96 heures.

Le régime alimentaire consistait, en viandes bouillies et rôties, poisson, choux, pain, potage, lait, café à l'eau, thé, sucre, vin.

Les principes sucrés et saccharifiables compris dans la nourriture, donnée en 24 heures, étaient :

Pain............. 95 grammes, Amidon 52 gr. 54
Pommes de terre... 60 — — 13 gr. 92

66 gr. 46 = glycose, 73 gr. 97

Choux.......... 100 — Sucre 5 gr. 00
Sucre........... 15 — — 15 gr. 00 = glycose, 21 gr. 05
Lait............ 400 — Lactose 20 gr. 00 = glycose, 20 gr. 00

Glycose pouvant être produit par la ration..... 115 gr. 02

I. — *Observation du 13 au 14 novembre 1871.* — Urine rendue en 24 heures, 1 lit. 4 ; glycose dosé dans un litre, 34 gr. 2 ; dans l'émission, 47 gr. 9.

II. — *Observation du 14 au 15 novembre.* — Urine rendue en 24 heures, 1 lit. 5 ; glycose dosé dans 1 litre, 22 gr. 8 ; dans l'émission, 34 gr. 2.

III. — *Observation du 15 au 16 novembre.* — Accidents nerveux, par suite de tristes préoccupations, insomnie.

L'urine fut examinée à diverses époques de la journée.

	Litres.		Gr.		Gr.
De 5 h. du soir à 9 h. du matin ; urine rendue en 16 h.:	1,1 ;	glycose par litre :	45,6 ;	dans l'émission :	50,16
De 9 h. du matin à 2 h. après-midi : —	5	0,3	—	55,1	—	16,53
De 2 h. après midi à 5 h. du soir : —	3	0,3	—	41,8	—	12,54
	24 h. 1,7				79,23

IV. — *Observation du 16 au 17 novembre.* — Urine rendue en 24 heures, 1 lit. 6 ; glycose dosé dans 1 litre, 28 gr. 75 ; dans l'émission, 46 gr. 0.

La glycose trouvée dans l'urine émise en 24 heures, sous l'influence du régime dont j'ai indiqué le poids et la composition, représente :

Observation I : les 45/100 ⎞
Observation II : les 29/100 ⎟ des principes sucrés ou saccharifiables de la ration
Observation III : les 68/100 ⎟ exprimés en glycose.
Observation IV : les 40/100 ⎠

Dans aucun cas, la totalité des principes sucrés ou amylacés de la ration n'a été retrouvée à l'état de glycose dans l'urine.

On exclut rigoureusement du régime des glycosuriques, les potages à pâtes féculentes, au riz, au vermicelle, au sagou, ce qui est certainement une grande privation ; on permet, il est vrai, de les remplacer par des potages à pâtes de gluten. L'exclusion m'ayant paru exagérée et la substitution peu justifiée, j'ai voulu savoir ce qu'il entre de féculents dans une assiettée de soupe dont le volume dépasse rarement 166 cent. cubes.

Dans un litre de bouillon, on ajoute, pour faire un potage, les doses suivantes :

Vermicelle . . . .   44 grammes.
Riz   43   —
Sagou   56   —
Gluten grains d'orge   60   —

Par conséquent, il y a dans l'assiettée de 166 cent. cubes :

Vermicelle . . . .   7 gr. 30 ═ amidon, 5 gr. 58 ═ glycose 6 gr. 20
Riz . . . .   7 gr. 14 ═   —   5 gr. 43 ═   —   6 gr. 03
Sagou . . . .   9 gr. 30 ═   —   6 gr. 95 ═   —   7 gr. 73
Gluten grains d'orge . . . .   9 gr. 96 ═   —   6 gr. 63 ═   —   7 gr. 37

Ainsi, dans une portion de potage, il n'y aurait que 6 à 7 grammes de glycogènes ; et il est à remarquer que le potage à pâte de gluten renferme en réalité plus d'amidon que les autres.

Les légumes verts, les racines exemptes de fécule sont admises à peu près en toutes proportions dans les régimes des diabétiques ; il y a pourtant dans ses aliments végétaux de notables quantités de matières sucrées. M. Joseph Boussingault a trouvé de 5 à 7 pour 100 de sucre réducteur dans les choux ; 6 à 8 pour 100 de sucre non réducteur dans les carottes ; dans certaines années, le navet en renferme jusqu'à 8 et 9 pour 100 ; il est peu de feuilles qui n'en contiennent. Cependant la substitution des végétaux, des racines aux aliments féculents est favorable. Serait-ce parce qu'il entre dans leur constitution des sels de potasse à acides organiques, que la combustion respiratoire change en carbonates alcalins ? or, on sait que les alcalis portés dans l'organisme favorisent la destruction du sucre. L'urine des herbivores mis au régime du vert est constamment alcaline ; il s'y rencontre, ainsi que je l'ai reconnu, du bicarbonate de potasse. Jamais je n'ai rencontré de glycose dans l'urine du bétail, dans la ration duquel je faisais entrer assez de betteraves pour qu'elle contienne 5 kilogrammes de sucre ; et en ajoutant à cette ration, jusqu'à 3 kilogrammes de mélasse, de manière que l'animal reçût 8 kilogrammes de sucre en 24 heures, l'urine est restée tout aussi alcaline, elle n'a pas fait dévier un rayon de lumière polarisée. Pour qu'on puisse se former une idée de l'alcali qui peut entrer dans une ration consommée à l'étable, on en a recherché, la proportion dans plusieurs fourrages.

L'alcali, formé presque entièrement de potasse, a été dosé dans les cendres du végétal. Il s'agit ici d'alcali uni à des acides organiques, et non de l'alcali des chlorures, des sulfates ou des phosphates, en un mot, d'alcali passant à l'état de carbonate dans la sécrétion urinaire.

Voici des résultats rapportés à 1 kil. de matière.

	Potasse, KO.
Choux..................	2 gr. 5
Chicorée	1 gr. 7
Navets.................	3 gr. 7
Carottes...............	2 gr. 5
Betteraves	6 gr. 8
Pommes de terre.........	3 gr. 2
Épinards	4 gr. 5

Ainsi, dans 12 kil. 5 de racines, de fourrages verts, que l'on fait facilement entrer dans la ration d'une pièce de bétail nourrie en stabulation,

Il peut y avoir, dans les carottes.........	carbonate de potasse :	45 gr. 5
— dans les navets	—	60 gr. 3
— dans les betteraves........	—	123 gr. 6
— dans les choux	—	29 gr. 9
— dans les pommes de terre...	—	59 gr. 0

On comprend, dès lors, comment l'urine des herbivores est toujours alcaline, et pourquoi il s'y rencontre, par litre, 15 à 16 grammes de bicarbonate de potasse. Le foin qu'on ajoute aux racines dans une ration, y apporte d'ailleurs son contingent d'alcali.

100 grammes d'épinards contiennent 0 gr. 5 de potasse, pouvant former par la combustion 0 gr.- 6 de carbonate. Ils ont par conséquent à peu près la puissance alcaline appartenant à un décilitre d'eau de Vichy.

Nul doute que dans un régime prescrit aux glycosuriques, il y ait à prendre en considération l'alcali apporté par les aliments-végétaux. Il n'est pas invraisemblable, par exemple, que dans l'équivalent des pommes de terre, pesant 173 grammes, et où il y a les éléments de 0 gr. 9 de carbonate de potasse, les 40 gr. 2 d'amidon qui en font partie, soient soumis à une action alcaline favorable aux malades, et à laquelle échapperont les 40 gr. 2 d'amidon des équivalents de biscuit de gluten, de riz, des pâtes féculentes, du pain, par la raison que dans ces aliments, l'alcali, se trouvant combiné à des phosphates, n'est plus dans les conditions voulues pour donner lieu à une production de carbonate, par l'effet de la combustion accomplie dans l'organisme.

NOTE XXX.

Exercices du corps appliqués aux différents âges, par M. Laisné. — Nous allons essayer d'établir la répartition des exercices corporels qui conviennent le mieux aux différents âges, en nous arrêtant plus particulièrement à ceux qu'il est préférable d'appliquer à la vieillesse, ou aux personnes affaiblies par le travail intellectuel, et si nous n'avons pas réussi à démontrer assez clairement ce que nous désirons tant faire comprendre, nous aurons au moins entrepris une tâche assez difficile qui pourra être perfectionnée par des maîtres plus habiles que nous. On ne peut guère établir une série d'exercices pour chaque âge, vu la grande différence de nature qui existe souvent entre les enfants. Il n'y a qu'une école comme celle que nous sollicitons, qui comblerait cette lacune, en y formant des professeurs à la hauteur de leur mission. En attendant qu'elle soit établie, nous allons donner quelques conseils, au sujet des cas les plus ordinaires pour lesquels il faut prendre des soins particuliers.

Jusqu'à un certain âge, les enfants ne devraient être exercés qu'avec des jeux à leur portée. Il est regrettable que la majeure partie des maîtres qui se destinent à les instruire ne sachent pas faire usage de ces différents jeux, car l'enfant qui saurait s'en servir saurait aussi les conserver, pour les retrouver, au lieu d'en briser un aussi grand nombre, faute d'en connaître le mécanisme, et de n'avoir personne pour le lui montrer : ce commencement d'ordre et d'adresse ne serait pas sans influence pour contribuer à leur premier perfectionnement physique. Pendant le jeune âge, si l'on avait quelqu'un pour leur montrer des exercices rhythmés de bras et de jambes, accompagnés de chants, ces exercices seraient excellents, à condition qu'ils ne soient jamais violents et pas trop prolongés.

Pour les cas particuliers dont nous venons de parler, si parfois on a affaire à un enfant fluet, qui gesticule du matin au soir, qui use les principes réparateurs de la vie, avant de leur donner le temps de produire leur effet, pour un pareil étourdi, comme il y en a beaucoup trop, tous les exercices rhythmés et non violents sont bons, toutes les marches forcées et prolongées sont mauvaises pour ces natures. Si au contraire un enfant est lourd, peu alerte, et sans aucune disposition naturelle pour le mouvement, il faut le forcer à en prendre par tous les moyens et souvent, mais ici la tâche est plus difficile, vu la répugnance de l'enfant pour s'exercer ; sa nature ne lui en demande pas ; il n'éprouve aucun besoin d'en faire, il n'en peut comprendre l'utilité; pour une pareille nature, il faut agir avec une grande progression, car chez elle la circulation est moins active, et l'on pourrait lui faire beaucoup de mal, en le forçant tout à coup à prendre part à des exercices ou des jeux violents : dans cette circonstance, la prudence indique qu'il faut d'abord chercher à éveiller le sujet par des exercices de son goût, pour l'amener peu à peu au niveau d'un enfant ordinaire ; qu'on oublie pas surtout qu'il faut beaucoup de patience et de persévérance pour atteindre le but qu'on se propose.

Si l'on a affaire à un enfant qui grandit trop vite, les exercices libres rhythmés par des chants, les exercices avec le xylofer d'un certain poids et les haltères, sont préférables à tout autre, mais plus que jamais il faut éviter les mouvements violents ; on évitera aussi autant que possible les suspensions par les bras, les courses violentes, les sauts précédés d'une course, le sautillement avec une corde ; en un mot, il faut procéder de façon à fortifier les muscles et leurs attaches sans les violenter.

Une autre nature d'enfant encore plus difficile à conduire est celle dont la croissance se trouve retardée sans cause connue ; il arrive souvent que des enfants cependant bien constitués ne grandissent pas, et se développent outre mesure sur la circonférence ; la première pensée des parents est de leur faire faire beaucoup d'exercices, sans s'occuper de ceux qu'il serait préférable de leur appliquer ; et naturellement ces exercices produisent des effets contraires à ceux qu'on avait espéré en tirer, car, si les exercices sont trop forcés et surtout trop souvent répétés, l'enfant épaissit encore plus, et ne grandit plus du tout. Cette nature, par sa constitution, a les muscles trop développés, toutes les attaches autour des articulations sont en rapport avec ce développement ; si on les fortifie encore par des exercices mal combinés, on ne fait que ralentir la croissance au lieu de protéger son développement ; pour avoir une chance de succès sur un pareil sujet, il ne faut recourir qu'à des exercices libres ; les courses, les sauts, tous les mouvements rhythmés de bras et de jambes, accompagnés de chants; les exercices du xylofer, sans exagérer son poids; les jeux de balle, de ballon, de volant ; de bonnes frictions à l'eau tiède ; la natation est aussi excellente dans cette circonstance; on évitera tous les exercices de force et de résistance. Ce que nous venons de dire pour les cas particuliers pourrait servir de règle pour tous les enfants et les jeunes gens.

Tant qu'un jeune sujet n'est pas arrivé à l'âge où les muscles se constituent d'une façon sérieuse, il ne devrait être exercé qu'en vue de l'habituer à des sentiments d'ordre et de bonne tenue ; il ne manque pas de machines, ni d'instruments très-convenables pour favoriser ce degré de perfectionnement ; ensuite on pourrait permettre tous les exercices, excepté ceux qui ont la mauvaise tendance à transformer l'homme en singe.

Pour indiquer que nous ne sommes pas seuls de cet avis, nous consignons un passage extrait de l'excellent livre de M. Sabbathier, publié à Paris en 1772, page 4 : « Il s'en faut beaucoup, néanmoins, que le corps humain tire une égale utilité des différentes sortes d'exercices, dont les anciens, guidés par le pur instinct, ou éclairés par la raison, se sont avisés ; car, parmi ces exercices, il y en a quelques-uns qui sont accompagnés d'agitations si violentes et de contorsions si peu naturelles, qu'ils ne semblent nullement propres à entretenir les ressorts de notre machine dans le juste équilibre qui doit en établir la bonne constitution.

Tels sont, par exemple, le pugilat, le pancrace, les sauts périlleux des voltigeurs, etc., qui ne sont bons, tout au plus, qu'à l'acquisition d'une force et d'une impétuosité brutales, ou d'une agilité qui tient du prestige ; qualités, dont tout le mérite se borne à se produire en spectacle aux yeux du peuple, toujours amoureux de ce qui lui paraît surprenant et outré. »

Le docteur C. Londe a dit, dans sa *Gymnastique médicale* publiée en 1821 : « Les tours de force, exécutés sur le trapèze, et toutes les voltiges, n'ont par rapport à la santé et à la force aucun avantage sur les exercices que je viens d'examiner. Tout leur mérite consiste dans l'acquisition superflue d'une agilité qui tient du prestige, mais qui n'a d'utilité que pour les hommes qui, faisant le métier de funambules, doivent continuellement, pour en tirer du gain, éblouir les yeux d'une multitude avide de tout ce qui lui paraît fort au-dessus de ses moyens. » Il ne faut pas oublier qu'une éducation physique jointe au moral est une propriété indestructible pour celui qui la possède ; l'homme qui n'a des forces que pour lui est à plaindre, car plus on peut rendre de services, plus la vie est agréable ; celui qui est privé de ces bienfaits par sa faiblesse physique doit souffrir continuellement, et il ne manque pas de mérite s'il sait souffrir seul.

Voici un passage de la *Gymnastique de la jeunesse* par MM. A. Amar-Durivier et L.-L.-F. Jauffret, 1803, page 51, qui, nous pensons, peut trouver sa place ici : « Le vœu constant de tous les sages, le but principal de l'éducation chez tous les peuples qui ont brillé sur le grand théâtre du monde, par leurs exploits et par leurs vertus, fut toujours de rendre l'esprit sain et le corps vigoureux. » Le docteur J.-D.-F. de Bienville dit à ce sujet dans son *Traité des erreurs populaires sur la santé*, 1875, page 55 : « Pourquoi tant d'inquiétudes sur vos vieux jours pour accumuler des trésors sur la tête de cet enfant chéri? Occupez-vous de votre vivant à l'enrichir de santé et de mœurs; et si vous avez réussi, fermez les yeux tranquillement, persuadé qu'avec la dixième partie de votre fortune il vivra plus riche et plus fortuné que vous. » Souvent ce qui empêche les vieillards et les personnes affaiblies de se livrer à des exercices, c'est le manque de progression dans la pratique, et le manque de connaissance dans le choix des exercices ; en effet, si les exercices sont ordonnés à un vieillard, la première chose qu'il fait, est de se livrer à des mouvements trop forts et surtout trop prolongés, ce qui augmente son malaise, au lieu de le diminuer : la chose est-elle donc si difficile à comprendre? Voilà des muscles et toute l'organisation entière, qui, affaiblis par le temps, ne demandent plus que des exercices propres à entretenir le peu d'élasticité qui leur reste; et c'est dans cet état que l'on exige d'eux des forces qu'ils ne possèdent plus; pour beaucoup de vieillards, s'ils ne peuvent pas provoquer de sueur au moyen des exercices qu'ils font, ils se figurent qu'ils n'ont produit aucun effet sur eux; il est assez naturel de suer, quand on active la circulation par des exercices prolongés; mais ce n'est pas là une règle applicable à tous les individus; les exercices modérés, qui seuls conviennent à la vieillesse, ne sont pas toujours susceptibles de produire cet effet, et s'il a lieu, nous devons l'attribuer simplement au tempérament de l'individu; mais ce n'est nullement un manque de bien chez celui sur lequel cet effet n'a pas lieu; la prévoyance du Créateur a établi ce qui est nécessaire pour permettre au corps de faire des fonctions, tant qu'elles ne sont pas interrompues par une cause accidentelle; il est inutile, et il peut être nuisible d'en provoquer une plus grande abondance par des exercices forcés.

Lorsqu'un vieillard désire se livrer à des exercices, nous devons le prévenir qu'il faut commencer par une progression qui ne sera jamais trop lente, un exercice ne peut pas produire son effet aussi vite qu'un remède; au début, nous conseillerons donc des mouvements de bras alternatifs et simultanés, de façon que tous les muscles de la partie thoracique se ressentent plus ou moins de leur action, et l'exécution aura lieu sans efforts brusques ni violents.

Nous commençons par les bras, car les jambes sont forcément soumises à un mouvement perpétuel; en faisant agir les bras en avant, en l'air et sur les côtés, en les étendant le plus possible, les muscles élévateurs et abaisseurs de la poitrine sont exercés en même temps; et si l'on peut chanter modérément ou compter à haute voix, l'effet produit sera encore plus salutaire (il existe une Méthode de gymnastique classique avec chants notés, par M. Laisné, chez Hachette, dans laquelle on trouvera tous les exercices libres de bras et de jambes qu'on voudrait mettre en pratique. Quant au choix de machines ou instruments, il devrait se borner à très-peu de chose; celui que nous pouvons recommander en première ligne, c'est une paire de ressorts en caoutchouc, avec poignées en bois, qu'on peut se procurer suivant la force de résistance qu'on désire avoir, car il y en a de 1, 2, 3 et même 4 brins. Ces instruments ne tiennent que très-peu de place, et se fixent avec une grande facilité dans une chambre quelconque, à deux pitons ordinaires fixés au mur; le prix en est minime; il varie de 15 à 30 francs la paire, suivant le nombre de brins. Avec ces ressorts on peut exécuter un nombre infini d'exercices, doux, modérés, assez énergiques, en faisant agir les bras dans tous les sens, l'un après l'autre ou simultanément, et en plaçant alternativement les jambes en avant pour fléchir sur elles; tous ces exercices ont l'immense avantage de pouvoir être mis en pratique sans aucun danger.

En second lieu, nous recommanderons l'exercice du xylofer, excellent instrument avec lequel on peut également exercer toutes les parties du corps avec plus ou moins d'énergie; il est seulement un peu plus difficile à conduire que les ressorts; pour la manœuvre de cet instrument, il y a une méthode imprimée avec figures par M. Laisné; on la trouve chez Hachette.

En troisième lieu, nous recommandons les haltères d'un poids convenable; on reconnaît que les haltères sont d'un poids convenable pour la personne qui doit s'en servir, en en tenant une dans chaque main, les bras étant étendus sur les côtés et sans éprouver la moindre difficulté pour les tenir un moment dans cette position.

Ces instruments sont aussi très-bons; mais les exercices sont plus fatigants qu'avec les deux précédents; on fera bien de se familiariser d'abord avec les ressorts, puis avec les xylofers avant de prendre les haltères. La gymnastique classique dont il est parlé plus haut, pour les mouvements libres, peut très-bien servir à la manœuvre des haltères.

Nous nous en tiendrons à ces trois instruments; pour les vieillards et les personnes faibles, ils sont suffisants, vu le grand nombre d'exercices qu'ils procurent; et ils ont, de plus, le grand avantage de pouvoir être pratiqués dans un assez petit espace.

Maintenant s'il était recommandé par nécessité de se livrer à des mouvements précipités, il y a bien des jeux qui fournissent le moyen de les appliquer, avec une balle ou un ballon plus ou moins élastique ; on peut se procurer cet exercice en le frappant plus ou moins énergiquement avec les mains alternativement, soit sur le sol ou contre un mur.

Comme exercice ordinaire, nous ne voyons pas pourquoi les vieillards ne se serviraient pas avantageusement des jeux de volants, de grâce, de cornets, et tant d'autres qui se pratiquent dans toutes les saisons ; le billard est aussi un bon exercice, mais trop souvent, pour ne pas dire toujours, l'air de la pièce où l'on y joue est tellement vicié par la fumée de tabac, qu'il est préférable de s'en abstenir, si l'on doit se livrer à cet exercice dans de pareilles conditions atmosphériques. Nous n'avons pas la prétention de rénumérer les tristes effets produits par le tabac sur la santé, la science en rend compte assez souvent sans pouvoir en arrêter les progrès.

Nous témoignerons seulement notre surprise au sujet du peu de précaution que prennent les fumeurs, pour en atténuer au moins, autant que possible, l'odeur infecte qui sort de la bouche de celui qui en abuse.

Puis, lorsque le temps le permet, les jeux de boules, de quilles, de siam, l'arbalète, l'arc, etc., et tous jeux très-salutaires, très-agréables, et à la portée de tout le monde.

Comme guide pour se gouverner au sujet de la dose d'exercice recommandée, nous conseillons de suivre le plus strictement possible les observations suivantes : 1° Soit qu'on commence à s'exercer pour la première fois, soit qu'on le fasse déjà depuis quelque temps, si après les exercices terminés, on ne ressent pas un bien-être plus ou moins marqué, et qu'on éprouve au contraire un peu de lassitude accompagné d'un léger mal de tête, on peut être certain d'avoir agi trop brusquement, ou d'avoir trop prolongé les exercices.

2° Règle générale, on doit commencer par des exercices doux, et terminer de même.

3° Le meilleur temps pour se livrer aux exercices est la matinée, avant le repas, mais non de trop grand matin et de façon à pouvoir prendre un peu de repos avant de se mettre à table ; on a remarqué, que les exercices pris avant le repas préparaient à une bonne digestion, et qu'au contraire ceux pris immédiatement après le repas la troublaient.

4° Si les exercices terminés, on fait usage d'eau froide ou tiède, il ne faut pas attendre un seul instant pour se l'appliquer, mais profiter du peu de temps pendant lequel la peau est moite ou en sueur pour faire cette opération, et surtout dans une chambre bien close. Il est dangereux de s'appliquer de l'eau froide ou même tiède, dès que la transpiration est arrêtée ; nous engageons beaucoup, dans les commencements, de ne prendre l'eau qu'avec les mains, et de frotter soi-même, puis en augmentant la dose progressivement, ou de s'en tenir à cette règle, si l'on s'en trouve bien ; sur beaucoup de sujets, nous n'avons employé l'eau qu'après quelques mois d'exercices, et tous ceux qui ont passé par ce procédé s'en sont parfaitement trouvés.

5° Il ne faut jamais se livrer à des exercices violents ou soutenus avant le coucher, car on agite alors le corps et l'on trouble le sommeil.

Comme principe d'hygiène, il est bon :

1° De faire son possible pour prendre un peu d'exercice en sortant de table, ainsi, changer de chambre, lire, causer, etc. ; il est très-mauvais de se mettre auprès d'un bon feu à la suite du repas, surtout si l'on se place de façon à avoir le visage à la chaleur.

2° Il faut avoir soin de bien aérer la chambre où l'on couche, surtout si l'on y a fait du feu, et cette précaution est recommandée en tout temps. Un savant docteur a dit à ce sujet : « L'air est l'ami de ceux qui le bravent et l'ennemi de ceux qui le fuient. »

3° Il est contraire à la santé de se coucher dans un lit trop mou ; le docteur Tissot en explique ainsi les raisons, en s'appuyant des observations du savant Locke : « Ce philosophe observe très-bien, qu'un lit dur fortifie les membres et qu'un mollet, où l'on s'ensevelit chaque jour dans la plume, fond et dissout, pour ainsi dire, tout le corps ;

ce qui cause souvent des faiblesses, et est comme l'avant-coureur d'une mort prématurée.

Cette expression n'est pas exagérée ; car rien en effet n'est plus préjudiciable à la santé et à la vigueur du corps, que de s'enfoncer toutes les nuits dans le duvet. »

4° Au lieu de se garnir, en se couchant, de flanelle, de bas de laine, de bonnet, etc., il serait bien préférable et autrement salutaire de se desserrer le cou, la poitrine, les reins, les poignets, les jambes, afin de donner la plus grande liberté possible à la circulation, ainsi qu'à la respiration. Une saine propreté, avant le coucher, est aussi favorable pour un bon sommeil.

5° Nous ne devons pas oublier de dire que la toilette du matin est des plus importantes. Il ne faut pas craindre, au lever, de se laver toutes les parties du corps avec de l'eau froide ou tiède ; cette dernière est préférable : elle a plus d'action sur la propreté ; il faut surtout bien se frotter sous les bras, et la partie supérieure de la poitrine, le dos, les reins et le reste ; si on le fait avec une certaine énergie, peu de temps après on éprouvera plus de liberté dans la respiration, et un bien-être des plus agréables.

On comprendra, nous le pensons bien, que tout ce que nous venons de dire pour les enfants et les hommes, est applicable au sexe féminin ; en prenant les ménagements nécessaires pour ne pas brusquer sa douce nature.

Nous ne terminerons pas ces observations, sans recommander à toutes les personnes affaiblies ou indisposées, auxquelles les exercices pourraient être utiles, de ne faire usage d'aucun d'eux, sans avoir préalablement pris les conseils de leur médecin.

NOTE XXXI

Observations recueillies en 1845 démontrant l'utilité dans la glycosurie, du régime que j'ai institué. — Je vais reproduire ici les 51 observations que j'ai déjà publiées dans le Supplément à l'*Annuaire de thérapeutique* de 1846. Bien que déjà dans ce Mémoire présenté à l'Académie des sciences le 7 avril 1845, j'avais reconnu l'utilité de l'exercice dans la glycosurie, je n'insistais pas assez sur sa souveraine efficacité ; ces 51 observations témoignent donc seulement de l'heureuse influence de mon régime. Je n'y joins que deux observations, l'une que j'emprunte à l'ouvrage de mon très-cher ami Requin, l'autre qui a été communiquée à M. Brouardel par M. le docteur Reynaud.

« Je vais rapporter les observations que j'ai recueillies. Pour une maladie aussi rare, elles sont déjà assez nombreuses ; elles le seraient plus encore si je n'avais pas été forcé d'écarter plusieurs faits trop incomplets, parce que, par des circonstances indépendantes de ma volonté, que beaucoup de lecteurs regretteront, des renseignements indispensables me manquaient. Je ne relate pas non plus les observations publiées par les autres auteurs ; car mon but n'est point de faire un traité de glycosurie, embrassant tous les faits que la science possède, mais de publier un mémoire original où mes opinions se trouvent complétement exposées. Pour ne point donner à ce travail trop d'étendue, j'ai été obligé de retrancher beaucoup de détails dont je reconnais toute l'importance, quand on a affaire à une maladie qui ne repose pas sur une nosogénie et une étiologie rigoureusement établies. J'espère que les faits que j'ai exposés dans les paragraphes précédents rendront ces détails inutiles pour la glycosurie ; je ne me préoccuperai donc dans les observations qui vont suivre que d'une question importante, celle du traitement et de ses effets.

Je vais diviser en trois séries les observations que je vais rapporter. Dans la première, je comprendrai les cas qui se sont terminés par la mort ; dans la seconde, je rangerai les malades qui ont éprouvé de l'amélioration, et je m'occuperai en dernier lieu de ceux qui ont été guéris.

Première série. — La plupart des malades dont je vais rapporter les histoires dans cette première série, au moins parmi ceux qui pendant quelque temps ont suivi un régime convenable, ont succombé dans l'intervalle qui sépare la lecture de mon premier travail à mon second, c'est-à-dire du 12 mars 1838 au 15 novembre 1841. Depuis cette dernière époque, j'ai eu à déplorer beaucoup moins de revers. Cette différence tient, selon moi, à quatre causes : à une conviction plus forte chez moi qui me donnait plus d'ascendant sur mes malades pour les engager à suivre avec constance un régime qui lasse souvent ; la seconde cause, c'est l'emploi du pain de gluten en remplacement de pain ordinaire ; la troisième, c'est d'avoir insisté sur l'emploi des aliments gras ; la quatrième, c'est l'emploi du carbonate d'ammoniaque et de la thériaque dans les cas graves ; j'ajouterai encore plus d'insistance sur la nécessité de l'exercice de chaque jour.

Quand, en 1838, j'eus publié ma découverte de la relation entre la proportion des féculents ingérés et du glycose rendu par les urines, enthousiasmé par les premiers succès, je crus toutes les difficultés vaincues. Quel est le noyateur qui n'a pas eu ses jours d'illusion ! Aujourd'hui je reconnais que le problème de la guérison est beaucoup plus compliqué qu'il ne me semblait d'abord. L'expérience m'a appris à mettre en œuvre une foule d'adjuvants précieux qui, s'ils eussent été employés avec constance et avant le développement des tubercules chez les malades dont je vais retracer l'histoire dans cette première série, auraient, j'en ai la ferme conviction, empêché l'issue funeste quand ce n'est pas un accident qui l'a déterminée.

1° M. A..., originaire de Marseille, caissier d'une maison de banque, âgé de vingt-huit ans, issu de parents vivants encore et bien portants, ayant un frère qui jouit d'une bonne santé, est affecté de glycosurie depuis plus de deux ans. Sa maladie a été méconnue par lui et par les médecins qui l'ont soigné ; il a été traité pour une affection de la moelle épinière.

M. A... a la peau blanche, très-fine, les yeux bleus ; avant l'invasion de la glycosurie, sa santé était parfaite et son système musculaire très-développé ; mais depuis ce temps il est diminué de plus de moitié ; ses forces sont anéanties ; il éprouve des douleurs dans les cuisses, dans les genoux et dans les reins à la moindre fatigue ; ses yeux sont considérablement affaiblis. Les désirs vénériens sont nuls et l'impuissance absolue ; sa peau est très-sèche ; jamais de sueur ni même de moiteur. Sa bouche est aride, sa salive est rare et acide, son appétit considérable, sa soif excessive ; il a un goût prononcé pour les aliments sucrés et féculents ; il rend par jour 6 à 8 litres d'urine, dont je donnerai plus loin la composition. Il ne peut fréquenter aucun théâtre ni aucune société, parce qu'à chaque instant il est tourmenté par le désir de boire et d'uriner. La respiration se fait bien dans les deux poumons.

Voilà l'état présenté par M. A..., lors de sa première visite ; je lui prescris de continuer son régime ordinaire pendant vingt-quatre heures, mais de peser chacun de ses aliments, de mesurer sa boisson, de mesurer également ses urines, et de m'en apporter un litre.

Il mangea : pain blanc, 750 grammes ; lait, 1 litre ; viande rôtie, 250 grammes ; pommes de terre, 300 grammes ; sucre, 200 grammes.

Ce sucre fut en partie employé avec du lait, en partie dissous dans l'eau, dont il but 7 litres.

Il rendit 9 lit. 25 d'urine d'une saveur sucrée, d'une odeur de petit-lait, incolore, d'une densité de 1,041. Un litre de cette urine fut analysé. Voici sa composition :

Eau, 835,33 ; sucre de raisin, 134,42 ; urée, 2,87 ; albumine, 1,40 ; mucus, 0,24 ; acide lactique, lactate d'ammoniaque, matière extractive de l'urine soluble dans l'alcool, chacun 6,38 ; matière extractive de l'urine soluble dans l'alcool, insoluble dans l'eau, 5,27 ; sels, 8,69 ; total, 1000,00.

Je prescrivis aussitôt la suppression des féculents (qui ne fut jamais complète) et l'emploi du régime que j'ai fait connaître précédemment.

Au premier jour de l'usage de ce régime, la soif a cessé, les urines furent réduites à 2 lit. 1/2, et la proportion de la glycose ne dépassa pas 60 grammes par litre. Le malade ne mangea que 200 gr. de pain. Après deux mois de persévérance, ce régime fut couronné d'un succès apparent complet : la salive, les sueurs, l'embonpoint, les forces, la vue, l'aptitude au travail, les désirs vénériens, tout était revenu. Mais les urines étaient toujours de 2 litres à 2 lit. 1/2. Elles contenaient toujours de 40 à 70 gr. de glycose. Aussitôt que les féculents augmentaient dans le régime, la soif revenait toujours. Cependant une année s'écoula avec les apparences d'une très-bonne santé ; mais, fatigué des exigences du régime, espérant obtenir par d'autres moyens une guérison complète et absolue, il s'adressa à un médecin qui le remit à l'usage des féculents et d'une alimentation débilitante. Un mois s'était à peine écoulé que les forces étaient anéanties, qu'une bronchite opiniâtre était survenue. Quand il vint me revoir, il était oppressé ; la percussion et l'auscultation montraient que ses poumons étaient remplis de tubercules, dont le développement avait fait des progrès rapides. Il ne put être remis à l'usage du régime qui l'avait rétabli, car l'emploi du vin déterminait de la toux et de la suffocation. Les forces diminuèrent de jour en jour, et au bout de quelques mois il expira. L'autopsie ne put être faite.

2° M. B..., bijoutier, âgé de quarante-huit ans, fut pris pour ainsi dire subitement d'une soif vive et d'envies fréquentes d'uriner. M. le docteur Requin reconnut immédiatement un diabète. Il m'envoya l'urine rendue en vingt-quatre heures ; il y en avait 7,30 litres contenant par litre 98 grammes de glycose. Le malade avait pris pendant ces vingt-quatre heures 650 grammes d'aliments féculents.

Les forces de M. B... n'étaient pas beaucoup diminuées, son embonpoint était satisfaisant ; il attribuait sa maladie à la suppression d'hémorrhoïdes. M. Requin prescrivit l'abstinence des aliments féculents et le régime dont j'ai donné les détails ; il ordonna en même temps une application de sangsues à l'anus. Ces moyens firent disparaître immédiatement l'envie d'uriner et la soif. Après huit jours, j'examinai l'urine ; elle ne contenait plus aucune trace de glycose ; elle renfermait tous les principes de l'urine normale, et cependant 200 grammes de féculents à peu près intervenaient chaque jour dans l'alimentation de M. B... N'oublions pas que la maladie avait été reconnue et soignée dès le début.

Quatre ans se passèrent ainsi très-bien ; mais M. B..., se croyant guéri, reprit peu à peu l'usage des féculents à dose élevée ; la soif revint progressivement ; il n'appela M. Requin que lorsque la maladie eut repris une grande intensité. J'ai analysé l'urine, qui contenait alors 101 de glycose par litre ; le malade en rendait 60 litres environ. Pendant cette analyse, avant qu'on pût commencer un traitement nouveau, le malade fut inopinément enlevé par une pneumonie foudroyante.

3° C... Cette observation se rapporte à Gobert. J'ai donné dans ma monographie, Annuaire de 1841 ; dans mon Mémoire, Annuaire de 1842, page 272 ; dans le cours de l'ouvrage, dans les quatre observations se rapportant à l'emploi du carbonate d'ammoniaque tous les détails nécessaires pour établir cette observation ; pour ne pas me répéter, j'y renvoie mes lecteurs. Je n'insisterai que sur un point : c'est que ce malade, au moins quatre fois par suite de privations ou par sa gourmandise, s'est mis dans un état très-fâcheux, et que toujours un régime convenable l'a rétabli, mais qu'enfin une dernière rechute a amené un accident qui l'a emporté.

4° D... Cette observation se rapporte au jeune malade qui est mort subitement à l'Hôtel-Dieu, et dont j'ai donné l'histoire à propos de l'emploi du bicarbonate de soude à haute dose.

5° M. E..., horloger à façon, était affecté de glycosurie depuis longtemps ; sa maladie a été méconnue pendant dix-huit mois. On l'a traité pour le ver solitaire à diverses reprises. Quand on me l'a adressé, ses yeux étaient très-affaiblis, ses forces étaient beaucoup diminuées ; ses muscles, jadis bien développés, étaient tellement amoindris, que, selon son expression, il était fondu de moitié. La percussion, l'auscultation, les antécédents n'indiquaient pas nettement la présence des tubercules dans les poumons, mais une toux qui durait depuis trois mois et qui n'a jamais cessé, devait à cet égard inspirer des inquiétudes qui n'étaient que trop fondées. Du reste, il présentait tous les symptômes d'une glycosurie intense. Les urines de vingt-quatre heures furent recueillies, après avoir pesé chaque espèce d'aliment pris pendant ce temps. A 520 grammes de féculents correspondirent 6,20 litres d'urine contenant par litre 84 gr, 1 de glycose.

Je commençai le traitement par un émétique, puis les féculents furent supprimés complétement; le corps fut couvert de flanelle; deux bouteilles de bon vin furent consommées dans les vingt-quatre heures. La quantité d'urine fut réduite à 1,10 litres, et, examinée après deux jours, elle ne contenait plus aucune trace de glycose.

Ce régime fut continué pendant quelque temps et amena une amélioration considérable. M. E... vécu ainsi plus d'une année dans un état satisfaisant, mais le glycose reparut toujours quand les féculents étaient ingérés. J'ai analysé les urines de ce malade un grand nombre de fois, et toujours les oscillations du régime se traduisaient par des oscillations dans la quantité et la qualité des urines. Au bout de ce temps, M. E... se lassa de son régime par dégoût, puis par nécessité. Il soutenait par son travail une famille nombreuse; il revint aux féculents comme plus économiques et lui plaisant davantage. J'employai sans succès une foule de substances qui pouvaient entraver la fermentation glycosique, et cela sans grand avantage. L'ammoniaque, le carbonate d'ammoniaque, les opiacés, ne me donnèrent là rien de bien évidemment utile. Le bicarbonate de soude, porté à la dose de 20 grammes, n'empêcha nullement la présence du glycose dans les urines. Sur ces entrefaites l'hiver survint, la bronchite devint plus intense, l'amaigrissement fit des progrès rapides. Les tubercules envahirent tout le poumon, et le pauvre ouvrier succomba. Il est peu de malades affectés de glycosurie que j'aie suivis avec plus de soin que celui-ci. J'avais à cœur de faire tous mes efforts pour conserver E... à sa famille; mais toutes les ressources dont je dispose actuellement ne m'étaient pas connues; et puis ce labeur obligé de l'horloger sans exercice suffisant, ces privations imposées par la nécessité, tout cela n'a pas peu contribué à me priver du bonheur de conserver ce pauvre père de famille.

6° F... J'ai observé pendant peu de jours le malade qui fait le sujet de cette observation; mais il est quelques circonstances qui peuvent avoir de l'importance et que je dois noter. F... est glycosurique depuis longtemps; il fait remonter sa maladie à six mois; mais en l'interrogeant avec soin, on voit qu'elle a dû commencer plus tôt. Il était sujet à des éruptions diverses de la peau; il y a deux ans que son corps s'est couvert d'un icthyocose général qui a toujours persisté et qui n'est peut-être pas étranger au développement de la glycosurie. Sa maigreur est extrême, ses forces anéanties, sa voracité très-grande, sa soif ardente. On observe de la matité vers le sommet du poumon gauche. Le lendemain de son arrivée, il mangea 700 grammes de féculents, rendit 6,75 litres d'urine contenant 109 grammes de glycose par litre.

Il fut mis pendant deux jours à l'abstinence complète des féculents; il ne rendit plus alors que 1 litre et quart d'urine ne contenant pas de glycose; mais, ne voulant en aucune façon se priver de pain, il sortit immédiatement de l'hôpital. Un mois s'était à peine écoulé qu'il rentra dans le service de M. Rostan, parvenu au dernier degré du marasme; l'affection tuberculeuse avait fait des progrès rapides; il ne rendait plus que 2 litres et demi d'urine, contenant 68 grammes de glycose par litre; mais son appétit était très-diminué; ses jambes s'infiltrèrent, et après quelques jours il succomba aux suites d'une phthisie pulmonaire au dernier degré.

7° G..., salle Sainte-Jeanne, service de M. Rostan, est âgé de quarante-sept ans, cuisinier de profession; il ne sait positivement à quelle époque faire remonter l'invasion de la maladie, qui a dû se développer successivement; car depuis longtemps il accuse avoir éprouvé une grande altération, et depuis plus d'un an son amaigrissement fait des progrès notables. A son entrée à l'hôpital, l'auscultation fait soupçonner l'existence de quelques tubercules au sommet du poumon gauche. Son appétit est vif, sa soif ardente. Ses urines de vingt-quatre heures furent recueillies avant de rien changer à son régime;

il en rendit 5 litres. Elles contiennent par litre 104 grammes de glycose. Ce malade avait pris, dans les vingt-quatre heures, 550 grammes d'aliments féculents.

On réduisit les aliments féculents à 120 grammes par jour. Après trois jours il ne rendit plus en vingt-quatre heures que 2,1 litres d'urine contenant par litre 70 grammes de glycose.

G... resta à l'Hôtel-Dieu pendant plus d'un an, jamais il ne s'abstint complétement de féculents, et toujours ses urines, qui furent très-fréquemment analysées, continrent du glycose.

On essaya successivement plusieurs moyens pour entraver la transformation glycosique; le sel marin à doses élevées fut donné avec persévérance; sous l'influence de cet agent, la proportion de glycose diminua dans les urines; mais cette amélioration ne fut que passagère; le bicarbonate de soude fut employé à la dose de 15 grammes par jour, sans procurer aucun amendement. La créosote fut employée sans succès aucun.

G... se procura en fraude des aliments féculents; le sucre contenu dans les urines augmenta, et sur ces entrefaites l'hiver survint, qui contribua à accélérer la marche de l'affection tuberculeuse qui finit par emporter le malade.

8° Mme H..., âgée de trente-cinq ans, est veuve depuis deux ans; son mari est mort phthisique, et, chose remarquable, madame H... assure que la maladie de son mari a débuté comme la sienne par une grande altération, accompagnée d'un appétit très-vif. Je me hâte d'ajouter que je n'ai aucune preuve positive de cette concomitance.

Mme H... est considérablement amaigrie, ses forces sont abattues, sa peau est sèche de même que sa bouche, son appétit considérable et sa soif ardente; elle éprouve quelques difficultés dans la respiration; le résultat de la percussion et de l'auscultation n'indique d'anormal qu'un peu de matité vers le sommet des poumons. Mme H... me fut adressée par M. le docteur Ricord; d'après mon conseil, elle se décida à entrer à l'Hôtel-Dieu.

On ne changea rien d'abord à son régime; elle mangea, dans les vingt-quatre heures, 400 grammes d'aliments féculents, 250 grammes de viande bouillie, 40 centilitres de lait; elle but 24 centilitres de vin, et 3,25 litres de tisane commune; elle rendit 5,75 litres d'urine, contenant 73,2 grammes de glycose par litre.

La quantité de féculents fut réduite à 100 grammes par jour; on donna d'ailleurs un régime convenable et assez abondant, qui fut ainsi continué pendant six semaines; la malade ne rendait plus alors, la veille de sa sortie, que 1 litre et demi d'urine, contenant 47 grammes de glycose par litre. Les forces étaient revenues; l'embonpoint commençait à reparaître. La malade, malgré mes observations, se croyant guérie, sortit de l'hôpital; elle reprit l'usage des féculents : tous les accidents reparurent au bout de quelques jours dans toute leur gravité, et trois semaines s'étaient à peine écoulées, que Mme H... fut rapportée à l'Hôtel-Dieu atteinte d'une pneumonie très-grave qui l'emporta au bout de trois jours.

Les poumons étaient gorgés d'un sang noir; ils étaient remplis de tubercules.

9° I... est entré à l'Hôtel-Dieu annexe, dans le service de M. Sandras; depuis plusieurs années il est affecté de glycosurie; il est considérablement affaibli. L'auscultation dénote l'existence de tubercules dans les poumons. Malgré cela, il prend, les premiers jours de son arrivée, pendant vingt-quatre heures, 480 grammes de pain, 200 grammes de viande rôtie, 32 centilitres de pois en purée, 40 centilitres de vin; il boit 5 litres de tisane commune, et rend 6 litres et demi d'urine, renfermant 94 grammes de glycose par litre. M. Sandras conseille alors le régime dont j'ai donné les détails précédemment. Sous son influence, le malade éprouve une amélioration considérable; les forces reviennent; il ne rend plus que 2 litres d'urine, renfermant du glycose en petites proportions, lorsqu'en s'exposant au froid, sans être bien couvert, il fut pris d'une pneumonie qui l'enleva en quelques jours. Les poumons, hépatisés, renfermaient des tubercules en abondance; l'urine recueillie dans la vessie avait une couleur jaune rougeâtre; elle ne contenait pas de glycose; sa densité était de 1,020. La bile était limpide, non muqueuse, d'une couleur jaune rougeâtre; sa densité était de 1,020.

10° Mme J... Cette observation se rapporte à la malade que j'ai déjà citée deux fois, p. 205, (*Supplément à l'Annuaire* 1846) pour la manie singulière qu'elle avait de manger de l'amidon cru, et p. 222, pour l'emploi infructueux du bicarbonate de soude. Cette malade ne resta à l'Hôtel-Dieu que quelques jours; elle ne fut pas mise au régime indiqué; on lui donna, pendant quelques jours, du bicarbonate de soude et de la magnésie; elle fut emportée par une pneumonie foudroyante. Les poumons étaient hépatisés; il y avait au sommet du poumon gauche une large caverne; le reste de cet organe était parsemé de tubercules. La membrane interne de l'estomac présentait une très-remarquable altération; il existait çà et là huit ou dix champignons de la grosseur d'une noix, et formés par le développement anormale de cette membrane.

11° Cette observation se rapporte au malade mentionné dans l'article consacré à l'eau de Vichy, pour lequel le régime aidé des eaux de Vichy a été si avantageux. J'ai dit que ce malade, qui pendant deux ans avait pu faire usage des féculents sans voir reparaître le glycose dans ses urines, avait éprouvé une rechute qui, il faut le dire, était compliquée d'une affection encéphalo-rachidienne grave. Pour combattre la glycosurie, on revint à l'usage des eaux de Vichy qui avaient si bien réussi, et à la diminution des féculents. Le sucre de fécule avait disparu des urines. Je viens d'apprendre aujourd'hui même qu'une maladie imprévue, étrangère à la glycosurie (résorption purulente), avait enlevé le malade.

Ici se termine l'énumération des faits qui, tous, témoignent de la gravité de la glycosurie quand elle n'est pas soignée convenablement, et qui montrent également que toutes les fois que les moyens que j'ai fait connaître ont pu être employés, une guérison momentanée ou au moins une amélioration considérable en a été le résultat. Mais peut-on être maître de l'indocilité et de l'aveuglement de certains malades; peut-on être maître aussi d'une affection qu'on n'est appelé à soigner que lorsqu'elle est compliquée de tubercules dont on peut tout au plus entraver la marche?

Deuxième partie. — Glycosuriques améliorés ou maintenus. — Je classe dans cette deuxième série les malades fortement atteints de glycosurie, et qui, soumis à un traitement bien dirigé, n'ont pu être amenés à un état tel qu'ils puissent manger une proportion modérée de féculents sans voir la glycose reparaître dans leurs urines. Ces malades ont presque tous éprouvé, par le traitement que j'ai indiqué, une amélioration telle qu'il faut une expérience de cette maladie que beaucoup de médecins n'ont pas encore pour admettre qu'ils ne sont pas complétement guéris.

J'ai suivi pendant longtemps l'état de plusieurs des malades dont je vais parler dans cette série; j'ai eu des nouvelles récentes de la plupart d'entre eux; j'ai perdu les traces de quelques-uns: je vais commencer par eux.

12° L..., ancien postillon, âgé de cinquante-deux ans, a été forcé d'abandonner son état par suite de l'affaiblissement causé par la glycosurie, qui a duré près de six mois avant que le malade ait subi aucun traitement. Il est entré à l'Hôtel-Dieu; on l'a couché au n° 86 de la salle Saint-Landry. Il n'existe pas de tubercules dans les poumons; mais tous les symptômes de la glycosurie sont très-prononcés. Le lendemain de son arrivée, il mangea 480 grammes de pain, 200 grammes de viande, 80 grammes de pois secs en purée; il but 40 centilitres de vin, 50 centilitres de bouillon et 4,50 litres de tisane commune; il rendit 5,75 litres d'urine, contenant 98 grammes de glycose par litre. Avant de commencer le traitement, on lui administra de l'émétique; dans les vingt-quatre heures, il ne prit aucun aliment solide, et ne rendit que 85 centilitres d'urine, parfaitement exempte de glycose. J'ai vu peu d'exemples d'une disparition aussi complète et aussi rapide. Il fut mis à l'abstinence des féculents et au régime corroborant décrit, avec un litre de vin rouge; ses forces revinrent rapidement; mais dès qu'il prenait des féculents, même en petite proportion, la glycose revenait dans les urines. Au bout de quinze jours, il voulut sortir, se croyant guéri. J'ai vu ce malade à deux reprises différentes, un mois et quatre mois après sa sortie ; il suivait le régime de son mieux, mais il revenait souvent à l'usage des féculents, et toujours alors de la glycose dans les urines.

13° M..., cuisinier, âgé de quarante-neuf ans, est affecté de glycosurie depuis six mois. Il attribue sa maladie à un refroidissement. L'amaigrissement a fait de rapides progrès, les forces ont beaucoup diminué. M... a été contraint d'abandonner son état ; il est entré à l'Hôtel-Dieu, salle Sainte-Marthe. Il mangea, dans vingt-quatre heures, 480 grammes d'aliments féculents, but 6 litres de tisane, et rendit 6,50 litres d'urine contenant 62 grammes de glycose par litre. Pendant quarante-huit jours, la proportion des féculents fut réduite à 120 grammes pour vingt-quatre heures, et ces aliments furent remplacés par ceux qui conviennent à son état ; ce régime fut aidé par les opiacés. L'activité, les forces étaient revenues, mais peu de progrès du côté de l'embonpoint, et les urines, réduites à 1,25 litre dans les vingt-quatre heures, contiennent encore à peu près 60 grammes de glycose par litre. Le malade veut sortir. Il m'a rapporté des urines à deux époques assez éloignées ; son état était satisfaisant, quoique non guéri, car la glycose était toujours présente dans les urines. Il s'est placé à la campagne ; je n'en ai plus eu de nouvelles depuis.

14. N... Cette observation se rapporte au malade dont j'ai parlé dans mon *Annuaire* de 1842, p. 275. Il a continué à suivre avec exactitude le régime prescrit. Je ne l'ai vu qu'une fois depuis qu'il a quitté l'Hôtel-Dieu. Son état était satisfaisant. Il s'est retiré dans son pays.

15. M. O... m'a été adressé par M. le docteur Sichel ; sa glycosurie, qui est très-intense, est compliquée d'un affaiblissement considérable de la vue et d'une affection de la peau. Tous les symptômes de la glycosurie sont très-prononcés. En suivant son régime ordinaire, sur lequel je n'ai pas de détails suffisants, mais où les féculents intervenaient pour une large part, M. O... a rendu en vingt-quatre heures 7,50 litres d'urine d'une odeur de petit-lait, d'une densité de 1,031, ayant une rotation de $+14°$, examinée à l'aide de l'appareil de polarisation dans un tube de 316^{mm}. Ces urines contenaient par litre 104,05 grammes de glycose. M. O... ne put se décider à s'abstenir d'aliments féculents ; la quantité en fut seulement beaucoup diminuée, successivement, en s'habituant chaque jour à en prendre moins ; toutes les autres parties du régime furent surveillées. Je prescrivis 2 litres de bon vin dans les vingt-quatre heures, et, par l'habitude, cette quantité fut même dépassée. En suivant ce régime, les forces revinrent ; les accidents menaçants de la glycosurie furent éloignés, mais la glycose est toujours présente dans les urines. La quantité diminua peu à peu, comme on peut le voir dans ce qui suit.

Après deux jours, M. O... ne rendit plus que 3 litres d'urine, d'une densité de 1,0315, ayant une rotation de 11°,5 dans un tube de 314, et contenant par litre 82,19 grammes de glycose.

Après cinq jours, les urines de vingt-quatre heures étaient de 2,50 litres, le pouvoir moléculaire rotatoire de 11 pour un tube de 305^{mm}, d'où la quantité de glycose par litre de 80,6 grammes.

Après dix jours, les urines étaient réduites à 2 litres ; le pouvoir rotatoire était de 9° pour un tube de 313 ; la quantité de glycose par litre, de 68 grammes.

Après trente-deux jours, la quantité rendue en vingt-quatre heures n'était plus égale qu'à 1,50 litre, et quoique leur densité fût de 1,041, le pouvoir rotatoire n'était que de 7°,5 dans un tube de 312, et la proportion par litre, de 56,30 grammes.

La quantité d'urine resta stationnaire. Six mois après, je l'examinai de nouveau : la densité était de 1,033, le pouvoir moléculaire rotatoire fut de 5°,5 dans un tube de 309 ; elle contenait par litre 41,9 grammes de glycose.

Au bout d'un an, je revis M. O... Sous l'influence d'un usage plus élevé des féculents, sa maladie avait eu des recrudescences que le régime avait fait toujours diminuer.

M. O... était arrivé à prendre par jour 2 ou 3 litres de bon vin. J'attribuais une grande part à cette boisson alimentaire dans la conservation de M. O..., malgré les écarts de régime. Aujourd'hui il est rare que je prescrive plus d'un litre de vin dans les 24 heures. Au reste, la maladie de la peau a fait des progrès affligeants, de même que l'affection des yeux.

On a employé pour M. O... les gilets de flanelle, la thériaque, le carbonate d'ammoniaque, et toujours, même avec une proportion modérée de féculents, le glycose a persisté dans les urines.

16. M. P... habite la campagne; il est âgé de quarante-neuf ans; avant l'invasion de sa maladie, il était d'une force et d'une activité peu communes; mais, depuis cette époque qu'il fait remonter à neuf mois, et qui est restée méconnue tout ce temps, il est devenu mou, paresseux, incapable de remplir ses fonctions; sa soif est vive, son appétit très-grand, son goût pour les féculents prononcé; sa bouche est sèche, sa salive acide, sa peau aride, etc.

Avant de soumettre M. P... à aucun traitement, on lui fait encore conserver vingt-quatre heures son régime ordinaire. Il a pris, dans les vingt-quatre heures 500 grammes d'aliments féculents, il a rendu 5,75 litres d'une urine d'une densité de 1,036, ayant une rotation de + 13° dans un tube de 303^{mm}, et qui contenait par litre 100,4 grammes de glycose (5 avril).

Je prescrivis alors le traitement que j'ai fait connaître.

Après vingt-quatre heures de régime, la quantité d'urine a été réduite à 2,2 litres.

Je revis ce malade le 28 juin. Son embonpoint, ses forces, son énergie primitive étaient si complétement revenus qu'il se croyait guéri; il ne rendait plus en vingt-quatre heures que 1,25 litres d'urine, ayant la couleur et l'odeur de l'urine normale. La densité était de 1,030; examinée dans un tube de 303^{mm}, elle avait un pouvoir de + 4°; elle contenait par litre 31 grammes de glycose. M. P... ne s'abstint jamais complétement de féculents; du reste, son régime était satisfaisant: il buvait chaque jour 2 litres au moins de bon vin, il était couvert de bonne flanelle. La peau avait repris ses fonctions; il a fait usage de carbonate d'ammoniaque et de thériaque.

17. M. Q... est aussi à la tête d'une vaste exploitation rurale qu'il dirige avec beaucoup d'activité; il était dans toute la vigueur de l'âge lorsque les symptômes de la glycosurie se sont déclarés. La maladie a été méconnue au moins pendant six mois, et pendant ce temps l'embonpoint a disparu, et avec lui les forces, l'énergie; tous les symptômes de la glycosurie sont très-intenses. M. Q... a rendu en vingt-quatre heures 7,50 litres d'urine d'une densité de 1,040, ayant un pouvoir de 13,5 dans un tube de 311,5. Cette urine contient par litre 97,30 grammes de glycose. Pendant ces vingt-quatre heures, M. Q... a mangé environ 750 grammes d'aliments féculents.

Le régime fut immédiatement changé; on adopta celui que nous avons décrit précédemment, mais jamais les féculents ne furent complétement supprimés; toujours dans les vingt-quatre heures, sauf quelques exceptions que je signalerai bientôt, M. Q... en prit une quantité variant de 160 à 200 grammes; mais tous les autres moyens hygiéniques furent employés avec beaucoup d'attention et une vigilance de tous les instants. Des aliments variés et choisis, du vin de très-bonne qualité à la dose de 1,50 litre à 2 litres pour les vingt-quatre heures, un exercice journalier, de bons vêtements de flanelle, en un mot, rien ne fut oublié.

Dès le commencement du traitement, la quantité des urines fut réduite à 2 litres, et descendit quelquefois à 1 litre et même à 0,70 litre.

La proportion de glycose subit dans ces urines d'assez nombreuses oscillations, que je vais faire connaître.

Elle descendit immédiatement à 68,35 grammes par litre, puis à 67,40 grammes. La densité restait à 1,040. Après un mois, les urines ne contenaient plus que 34,15 grammes; la densité était de 1,028. Je les analysai deux mois après, et cette fois j'en trouvai 41,90 grammes; mais cette proportion descendit bientôt, car une nouvelle analyse me donna 31,70 grammes.

Une année s'écoula ainsi. Les accidents de la glycosurie étaient presque complétement éloignés. On augmenta alors la proportion des féculents; mais la soif reparut, et la proportion de glycose augmenta dans les urines, sans que pour cela la quantité de ce liquide rendue dans les vingt-quatre heures fût augmentée. La densité était revenue à 1,041, et la proportion de glycose par litre à 71,66 grammes.

Nous arrivons à une période décroissante; en effet, le 17 octobre, nous n'avons plus que 52,63 grammes, et une densité de 1,035; le 14 novembre, 34,15 grammes et une densité de 1,034, et enfin le 15 décembre, 5 grammes seulement et une densité de 1,019.

La soif augmenta vers le mois de février; vers le 9, un litre d'urine contenait 61,80 grammes, la densité était revenue à 1,040; le 15 avril, la densité restant la même, nous avons 55,40 grammes, et enfin le 28 septembre, 61,30 grammes, avec une densité de 1,039.

Ajoutons que la santé de M. Q... est très-satisfaisante; son embonpoint, ses forces, son énergie, tout lui est revenu. Personne ne veut croire à sa maladie. Pour la quantité, les urines sont à l'état normal; il faut que l'analyse optique nous révèle du glycose pour être sûr que nous n'avons pas affaire à quelqu'un en parfaite santé.

Deux remarques sont encore nécessaires: le père de M. Q... a été torturé par la goutte. Nonobstant sa glycosurie, M. Q... en a ressenti de vives atteintes. Pendant la période fébrile, le glycose avait disparu des urines, mais cela est tout simple: pendant ces quelques jours, M. Q... était à la diète. Outre le glycose, les urines de M. Q... contiennent une proportion considérable d'acide urique; les vases qui les reçoivent sont tapissés par ces cristaux. C'est dans ces cas que les eaux de Vichy sont particulièrement indiquées; j'ai insisté, mais en vain, sur leur emploi. On a pris quelquefois de temps à autre du carbonate d'ammoniaque: c'est sous l'influence de ce moyen que la proportion de glycose a diminué dans les urines.

En résumé, l'état de M. Q... est très-satisfaisant; le régime a pu être continué avec suite, grâce à la persévérante sollicitude de son épouse, à laquelle est due en grande partie cette amélioration considérable.

18. M. R... est affecté de glycosurie depuis longtemps; comme la maladie est peu intense, elle a passé inaperçue; mais la soif augmentant, la proportion des urines dépassant beaucoup la normale, M. R... se décida à consulter. Sa bouche est sèche, sa salive acide est rare; l'amaigrissement est sensible. Le 9 novembre 1843, il suivit son régime ordinaire, où intervinrent 400 grammes d'aliments féculents; il rendit 4,50 litres d'urine, contenant par litre 71 grammes de glycose.

La proportion des féculents fut réduite à 200 grammes; M. R... ne put s'en abstenir plus complètement; il prenait à peine de vin, il arriva à en boire un litre par jour. Les moyens hygiéniques convenables furent mis en usage. M. R... reprit un peu d'embonpoint, des forces et de l'énergie.

Les urines furent analysées de nouveau le 16 mai 1844; la quantité, pour vingt-quatre heures, n'est plus que de 2 litres; elles contiennent par litre 41,75 grammes de glycose. Au 12 juillet, la quantité en est réduite à 1,50 litre; elles contiennent encore précisément par litre la même quantité de glycose.

M. R... a éprouvé une notable amélioration; mais comme son état reste stationnaire, il se décide à aller en Italie; il y est resté depuis ce temps. Ce séjour dans un climat plus chaud ne paraît pas avoir procuré d'avantages bien marqués. La faveur d'un pays à température élevée a été compensée par la difficulté de suivre un régime, sans lequel la guérison me paraît bien difficile.

19. M. S... est atteint de glycosurie depuis un temps qu'il ne peut fixer; la maladie a eu une marche insidieuse, et a été méconnue longtemps; elle paraît avoir éprouvé un temps d'arrêt pendant quelques mois, durant lesquels M. S... a subi une opération chirurgicale qui a nécessité une diminution notable dans la quantité d'aliments; mais depuis que le régime primitif a été repris, la soif et les accidents de la glycosurie ont reparu. M. S... est très-maigre; la peau est sèche, la salive acide; il est un peu abattu; mais la

vue est encore bonne, et l'état général n'a rien d'alarmant. En suivant son régime ordinaire, où les féculents entrent pour une large part, 600 grammes, M. S... a rendu 6,25 litres d'urine d'une densité de 1,038, ayant une rotation de 12° dans un tube de 303, et contenant 94,16 grammes de glycose par litre.

M. S... changea immédiatement son régime, et il adopta celui que j'ai prescrit; il se contenta de 150 grammes de pain de gluten pour vingt-quatre heures. Il prit des aliments convenables et variés; sa boisson consista en 1,50 litres de bon vin. Il se couvrit de bonne flanelle. Au bout de deux jours, il ne rendit plus que 1,01 litre d'urine ne renfermant aucune trace de glycose. Je rangerais ce cas dans les guérisons, s'il m'avait été donné de suivre M. S... plus longtemps.

20. M. T... est le malade dont j'ai déjà parlé à propos de l'extraction de la diastase dans la glycosurie (voyez dans l'ouvrage l'article Diastase), et qui m'a fourni la première occasion d'étudier la diastase glycosurique à l'état de pureté parfaite.

L'invasion de sa maladie remonte à plus de deux ans; il est entré, comme je l'ai dit déjà, à l'Hôtel-Dieu à deux reprises différentes. Lors de sa première entrée, il était arrivé à un degré très-avancé de dépérissement. Quoique âgé seulement de quarante-quatre ans, il n'a plus aucun désir vénérien; la moindre fatigue lui fait éprouver des douleurs dans les reins et dans les membres; son amaigrissement est considérable.

Avant de faire aucun traitement, on lui conserva vingt-quatre heures son régime féculent. Il mangea pendant ce temps: pain, 500 grammes; viande bouillie, 250 grammes; 40 centilitres de pois en purée; 40 centilitres de vin; il boit pendant ce temps 6,50 litres de tisane, et il rend 9,75 litres d'urine, contenant 74 grammes de glycose par litre.

Pendant son premier séjour à l'hôpital, on a eu recours principalement au traitement hygiénique. La quantité de vin n'a pas dépassé 1,25 litres. Je regarde cette quantité comme étant insuffisante pour ce malade, mais on ne pouvait l'augmenter; car, malgré une surveillance attentive, il en vendait toujours à ses voisins. On adopta le pain de gluten; mais les habitudes hospitalières ne permirent pas de varier le régime avec assez de suite; cependant, comme j'étais parvenu à lui procurer une place d'aide à la cuisine, son ordinaire fut un peu meilleur, et les progrès vers la santé furent considérables; ses forces et son embonpoint étaient revenus; mais toujours la moindre quantité de féculents faisait reparaître le glycose dans les urines; j'en ai même trouvé pendant une abstinence complète de féculents. Mais je n'ai pas grande foi dans les assurances qu'il me donnait, et je crains bien qu'il n'ait alors échangé une portion de son vin pour du pain. Quoi qu'il en soit, le malade, se croyant guéri, demanda sa sortie. Il travailla tout l'été, et se trouva assez bien, en ayant la précaution de ne prendre que très-peu de pain et de boire une assez bonne quantité de vin ou d'eau-de-vie étendue d'eau.

L'ouvrage ayant cessé, il ne put se procurer assez de vin; il fut forcé de revenir au pain, et la maladie reparut dans toute son intensité. Il est rentré à l'Hôtel-Dieu, dans la même salle, au commencement de l'hiver. En conservant le même régime féculent, il rend encore 6 litres d'urine, contenant 68 grammes de glycose par litre. Malheureusement, à cause de sa propension au commerce, il ne put reprendre son petit poste à la cuisine, et l'amélioration fut cette fois plus lente et moins complète; il faut aussi en accuser la rigueur de la saison, car depuis que la chaleur est revenue, son état s'est amélioré. Jamais il n'a renoncé aux féculents, aussi toujours du glycose dans les urines. Il n'en rend que 2,50 à 3 litres dans les vingt-quatre heures, contenant de 55 à 75 grammes de glycose. On ne lui prescrit cependant que 50 grammes d'aliments féculents et 500 grammes de viande rôtie, et 1,25 litre de vin. Mais je suspecte toujours sa fidélité.

On emploie inutilement chez ce malade les moyens les plus variés: le bicarbonate de soude, aux doses de 20 grammes dans les vingt-quatre heures, n'a produit aucun bien; le carbonate d'ammoniaque a été un peu plus efficace; mais il n'a pas fait disparaître le glycose des urines. La magnésie, l'eau de choux n'ont produit qu'une amélioration douteuse. Malgré tout, comme il a toujours été maintenu à un assez bon régime, il sort de l'Hôtel-Dieu beaucoup amélioré. Il est triste à penser que la misère ne contribuera pas peu à aggraver son mal, et le forcera à rentrer à l'hôpital.

21. U... Au même instant que ce glycosurique était dans les salles de M. Honoré, il en entra un nouveau, qui, depuis six mois, était très-vivement atteint. Sa maigreur est extrême; il ne peut descendre de la salle, tant ses forces sont affaissées; son appétit est vif et sa soif très-grande. Le premier jour, il prend 600 grammes environ d'aliments féculents; il boit 7 litres et rend 7,75 litres d'urine, contenant 81 grammes de glycose par litre. On le couvrit de flanelle. Son régime fut immédiatement changé : il se contenta de 150 grammes de pain de gluten, avec 500 grammes de viande bouillie ou rôtie; il prenait, en outre, du poisson, des œufs et des légumes, tels que des choux, de la chicorée en petite quantité. Il avait pour boisson 75 centilitres de vin de Bordeaux, 50 centilitres de vin de l'hôpital et 50 centilitres de vin antiscorbutique. Sous l'influence de ce traitement, la quantité d'urine diminua rapidement : après six semaines, il n'en rendait plus, dans des vingt-quatre heures, que 1,25 litre, contenant 42 grammes de glycose par litre. Ses forces étaient parfaitement revenues; chaque jour il me descendait lui-même ses urines et suivait avec intelligence les progrès de son traitement. Ce malade a désiré sortir de l'hôpital pour habiter la campagne. Le bon état de ses poumons, sa volonté de guérir, l'amélioration considérable qu'ont amenée six semaines de traitement, me font espérer qu'il se rétablira.

Je dois ajouter que ce malade ne s'est jamais complétement abstenu de féculents, que toujours il a eu du glycose dans les urines, malgré l'emploi du bicarbonate de soude à la dose de 20 grammes par jour, continué plus de dix jours, du carbonate d'ammoniaque à la dose de 6 grammes, et des opiacés en quantité modérée.

22. V... Il s'agit, dans cette observation, d'un jeune garçon de quatorze ans, qui était affecté de glycosurie depuis au moins six mois et qui maigrissait continuellement, malgré un appétit très-vif, satisfait par un bon régime, mais dont les féculents n'étaient point bannis. Les forces avaient beaucoup décru; l'affaiblissement moral était si grand qu'on avait été forcé d'interrompre toutes les études.

Le première fois que je vis ce jeune malade, il avait mangé la veille avec le plus grand appétit. Les féculents étaient intervenus dans tous les repas, mais en proportion qui n'avait point été déterminée. Il avait rendu en vingt-quatre heures 6,25 litres d'urine très-pâle, d'une densité de 1,040 à + 15°, exerçant à l'œil nu une rotation de + 14° dans un tube de 303 millim.; ces urines contenaient 104,65 grammes de glycose par litre.

Ce jeune malade fut immédiatement couvert de flanelle. Il suivit avec exactitude le régime que j'ai précédemment indiqué : le vin de Bordeaux y entrait pour 1 litre ou 1,25 litre dans les vingt-quatre heures. Les urines, examinées après huit jours, ne renfermaient plus de glycose. Les forces, l'embonpoint, reprirent avec tant d'activité qu'au bout de deux mois les parents de ce jeune garçon, le croyant parfaitement guéri, le mirent en pension; mais le régime commun, où le pain figure largement, ne lui fut point favorable : la soif commença à reparaître; l'énergie diminua. On quitta la pension; on m'apporta les urines : la quantité avait été de 2,25 litres dans les vingt-quatre heures, la densité de 1,034, la couleur faiblement ambrée; le pouvoir moléculaire rotatoire était de + 11°,5 dans un tube de 303 millim. Ces urines contenaient 82 grammes de glycose par litre.

Je n'ai pas revu ce jeune garçon depuis; mais je crois fermement que, si l'on a suivi le régime, il doit être bien rétabli.

Chez le malade dont je vais rapporter l'histoire, plusieurs circonstances sont semblables à celles dont j'ai parlé dans la précédente observation : 1° c'est un homme jeune chez lequel la maladie s'est déclarée pendant qu'il était soumis à un régime commun; 2° sa maladie était très-grave : toutes les traces ont été promptement effacées par un bon régime ; 3° le retour à la vie de pension en a fait reparaître les mêmes accidents.

23. M. V... avait passé une année dans une école où les jeunes gens sont soumis à de grands travaux intellectuels. La glycosurie s'y déclara et fut méconnue ; mais les forces diminuèrent, et l'intelligence n'était plus aussi active. M. V... ne put subir convenablement ses examens ; il fut obligé de renoncer à son avenir. Je le vis à cette époque. Sa maladie était très-intense, son appétit très-grand, sa soif excessive, sa bouche d'une sécheresse extrême ; sa langue présentait à un haut degré le caractère qu'on a noté souvent dans la glycosurie : elle était recouverte dans toute son étendue d'un enduit brunâtre. Il rendait dans les vingt-quatre heures 7 litres environ d'urine très-peu colorée, d'une odeur de petit-lait ; sa densité était de 1036 à + 15°; examinée dans un tube de 306 millim., la déviation fut de + 13°,5. Cette urine contenait 106 grammes de glycose par litre. Pensant que la vie isolée à Paris ne convenait pas à M. V..., je lui prescrivis de retourner chez ses parents, à la campagne. Je lui fis connaître en détail le régime que je recommande ; j'insistai sur l'emploi de la flanelle, et j'ordonnai également l'usage du carbonate d'ammoniaque et de la thériaque. Le tout fut religieusement exécuté ; et, après trois mois, la métamorphose était telle, son embonpoint était si bien revenu, qu'à son retour j'en étais moi-même émerveillé.

M. V... suivait fidèlement mon régime : les féculents n'intervenaient dans l'alimentation que pour une très-faible part. Il n'y avait pas de glycose dans les urines. Cet état pouvait passer pour une complète guérison : aussi M. V... reprit-il peu à peu ses habitudes premières d'alimentation et de régime. Mais peu à peu les forces diminuèrent ; la soif reparut, et avec elle le glycose dans les urines. M. V... retourna dans son pays, où il se rétablit encore complétement. Ennuyé de l'oisiveté, il revint à Paris, reprit ses travaux, s'écarta de son régime. Les accidents ne tardèrent pas à revenir. J'examinai alors les urines : vues dans un tube de 313 millim, elles exercèrent une déviation de + 9°; elles renfermaient 68 grammes de glycose par litre. M. V. n'hésita pas à retourner dans son pays et à reprendre le régime avec sévérité. Depuis ce temps, je n'ai eu de ses nouvelles. Cette observation montre que, dans la jeunesse, on peut espérer un prompt rétablissement ; mais elle prouve aussi qu'il faut une surveillance continuelle pour ne pas s'exposer à perdre ce qu'on avait gagné.

24. M...X. avait depuis longues années l'habitude de boire beaucoup de bière, d'eau rougie ou de limonade. Son appétit avait toujours été modéré ; mais, sans cause immédiatement appréciable, son appétit augmenta ; sa soif s'accrut considérablement, et l'amaigrissement et la diminution de toutes les facultés firent des progrès rapides. On s'aperçut enfin que M. X... était atteint de glycosurie. Après quelques premiers essais de traitement infructueux, M. X... se décida à venir me consulter à Paris. Déjà, depuis quelque temps, il suivait, mais non encore fort rigoureusement, le régime que j'ai prescrit ; il en éprouvait une notable amélioration. Sous son influence, les urines étaient revenues à la quantité de 1 litre et demi ou 2 litres. Celles que j'ai examinées en premier lieu étaient ambrées, à peu près comme les urines normales ; leur densité était de 1,038 à + 15°; vues dans un tube de 323 millim., elles exercèrent à l'œil nu une déviation de + 10°,5. Ces urines contenaient encore 76 grammes de glycose par litre.

Le régime fut suivi plus sévèrement. Le pain ordinaire, qu'on ne prenait qu'en quantité très-modérée, fut remplacé par du pain de gluten. On fit en sorte de se contenter de 100 à 200 grammes de ce pain chaque jour. La quantité de vin de Bordeaux fut augmentée : au lieu de 75 centilitres, on arriva à 1 litre 50. Sous l'influence de ce régime, les forces revinrent presque comme avant la maladie. La quantité des urines se fixa à 1 litre 50 dans les vingt-quatre heures ; leur densité était de 1,032 ; examinée après dix jours, elles avaient une rotation de + 4,5 dans un tube de 303 millim ; elles ne contenaient plus que 35 grammes de sucre de fécule par litre. Cinq jours après, leur pouvoir rotatoire avait encore diminué de 1° pour la même longueur, et leur densité était de 1,028 ; elles contenaient 27 grammes de glycose par litre. Cinq jours après, c'était encore la même rotation et la même quantité de glycose contenue dans les urines; mais la santé de M. X... s'est très-notablement améliorée : M. X... est en état de reprendre ses occupations, qui exigent un travail assidu et une constante application; la persévérance dans le régime est, selon moi, une condition indispensable du maintien de sa santé.

25. Y... L'observation qu'il me reste à donner dans cette deuxième série se rapporte à un malade qui était très-gravement atteint, dont la maladie avait fait de tels ravages, qu'on pouvait s'attendre à une issue funeste, et qui, par une force de volonté peu commune, par une intelligence rare, par des soins de chaque jour, est parvenu à reconquérir une santé que beaucoup de personnes pourraient envier.

M. Y... est affecté de glycosurie depuis un temps qu'il ne peut préciser, mais qui remonte probablement à plusieurs années; il est arrivé insensiblement à un état de dépérissement considérable; il avait autrefois un embonpoint satisfaisant; il n'a plus pour ainsi dire que la peau sur les os; c'est à peine s'il peut faire quelques pas sans fatigue; le moindre travail l'accable, il est forcé d'interrompre les travaux importants qu'il dirige.

Après avoir commencé plusieurs traitements infructueux, son médecin ordinaire adopta celui que j'ai fait connaître dans mon *Annuaire*. M. Y... en éprouva une notable amélioration; mais, soit qu'il ne l'ait pas suivi dans toute sa rigueur, soit que, n'ayant pas connaissance de mes remarques, il n'ait pu les appliquer, l'état reste stationnaire et assez alarmant pour décider M. Y... à venir à Paris réclamer mes soins.

M. Y... était très-amaigri, pâle, sans forces; il rendait, le 8 novembre 1844, dans les vingt-quatre heures, 3 litres d'urine d'une densité de 1,040 à + 15°. Cette urine, vue dans un tube de 303 millim. (c'est ce tube de 303 millim. qui me servit dans toutes les expériences comprises dans cette observation, et la densité a toujours été ramenée à 15° centigrades), exerçait une rotation de 11°5; elle renfermait par litre 82,19 grammes de glycose. Je fis immédiatement remplacer le pain ordinaire par le pain de gluten, et je prescrivis 1 litre à 1 litre 50 de bon vin de Bordeaux, de bonne flanelle, et l'usage du carbonate d'ammoniaque et de la thériaque. L'urine fut analysée le 15 novembre; elle n'avait plus qu'une densité de 1,031; la rotation était descendue à 3°,5; ce n'était plus que 31,07 grammes de glycose par litre, et d'ailleurs M. Y... ne rendait plus que 1,25 litre d'urine dans les vingt-quatre heures. La température devint froide et humide. M. Y... augmenta à ses repas la quantité d'échaudés ou de pain de gluten; et sous cette double influence fâcheuse, le glycose augmenta de nouveau progressivement dans les urines; ainsi le 21 novembre, M. Y... rendit 1 litre 50 d'urine d'une densité de 1,034, exerçant une rotation de + 5°, et contenant par conséquent 38,4 grammes de glycose par litre; le 27 novembre, la quantité d'urine restant la même, la densité s'éleva à 1,039, la déviation à + 9°,5, ce qui donne 71,66 grammes de glycose par litre; le 3 décembre, la densité revint à 1,040, la déviation + 8°; ce qui fait 61 grammes de glycose par litre, et M. Y... en rendit 2 litres; le 14 décembre, la quantité restant la même, et la densité étant également stationnaire, la déviation s'éleva à + 8°,5, ce qui fait 66,5 grammes de glycose par litre. Je dois ajouter que, pendant cette période de recrudescence, le carbonate d'ammoniaque avait été remplacé par du bicarbonate de soude, dont on éleva successivement la dose jusqu'à 20 grammes dans les vingt-quatre heures. Le carbonate d'ammoniaque est donc plus favorable à M. V... Nous nous empressons d'y revenir. A partir de cette époque, la quantité d'urine rendue dans les vingt-quatre heures resta à peu près stationnaire jusqu'aux derniers temps du traitement; elle était de 1 litre 50, ce qui ne dépasse guère une bonne quantité normale; mais la composition s'améliora progressivement, comme on va le voir. Le 26 décembre, la densité n'était plus que 1,036, le pouvoir rotatoire + 5°,5. La quantité de glycose était descendue à 41,5 grammes par litre. Le 2 janvier 1845 la densité restant la même, la déviation descendit à + 5°, la quantité de glycose à 38 grammes. Le 9 janvier, la densité resta encore la même, et la déviation diminua; elle était de + 4°,5, la quantité de glycose était de 35 grammes. Le 18 janvier, la déviation, et la quantité de glycose par conséquent, restant la même, la densité s'éleva à 1,038; mais, le 25, elle descendit à 1,030, et la rotation n'était plus que de + 3°. Les urines ne contenaient plus que 23,30 grammes de glycose par litre. Nous étions pour cette période d'hiver arrivés à l'apogée de l'amélioration; il y eut ensuite une légère augmentation; ainsi le 1er février, la densité s'éleva à 1,034, et la déviation à + 4°. Le 3 février, nous étions arrivés à 1,026 de densité, et la déviation à + 6°,5, ce qui nous fait 50,5 grammes de glycose par litre; mais hâtons-nous d'ajouter que des émotions morales tristes ont coïncidé avec cette légère augmentation dans les symptômes de la glycosurie. Le 8, la densité était revenue à 1,032, et la déviation à + 4°, et, le 15, la densité étant de 1,038, la déviation devint 4°,5; ce qui correspond à 35 grammes environ de glycose par litre. Nous terminons là une première phase relative à M...; malgré une saison défavorable, nous avons continué à marcher vers une complète réparation.

Les forces, la vivacité, l'énergie morale, sont revenues progressivement; l'embonpoint laisse encore à désirer; mais il y a eu aussi une notable amélioration de ce côté. Nous décidons que M. Y... doit retourner à la campagne et se livrer le plus qu'il le pourra aux travaux manuels et en particulier à ceux du jardinage. M. Y... reprendra également ses occupations sérieuses. Des urines me furent envoyées le 17 mars; la quantité en était un peu diminuée, mais la densité était encore 1,036, et la déviation + 5°; c'est 38 grammes environ de glycose par litre. A dater de cette époque, l'amélioration progressa assez rapidement : ainsi, le 17 avril, la déviation n'était plus que de + 2°, et la densité de 1,028; il n'y avait que 15,5 grammes de glycose par litre d'urine. J'analysai encore quatre fois les urines jusqu'au 2 septembre, et leur composition resta à très-peu de chose près stationnaire; leur quantité diminua peu, mais l'état général continua à s'améliorer. Enfin, le 7 septembre, le dernier jour où j'examinai les urines, la densité n'était plus que de 1,024, et elles n'exerçaient plus aucune déviation à l'appareil de M. Biot.

L'observation précédente est, selon moi, très-remarquable; elle a pour objet un malade qui était aussi atteint de glycosurie qu'on peut l'être, la maladie était déjà ancienne; elle avait fait des ravages qu'on aurait pu regarder comme irréparables; mais secondé comme je l'ai été par un homme qui avait la volonté de guérir, qui pour atteindre ce but était prêt à tout sacrifier, d'une volonté ferme, d'une intelligence rare, nous avons pu obtenir un rétablissement inespéré.

A voir aujourd'hui l'activité, l'ardeur, la bonne physionomie de M. Y..., on s'imagine dans le monde et même chez ses parents et ses amis les plus intimes que M. Y... n'est plus malade. D'un certain point de vue le fait peut être exact. Mais pour conserver une bonne santé, une attention vigilante, des soins de tous les jours sont encore longtemps indispensables; j'en ai la ferme espérance, M. Y... n'y faillira pas.

Avant de terminer cette observation déjà longue, disons que plusieurs agents pharmaceutiques conseillés, soit par des médecins illustres que M. Y... a consultés, soit par moi, ont eu une utilité incontestable. Je citerai en première ligne les ferrugineux que M. Y... a presque constamment employés, le vin de quinquina, dont il a fait aussi un long usage; de la magnésie calcinée qui était souvent prescrite pour combattre la constipation dès qu'elle apparaissait. Je ne rappellerai point les bols de carbonate d'ammoniaque et de thériaque; ils forment une partie essentielle du traitement que j'ai adopté. Revenons aussi sur ce fait : les alcalis fixes (bicarbonate de soude) ont été pour M. Y... plutôt défavorables qu'utiles.

Ici se termine la seconde série d'observations. Si nous n'avons point signalé de guérisons parfaites et solides, au moins avons-nous fait connaître des cas d'amélioration si remarquables, que, si l'examen optique de l'urine ne nous révélait pas la présence de très-petites quantités de glycose dans les urines, on pourrait croire à une guérison complète. Mais les résultats que j'ai obtenus sont déjà assez beaux, et parmi tous les médecins qui ont suivi attentivement et avec conscience des glycosuriques pendant plusieurs années, aucun n'a obtenu des succès comparables à ceux que je viens de faire connaître.

Il me reste à mentionner les cas où les résultats que j'ai obtenus ont été plus complets, grâce à une maladie moins intense ou à des circonstances heureuses qu'on ne
rencontre pas toujours.

Troisième série. — Cette série est composée de malades qui, affectés de glycosurie
d'une façon plus ou moins intense, ont pu être amenés à un état tel qu'ils aient regagné
toutes leurs forces, toute leur énergie et toute leur santé en un mot, et qui ont pu,
pendant un temps plus ou moins long, reprendre l'usage des aliments féculents sans que
pour cela de la glycose ait reparu dans leurs urines ou moins immédiatement. Comme
dans la série précédente, nous devons trouver ici des malades que j'ai perdus de vue
et d'autres que j'ai suivis constamment.

Revenons, en commençant, sur les deux observations contenues dans mon *Annuaire*
de 1842, et qui se rapportent à cette série.

1. « M. A..., propriétaire à la Louisiane, est dans la force de l'âge ; depuis six mois
environ, il s'est aperçu qu'il était tourmenté d'une soif très-vive, qu'il rendait une
proportion considérable d'urine, que chaque jour son embonpoint, ses forces et son
énergie diminuaient, que sa vue affaiblissait rapidement. Effrayé de ces symptômes, il
vint à Paris et consulta M. le docteur Fouconneau-Dufresne, qui diagnostiqua un
diabète sucré, et qui, connaissant mes premières recherches sur ce sujet, m'a-
dressa M. A...

» Le 16 août 1841, M. A... vécut comme à son ordinaire ; la proportion de pain qu'il
consomma dans la journée fut à peu près de 500 grammes ; il rendit environ 3,20 litres d'une urine sucrée, d'une couleur très-légèrement ambrée, d'une odeur de petit-
lait, d'une densité de 1,032. La longueur du tube étant de 313 millim., son pouvoir
rotatoire est de 7. Je conclus de là que ces urines contiennent par litre 52,63 grammes de sucre, et que la quantité totale de ce principe rendue en vingt-quatre heures est
de 168,42 grammes.

» Je prescrivis : 1° le remplacement du pain ordinaire par le pain de gluten ; 2° un
habillement complet de bonne flanelle ; 3° l'emploi d'une potion contenant 1 gramme
de carbonate d'ammoniaque, 10 grammes de rhum, 20 grammes de sirop et 100 grammes d'eau, et, le soir un bol avec 2 grammes de thériaque et 25 milligrammes d'extrait
d'opium.

» Sous l'influence de ces moyens, la sueur, depuis longtemps supprimée, revint avec
abondance ; la soif diminua, et avec elle la quantité anormale d'urine. Ce régime fut
continué jusqu'au 18 ; les urines, examinées ce jour, étaient toujours acides, plus colorées, odeur et saveur de l'urine normale ; quantité, 1,25 litres environ ; densité,
1,019 ; pouvoir rotatoire, 0 ; d'où sucre aucune trace. L'analyse chimique confirma ces
données, et nous montra que la composition des urines de M. A... était tout à fait celle
d'un homme en santé.

» Je prescrivis de continuer le régime indiqué, de suspendre le pain de gluten, et de
revenir au pain ordinaire. Les urines furent examinées le 21 : odeur et saveur de
l'urine normale, quantité 1,25, litre environ, mais la densité est de 1,028. Examinées
à l'appareil de M. Biot, le pouvoir rotatoire est de 5,5 ; la longueur du tube étant de
309 millim., elles contiennent donc 41,90 grammes de sucre par litre, mais la somme
totale de ce principe n'est que de 62,86.

» Peu alarmé de cette réapparition du sucre dans les urines, je fis continuer l'usage
du pain ordinaire ; mais je prescrivis de se couvrir plus chaudement encore, de doubler
la dose de carbonate d'ammoniaque dans la potion, et de l'extrait d'opium dans le bol.
Les urines furent examinées le 25 août : pouvoir rotatoire nul, densité 1,020, quantité
1,25 litres environ, caractères et composition de l'urine normale.

» Le 27, mêmes résultats : densité 1,018, pouvoir rotatoire nul ; composition et
caractères normaux, toujours acides.

» M. A... n'est plus diabétique : dix jours de traitement ont suffi pour rétablir les fonctions de la peau, faire disparaître le sucre des urines, ramener les forces et l'énergie,

et, chose remarquable, la vision se'xerce avec autant de perfection qu'avant l'invasion de la maladie. Comme M. A... attribue son diabète à un refroidissement qu'il a éprouvé, je lui ai conseillé pour cet hiver un voyage dans le Midi et l'usage immédiat des eaux sulfureuses des Pyrénées. Il m'a répété à plusieurs reprises que si la densité de ses urines dépassait 1,025, il m'écrirait aussitôt. Je n'ai point reçu de ses nouvelles, et j'en augure bien de la solidité de sa guérison. »

Depuis que j'ai écrit ces lignes, je n'ai pas reçu de nouvelles directes, mais j'ai vu une personne qui a rencontré M. A... à Bordeaux quelques mois après qu'il m'eut quitté, et qui m'a assuré que sa santé était parfaite. M. A... a dû s'en retourner à la Louisiane.

2. « M. le docteur B..., chirurgien-major des armées en retraite, était atteint depuis plus de deux ans de glycosurie ; son appétit était considérable, sa soif vive, ses forces diminuaient graduellement. Il était affecté, en outre, d'une cataracte, et allait se faire opérer de cette affection par M. le docteur Pinel-Grandchamp, qui lui conseilla de soigner son diabète avant l'opération ; il me l'adressa à cet effet. M. B... était accompagné de M. le docteur Planté, qui, conjointement avec M. Tulasne, me seconda dans toutes mes opérations avec la plus grande obligeance.

» Le 1er septembre, M. B... vécut, comme à l'ordinaire, avec 500 grammes de pain environ dans la journée. Ses urines étaient légèrement ambrées, peu odorantes, sucrées, d'une densité de 1,036 ; leur pouvoir rotatoire est de 13, la longueur du tube de 314,5 millim. ; d'où proportion de sucre par litre d'urine, 97,30 ; quantité d'urine, 3,50 litres environ ; total du sucre dans les vingt-quatre heures, 340,55 grammes.

» Je prescrivis l'usage du pain de gluten, les vêtements de flanelle, l'emploi de la potion avec 50 centigrammes de carbonate d'ammoniaque, et un bol de 2 grammes de thériaque avec 25 milligrammes d'extrait gommeux d'opium. Les urines furent examinées le 11 septembre : couleur ambrée, densité 1,030, odeur de l'urine normale, saveur salée légèrement douceâtre ; pouvoir rotatoire 8 ; longueur du tube, 310 millim. ; d'où proportion de sucre par litre d'urine, 60,76 grammes ; quantité d'urine, 2 litres environ ; total de sucre 121,48.

» Le même traitement fut continué, et les urines examinées le 23 septembre. Densité, 1,032, couleur ambrée, odeur de l'urine normale, saveur non sucrée ; pouvoir rotatoire, 5 ; longueur du tube, 309 ; d'où 38,10 grammes de sucre par litre ; quantité d'urine, 2 litres environ ; total du sucre, 76,80.

» Les mêmes moyens furent continués jusqu'au 4 octobre. La densité des urines est alors de 1,017 ; odeur, saveur, couleur de l'urine normale ; pouvoir rotatoire 0 ; quantité, 1,50 litre, composition de l'urine d'un homme en santé.

» Un mois de traitement a suffi pour ramener les urines à la composition et à la quantité normales, et dans un cas bien défavorable, car la maladie avait plus de deux années d'existence chez un homme de plus de soixante ans. Mais nous allons voir qu'il ne faut pas nous hâter de prononcer, et que la guérison n'était point encore solidement établie.

» Je fis continuer le même traitement : seulement le pain ordinaire remplaça le pain de gluten. Les urines furent examinées le 13 octobre ; leur densité est de 1,030 (mauvais présage) ; leur odeur et leur couleur, celle de l'urine normale ; quantité, 1,50 litre environ ; pouvoir rotatoire, 4,5 ; d'où 34,15 grammes de sucre par litre ; quantité totale, 51,22.

» Des vêtements plus chauds furent conseillés, le même régime continué. Les urines furent examinées le 22 octobre : leur densité est de 1,021 ; pouvoir rotatoire nul ; odeur, couleur, composition de l'urine normale. Nous voilà donc enfin revenus au résultat si désiré ; mais ce n'est point encore une guérison définitive. En effet, les urines, examinées le 5 novembre, présentent une densité de 1,042 ; elles ont bien encore l'odeur, la couleur et la quantité normales, mais leur pouvoir rotatoire est de 7,5, la longueur du tube étant de 312 ; d'où 56,30 grammes de sucre par litre.

» Je prescrivis alors une chemise de flanelle par-dessus le gilet ordinaire, je portai la dose du carbonate d'ammoniaque à 2 grammes par jour, et celle d'extrait d'opium à 5 centigrammes. Les urines furent examinées le 8 novembre : odeur, couleur et quantité normales; par le refroidissement, elles déposent de l'acide urique; densité, 1,034, pouvoir rotatoire, 4, longueur du tube, 303; d'où 31,07 de sucre par litre.

» Le régime prescrit fut continué, et, le 10 novembre, la densité des urines n'est plus que de 1,019 ; pouvoir rotatoire, 0 ; odeur, couleur, composition de l'urine normale.

» J'insiste toujours pour la continuation des moyens qui nous ont si bien réussi; j'espère que la guérison sera solide malgré ces légers retours du sucre; et puis la proportion en est si faible, les accidents qui accompagnent le diabète, la faiblesse, la maigreur, la soif, ont si bien disparu, que nous devons, je pense, enregistrer ce fait comme un des plus précieux que la science possède.

Depuis la publication de mon *Annuaire* de 1842, j'ai toujours continué à voir M. B..., et j'ai souvent examiné ses urines à l'aide de l'appareil de polarisation: la quantité rendue dans les vingt-quatre heures n'a jamais depuis dépassé la normale, et l'embonpoint, les forces, l'énergie normale, n'ont pas cessé d'être dans l'état le plus satisfaisant. De temps à autre, M. B... a abandonné l'usage du pain de gluten pour revenir aux féculents, et il cessait également de prendre le carbonate d'ammoniaque. Pendant quelque temps, les choses pouvaient marcher ainsi impunément; mais la soif revenait, les urines augmentaient, et l'appareil de polarisation permettait d'y déceler facilement la présence du glucose. M. B... revenait alors à l'usage du pain de gluten, du carbonate d'ammoniaque, et tout rentrait aussitôt dans l'état normal. Disons aussi que M. B... n'a jamais abandonné de bonnes flanelles, souvent doubles et d'épaisseur variable, suivant la saison ; que constamment le vin de Bordeaux, à la dose de 1 ou 2 litres dans les vingt-quatre heures, est intervenu dans son alimentation. Grâce à ces soins et à ces précautions, M. B... a pu conserver une santé aussi satisfaisante que son âge et quelques anciennes blessures et infirmités ont pu le permettre.

Les cinq observations qui suivent se rapportent à des femmes. Il résulte de ce que j'ai vu jusqu'ici que la glycosurie est plus rare, en France, chez les femmes que chez les hommes, et quand il n'existe pas de tubercules dans les poumons, la guérison est plus prompte et plus facile.

3. Mme... est âgée de soixante-six ans; elle est forte et bien conservée. Son embonpoint était considérable; mais, peu à peu, ses forces diminuèrent, son embonpoint disparut. Elle consulta un médecin habile, qui, interrogeant toutes les fonctions, s'aperçut bien vite de la relation qui existait entre la sécheresse de la peau, les urines plus abondantes que les boissons, la soif intense et l'amaigrissement faisant de rapides progrès, malgré un appétit vif et une nourriture abondante. Mme... me fut adressée. J'analysai ses urines; elle en rendait dans les vingt-quatre heures 5l,50; elles avaient une densité de 1,041; elles exerçaient un pouvoir moléculaire rotatoire de 10,50 dans un tube de 308 millim.; elles contenaient 80 gram. de glucose par litre. Mme... se couvrit aussitôt de flanelle : elle adopta complètement le régime que j'ai indiqué. Elle revint me voir après huit jours ; elle n'avait plus rendu que 1l,25 d'urine, d'une densité de 1,031, exerçant une déviation de + 3°,5 dans un tube de 303 millim., et contenant par litre 32,07 de glucose. Je prescrivis alors l'emploi des bols de carbonate d'ammoniaque et de thériaque. La dose du carbonate d'ammoniaque fut portée successivement à 5 gram. J'analysai les urines au bout de huit jours : elles n'avaient plus qu'une densité de 1,023. L'examen optique et le réactif de Frommherz me démontrèrent qu'elles ne renfermaient plus aucune trace de glycose. Quinze jours après, j'en constatai encore l'absence. Les forces de Mme... étaient complétement revenues; elle se remit à l'usage des féculents, mais toujours en quantité modérée; et, malgré cela, les urines, analysées après six mois, ne contenaient aucune trace de glycose. Mme... se laissa alors aller à son goût prononcé pour les féculents : elle ne tarda point

à voir revenir la soif, les urines abondantes et les accidents primitifs; mais, avertie par l'expérience, elle revint au traitement primitif. Quelques jours après, j'analysai les urines, qui n'exerçaient plus aucun pouvoir rotatoire. Depuis ce temps, Mme... a repris sa santé.

Les deux observations qui suivent sont plus courtes et moins concluantes, parce qu'il n'a pas été en mon pouvoir de suivre suffisamment les malades après leur rétablissement.

4. Mme... est malade depuis un temps qu'elle ne peut précisément déterminer; mais elle s'aperçoit qu'elle maigrit, malgré un appétit toujours soutenu; elle présente tous les symptômes de la glycosurie : elle rend en vingt-quatre heures 4^l,75 d'une urine pâle, d'une densité de 1,042, exerçant un pouvoir de 10°,5 dans un tube de 308 millim., et qui contient, par conséquent, 80 gram. de glycose par litre. Mme... adopta immédiatement le traitement hygiénique dans toute sa rigueur. J'analysai les urines après huit jours : elles ne contenaient aucune trace de glycose. Elle reprit l'usage des féculents en petite quantité; et après huit jours les urines examinées ne m'accusèrent plus de glycose. Mme... quitta Paris et je n'ai pas eu de ses nouvelles depuis.

5. Mme... a trente-cinq ans; elle a de l'embonpoint. Tout à coup, au milieu des plaisirs de l'hiver, sa peau devient sèche, sa soif très-grande, son appétit vif; et, sans maigrir encore sensiblement, elle perd ses forces; elle se fatigue beaucoup en montant quelques étages, elle il y a quelque temps si alerte. Elle consulta son médecin, qui soupçonna une glycosurie. Il m'apporta ses urines. Je vis avec lui la malade. La veille de cet examen, le 27 janvier 1844, elle rendit dans les vingt-quatre heures 7^l,25 d'une urine décolorée, d'une odeur faible, d'une densité de 1,042, qui, vue dans un tube de 303 millim., exerçait une déviation de 13, et qui contenait, par conséquent, 100^gr,98 de glucose par litre.

Mme... adopta immédiatement le régime que j'ai fait connaître; elle se couvrit de flanelle. Au bout de deux jours, les urines étaient revenues à leur composition et à leur quantité normales. Mme... se permit alors des aliments féculents en petite quantité. J'examinai de nouveau les urines le 5 février, et l'appareil optique, le réactif de Frommherz y démontrèrent l'absence du glycose. Je n'ai pas revu Mme... depuis.

6. Mme... est à la tête d'une assez grande administration, où elle déploie beaucoup d'activité. Quoique douée d'un assez fort embonpoint, elle fut prise subitement, à la suite d'un refroidissement, d'une soif intense, sans diminution d'appétit. La peau est sèche; les urines sont tellement abondantes, que l'attention de la malade et des médecins est immédiatement éveillée. On m'envoie les urines pour les analyser; Mme... en a rendu environ 8 litres dans les vingt-quatre heures : elles sont limpides, très-peu colorées, avec une faible odeur de petit-lait; leur densité est de 1,041; vues dans un tube de 303 millim., elles exercent une déviation de 11°; elles renferment par litre 82^gr,19 de glycose, proportion considérable, si l'on a égard à la quantité d'urine rendue dans les vingt-quatre heures.

Mme... endosse immédiatement un vêtement de flanelle complet et adopte aussi dans toute sa rigueur le régime que j'ai fait connaître. Les urines diminuent immédiatement et se réduisent à la quantité normale. Je les ai examinées six jours après : elles n'exerçaient alors aucune action sur la lumière polarisée; elles ne réduisaient point le réactif de Frommherz; elles ne contenaient donc pas de glycose. Je les ai analysées de nouveau huit jours après, et j'ai encore constaté l'absence du glucose. Depuis, j'ai eu, à diverses reprises, des nouvelles de cette dame : sa santé continue à être excellente, sans aucune récidive; elle use des féculents avec modération.

Cette observation est remarquable par la rapidité et la sûreté de la guérison; mais, il faut le dire ici, nous avions affaire à une glycosurie tout à fait au début.

7. Mme... est âgée de soixante ans : elle est très-chargée d'embonpoint; elle se plaint à son médecin d'affaiblissement général; elle accuse en même temps une soif assez vive,

des urines plus abondantes que de coutume; il n'y a pas de changement dans l'appétit. Dans les vingt-quatre heures (9 mars 1845), Mme... rendit environ 3 litres d'urine d'une couleur légèrement ambrée, d'une densité de 1,041; vues dans un tube de 303 millim., elles exercent à l'appareil de polarisation une déviation de $+$ 10°, ce qui nous donne 77gr,57 de glycose par litre d'urine. Mme... adopta immédiatement un vêtement de flanelle complet et suivit exactement le régime que j'ai fait connaître. L'état général s'améliora bientôt sensiblement : la moiteur à la peau reparut; la quantité des urines devint normale, et Mme... n'en persévéra pas moins dans son régime. J'examinai de nouveau les urines. Le 26 mars, Mme... en rendit 1 litre et demi; leur densité n'était plus que de 1,025; elles exerçaient une action à peine sensible sur la lumière polarisée : c'est à peine si la déviation était de $+$ 1°. Ces urines ne renfermaient par litre que 7,5 gram. de glycose. Mme... continua l'observation rigoureuse du régime qui avait conduit à une si notable amélioration. J'examinai les urines le 5 mai. Mme... n'en rendit dans les vingt-quatre heures que 1l,25 : elles étaient fortement colorées; leur densité n'était plus que de 1,015, et leur pouvoir moléculaire nul, elles ne contenaient donc plus de glycose; le réactif de Frommherz me confirma son absence. Mme... se remit alors à l'usage, mais très-modéré, des féculents, en observant d'ailleurs toutes les autres précautions hygiéniques. La densité des urines est de 1,020, leur pouvoir moléculaire nul; c'est donc une guérison persistante; la santé de Mme... est aussi bonne qu'avant l'atteinte de la glycosurie.

8. M..., ayant une peau très-fine et très-blanche, était vigoureux, sa taille élevée, son système musculaire très-développé, son activité considérable. Il maigrit peu à peu, s'affaiblit plus rapidement encore, sans qu'on pût en deviner la cause. Enfin, le médecin qu'il consulta porta son attention sur sa soif considérable, sur ses urines, beaucoup plus abondantes qu'ordinairement; elles furent analysées, et la présence d'une grande quantité de glycose y fut démontrée. On adopta aussitôt le régime que j'ai fait connaître; mais il fut très-imparfaitement suivi dans tous ses détails. Le médecin ordinaire décida M... à me voir en consultation. M... rendait encore dans les vingt-quatre heures 3 litres et demi d'urine. La quantité avait été précédemment beaucoup plus élevée; mais on n'avait pas mesuré avec soin. J'analysai séparément les urines recueillies le matin à jeun, deux heures avant le dîner et deux heures après.

Les urines du matin avaient une densité de 1,028; elles étaient fortement ambrées; elles exerçaient à l'appareil de polarisation une déviation de $+$ 9°; elles contenaient 67,40 grammes de glycose.

Les urines rendues deux heures avant le dîner avaient une densité de 1,033; elles exerçaient une déviation de $+$ 2°; elles contenaient 90,52 de glycose par litre.

Les urines rendues deux heures après le dîner avaient une densité de 1,032; elles exerçaient une déviation de $+$ 11°; elles renfermaient 86,06 grammes de glycose par litre.

M... adopta immédiatement le régime que j'ai fait connaître précédemment; les urines diminuèrent aussitôt en quantité, et les forces ne tardèrent pas à revenir. L'absence du sucre fut constatée dans les urines par le moyen du lait de chaux et à l'aide de l'appareil de polarisation. Les urines du matin avaient une densité de 1,023, et celles du soir 1,026; ni les unes ni les autres ne contenaient de glycose.

Après six mois, M... avait conquis tout ce qu'il avait perdu. Il est frais, vigoureux, actif; il remplit toutes ses fonctions sans la moindre fatigue; il exerce une surveillance attentive et continue sur une grande industrie.

C'est un des malades où j'ai le plus nettement constaté l'utilité du vin de Bourgogne ou de Bordeaux de bonne qualité, et où j'ai pu remarquer les avantages incontestables qu'il présente sur toute autre espèce de vin.

M..., étant d'une forte constitution, en fait largement usage : deux à trois bouteilles dans les vingt-quatre heures, voilà la dose moindre; les jours de fatigue, M... a pu en prendre jusqu'à quatre bouteilles dans les vingt-quatre heures, et il n'en a ressenti que du bien, sans aucun inconvénient. (Je serais moins tolérant aujourd'hui, pour ces quantités élevées).

M... fait quelques écarts au régime et revient, quoique timidement, à l'emploi des féculents, pour lesquels il a un goût prononcé. Il ne tarde pas à s'apercevoir que la soif revient et que les urines sont plus abondantes ; il m'en a aussi apporté à plusieurs reprises, qui contenaient toujours une notable proportion de glycose. Ainsi, le 2 février, les urines du matin avaient une densité de 1,029 ; elles exerçaient une déviation de 6° ; elles renfermaient 42 grammes de glycose. Les urines du soir avaient une densité de 1,031 ; elles en contenaient 50 grammes. Le 16 avril, les urines du matin exerçaient une déviation de + 4°, les urines du soir une déviation de + 6°.

Le mois de juillet 1844 fut marqué par quelques écarts de régime : aussi le 27, l'urine du matin avait une densité de 1,031 ; elle exerçait une déviation de + 8°, et celle du soir une densité de 1,036, et elle exerçait une déviation de 7°. Le 21 août, la densité était devenue 1,031, et la déviation + 4°.

Après ces petits écarts, M.... revenait au pain de gluten, au régime sévère, et le glucose disparaissait. Le régime était souvent aidé de bols de carbonate d'ammoniaque et de thériaque.

Malgré ces retours du glycose, quand il use un peu largement des féculents, M... a si bien repris toutes ses forces et toute son énergie, que je le classe parmi les malades guéris ; car lorsque les féculents sont pris en quantité extrêmement modérée, le glucose n'apparaît pas dans les urines, et il n'y revient que lorsque M.... se laisse aller à son goût et fait des excès contre lesquels la médecine est impuissante.

9. M... était âgé de soixante-trois ans lorsqu'il ressentit les premières atteintes de la glucosurie, qui se manifesta par une soif très-vive, des urines plus abondantes que les boissons, qui l'étaient beaucoup, et un amaigrissement et un affaiblissement général, qui effrayèrent le malade et sa famille. M.... habite la campagne où il exerce une surveillance éclairée sur de belles propriétés. Il consulta un médecin habile, qui reconnut aussitôt la maladie, et qui lui fit suivre le traitement que j'ai fait connaître. M... en éprouva une notable amélioration, mais son médecin, convaincu que les conseils d'un auteur qui a trouvé une méthode nouvelle sont toujours utiles, me l'adressa, me pria d'analyser ses urines à l'aide de l'appareil de M. Biot, et de lui donner une consultation. C'était dans le mois d'août 1842. M... rendait encore deux litres et demi d'urines dans les vingt-quatre heures : vues dans un tube de 313 millim., elles exerçaient une déviation de 9° ; elles contenaient encore 68 grammes de glycose par litre. Cette proportion avait dû, d'après une analyse approximative que M... me fit connaître, être beaucoup plus considérable. La quantité d'urine avait été aussi beaucoup plus élevée : il me rendait, me disait-il, plus de 6 litres dans les vingt-quatre heures. Je fis remplacer le pain ordinaire, qu'on prenait déjà en petite quantité, par du pain de gluten. Je prescrivis l'usage de 1 à 2 litres d'excellent vin rouge. J'insistai sur l'emploi d'une flanelle suffisamment épaisse et moelleuse, pour amener à la peau une douce moiteur, et j'ordonnai l'usage de la potion au carbonate d'ammoniaque, et des bols de thériaque et de carbonate d'ammoniaque opiacés. M... éprouva, par l'emploi de ces moyens, une amélioration considérable. Dans le temps qu'il était parfaitement bien, il ne me fit point analyser ses urines ; mais, dans le mois de septembre 1843, éprouvant quelque altération, et la quantité d'urine s'étant élevée à 2 litres, il m'en envoya : vues dans un tube de 303 millimètres, elles exerçaient une déviation de + 5°,5 ; elles contenaient 42,73 grammes de glucose par litre. Je soupçonnai, et j'ai su depuis que mes soupçons étaient fondés, que M... s'était écarté du régime ; on avait abandonné le pain de gluten. Je prescrivis un retour complet aux moyens qui avaient amené des résultats qu'on avait peu espérés, à un âge déjà avancé et avec une maladie déjà certainement très-ancienne. On suivit fidèlement mes prescriptions, et M... ne tarda pas à recouvrer tous les signes de la santé la plus parfaite. Insensiblement on se relâcha du régime ; rien ne se manifesta d'apparent ; M... ne rendait pas plus de 1 litre et demi d'urine ; mais, pour s'assurer si l'on pouvait se relâcher plus encore, on m'adressa des urines : elles avaient une densité de 1,025, un pouvoir rotatoire de + 3°,5 ; elles contenaient 31 grammes de glycose par litre. J'arrêtai immédiatement cette tendance à abandonner le régime.

On revint pendant quinze jours à l'usage du carbonate d'ammoniaque, et les urines, examinées alors, ne contenaient plus de glycose. Je les analysai encore dans le mois de décembre 1844, et la déviation était également nulle à l'appareil de polarisation, et M... ne s'abstenait cependant pas complétement de féculents, et insensiblement on en augmentait la quantité. Au mois de mai 1845, on m'envoya des urines : leur densité était de 1,027, et leur pouvoir moléculaire rotatoire de 3°,5 ; elles contenaient encore 31 grammes de glycose par litre. On revint au pain de gluten, qu'on avait abandonné. On employa la magnésie pour combattre la constipation, et les urines, examinées le 21 août, ne contenaient plus de glycose.

Insistons sur ce fait avant de terminer : ces petites oscillations que nous avons signalées n'ont eu aucune influence sur la santé générale, qui a toujours été très-bonne, et ces retours de la glycose après quelques écarts du régime ont amené, comme cela arrive toujours dans ces cas, une foi aveugle dans mes conseils.

10. Je vais encore ici avoir à rapporter l'histoire d'un malade que je suis depuis plus de trois ans, qui, glycosurique depuis longtemps, était tombé peu à peu à un degré considérable de dépérissement, et qui, par le régime que je lui ai indiqué, a pu recouvrer une santé vraiment florissante, mais qui, grâce aux conseils de somnambule ou d'autres médecins de cette espèce, abandonnait le régime de temps en temps, mais pour y revenir bientôt quand les accidents réapparaissent avec une certaine intensité. C'est un bonheur pour moi, et que n'ont pas toujours les médecins les plus consciencieux et les plus habiles, lorsqu'il s'agit de maladies moins bien connues dans leur nature intime, que de voir les malades détournés quelque temps de suivre mes conseils par quelques charlatans dont notre pays abonde, me revenir avec une foi plus ferme, une confiance sans bornes.

M... est à la tête d'une exploitation rurale et manufacturière, qu'il dirige avec autant d'activité que de succès. Il est âgé de quarante-trois ans. Il éprouve depuis longtemps tous les signes de la glycosurie ; mais comme les malades se décident difficilement à consulter pour une affection qui laisse l'intégrité de l'appétit, comme M... avait des ressources dans un embonpoint assez prononcé, il ne s'inquiéta que lorsqu'il vit un amaigrissement considérable, un affaissement notable de la vue et un anéantissement complet des fonctions génitales. Il demanda des conseils à un des médecins les plus illustres de Paris, qui, ayant reconnu la glycosurie, m'adressa M... C'était le 20 novembre 1842. M.... rendit dans les vingt-quatre heures 3,25 litres d'urine, qui, vues dans un tube de 315 millimètres, exerçaient une déviation de + 10°, 5, et qui contenaient 79,50 grammes de glycose par litre. M... adopta immédiatement le régime que je lui prescrivis. La quantité d'urine diminua aussitôt et se fixa, après quelques jours, à 1,25 litre, dans les vingt-quatre heures ; vues à l'appareil de polarisation, elles ne présentaient plus de déviation. C'est un des cas où la glycose disparut le plus vite des urines, malgré l'usage d'une très-petite quantité d'aliments féculents.

M... partit pour reprendre ses occupations ; et ayant recouvré ses forces et toute l'apparence de la santé la plus parfaite, il augmenta la somme des féculents qu'il se permettait dans les vingt-quatre heures. Il s'aperçut lui-même, en faisant bouillir son urine avec le lait de chaux, comme je lui avais indiqué, de la réapparition de la glycose. La quantité d'urine n'était pas notablement augmentée ; elle ne dépassait pas 1 litre et demi. Il m'en envoya le 18 décembre 1842 : elles exerçaient une déviation de + 5° ; elles contenaient 38 grammes de glycose par litre ; elles déposaient, en outre, une proportion considérable d'acide urique. Je prescrivis alors le retour au régime, et j'ordonnai aussi deux bouteilles d'eau de Vichy par jour. Ce régime fut suivi par M... avec assez d'assiduité, et la glycose disparut des urines. Il m'en envoya le 21 mars 1844 ; elles n'exercèrent aucune déviation. L'acide urique continua à se déposer dans les urines de M... par le refroidissement, malgré l'emploi de l'eau de Vichy. Il s'imagina avoir la gravelle et ne crut rien avoir de mieux à faire qu'à consulter la somnambule. Cette sibylle nouvelle changea complétement le régime que j'avais prescrit. M... revint à l'usage des féculents ; mais la soif ne tarda pas à le tourmenter. Les urines diminuèrent beaucoup. L'embonpoint ne diminua pas notablement; mais les forces décrurent, et, chose remarquable et peu commune dans la glycosurie, des symptômes inquiétants de congestion sanguine du côté de l'encéphale se manifestèrent chez M.... Il rendait 4 litres et demi d'urine, qui exercèrent une déviation de 11°,5, et qui contenaient 82,19 grammes de glycose par litre. Une saignée de 500 grammes, le retour au régime, l'emploi du carbonate d'ammoniaque dissipèrent tous les accidents, et M... put reprendre toutes ses fonctions actives et se permettre même une petite quantité de féculents sans voir la glycose reparaître dans ses urines. Je les ai examinées de nouveau dans le mois de mai 1845, et elles n'exercèrent aucune déviation.

Voilà encore une guérison qui a résisté à des écarts de régime assez prolongés.

11. M... est également atteint de glycosurie depuis plus d'un an ; il l'attribue à des excès de boissons acides et sucrées qu'il fit pendant les chaleurs de l'été, dans un voyage obligé dans le midi de la France. Il est plus probable que la maladie existait déjà et que l'excès des boissons en a été la conséquence. Quoi qu'il en soit, M... perdit bien vite ses forces et son embonpoint. Il s'arrêta dans une ville du Midi pour se faire soigner. On lui conseilla le traitement que j'ai fait connaître ; mais il ne fut jamais rigoureusement observé, et l'on n'insista point sur l'emploi du vin de Bordeaux ; le pain intervenait encore dans le régime. L'état de M... s'améliora ; mais les forces ne revenaient pas ; il ne pouvait monter ou marcher longtemps sans éprouver une fatigue considérable ; l'énergie morale était nulle. M..., de retour à Paris, consulta alors un des médecins les plus haut placés de notre ville, qui me l'adressa. M... ne rendait plus dans les vingt-quatre heures que 2 litres et demi d'urine. Le 22 mai 1843, elle était d'une densité de 1,032, exerçant une déviation de + 5°, et contenant 58 grammes de glycose par litre. Je fis adopter immédiatement un habillement de flanelle complet ; je prescrivis l'emploi de deux ou trois bouteilles de bordeaux par jour, et le pain de gluten remplaça le pain ordinaire. Les urines furent examinées. Le 20 mai, M... ne rendait plus que 1 litre et demi, d'une densité de 1,026, exerçant une déviation de 303 millimètres, contenant 7,7 grammes de glycose par litre. M... continua avec persévérance l'emploi des moyens que je lui avais indiqués, et le 12 juin les urines n'exerçaient plus aucun pouvoir rotatoire ; elles ne contenaient plus de glycose. M... fit alors un voyage dans le Midi. Je le vis à son retour, jouissant d'une santé parfaite. Ses urines ne contenaient plus de glycose, quoique les féculents intervinsent pour une faible quantité dans son alimentation. Le pain de gluten est remplacé par deux ou trois échaudés.

12. M..., chef d'escadron en retraite, a été fortement atteint de glycosurie ; il rendait par vingt-quatre heures 6 litres environ d'urine, qui contenaient une assez forte proportion de glycose, qui fut extrait à l'état cristallisé par la simple évaporation de son urine. Aussitôt que l'analyse eut solidement établi le diagnostic, le médecin qui dirigeait M... lui fit suivre avec la plus grande exactitude le traitement que j'ai fait connaître ; l'amélioration fut immédiate, les forces et l'embonpoint revinrent peu à peu. Le médecin qui avait dirigé le traitement engagea M... à venir à Paris pour me consulter, et me faire analyser ses urines à l'aide de l'appareil de M. Biot. M... se rendit à cette invitation, il vint me trouver ; je m'assurai, à l'aide de l'appareil de polarisation, que ses urines ne renfermaient plus de traces de glycose, et je n'eus d'autre prescription à lui faire que de suivre avec persévérance le traitement qui lui avait si bien réussi.

Je vais rapporter l'histoire de deux prêtres, curés dans la campagne, qui, l'un et l'autre, atteints vivement, ont pu, grâce aux conseils que je leur ai donnés, se débarrasser complétement de cette maladie, que tous les bons observateurs regardaient comme incurable avant la publication de mes travaux.

13. J'ai vu peu d'hommes plus vigoureux et plus solidement constitués que M..., curé dans une assez forte paroisse du diocèse de Troyes. La glycosurie existait probablement depuis longtemps ; mais elle avait à miner une si robuste organisation, qu'elle avait encore laissé à M... des forces et de la résistance, malgré l'intensité de la maladie. M..., tourmenté d'une faim dévorante et d'une soif inextinguible, rendait en vingt-quatre

heures 8^l,50 d'urine, d'une densité de 1,041, exerçant une déviation de 14° dans un tube de 311 millim., et contenant par litre 104 gr. de glycose. M... adopta immédiatement avec beaucoup d'exactitude le traitement que je lui prescrivis : flanelle, abstinence des féculents, bon vin, à la dose de 3 litres (ce qui n'était pour M... qu'une quantité modérée, eu égard à sa force et à la fatigue causée par les travaux incessants de son saint ministère), et sans avoir besoin de recourir aux ammoniacaux ni autres médicaments, le glucose disparut des urines, quoique les féculents intervinssent dans le régime pour une faible quantité.

Je revis M... au bout d'un certain temps ; j'eus peine à le reconnaître à la première entrevue, tant il avait pris d'embonpoint, tant il avait recouvré l'apparence de la santé la plus brillante. Ses urines ne contenaient plus de glycose.

M... m'a informé que mon ordonnance n'avait point été stérile, que les médecins des environs qui avaient tous suivi sa maladie, avaient guéri, en prescrivant exactement le même traitement, deux malades fortement atteints de glycosurie.

14. M... exerce son saint ministère dans une commune du diocèse de Sens. On peut attribuer l'origine de son mal aux fatigues, au jeûne trop prolongé, aux jours maigres qui nécessitaient à la campagne un usage presque exclusif des féculents. M..., quoique moins fortement atteint que son confrère dont je viens d'esquisser l'histoire, a cependant déjà ressenti vivement les atteintes de la glycosurie. Son amaigrissement est très-notable, ses forces sont anéanties, ses yeux lui refusent leur office pour lire son bréviaire, ses dents sont très-douloureuses et déchaussées; ce qui est très-commun dans la glycosurie, ainsi que les autres maladies de la bouche, à cause de l'acidité ordinaire de la salive dans cette maladie. M..., en suivant son régime ordinaire, a rendu 4^l,50 d'urine, d'une densité de 1,035, exerçant une déviation de 11°,5, et contenant par litre 82^{gr},19 de glycose. M... suivit immédiatement le régime que j'ai fait connaître dans ce travail, et cela avec une grande exactitude; il en éprouva aussi une amélioration immédiate, qui ne s'est pas démentie. J'ai analysé depuis trois fois les urines de M... : elles n'exerçaient aucune déviation sur la lumière polarisée, ne renfermaient aucune trace de glycose.

L'observation que je vais rapporter est une des plus intéressantes que la science possède, parce que le malade est un des médecins les plus habiles, qui, depuis le 4 octobre 1843, a examiné constamment son urine, où il y a recherché la présence du sucre avec tout le soin que l'habitude des observations exactes donne, et toute la sollicitude qu'inspire à un bon père de famille le soin d'une santé attaquée par une maladie que tous les observateurs exacts avaient regardée comme incurable avant mes recherches.

15. M... est dans la force de l'âge, d'une constitution des plus robustes, résistant sans fatigues aux travaux incessants d'une clientèle de campagne très-étendue; mais peu à peu les forces diminuèrent, l'amaigrissement survint : M... interrogea ses fonctions, et reconnut qu'il était affecté de glycosurie. Il vint aussitôt me trouver. Il rendait dans les vingt-quatre heures 3^l,50 d'urine, d'une densité de 1,037, contenant 55 grammes de sucre de fécule par litre.

M... adopta aussitôt le régime que je lui prescrivis; il n'oublia pas le vêtement complet de flanelle.

Après deux jours de régime, l'urine fut examinée; elle n'exerçait plus aucun pouvoir sur la lumière polarisée, elle ne renfermait aucune trace de sucre de fécule ; la densité était de 1,030 ; elle avait la couleur et la composition de l'urine normale.

Avant le départ de M..., j'analysai encore l'urine, et je constatai de nouveau la présence de la glycose. Voici l'extrait d'une lettre que M... m'adressa le 18 janvier 1844.

« Je suis heureux de vous apprendre que, depuis le 8 octobre, époque à laquelle je vous ai quitté, je n'ai pas surpris un atome de sucre dans mes urines, d'après les expériences que j'ai faites avec le *densimètre*, et leur mélange et ébullition avec un tiers de lait de chaux. Une seule fois, elles ont donné 1,030 ; mais bouillies avec le lait de chaux, elles sont devenues aussi claires qu'au moment de leur émission ; aujourd'hui, et depuis très-longtemps, elles n'offrent jamais au delà de 1,015 à 1,028. Quelquefois, quand leur émission a lieu immédiatement après le repas, ce qui est fort rare, elles n'ont que la densité de l'eau, c'est-à-dire 1000. Du reste, elles sont le plus souvent très-ambrées, acides et en très-petite quantité (de 1¹,50 à 2 lit. par vingt-quatre heures). Mes forces, mon embonpoint, se sont prodigieusement améliorés, et ma vue, qui s'était tant affaiblie, est aujourd'hui absolument dans son état normal. Je ressens aussi, et c'est ce qui me donne l'opinion d'une guérison, sinon obtenue, au moins très-prochaine, ce mouvement intérieur de santé, de courage, qu'on ne saurait décrire, et qu'on ressent si bien après les avoir perdus. Grâces donc à vous, monsieur, qui avez fait tant et de si brillants travaux pour combattre cette maladie, toujours mortelle dans l'opinion de tous les médecins. Les diabétiques que vous avez soignés, ou qui l'ont été d'après vos idées, vous doivent des actions de grâces, et je viens vous offrir les miennes.

» La seule addition que j'ai faite à votre traitement, ç'a été d'ajouter à l'abstinence complète d'aliments féculents les préparations *ferrugineuses*. Le dégoût vient bientôt quand on est privé de pain, et ces préparations, n'eussent-elles que l'avantage de développer l'appétit, me sembleraient encore très-recommandables. Vous avez sans doute, comme moi, essayé ce moyen, et vous avez dû vous en trouver très-bien.

» Je borne là mes observations sur le traitement que vous m'avez conseillé, et dont je me trouve si parfaitement bien ; je suis décidé à aller vous visiter le plus prochainement qu'il me sera possible, pour vous prier d'analyser de nouveau mes urines au moyen de l'appareil de M. Biot, le seul appréciateur exact de ce liquide. »

M... est en effet venu me visiter à Paris, à deux reprises différentes, et j'ai toujours constaté l'absence de sucre de fécule dans les urines. Mais il résulte des essais continuels que M... n'a pas cessé de faire, qu'une ou deux fois, après un usage un peu exagéré des féculents, de la glycose a reparu dans les urines ; le retour au régime le faisait immédiatement disparaître.

La santé de M... est de celles qu'on peut envier, son activité est des plus grandes ; il faut qu'il en soit ainsi pour satisfaire aux exigences d'une des plus vastes clientèles de campagne. C'est un cas de guérison qui m'a comblé de bonheur, et que je regarde comme complet, malgré le retour pendant un jour ou deux de quelques traces de sucre ; car est-il bien sûr que si tous les jours nous examinions nos urines sous ce point de vue, nous n'y décèlerions pas quelquefois des traces de glycose ? Nos expériences sur la digestion des sucres et des féculents nous autorisent à le penser ; c'est alors une simple et légère aberration d'une fonction physiologique.

Depuis que j'ai soigné M..., il a eu lui-même *trois occasions* d'appliquer dans sa clientèle le traitement qui lui avait si bien réussi pour lui-même ; mais, comme moi, il a obtenu des résultats différents avec des différences dans les conditions de fortune et d'intelligence. Chez deux femmes, la misère n'a pas permis de suivre convenablement le régime, et la mort inévitable est venue terminer la glycosurie. Chez un autre malade, le traitement a pu être rigoureusement suivi, et une guérison aussi belle que celle de M... est venue le couronner. J'ai vu ce malade, et j'ai pu m'assurer par moi-même de son parfait rétablissement ; je vais rapidement esquisser son histoire.

16. M... est à la tête d'une vaste exploitation industrielle qu'il dirige avec autant d'activité que de succès. Sans cause connue, les forces de M... diminuèrent rapidement ; son embonpoint décrut, malgré un appétit excellent et un bon régime ; mais la soif était grande et les urines très-abondantes ; on en fit l'analyse, et l'on put en extraire du glucose en grande proportion. Je n'en ai pas par moi-même déterminé la quantité ; mais d'après ce qu'on m'a dit, elle a dû être très-grande. M... prescrivit à son ami et client le régime et le traitement qui lui avaient si bien réussi à lui-même. Au bout de peu de temps, l'amélioration fut aussi considérable. M... vint à Paris pour me consulter ; j'analysai son urine aux différentes époques du jour, et je constatai une absence absolue de glycose, malgré l'emploi de féculents en quantité très-modérée. Voilà encore une guérison solide.

L'usage du vin rouge et vieux a contribué pour une bonne part, dans les deux observations que je viens de rapporter, à un rétablissement aussi complet.

Prout, dont l'autorité est si grande en fait de glycosurie, dit que dans sa longue carrière il n'a vu qu'une seule fois l'urine des diabétiques revenir à sa composition normale. Dans les seize cas que je viens de rapporter dans cette troisième série, ce n'est pas un changement passager, mais c'est un retour durable à la composition normale : ce sont des guérisons qui ne se sont pas démenties depuis plusieurs années. Ces seize malades ont été guéris d'une *maladie incurable*, et préservés d'une mort certaine par le traitement que je leur ai fait suivre ; ce résultat est la plus douce récompense de mes travaux et d'une constance de quinze années. (*Supplément à l'Annuaire de thérapeutique de* 1846.)

Requin et Bonnefous. *Observation sur un cas de diabète sucré*. (Dans *Revue médicale*, septembre 1842.) — Observation recueillie sous mes yeux dans mon service de l'Hôtel-Dieu annexe, rédigé par mon interne, M. Bonnefous, et imprimée par décision de la Société de médecine. — Il s'agit d'une guérison obtenue en trois mois par l'emploi combiné d'une diète animale, du pain de gluten, du vin de Bordeaux et de l'opium.

« Le 23 février 1842, est entrée au n° 3 de la salle Sainte-Cécile, une femme de soixante ans, marchande des quatre saisons, née à Paris, qu'elle a constamment habité. Elle se nomme Lachaut (Marie-Catherine) ; elle n'a eu en sa vie d'autre maladie grave qu'une *fluxion de poitrine*, avant l'âge de vingt ans.

» Réglée pour la première fois à quinze ans, elle n'a jamais éprouvé de dérangement dans la fonction menstruelle jusqu'à sa cessation, à quarante-huit ans. De vingt ans à quarante-deux, elle a eu quatorze fausses couches, sans avoir pu amener aucune grossesse à terme ; la dernière eut lieu à huit mois ; toutes les précédentes n'avaient pu atteindre le septième.

» Cette femme, quoique dans un état assez misérable (elle était couverte de poux, elle n'avait pas de chemise), assure pourtant se nourrir convenablement. Elle habite au second étage ; son appartement semble réunir des conditions suffisantes d'hygiène. Ses demi-aveux, et quelques circonstances de son séjour à l'hôpital, portent à penser qu'elle avait certaines habitudes d'ivrognerie ; tout au moins ne dissimule-t-elle pas un penchant bien prononcé pour les boissons alcooliques.

» La malade raconte avoir été prise, il y a quatre mois, de l'affection pour laquelle elle vient réclamer le secours de l'art. A son dire, l'invasion a été subite, et la maladie a présenté immédiatement l'intensité qu'elle a aujourd'hui. Du reste, pour ce renseignement comme pour tous ceux qu'elle a donnés, il faut se tenir dans la plus grande réserve, vu son peu d'intelligence. Quoi qu'il en soit, voici l'état qu'il a été aisé de constater lors de l'entrée de la malade : d'abord, et surtout, une soif extrême ; c'était même, à vrai dire, la seule chose dont elle se plaignît ; mais elle a bientôt ajouté que la quantité de ses urines avait singulièrement augmenté ; le fait a été vérifié de la manière suivante : un seau était placé auprès de son lit, et recevait toutes ses urines ; on avait soin de le faire vider chaque matin à la visite. Durant les premiers temps de son séjour à l'hôpital, il fallait le vider deux fois dans la journée, et il était encore à moitié rempli au moment de la visite ; d'où il résulte que la quantité d'urine excrétée chaque jour était de deux seaux et demi. Ces urines ont été soumises à l'analyse par M. Bouchardat, et cet habile chimiste y a constaté 70 grammes de sucre sur 1000.

» L'état général n'offre d'ailleurs point de trouble bien notable ; la malade n'a pas de fièvre ; son appétit, quoique diminué, est encore assez bon ; le sommeil est également un peu moindre ; pas de douleurs dans aucun organe. Il y a seulement un notable affaissement des forces, qui empêche cette femme de se livrer à ses occupations ordinaires.

» Le diagnostic paraissant bien établi d'après les faits précédents, on eut d'abord recours au traitement qui suit. Une chemise de flanelle fut appliquée sur la peau ; régime animal, autant que possible ; deux portions de pain ordinaire pour la double quantité de viande, et pas de légumes ; vin de Bordeaux. Chaque soir, une pilule d'extrait d'opium à 5 centigrammes. Ces prescriptions furent continuées quinze jours sans changement appréciable. L'indocilité de la malade y était un obstacle continuel. On cherchait à réduire encore le peu de pain qui lui était donné; mais les cris et les plaintes de cette femme décidèrent à renoncer à de semblables tentatives de traitement, car elle troublait le repos de la salle, et toute surveillance échouait. On songea alors à employer le pain de gluten, qui fut donné à discrétion; mais le pain ordinaire fut supprimé entièrement. Il y eut encore quelques difficultés; mais, enfin, on parvint à faire suivre le traitement animal en donnant chaque jour du poulet. La malade accepta ce nouveau régime assez volontiers; on n'avait pu l'habituer à la viande servie ordinairement dans les hôpitaux.

» Ce traitement était suivi avec persévérance depuis deux mois, et produisait des améliorations de plus en plus appréciables. La quantité des urines diminuait graduellement, ainsi qu'il était aisé de s'en assurer tous les matins. Les autres malades remarquaient que celle qui fait l'objet de cette observation buvait de moins en moins. Enfin, après deux mois, on trouvait que les urines excrétées dans la journée étaient d'un tiers de seau seulement. On se proposa alors de les analyser de nouveau. M. Bouchardat n'y trouva pas de sucre. Mais il craignait qu'elles ne fussent altérées, et il demanda une nouvelle analyse; celle-ci produisit le même résultat. M. Bouchardat manifestait encore les mêmes craintes; alors M. Bonnefous alla recueillir des urines qu'il fit excréter à la malade devant lui, puis les porta tout de suite à M. Bouchardat. Cette fois on ne pouvait objecter les mêmes appréhensions, et le résultat de cette troisième expérience fut semblable à celui des deux précédentes.

» D'un autre côté, la malade boit dans les vingt-quatre heures deux pots de tisane; la quantité des urines se maintient au niveau ordinaire; les forces ont reparu; le sommeil et l'appétit ont augmenté. Depuis quinze jours, cependant, le traitement est suspendu; la malade mange quatre portions, selon les prescriptions du règlement des hôpitaux. Elle a conservé sa chemise de flanelle, continué l'usage du bordeaux et les pilules d'opium, etc. Elle quitte le service le 7 juin dans cet état, qui peut être considéré comme une guérison. » (Requin, *Pathologie médicale*, article *Diabète*).

Observation de M. le docteur Raynaud, médecin des hôpitaux et professeur agrégé de la Faculté. — Mademoiselle A..., âgée de trente et un ans, habitant depuis son enfance une petite ville de la Vendée, est issue de parents sains. Réglée à treize ans, elle fut atteinte à dix-sept ans d'une chlorose rebelle, avec suppression des menstrues pendant plusieurs mois. Il y a une dizaine d'années, elle présenta des symptômes inquiétants du côté de la poitrine; elle toussa pendant longtemps, et M. Andral, consulté à cette époque, diagnostiqua, au dire de la famille, des tubercules pulmonaires. Cependant cette toux finit par cesser, et la santé générale parut se rétablir entièrement. Ajoutons que mademoiselle A... appartient à une famille aisée, qu'elle dit n'avoir jamais eu de chagrins, que si elle ne s'est point mariée, c'est par choix et par goût.

Depuis huit ans environ s'est manifestée une tendance très-prononcée à l'*asphyxie locale des extrémités*. Souvent un doigt restait pendant des heures entières pâle et exsangue; sous l'influence du moindre froid, le bout des doigts prenait une teinte livide, et la température des mains s'abaissait notablement. Ces phénomènes persistaient tout l'hiver, sans qu'elle y fit grande attention. Mais depuis deux ans les accidents se sont singulièrement accentués; ainsi, lorsque les doigts étaient restés pendant longtemps livides et violacés, il survenait autour de la matrice des ongles de petites tournioles qui suppuraient, puis guérissaient. Pendant l'été de 1867, les mêmes accidents qui avaient duré tout l'hiver ne se passèrent point, et les tournioles devinrent plus fréquentes.

Au mois d'octobre de la même année, cet état s'aggrava beaucoup; la lividité des doigts devint excessive, et, vers le milieu de décembre, la gangrène se déclara franchement. Les froids rigoureux qui régnèrent à la fin de décembre et au commencement de janvier parurent exercer, sous ce rapport, une influence très-fâcheuse. La momification des extrémités fit de rapides progrès. Du reste, chose assez remarquable, elle ne s'accompagna pas de ces douleurs intolérables si ordinaires en pareil cas. La malade souffrait peu pendant le jour ; la douleur ne devenait vive que pendant les dernières heures de la nuit.

Vers le milieu de janvier 1868, le nez présenta des rougeurs sombres qui s'étendaient en mourant jusqu'à la naissance des joues, et qui ont disparu depuis. La peau s'est desquamée en ces points, et l'on trouve sur le côté droit du nez une petite cicatrice qui paraît reconnaître cette origine.

Pendant ces deux mois de décembre et janvier, l'état général a considérablement empiré. L'amaigrissement a été rapide. Les traits ont pris une apparence de sénilité précoce. En même temps se déclarait une *soif vive*, et *les urines devenaient très-abondantes*. L'appétit se perdait de plus en plus ; l'insomnie était presque absolue ; la malade assure néanmoins que ce n'étaient pas les douleurs qui l'empêchaient de dormir.

C'est alors que la malade se décida à venir à Paris consulter M. Nélaton, qui eut l'obligeance de me l'adresser. Je la vis le 13 février 1868 ; voici l'état dans lequel je la trouvai alors.

L'habitus extérieur légèrement cachectique. La maigreur est très-prononcée. Les veines du cou sont très-saillantes. La peau du front présente une coloration pigmentaire qui rappelle le *masque* des femmes enceintes. La peau du corps est sèche et flétrie. On trouve dans la région cervicale deux ou trois ganglions assez volumineux, et qui, paraît-il, l'ont été encore davantage.

Les doigts présentent dans leurs deux tiers inférieurs une coloration bleuâtre foncée, tout à fait caractéristique. Ils sont froids au toucher. Les extrémités de ces appendices sont en pleine mortification. La gangrène momifique a son maximum à l'index, mais elle est aussi très-manifeste au pouce et à l'annulaire. La lésion est plus avancée à gauche qu'à droite ; mais, pour ce qui concerne le siége, elle est *parfaitement symétrique*. L'index gauche, le plus malade de tous les doigts, présente une mortification complète de toute la partie unguéale de la phalangette. La partie momifiée est séparée par un sillon inflammatoire de la partie vivante, qui est notablement tuméfiée.

Aux orteils, on remarque comme une légère ébauche de lésions semblables. Il n'y a point de gangrène, mais il existe quelques traînées bleuâtres à l'extrémité de la face plantaire des premiers métatarsiens.

A cet aspect si remarquable, je reconnais immédiatement l'ensemble morbide que j'ai décrit, il y a quelques années, sous le nom de *gangrène symétrique des extrémités*, et dont j'ai eu occasion, depuis cette époque, de recueillir plusieurs exemples nouveaux, que je me réserve de publier. Quoique dans ces faits divers, les urines, toujours examinées attentivement, ne m'eussent fourni que des résultats négatifs, je dus diriger mon attention sur ce point important, et l'on a vu plus haut que l'interrogatoire de la malade m'avait déjà fourni à cet égard des données significatives. En effet, l'urine présentait les caractères suivants : limpidité parfaite, coloration jaune ambrée, réaction franchement acide ; densité égale à 1042 ; réduction abondante par la liqueur cupro-potassique, coloration d'un brun foncé par la chaleur, après addition de potasse caustique. L'examen polarimétrique dénotait une proportion de 76 grammes 74 centigrammes de glycose par litre d'urine.

L'examen des organes thoraciques ne devait pas être négligé. L'auscultation du cœur ne fournit que des résultats négatifs. Il n'en est pas de même pour les poumons. Quoique la malade n'ait qu'une toux insignifiante, je constate une submatité appréciable sous la clavicule droite, en dehors, obscurité du son dans la fosse sus-scapulaire du même côté. A l'auscultation, quelques craquements sont disséminés dans la même région. A gauche, les signes physiques sont extrêmement douteux.

En résumé donc, la malade, au moment de mon examen, présentait le complexus pathologique suivant : diabète sucré, porté à un très-haut degré ; tuberculisation commençant du sommet du poumon droit. Quelle était la pathogénie et la subordination réciproque de ces divers éléments morbides ? Question délicate, et qui me donnerait beaucoup à réfléchir.

Que le diabète eût déterminé l'éclosion de la phthisie pulmonaire, cela n'avait rien que de conforme à ce qui se voit journellement. Mais en consultant les antécédents de la malade, on trouve un état au moins bien suspect de la poitrine, à une époque de beaucoup antérieure aux accidents actuels. Il est vrai que de longues années s'étaient écoulées dans l'intervalle; toujours est-il que la prédisposition tuberculeuse paraît avoir existé de longue date.

La relation à établir entre le diabète et la gangrène était plus embarrassante encore. Avais-je affaire à une gangrène diabétique? Il suffit de parcourir les travaux publiés sur ce sujet dans ces dernières années, pour se convaincre que les cas, jusqu'ici observés, de gangrène diabétique, ne procèdent pas de cette façon; tantôt on a affaire à des anthrax, à des érysipèles ou phlegmons gangréneux, et M. Marchal (de Calvi) a beaucoup insisté sur cette marche inflammatoire des phénomènes précurseurs du sphacèle; tantôt une extrémité se momifie lentement, au milieu de douleurs atroces; mais dans aucun cas, que je sache, on n'a noté cette symétrie exacte des lésions, cette tendance à la cyanose de toutes les extrémités, y compris le nez. Enfin dans la plupart des cas en question, l'antériorité du diabète, relativement à la gangrène, est facile à établir.

Ici, au contraire, l'interrogatoire le plus minutieux ne nous permettait d'assigner à la glycosurie qu'une date très-récente. C'est au mois de décembre que s'étaient montrés pour la première fois, les trois grands symptômes caractéristiques, la soif excessive, les urines très-abondantes, et l'amaigrissement. Par contre, l'habitus morbide des extrémités, la tendance au refroidissement et à la cyanose des doigts et des orteils, remontait à 8 ans environ, et pendant 6 à 7 ans la santé générale paraissait n'en avoir nullement pâti; la malade avait conservé, pendant toute cette période, sa fraîcheur et son embonpoint. N'était-il point plus satisfaisant pour l'esprit d'admettre que les phénomènes pathologiques s'étaient enchaînés dans l'ordre suivant: 1° Longue période, pendant laquelle l'asphyxie locale, revenant par intervalles, existe au même titre que chez un bon nombre de sujets, chez qui elle ne dépassa pas le degré, et ne constitua pour le sphacèle qu'une imminence morbide; 2° Apparition du diabète, qui joue le rôle de cause déterminante, et qui, ajoutant son influence à celle de l'ischémie préexistante, fait apparaître la gangrène dans les extrémités déjà malades; 3° Sous cette même influence, réveil d'une diathèse tuberculeuse longtemps assoupie.

Quoi qu'il en soit, au point de vue pratique, l'indication la plus pressante me parut être de combattre avant tout le diabète. En conséquence, je formulai ainsi le traitement :

1° Observer strictement le régime des diabétiques, tel qu'il a été ainsi formulé par M. Bouchardat; s'abstenir des féculents, faire usage du pain de gluten, etc.

2° Boire chaque jour une bouteille d'eau de Vichy (source des Célestins), et faire ultérieurement une saison à Vichy même.

3° Prendre chaque soir, en se couchant, une décoction de racines de valériane, additionnée de quelques gouttes d'éther.

4° Entretenir les extrémités dans une douce chaleur, au moyen de l'enveloppement et y faire quelques frictions avec des pommades excitantes ou de l'alcool de mélisse.

5° Promenade au grand air, et exercice corporel.

L'événement justifia mes prévisions. Je revis la malade le 13 novembre 1868. Une grande amélioration s'était montrée peu de temps après le début du traitement. Une saison d'un peu plus d'un mois avait été passée à Vichy, sous la direction du docteur Sénac, qui fit accompagner le traitement thermal proprement dit de pratiques hydrothérapiques. L'automne avait été passé aux bains de mer des Sables-d'Olonne. — Le régime anti-diabétique avait été observé dans toute sa rigueur.

J'extrais de mes notes les lignes suivantes, rédigées le jour même où j'eus l'honneur de présenter cette malade à la Société médicale des hôpitaux.

La malade est réellement transformée. L'embonpoint est revenu, elle a repris ses couleurs et son air de jeunesse; elle ne se sent nullement malade. La séparation des parties gangrénées s'est partout heureusement accomplie. Je détache de l'auriculaire droit un dernier fragment de phalange à peine adhérent. Tous les autres sont tombés successivement, la cicatrisation s'étant faite au fur et à mesure sous les escharres. La seule que je pusse recueillir est constituée par une moitié de phalangette raccourcie, complétement momifiée et d'une dureté ligneuse.

Voici, au reste, dans un tableau comparatif, l'état des deux mains :

MAIN DROITE.	MAIN GAUCHE.
Pouce : la phalangette est tombée.	*Pouce* : presque conservé, sauf quelques portions de peau ; l'ongle subsiste.
Index : la phalangette est tombée.	*Index* : la phalangette est entièrement tombée.
Médius : a perdu les deux tiers de la phalangette.	*Médius* : a perdu la moitié de la phalangette.
Annulaire : presque point atteint ; l'ongle subsiste.	*Annulaire* : presque intact ; l'ongle subsiste en partie.
Auriculaire : a perdu les deux tiers de la phalangette.	*Auriculaire* : a perdu la moitié de la phalangette.

On voit qu'à l'exception des pouces, la gangrène a frappé également des deux côtés; en somme, la symétrie est aussi complète qu'on puisse l'attendre. Quand il s'agit d'un organisme vivant, le mot symétrie ne peut être pris dans son sens mathématique.

Cet aspect a frappé tous les membres de la Société présents à la séance.

Le cœur, examiné de nouveau attentivement, ne présente rien de morbide. Les artères ne sont pas moins normales que lors de mon premier examen. Les battements des radiales sont ce qu'ils doivent être. Point d'ossification appréciable.

L'appétit est bon, la soif est normale.

Les urines, dont la quantité est revenue à ce qu'elle était avant la maladie, ne présentent qu'une faible réaction par la potasse et par la liqueur de Felhing. L'urine du matin, examinée au polarimètre, fournit une proportion de 6 grammes de sucre par litre. Pas de trace d'albumine.

A l'auscultation de la poitrine, je retrouve très-nettement des craquements secs au sommet droit, particulièrement sous la fosse sous-claviculaire.

Le sommeil a été très-long à revenir ; il est maintenant très-satisfaisant.

Au total, cette malade n'est pas guérie pour le *médecin*, car l'examen chimique révèle encore une quantité appréciable de sucre urinaire, et il existe du côté du poumon droit quelques signes physiques qui, bien qu'ayant diminué, décèlent la présence d'une lésion du sommet. Mais, comme elle ne tousse pas, qu'elle a engraissé, qu'elle présente en un mot, tous les attributs extérieurs de la santé, elle serait disposée à se croire entièrement et définitivement guérie ; et l'on conviendra que c'est déjà un beau résultat si l'on songe à la gravité du mal dont elle a été atteinte. Il est permis de faire honneur de ce succès à la persévérance qu'elle a mise à suivre le traitement qui lui a été prescrit contre le diabète. — En réduisant à des proportions insignifiantes le symptôme glycosurie, qui occupait le premier plan dans l'ensemble morbide, l'intervention thérapeutique a permis à la nature de faire les frais d'une guérison qu'on peut espérer de voir se compléter.

A cette date (novembre 1868), lorsque mademoiselle A.... s'expose à l'air extérieur, les moignons des doigts prennent encore souvent une teinte un peu violacée ; le nez lui-même présente alors, à son extrémité, une légère nuance lilas, qui persiste quelque temps, même dans l'appartement.

En présence de cette disposition particulière, et eu égard aussi à l'état de la poitrine, j'ai conseillé à mademoiselle A... de passer l'hiver à Cannes. J'ai reçu récemment de ses nouvelles. Elles sont aussi satisfaisantes que possible.

NOTE XXXII.

Observations démontrant la toute-puissance de l'exercice gradué et continu. — Je ne puis, pour ne pas me répéter, que renvoyer au chapitre de l'ouvrage consacré à l'Exercice forcé, on y trouvera un nombre suffisant d'observations pour en démontrer l'efficacité. C'est depuis que je n'observe plus dans les hôpitaux et que j'agis sur des malades intelligents et dans l'aisance que j'ai pu obtenir des succès aussi nets que durables.

NOTE XXXIII.

ÉNUMÉRATION DES METS

QUI CONVIENNENT

AUX GLYCOSURIQUES

Bien que tout ce qui a trait à l'alimentation des glycosuriques ait été indiqué avec tous les détails nécessaires, et souvent avec des redites, soit dans le cours de l'ouvrage ou au chapitre du Traitement, soit dans l'Appendice, je crois cependant encore utile de reproduire l'*énumération usuelle des mets* dont j'ai déjà distribué plusieurs éditions aux glycosuriques qui sont venus me consulter. Ce menu des diabétiques est commode pour les ménagères qui sont embarrassées pour régler, d'après mes études, l'alimentation de chaque jour.

Cette énumération comprend quatre parties :

Dans la première, on trouve les préceptes généraux sur l'alimentation des glycosuriques.

Dans la deuxième, la liste des aliments défendus tant qu'ils ne sont pas utilisés ;

La troisième, qui est la plus étendue, est une véritable carte de restaurateur, dans laquelle le glycosurique peut choisir les aliments qui lui conviennent ;

La quatrième, enfin, comprend l'indication des mets par lesquels il faut commencer de revenir à l'alimentation commune quand les urines ne contiennent plus de glycose.

PREMIÈRE PARTIE

PRÉCEPTES GÉNÉRAUX

SUR

L'ALIMENTATION DES GLYCOSURIQUES.

Manger modérément et lentement, bien diviser, bien mâcher tous les aliments.

Tant que la quantité des urines rendues en vingt-quatre heures sera supérieure à un litre et demi, boire le moins possible.

Peu d'aliments liquides, tels que bouillons, consommés, soupes, etc.

Boire à petits coups; on peut se rincer la bouche avec de l'eau glacée; si on l'avale, c'est surtout pour elle que l'indication de boire à petits coups est importante.

Combattre le sentiment de la soif en mâchant longuement des graines de cacao caraque torréfiées, ou mieux des olives, des graines de café torréfiés.

Deux repas chaque jour sont préférables à trois ou quatre : un à dix heures, l'autre à six.

Éviter le repos et surtout le sommeil après les repas; pour cela, une bonne promenade en sortant de table est très-convenable.

Ne se coucher que quatre à cinq heures après le dernier repas.

S'abstenir de tabac, ou fumer le moins possible.

DEUXIÈME PARTIE

ALIMENTS DÉFENDUS.

Liste des aliments défendus tant qu'ils ne sont pas utilisés, c'est-à dire tant qu'ils donneront du sucre dans les urines.

Les féculents et les sucres. Exemples : sucres, pain de toutes les céréales, pâtisseries, riz, maïs et autres graines féculentes ; les pommes de terre, les fécules de pommes de terre, d'arrow-root, de sagou, de tapioka et autres fécules alimentaires ou parties de végétaux qui en contiennent ; les pâtes farineuses de toute sorte, telles que semoule, macaroni, vermicelle, etc. ; les haricots, pois, lentilles, fèves, les marrons et les châtaignes ; les radis*, les raves, les carottes, les navets et autres racines féculentes ou sucrées ; *tous les fruits* et particulièrement les fruits sucrés, tels que les prunes et les pruneaux, les abricots, les raisins frais ou secs, les figues, les ananas, les poires, les pommes, les melons, etc. Les *confitures de toutes espèces* et autres aliments et boissons sucrés ; le miel, le lait, la bière, le cidre, les vins mousseux ou sucrés, les eaux gazeuses, les limonades et autres boissons acides, surtout lorsqu'elles sont sucrées, les soupes à l'oseille.

La farine de froment et toutes celles de céréales ou de légumineuses, toutes les fécules, ne doivent pas intervenir dans les sauces ; de même que la chapelure, elles doivent être remplacées par la farine de gluten pur, la poudre de gluten panifié, ou, plus simplement, par des jaunes d'œuf, du beurre ou de la crème. Le sucre, le caramel, les carottes, les oignons, les navets, les raves doivent également être proscrits. Tous les légumes sucrés doivent être blanchis à grande eau, bien égouttés et divisés menu, avant cette opération, si cela est possible.

---

* On peut essayer les radis, mais vérifier, par l'analyse des urines après leur usage, si la quantité de sucre n'est pas accrue.

Essayer également des tranches de radis noir qui, dans quelques cas, ont paru salutaires, ou de la racine de raifort sauvage (*Cochlearia armoracia*). bien la mâcher pour provoquer la salivation.

TROISIÈME PARTIE

ALIMENTS PERMIS.

Vérifier, par l'analyse des urines après leur usage, l'influence des aliments marqués d'un ?.

Pain.

Pain de gluten de Cormier.
Le même, au son.
Pain préparé avec la farine de son parfaitement épurée et des œufs.
Pains divers préparés avec la farine de gluten.
Voyez, page 13, l'article consacré aux pains et gâteaux de gluten, et de farine de son épurée.
Gâteaux d'amandes douces, privées de sucre.
Biscuits-gluten grillés, gâteaux-gluten, chez Cormier.

Potages.

Consommé (sans pain).
Bouillon (sans pain).
Consommé ou bouillon aux choux.
— ou bouillon aux poireaux.
— aux œufs pochés.
— à la bisque (sans pain ni farine).
— à la purée de gibier.
Bouillon au cerfeuil et à l'huile d'olive.
Potage gras à la semoule de gluten.
— avec pâte au gluten.
— avec vermicelle au gluten.
— au gluten granulé pur.
— au beurre* avec la semoule de gluten.
— — avec le gluten pur.
Chocolat sans sucre à l'eau.
— avec poudre de cacao pur sans sucre, ou cocaïne d'Amster-dam, à l'eau.
Chocolat au gluten sans sucre à l'eau.

---

* On peut ajouter des jaunes d'œuf et de la crème dans les derniers potages, et dans le chocolat.

Hors-d'Œuvre chauds.

Œufs frais.
Saucisses au naturel.
—   aux choux*.
—   à la choucroute.
—   truffées.
Petit salé aux choux*.
—   à la choucroute*.
Boudin noir.
Jambon au jus.
—   aux épinards.
Côtelette, ou rôti de porc frais au naturel [1].
—   —   sauce moutarde.
—   —   sauce piquante.
Hareng frais à la sauce piquante ou au beurre.
—   saur à la sauce au beurre.
Sardines fraîches.
Huîtres frites.
Coquilles aux huîtres.
Escargots au beurre, à l'ail et aux fines herbes.

Hors-d'Œuvre froids.

Huîtres blanches.
—   anglaises.
—   d'Ostende.
—   de Marennes.
—   marinées.
Beurre, à tous les repas.
Thon mariné.
Salade d'anchois.
Sardines confites à l'huile.
Hareng saur à l'huile d'olive.
Olives.
—   farcies.
Artichaut à la poivrade.

Jambon fumé ou salé.
—   de Bayonne à la gelée.
Saucisson de Lyon ou d'Arles.
Mortadelle d'Italie.
Saucisson de Troyes.
Langues.
Hures de sanglier.
Crevettes.
Caviars.
Homard,
Langouste.
Écrevisses.

[1] Toutes les viandes ou charcuteries, fumées ou salées, conviennent très-bien ; on les sert par tranches sèches ou avec de l'huile d'olive ou des fines herbes.

* La choucroute doit être blanchie à grande eau et bien égouttée ; il en est de même des choux.

Bœuf.

Bœuf au naturel (bouilli).
— à la moelle.
— aux choux.
— à la choucroute blanchie à grande eau.
— sauce piquante.
— à la vinaigrette.
Bifteck à l'anglaise au naturel.
— au cresson.
— aux haricots verts.
— au beurre d'anchois.
— au fromage de Parmesan.
— aux choux-fleurs.
— aux épinards.
— à la chicorée.
Rosbif au naturel, ou avec les diverses associations indiquées
    pour le bifteck.
Filet sauté dans sa glace.
— aux olives.
— au beurre d'anchois.
— au vin de Madère sec.
— aux truffes.
— piqué sauce aux cornichons.
— à la béarnaise.
Émincé de filet de bœuf sauce piquante.
Entre-côte au beurre et aux fines herbes ou sauce piquante.
Attreaux de palais de bœuf.
Langue de bœuf à la sauce piquante.
Fagoue grillée à la maître d'hôtel.
Bœuf de Strasbourg.

Agneau.

Agneau piqué.

Riz d'agneau à la financière, aux truffes.

Côtelettes d'agneau.

— aux pointes d'asperges?

— aux épinards.

— à la chicorée.

Blanquette d'agneau aux champignons, sans farine.

— aux truffes.

Gigot d'agneau au jus.

Poitrine d'agneau au jus, avec aromates.

Mouton.

Gigot au jus.

Côtelettes au naturel.

— aux champignons et aux truffes.

— panées à la semoule de gluten panifiée.

— à la chicorée ou aux épinards.

— aux haricots verts, aux pointes d'asperges?

— à la provençale.

— aux champignons.

Filet de mouton mariné en chevreuil.

Filets mignons grillés.

Rognons brochette.

— vin de Madère.

Poitrine de mouton à la chicorée.

Pieds de mouton à la poulette, sans farine ordinaire?

Veau.

Veau froid à la gelée.
Riz piqué au jus.
— piqué à la chicorée.
— à la financière aux truffes.
— à la poulette (beurre, jaune d'œuf sans farine).
Fraise de veau à l'huile.
Fricandeau au jus.
— à la chicorée, ou aux épinards, ou aux laitues.
— aux haricots verts ou aux pointes d'asperges?
Cervelle au beurre noir.
— à la poulette.
— frite (avec farine de gluten).
Langue en papillote —
Côtelette —   —
— grillée au naturel.
— sautée aux truffes ou aux champignons.
— au jambon.
— aux pointes d'asperges, ou à la chicorée, ou à la laitue.
Rognons de veau.
Fagoue, grillée maître d'hôtel*.
Omelette aux rognons de veau, avec la graisse qui entoure les rognons.

Entrées de volaille.

Poulet ou chapon au gros sel.
— à la gelée.
— aux huîtres.
— à l'estragon.
— au consommé.
— en fricassée (à la farine de gluten).
— à la tartare.
— sauté aux truffes ou aux champignons.
— aux laitues.
Salade de volaille.
— en mayonnaise.
Chapon, canard ou caneton aux olives.
Tranches d'oie aux olives.
Pigeon à la crapaudine avec semoule de gluten.
Galantine de volaille.

* La fagoue de veau (pancréas) reste avec le foie, il faut le faire séparer par le tripier.

Entrées de pâtisserie.

Tous ces mets doivent être préparés avec de la farine de gluten *, au lieu de farine ordinaire, d'excellent beurre, des œufs très-frais et de bons fromages.

Vol-au-vent.
— de blanc de volaille.
— de riz de veau.
— — aux truffes ou aux champignons?
— au saumon, ou au turbot, ou à la morue.
Petits pâtés au jus.
— au jambon.
— au homard.
— aux crevettes.
— aux huîtres.
Gâteaux au beurre, aux œufs, au fromage ; on peut y ajouter des noix, noisettes, amandes, pistaches grillées.

Entrées de gibier.

Perdreau aux choux.
— en salmis.
Filet de perdreau aux truffes.
Bécasse en salmis.
— aux truffes.
Bécassine en salmis.
Canard sauvage en salmis.
Mauviettes en salmis.
— au gratin.
— en caisse.
Grives en salmis.
Caille en caisse.
— aux laitues.
Sarcelle en salmis.
Filets de chevreuil sauce poivre.
— aux champignons.
Côtelette de chevreuil aux truffes.
Quartier de chevreuil sauce piquante.
Salade de perdreau.
Purées de gibier (garnie d'œufs pochés).
Civet de lièvre.

* Si l'on n'est point sûr de la pureté de la farine de gluten, ces entrées de pâtisserie ne doivent être accordées que lorsque le sucre a disparu. On peut essayer aussi, pour ces entrées de pâtisserie, la farine de son épuré?

Œufs.

Œufs brouillés au jus.
— au parmesan.
— brouillés aux pointes d'asperges?
— — aux truffes.
— sur le plat.
— au beurre noir.
— pochés au jus ou à la chicorée.
— aux épinards.
Omelette aux fines herbes.
— au lard.
— aux truffes.
— au jambon ou aux saucisses.
— aux rognons.
— aux divers fromages.
— au hachis de gibier.
Jaune d'œuf avec un peu de bouillon ou mieux de vin.

Poissons frits

OU AUTRES ANIMAUX A SANG FROID.

On remplacera dans les fritures la farine ordinaire par la farine de gluten, ou la farine de son parfaitement épuré.

Sole — filets de sole.
Éperlan.
Goujon.
Carpe.
Merlan ou limande.
Laitance de carpes.
Tous les poissons frits.
Cuisses de grenouille frites.
Queues d'écrevisse frites.

Entrées de poissons

ET AUTRES ANIMAUX A SANG FROID.

Brochet à la sauce aux câpres* ou à l'huile.
Barbillon au bleu, ou à la sauce aux câpres*, ou à l'huile.

Truite	—	—	—
Bar	—	—	—
Meunier	—	—	—
Perches	—	—	—
Tanches	—	—	—

Meunier rôti au beurre et fines herbes.
Barbues à la sauce aux câpres ou à l'huile.
Turbot sauce aux câpres ou à l'huile.
— au gratin, avec semoule de cormier.
— sauce aux huîtres ou au homard.
Saumon sauce aux câpres ou à l'huile.
— sauce aux huîtres ou au homard.
Truite saumonée sauce aux câpres ou à l'huile.
Mayonnaise au saumon.
Sole aux fines herbes ou au gratin, avec la semoule de gluten.
— matelote normande.
Filet de sol mayonnaise.
Merlan au vin blanc ou aux fines herbes.
Filet de merlan au gratin.
Maquereau à la maître d'hôtel.
Éperlan au gratin, à la semoule de gluten et aux fines herbes.
Matelote de carpe ou d'anguille.
Carpe au bleu ou à l'huile.
Anguille à la tartare ou à la poulette.
Laitances de carpes en matelote.
Hareng au beurre, ou à l'huile, ou sauce moutarde.
Morue à la maître d'hôtel, ou à la provençale, ou à l'huile.
Raie au beurre noir ou sauce aux câpres.
Anguille de mer à l'huile ou au beurre.

| Limande | — | — |
| Cabillaud | — | — |

Moules à la poulette ou à la marinière.

| Grenouilles | — | — |

Homard ou langouste, salades de homard ou de langouste.
Écrevisses ou crevettes, ou escargots, boudin d'écrevisse.

---

* Toutes les sauces blanches doivent être préparées avec le beurre et les jaunes d'œuf sans farine, ou avec la farine de gluten ou de son épuré.

Salades.

L'huile ou la crème doivent entrer pour une large part dans leur assaisonnement. Le lard, coupé en petits morceaux, fondu et rissolé, peut avantageusement y remplacer l'huile. Peu de vinaigre ; il peut être remplacé par du vin.

Laitue seule ou aux œufs.
Romaine.
Escarole.
Chicorée.
Barbe de capucin.
Mâche.
Pissenlit.
Scorsonère.
Cresson.
Haricots verts.
Choux-fleurs seuls ou aux œufs.
Mayonnaise de homards, avec œufs et laitue.
Du cresson, ou une salade, chaque jour.

Rôts.

Filet de bœuf piqué ou rosbif.
— de cheval.
Quartier de porc au jus.
Gigot, gigot de pré-salé, gigot d'agneau.
Veau rôti au jus.
Chevreuil.
Poulet, poularde ou chapon rôti.
Pigeon rôti.
Caneton ou canard rôti.
Oie rôtie.
Dinde rôtie.
Dinde ou chapon truffé.
Faisan.
Perdreau, gris ou rouge, truffé.
Ortolan, caille rouge, de rivière.
Bécasse, bécassine, becau.
Grives, râle de genêt, pluvier doré.
Sarcelle, bec-figues, alouettes.

Nota. — Plusieurs de ces rôts peuvent être garnis au cresson, ou à la chicorée, ou à la laitue, ou aux champignons, ou au pain de gluten, pour remplacer les croûtes. Ces tranches de pain peuvent être imbibées d'huile d'olive.

Entremets de pâtisserie

ET AUTRES POUR REMPLACER LES ENTREMETS AU SUCRE.

Gâteau de gluten ou de *farine de son épuré*, préparé comme il suit :

Eau, demi-litre ; beurre très-frais, 100 grammes ; sel, quantité suffisante. Faites bouillir ; retirez du feu ; ajoutez farine de gluten ou farine de son épuré, 250 grammes ; mêlez intimement ; travaillez vivement sur le feu afin d'obtenir une pâte très-ferme ; retirez du feu, laissez refroidir cinq minutes ; ajoutez alors, en agitant vivement, trois à six œufs très-frais. Divisez en petites galettes de l'épaisseur du doigt, de la largeur d'une assiette ; faites cuire à un feu doux pendant environ une demi-heure.

Crêpes au gluten avec farine de gluten pure.

— avec semoule de gluten panifiée.

Gaufres avec farine de gluten ou farine de son épuré.

Gâteaux avec des bressaudes et farine de gluten.

Les *pâtisseries légères* se réussissent très-bien avec la farine de gluten ou la farine de son épuré ; mais il faut remplacer le sucre par du sel. On peut essayer d'y ajouter la partie liquide d'un beau miel dont la partie solide, qui est nuisible, serait séparée, ou de la glycérine pure.

Pain de gluten. Prenez farine de gluten, 1 kilogramme ; levûre fraîche, gros comme une petite noix, que vous délayerez dans un peu d'eau fraîche ; sel de cuisine, deux pincées. Ajoutez : eau chaude à 35 ou 40 degrés, quantité suffisante pour faire une pâte de bonne consistance.

Cette pâte étant mise dans un panneton saupoudré de farine de gluten ou de son, placez-la dans un endroit chaud jusqu'à ce qu'elle soit bien soulevée par la fermentation, ce qui peut exiger d'une heure et demie à deux heures, suivant la température.

Divisez alors cette pâte, en vous servant de farine de gluten, en petits pains allongés que vous ferez cuire comme le pain ordinaire.

On peut, s'il existe de la constipation, mêler un quart de farine de son épuré à la farine de gluten.

Gelée au rhum ou au kirsch, ou du café sans sucre.

Omelette au rhum sans sucre, avec un peu de farine de gluten.

Omelette à la vanille, sans sucre.

Entremets de légumes.

Artichaut à la sauce au beurre, sans farine, ou à l'huile.

—   à la barigoule.

—   frit, ou à l'italienne, ou à la lyonnaise, sans farine.

Choux-fleurs à la sauce, ou à l'huile ou au jus.

—   au gratin, avec semoule de gluten.

—   au parmesan.

Choux au beurre ou à l'huile.

Choux de Bruxelles au beurre ou à l'huile.

Choucroute blanchie à grande eau, à l'huile ou au beurre.

Chicorée, laitue et tous autres légumes herbacés sauf l'oseille, au jus ou à la crème.

Haricots verts au jus, à la crème, au beurre, à l'huile.

Asperges à la sauce ou à l'huile.

—   aux petits pois sans sucre.

Épinards au jus, à la crème, au beurre, à l'huile.

Croûtes aux champignons, avec des tranches de pain de gluten.

Champignons au gratin avec la semoule de gluten.

Salsifis à la sauce ou au jus.

Cardons au jus ou mieux à la moelle.

Morilles à la poulette.

Truffes au vin de Madère ou à l'italienne.

Concombres bien blanchis à la Béchamel, au jus et à la moelle.

Essayer les topinambours, non blanchis au beurre, à la sauce blanche, à la barigoule, au jus, etc.

———

Tous les légumes indiqués ci-dessus doivent être blanchis, en les coupant menu et les faisant bouillir avec la plus grande quantité possible d'eau salée, les égouttant bien.

Les légumes sucrés eux-mêmes, tels que navets, oignons, potirons, en les coupant menu et les faisant bouillir à grande eau, les égouttant bien, peuvent être utilisés.

Les culs d'artichauts, asperges, haricots verts, conservés par le procédé d'Appert offrent une ressource précieuse.

Café. — Thé. — Liqueurs.

Observer l'influence sur les urines, du café et du thé. Restreindre les alcooliques ; aussitôt qu'ils déterminent la moindre excitation encéphalique, les supprimer.

Moka peu torréfié, sans sucre avec beurre frais de 1re qualité.

Bourbon et Martinique sans sucre.

Thé Pékao, à pointes blanches, sans sucre.

— Saot-choon —

On peut ajouter aux infusions de café, de thé, au lieu de sucre, de la crème, ou un peu de rhum ou d'eau-de-vie, ou du kirsch, ou de la glycérine pure, une cuillerée à café.

Thé de fleurs d'oranger, infusion théiforme sans sucre.

Dessert.

Fromage à la crème sans sucre. Crème épaisse.

— Gervais.
— de Neufchâtel, bondon raffiné.
— de Brie, ou d'Épouësses, ou d'Auvergne, ou Mont-Dore.
— de Gruyère ou de Hollande.
— de Roquefort ou de Pont-Lévêque.
— de Chester ou de Parmesan.
— de Silton, ou de Estilton, ou de Strakeno.

Tous les fromages frais sans sucre bien égouttés.

Amandes fraîches, noix fraîches, noisettes fraîches, cerneaux.

Amandes sèches, noix sèches, noisettes sèches, pistaches. On peut griller toutes ces semences.

Olives à l'huile, ou désalées.

Vins.

Dans les vingt-quatre heures, 1 litre de vin suffit pour un homme, un demi-litre pour une femme*. On peut couper le vin avec de l'eau de Vals (*source Saint-Jean*).

ROUGES VIEUX.

Migraine, — Chaînette, — Clos-Navril, — Mâcon, — Côte-Saint-Jacques, — Pomard, — Nuits, — Beaune, — Chambertin, — Clos-Vougeot, — Romanée, — Ermitage, — Bordeaux, — Médoc, — Château-Larose, — Saint-Julien, — Château-Laffite, — Cahors, — St-Georges.

BLANCS VIEUX.

Madère ou Marsalla, — Chablis, — Pouilly, — Girolles, — Coteau de Jean-Sans-Peur, — Mont-Rachet, — Grave, — Sauterne, — Côte-Rôtie, — Ermitage, — Xérès, — Château-Châlon. — Rhin.

---

* Le vin est très-utile pour animer les forces, mais, quand elles sont revenues par le fait du régime et d'un exercice gradué, il convient d'en restreindre la quantité.

QUATRIÈME PARTIE

*Aliments par lesquels il faudra commencer de revenir à la vie com-
mune quand les urines ne contiendront plus de sucre, mais en
ayant soin d'essayer les urines après leur usage afin d'être certain
que les sucres ou les fécules sont utilisés*.*

Échaudés, — pain de son, pain ordinaire, mais toujours en quantité
modérée, préférer la croûte ou le pain légèrement torréfié au four, ou
le biscuit marin torréfié, pommes de terre frites, semoule de gluten
ordinaire. — Essayer du pain légèrement torréfié dans la préparation
duquel on remplacera le sel ordinaire par du sel de Seignette.

Outre les aliments permis, on peut faire intervenir dans l'alimentation les parties gélatineuses des animaux, telles que pieds de cochon
au naturel, à la Sainte-Menehould, farcis aux truffes ; les *andouilles* et
andouillettes de Troyes ; oreille ou tête de veau au naturel et en
tortue. Les fèves de marais et les petits pois très-fins et en quantité
modérée.

On peut associer les feuilles de céleri à la salade, essayer le céleri
bien blanchi au jus de viande, les carottes et les navets coupés très-
menu, blanchis à grande eau et accommodés au jus de viande.

On peut accorder une tranche de melon et les fruits suivants :
fraises, pêches, ananas, framboises, groseilles, cerises, mais toujours
sans sucre.

On peut prendre ces fruits conservés par le procédé d'Appert sans
sucre ou à l'eau-de-vie, également sans sucre.

On peut essayer les pommes et les poires, mais toujours en quantité
modérée, crues et sans sucre. On peut boire de la bière de garde,
mais vieille, non gazeuse, pure ou étendue d'eau.

Quand la guérison est consolidée, se guider d'une manière générale
pour l'alimentation, d'après les préceptes exposés avec détail dans le
Mémoire sur l'entraînement du pugiliste, imprimé dans le *Supplément à l'Annuaire de thérapeutique* pour 1861.

---

* On s'assure que les aliments féculents ou sucrés sont complétement utilisés en portant
à l'ébullition 50 grammes d'urine (deux tiers d'un matras d'essayeur) et 10 grammes environ
(une cuillerée à dessert) de chaux vive éteinte. Si l'urine contient du sucre, elle se colore, et
cela d'autant plus que la proportion de sucre est plus considérable. La coloration est la preuve
que les aliments féculents ou sucrés ne sont pas complétement utilisés et qu'il faut reprendre
le régime rigoureux.

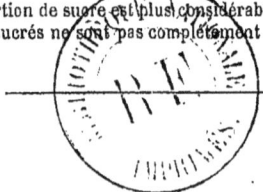

TABLE DES MATIÈRES

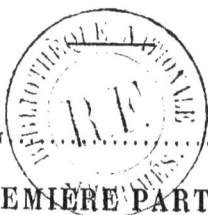

TROISIÈME PARTIE.

Traitement.

QUATRIÈME PARTIE.

Bibliographie. — Résumé historique et critique.

NOTES ET DOCUMENTS.

FIN DE LA TABLE DES MATIÈRES.

TABLE ALPHABÉTIQUE

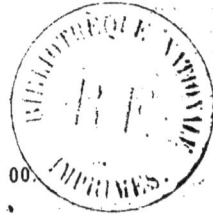

FIN DE LA TABLE ALPHABÉTIQUE.

PARIS. — IMPRIMERIE DE E. MARTINET, RUE MIGNON, 2.